Dr. Natasha Campbell-McBride

GAPS

Gut and Physiology Syndrome

Den GAPS-Betroffenen auf der ganzen Welt, die den Mut haben,
ihre Gesundheit selbst in die Hand
zu nehmen und sich auf eine Reise der persönlichen Weiterentwicklung und
Transformation begeben, indem sie eine
chronische Erkrankung überwinden.

Dr. Natasha Campbell-McBride

GAPS
Gut and Physiology Syndrome

Unsere Gesundheit beginnt im Darm!

Natürliche Behandlung von Autoimmunerkrankungen, Allergien, Arthritis, Verdauungsproblemen, Müdigkeit, Hormonstörungen und neurologischen Erkrankungen

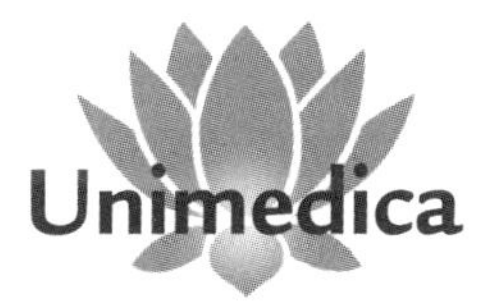

Inhaltsverzeichnis

Einführung

Die moderne Medizin hat den menschlichen Körper in verschiedene Systeme und Bereiche aufgeteilt. Wir haben ein Herz-Kreislauf-System, ein Nervensystem, ein Verdauungssystem, ein Atmungssystem, ein Muskel-Skelett-System und viele andere Systeme. Um Probleme zu behandeln, die in diesen Systemen auftreten, haben wir Kardiologen, Neurologen, Psychiater, Gastroenterologen und andere Spezialisten. Diese Aufteilung ist dadurch begründet, dass die medizinische Wissenschaft eine gewaltige Menge an Informationen angehäuft hat, die ein einzelner Mensch unmöglich in ihrer Gesamtheit kennen kann. Ein Spezialist kann sich intensiv mit einem bestimmten Aspekt der menschlichen Physiologie befassen.

Allerdings hat sich von Anfang an gezeigt, dass die Spezialisierung ein Problem mit sich bringt. Der menschliche Körper ist eine Einheit. Er funktioniert als Ganzes. Jedes System, jedes Organ, jede Zelle kommuniziert, alle Teile beeinflussen einander und arbeiten zusammen. Leider kommunizieren Spezialisten verschiedener Disziplinen oft nicht miteinander, meiden es, sich gegenseitig zu beeinflussen und arbeiten nicht zusammen. Die Kardiologie konzentriert sich womöglich auf das Herz, ohne in Erwägung zu ziehen, was im Rest des Körpers vor sich geht. Die Gastroenterologie geht häufig davon aus, dass das Verdauungssystem in keiner Beziehung zu anderen Organen und Systemen steht, und die Psychiatrie verhält sich normalerweise so, als ob das Gehirn völlig losgelöst vom Rest des Körpers funktionieren würde. Ist es angesichts dessen eine Überraschung, dass einige Krankheiten seit Langem als „unheilbar“ erklärt wurden?

Viele Ärzte fühlen sich mit dieser Betrachtungsweise nicht wohl und versuchen, in einer ganzheitlicheren Weise vorzugehen.

Je länger ich in meiner Klinik mit Erwachsenen und Kindern zu tun hatte, die unter Lernschwächen und psychischen Erkrankungen litten, desto deutlicher wurde mir klar, dass die Ursachen, die den psychischen Problemen meiner Patienten zugrunde lagen, auch für eine Fülle ihrer körperlichen Leiden verantwortlich waren. Von welchen körperlichen Leiden reden wir? Schmerzende und steife Gelenke, Heuschnupfen, Asthma, Allergien, Nahrungsmittelunverträglichkeiten, Bettnässen, Blasenentzündung, Muskelschmerzen, Knochenschmerzen, Energiemangel, lähmende Müdigkeit, Kopfschmerzen, eine chronisch verstopfte oder laufende Nase, verschiedene Hautausschläge und Ekzeme, Haarverlust, kreisrunder Haarausfall, geringe Muskeldichte, mangelnde Muskelkraft, schlechter Atem,

Mundgeschwüre, Körpergeruch, schlechte Blutzuckerregulierung, hormonelle Störungen, neurologische Symptome, Durchfall, Verstopfung, Bauchschmerzen, Blähungen und viele andere körperliche Leiden.

Der Körper funktioniert als Ganzes. Was auch immer auf das Gehirn wirkt und psychische Symptome verursacht, wirkt gleichzeitig auf andere Organe im Körper, die wiederum durch eigenes Unwohlsein zum Ausdruck bringende Symptome reagieren. In meinem ersten Buch *GAPS, Gut and Psychology Syndrome, Wie Darm und Psyche sich beeinflussen, Natürliche Behandlung von Autismus, AD(H)S, Dyspraxie, Legasthenie, Depression und Schizophrenie* bin ich vor allem auf die Gehirnfunktion des Menschen eingegangen. Insofern erschien es logisch, den physischen Teil des Problems *Gut and Physiology Syndrome* zu nennen, was im Englischen abgekürzt ebenfalls *GAPS* ergibt.

Was ist GAPS?

Alle Krankheiten beginnen im Darm! Das hat Hippokrates, der Gründungsvater der modernen Medizin, vor mehr als zweitausend Jahren bereits festgestellt. Und je mehr wir mithilfe unserer modernen wissenschaftlichen Hilfsmittel lernen, desto bewusster wird uns, wie recht er hatte. Tatsächlich beginnt jede chronische Krankheit im Darm. *GAPS*, das für *Gut and Psychology Syndrome* und für *Gut and Physiology Syndrome* steht, bezeichnet ein Syndrom, bei dem davon ausgegangen wird, dass zwischen dem Zustand des Verdauungssystems eines Menschen und dem Gesundheitszustand aller anderen Teile des Körpers ein Zusammenhang besteht.

In unserem Verdauungssystem befinden sich die Wurzeln unserer Gesundheit. GAPS-Erkrankungen sind auf einen ungesunden Darm zurückzuführen.

Die Liste der GAPS-Erkrankungen ist lang. Ich habe sie in zwei Gruppen unterteilt:

1. Gut and Psychology Syndrome
2. Gut and Physiology Syndrome

Zu den *Gut-and-Psychology-Syndrome*-Erkrankungen oder *GAPS*-Erkrankungen gehören unter anderem Lernschwächen und psychische Störungen wie Autismus, ADHS/ADS, Legasthenie, Dyspraxie, Suchterkrankungen, Depressionen, Zwangsstörungen, bipolare Störung, Schizophrenie, Epilepsie, Essstörungen und viele andere Erkrankungen, die die Funktion des Gehirns beeinträchtigen. Viele dieser Erkrankungen sind nicht mit einer etablierten diagnostischen Bezeichnung belegt und äußern sich in Form einer Kombination verschiedener Symptome: Stimmungsschwankungen, Gedächtnisstörungen, kognitive Störungen, Verhaltensprobleme, gestörtes Sozialverhalten, Panikattacken, Angstzustände, unwillkürliche Bewegungen, diverse Tics und Anwandlungen, Störungen der Sinnesverarbeitung und so weiter. Wenn das Gehirn Probleme hat, kann es alle möglichen Symptome hervorrufen. Auch wenn das gesundheitliche Problem, unter dem Sie möglicherweise leiden, nicht auf dem Buchumschlag aufgeführt ist, könnten es vielleicht hilfreich sein, mein erstes Buch zu lesen, in dem es um das *Gut and Psychology Syndrome* geht.

Zu den *Gut-and-Physiology-Syndrome*-Erkrankungen oder *GAPS*-Erkrankungen gehören unter anderem diverse chronische physische Erkrankungen, die auf einen ungesunden Darm zurückzuführen sind, wie alle Autoimmunerkrankungen (Zöliakie, rheumatoide Arthritis, Diabetes Typ 1, Multiple Sklerose, Amyotrophe Lateralsklerose, Systemischer Lupus erythematodes, Osteoarthritis, Morbus Crohn, Colitis ulcerosa, Autoimmunerkrankungen der Haut etc.), Asthma, Ekzeme, diverse Allergien und Unverträglichkeiten, chronisches Erschöpfungssyndrom, Fibromyalgie, myalgische Enzephalomyelitis, Multiple Chemikalien-Sensitivität, Arthritis, Menstruationsprobleme, endokrine Störungen (der Schilddrüse, der Nebennieren und andere), neurologische Erkrankungen und alle chronischen Verdauungsstörungen (wie Reizdarmsyndrom, Gastritis, Colitis, Ösophagitis, etc.). Viele dieser Erkrankungen passen nicht in ein konkretes diagnostisches Schema und können in Form einer Kombination diverser Symptome auftreten: Verdauungsprobleme, Müdigkeit, Muskelschwäche, Muskelkrämpfe, abnormaler Muskeltonus, Muskel- und Gliederschmerzen, Hautprobleme, hormonelle Störungen etc.

Bei jedem Menschen überschneiden sich die Symptome der beiden GAP-Syndrome. Menschen mit psychischen Problemen leiden auch unter physischen Symptomen (Glieder- und Muskelschmerzen, Müdigkeit, Hautproblemen, Allergien, Asthma, hormonellen Störungen, Autoimmunerkrankungen), und Menschen mit physischen Erkrankungen leiden auch unter psychischen Problemen (wie Depressionen, „Gehirnnebel", Konzentrationsschwierigkeiten, Stimmungsschwankungen, Schlafstörungen, Gedächtnisproblemen, Angstzuständen, Panikattacken, Zittern, Tics, Anfällen etc.). Wenn das Verdauungssystem nicht gesund ist und sich, statt eine Quelle zu sein, die den Körper mit Nährstoffen versorgt, in eine Quelle verwandelt, die dem Körper jede Menge Giftstoffe zuführt, kann nichts im Körper richtig funktionieren. Jedes Organ, jedes System, jede Zelle kann Symptome einer Störung aufweisen – normalerweise reagieren viele Bereiche des Körpers mit irgendwelchen Symptomen. Infolgedessen fällt es Schulmedizinern bei vielen GAPS-Patienten schwer (wenn es ihnen nicht sogar unmöglich ist), eine Diagnose zu stellen und ihnen zu helfen.

Womöglich hat Ihr Arzt Ihnen sogar mitgeteilt, dass Ihre Krankheit „unheilbar“ ist und Ihnen nichts anderes übrig bleibe, als für den Rest Ihres Lebens mithilfe diverser Medikamente zu versuchen, „die Symptome in den Griff zu bekommen“, während sich der Gesundheitszustand Ihres Körpers zusehends verschlechtert. Diese Erfahrung macht in der heutigen Zeit eine immer größer werdende Anzahl von Kindern und Erwachsenen. Und schlimmer noch: Die Krankheiten treffen immer mehr jüngere Menschen. Krankheiten, von denen früher vor allem Erwachsene betroffen waren, werden inzwischen auch bei Kindern festgestellt, und die Kinder, die an diesen Krankheiten leiden, erkranken in einem immer jüngeren Alter.

Im Folgenden eine grobe Liste der Symptome und Erkrankungen, die möglicherweise mit dem *Gut and Physiology Syndrome* in Zusammenhang stehen:

Alkoholismus
Allergien, verschiedene Arten
Alopezie
Amyotrophe Lateralsklerose *(Lou-Gehring-Syndrom)*
Arthritis, verschiedene Arten
Asthma
Atopische Erkrankungen
Autoimmunerkrankungen
Bettnässen
Blasenentzündung
Blutzuckerschwankungen
Chronisches Erschöpfungssyndrom
Colitis ulcerosa
Diabetes, Typ 1 und Typ 2
Durchfall, chronisch
Ekzem
Fibromyalgie

FPIES *(Food Protein Induced Enterocolitis Syndrome)* und die Varianten
Gastritis
Gastroösophageale Refluxkrankheit *(GERD)*
Gedeihstörung
Glutensensitivität
Haarausfall
Harnwegsprobleme
Heuschnupfen
Hormonelle Probleme
Immuninsuffizienz
Kolitis
Kopfschmerzen
Lupus erythematodes
Lyme-Borelliose
Malabsorption und Mangelernährung
ME *(Myalgische Enzephalomyelitis)*
Menstruationsbeschwerden
Migräne
Milchallergie
Morbus Crohn
Müdigkeit
Multiple Chemikalien-Sensitivität
Multiple Sklerose
Nahrungsmittelallergie und Nahrungsmittelunverträglichkeit
Nephropathie
Neurologische Erkrankungen
Neuropathie, verschiedene Formen
Ohrenentzündungen, chronisch
Ösophagitis
Osteoarthritis
Osteoporose
PANDAS *(Pädiatrische autoimmun-neuropsychiatrische Krankheiten mit Infektion durch Streptokokken)*
Parasiten
PCOS *(polyzystisches Ovarsyndrom)*
PMS *(Prämenstruelles Syndrom)*

Psoriasis, Psoriasis-Arthritis
Reflux
Reizdarmsyndrom *(RDS)*
Restless Legs Syndrom *(RLS)*
Rheumatoide Arthritis
Rosazea
Rückenschmerzen, chronische
Schilddrüsenprobleme
Schimmelpilz-Empfindlichkeit
Sinusitis, chronisch
Suchterkrankungen
Unfruchtbarkeit
Vaginalpilz *(andere vaginale Erkrankungen)*
Verdauungsstörung
Verstopfte Ohren *(chronische Mittelohrentzündung mit Ausfluss)*
Verstopfung, chronisch
Wählerisches Essen
Zöliakie
Zyklisches Erbrechenssyndrom

Diese Liste ist nicht komplett. Viele andere chronische gesundheitliche Probleme beginnen im Darm. Kein Arzt kann in Hinblick auf all diese Erkrankungen über umfassende klinische Erfahrungen verfügen. Doch aufgrund der Art und Weise, in der diese Erkrankungen sich entwickeln und wie sie auf eine Behandlung ansprechen, habe ich keinen Zweifel, dass es sich im Kern um GAPS-Erkrankungen handelt. Deshalb empfehle ich die Befolgung des *GAPS-Ernährungsprogramms* zur Behandlung all dieser Erkrankungen als Grundtherapie. Dieses Programm wurde entwickelt, um Ihren Darm zu heilen und dafür zu sorgen, dass die eigentlichen Wurzeln Ihrer Gesundheit robust und kräftig sind und so funktionieren, wie sie sollten.

Jeder Mensch ist einzigartig und wird auf eine einzigartige Weise auf die Behandlung reagieren. Einige werden alleine durch die Befolgung des *GAPS-Ernährungsprogramms* vollständig genesen. Bei anderen werden zusätzlich zu den GAPS-Diäten andere Behandlungsformen erforderlich sein, zum Beispiel Homöopathie, Akkupunktur, die Einnahme von Heilkräutern, die Ausleitung toxischer Metalle, Psychotherapie, Bioresonanztherapie, Lichttherapie, Klangtherapie,

Massagen, Physiotherapie, spirituelle Therapie, Natural-Spa-Therapie, hyperbare Sauerstofftherapie, Sauna-Therapie, Entgiftungsprogramme etc. Doch ganz egal, wie es um Ihren individuellen gesundheitlichen Zustand bestellt ist – das GAPS-Ernährungsprogramm wird eine solide Grundlage für Ihre vollkommene Genesung legen. Es wird den Wurzeln Ihrer Gesundheit die bestmögliche Chance verschaffen zu heilen. Wenn Sie erst einmal diese solide Grundlage geschaffen haben, werden Sie feststellen, dass auch alle anderen Heilmethoden sehr viel besser bei Ihnen greifen. Sie werden einen wirklichen Unterschied verspüren, weil Sie die Ursache des Problems angegangen sind. Und die Ursache jeder chronischen Erkrankung ist im Verdauungssystem zu finden! In diesem Buch wird erklärt, warum das so ist.

Im nächsten Kapitel werden wir darüber reden, was in Ihrem Verdauungssystem lebt und wer für diese Lebewesen Sorge trägt. Wir werden über die Darmflora reden. Die Darmflora der in der heutigen Zeit lebenden Menschen ist von einer wachsenden Epidemie von Anomalien gekennzeichnet, und diese Epidemie verschlimmert sich mit jeder Generation. Diese Epidemie ist die Ursache aller Epidemien chronischer Krankheiten weltweit. Täuschen Sie sich nicht: Egal wie weit entfernt vom Darm die Symptome, unter denen Sie leiden, womöglich sind – der Zustand Ihrer Darmflora ist die Ursache Ihrer Erkrankung! Ob Sie unter rheumatoider Arthritis, Multipler Sklerose, Allergien, Asthma, Neuropathie oder einer Hauterkrankung leiden – die Ursache Ihrer Erkrankung befindet sich im Darm. Wenn Sie dieses Buch durchgelesen haben, werden Sie keinen Zweifel mehr daran haben, dass es sich so verhält.

Der menschliche Körper ist eine wunderbare Schöpfung. Die umfassende Fähigkeit, sich selbst zu heilen und sich zu erhalten, ist in ihn einprogrammiert. Sie müssen es Ihrem Körper nur ermöglichen, dieses göttliche Programm auch nutzen zu können. Der Heilprozess beginnt damit, dass Sie verstehen, was in Ihrem Körper passiert. Wissen ist der Schlüssel. Ganz egal wie chronisch und wie ernst ihr gesundheitliches Problem auch sein mag – Sie müssen wissen, wie sich diese Erkrankung entwickelt hat und woher sie kommt. Ohne dieses Wissen werden Sie von Angst erfasst, und Angst ist zerstörerisch. Dieses Buch wird Sie mit dem Verständnis dafür ausstatten, woher Ihre chronische Erkrankung kommt und wie Sie Ihren Weg finden können, um sich guter Gesundheit zu erfreuen.

Legen wir los!

Gute Gesundheit beginnt im „Mutterboden“ unseres Körpers!

Wenn Sie keine Bakterien mögen, sind Sie auf dem falschen Planeten.
Stewart Brand

Wussten Sie, dass Ihr Körper von unzähligen mikroskopisch kleinen Lebewesen bevölkert ist? Ihre Haut, Ihre Schleimhäute, Ihr Herz, Ihre Lunge, Ihre Blutgefäße, Ihre Bauchhöhle, all Ihre anderen Organe und Körpergewebe sind voll wimmelndem Leben. Die Vielfalt und Diversität der Mikroben, die uns auf unserer Körperoberfläche und in unserem Inneren bevölkern, sind atemberaubend. Es ist eine Welt, die so erstaunlich und so komplex ist wie das Leben auf unserem Planeten selbst! Tatsache ist: Wir sind niemals alleine! Der menschliche Körper ist ein Ökosystem, eine Lebensgemeinschaft vieler Lebewesen, die untrennbar miteinander verbunden und voneinander abhängig sind.

Die meisten dieser Mikroben leben in unserem Verdauungssystem. Zusammengenommen nennt man sie Darmflora und neuerdings auch Darmmikrobiotika oder Darmmikrobiom.[1] In diesem Buch konzentrieren wir uns auf die Darmflora, weil sie sozusagen das Hauptquartier der mikrobiellen Flora darstellt, die unseren Körper besiedelt. Was in der Darmflora passiert, hat eine starke Wirkung auf jede andere mi-krobielle Gemeinschaft im Körper (im Blut, auf den Schleimhäuten, in den Organen und in den Geweben). Sie ist zudem jener Teil unseres Mikrobioms, den wir am leichtesten beeinflussen können. Wenn wir also an unserer Darmflora arbeiten und darauf achten, dass sie gesund und in einem guten Zustand ist, können wir dafür sorgen, dass auch das Mikrobiom unseres Körpers gesund ist und sich uns gegenüber wie ein guter Freund verhält anstatt wie ein mächtiger Feind.

Unsere Darmflora setzt sich aus einer Vielfalt unzähliger Spezies von Bakterien, Pilzen, Viren, Protozoen, Würmern und allen möglichen anderen Arten von Lebewesen zusammen. Die verschiedenen Lebensformen leben im menschlichen Verdauungssystem harmonisch miteinander. Sie kontrollieren einander, kultivieren einander, ernten einander, fressen sich gegenseitig, unterstützen sich gegenseitig und konkurrieren miteinander. Neuere Forschungserkenntnisse haben ergeben, dass sich ungefähr 90 Prozent aller Zellen des menschlichen

Körpers in unserer Darmflora befinden.[2] Somit macht unser Körper gerade einmal 10 Prozent von uns aus und stellt den Massen von Mikroben, die in unserem Verdauungssystem leben, eine Hülle, ein Habitat zur Verfügung! Diese mikrobielle Gemeinschaft ist ein eigenständiges Organ! Je mehr wir über diese mikrobielle Welt lernen, desto bewusster wird uns, was für ein wichtiger Teil sie von uns ist. Unsere Gesundheit hängt in einem hohen Maß von der Gesundheit unserer Darmflora ab. Ganz egal wie weit entfernt in Organ in Ihrem Körper von Ihrem Darm ist – es wird stark von der Zusammensetzung, dem Zustand und den Funktionen des Darms beeinflusst.[3]

Wir haben alle schon einmal eine Abbildung einer Pflanze gesehen, deren Wurzeln im Boden verankert sind. Aber wenn wir unsere Darmwand durch ein Mikroskop betrachten, sehen wir ein sehr ähnliches Bild. Die resorbierende Oberfläche des menschlichen Darms verfügt über winzige fingerartige Erhebungen, die Darmzotten genannt werden. Die Oberfläche dieser Darmzotten ist wiederum mit dünnen, langen, fadenförmigen Mikrovilli genannten Härchen besetzt, die unter dem Mikroskop sehr stark den Wurzelhaaren einer Pflanze ähneln. Bei genauerer Betrachtung sieht man, dass diese haarige Oberfläche in unserem Inneren nicht etwa sauber und glänzend ist, sondern mit einer schleimigen, „schmutzig aussehenden" Substanz bedeckt ist. Die Räume zwischen den Darmzotten sind bis zum Rand mit dieser Substanz gefüllt, sodass nur die Spitzen der Zotten zu sehen sind. An verschiedenen Stellen ist diese Substanz braun oder heller gefärbt und ähnelt unter dem Mikroskop sehr der Struktur von Erde. Was ist das für eine Substanz? Sehen wir sie uns näher an.

Alle Mikroben, die in dieser Welt existieren, bauen sich ein kleines Zuhause für sich. Die meisten Geschöpfe auf unserem Planeten bauen sich irgendeine Art Unterschlupf für sich, auch wir Menschen! Die Mikroben in unserem Darm tun das auch. Sie scheiden diverse Substanzen aus (Polypeptide, klebstoffartige Adhäsine, Glykoproteine, Proteoglykane und viele mehr), umgeben sich damit und schaffen sich ein perfektes gemütliches Zuhause, in dem sie leben. Diese schleimige Substanz hat einen Namen: Biofilm.[4] Da in unserem Darm unzählig viele verschiedene Arten von Mikroben leben, die gemeinsam ein komplexes Ökosystem bewohnen, vermischen sich die Biofilme der verschiedenen Mikrobenarten und bilden diese „schmutzig aussehende" schleimige Schicht auf der Darmwand, die alle tiefen Spalten und Hohlräume zwischen den Zotten und anderen Strukturen füllt. Das ist unsere eigene Muttererde, und die „Wurzeln" unserer Gesundheit wachsen in dieser Erde.

Die westliche Wissenschaft hat erst vor Kurzem mit der Erforschung der Darmflora begonnen. Die Böden auf unserem Planeten werden hingegen schon sehr viel länger erforscht, weshalb wir einiges über sie wissen. Um unsere Darmflora zu verstehen, scheint es mir eine gute Idee zu sein, sich die Struktur des Bodens, der sich unter unseren Füßen befindet, näher anzusehen.

In einem gesunden Boden lebt eine komplexe Vielfalt verschiedener Lebensformen: Pilze, Bakterien, Viren, Protozoen, Nematoden, Arthropoden, Würmer, Insekten. Größere Lebewesen wie Maulwürfe, Wühlmäuse, Mäuse und andere Tiere statten dem Boden häufig einen Besuch ab, um Mikroben, Würmer und Insekten zu fressen, und tragen dadurch zur Fruchtbarkeit des Bodens bei. All diese Lebensformen, kleine und große, bilden ein vielfältiges und ausbalanciertes Ökosystem, in dem jedes Lebewesen eine wichtige Rolle spielt.[5] Das gleiche Bild zeigt sich im menschlichen Darm. Eine gesunde Darmflora zeichnet sich durch eine große Vielfalt verschiedener Lebensformen aus: Bakterien, Viren, Pilze, Protozoen, Egel, Würmer und alle möglichen anderen Lebewesen, die in Eintracht in ihrem eigenen Boden zusammenleben, den sie sich selbst erschaffen. Ihre Darmwand ist in diesen „Boden“ eingebettet, wird von ihm bedeckt und geschützt, genährt und mit Nährstoffen versorgt und ist mit ihren vielen Ausstülpungen, Zotten und Mikrovilli in ihm verwurzelt. Je größer die Vielfalt der verschiedenen Lebensformen in Ihrer Darmflora, desto gesünder sind Sie!

Werfen wir auf der Grundlage dessen, was wir bisher erforscht haben, einen Blick auf die Lebensformen in unserem Darm. Ich bin sicher, dass es noch sehr viele andere Lebewesen gibt, die wir noch nicht entdeckt haben. Und diejenigen, die wir entdeckt haben, haben wir noch nicht umfassend erforscht.

Fungi

Der biologisch aktivste Ort im Boden sind die Bereiche um Pflanzenwurzeln herum, weil die Wurzeln Zucker ausscheiden.[6] In diesem Bereich leben unzählige Mikroben, die sich von diesen Ausscheidungen ernähren, wobei die wichtigsten dieser Mikroben die sogenannten Mykorrhiza-Pilze sind.[7] Diese Pilze gehen eine Symbiose mit der Pflanze ein, indem sie das Wurzelsystem der Pflanze erweitern. Sie verbinden sich mit den Wurzeln und bilden in einem großen Bereich rund um die Wurzel ein feines Netz aus langen Fäden mit vielen Verzweigungen. Durch die Mykorrhiza-Pilze sind alle Pflanzen, die in einem bestimmten Bereich wachsen, unterirdisch miteinander verbunden. Zwei Bäume können viele Meter voneinander entfernt sein, aber durch dieses Pilznetzwerk sind sie miteinander verbunden und teilen Informationen, Nährstoffe und Wasser. Durch die Mykorrhiza-Pilze an ihren Wurzeln sind auch Gräser und Büsche, die zwischen diesen Bäumen wachsen, Bestandteil dieses Netzwerks. Tatsächlich reden Wissenschaftler inzwischen davon, dass unser ganzer Planet in eine Pilz-„Decke" aus feinen Fäden gehüllt ist – ein Netzwerk, das wahrscheinlich sehr viel ausgeklügelter ist als unser World Wide Web.[8] So wie die Arterien und Kapillaren in unserem Körper Nährstoffe zu unseren Zellen transportieren, versorgt dieses Pilznetzwerk die Pflanzenwurzeln mit Nährstoffen. Dank der Mykorrhiza-Pilze wird das Wurzelsystem der Pflanze um ein Vielfaches vergrößert und versorgt die Pflanze viel effektiver mit Nährstoffen. Abgesehen davon, dass das Mykorrhiza-Netzwerk die Pflanze mit Nährstoffen versorgt, schützt es die Pflanze auch vor toxischen Metallen und anderen Giftstoffen, die sich möglicherweise im Boden befinden.[9] Im menschlichen Körper transportiert das Blut Hormone, Neurotransmitter, Enzyme und viele andere Informationen weiterleitende Substanzen. Mykorrhiza-Pilze erfüllen im Untergrund die gleiche Funktion: Sie leiten Informationen von einer Pflanze zur nächsten. Der Fluss an Informationen, Nährstoffen, Wasser und anderen Dingen kann durch das Mykorrhiza-Netzwerk hin und her erfolgen. Das Netzwerk ist dynamisch: Ständig werden neue Fäden gebildet und verbinden sich mit dem gesamten Netzwerk, während andere Fäden verschwinden. Dieses Pilznetzwerk bildet im Boden eine feine Struktur, vergleichbar mit einem Straßennetz, und bietet unzähligen kleinen Lebewesen (Bakterien, Viren, Archaeen, Protozoen und allen möglichen anderen) eine Lebensbasis. So wie wir Menschen unsere Häuser an Straßen und Wegen bauen, auf denen Güter, die wir benötigen, hin und her transportiert werden, bauen die Mikroben ihre „Häuser" entlang dem Mykorrhiza-„Straßensystem".

Im Rahmen neuerer Forschungen über die menschliche Darmflora wurden ungefähr 60 bis 70 Spezies verschiedener Pilze entdeckt, die im Darm gesunder Menschen leben.[10] Zweifellos werden künftige Forschungserkenntnisse ergeben, dass die Anzahl dieser Pilz-Spezies noch sehr viel höher ist. Die Tatsache, dass diese Pilze im Darm eines gesunden Menschen gedeihen, bedeutet, dass sie aus einem bestimmten Grund und mit einer bestimmten Absicht dort sind. Bilden sie ein Mykorrhiza-Netzwerk in uns, um an unserer Verdauung und der Aufnahme von Nährstoffen teilzuhaben? Daran besteht kein Zweifel! Diese Pilze stellen der mikrobiellen Gemeinschaft, die in uns lebt, eine Struktur zur Verfügung – ihr Netzwerk an feinen Fäden bildet in der Darmflora eine Art „Straßennetz". Entlang diesem Netzwerk können kleinere Lebewesen ihr Zuhause (ihre „Häuser", „Dörfer" und

„Städte") bauen und gedeihen. Über dieses Straßennetz werden ihnen Nährstoffe, Informationen und Wasser zu ihren „Häusern" geliefert und Abfallstoffe entsorgt. Die langen Fäden dieses Netzwerks transportieren Nährstoffe und Wasser durch unsere Darmflora, damit unser Körper all dies absorbieren kann. Die Fähigkeit unseres Körpers, die Nahrung, die wir zu uns nehmen, zu verwerten, hängt also in einem hohen Maß von der Pilzpopulation in unserer Darmflora ab!

Sehen wir uns das Ganze näher an. Die resorbierende Oberfläche des menschlichen Darms verfügt über winzige fingerartige Erhebungen, die Darmzotten genannt werden. Die Oberfläche dieser Darmzotten ist wiederum mit dünnen, langen, fadenförmigen Mikrovilli genannten Härchen besetzt. Wenn wir die Mikrovilli durch ein Mikroskop betrachten, erkennen wir, dass sie mit einem dichten „Wald" langer, dünner, vielfach verzweigter Fäden überzogen sind. Diese Schicht wird Glykokalyx genannt.[11] Woraus besteht sie? Aus Molekülen, die jenen ähneln, aus denen das feine Netzwerk aus Pilzfäden im Boden (das Mykorrhiza-Netzwerk) besteht – Glykoproteinen, Proteoglykanen und anderen. Die Glykokalyx ist nicht nur auf der Darmwand vorhanden, sondern auch auf all unseren Schleimhäuten, in unseren Blutgefäßen und an anderen Stellen im Körper.[11] Ist die Glykokalyx in unserem Körper ein Äquivalent zum Mykorrhiza-Netzwerk im Boden? Ist sie pilzlichen Ursprungs? Das wird die künftige Forschung hoffentlich herausfinden.

Im Hinblick auf Pilze haben wir uns bisher vor allem auf eine allgegenwärtige Gattung von Hefepilzen, die sogenannte Gattung Candida, konzentriert, die im menschlichen Körper lebt. Bisher wurden Hunderte Candida-Spezies entdeckt. Im Körper eines gesunden Menschen verursacht Candida keine Symptome, aber bei einem Menschen mit einer beeinträchtigten Darmflora kann er sich übermäßig vermehren und sich zu einem gefährlichen Parasiten entwickeln. Candida ist ein normaler Bestandteil unseres menschlichen Mikrobioms, und in einer ausgewogenen Darmflora, die sich durch eine große Vielfalt an Mikroben auszeichnet, ist er nützlich und vorteilhaft für uns.[12] Aufgrund klinischer Erfahrungen wissen wir bereits, dass Candida uns vor Quecksilber und anderen toxischen Metallen schützt,[13] genauso wie Mykorrhiza im Boden Pflanzen vor Quecksilber und anderen toxischen Metallen schützt. Dieser Pilz absorbiert Quecksilber, wandelt es um und hilft uns auf diese Weise. Wir wissen zum Beispiel aufgrund klinischer Erfahrungen, dass Menschen mit Amalgamfüllungen das Problem einer übermäßigen Candida-Vermehrung im Darm niemals in den Griff bekommen, weil ihr Körper den Pilz verwendet, um sich vor dem Quecksilber und anderen giftigen Substanzen, die die Amalgamfüllungen freisetzen, zu schützen.[14] Ich bin sicher, dass künftige Forschung weitere für die Gesundheit vorteilhafte Funktionen von Candida im Körper entdecken wird. Vielleicht finden wir auch heraus, dass das, was wir für Candida gehalten haben, in Wahrheit eine große Gemeinschaft vieler anderer Spezies von Pilzen ist, die unserem Körper umfangreiche komplexe Dienste erweisen.

Wenn wir versuchen, Candida mit Antimykotika zu bekämpfen, bekämpfen wir zugleich viele andere Pilz-Spezies im Körper, die uns wahrscheinlich für unsere Gesundheit vorteilhafte Dienste erweisen. Ich habe Patienten in meiner Klinik, die nach einer Therapie mit einem Antimykotikum schwer erkrankt sind. Erfahrene Mediziner werden Ihnen sagen, wie schwer es ist, Candida aus dem Körper zu „eliminieren". Tatsächlich ist es unmöglich. Wenn wir Candida bekämpfen, gibt er Quecksilber und andere Toxine wieder in das System ab, was dazu führt, dass wir sehr krank werden. Sobald wir aufhören, Candida zu bekämpfen, wächst er schnell wieder. Die einzige Möglichkeit, Candida in den Griff zu bekommen, besteht darin, die Vielfalt der Darmflora wiederherzustellen, damit andere Mikroben die Pilze in Schach halten. Darüber hinaus ist es erforderlich, die Toxine, vor denen diese Pilze uns schützen, zu entfernen. Solange diese Toxine im System verbleiben, werden die Pilze wachsen, weil sie die universellen Zersetzer der Natur sind. Wenn es irgendetwas gibt, das zersetzt und recycelt werden muss, sind die Pilze anwesend, aktiv und gedeihen – und der menschliche Körper ist keine Ausnahme! Wenn der Körper verunreinigt, geschädigt und voller verrottender Substanzen ist, werden sich in unserem Inneren Pilze übermäßig vermehren und wuchern und unerfreuliche Symptome verursachen.

Eine übermäßige Vermehrung von Pilzen stellt einen Zustand des Ungleichgewichts dar. Wir Menschen sind gut darin, in der Natur Zustände des Ungleichgewichts zu erzeugen, und das gilt auch für unseren eigenen Körper. Sobald wir eine Mikrobe entdecken, wollen wir sie töten, egal ob sie sich im Boden, im Wasser, in der Luft oder in unserem Körper befindet. Forschungserkenntnissen zufolge besteht die beste und effektivste Maßnahme gegen eine übermäßige Vermehrung von Candida darin, für eine gesunde Population von für die Gesundheit vorteilhafter Bakterien zu sorgen, vor allem von *Lactobacilli* [15] Lactobazillus Bakterien fressen Pilze und halten deren Wachstum und deren Vermehrung unter Kontrolle.[16] Antibiotika zerstören diese für die Gesundheit vorteilhaften Bakterien im Darm und sorgen dafür, dass Candida unkontrolliert zurückbleibt. [17] Deshalb treten die meisten Fälle einer übermäßigen Vermehrung von Pilzen bei Menschen nach einer Antibiotika-Therapie auf. Wenn man einen Teil der in einem ausgewogenen Gleichgewicht lebenden Gemeinschaft der Mikroben im Darm tötet, wird das Gleichgewicht gestört, und infolgedessen kommt es immer zu Erkrankungen. Wussten Sie, dass ungefähr drei Viertel sämtlicher in der westlichen Welt produzierten Antibiotika an Geflügel, Rinder und Schweine in der Massentierhaltung verfüttert werden?[18] Diese Antibiotika verbleiben in den Eiern, in der Milch und im Fleisch dieser Tiere.[19] Hinzu kommt, dass die meisten Pestizide, Fungizide, Herbizide und andere in der Landwirtschaft eingesetzte Chemikalien, die bei der Produktion von für Menschen bestimmten Pflanzen eingesetzt werden, ihrer Natur nach Antibiotika sind.[20] Jedes Mal, wenn wir Brot, Gemüse, Obst oder andere in der konventionellen Landwirtschaft erzeugte pflanzliche Produkte essen, nehmen wir Antibiotika zu uns.[21] In den westlichen Ländern essen die Menschen diese mit Antibiotika belasteten Nahrungsmittel mittlerweile seit Jahrzehnten und haben dadurch ihre Darmflora geschädigt und eine übermäßige Vermehrung von Pilzen begünstigt.

Kehren wir noch einmal zu dem Boden zurück, in dem Pflanzen wachsen. Die Mikroben im Boden produzieren klebstoffartige Substanzen, die dem Boden seine krümelige Struktur und seine Fähigkeit verleihen, Wasser zu speichern. Mykorrhiza produziert zum Beispiel einen „Klebstoff", der Glomalin heißt.[22] Candida produziert ebenfalls einen „Klebstoff" (agglutininartige Adhäsine, Fibrinogen, Fibronektin und andere), der im Darm zusammen mit Bakterien, Viren und anderen Mikroben und deren klebstoffartigen Ausscheidungen und Biofilmen Komplexe bildet.[23] Diese Komplexe absorbieren große Mengen Wasser und halten die Darmwand feucht, gut geschmiert und geschützt. Im Boden passiert das Gleiche. Klebstoffartige von Mikroben produzierte Substanzen sind ein wichtiger Faktor, der dafür sorgt, dass gesunde Böden große Mengen Wasser aufnehmen und speichern können. In der modernen Landwirtschaft werden Chemikalien und Praktiken verwendet, die diese klebstoffartigen Substanzen im Boden und die Mikroben, die sie produzieren, vernichten. Infolgedessen kann der Boden kein Wasser mehr speichern, weshalb landwirtschaftlich nutzbarer Boden anfällig dafür wird zu vertrocknen, jeglicher Regen von den Feldern abfließt und stromabwärts in Dörfern und Städten Überschwemmungen verursacht. Das Gleiche passiert im Darm, wenn wir unsere Darmflora mit Antibiotika und anderen Chemikalien zerstören: Die Darmwand verliert ihre Feuchtigkeit, ihren Schutz und ist nicht mehr so gut geschmiert.

Es könnte sich herausstellen, dass Pilze zu den wichtigsten Bewohnern eines gesunden Darms gehören! Sie liefern die eigentliche Grundlage und Struktur unserer Darmflora. Wir müssen uns um sie kümmern und sie hegen und pflegen.

Bakterien

Bakterien sind der am besten erforschte Teil unserer Darmflora. Tausende von Spezies wurden bereits entdeckt und es kommen ständig weitere dazu. Aktuellen Forschungserkenntnissen zufolge bestehen 60 Prozent der Trockenmasse des Stuhls (menschlicher Fäkalien) aus Bakterien, weshalb sie als die zahlenmäßig weitaus größte Gruppe der Bewohner des menschlichen Darms gelten.[24]

Ein Großteil der Forschung über die Darmflora wird durch Untersuchungen des menschlichen Stuhls durchgeführt. Doch unsere Darmflora lebt nicht im Stuhl. Sie lebt an der Darmwand. Im Stuhl befinden sich ausgeschiedene Mikroben und andere vom Körper entsorgte tote Substanzen. Die Tatsache, dass jede Menge Bakterien im Stuhl landen, bedeutet nicht unbedingt, dass sie auch die wichtigsten und zahlenmäßig am stärksten vertretenen Bewohner unserer Darmflora sind. Es bedeutet nur, dass der Körper sie aus irgendeinem Grund in großer Anzahl ausrangiert. Um zu wissen, wie die Darmflora wirklich aussieht, müssen wir der Darmwand Gewebeproben entnehmen und sie untersuchen.[25] Überall auf der Welt führen Gastroenterologen routinemäßig Millionen von Darmbiopsien durch, aber diese Proben werden so gut wie nie eingesandt, um mikrobiologisch untersucht zu werden. Hoffentlich ändern sich die routinemäßigen Praktiken in der Zukunft. Somit sind die Forschungsergebnisse, über die wir derzeit verfügen, nicht besonders zuverlässig. Aber im Moment ist es das, was wir haben. Sehen wir es uns also näher an.

Die bakterielle Zusammensetzung Ihres Stuhls hängt sehr stark davon ab, was für eine Art von Mahlzeit Sie zu sich genommen haben. Wenn sie unter anderem auch einige tierische Produkte (Fleisch, Eier oder Milchprodukte) enthielt, wird Ihr Stuhl wahrscheinlich von der Gattung *Bacteroides* dominiert.[26] Wenn Ihre Mahlzeit hingegen überwiegend pflanzliche Produkte enthielt, wird Ihr Stuhl von der Gattung *Prevotella* dominiert. Keine dieser Arten von Bakterien sind unbedingt „gut“ oder „schlecht“, aber dies zeigt, dass die Nahrung, die wir zu uns nehmen, einen sehr großen Einfluss auf die Zusammensetzung unserer mikrobiellen Flora hat. Das bestätigt unsere Erkenntnis, dass es, um den Darm von Menschen mit einer abnormalen Darmflora zu heilen, erforderlich ist, die Ernährungsweise der betroffenen Menschen zu ändern.

Jüngste Forschungsergebnisse über Bakterien haben gezeigt, dass Bakterien über eine „flexible“ Genetik verfügen.[28] Ihre Gene sind ungebunden, was sie in die Lage versetzt, einige Gene in ihre Umgebung abzugeben und andere aufzunehmen. Für diese Mikroben gibt es eine Art „freien Markt für Gene“. Auf der

Grundlage dieser Entdeckung stellen einige Wissenschaftler nun die Hypothese auf, dass es in der Natur keine isolierten Arten von Bakterien gibt, sondern eine Art Kontinuum, in dem die Gene ständig ausgetauscht und verändert werden.[29] Eine Bakterienart kann zu einer anderen werden, indem sie entsprechend der Umgebung und ihrer Bedürfnisse bestimmte Gene auswählt und aufnimmt. Dieser Prozess findet in unserem Körper aktiv statt: in unserem Darm, auf unseren Schleimhäuten und in jedem anderen Gewebe und Organ. Der Genaustausch kann sich nicht nur zwischen Bakterien vollziehen, sondern auch zwischen Bakterien und unseren Zellen.[30]

Es wurde herausgefunden, dass in den verschiedenen Bereichen des menschlichen Verdauungssystems unterschiedliche Arten von Bakterien leben.

Im *Mund und in der Speiseröhre* siedeln jede Menge Mikroben. Allein in der Mundhöhle wurden gut 600 bis 800 verschiedene Arten von Bakterien identifiziert.[31] Unterschiedliche Bereiche im Mund zeichnen sich durch eine jeweils verschieden zusammengesetzte Flora aus (die Zähne, das Zahnfleisch, die Zunge, die Wangenschleimhaut, die Mandeln usw.). Wenn diese Flora ausgeglichen und eine adäquate Vielfalt von Mikroben vorhanden ist, bleiben diese Bereiche gesund. Es ist sehr interessant, dass alle Gruppen von Bakterien, die im menschlichen Stuhl vorhanden sind, auch in unserem Speichel vorkommen! Es scheint so, dass uralte traditionelle Kulturen überall auf der Welt etwas darüber wussten. Im ländlichen China war es offenbar eine Tradition, dass die Großeltern ein wenig von ihrem Speichel in den Mund eines in ihrer Familie neugeborenen Babys gaben.

Im *Magen* wird Salzsäure produziert, was für Mikroben eine sehr feindliche Umgebung schafft. Deshalb gilt der menschliche Magen als die am wenigsten von Mikroben besiedelte Region unseres Verdauungssystems (0-103 Kolonien pro Milliliter Mageninhalt).[32] Doch einige Mikroben leben gerne in einer sauren Umgebung und sind im Magen zu finden: *Hefepilze (einschließlich Candida), Helicobacter pylori, einige Streptokokken und Lactobacilli.*[33] Zweifellos ist diese Liste nicht komplett. Pathologen (die Post-mortem-Untersuchungen durchführen), finden im Magen von Menschen manchmal Würmer. Außerdem haben wir noch nicht untersucht, wie es sich mit Viren, Archaeen und anderen Mikroben verhält, von denen viele in der Natur problemlos in sehr sauren Umgebungen leben. Das sind die normalen Bewohner eines gesunden Magens. Sie besiedeln die oberen Schichten der Magenschleimhaut, ihre Anzahl ist bei jedem Menschen individuell unterschiedlich. Alle diese Mikroben können Krankheiten verursachen, aber solange die Magenschleimhaut gesund ist und normale Mengen an

Säure produziert, schaden sie uns nicht und leisten uns sehr wahrscheinlich sehr viele sehr gute Dienste.[34]

Das Problem ist, dass die Menschen in den heutigen Zeiten regelmäßig Schmerzmittel, entzündungshemmende Medikamente und Antibiotika einnehmen, die die schützende Magenschleimhaut schädigen.[34] Das ermöglicht es den dort lebenden Bakterien und Hefepilzen, tiefer in die Magenwand einzudringen und die Säureproduktion zu stören.[35] Wenn der Säuregehalt des Magens zu niedrig wird, machen sich alle möglichen Arten anderer Mikroben breit, besiedeln die Magenwände, und unsere dort lebenden Mikroben vermehren sich übermäßig und werden zu einem Problem. Der betroffene Mensch leidet unter Verdauungsstörungen, Sodbrennen, Reflux und anderen Symptomen. Betroffene, die unter solchen Symptomen leiden, nehmen oft Säure neutralisierende Antazida ein, wodurch die Säureproduktion noch stärker heruntergefahren wird, was das Problem langfristig nur verschlimmert. Wenn diese Situation dauerhaft fortbesteht, können sich schwerwiegendere Erkrankungen entwickeln, zum Beispiel Magengeschwüre oder Krebs.[36] Das Bakterium *Helicobacter pylori* wird als verantwortlich für die Entstehung von Geschwüren und Krebs im Magen angesehen. Doch die meisten Menschen, in deren Magen diese Mikrobe lebt, sind absolut gesund, weil eine gesunde Magenschleimhaut es den Mikroben nicht ermöglicht, tief in die Magenwand einzudringen und Probleme zu verursachen. Zuerst muss die Magenschleimhaut durch Medikamente oder etwas anderes geschädigt worden sein, damit *Helicobacter pylori* zu einem Problem werden kann.

Helicobacter pylori wird inzwischen als ein normaler Bewohner des Verdauungstraktes betrachtet. Es wird angenommen, dass Säuglinge das Bakterium schon ziemlich bald nach der Geburt aufnehmen. Forschungserkenntnissen zufolge weist die Mehrzahl kleiner Kinder in Ländern mit einer traditionellen Lebensweise diese Mikrobe im Magen auf, wohingegen das in westlichen Ländern nur bei 5 Prozent der kleinen Kinder der Fall ist.[37] Das Nichtvorhandensein dieser Mikrobe im Magen und im Darm von Kindern und Erwachsenen wird mit hohen Raten von Asthma, Allergien und Fettleibigkeit assoziiert.[38] Unser Hungergefühl und unsere Nahrungsaufnahme werden von Hormonen gesteuert, die im Magen und im Zwölffingerdarm produziert werden: Ghrelin, Leptin und andere. *Helicobacter pylori* scheint für die normale Produktion dieser Hormone eine Rolle zu spielen.[39] Wenn kein *Helicobacter pylori* vorhanden ist, gerät die Produktion dieser Hormone aus dem Gleichgewicht, und das wiederum hat eine schlechte Kontrolle des Hungergefühls, einen anormalen Stoffwechsel und eine Gewichtszunahme zur Folge. Denken Sie daran, dass in der industrialisierten Massentierhaltung bewusst Antibiotika an Geflügel und andere Nutztiere verfüttert werden, um die Tiere schneller zu mästen, weil Antibiotika deren Darmflora schädigen, die normale Steuerung des Hungergefühls beeinträchtigen und die Vermehrung bestimmter Mikroben fördern, die mit Fettleibigkeit assoziiert werden. Wenn Ihr Arzt also in Ihrem Magen *Helicobacter pylori* entdeckt, greifen Sie nicht sofort zu Antibiotika, um diese Bakterien zu eliminieren. Diese Mikrobe sollte nur im Fall des Auftretens von Magengeschwüren, Magenkrebs oder einer anderen ernsthaften Erkrankung bekämpft werden, und auch nur als Teil einer ganzheitlichen Therapie, die auch eine richtige Ernährung beinhaltet.

Viele Menschen, die wenig Magensäure produzieren und bei denen es zu einer übermäßigen Vermehrung von Mikroben im Magen kommt, leiden unter Aufstoßen und Blähungen, weil Hefepilze, Archaeen und andere Mikroben in ihrem Magen zu viel Gas erzeugen. Der Magen befindet sich unter dem Herzen (durch das Zwerchfell von diesem getrennt). Wenn der Magen sich mit Gas füllt, kann er das Herz in eine unnatürliche Position hochdrücken, und das wiederum kann ein Herzproblem verursachen: Herzrasen, Herzrhythmusstörungen und Herzklopfen. Das passiert in der Regel, wenn Sie Auto fahren oder in einer Weise sitzen, die Ihrem Bauch nicht genug Raum lässt, um sich ausdehnen zu können. Aufzustoßen, um die Gase abzulassen, kann dafür sorgen, dass die Herzbeschwerden aufhören. Aber langfristig muss das Magenproblem angegangen werden, um dem Herz zu helfen.

Im *Dünndarm* leben mehr Bakterien als im Magen, und je weiter wir uns vom Magen entfernen, desto reichhaltiger wird die Flora. Im Zwölffingerdarm (dem ersten Dünndarm-Abschnitt nach dem Magen) befinden sich nur sehr wenige Mikroben (0-105 Kolonien pro Milliliter Darminhalt), und die Spezies ähneln stark der im Magen anzutreffenden Population (*Hefepilze, Streptokokken, Staphylokokken und Laktobacilli*). Im Ileum (dem letzten Drittel des Dünndarms) ist die Flora am reichhaltigsten (103–106 Kolonien pro Milliliter Darminhalt), und im unteren Bereich ähnelt sie sehr stark derjenigen des Dickdarms und wird von *Bacteroides, Clostridien* und *coliformen Bakterien* dominiert.[40] Die Anzahl der Bakterien im Dünndarm hängt sehr stark von der Säureproduktion im Magen ab, vor allem in den ersten zwei Dritteln des Dünndarms. Wenn der Magen normale Mengen an Säure produziert, ist der Dünndarm nur spärlich mit Mikroben besiedelt. Wenn der Säuregehalt im Magen jedoch niedrig ist, ist die Mikrobenpopulation im Dünndarm viel größer. Bei Menschen, die eine übermäßige Vermehrung von Mikroben im Dünndarm aufweisen, könnte womöglich ein Reizdarmsyndrom (RDS) oder eine Dünndarmfehlbesiedelung (Small Intestinal Bacterial Overgrowth, kurz SIBO) diagnostiziert werden. Die Darmflora des Dünndarms zu erforschen, ist sehr schwierig, weshalb wir auf diesem Gebiet noch nicht über viele Erkenntnisse verfügen. Und was umfassend erforscht ist, ist lediglich der Inhalt des Dünndarms, nicht jedoch Proben der Dünndarmwand (wo unsere Flora tatsächlich lebt). Es steht außer Zweifel, dass ein durchlässiger Darm (Leaky Gut) durch eine abnormale mikrobielle Flora an der Dünndarmwand verursacht wird.[41] Der größte Teil der Nahrungsaufnahme findet in diesem Teil des Verdauungssystems statt. Wenn er geschädigt ist und nicht richtig funktioniert, kann unser Körper die Nahrung, die wir zu uns nehmen, nicht richtig verdauen und absorbieren, und infolgedessen können sich viele durch Nährstoffdefizite bedingte Probleme entwickeln.

Im *Dickdarm* lebt die umfangreichste Mikroben-Population. Dort befindet sich der größte Teil unserer Darmflora.[42] Im menschlichen Stuhl wird eine ständig größer werdende Anzahl unterschiedlicher Spezies von Bakterien identifiziert. Je intensiver wir diese Vielfalt unterschiedlicher Mikroben erforschen, desto deutlicher wird uns bewusst, wie komplex diese Vielfalt ist und wie wenig wir darüber wissen. Die vorherrschenden Gruppen von Bakterien im Stuhl gesunder Menschen sind *Bacteroides, Fusobakterien, Bifidobakterien, Eubakterien, Peptostreptokokken und Clostridien.*[43] Forscher räumen ein, dass sehr viele Spezies von Mikroben nicht kultiviert und nicht identifiziert werden können, weshalb wir nur ein sehr unvollständiges Bild davon haben, wie die Darmflora wirklich zusammengesetzt ist.

Unser menschlicher Darm kann als ein Äquivalent zum Pansen von pflanzenfressenden Tieren betrachtet werden. Pflanzenfresser (grasende Tiere, die nur Gras und andere Pflanzen fressen) haben ein sehr spezielles Verdauungssystem mit mehreren Mägen voller Mikroben, von denen einer Pansen heißt.[44] Es sind nicht die Kühe (Schafe, Hirsche, Ziegen oder andere Wiederkäuer), die das Gras und andere Pflanzen verdauen, sondern die mikrobielle Flora im Pansen dieser Tiere. Ungefähr 70 Prozent sämtlicher in dem Gras enthaltenen Kohlenhydrate (Zucker) werden von den im Pansen lebenden Mikroben in gesättigte Fettsäuren (kurzkettige Fettsäuren) umgewandelt und in dieser Form absorbiert.[45] Das Gleiche passiert in unserem Dickdarm: komplexe Kohlenhydrate, die nicht in einem früheren Abschnitt des Verdauungstrakts verdaut wurden, werden in kurzkettige Fettsäuren umgewandelt und absorbiert. Diese kurzkettigen Fettsäuren erfüllen viele nützliche Funktionen im Körper. Der Unterschied zwischen Menschen und pflanzenfressenden Tieren besteht darin, dass sich der Pansen der Tiere am Anfang ihres Verdauungssystem befindet, wohingegen unser „Pansen" – der Dickdarm – sich am Ende unseres Verdauungstrakts befindet. Menschen und pflanzenfressende Tiere haben sehr unterschiedliche Verdauungssysteme, die die aufgenommene Nahrung unterschiedlich verwerten.

Ein großer Teil der Forschung über Bakterien im menschlichen Stuhl hat sich auf sogenannte Präbiotika konzentriert – Kohlenhydrate, von denen sich Bakterien ernähren. Präbiotika, Stärke und Ballaststoffe gelten als gute Nahrung für die Bakterien im Darm und es gibt viele Nahrungsergänzungsmittel, die diese Substanzen enthalten, zum Beispiel Fructooligosaccharide (FOS), Inulin und andere. Das Problem ist, dass Präbiotika, Stärke und Ballaststoffe sowohl die „guten" als auch die „schlechten" Mikroben im Darm ernähren. Wenn Ihr Darm vor allem von nützlichen Mikroben besiedelt wird, werden diese sich an der Stärke, den Ballaststoffen und den Präbiotika gütlich tun, größere Kolonien bilden und dafür sorgen, dass Sie gesünder werden. Wenn Ihr Darm jedoch von pathogenen Mikroben dominiert wird, werden diese sich ebenfalls an diesen Kohlenhydraten laben und größer und stärker werden und dafür sorgen, dass Sie sehr krank werden.[46] Bei GAPS-Patienten dominieren pathogene Mikroben die Darmflora, weshalb der Verzehr von Präbiotika, Stärke und Ballaststoffen für diese Menschen nicht ratsam ist. Bei ihnen führt der Verzehr von Präbiotika, Stärke und Ballaststoffen zu Blähungen, Flatulenz, Bauchschmerzen und abnormalem Stuhl. Diese Patienten müssen zuerst daran arbeiten, ihre Darmflora zu verändern, pathogene Mikroben abzubauen und nützliche Mikroben wieder anzusiedeln, bevor sie Nahrungsmittel ausprobieren können, die diese komplexen Kohlenhydrate enthalten.

Archaeen

Archaeen ähneln in Form und Größe den Bakterien, gelten jedoch als eine andere Gruppe von Mikroben. Sie gehören zu den ältesten und am zahlreichsten vertretenen Mikroben auf unserem Planeten und sind in der Lage, alle möglichen Dinge als Nahrung zu verwerten und für die Energiegewinnung zu nutzen: Zucker, Metalle, Gase, Ammoniak und sogar Sonnenlicht. Man nimmt an, dass *Methanobrevibacter smithii* – ein Archaeon, das im menschlichen Darm vorkommt – im Dickdarm den Prozess der Fermentierung vervollständigt.[47] Archaeen produzieren Gase, vor allem Methan. Deshalb liegt bei Menschen, die unter einer übermäßigen Gasproduktion und Symptomen wie Blähungen, Aufstoßen und

Flatulenz leiden, wahrscheinlich eine übermäßige Vermehrung dieser Gruppe von Mikroben vor. Archaeen sind sehr effizient darin, aufgenommener Nahrung Energie und Kalorien zu entziehen. Eine Studie über magersüchtige Patientinnen ergab zum Beispiel, dass bei ihnen eine übermäßige Vermehrung von Archaeen im Verdauungssystem vorlag.[48] Magersüchtige Patientinnen essen sehr wenig, weshalb deren Darmflora dazu angeregt wird, vermehrt Archaeen zu bilden, um aus der wenigen Nahrung, die dem Körper zugeführt wird, so viel Energie und Kalorien wie nötig zu ziehen, damit der Mensch mit der spärlichen Ration überleben kann. Wir wissen sehr wenig über diese Gruppe von Mikroben, aber es ist eine Tatsache, dass sie in einem gesunden Boden und in einer gesunden Darmflora von Tieren und Menschen sehr zahlreich vertreten ist.[49] Ich bin sicher, dass künftige Forschungserkenntnisse ergeben werden, dass Archaeen viele nützliche Funktionen für uns erfüllen.

Viren

Wussten Sie, dass die Lebensmittelindustrie bei der Herstellung von verzehrfertigen Fleischprodukten, Käse und vielen anderen Lebensmitteln Viren verwendet, um Bakterien abzutöten?[50] Und dass in Krankenhäusern Viren verwendet werden, um Katheter und andere medizinische Geräte zu reinigen?[51] Diese Viren werden Bakteriophagen (Bakterienfresser) genannt. Erstmals wurden sie im Jahr 1896 von dem britischen Mikrobiologen E. H. Hankin im Ganges und seinem Nebenfluss Yamuna in Indien entdeckt. Die Bakteriophagen in diesen Flüssen boten Schutz vor Cholera, Ruhr und anderen Infektionen, indem sie die Mikroben fraßen, die diese Krankheiten verursachen. Diese Viren dringen in die Bakterien ein und zerstören sie. Wenn sie in den menschlichen Körper eingebracht werden, suchen sie keinen Kontakt zu unseren Zellen, sondern finden die spezifischen Bakterien, auf die sie es abgesehen haben, und töten sie. In der ehemaligen Sowjetunion wurden Bakteriophagen zu medizinischen Zwecken entwickelt, um antibiotikaresistente bakterielle Infektionen zu behandeln.[52] Aber wir müssen sie nicht in unseren Körper einbringen! Neueren Forschungserkenntnissen zufolge ist unsere Darmwand von ihnen besiedelt![53] Die größten Populationen von Bakteriophagen finden sich im Darm gesunder Tiere (sowie im Darm von Menschen) und in einem gesunden Boden. In Meerwasser gibt es sehr viele dieser Viren (ungefähr 9 x 108 pro ml Meerwasser), und das Gleiche gilt für jedes nicht verschmutzte Wasser in Flüssen, Seen und Ozeanen. Das ist zweifellos einer der Gründe, aus denen das Schwimmen in natürlichem Wasser seit Jahrhunderten als eine Heilmethode angesehen und gepriesen wird. Wo auch immer es Bakterien gibt, gibt es auch Viren – Bakteriophagen –, und unsere Darmflora ist von beiden Arten von Mikroben dicht besiedelt. Alle anderen Schleimhäute und viele andere Gewebe im Körper sind von zahlreichen Viren besiedelt, die uns wahrscheinlich nicht nur vor Bakterien schützen, sondern auch vor Pilzen, Archaeen und anderen Mikroben.

Der menschliche Körper ist also voller Viren! Viele dieser Viren können Krankheiten verursachen, aber sie sind dennoch normale Bewohner des menschlichen Körpers. Die Familie der *Herpesviren* kann zum Beispiel in der Haut, in Schleimhäuten, Immunzellen und im Nervensystem leben.[54] Bisher wurden ungefähr 130 Arten von Herpesviren entdeckt, und mindestens acht von ihnen wurden bei Menschen nachgewiesen. Dazu gehören unter anderem die Herpesviren 1, 2, 6 und 7, das Varizella-Zoster-Virus, das Epstein-Barr-Virus (EBV), das Cytomegalovirus und das Kaposi-Sarkom-assoziierte Herpesvirus. Forschung an Tieren hat ergeben, dass das Vorhandensein von Herpesviren deren Wirt vor bakteriellen Infektionen schützt und dem Immunsystem hilft, Krebszellen und pathogene Viren zu bekämpfen.[55] Herpesviren leben unbemerkt in unseren Organen, ohne irgendwelche Probleme zu verursachen, bis wir unser Immunsystem schwächen und unser inneres Körpermilieu aus dem Gleichgewicht bringen. Dann können sie aktiv werden und vorübergehende Krankheiten wie Gürtelrose, Fieberbläschen, Windpocken, Pfeiffersches Drüsenfieber und andere Erkrankungen verursachen. Diese Krankheiten sind für den Körper erforderlich, damit er sich reinigt und das Immunsystem wieder ins Gleichgewicht gebracht wird. Wenn die Viren ihren Job erfüllt haben, ziehen sie sich wieder zurück in ihr kleines „Zuhause" und begeben sich erneut in den „Winterschlaf".

Ein anderes gut bekanntes im Körper anwesendes Virus ist das *Humane Papillomvirus*, das in der Haut und allen unseren Schleimhäuten lebt, auch im Darm. Bisher wurden ungefähr 170 Arten Humaner Papillomviren entdeckt, und normalerweise verursachen sie keine gesundheitlichen Schäden. Ich bin sicher, dass künftige Forschung zeigen wird, dass diese Viren in irgendeiner Weise nützlich für uns sind. Aber wenn das mikrobielle Gleichgewicht im Körper durch Antibiotika oder andere menschengemachte Chemikalien gestört wird, können diese Viren an aktiven Krankheiten beteiligt sein (Warzen, Krebs auf der Haut und Schleimhäuten, im Mund, im Hals, in der Lunge, im Verdauungssystem und an den Geschlechtsorganen). Es gibt keinen Grund, sich vor diesen Viren zu fürchten und sich gegen sie impfen zu lassen! Sie sind normale und wichtige Bewohner des menschlichen Körpers.[56] Statt sie zu fürchten, müssen wir unsere

Schleimhäute mit einer gesunden vielfältigen Mikrobengemeinschaft schützen: unserer Körperflora. Eine solche gesunde, vielfältige Körperflora schützt nicht nur vor Viren, sondern auch vor allem anderen, was die Schleimhäute und die Haut schädigen kann.[57]

Ein anderes im menschlichen Körper weitverbreitetes Virus ist das sogenannte *Norovirus*. In jedem Winter leiden viele Menschen in der nördlichen Hemisphäre unter diesem Magen-Darm-Grimmen, das einige Tage Erbrechen und Durchfall bedeutet. Tierversuche haben gezeigt, dass Noroviren eine durch Antibiotika geschädigte Darmflora wiederherstellen und wieder normalisieren können.[57] Und sie regenerieren nicht nur die Darmflora, sondern auch die Immunfunktion und den normalen physischen Zustand der Darmwand. Eine Norovirus-Infektion dauert nur einige Tage und verursacht vorübergehend Erbrechen und Durchfall – kein hoher Preis für eine Wiederherstellung der Darmflora! Erbrechen und Durchfall haben wichtige Reinigungsfunktionen für das Verdauungssystem. Beides ist nicht angenehm, sorgt aber dafür, dass Gifte, Parasiten und andere Krankheitserreger aus dem Darm gespült werden und er danach sauberer und gesünder ist.

Aufgrund klinischer Erfahrungen wissen wir, dass einige der schwersten Fälle von Darmdysbiose, einer gestörten Mikrobenbesiedlung des Darms, nach einer langen Einnahme antiviraler Medikamente auftreten. Wir wissen nicht genau, was für einen Schaden diese Medikamente der in unserem Körper anwesenden Virenpopulation zufügen, geschweige denn, wie dieser Schaden sich beheben lässt. In den gesunden Böden unseres Planeten wimmelt es von Viren, aber unsere moderne Landwirtschaft vernichtet sie zusammen mit anderen Lebensformen. Wenn wir antivirale Medikamente einnehmen, tun wir Menschen den in unserem Körper anwesenden Viren das Gleiche an.

Protozoen

Protozoen sind einzellige Organismen, die sich ähnlich verhalten wie Tiere. Im Boden fressen Protozoen Bakterien und Pilze und scheiden deren Nährstoffe aus, die wiederum die Wurzeln der Pflanzen aufnehmen, um diese zu nähren.[58] Protozoen sind wichtige Mitglieder der mikrobiellen Gemeinschaft des Pansens pflanzenfressender Tiere. Dort helfen sie dabei, pflanzliche Stoffe aufzuspalten und die in ihnen enthaltenen Nährstoffe freizusetzen. Ich bin sicher, dass im menschlichen Darm etwas Ähnliches passiert. Amöben, Giardien, Kryptosporidien und andere Protozoen, die häufig im menschlichen Stuhl zu finden sind, können Durchfall, Bauchschmerzen und andere Verdauungsstörungen verursachen. Doch die meisten Menschen, in deren Stuhl diese Mikroben nachgewiesen werden, sind absolut gesund. Wenn die Darmflora ausgeglichen ist, leben Protozoen dort in geringer Anzahl und werden von anderen Mitgliedern der mikrobiellen Gemeinschaft in Schach gehalten. Aber wenn das mikrobielle Gleichgewicht gestört ist, können sie wie jede andere Mikrobenart außer Kontrolle geraten und Probleme verursachen.

Würmer

Werfen wir zunächst einen Blick auf die Regenwürmer. Diese genügsamen Lebewesen sind für die Gesundheit des Bodens unersetzlich. Sie fressen im Boden enthaltene organische Stoffe und andere Substanzen und verdauen diese. Was am anderen Ende herauskommt, ist der beste Kompost, den es gibt, sogenannter Wurmhumus, der reich ist an Humus und fertigen, vorverdauten Nährstoffen, die von Pflanzen aufgenommen werden können.[59] Wenn Regenwürmer sich durch den Boden fortbewegen, bilden sie kleine Kanäle, die Platz für Luft und Wasser schaffen, machen den Boden weicher, reichhaltiger und gesünder, fördern das mikrobielle Leben und recyceln organische Stoffe. Je mehr Regenwürmer in einem Stück Boden enthalten sind, desto fruchtbarer und produktiver ist er.[60]

Sehen wir uns nun die Würmer in unserem Verdauungssystem an. Geben Sie sich keinen Illusionen hin – wir haben alle welche! Von winzigen Fadenwürmern bis hin zu über 60 Zentimeter langen Bandwürmern sind sie Bestandteil eines normalen menschlichen Darms, und zwar ein wichtiger Bestandteil. In den zurückliegenden zehn Jahren ist das Interesse an Würmern und die Forschung über sie zusehends stärker in den Fokus gerückt. Vor allem zwei Arten gilt dabei eine besondere Aufmerksamkeit: dem Schweinepeitschenwurm (*Trichuris suis*) und dem Hakenwurm (*Necator americanus*). Die Einnahme lebender Eier dieser Würmer zu medizinischen Zwecken (die sogenannte *Helminthen-Therapie*) hat sich als wirksam dabei erwiesen, das Immunsystem wieder ins Gleichgewicht zu bringen und Entzündungen, Allergien und Autoimmunerkrankungen zu reduzieren.[61] Die Ergebnisse etlicher veröffentlichter klinischer Studien haben gezeigt, dass das gezielte Einführen von Würmern in das Verdauungssystem die Symptome von Morbus Crohn, Colitis ulcerosa, Asthma, Heuschnupfen, Multipler Sklerose, Diabetes Typ 1 und anderen chronischen Krankheiten lindern kann.[62] Spielen diese Würmer für uns die gleiche Rolle wie die Regenwürmer für den Boden unseres Planeten? Belüften und bereichern sie den „Boden" in unserem Verdauungssystem? Ich habe keinen Zweifel, dass sie genau das tun und noch viel mehr.

Wenn wir genauer darüber nachdenken, ist die Anwesenheit von Würmern in unserem Verdauungssystem unvermeidlich. Die Larven von Hakenwürmern leben im Boden. Sie bohren sich durch die Haut unserer Füße in das lymphatische System, gelangen in das Verdauungssystem, reifen und legen Eier, die dann mit dem Kot ausgeschieden werden und wieder im Boden landen. Wir Menschen sind jahrtausendelang barfuß gelaufen. Somit waren Menschen während der längsten Zeit ihrer Existenz auf diesem Planeten von Hakenwürmern besiedelt.[63] Andere Würmer gelangen auf die gleiche Weise oder durch das Trinken von Wasser aus Bächen, Flüssen und Seen oder den Verzehr von mit Erde verunreinigten Nahrungsmitteln in den Körper. Und während der längsten Zeit, die wir Menschen auf diesem Planeten leben, haben wir genau das getan! Menschen hatten schon immer Würmer, und es gibt keinen Grund, sie zu fürchten. Solange in der Darmflora eine Vielfalt von Mikroben siedelt und keine spezielle Spezies außer Kontrolle geraten kann, bereiten uns diese Würmer keine Probleme. Tatsächlich bescheren sie uns sogar viele gesundheitliche Vorzüge.

Die industrielle Landwirtschaft vernichtet Wurmpopulationen im Boden. In den meisten landwirtschaftlich nutzbaren Kulturböden leben gar keine Würmer mehr. Das Gleiche trifft für die Darmflora von Menschen zu. Chemikalien in unseren Nahrungsmitteln und Medikamente vernichten viele Lebensformen in unserem Darm, unter anderem Würmer. Die Folge ist, dass Menschen unter Verdauungsproblemen, Allergien, Autoimmunerkrankungen und anderen chronischen Krankheiten leiden. Andererseits kann eine übermäßige Vermehrung von Würmern im Körper ebenfalls Krankheiten verursachen. Genauso wie alle anderen Lebewesen, die in uns siedeln, müssen Würmer mit der sonstigen mikrobiellen Gemeinschaft in unserem Körper im Gleichgewicht und in Eintracht leben.

Der Lebenszyklus gewöhnlicher Würmer legt nahe, dass es in unserem Körper keine mikrobenfreien Gewebe und Organe geben kann. Gewöhnliche Würmer legen Eier im Darm ab. Die Larven, die aus diesen Eiern schlüpfen, bohren sich durch die Darmwand und wandern durch den Körper, während sie die verschiedenen Stadien ihrer Entwicklung durchlaufen. Einige Larven reifen in der Lunge oder in der Leber, andere im Gehirn oder in den Augen, wieder andere im Herz oder in der Milz – kein Organ kann frei von Würmern sein. Diese Lebewesen haben ihre eigene Darmflora, und auf ihrer Oberfläche leben viele Mikroben, die sie durch unseren Körper transportieren und verbreiten.[64] Und das ist nur eine Art und Weise, in der diverse Mikroben unseren Körper besiedeln. Es gibt auch andere Wege. Bakterien sind oft mit Viren infiziert, Protozoen sind mit Bakterien, Archaeen und Viren infiziert und all diese Mikroben verbreiten diese Infektionen in unserem Körper, wo auch immer sie sich befinden. Tatsächlich entdeckt die neuere Forschung immer mehr ansässige Mikroben, die in unseren Blutgefäßen, in unserem Gehirn, unserer Lunge, unserem Herz und in anderen Organen leben. Der menschliche Körper ist in seinem Inneren also nicht „sauber“. Vielmehr ist er ein vielfältiges Ökosystem, in dem es von allen möglichen Arten von Lebensformen nur so wimmelt, die nicht nur im Darm, auf der Haut oder auf einer Schleimhaut zusammenleben, sondern in jedem Organ und jedem Gewebe. All das ist ein faszinierendes Forschungsgebiet, das uns vielleicht die wirklichen Ursachen vieler Krankheiten und die wirklichen Quellen guter Gesundheit erschließen kann!

Die Befassung mit dem menschlichen Mikrobiom wird noch interessanter, wenn wir einen weiteren Aspekt von Mikroben betrachten: ein natürliches Phänomen, das Pleomorphismus genannt wird.

Pleomorphismus

Pleomorphismus ist die erstaunliche Fähigkeit von Mikroben, ihre Form und ihre Gestalt zu verändern, und das bis zu einem Punkt, an dem sie aussehen und sich verhalten wie etwas vollkommen anderes. Wie weiter oben bereits erwähnt, wurde herausgefunden, dass Bakterien ihre Genetik untereinander, mit anderen Mikroben und sogar mit menschlichen Zellen austauschen können.[65] Abhängig von der Umgebung, von der Nahrungszufuhr und dem Stadium in ihrem Lebenszyklus können Mikroben sich so stark verändern, dass man nicht mehr erkennen kann, was sie ursprünglich einmal waren. In vielen Fällen haben Mikrobiologen verschiedene Formen ein und desselben Lebewesens untersucht und dabei angenommen, es handele sich um vollkommen unterschiedliche Mikroben. Ein gutes Bespiel für dieses Phänomen sind die L-Formen von Bakterien, die in der Mikrobiologie gegenwärtig auf großes Interesse stoßen.[66] Diesen Bakterien mangelt es an einer Substanz, die Peptidoglycan heißt, was zur Folge hat, dass sie nicht über eine feste Zellwand verfügen. Diese L-Formen von Bakterien können wie Chlamydien, Mykoplasmen, Nanobakterien, Pilzsporen, mikrobielle Zysten, Pilze, Viren, Archaeen, Parasiten oder irgendetwas anderes aussehen und sind schwer zu untersuchen. Sie können sich durch alle möglichen ungewöhnlichen Methoden vermehren und viele verschiedene Gestalten, Formen und Größen annehmen. Im Blut können sie sich an Blutzellen anheften und sogar in ihnen leben und dabei nach wie vor vollkommen aktiv sein.[67] Sie können im Blut gesunder und kranker Menschen nachgewiesen werden und sind sozusagen „getarnte" Mikroben. Sie können in unseren Zellen lange inaktiv bleiben und auf die richtige krankheitserregende Umgebung im Körper warten und sich dann verändern und bei einem Erkrankungsprozess eine Rolle spielen. Sie sind an allen chronischen degenerativen Erkrankungen bei Menschen und Tieren beteiligt. Deshalb ist es wichtig, dass wir sie kennen.

Zellwanddefiziente Bakterien (L-Form-Bakterien) wurden erstmals im Jahr 1935 am Lister-Institut beschrieben. In einer gesunden Umgebung lösen sie keine Immunreaktion aus und scheinen keinen Schaden zu verursachen. Aber wenn die Umgebung im Körper sich verändert, können sie sich vermehren, überproportional wachsen, ihre Form und ihre Größe verändern und pathogen werden.[66] Es wird angenommen, dass sie an chronischen Erkrankungen, rezidivierenden Infektionen, Autoimmunerkrankungen, Autismus, chronischen Entzündungen und Krebs beteiligt sind.[68] Sie wurden zum Bespiel in Tumoren und im Blut von Krebspatienten entdeckt, wo sie sich von einzelligen Lebewesen in sehr komplexe Strukturen verwandeln, die wie Myzelien von Pilzen aussehen.[69] Sie können problemlos in weißen Blutkörperchen leben (also genau in jenen Zellen, deren Aufgabe es eigentlich ist, Mikroben zu töten) und sich dort vermehren.

Zellwanddefiziente Bakterien können von der Mutter auf das ungeborene Baby übertragen werden.[70] Wir nehmen sie während der fetalen Entwicklung auf, und unser Immunsystem reagiert nicht auf sie. Sie sind resistent gegen Antibiotika. Tatsächlich stimuliert eine Antibiotikatherapie ihr Wachstum sogar.[71] Antibiotika unterbinden die Fähigkeit von Bakterien, eine richtige Zellwand zu bilden, und lange Zeit wurde angenommen, dass dieser Umstand die Bakterien tötet. Inzwischen weiß man, dass viele Bakterien bei einer Einnahme von Antibiotika nicht sterben. Sie passen sich einfach an ein Leben ohne eine feste Zellwand an, nehmen eine L-Form an und können sogar noch gefährlicher werden und im Körper chronische, unspezifische Symptome verursachen. Wissenschaftler gehen davon aus, dass der allgegenwärtige Einsatz von Antibiotika in der heutigen Zeit für die Existenz einer großen Vielfalt zellwanddefizienter Bakterien bei den heute lebenden Menschen und Tieren verantwortlich ist.[66,72] Diese Bakterien sind mithilfe etablierter antibakterieller Methoden (Antibiotika, Chlorierung oder dem Einsatz anderer Chemikalien, Pasteurisierung, Abkochen oder anderen Methoden) nicht zu bekämpfen. Die Folge ist, dass sie in Nahrungsmitteln, Wasser, Medikamenten und Impfstoffen sowie in allen Körperflüssigkeiten von

Tieren und Menschen zu finden sind.[66,72] Es gibt viele chronische Krankheiten, bei denen, wenn man unter ihnen leidet, die Anwesenheit einer großen Anzahl dieser zellwanddefizienten Bakterien nachgewiesen werden kann (unter anderem Borreliose, Autoimmunerkrankungen, psychische Erkrankungen und Krebs). Ein gutes Beispiel ist PANDAS (was für den englischen Begriff *Paediatric Autoimmune Neuropsychiatric Disorders Associated with Streptococcal Infections* steht). Einige Wissenschaftler sind mittlerweile überzeugt, dass diese Krankheit von einer zellwanddefizienten Form von Streptokokken verursacht wird, die sich infolge der Verwendung penicillinartiger Antibiotika entwickelt hat.[73] Zellwanddefiziente Bakterien verbergen sich oft in unseren Zellen, und für den Körper ist es sehr schwer, sie in den Griff zu bekommen. Deshalb sind sie von ihrer Konstruktion her perfekt dazu in der Lage, bei der Entwicklung chronischer degenerativer Krankheiten eine Rolle zu spielen.[67,68,70]

In jüngster Zeit wurde im Blut autistischer Kinder und im Blut von deren Müttern eine Reihe L-Formen von Pilzen gefunden (zellwanddefizient oder ganz ohne Zellwand): *Aspergillus fumigatus, Candida parapsilosis, Cryptococcus albidus und Rhodotorula mucilaginosa.*[70] Es konnte nachgewiesen werden, dass diese Pilze sehr aktiv sind und durch den Mechanismus der Pleomorphie in der Lage sind, sich zu verändern, sich in invasive Formen zu verwandeln und sehr starke Toxine zu produzieren. Der *Aspergillus fumigatus* bildet zum Beispiel Gliotoxin, eine stark wirkende Substanz, die das Immunsystem unterdrückt.[70,74] Wenn das Immunsystem unterdrückt wird, kann der Körper von allen möglichen anderen Arten von Mikroben besiedelt werden. Darüber hinaus weiß man, dass Gliotoxin und andere Pilzmetaboliten das Nervensystem schädigen, insbesondere bei einem sich entwickelnden Kind. Wissenschaftler stellen sich nun die folgende Frage: Ist eine stille Infektion mit *Aspergillus fumigatus* (Aspergillose) und mit anderen Fadenpilzen die Ursache von Autismus und anderen neurologischen Entwicklungsstörungen, die bei Kindern in westlichen Ländern epidemiologische Ausmaße erreicht haben?[70,75] Es wurde nachgewiesen, dass diese Pilze während der Schwangerschaft vom Körper der Mutter in den Körper des sich entwickelnden Fötus übertragen werden, sodass diese Kinder bereits mit dieser Infektion geboren werden.[70,74] Schon seit Jahrzehnten ist bekannt, dass Antibiotika bei Menschen und Tieren Pilzdysbiose verursachen. Die Anwesenheit von Antibiotika in unseren Nahrungsmitteln, im Wasser und in der Umwelt nimmt stetig zu und spielt bei dieser Epidemie zweifellos eine wichtige Rolle. Das Testen auf Pilze war für die Schulmedizin immer eine Herausforderung, und da man nicht auf Pilze testen konnte, wurde eine Pilzdysbiose lange Zeit als nicht existent abgetan. Neue wissenschaftliche Daten ermöglichen es uns inzwischen, die Pilzbesiedelung unseres Körpers durch zellwanddefiziente Pilze (L-Formen) zu erfassen, und diese können sehr viel invasiver sein als die voll entwickelten Formen.[70,77] Darüber hinaus produzieren diese Pilze in L-Form Nanopartikel – die kleinstmöglichen Partikel, die wir nachweisen können.[77,78] Nanopartikel sind so klein, dass es im Körper keine Barriere gibt, die sie nicht überwinden können. Sie können überall hingelangen. Die Mütter autistischer Kinder geben diese Nanopartikel an ihre ungeborenen Kinder weiter.[70] Vielleicht werden wir alle mit diesen Nanopartikeln geboren.

Ich glaube nicht, dass die Natur irgendetwas ohne einen guten Grund tut! Warum sollte ein Baby noch vor seiner Geburt von seiner Mutter Pilz-Nanopartikel erhalten? Vielleicht erfüllen sie irgendeine nützliche Funktion? Die Forschung gibt uns einen Hinweis: Pilz-Nanopartikel absorbieren toxische Metalle wie Aluminium (Al), Antimon (Sb), Barium (Ba), Quecksilber (Hg), Blei (Pb), Cadmium (Cd) und Thallium (Tl).[70,76] GAPS-Patienten werden routinemäßig positiv auf toxische Metalle getestet. Vielleicht nehmen die von Pilzen produzierten Nanopartikel diese Gifte auf und helfen dem Körper, diese auszuscheiden. Da Pilz-Nanopartikel so klein sind, könnten sie dem Körper als Teile eines effektiven Mechanismus dienen, um toxische Metalle aus jeder einzelnen Zelle und jedem Gewebe zu entfernen. Die Verbindung zwischen einer übermäßigen Vermehrung von Pilzen und der Anwesenheit toxischer Metalle im Körper ist bekannt. Pilze absorbieren toxische Metalle und spielen eine Rolle dabei, uns vor ihnen zu schützen.[82] Leider ist dies keine perfekte Methode für uns, mit toxischen Metallen in unserem Körper umzugehen, da Pilze selbst viele Toxine produzieren, die unangenehme Symptome verursachen.

Im Blut autistischer Kinder wurden in jüngster Zeit auch L-Formen verschiedener Bakterienarten entdeckt, und zwar der Arten: *Pantoea agglomerans, Rhizobium radiobacter, Enterococcus faecalis, Pseudomonas aeruginosa, Morganella morganii, Chryseobacterium indologenes, Brevibacterium casei und Aeromonas veronii biovar sobria.*[70] Im Blut ihrer Mütter wurde die Anwesenheit von L-Formen der Bakterienarten *Serratia marcescens, Enterococcus faecalis, Pseudomonas aeruginosa, Providencia rettgeri, Brevibacterium casei und Morganella morganii* nachgewiesen. Diese Bakterien werden während der Schwangerschaft auch vom Fötus auf die Mutter übertragen, und jedes von ihnen kann dem menschlichen Körper Schaden zufügen. Da diese bakteriellen L-Formen sich durch den Mechanismus der Pleomorphie in andere Formen umwandeln können, kann ihre Fähigkeit, uns zu schädigen und Krankheiten zu verursachen, sich ändern. Jahrzehntelang waren Antibiotika unsere Hauptwaffe im Kampf gegen Bakterien. Das Problem ist, dass Antibiotika ihre Wirkung nur gegen ein Bakterium in einer bestimmten Form entfalten können.[78,79] Nun erfahren wir, dass Bakterien ihre Form viele Male ändern können, und unser allgegenwärtiger Einsatz von Antibiotika hat diesen Prozess gefördert. Die neuen Formen können gegen alle existierenden Antibiotika resistent sein. Eine zunehmende Antibiotikaresistenz von Bakterien bereitet der medizinischen Fachwelt zusehends Sorgen.[80,81]

Die gute Nachricht ist, dass viele natürliche Maßnahmen zellwanddefiziente Bakterien dazu bringen können, sich wieder in ihre ursprüngliche Form zurückzuverwandeln, sodass der Körper sie effektiv in den Griff bekommen kann. Die natürlichen Maßnahmen sind eine Ernährungsweise im Sinne der GAPS-Diät, hohes Fieber, Saunagänge, der Verzehr von Probiotika und fermentierten Nahrungsmitteln, Sonnenbaden, das Meiden und Ausscheiden von künstlichen Toxinen, Elektrotherapie, Sauerstofftherapie und andere.[74,75,77]

Auch wenn das Konzept des Pleomorphismus von der westlichen etablierten Mainstream-Fachwelt der Medizin überwiegend ignoriert wird, haben viele herausragende Wissenschaftler und Mediziner bestätigt, dass dieses Phänomen existiert und halten daran fest. Sehen wir uns an, wie der Pleomorphismus historisch entdeckt wurde und was wir seitdem darüber in Erfahrung gebracht haben.

Es wird angenommen, dass das Phänomen des Pleomorphismus erstmals von dem brillanten französischen Biologen Antoine Bechamp (1816-1908) beschrieben wurde, der in allen gesunden Lebewesen mikroskopisch kleine Partikel identifizierte.[83] Er nannte diese Partikel *Mikrozyme* und beobachtete, dass sie an der Bildung normalen gesunden Gewebes beteiligt waren. Solange der Körper gesund ist und es ihm gut geht, so Bechamp, seien diese *Mikrozyme* harmlos. Wenn sich die Umgebung im Körper jedoch aufgrund schlechter Ernährung, aufgrund von Toxizität oder infolge eines Traumas ändere, würden sich diese *Mikrozyme* in Viren, Bakterien, Protozoen oder Pilze verwandeln und beginnen, den Körper zu zerstören. Auf der Grundlage seiner Forschungen kam Bechamp zu dem Schluss, dass Mikroben keine Krankheiten verursachen. Stattdessen sei es ihre Funktion, einen Körper mit einem ungesunden Stoffwechsel (abnormales Terrain) zu zersetzen. Er schrieb: „In Menschen und Tieren vorkommende Bakterien verursachen keine Krankheiten, … sie greifen kein gesundes Gewebe an bzw. können es nicht angreifen.“[83,84] Der Körper müsse erst durch schlechte Ernährung, durch Schadstoffe oder aufgrund eines Traumas erkranken, damit die harmlosen *Mikrozyme* sich in pathogene Mikroben umwandeln können. Diese sehr wichtige Entdeckung widerspricht diametral der *Keimtheorie*, die unser Denken seit mehr als hundert Jahren dominiert hat. Die Keimtheorie besagt, dass Mikroben von außen kommen und uns ohne irgendeinen Grund attackieren. Bechamp hingegen behauptete, dass die meisten Mikroben nicht von außen in den menschlichen Körper eindringen, sondern dass sie unser ganzes Leben lang in einem harmlosen Zustand in unserem Körper leben und nützliche Funktionen für uns erfüllen würden. Solange der Körper richtig ernährt, nicht mit von Menschen hergestellten Chemikalien verunreinigt und gehegt und gepflegt werde, würden diese Mikroben ihn niemals angreifen. Erst wenn der Körper erkranke oder geschädigt werde, würden sich aus seinem Inneren heraus pathogene Mikroben bilden und ihn zerstören.

Der hoch angesehene deutsche Arzt, Pathologe und Wissenschaftler Rudolf Virchow (1821-1902) stimmte Bechamp zu. Seiner Ansicht nach nutzen Mikroben infizierte Organe als einen Lebensraum, seien jedoch nicht die Ursache von Krankheiten. Er schrieb: „Wenn ich mein Leben noch einmal leben könnte, würde ich es dem Nachweis widmen, dass Keime ihren natürlichen Lebensraum suchen – krankes Gewebe – und nicht die Ursache von krankem Gewebe sind.“[84]

Die bekannte britische Krankenschwester Florence Nightingale (1820-1910) kam zu dem Schluss, dass Krankheiten eine „Reaktion einer wohlgesonnenen Natur gegen Bedingungen sind, denen wir uns selbst ausgesetzt haben“. Sie behauptete, Fälle von Pockenerkrankungen gesehen zu haben, „die unter keinen Umständen durch Ansteckung bei irgendjemandem verursacht sein konnten“, sondern sich im Körper ihrer Patienten entwickelt hätten.[84]

Das Konzept des Pleomorphismus wurde von dem brillanten deutschen Wissenschaftler Günther Enderlein (1872-1968) weiterentwickelt. Er prägte das Wort *pleomorphic* aus dem Griechischen (pleion = mehr, morphe = Gestalt). Er beobachtete, wie Mikroben sich abhängig von Veränderungen ihrer Umgebung in viele verschiedene Formen verwandeln und wie harmlose Mikroben sich in pathogene verwandeln können.[85,86] Durch seine Forschung bestätigte er Bechamps Theorie, nach der Infektionen aufgrund falscher Lebens- und Denkweise im Körper entstehen. Er nannte die von Bechamp *Mikrozyme* genannten Partikel *Protite* und behauptete, dass sie ein normaler Bestandteil jeder Zelle und jedes Gewebes des menschlichen Körpers und dass sie unzerstörbar seien und den Körper überleben (also nach dem Tod weiterleben). Solange der Körper einen gesunden Stoffwechsel aufrechterhält, sind sie harmlos. Doch wenn der Körper krank wird, entwickeln sie sich zu Viren, Bakterien und schließlich zu Pilzen und zerstören den Körper. Er kam zu dem Schluss, dass Pilze die Endstufe der Entwicklung von *Protiten* zu pathogenen Mikroben seien und beschrieb diese Entwicklung bei den folgenden Pilzen: *Mucor racemosus, Aspergillus niger, Penicillium chrysogenum, Penicillium roquefortii, Aspergillus ruber, Mucor mucedo, Candida parapsilosis und Candida albicans.*[86] Er entwickelte eine komplexe Therapie auf der Grundlage natürlicher Heilmittel (die sogenannte SANUM-Therapie), die darauf abzielt, das innere Milieu des Körpers zu verändern, um die pathogenen Mikroben dazu zu bringen, sich wieder in ihren harmlosen Zustand von *Protiten* zurückzuentwickeln und wieder in harmonischer Eintracht mit dem Körper zu leben. Enderlein zufolge tötet die Einnahme von Antibiotika keine Bakterien, sondern zwingt die Bakterien, in andere Formen zu mutieren (in die zellwanddefiziente Form bzw. in die L-Form, die wir heute kennen), die viel pathogener seien und eine langfristige degenerative Erkrankung verursachen können. Enderleins Forschung zufolge können Mikroben nicht getötet werden. All unsere antimikrobakteriellen Erfindungen zwingen sie nur, in andere Formen zu mutieren, die möglicherweise schwieriger oder gar nicht zu identifizieren sind.

Ein anderer renommierter deutscher Arzt und Forscher, Wilhelm Reich (1897-1957), hat den Pleomorphismus aus einem anderen Blickwinkel betrachtet.[87] Er entdeckte *Bione*, die Bechamps *Mikrozymen* oder Enderleins *Protiten* zu entsprechen schienen. Er beobachtete, wie sich diese Bione bei Veränderungen ihrer Umgebung in Bakterien und Amöben verwandeln. Sie können sich aus organischen oder anorganischen Stoffen als mikroskopisch winzige Molekülklümpchen (ähnlich Kristallen) bilden, aber dann „lebendig" werden und sich weiter zu lebenden Mikroben entwickeln. Seine Forschung ließ ihn zu dem Schluss kommen, dass auf der Erde unentwegt Leben entsteht, jede Minute, jede Sekunde. Basierend auf seinen Forschungen schrieb Wilhelm Reich im Jahr 1938 das Buch *Die Bionexperimente. Zur Entstehung des Lebens* (das 1979 unter dem Titel The Bion Experiments on the Origin of Life ins Englische übersetzt wurde).

Die Standardwissenschaft lehrt uns, dass das Leben auf der Erde sich vor Ewigkeiten entwickelt hat. Doch die Forschung im Hinblick auf den Pleomorphismus zeigt, dass auf unserem wunderbaren Planeten ständig Lebewesen entstehen und zu Mikroben unterschiedlicher Größe und Komplexität heranwachsen, die schließlich zu Pilzen werden. Pilze sind etwas sehr Besonderes, weil sie sowohl ins Reich der Pflanzen als auch ins Reich der Tiere gehören und sich in beide Richtungen weiterentwickeln können.[87,88] Dieser Prozess der Entstehung von

Leben findet überall statt, auch in unserem Körper. Der Katalysator dieses Prozesses scheint die Umgebung zu sein! Veränderungen der Umgebung, und zwar sowohl in unserem Körper als auch außerhalb unseres Körpers, bringen diese mikroskopisch kleinen Gebilde dazu, sich zu etwas Nützlichem oder zu etwas Pathogenem zu entwickeln oder in ihre ursprüngliche harmlose Form zurückzukehren.

Viele andere Wissenschaftler und Ärzte haben die Erkenntnisse von Bechamp, Enderlein und Reich bestätigt, unter anderem Bruno Haefeli, Royal Raymond Rife, Virginia Livingston-Wheeler, Eleanor Alexander-Jackson, Lida Mattman, Irene Corey Diller, Ludwik Gross, Gaston Naessens, Kurt Olbrich, Bernhard Muschlien und andere.[89] Die meisten dieser Wissenschaftler benutzten Mikroskope, die es ihnen ermöglichten, die Mikroben in ihrem *lebenden* Zustand zu betrachten, aktiv, sich bewegend und sich vermehrend. Die Standardmikroskope, die heutzutage in der Regel verwendet werden, sorgen leider dafür, die Mikroben zu töten, was dazu führt, dass ihre Verwendung nur sehr begrenzte und verzerrte Informationen liefert.

Neuere Forschung über den mikrobiellen Pleomorphismus führt uns ein weiteres Mal vor Augen, wie wenig wir über Mikroben wissen, wie außerordentlich anpassungsfähig und clever sie sind und wie sehr wir uns irren, wenn wir glauben, sie mithilfe unserer modernen Errungenschaften bekämpfen zu können. Aber vertiefen wir das Ganze noch weiter. In der neueren Forschung über den menschlichen und den tierischen Körper wird inzwischen vom Holobiom und vom Hologenom gesprochen: der Gesamtheit menschlicher und mikrobieller Zellen, die ein einziges Ökosystem mit gemischter Genetik bilden.[88] Inzwischen geht man davon aus, dass ein großer Anteil der menschlichen Gene mikrobiellen Ursprungs ist.[90] So nimmt man zum Beispiel an, das ein Drittel der menschlichen Gene bakteriellen Ursprungs ist und ungefähr 10 Prozent ursprünglich von Viren stammen.[91] Darüber hinaus tauschen Mikroben, die in unserem Körper leben, Gene mit unseren Zellen aus und ermöglichen es uns, uns genetisch an Veränderungen in unserer Umgebung anzupassen. Heute geht man davon aus, dass das ganze Holobiom und das ganze Hologenom während der Schwangerschaft von den Eltern auf deren Babys übertragen wird. Das bringt uns zu Theorien der Evolutionsbiologie, die zu dem Schluss kommen, dass der menschliche und der tierische Körper sich aus Gemeinschaften von Mikroben entwickelt haben.[92] An irgendeinem Punkt der Evolution des Lebens auf der Erde haben einzellige Mikroben sich zusammengetan und Gemeinschaften gebildet, in denen unterschiedliche Zellen sich spezialisiert haben, um unterschiedliche Organe zu bilden und verschiedene Funktionen zu übernehmen. Doch ungeachtet der Tatsache, dass diese Zellen sich verändert und spezialisiert haben, haben sie nie vergessen, aus was sie hervorgegangen sind – aus Mikroben! Wir koexistieren also nicht nur mit einer riesigen Menge an Mikroben, die in unserem Körper lebt, sondern unser menschlicher Körper ist sehr wahrscheinlich mikrobiellen Ursprungs. Wenn wir also Mikroben bekämpfen, wen bekämpfen wir dann? Es ist eine bekannte Tatsache, dass Antibiotika unsere Immunzellen töten.[93] Viele menschliche Immunzellen (und andere Blutzellen) sind wahrscheinlich mikrobiellen Ursprungs. Wahrscheinlich sind sie aus Protozoen hervorgegangen, denn ihre Form und ihr Verhalten ähneln sehr der Form und dem Verhalten dieser Gruppe von Mikroben.

Wir Menschen haben auf unserem schönen Planeten während sehr langer Zeiträume mit allen möglichen Arten von Lebewesen koexistiert, und ein menschlicher Körper ist ein komplexes und großartiges Ökosystem voller Mikroben, das aus Mikroben hervorgegangen ist. Wenn wir dieses Ökosystem hegen und pflegen, wird es seine Vielfalt aufrechterhalten und uns gute Dienste leisten. Doch wenn der Körper durch industriell verarbeitete Lebensmittel, Chemikalien, Medikamente, elektromagnetische Strahlung und andere von Menschen gemachte Dinge belastet und vergiftet wird, können sich in unserem Körper pathogene Mikroben bilden und unsere mächtigsten Feinde werden. Es ist möglich, dass diese Krankheitserreger sich nicht nur in unserem Mikrobiom bilden, sondern dass sie aus unseren eigenen Zellen entstehen, weil diese irgendwann im Laufe der Evolution des Lebens auf der Erde möglicherweise selbst einmal aus Mikroben hervorgegangen sind.

Kehren wir, um dieses Kapitel zu beenden, noch einmal zu der Muttererde in uns zurück – unserer Darmflora –, denn sie ist die größte Gemeinschaft von Mikroben im menschlichen Körper. Diese Gemeinschaft können wir durch die Nahrung, die wir zu uns nehmen, am unmittelbarsten beeinflussen. Wenn diese Gemeinschaft gesünder wird – das zeigt meine klinische Erfahrung –, kümmert sie sich auch um den Rest des menschlichen Mikrobioms, also um die Mikroben, die in anderen Organen und Geweben leben. Wenn wir den Darm heilen, ändern sich der gesamte Stoffwechsel und die Umgebung im ganzen Körper, was wiederum dafür sorgt, dass die gesamte mikrobielle Gemeinschaft und der ganze Körper gesünder werden.

Ein gesunder Boden funktioniert wie eine Kooperative der Natur, in der jeder kleine Teil zum Wohl des Ganzen beiträgt und davon profitiert. Wenn man eines dieser Elemente entfernt, ist das Gleichgewicht gestört. Auf einmal beginnen Spezies, die als Teil des Ganzen absolut gutartig und harmlos waren, sich übermäßig zu vermehren und Probleme zu bereiten. Unsere industrielle Landwirtschaft produziert seit Jahrzehnten ungestraft dieses Ungleichgewicht. In der Landwirtschaft verwendete Chemikalien vernichten viele Lebensformen, die im Mutterboden zu Hause sind. Die Folge ist, dass die Böden die Pflanzen in ihrer Entwicklung nicht mehr so gut unterstützen und sie mangelernährt und krank werden, was den Einsatz von noch mehr Chemikalien erforderlich macht. Wenn Sie mit Bauern in der westlichen Welt sprechen, werden Ihnen viele von ihnen erzählen, dass auf ihren Böden ohne den Einsatz von Chemikalien gar nichts mehr wachsen würde.

Auf die gleiche Weise behandeln wir seit Jahrzehnten die Muttererde in unserem Körper, unsere Darmflora. Antibiotika schädigen und verändern viele Arten von Bakterien im Darm, schaffen dadurch ein Ungleichgewicht und reduzieren die biologische Vielfalt. Nach jeder Antibiotikatherapie wird Ihre Darmflora immer ärmer und deren Gleichgewicht immer stärker gestört, was zur Folge hat, dass sie immer weniger in der Lage ist, Sie richtig mit Nährstoffen zu versorgen und für Ihre Gesundheit zu sorgen. Dann kommen noch antimykotische, antiprotozoische und antivirale Medikamente hinzu. Und was ist mit den in der Landwirtschaft verwendeten Chemikalien, die wir jeden Tag mit unseren Nahrungsmitteln aufnehmen? Sie tun dem „Mutterboden" in Ihrem Darm das Gleiche an wie dem Boden auf den Feldern, auf denen die Nahrungsmittel, die Sie zu sich nehmen, angebaut wurden. Nachdem all diese Dinge Ihre Darmflora geschädigt haben, werden sie von Ihrem Blut aufgenommen und schädigen überall in Ihrem Körper die mikrobielle Vielfalt.

„Eine Nation, die ihren Boden zerstört, zerstört sich selbst", stellte der US-amerikanische Präsident Franklin Roosevelt im Jahr 1937 fest. Jegliches Leben auf der Erde hängt von dieser dünnen Schicht Mutterboden ab, die unseren Planeten bedeckt. Ohne diese Schicht gibt es kein Leben und keine Nahrungsmittel! Den Erkenntnissen der Umweltwissenschaften zufolge ist jede Wüste auf der Erde von Menschenhand geschaffen, unter anderem die Sahara, die Wüste Gobi sowie die Wüsten im Nahen Osten und in Australien.[94] Dank der modernen industriellen Landwirtschaft verwandeln sich in der westlichen Welt viele fruchtbare Böden in Wüsten. Das Gleiche passiert in unserer westlichen Welt mit dem Verdauungssystem etlicher Menschen. Viele Patienten, die zu mir in die Klinik kommen, sind derart mangelernährt, und ihnen mangelt es so sehr an essenziellen

Nährstoffen, dass ihr Darm die Nahrung, die sie zu sich nehmen, ganz egal wie qualitativ hochwertig sie auch sein mag, schlicht und einfach nicht verdauen oder absorbieren kann. Der „Mutterboden“ in ihrem Körper ist geschädigt und hat sich in eine „Wüste“ verwandelt, die kein Leben begünstigen kann. So wie eine Pflanze, die in einem kranken Boden zu wachsen versucht, kann der menschliche Körper sich nicht bester Gesundheit erfreuen, wenn seine Wurzeln sich in einer kranken Darmflora befinden!

Viele Menschen wissen nicht, dass eine der Hauptursachen der globalen Erwärmung unseres Planeten die industrielle Landwirtschaft ist. Durch die Praktiken dieser Art von Landwirtschaft werden gewaltige Mengen an Kohlenstoff und anderen Substanzen aus dem Boden in die Luft freigesetzt. Berechnungen zufolge würden die Böden, wenn wir nur einen Teil der landwirtschaftlich genutzten Flächen in Weiden und Wälder umwandeln würden, in deren Böden vielfältige mikrobielle Gemeinschaften gedeihen, große Mengen Kohlenstoff aus der Atmosphäre aufnehmen und diesen in Humus umwandeln – eine sehr stabile Kohlenstoffverbindung. Diese Flächen könnten die globale Erwärmung unterbinden und unseren Planeten retten! Können wir das Gleiche mit unserer Darmflora machen? Können wir die Schäden in unserem „Mutterboden“ rückgängig machen und die „Wüsten“ in unserem Verdauungssystem und überall sonst in unserem Körper wieder in saftige „Wälder“ und „Wiesen“ verwandeln, die von einer vielfältigen Gemeinschaft an Lebensformen besiedelt werden? Die Antwort lautet: Ja, das können wir! Genau darum geht es in diesem Buch.

Was der Darm für uns tut

Alle großen Dinge haben ihren Ursprung in dem, was klein ist.
Lao-tsu

Schutz vor Eindringlingen und Giftstoffen

Würde man die Absorptionsfläche des menschlichen Verdauungssystems begradigen und in eine platte Fläche umwandeln, würde diese einen sehr großen Bereich bedecken (einige Wissenschaftler sagen, sie wäre so groß wie ein Tennisplatz, andere halten die Fläche sogar für noch größer). Mutter Natur hat diesen „Tennisplatz" geschützt, indem sie jeden Quadratmillimeter mit einer dicken Schicht „Muttererde" – unserer Darmflora – überzogen hat, einer komplexen Gemeinschaft von Lebensformen, die in ihrem eigenen Biofilm leben.

Zur Erinnerung: Biofilm ist eine klebrige Substanz, die Mikroben produziert, um sich ein Zuhause zu schaffen.[1] Ein sehr wichtiger Bestandteil des Biofilms ist Schleim, der von der Darmwand erzeugt wird.[2] Dieser Schleim fungiert zum einen als eine Barriere zwischen der Darmwand und den Mikroben und ist zugleich ein wichtiges Habitat für unsere Darmflora. Genau genommen bildet der Schleim die Grundlage der Muttererde in unserem Körper. Unter dem Mikroskop sieht dieser Schleim ziemlich magisch aus. Er enthält große Moleküle, die wie Flaschenbürsten geformt sind. Jedes dieser Moleküle besteht aus einem zentralen Proteinrückgrat, von dem Zuckerketten abgehen. Diese Moleküle heißen Mucine. Sie verleihen dem Schleim seine gelartige Konsistenz.[3] Zwischen diesen „Flaschenbürsten" befindet sich eine regelrechte „Suppe" an Nährstoffen, von denen Mikroben leben können – ein für sie reich gedeckter Tisch –, jedoch nur in den äußeren Schichten der Darmschicht. Wenn man tiefer in die Schicht eindringt, finden sich dort Chemikalien und Immunsubstanzen, die Mikroben nicht nahe an sich heranlassen. Wenn man bis zur Darmwand vordringt, sieht diese beinahe steril aus. Jede Schleimhaut im Körper, ob in der Nase, im Rachen, in den Nebenhöhlen, in der Lunge, im Verdauungssystem, im Harntrakt oder wo auch immer, produziert diese magische Schicht, die unserer Körperflora einen perfekten Lebensraum bietet.

Eine gesunde Darmflora besteht aus einer ungeheuer komplexen und vielfältigen Gemeinschaft großer und kleiner Lebewesen, die jede den Menschen bekannte antibakterielle Substanz und darüber hinaus antivirale, antimykotische und alle möglichen anderen Substanzen produzieren, von denen die meisten noch nicht vollständig erforscht sind.[4] Mithilfe dieser Substanzen halten die verschiedenen Spezies sich gegenseitig in Schach und sorgen dafür, dass keine sich übermäßig vermehren und Probleme bereiten kann. Gleichzeitig schützen sie den Darm vor allen Mikroben und Parasiten, die von außen in den Körper eindringen.

Unsere Darmflora schützt uns vor jeglichen Chemikalien, die wir möglicherweise mit unserer Nahrung zu uns nehmen oder die beim Verdauungsprozess als Nebenprodukte gebildet wurden.[5] Es ist inzwischen seit Jahrzehnten bekannt, dass Mikroben Giftstoffe aus industriell verseuchten Böden abbauen können.[6] Bei einem Bioremediation genannten Verfahren wurden Bazillen, Hefen, Pilze und andere Mikroben eingesetzt, um gefährliche industrielle Chemikalien zu neutralisieren. Unsere Darmflora kann das Gleiche tun – sie neutralisiert gefährliche Chemikalien. Wenn die Darmflora bestimmte Chemikalien nicht zerstören kann, werden diese durch sogenannte Chelatoren (abgeleitet von dem griechischen Wort *chēlē,* das „Kralle" oder „Krebsschere" bedeutet) gebunden. Chelatoren in der Darmflora umklammern Giftstoffe wie die Schere eines Krebses und halten sie fest, bis sie mit dem Stuhl ausgeschieden werden. Dies geschieht mit toxischen Metallen (wie Quecksilber, Blei, Cadmium, Arsen und Aluminium), Karzinogenen und vielen anderen Chemikalien. Tatsächlich zählen unsere im Darm ansässigen Bakterien zu den stärksten Chelatoren, die wir kennen, und schützen uns vor einigen der schädlichsten Chemikalien, die es gibt.[7] Die am besten erforschten Arten sind *Lactobacillii, Bifidobakterien, Propionibakterien, Echerichia coli (E. coli), Enterokokken* und *Bacillus subtilis.* Diese Bakterien können Chemikalien selbst dann noch neutralisieren oder binden, wenn sie tot sind. In ihren Zellwänden befinden sich Substanzen, die diesen Job für unseren Körper erledigen. Untersuchungen an Tieren zeigen, dass das Verdauungssystem große Mengen toxischer Metalle und anderer schädlicher Chemikalien aufnimmt, wenn die Darmflora geschädigt ist und Giftstoffe nicht neutralisieren oder binden kann. Wenn diese erst einmal in den Körper gelangt sind, können sie in vielen Organen und Systemen jede Menge Schäden verursachen.[8]

Eine bedeutende Quelle für Quecksilber (und andere Giftstoffe) für Menschen auf der ganzen Welt sind Amalgamfüllungen in den Zähnen. Diese Füllungen geben Quecksilber an den Speichel ab, der direkt im Verdauungssystem landet.[9] Jeder kennt Menschen, die mehrere Amalgamfüllungen haben, deren Verdauungssystem gut funktioniert und die gesund zu sein scheinen. Warum sind sie von den Quecksilberausscheidungen nicht betroffen? Diese Menschen sind mit einer gesunden Darmflora gesegnet, die dem ständigen Quecksilberansturm standhält und den Körper vor dem toxischen Metall schützt. Doch wenn diese Menschen sich einer Antibiotikatherapie unterziehen, entwickeln sie sehr oft Symptome einer Quecksilbervergiftung.[10] Die Antibiotika schädigen ihre Darmflora, mindern ihre Schutzfunktion und infolgedessen gelangt Quecksilber ins Blut.

Bedeutende Quellen für Quecksilber, das wir mit der Nahrung aufnehmen, stellen Fisch, Schalentiere und Algen dar. Die Menschen haben die Meere mit vielen Chemikalien verschmutzt, unter anderem mit toxischen Metallen. Das hat dazu geführt, dass die Regierungen der westlichen Länder ihren Bevölkerungen empfehlen, den Verzehr von Meeresfrüchten zu reduzieren. Menschen mit einer gesunden Darmflora sind geschützt, wohingegen Menschen mit einer geschädigten Darmflora vorsichtig sein müssen. Meeresfrüchte sind eine hervorragende Quelle für hochwertige Nährstoffe. Es ist sehr schade, so eine Nährstoffquelle zu verlieren. Das ist nur ein Beispiel dafür, was wir unserem Planeten und letztendlich uns selbst antun.

Die Darmflora ist bestimmend dafür, wie man auf Medikamente reagiert.[11] Jeder Mensch hat eine einzigartige Darmflora. Bestimmte Mikroben in Ihrem Darm können ein Medikament wirkungslos machen, dessen Wirkung verstärken oder seine Wirkung in einer unvorhergesehenen Weise verändern. Das ist der Pharmaindustrie durchaus bekannt, aber weil die Forschung über die Zusammensetzung der Darmflora noch sehr neu ist, lässt sich daran im Moment nichts ändern.

Richtige Verdauung und Aufnahme von Nahrung

Die Darmwand ist mit sehr speziellen Epithelzellen besetzt, die Enterozyten genannt werden. Diese Zellen vervollständigen die Verdauung der Nahrung und absorbieren sie. Sie arbeiten sehr hart und sind schnell erschöpft, weshalb sie sehr kurz leben (gerade mal ein paar Tage). Dann sterben sie ab und werden durch neu gebildete Enterozyten ersetzt. Dieser Prozess wird *Zellregeneration* genannt und ist ein wunderbares Geschenk der Natur an uns. Er ermöglicht es unserem Körper, jeden Defekt zu heilen und sich fortwährend zu regenerieren und zu verjüngen.[12] Dieser Prozess ist während unseres gesamten Lebens aktiv und vollzieht sich in jedem Organ und jedem Gewebe des Körpers. So haben Sie zum Beispiel alle drei bis vier Monate eine neue Leber, weil die meisten Ihrer Leberzellen entsorgt und durch neu gebildete junge Leberzellen ersetzt wurden.[13] In der Darmwand ist der Prozess der Zellregeneration besonders aktiv. Das sorgt dafür, dass unsere Darmschleimhaut ständig erneuert wird, und ermöglicht es uns, unseren Darm zu heilen, ganz egal wie stark geschädigt er auch sein mag.

Aus der Tierforschung wissen wir, dass der gesamte Prozess der Zellerneuerung von der Darmflora gesteuert und kontrolliert wird.[14] Wenn wir die Darmflora schädigen, verläuft dieser Prozess nicht richtig. Die Enterozyten degenerieren, viele von ihnen mutieren (einige werden sogar krebsartig) und sind nicht mehr in Lage, Nahrung für uns zu verdauen und zu absorbieren. Der Zustand unserer Darmflora ist dafür entscheidend, wie gesund unsere Darmwand ist! Die Darmflora schützt unsere Enterozyten nicht nur vor allem, was sie schädigen könnte, die Mikroben in unserer „Muttererde" produzieren auch Substanzen, die diese Zellen ernähren und ihnen Energie liefern.[15] Mit anderen Worten: Unsere Darmflora ist die „Haushälterin" unseres Verdauungssystems. Egal ob es sich um eine eher leichte Verdauungsstörung wie das Reizdarmsyndrom handelt oder um eine schwere Darmerkrankung wie Krebs – in Ihrem Körper kann sich keine Verdauungsstörung entwickeln, ohne dass zuvor die Darmflora geschädigt wurde. Wenn Ihre Darmflora stark und gesund ist und sich durch Vielfältigkeit auszeichnet, wird sie Sie schützen. Menschen, die mit einer derart gesunden „Muttererde" gesegnet sind, sind in einer guten gesundheitlichen Verfassung und ihr Körper ist in der Lage, vielen Belastungen, die ihm von außen zusetzen, standzuhalten: schlechter Ernährung, Nährstoffmangel, Stress, Überanstrengung. Doch sobald die Darmflora geschädigt ist, können selbst geringe belastende Einwirkungen von außen die Gesundheit der Betroffenen schädigen.

Als „Haushälterin" Ihres Verdauungssystems stellt die Darmflora sicher, dass Ihr Darm sich in einem fitten Zustand befindet, um ihm zugeführte Nahrung richtig verdauen und absorbieren zu können. Die Verdauung und die Aufnahme von Nahrung hängen in einem sehr hohen Maße von der Aktivität unserer Darmflora ab. Die in unserer „Muttererde" siedelnden Mikroben produzieren Enzyme, Säuren und andere Substanzen, die dabei helfen, Proteine, Fette und Kohlenhydrate aufzuspalten, Vitamine und Mineralstoffe abzuspalten und dafür zu sorgen, dass all diese Substanzen in der richtigen Art und Weise und in der richtigen Form absorbiert werden. Jeder Nährstoff muss sozusagen „Händchen haltend" mit anderen Nährstoffen in den Körper gelangen. Kein Vitamin oder Protein sollte alleine, isoliert sein. Und jeder Nährstoff muss in einer bestimmten biochemischen Form vorliegen. Die einzige Möglichkeit, für all dies zu sorgen, ist die richtige Verdauung aufgenommener Nahrung. Kein Nahrungsergänzungsmittel der Welt kann diese Aufgabe für Sie erfüllen.

Wenn Ihre Darmflora geschädigt ist, können Sie die von Ihnen aufgenommene Nahrung nicht gut verdauen. Und so hochwertig die Nahrungsmittel, die Sie zu sich nehmen, auch sein mögen – wenn Ihre Darmflora geschädigt ist, wird Ihr Körper nicht in vollem Umfang davon profitieren und infolgedessen nicht gut ernährt sein.

Produktion von Vitaminen und Hormonen

Ihre Darmflora sorgt dafür, dass Ihr Verdauungssystem in der Lage ist, Sie richtig zu ernähren, aber nicht alle Nährstoffe, mit denen es Ihren Körper versorgt, stammen ausschließlich aus der Nahrung. Viele Nährstoffe werden uns direkt von unserer Darmflora zur Verfügung gestellt. Die Mikroben im Darm synthetisieren sie. Sie stammen zwar ebenfalls aus der Nahrung, die wir zu uns nehmen, aber die Darmflora ist die wichtigste Quelle der folgenden Substanzen für unseren Körper: die gesamte Gruppe der B-Vitamine (Thiamin, Riboflavin, Niacin, Pyridoxin, Cyanocobalamin, Folat, Pantothensäure, Biotin usw.), Vitamin K2 (Menachinon), viele Aminosäuren und andere Substanzen.[16] Das sind einige der wichtigsten essenziellen Nährstoffe, ohne die wir nicht leben können und ohne die unser Körper nicht richtig funktionieren kann. Deshalb hat Mutter Natur uns mit unserer eigenen kleinen Fabrik ausgestattet, die sich in unserem Verdauungssystem befindet und all diese Substanzen rund um die Uhr produziert. Zwischen dem Körper und der Darmflora findet fortwährend ein sehr komplexer „Dialog" statt, bei dem der Körper zum Beispiel nach einer bestimmten Menge Vitamin B12 verlangt und die Darmflora dieses Vitamin genau in der richtigen Menge und in der richtigen, für den Körper verwertbaren biochemischen Form bereitstellt. Diesen Prozess können wir in keinem Fall durch die Einnahme von Nahrungsergänzungsmitteln ersetzen! Nahrungsergänzungsmittel liefern die Nährstoffe grundsätzlich nicht in der richtigen biochemischen Form. Infolgedessen kann der Körper die in Nahrungsergänzungsmitteln enthaltenen Vitamine sehr oft nicht verwerten.

Menschen, die ihre Darmflora schädigen, sind normalerweise blass, haben ein geringes Durchhaltevermögen und sind nicht besonders belastbar – sie entwickeln eine *Anämie*. Um gesunde Blutwerte zu haben, benötigen wir Menschen eine gute Versorgung mit dem gesamten Spektrum an B-Vitaminen, das unsere Darmflora bereitstellt. Um langfristig eine Anämie zu behandeln, müssen wir uns also darauf konzentrieren, die „Muttererde" in unserem Körper wiederherzustellen. Als Sofortmaßnahme zur Behandlung von Anämie sollte die betroffene

Person jeden Tag Leber essen, eine der reichsten Quellen für B-Vitamine und Eisen. Rotes Fleisch (Lamm, Rind und Wild) sowie Innereien (Leber, Nieren, Zunge, Kutteln usw.) liefern Eisen in der für die menschliche Physiologie richtigen biologischen Form. Die Einnahme von Eisenpräparaten hilft nicht bei Anämie. Das wurde in zahlreichen internationalen Studien eindeutig bewiesen.[17] Eisenhaltige Nahrungsergänzungsmittel liefern vielen Eisen liebenden Mikroben im Darm perfekte Nahrung, was es ihnen ermöglicht, sich zu vermehren, zu unangenehmen Verdauungsbeschwerden führt und das Ungleichgewicht der Mikroben in der Darmflora noch verschlimmert.

Neuere Studien haben gezeigt, dass der Verzehr von Leber unserem Körper nicht nur alle notwendigen B-Vitamine und ausreichend Eisen liefert (sowie eine Menge anderer essenzieller Nährstoffe), sondern auch eine gute Vitamin-C-Quelle ist.[17] Wir haben lange geglaubt, dass Vitamin C nur aus pflanzlichen Quellen stammen kann. Doch ich habe eine immer größer werdende Gruppe von Patienten, die monatelang, manchmal sogar jahrelang die pflanzenfreie GAPS-Diät befolgen muss. Diese Menschen können überhaupt keine Nahrungsmittel aus dem Reich der Pflanzen essen (kein Gemüse, kein Obst, kein grünes Blattgemüse, keine Nüsse, keine Bohnen) und erfreuen sich dennoch bester Gesundheit und sehen auch sehr gesund aus. Diese Menschen weisen keinerlei Anzeichen irgendwelcher Nährstoffmängel auf, weshalb ich oft gefragt werde: „Woher bekommen diese Patienten ihr Vitamin C?“ Natürlich wissen wir noch nicht alles über Vitamin C. Wie neuere Forschungsergebnisse zeigen, produzieren diverse in unserer Darmflora siedelnde Mikroben Vitamin C für uns.[18] Diese Patienten essen täglich Leber und andere Innereien, und diese Nahrungsmittel liefern ihnen offensichtlich reichlich Vitamin C.

Vitamin K2 (Menachinon) ist eine sehr interessante Substanz, die im Körper viele Funktionen erfüllt.[19] Unsere Darmflora ist die wichtigste und manchmal die einzige Quelle für dieses unverzichtbare Vitamin. Ohne dieses Vitamin kann unser Körper Mineralstoffe nicht richtig verwerten. Das gilt vor allem für Kalzium. Wenn Sie unter einem Vitamin-K2-Mangel leiden, gelangt kein Kalzium in Ihre Knochen und Ihre Zähne, sodass Sie Osteoporose entwickeln und Karies bekommen. Stattdessen setzt das Kalzium sich im Weichgewebe ab: in den Blutgefäßen (wo es hohen Blutdruck und Herzerkrankungen verursacht), im Gehirn (wo es wichtige Strukturen verkalkt), in den Gelenken und in den Bändern (wo es Arthritis verursacht) und in der Leber und in den Nieren (wo es zur Bildung von Steinen führt). Fermentierte Nahrungsmittel können ordentliche Mengen dieses Vitamins liefern. Gute Beispiele sind gut gereifte, traditionell hergestellte fettreiche Käse in Europa und fermentierte Sojaprodukte (vor allem Nattō) in Asien. Diese Produkte können von Menschen mit einer abnormalen Darmflora als ein kurzfristiges Mittel zur Heilung verwendet werden, aber langfristig ist es in solchen Fällen erforderlich, an der Wiederherstellung der „Muttererde" im Körper dieser Menschen zu arbeiten, damit sie damit beginnen kann, Vitamin K2 zu produzieren.[19]

Unser Darm produziert ungefähr 40 Hormone und es wird immer klarer, dass unsere Darmflora an diesem Prozess beteiligt ist. Darüber hinaus produziert die Darmflora selbst viele Hormone und ist am Hormonstoffwechsel beteiligt. Viele unserer Steroidhormone schüttet der Körper zum Beispiel in die Galle aus, die sie in den Darm transportiert. Neuere Forschungsergebnisse haben ergeben, dass das in der Darmflora weit verbreitete Bakterium *Clostridium scindens* steroide Hormone in Androgene – männliche Hormone wie Testosteron – umwandeln kann.[20] Aus Androgenen kann unsere Darmflora Östrogene und andere steroide Hormone bilden. Die Forscher, die sich mit diesem Gebiet befassen, betrachten das Darmmikrobiom inzwischen als ein endokrines Organ.[21] Das wird dadurch bestätigt, dass eine andere Gruppe von Wissenschaftlern ein sogenanntes „Östrobolom" entdeckt hat (bakterielle Gene, die am Östrogenstoffwechsel im Darm beteiligt sind).[22] Wenn die Darmflora geschädigt ist, werden diese Hormone nicht richtig verarbeitet und können den Grundstein für die Entstehung östrogenabhängiger Krankheiten im Körper bilden, unter anderem für Endometriose, Menstruationsstörungen, Brustkrebs, Gebärmutter- und Eierstockkrebs, Prostatakrebs, Darmkrebs, malignes Melanom und andere.[23] Hormone sind sehr wirkungsstarke Botenstoffe. Sie erfüllen im Körper viele Funktionen und beeinflussen viele Gewebe und Zellen gleichzeitig. Die Produktion und Verarbeitung von Hormonen machen unsere Darmflora im Hinblick auf ihre Fähigkeit, unser Leben zu beeinflussen, noch mächtiger.

Produktion von Neurotransmittern

Die Produktion von Neurotransmittern ist eine der wichtigen Aufgaben unseres Darms.[24] Neurotransmitter sind chemische Stoffe, die unser Nervensystem verwendet. Sie fungieren als Botenstoffe zwischen den Nervenzellen und spielen viele andere wichtige Rollen. Je intensiver die Neurotransmitter erforscht werden, desto klarer wird, dass viele von ihnen im Darm produziert und von dort ins Gehirn transportiert werden. Gute Beispiele sind Serotonin und Dopamin.

Ungefähr 95 Prozent des Serotonins und ungefähr 50 Prozent des Dopamins werden im Darm produziert.[25] Serotonin ist unser „Glücks"-Neurotransmitter. Er sorgt dafür, dass wir uns zufrieden, entspannt und froh fühlen. Menschen, deren Darm nicht imstande ist, ausreichend Serotonin zu produzieren, werden depressiv und pessimistisch. Bei ihnen wird oft eine Depression diagnostiziert, und sie werden mit Medikamenten behandelt, die den Serotoninspiegel im Gehirn erhöhen. Ein anderer Neurotransmitter, an dem bei Depressionen ein Mangel herrscht, ist Dopamin. Dopamin ist unser „Motivations"-Neurotransmitter. Er sorgt dafür, dass wir morgens aufstehen und unser Bett verlassen, uns kämmen, uns das Gesicht waschen, uns anziehen und unseren Alltag in Angriff nehmen und unser Leben leben. Menschen, deren Darm nicht imstande ist, ausreichend Dopamin zu produzieren, wollen morgens nicht aufstehen. Oft kämmen sie sich tagelang nicht und waschen sich nicht das Gesicht. Sie haben keinerlei Motivation, irgendetwas zu tun und mit ihrem Leben anzufangen – ein wichtiges Symptom einer Depression. In Norwegen wies ein Team von Forschern bei Stuhlanalysen von 55 Personen im Stuhl depressiver Patienten ein bestimmtes Bakterium nach, das im Stuhl gesunder Menschen nicht vorhanden war.[25] Depressionen sind eine GAPS-Erkrankung und sollten mit dem GAPS-Ernährungsprogramm behandelt werden. Wenn der Darm geheilt ist, beginnt er, normale Mengen an Serotonin und Dopamin zu produzieren, und die Depressionen verflüchtigen sich. Bei vielen Menschen, die unter dem GAP-Syndrom leiden, wird womöglich keine Depression diagnostiziert, aber wenn man sich ihre Persönlichkeit näher ansieht, wird klar, dass ihr Darm sie nicht mit ausreichend Serotonin und Dopamin versorgt. Ein anderer, sehr wichtiger von unserer Darmflora produzierter Neurotransmitter ist *Gamma-Amino-Buttersäure (GABA)*. Menschen, deren Darm nicht ausreichend von dieser Substanz produziert, leiden unter Angstzuständen, Panik, Schlaflosigkeit und Depressionen und sind anfällig für Drogen- und Alkoholmissbrauch.[28] Wie ich an anderer Stelle in diesem Buch dargelegt habe, leiden viele dieser Menschen nicht unter Verdauungsstörungen (Schmerzen, abnormalem Stuhl, Blähungen oder Reflux)! Sie glauben nicht, dass ihre Depressionen, ihre Zwangsstörungen, ihre Angstzustände oder irgendwelche anderen psychischen Erkrankungen möglicherweise etwas mit ihrem Darm zu tun haben könnten. Doch wenn wir ihre Darmflora analysieren, stellen wir fest, dass sie nicht in Ordnung ist, und wenn wir ihren Darm behandeln, verschwinden diese psychischen Erkrankungen. Der menschliche Körper ist großartig darin, Fehlfunktionen zu kompensieren und zu umgehen. Das Verdauungssystem dieser Menschen mag die

Störungen jahrelang kompensieren, während die gestörte Darmflora psychische und physische Krankheiten verursacht.

Unser Darm wird auch als „das zweite Gehirn" bezeichnet. Aufgrund der Komplexität seines Nervensystems und der von ihm produzierten Hormone, Neurotransmitter und vielen anderen aktiven Substanzen bezeichnen ihn einige Wissenschaftler sogar als „das erste Gehirn". Neuere Forschungserkenntnisse über das Mikrobiom haben ergeben, dass unser Darm tatsächlich ein wichtiger Teil unseres Gehirns ist. Durch die Produktion diverser aktiver Substanzen können die Mikroben in unserem Darm unser Verhalten, unsere Stimmung und sogar unsere Gedanken steuern! Viele unserer Gelüste, Essensvorlieben und Stimmungsschwankungen sind nicht unsere eigenen. Sie werden von den Mikroben in unserem Darm erzeugt und uns auferlegt. Und das ist keinesfalls überraschend. Die genetische Zusammensetzung unserer Darmflora übersteigt diejenige unseres sonstigen Körpers um das 100- bis 200-fache, und die Mikroorganismen in unserem Darm bestehen aus 10-mal mehr Zellen als unser gesamter Körper. Jede „Sucht" nach einem bestimmten Nahrungsmittel wird wahrscheinlich von der Darmflora gesteuert. Die Mikroben in der Darmflora sind süchtig nach diesem speziellen Nahrungsmittel und verlangen danach, indem sie in Ihnen einen unwiderstehlichen Heißhunger auf genau dieses Nahrungsmittel auslösen.[27] Das trifft insbesondere für Menschen zu, die unter Fettleibigkeit, Diabetes, Autoimmunerkrankungen, psychischen Erkrankungen und den typischen Süchten nach verarbeiteten Kohlenhydraten (Zucker, Schokolade, Brot, Nudeln, Knabbereien usw.) leiden.

Mikroben haben ihre eigenen circadianen Rhythmen. Entsprechend dem Stand der Sonne produzieren sie in einem festen täglichen Rhythmus verschiedene Chemikalien und tun verschiedene Dinge.[28] Würmer, Egel und andere interessante Bewohner des Darms sind ein gutes Beispiel. Tagsüber leben sie außerhalb unseres Verdauungssystems (in der Bauchhöhle, in der Umgebung der Leber, im Gekröse und seinem Fett, manchmal auch in der Lunge und in der Brusthöhle), aber in der Nacht begeben sie sich in das Verdauungssystem, um Nahrung aufzunehmen.[29] Viele Menschen, die unter Wurmbefall leiden, schlafen schlecht, weil die Würmer in der Nacht am aktivsten sind und Symptome wie Bauchschmerzen, Aufstoßen, Gasproduktion und vermehrte Peristaltik verursachen. Neuere Forschungserkenntnisse haben ergeben, dass die circadianen Rhythmen der Mikroben in uns unsere eigene biologische Uhr beeinflussen. Die Fähigkeit unserer Leber, unser Blut zu entgiften und zu reinigen, unsere Bauchspeicheldrüsenfunktion, unsere Verdauungsfunktion, unser Blut- und Lymphkreislauf, die Funktionen unseres Nervensystems und in den sonstigen Bereichen unseres Körpers werden stark von den circadianen Rhythmen der Mikroben in unserem Darm beeinflusst.[28] Moderne Lebensgewohnheiten, wie lange aufzubleiben, erst spät am Abend zu essen oder internationale Reisen zu unternehmen, stören den circadianen Rhythmus der Mikroben im Darm, was Ihren Stoffwechsel verändern und Sie anfälliger dafür machen kann, Krankheiten zu entwickeln. Es ist zum Beispiel bekannt, dass Fettleibigkeit und Diabetes häufiger bei Menschen vorkommen, deren circadianer Rhythmus durch Schichtarbeit oder regelmäßigen Jetlag gestört ist. Untersuchungen haben gezeigt, dass davon betroffene Menschen eine andere Darmflora haben als Menschen, die nicht unter diesen die Gesundheit beeinträchtigenden Problemen leiden.[30] Unser Körper ist ein Ökosystem. Er gehört nicht nur uns allein! Unser Körper ist eine Gemeinschaft vieler Lebensformen, die am gleichen Ort leben und miteinander kooperieren und zusammenarbeiten. Unsere Lebensstilentscheidungen können das gesamte Ökosystem verändern – was viele Konsequenzen haben kann.

Woher stammt die Darmflora?

Im Jahr 2016 wurde die Entdeckung gemacht, dass die Gebärmutter nicht steril ist, sondern über eine eigene reichhaltige mikrobielle Flora verfügt.[31] Bei gesunden Frauen wird diese Gebärmutterflora von *Lactobacilli* dominiert, und sie spielt eine entscheidende Rolle bei der Empfängnis und bei der Schwangerschaft. Inzwischen wurde auch ein Plazenta-Mikrobiom identifiziert, und interessanterweise ähnelt die mikrobielle Population dieses Mikrobioms eher derjenigen der oralen Flora (der Flora im Mund) als der Flora im Unterleibsbereich von Frauen. Frauen mit einer abnormalen Gebärmutterflora können oft nicht schwanger werden oder eine Schwangerschaft aufrechterhalten, was dieses Problem zu einer wichtigen Ursache von Unfruchtbarkeit macht.[32] Während der Schwangerschaft schluckt der Embryo in der Gebärmutter Flüssigkeiten, wodurch Gebärmutterflora und Plazentaflora in den Darm des heranwachsenden Babys gelangen. Neuere Analysen des ersten Stuhls von Neugeborenen (Mekonium) zeigen, dass dieser bereits eine Gemeinschaft von Mikroben enthält, die vor allem von *Lactobacilli* und *E. coli* dominiert wird.[33] Die Darmflora bildet sich also bereits während der Schwangerschaft in dem heranwachsenden Baby. Bei der Geburt erhält die Körperflora des Babys einen gewaltigen Schub durch die Körperflora seiner Eltern. Wenn das Baby den

Geburtskanal der Mutter passiert, schluckt es jede Menge Mikroben, die in der Vagina der Mutter leben. Die Vaginalflora ist sehr reichhaltig und stammt überwiegend aus dem Darm der Frau. Wenn die Mutter also eine abnormale Darmflora hat, wird die Darmflora in ihrer Vagina ebenfalls abnormal sein, und sie wird diese bei der Geburt an ihr Baby weitergeben. Die aus dem Darm stammende mikrobielle Flora im Unterleibsbereich des Vaters ist ebenfalls sehr reichhaltig, und er überträgt sie regelmäßig an die Mutter. Somit übertragen beide Eltern durch die im Geburtskanal der Mutter vorhandene mikrobielle Flora im Moment der natürlichen Geburt ihre Darmflora an das neugeborene Kind.
Wenn das Kind per Kaiserschnitt entbunden wurde, fehlt dieser wichtige Schritt. Studien haben gezeigt, dass die Darmflora von Babys, die per Kaiserschnitt entbunden wurden, eine geringere mikrobielle Vielfalt aufweist und in ihr keine *Bifidobakterienarten* vorhanden sind, die für die normale Entwicklung des Immunsystems und des Darms des Babys sehr wichtig sind.[34] Babys, die natürlich geboren wurden, haben eine reichhaltige Darmflora, die von *Bifidobakterien* dominiert wird. Die Art und Weise, wie das Baby auf die Welt gekommen ist, hat also einen großen Einfluss auf die Darmflora des Neugeborenen. Ein Kind, das mit einer abnormalen Darmflora ins Leben startet, hat ein geschwächtes Immunsystem und eine geschwächte körperliche Verfassung.

Wir haben es überall auf der Welt mit einer regelrechten Epidemie von Abnormalitäten in der Darmflora zu tun, vor allem in den industrialisierten Ländern. Und da die Darmflora von Generation zu Generation weitergegeben wird, verschlimmert sich diese Epidemie. Bevor ich in meiner Sprechstunde über die Gesundheit eines Kindes rede, frage ich immer erst einmal, wie es um die Gesundheit der Eltern und der Großeltern bestellt ist. Und dabei hat sich ein typisches Szenario herausgeprägt. Nach dem Zweiten Weltkrieg haben die Großeltern, denen von ihren Eltern normalerweise eine gesunde Darmflora übertragen wurde, vielleicht einige Antibiotikatherapien gemacht, die ihre Darmflora leicht beeinträchtigt haben. Diese teilweise geschädigte Darmflora haben sie an ihre Kinder weitergegeben. Ihre Kinder wurden zu einer Zeit geboren, in der das Stillen außer Mode geriet (die Muttermilch wurde durch künstliche Säuglingsnahrung ersetzt), Kindern bei jedem Husten und Niesen sofort Antibiotika verabreicht wurden und Junkfood immer stärker zu einem wesentlichen Bestandteil der täglichen Kost von Kindern wurde. All diese Faktoren haben dafür gesorgt, dass Generationen von Menschen heranwuchsen, deren Darmflora weitaus stärker geschädigt war als die Darmflora von deren Eltern. Im Durchschnitt ist die Darmflora von Frauen stärker geschädigt als die von Männern, weil viele Frauen vor der Geburt ihrer Kinder jahrelang die Antibabypille genommen haben. Die Pille hat eine sehr schädliche Wirkung auf die Darmflora und das Immunsystem einer Frau. Wenn die jüngere Generation sich entscheidet, Kinder zu bekommen, ist die Darmflora der Angehörigen dieser Generation also sehr viel stärker geschädigt als die Darmflora der Angehörigen der Generation ihrer Eltern, und diese stark geschädigte Darmflora geben die Jüngeren dann an ihre Babys weiter. Somit verschlechtert sich die Situation mit jeder Generation. Die GAPS-Epidemie beziehungsweise die epidemieartige Verbreitung von abnormaler Darmflora wird von Jahr zu Jahr schlimmer.

Ein Kind, das mit einer abnormalen Darmflora ins Leben startet, hat ein geschwächtes Immunsystem und eine geschwächte körperliche Verfassung. Hinzu kommt noch etwas Weiteres sehr Schädliches, das Mütter heutzutage an ihre Babys weitergeben – eine toxische Belastung, mit der die Kinder auf die Welt kommen. Frauen in unserer modernen Welt speichern heute von frühester Kindheit an eine immer größer werdende Menge an giftigen Chemikalien in ihrem Körper (die aus Nahrungsmitteln, Wasser, persönlichen Pflegeprodukten, Make-up, Haarfärbemitteln, anderen Kosmetikprodukten und der Umwelt stammen). Der Körper der Mutter gibt die Giftstoffe während der Schwangerschaft an das heranwachsende Baby weiter, sodass unsere Babys mit einer immer größer werdenden toxischen Belastung auf die Welt kommen, was ihre gesundheitliche Verfassung noch stärker beeinträchtigt. Bei Analysen des Nabelschnurbluts von Neugeborenen wurden 287 Giftstoffe nachgewiesen, unter anderem Quecksilber, Pestizide und Brandschutzmittel.[35] Im Jahr 2006 schätzte die National Academy of Sciences (NAS), dass in den USA jedes Jahr mehr als 60.000 Kinder mit dem Risiko geboren werden, ihr ganzes Leben lang unter gesundheitlichen Problemen zu leiden, weil ihre Mütter gefährliche Quecksilberkonzentrationen im Blut aufwiesen. Normalerweise bekommt das erstgeborene Kind die höchste Ladung dieser Giftstoffe ab. Alle weiteren Kinder profitieren in der Regel von einer „saubereren" Schwangerschaft. Es sei denn, die Mutter hat sich zwischen den Schwangerschaften großen Mengen an Giftstoffen ausgesetzt.

Aber widmen wir uns wieder der Darmflora. Die Mutterbrust und die Muttermilch sind für die Darmflora des Babys reichhaltige Mikrobenquellen. Die Brustwarzen der Mutter und die Milchgänge in ihren Brüsten fügen der Milch jeweils eigene Mikroben hinzu. Somit ist die Muttermilch ein probiotisches Nahrungsmittel! Wenn die Milch von einer gesunden Mutter stammt, kann sie bis zu 109 Mikroben/L enthalten, und die am häufigsten vorkommenden Bakterien sind *Staphylokokken, Streptokokken, Corynebakterien, Lactobacilli, Mikrokokken, Propionibakterien, Bifidobakterien und Ruminokokken.*[36] Darüber hinaus liefert Muttermilch die richtige Nahrung, um für eine richtige Zusammensetzung der Mikroben im Darm des Babys zu sorgen. Deshalb entwickelt sich bei gestillten Babys eine gesündere Darmflora als bei Babys, die mit Säuglingsmilch aus dem Fläschchen gefüttert werden. Die Zusammensetzung der Milch einer stillenden Mutter ähnelt sehr der Zusammensetzung ihres Blutes. Sie enthält lebende und aktive Immunzellen, Immunglobuline, Enzyme, Wachstumsfaktoren, Hormone, Neurotransmitter und viele andere Bestandteile. All diese wichtigen Faktoren sind an der richtigen Reifung der Darmwand, der Darmflora, des Nervensystems und aller anderen Organe und Systeme im Körper des Kindes beteiligt. Kein Muttermilchersatz der Welt kann die Muttermilch je nachbilden. Mit der Flasche ernährte Babys entwickeln eine beeinträchtigte Darmflora, die diese Babys anfällig für Allergien, Autoimmunerkrankungen, Lernschwäche und andere gesundheitliche Probleme macht.[37] Forschungserkenntnissen zufolge kann selbst die Gabe von ein wenig Muttermilchersatz zusätzlich zur Muttermilch eine schädigende Wirkung für die Darmflora des Babys haben. Die Darmflora von zusätzlich zur Muttermilch mit Muttermilchersatz gefütterten Babys ist nicht so gesund wie die von ausschließlich gestillten Babys. Leider geben die meisten Eltern der westlichen Welt ihren Babys Muttermilchersatz, selbst wenn die Babys gestillt werden.

In unserer modernen Welt haben viele Frauen einen mit Giftstoffen belasteten Körper und eine ungesunde Darmflora, was einen regelrechten Strom an Toxizität erzeugt. All diese Giftstoffe landen schließlich im Blut der Frauen und in ihrer Muttermilch. Ich betreue in meiner Klinik viele Familien, in denen die Mutter aufhören musste zu stillen, weil ihre Milch ihr Kind krank machte. Derart erkrankte Babys leiden häufig unter Diabetes Typ 1, FPIES (Food Protein Induced Enterocolitis Syndrome), schweren Allergien, schweren Ekzemen, schweren Verdauungsproblemen, Epilepsie und ernsthaften Problemen im Hinblick auf ihre geistige und körperliche Entwicklung. Wenn eine Mutter ihr Baby nicht stillen kann, ist es *nicht* die beste Lösung, auf Muttermilchersatz zu setzen! Die beste Lösung ist, auf eine gesunde Amme zurückzugreifen – eine andere stillende Frau, die dem Baby der betroffenen Frau etwas von ihrer Milch abgibt. Mehr zum Thema Stillen durch eine Amme finden Sie in dem Kapitel *A-Z*.

Die Einführung fester Nahrung ist eine weitere wichtige Phase im Hinblick auf die Entwicklung der Darmflora des Kindes. Bei Babys, die mit verarbeiteten Getreideprodukten und verarbeiteter Milch – den am häufigsten verwendeten Nahrungsmitteln zur Entwöhnung – abgestillt werden, entwickeln sich weitere Schädigungen der Darmflora, der Darmwand und des Immunsystems. In *Teil Vier* meines ersten GAPS-Buches *(GAPS – Gut and Psychology Syndrome)* habe ich beschrieben, wie ein Baby abgestillt werden sollte, insbesondere ein GAPS-Baby. In der dort beschriebenen Art und Weise haben traditionelle Gesellschaften feste Nahrung in die Kost ihrer Babys eingeführt. Wenn Sie Ihr Kind weiter stillen und allmählich selbst zubereitete Speisen einführen, sorgen Sie dafür, dass Ihr Kind einen gesunden Darm, ein gesundes Immunsystem und insgesamt einen robusten Gesundheitszustand entwickelt. Leider sind viele Babys in der westlichen Welt GAPS-Babys, und es werden immer mehr. Deshalb empfehle ich, alle Babys in der traditionellen Art und Weise an feste Nahrung zu gewöhnen.

Man geht davon aus, dass vollständig abgestillte Babys und Kleinkinder eine ähnliche Darmflora haben wie Erwachsene. Bisher hat sich die Erforschung der Darmflora vor allem auf Bakterien konzentriert. Ich bin sicher, dass künftige Forschung herausfinden wird, dass bei der Entwicklung der kleinkindlichen Darmflora auch noch viele andere Mikroben eine Rolle spielen.

Was passiert nach dem Abstillen mit der Darmflora? Leider wird sie in unserer modernen Welt von allen Seiten bedroht. In meinem ersten GAPS-Buch habe ich in dem Kapitel *Wodurch kann die Darmflora geschädigt werden?* alle Risikofaktoren detailliert beschrieben. An dieser Stelle möchte ich sie nur kurz zusammenfassen. Antibiotika wirken sich mit Abstand am schädlichsten auf die Darmflora aus, und zwar nicht nur in Form von verschriebenen Medikamenten, sondern auch in Form von Antibiotika, die wir über Nahrungsmittel aufnehmen. Viele in der Landwirtschaft und von der Lebensmittelindustrie verwendete Chemikalien wirken von Natur aus antibiotisch (auch wenn sie nicht als Antibiotika gekennzeichnet sein mögen). Über lange Zeiträume verschriebene Medikamente schädigen ebenfalls die Darmflora. Dazu zählen unter anderem Steroide, die Antibabypille, Schlaftabletten, Statine, Schmerzmittel usw.[38] Moderne Nahrungsmittel, die voll verarbeiteter und chemischer Zusätze und Inhaltsstoffe sind, verändern die Darmflora sehr zum Nachteil. Auch Umweltverschmutzung sowie die Belastung durch Industriechemikalien, Elektrosmog, ionisierende Strahlung und viele andere Umweltbelastungen haben eine sehr schädliche Wirkung für die Zusammensetzung unserer Darmflora. Langzeitstress, Zahnbehandlungen, übermäßige körperliche Anstrengung, Alkohol- und Drogenmissbrauch, Rauchen und andere ungesunde Gewohnheiten können die Darmflora ebenfalls schädigen. Jeder Mensch ist mit einer einzigartigen Zusammensetzung von Mikroben ausgestattet. Jeder der soeben genannten schädlichen Faktoren kann die Körperflora in einer unvorhersehbaren Weise verändern, die uns für alle möglichen gesundheitlichen Probleme anfällig macht. Die Wissenschaft hat gerade erst begonnen, die Darmflora zu erforschen. Bisher verfügen wir über keine zuverlässigen Methoden, unser Mikrobiom zu analysieren, geschweige denn irgendwelche Abnormalitäten zu korrigieren. Bis wir über solche Methoden verfügen, gilt: Der Zustand unserer Darmflora hat einen entscheidenden Einfluss auf alle anderen Bereiche unseres Körpers. Und je intensiver wir unsere Körperflora erforschen, desto deutlicher wird uns bewusst, dass nichts im menschlichen Körper steril ist! Überall siedeln Mikroben – in unseren Körperöffnungen, in unseren Blutgefäßen, in unseren Organen. Um es noch einmal zu wiederholen: Unser Körper ist ein hoch entwickeltes Ökosystem, eine Gemeinschaft verschiedener Mikroben, Lebensformen und Zellen, die in harmonischer Eintracht zusammenleben, einander unterstützen und einander zu ihrem jeweiligen eigenen Vorteil benutzen. Wenn wir Mikroben mit Antibiotika oder anderen Chemikalien bekämpfen, bekämpfen wir die eigentliche Essenz unseres Körpers.

Freund oder Feind?

Wenn die „Muttererde" in Ihrem Verdauungssystem geschädigt wird, kann sie, anstatt Ihr Freund zu sein, zu einem mächtigen Feind werden. Alle Mikroben im Darm, selbst diejenigen, die als „nützlich" gelten, können anfangen, jede Menge toxischer Substanzen zu produzieren. Diese Giftstoffe können durch die geschädigte Darmwand dringen, absorbiert werden und sich im ganzen Körper verteilen. Bei einer *Clostridien* genannten Bakterienfamilie handelt es sich zum Beispiel um Bakterien, die eigentlich normale Bewohner des menschlichen Darms sind, aber sie sind in der Lage, starke Toxine zu produzieren, die das Gehirn und das sonstige Nervensystem beeinflussen. Wenn die Darmflora eine normale, gesunde Vielfalt an Mikroben aufweist, werden *Clostridien* in Schach gehalten und schaden uns nicht. Wenn die Darmflora jedoch geschädigt ist, können sie bei Erkrankungsprozessen eine Rolle spielen (von Verdauungsproblemen und Muskelfunktionsstörungen bis hin zu neurologischen Symptomen). Eine

Überbesiedelung des Darms mit Clostridien wurde bei autistischen Kindern und Menschen mit psychischen Erkrankungen, Autoimmunkrankheiten und Verdauungsstörungen festgestellt.[39]

Eine übermäßige Vermehrung von Hefepilzen kommt sehr häufig vor und entwickelt sich typischerweise nach einer Antibiotikatherapie. Die am besten erforschten Hefepilze sind diejenigen, die der Gattung *Candida* angehören und die im Darm viele Toxine produzieren können. Wenn *Candida* außer Kontrolle gerät, lassen die Pilze lange Fäden durch die Darmwand wachsen, was dazu führt, dass diese porös und undicht wird.[40] Nachdem *Candida* sich vom Darm aus im Körper ausgebreitet hat, kann der Hefepilz in jedem Organ und jedem Körpergewebe wachsen, was zu gesundheitlichen Problemen führen kann (von Entzündungen bis hin zu Krebs). Zum Beispiel gilt es inzwischen als ziemlich sicher, dass die meisten Fälle von Asthma pilzlichen Ursprungs sind.[41] Bei allen chronischen Krankheiten, sowohl psychischen als auch physischen, spielen Pilze in irgendeiner Weise eine Rolle.

Auch viele andere Mikroben im Darm können Probleme verursachen, wenn sie außer Kontrolle geraten. Wir wissen, dass eine verbreitete Bodenmikrobe, die im Darm anzutreffen ist, *Streptomyces achromogenes,* ein Toxin (Streptozotocin) produzieren kann, das ins Blut gelangt, Betazellen in der Bauchspeicheldrüse zerstört und dadurch Diabetes Typ 1 verursacht.[42] Das *Coxsackievirus B* wird ebenfalls stark mit Diabetes Typ 1 assoziiert. Dieses Virus lebt in der menschlichen Darmflora. Darüber hinaus wird ein verbreitetes Bakterium, das im menschlichen Darm lebt, *Klebsiella pneumonie,* stark mit Spondylitis ankylosans assoziiert, einer schweren Autoimmunerkrankung.[43] Bei Menschen, die unter einer anderen Autoimmunerkrankung – rheumatoider Arthritis – leiden, wurde eine übermäßige Vermehrung von *Prevotella copri* im Darm festgestellt, einem speziellen Bakterium, das bei gesunden Menschen nicht in so großer Anzahl vorkommt.[44] Menschen, die unter Migräne leiden, weisen eine übermäßige Vermehrung von nitratreduzierenden Bakterien auf, und Menschen mit der Parkinson-Krankheit haben Bakterien, die die Produktion von Neurotransmittern im Darm und im Gehirn stören. Wie auch diverse toxische Chemikalien können diese Bakterien sogenannte Superantigene produzieren – Substanzen, die im Körper Autoimmunerkrankungen auslösen können.[45] Der Versuch, diese Mikroben durch die Einnahme von Antibiotika abzutöten, ist nicht der richtige Weg, um dieses Problem in den Griff zu bekommen. Stattdessen müssen wir daran arbeiten, die Vielfalt in der Darmflora wiederherzustellen, damit andere Mikroben diese krankheitserregenden Bakterien auf natürliche Weise zurückdrängen und in Schach halten können.

Es gibt unendlich viele Mikroben, die sich übermäßig vermehren können, wenn die Vielfältigkeit unserer Darmflora verloren geht, und wir haben gerade erst begonnen, sie zu erforschen. Mikroben sind an der Entstehung von Krankheiten im Verdauungssystem und in allen anderen Bereichen des Körpers beteiligt, unter anderem an psychischen und neurologischen Erkrankungen, Diabetes, Fettleibigkeit, Krebs, Allergien und Autoimmunerkrankungen. Mikroben reagieren auf Arzneimittel und tragen zu toxischen Nebenwirkungen der Medikamente bei. Es würde den Rahmen dieses Buches sprengen, auf alle Gifte einzugehen, die von einer gestörten Darmflora produziert werden. In meinem ersten GAPS-Buch habe ich einige gut erforschte Toxine vorgestellt. An dieser Stelle reicht es uns zu wissen, dass eine ungesunde, aus dem Gleichgewicht geratene Darmflora einen regelrechten Strom an Giftstoffen produziert, der sich vom Darm in den Körper ergießt, wobei die Zusammensetzung dieser Giftstoffe wahrscheinlich für jeden einzelnen Menschen sehr spezifisch ist.

Gute Gesundheit beginnt im Darm! Ein Mensch mit einer geschädigten Darmflora ist mangelernährt, weil die aufgenommene Nahrung nicht richtig verdaut und absorbiert wird und die Darmflora dem Körper wichtige Substanzen nicht liefert, unter anderem B-Vitamine und Vitamin K2. Die betroffene Person entwickelt Allergien und Nahrungsmittelunverträglichkeiten, weil die Darmwand geschädigt und durchlässig ist und die Nahrung infolgedessen unverdaut absorbiert. Der Zustand des Verdauungssystems verschlechtert sich, weil seine Haushälterin – die gesunde Darmflora – nicht zugegen ist, um sich darum zu kümmern. Infolgedessen beginnt die betroffene Person unter Verdauungsproblemen zu leiden, unter anderem unter abnormalem Stuhl (Durchfall, Verstopfung oder beides), Bauchschmerzen, starken Blähungen, Reflux, Magenverstimmungen usw. Bei Menschen, die unter solchen Symptomen leiden, wird normalerweise ein Reizdarmsyndrom (RDS) diagnostiziert, ein Leiden, das meiner Meinung nach in „Darmdysbiose" umbenannt werden sollte. Da die Schutzfunktion des Darms beeinträchtigt ist, nimmt die betroffene Person Giftstoffe aus der Umwelt auf (toxische Metalle, Petrochemikalien, in der Landwirtschaft verwendete Chemikalien, beim Verdauungsprozess entstehende Nebenprodukte und andere schädliche Substanzen). Die aus dem Gleichgewicht geratenen Mikroben im Darm produzieren ihre eigene Flut an toxischen Chemikalien, die durch die geschädigte Darmwand absorbiert werden. Lebende aktive Mikroben entweichen dem Darm und verbreiten sich im Körper.

Kurz gefasst kann man sagen: Anstatt eine Nährstoffquelle zu sein, die unser Verdauungssystem eigentlich sein sollte, wird es zu einer Quelle, die den Körper mit Giftstoffen flutet, und zu einem Auslöser von Krankheiten. Hippocrates, der Vater der modernen Medizin, sagte vor nahezu 2000 Jahren: „Alle Krankheiten beginnen im Darm!“ Ungeachtet dessen, ob es sich um eine chronische körperliche oder psychische Krankheit handelt – er hatte absolut recht! In Ihrem Verdauungssystem befinden sich die Wurzeln Ihrer Gesundheit! Egal also, unter welcher chronischen Erkrankung wir womöglich leiden – wir müssen mit der Behandlung der Krankheit an den Wurzeln ansetzen: dem Verdauungssystem mit seiner Darmflora. Es spielt keine Rolle, ob Sie unter Verdauungsproblemen leiden oder nicht – die Ursache Ihrer chronischen Erkrankung ist wahrscheinlich in Ihrem Darm zu finden. Ich hatte viele Patienten, die nicht geglaubt haben, dass etwas mit ihrem Darm nicht stimmte, weil sie weder unter Durchfall noch unter Verstopfung, Blähungen, Gasbildung oder irgendwelchen anderen Verdauungsproblemen litten. Doch als wir anfingen, ihren Darm mit dem GAPS-Ernährungsprogramm zu behandeln, begannen ihre chronischen Erkrankungen sich zurückzubilden: von rheumatoider Arthritis über Multiple Sklerose, chronischem Erschöpfungssyndrom, Asthma oder Fibromyalgie bis hin zu psychischen Erkrankungen, Diabetes und Fettleibigkeit.

Unser Immunsystem ist eng mit unserer Darmflora verknüpft. Jede Veränderung der Darmflora wirkt sich sehr stark auf unsere Immunfunktion aus. Werfen wir einen Blick darauf, wie das abläuft.

Immunsystem

„Gebt mir ein Mittel, Fieber zu erzeugen,
und ich heile jede Krankheit."
Parmenides

Wir wissen, dass unser Körper mit einem System ausgestattet ist, das uns vor Eindringlingen – Mikroben, Parasiten und Toxinen – schützt: dem sogenannten Immunsystem. Viele Menschen wissen jedoch nicht, dass sich ungefähr 80 bis 85 Prozent unseres Immunsystems in der Darmwand befinden.[1] Unser Verdauungssystem kann also als das größte und als eines der wichtigsten Immunorgane des Körpers angesehen werden! Das Immunsystem ist mit einer Armee vergleichbar, deren Kommandoebenen in der Darmwand angesiedelt sind: die „Generäle", die „Admiräle" und die „Offiziere". Und angesichts der Tatsache, dass sich rund 90 Prozent aller Zellen, die im menschlichen Körper vorhanden sind, in der Darmflora befinden, ist das nicht verwunderlich.[2] Der Teil des Immunsystems, der sich in der Darmwand befindet, steht in einer sehr komplexen und engen Beziehung zur Darmflora.[3] Die Darmflora versorgt es mit Nährstoffen und Informationen, hält sein Gleichgewicht aufrecht und sorgt für seine Gesundheit und sein Wohlbefinden. Jeder Befehlshaber einer Armee benötigt Informationen über den Feind, um Entscheidungen treffen zu können. Es scheint so, dass ein Großteil der Informationen, aufgrund derer Ihr Immunsystem in Aktion tritt, aus dem Darm stammt. Wenn die Darmflora gesund und normal ist, sorgen die Informationen, die sie weiterleitet, dafür, dass das Immunsystem im Gleichgewicht bleibt und normal funktioniert. Doch wenn die Darmflora geschädigt ist, muss das Immunsystem aufgrund völlig anderer Informationen reagieren – aufgrund von Informationen, die Störungen verursachen und Krankheiten auslösen.[4]

Ein sehr wichtiger Teil unseres Immunsystems ist das lymphatische Gewebe. Es ist ein fein verzweigtes Netz von Bahnen, in denen sich die Immunzellen befinden, und es durchzieht den ganzen Körper, all unsere Gewebe und alle Organe.[5] An verschiedenen Stellen in diesem Netz befinden sich Lymphknoten, an denen das lymphatische Gewebe sich verdichtet und gut organisiert ist, um gefährliche Mikroben und Giftstoffe abzufangen und zu neutralisieren. Lymphatisches Gewebe ist in jeder Schleimhaut des Körpers vorhanden: im Mund, in der Nase, im Rachen, im Verdauungssystem, in den Nasenhöhlen, in den Augen, in der Lunge, im Harnsystem und in den Geschlechtsorganen. Überall dort spielt es eine sehr wichtige Rolle, weil das die Bereiche sind, an denen der menschliche Körper mit der Außenwelt in Kontakt kommt. Aufgenommene Nahrung, Mikroben, Toxine und Chemikalien aus der Umgebung treffen auf das lymphatische Gewebe. Es ist die erste Barriere, die all diese Dinge im Körper überwinden müssen. Infektiöse Mikroben aus der Umwelt gelangen normalerweise über die Schleimhäute in den Körper, wo sie mit dem lymphatischen Gewebe in Kontakt kommen. Das lymphatische Gewebe knöpft sich jede Mikrobe gründlich vor, Informationen über sie werden gespeichert, und all das führt zu einer vorübergehenden oder dauerhaften Immunität gegenüber dieser speziellen Infektion. Es spielt keine Rolle, wo der infektiöse Erreger in den Körper eingedrungen ist (durch die Nase, den Mund, den Rachen oder wo auch immer). Das gesamte lymphatische Gewebe im gesamten Körper verfügt über die Information über diesen Erreger. Und natürlich ist jede Schleimhaut von einer reichhaltigen mikrobiellen Flora besiedelt, die mit dem lymphatischen Gewebe kommuniziert und interagiert.[6] Abhängig von der Zusammensetzung dieser Flora kann das lymphatische Gewebe sehr gesund und effizient sein oder eher schlecht funktionieren.

Normalerweise sollten infektiöse Erreger nicht direkt in den Körper gelangen, weil sie nicht am lymphatischen Gewebe vorbeikommen. Was tun wir jedoch bedauerlicherweise, wenn wir Impfungen vornehmen? Wir injizieren Mikroben und deren Toxine direkt in den Körper! Wir sorgen also dafür, dass sie das lymphatische Gewebe durchbrechen, das sich die infektiösen Erreger eigentlich vorknöpfen sollte, um eine richtige Immunität gegen sie zu entwickeln. Das ist einer der Gründe, aus denen Impfungen in vielen Fällen nicht dafür sorgen, eine dauerhafte Immunität gegen krankheitserregende Mikroben zu entwickeln.

Ihr Immunsystem ist ein hungriges Organ. Es muss ständig mit Nährstoffen versorgt werden. Ein Mensch mit einer abnormalen Darmflora verdaut und absorbiert die von ihm aufgenommene Nahrung nicht richtig, was dazu führt, dass sich vielfältige Nährstoffdefizite ausbilden können.[7] Infolgedessen wird das Immunsystem mangelhaft ernährt und ist nicht mehr in der Lage, gut zu funktionieren und infektiöse Krankheitserreger abzuwehren. Die betroffene Person hat eine *Immunschwäche* entwickelt. Ich habe viele Kinder mit körperlichen oder geistigen Beeinträchtigungen gesehen, deren Eltern erklärt haben, dass ihr Kind nie Fieber oder eine ganz gewöhnliche Erkältung hatte. Man geht davon aus, dass Erkältungen durch Viren ausgelöst werden, aber es ist nicht das Virus, das das Fieber, die laufende Nase, die Kopfschmerzen, den Husten und all die anderen Symptome einer

Erkältung verursacht. Es ist das Immunsystem, das all diese Symptome hervorruft: Es reagiert auf das Virus und bekämpft es. Bei einer Person mit einer abnormalen Darmflora kann das Immunsystem mangelernährt und infolgedessen nicht in der Lage sein, auf das Virus zu reagieren. Deshalb bekommt das Kind kein Fieber und keine anderen typischen Symptome einer Erkältung, während die Viren in den Körper des Kindes eindringen, ohne vom Immunsystem bekämpft zu werden. Wenn wir diese Kinder untersuchen, stellen wir fest, dass sie unter chronischen Virusinfektionen leiden.[8] Das Gleiche passiert bei vielen Erwachsenen mit einer geschädigten Darmflora. Ihr Immunsystem ist nicht fit genug, auf Viren oder irgendwelche anderen Mikroben oder Toxine aus der Umwelt zu reagieren. Wenn wir anfangen, eine betroffene Person mit dem GAPS-Ernährungsprogramm zu behandeln, bekommt diese oft Fieber und erstmals die Symptome einer Erkältung. Das ist ein Grund zum Feierndenn es bedeutet, dass das Immunsystem angefangen hat zu arbeiten.

Die Herausforderungen, vor die eine abnormale Darmflora und ein ungesunder Darm das Immunsystem stellt, sind oft so groß, dass es damit überfordert ist. Bei einem Menschen, der von dem GAP-Syndrom betroffen ist, wird der Darm, anstatt eine Nährstoffquelle zu sein, zu einer Hauptquelle von Toxizität. Ein regelrechter Strom von Giftstoffen fließt durch die Darmwand in den Körper, und das Immunsystem reagiert natürlich auf diese Gifte. Lebende und aktive Mikroben dringen durch die Darmwand, und auch auf sie muss das Immunsystem reagieren. Darüber hinaus wird bei Menschen mit einer abnormalen Darmflora auch die Darmwand geschädigt. Sie wird porös und durchlässig. Unverdaute Nahrung wird durch die geschädigte Darmwand absorbiert, die betroffene Person entwickelt Symptome von Nahrungsmittelallergien und -unverträglichkeiten, weil das Immunsystem auf diese unverdaute Nahrung reagiert und versucht, sie zu bekämpfen.[9]

Die Reaktionen unseres Immunsystems werden in zwei Arten unterteilt: unspezifisch und spezifisch. Die *unspezifische* Abwehr reagiert auf unterschiedliche Arten von Angriffen auf die gleiche Weise, und die Reaktion erfolgt schnell. Beispiele dafür sind Fieber, Entzündungen, die Produktion von Flüssigkeiten (Tränen, Schleim, Speichel usw.), Niesen, Husten, Erbrechen oder Durchfall. Die *spezifische* Abwehr des Immunsystems braucht Zeit, sich zu entwickeln und kann zu Autoimmunerkrankungen führen. Sehen wir uns diese beiden Reaktionsweisen unseres Immunsystems etwas genauer an, denn Menschen mit GAPS haben mit beiden ein Problem.

Unspezifische Reaktionen des Immunsystems

Wenn Sie eine kurze Zeit lang einer verbreiteten Mikrobe oder einem verbreiteten Toxin ausgesetzt sind und Ihre *unspezifische Immunabwehr* stark ist, wird Ihr Immunsystem das Problem umfassend und vollständig in den Griff bekommen. Doch der Prozess kann ziemlich heftig und unangenehm sein. Sie können hohes Fieber haben, unter Kopf- und Gliederschmerzen leiden, sich ausgelaugt und matt fühlen, sich erbrechen, Durchfall, Schmerzen, Husten oder eine laufende Nase bekommen, niesen, unter einer erhöhten Tränen- oder Schleimproduktion leiden usw. All diese Symptome werden von Ihrem Immunsystem verursacht. Es sind die „Waffen", die es benutzt, um die Infektion zu bekämpfen und loszuwerden. Es ist sehr wichtig, dass Sie es Ihrem Körper erlauben, diese Arbeit zu verrichten! Okay, während er seinen Job erledigt, fühlen Sie sich möglicherweise elend. Aber wenn Sie zulassen, dass dieser Prozess sich vollzieht und beendet wird, ohne Schmerzmittel, fiebersenkende Medikamente, Hustenmittel, Antihistaminika oder andere Medikamente einzunehmen, werden Sie vollständig genesen und nach der Überwindung der Krankheit stärker sein als davor.[10] Es ist wichtig, dass Sie Rücksicht auf Ihren Körper nehmen, während er seine Aufgabe erfüllt. Bleiben Sie im Bett, ruhen Sie sich aus, schlafen Sie, halten Sie sich warm und ernähren Sie sich gut. Wenn Sie jedoch die *Symptome* der Erkrankung bekämpfen, bei denen es sich ja um die Werkzeuge handelt, derer sich Ihr Immunsystem bedient, wird die eigentliche Krankheit nicht richtig bekämpft. Sie verharrt im Körper und schafft den Nährboden für eine *spezifische Immunabwehr,* was zu einer sehr viel ernsteren Situation führen kann: einer chronischen Autoimmunerkrankung.

Spezifische Reaktionen: Jegliche Autoimmunität entwickelt sich im Darm!

Die spezifische Immunabwehr entwickelt sich, wenn der Körper chronisch Giftstoffen, unverdauter Nahrung oder Mikroben ausgesetzt ist. Das verschafft dem Immunsystem ausreichend Zeit, Antikörper (Immunglobuline) zu entwickeln. Die Aktivität spezifischer Antikörper wird Autoimmunität genannt, und man nimmt an, dass diese Autoimmunität Autoimmunerkrankungen verursacht. Bei einem Menschen, der unter dem GAP-Syndrom leidet, strömen unentwegt Giftstoffe, unverdaute Nahrung und Mikroben aus dem Darm in den Körper. Aus diesem Grund leiden Menschen mit GAPS nahezu immer unter Autoimmunerkrankungen.

Was ist Autoimmunität?

Die gängige Erklärung für das Phänomen Autoimmunität lautet, dass das Immunsystem „irrtümlich" körpereigene gesunde Organe und gesundes Gewebe bekämpft, weshalb starke Medikamente eingesetzt werden, die das Immunsystem unterdrücken, damit es aufhört, „den eigenen Körper anzugreifen".[11] Da es das Immunsystem ist, das die *Symptome* der Krankheit (Schmerzen, Entzündungen und Funktionsstörungen) verursacht, lindern die Medikamente die Symptome, was die Illusion vermittelt, dass es der betroffenen Person „besser" geht. Doch im Laufe der Zeit entwickelt sich die Krankheit unvermeidlich weiter und verschlimmert sich. Die Medikamente, die „geholfen" haben, hören nach und nach auf zu wirken. Neue, stärkere Medikamente müssen verabreicht werden, um das Immunsystem weiter zu unterdrücken und die Symptome zu lindern. Währenddessen schreitet die Krankheit voran und zerstört den Körper des betroffenen Menschen. Unsere Schulmedizin verfährt seit Jahrzehnten so. Das komplette Versagen dieser Herangehensweise hat dazu geführt, dass Autoimmunerkrankungen als „unheilbar" erklärt wurden. Den betroffenen Patienten wird gesagt, dass es keine Heilung gibt und nur die Symptome ein Stück weit unter Kontrolle gehalten werden können, während der Zustand des Körpers sich immer weiter verschlechtert.

Wenn eine Krankheit durch das Immunsystem „verursacht" wird, müsste eine Unterdrückung des Immunsystems die Krankheit doch heilen, oder? Die Tatsache, dass diese Herangehensweise nicht funktioniert, sollte nahelegen, dass diese Annahme vielleicht nicht stimmt. Die wirkliche Frage lautet: Warum sollte das Immunsystem den eigenen Körper angreifen? Ist es etwa fehlgeleitet oder schlecht konstruiert? Oder tut es genau das, was es unter den gegebenen Umständen tun soll?

Der in den Lehrbüchern dargestellte Mechanismus der Autoimmunität, der den Studenten an den medizinischen Fakultäten beigebracht wird, ist das sogenannte *molekulare Mimikry-Phänomen.* Diese Theorie besagt Folgendes: Wenn das Immunsystem erst einmal Antikörper – spezifische Waffen – entwickelt hat, zum Beispiel gegen ein bestimmtes Protein oder eine bestimmte Mikrobe, und dann im Körper ähnliche Proteine findet, greift es diese ebenfalls an. Warum sollte das Immunsystem so einen Fehler begehen? Kennt das Immunsystem nicht die Proteine im eigenen Körper? Ist es blind oder nicht schlau genug, den Unterschied zwischen einem körpereigenen Protein und dem einer Mikrobe zu unterscheiden? Diese Theorie geht davon aus, dass das menschliche Immunsystem nicht wirklich weiß, was es tut, und auf genau dieser Annahme basiert die übliche medikamentöse Therapie.[12]

Das Konzept des molekularen Mimikry-Phänomens wurde erstmals im Zusammenhang mit der Erforschung des rheumatischen Fiebers entwickelt. Über die wirkliche Ursache dieser Krankheit wird immer noch gestritten, aber es gilt als allgemein akzeptierte Meinung, dass das Immunsystem Antikörper gegen ein Protein in einem Bakterium (*Beta-hämolytische Streptokokken der Gruppe A*) bildet, das eine Streptokokkeninfektion des Rachens verursacht.[13] Es wird angenommen, dass dieses Protein einem Protein ähnelt, das sich auf den Herzklappen befindet. Die Theorie besagt, dass das Immunsystem diese „Waffe", wenn es sie erst einmal gegen die Streptokokken entwickelt hat, auch einsetzt, um die Herzklappen zu zerstören, was schließlich zu Herzerkrankungen führt. In der Prä-Antibiotika-Ära war rheumatisches Fieber in den Ländern der westlichen Welt eine häufig auftretende Erkrankung. Seit es Antibiotika gibt, wird jede Streptokokkeninfektion des Rachens behandelt, um die Streptokokken abzutöten. Infolgedessen ist rheumatisches Fieber in den Ländern der westlichen Welt eine seltene Krankheit geworden. Antibiotika sind lebensrettende Medikamente. Leider gehört ihr Einsatz heutzutage in vielen Fällen nicht in diese Kategorie, aber eine Streptokokkeninfektion des Rachens ist ein Beispiel für eine Erkrankung, bei der der Einsatz von Antibiotika erforderlich sein kann. Aber sollte die Tatsache, dass Antibiotika in dieser Situation so effektiv wirken, uns nicht veranlassen, darüber nachzudenken, ob rheumatisches Fieber möglicherweise durch eine Infektion im Herzen verursacht wird, statt durch ein „fehlgeleitetes" Immunsystem? Es mag zwar ein anderer Bereich des Körpers infiziert sein, aber Streptokokken produzieren starke Toxine, die ins Blut gelangen und möglicherweise die Herzklappen schädigen. Vielleicht greift das Immunsystem gar nicht „aus Versehen" ganz normales gesundes Gewebe an, sondern versucht, mit geschädigtem Gewebe klarzukommen. Was ist, wenn die Streptokokken etwas produzieren, das die Struktur von Proteinen in den Herzklappen verändert, sodass ihr Gewebe abnormal und krankhaft wird? Schließlich ist es die Aufgabe des Immunsystems, abnormale Proteine aufzuspüren und zu versuchen, sie aus dem Körper zu entfernen.

Neuere Forschungsergebnisse bestätigen, dass Mikroben die Struktur von Proteinen tatsächlich verändern können. Mikroben produzieren verschiedene Enzyme, von denen eins als ein möglicher Auslöser für die Entstehung von Autoimmunerkrankungen und Allergien in den Fokus der Forschung gerückt ist. Dieses Enzym wird *mikrobielle Transglutaminase (mTG)* genannt. Es verfügt über die Fähigkeit, Proteine durch Quervernetzungen untereinander zu einer Art Klebstoff zu verbinden, und unsere industriell verarbeiteten Lebensmittel sind voll von diesem „Klebstoff".[14] Seit ihrer Entdeckung im Jahr 1989 verwendet die Lebensmittelindustrie *mikrobielle Transglutaminase* in großen Mengen bei der Produktion von verarbeiteten Fleischprodukten, Fisch, Milchprodukten, Backwaren (unter anderem Brot, Brötchen, Kuchen und Desserts), Süßigkeiten, Gelatine und anderen Erzeugnissen. Es wurde festgestellt, dass diese durch *mikrobielle Transglutaminase* quervernetzten Proteine die Darmschleimhaut schädigen, im Körper Autoimmunprozesse auslösen und darüber hinaus auch noch viele andere schädliche Wirkungen für die menschliche Gesundheit entfalten.[15] Schätzungen zufolge nimmt der Durchschnittsbürger in westlichen Ländern heutzutage täglich ungefähr 15 mg in verarbeiteten Lebensmitteln enthaltene *mikrobielle Transglutaminase* zu sich, und mittlerweile verwendet die Industrie diese schädlichen Enzyme auch bei der Herstellung von probiotischen Produkten und Nahrungsergänzungsmitteln.[16]

Es ist bekannt, dass *mikrobielle Transglutaminase* sich mit in unserer Nahrung enthaltenen Proteinen (zum Beispiel mit Gluten) verbindet. Wenn diese Komplexe aus *mikrobieller Transglutaminase* und Gluten absorbiert werden, produziert das Immunsystem Antikörper gegen sie.[17] Darüber hinaus schädigen diese Komplexe auch noch die Darmschleimhaut und machen sie porös und durchlässig. Bei einem Menschen mit GAPS produziert die abnormale Darmflora jede Menge *mikrobielle Transglutaminase*, die absorbiert werden und sich mit Proteinen verbinden können und diese dann in abnormale Molekülformationen umwandelt.[18] Unser Immunsystem muss diese „Trümmer" entfernen und bedient sich dabei Entzündungen, Allergien und Autoimmunreaktionen.

Der menschliche Körper produziert auch *Transglutaminasen*, die in unseren Organen und in unseren Geweben viele Funktionen erfüllen (*Gewebs-Transglutaminasen, englisch: tissue transglutaminase, tTg*). Die biochemische Struktur der von unserem Körper produzierten *Transglutaminasen* unterscheidet sich stark von den von Mikroben produzierten, und unser Immunsystem kann sie voneinander unterscheiden. Es ist *mikrobielle Transglutaminase*, die Autoimmunprozesse und Allergien auslöst, wenn sie in Bereiche im Körper gelangt, in die sie nicht gehört.[16]

Unser Immunsystem muss sich nicht nur um Mikroben und die von ihnen produzierten Substanzen kümmern. Das Immunsystem der in der heutigen Zeit lebenden Menschen hat darüber hinaus sehr viel mit der Bewältigung menschengemachter Giftstoffe zu tun, und die durch diese Gifte verursachte Arbeitsbelastung wächst von Tag zu Tag. Toxische Chemikalien, Strahlung, Elektrosmog und andere von Menschen verursachte Belastungen können die Proteine im menschlichen Körper genauso schädigen wie mikrobielle Enzyme. Unser Immunsystem überwacht den Körper permanent. Wenn es diese entarteten, geschädigten Proteine aufspürt, erkennt es sie als abnormal und knöpft sie sich vor. Dabei bedient es sich aller möglicher Mechanismen und Werkzeuge, die ihm in seinem Werkzeugkasten zur Verfügung stehen, unter anderem setzt es auch Antikörper ein. Und wenn Ihr Arzt in Ihrem Blut Antikörper entdeckt, wird er bei Ihnen unglücklicherweise eine „Autoimmunerkrankung" diagnostizieren und Ihnen die üblichen immununterdrückenden Medikamente verschreiben. Ist die Bezeichnung „Autoimmunerkrankung" zutreffend? Vielleicht sollten wir das Ganze in „KONTAMINATIONSERKRANKUNG" umbenennen. So ein Begriff würde uns davon abbringen, unser eigenes Immunsystem zu bekämpfen, das harte Arbeit leistet, um krankheitserregende Abfälle aus dem Körper zu entfernen. Stattdessen könnten wir darüber nachdenken, was wir tun können, um uns weniger Toxizität auszusetzen und unser Immunsystem dabei zu unterstützen, unseren Körper von Giftstoffen zu befreien. Ich habe keinen Zweifel daran, dass die Ursache aller Autoimmunerkrankungen im Darm zu finden ist, und einige führende Immunologen kommen zusehends zu dem gleichen Schluss.[19]

Dieser Kontaminierungsmechanismus ist bei GAPS-Patienten häufig anzutreffen, und ein gutes Beispiel ist die *GAPS-Kollagenstörung*.

Kollagen ist eines der im menschlichen Körper am häufigsten vorkommenden Proteine. Tatsächlich wird geschätzt, dass es sich bei rund einem Drittel aller im Körper vorkommenden Proteine um Kollagene handelt.[20] Kollagene bilden ein starkes, flexibles Netz aus Fasern und halten gewissermaßen „den Körper zusammen". Die Struktur der Gelenke, Bänder, Faszien, Haut, Blutgefäße, Knochen, Zähne, Muskeln, Darmwand und vieler anderer Gewebe und Organe weist große Mengen an Kollagenfasern auf. Sie bilden im Körper das sogenannte *Bindegewebe*. Da Kollagen aus Aminosäuren besteht, ist es leider ein Magnet für Toxizität. Giftstoffe binden sich an die Kollagenmoleküle und kontaminieren und schädigen sie.[21] Das Immunsystem bedient sich verschiedener Methoden, um die kontaminierten Kollagenfasern zu reinigen und, wenn es sie nicht reinigen und retten kann, zu zersetzen und aus dem Körper zu entfernen (Ihr Immunsystem weiß, was unter den jeweils gegebenen Umständen zu tun ist). Das Resultat eines solchen Prozesses ist, dass die Struktur des Körpers selbst leidet. Menschen, denen dieses Problem zu schaffen macht, haben normalerweise „lockere" Gelenke und Muskeln, eine geringe Muskeldichte, einen geringen Muskeltonus und eine geringe Dichte der Haut und des Gewebes. Sie haben oft biegsame oder hyperbewegliche Gelenke. Wenn sie gerade stehen, knicken die Kniegelenke oft nach hinten, wenn sie die Arme strecken, werden die Ellbogengelenke überdehnt. Viele von ihnen können ihre Finger so weit nach hinten biegen, dass sie den Unterarm berühren. Sie stolpern oft über ihre eigenen Füße und haben den Ruf, „tollpatschig" zu sein. Sie fallen leicht hin, knicken mit dem Fuß um, verdrehen sich das Handgelenk und können sich sogar die Gelenke auskugeln. Sie haben oft Plattfüße, weil die Bänder in den Füßen nicht stark genug sind, alle Knochen in der richtigen Position zu halten. Da ihre Faszien ebenfalls locker sind, sind diese Menschen anfällig für Bauchwandbrüche und Leistenbrüche und können sogar einen Organvorfall erleiden. Sie haben oft Wirbelsäulenschmerzen, weil die Wirbelsäule aus vielen kleinen Gelenken besteht, die locker werden und dann keinen guten Halt mehr bieten. Außerdem bekommen sie leicht Blutergüsse, weil unsere Blutgefäße zu einem großen Teil aus Kollagen bestehen. Die Wände der Blutgefäße werden schwach und brechen leicht, was Blutergüsse zur Folge hat. Kollagen ist ein wichtiger Baustein aller Kapseln, Ummantelungen und anderer stützender Strukturen unseres Nervensystems, vor allem des peripheren Nervensystems. Schädigungen des Kollagens können sich als eine neurologische Störung manifestieren, zum Beispiel als Karpaltunnelsyndrom, periphere Neuropathie oder andere Störungen. All diese Probleme treten auf, weil das wichtigste Strukturprotein im Körper – Kollagen – kontaminiert wird. Meiner Erfahrung nach ist eine *GAPS-Kollagenstörung* die häufigste Ursache vieler sogenannter Autoimmunerkrankungen.

Welche Arten von Toxinen können unser Kollagen und andere Proteine schädigen? Eine ungesunde Darmflora ist bei Weitem die wichtigste Quelle für Toxizität in unserem Körper. Dazu gehört unter anderem nicht vollständig verdaute Nahrung, die durch eine geschädigte Darmwand absorbiert wird. Doch viele Giftstoffe können auch aus der Umwelt stammen. Ein gutes Bespiel für einen solchen Giftstoff ist *Glyphosat*, der aktive Wirkstoff eines verbreiteten Herbizids (das unter vielen Namen vertrieben wird, von denen einer *Roundup* lautet). Glyphosat ist eine synthetische Aminosäure, die sich analog zu Glycin verhält – der am häufigsten vorkommenden Aminosäure in Kollagen. Neuere Studien zeigen, dass Glyphosat in der Lage ist, Glycin in der Struktur körpereigener Proteine zu ersetzen.[23,24] Wenn dieser Ersatz von Glycin durch Glyphosat bei Kollagen stattfindet, ist die unmittelbare Essenz Ihres Körpers bedroht. Ihr Immunsystem spürt dieses veränderte Kollagen auf und versucht, es zu reinigen oder aus dem Körper zu entfernen, und setzt dazu Entzündungen, Antikörper und andere Mechanismen ein. Im vergangenen Jahrzehnt ist Glyphosat zu einer der am häufigsten in der Landwirtschaft verwendeten Chemikalie geworden. Es ist giftig und es ist überall – in unseren Nahrungsmitteln, in unserem Wasser, ja sogar in Bio-Produkten. Die Zunahme degenerativer Erkrankungen in der heutigen Zeit geht einher mit der Zunahme der Verwendung von Glyphosat.[23,24] Andere in der Landwirtschaft verwendete Chemikalien wie das Herbizid Glufosinat, das Insektizid L-Canavanin und viele andere werden mit der Entstehung von Autoimmunerkrankungen in Verbindung gebracht. Auch viele Impfstoffe sind mit diesen Chemikalien belastet, weil bei ihrer Herstellung Kollagen und andere Proteine von Tieren verwendet werden, die mit konventionell angebautem Futter gefüttert wurden, das jede Menge Glyphosat und andere Agrargifte enthält. Bei dem MMR-Impfstoff (Masern, Mumps, Röteln) wurde diese Belastung vor Kurzem nachgewiesen.[25] Industriell hergestellte Gelatine (Kollagen von Tieren), Nahrungsmittel, die Gelatine enthalten, Gelatinekapseln als Umhüllung von Nahrungsergänzungsmitteln sowie Medikamente sind ebenfalls häufig auf diese Weise belastet. Es besteht kein Zweifel daran, dass der zunehmende Einsatz von Glyphosat und anderen Chemikalien in der Landwirtschaft für die weltweit wachsende Epidemie an Kollagenstörungen und Autoimmunerkrankungen verantwortlich ist.

Medikamente können Autoimmunerkrankungen und Entzündungen im Körper verursachen. Ein gutes Beispiel ist *medikamenteninduzierter Lupus erythematodes (DIL)*. 38 häufig verwendete Medikamente, die oft über lange Zeiträume verschrieben werden, sind dafür bekannt, diese schwere Autoimmunerkrankung auszulösen.[26] Darunter sind einige Antibiotika, Antiepileptika, Antiarrhythmika, Blutdruckmittel, entzündungshemmende Medikamente und Antipsychotika. Wenn das jeweilige Medikament abgesetzt wird, verschwinden die Symptome des *medikamenteninduzierten Lupus erythematodes* wieder. Medikamente sind Toxine, und wie jedes andere Toxin können diese Toxine sich an Proteine in Ihrem Körper binden (vor allem an Kollagen) und eine Krankheit auslösen. Ein anderes Beispiel für eine durch Chemikalien ausgelöste Krankheit ist *rheumatoide Arthritis*. Sie wird eng mit den in Zigarettenrauch, Kosmetika, Insektiziden und in anderen von Menschen erzeugten chemischen Produkten enthaltenen toxischen Chemikalien assoziiert.[27]

Eine Gruppe von Toxinen, mit denen wir Menschen unsere heutige Umwelt überschwemmt haben, sind fettlösliche Chemikalien, die in der Landwirtschaft, der Lebensmittelindustrie, der Kosmetikindustrie sowie bei der Produktion moderner Baumaterialien, Kleidung, Möbeln etc. verwendet werden. Eine abnormale Darmflora sorgt ebenfalls dafür, dass jede Menge dieser Giftstoffe in den Körper gelangt. Zu dieser Gruppe gehören unter anderem die folgenden toxischen Metalle: Quecksilber, Blei, Arsen, Nickel, Cadmium, Kupfer und Aluminium. Wenn fettlösliche Toxine sich im Körper anreichern – vor allem in fettreichem Gewebe –, haben sie eine starke Fähigkeit, Krankheiten auszulösen. Wie im Fall von Kollagen binden sich toxische Metalle in fettreichen Geweben an Proteine und verändern deren dreidimensionale Struktur, was dafür sorgt, dass das Immunsystem sich für diese veränderten Proteine interessiert.[28] Unser Gehirn und die anderen Teile des Nervensystems sind fettreiche Gewebe und können zu Abladebereichen für toxische Metalle und andere fettlösliche Toxine werden. Bei den meisten chronischen degenerativen Krankheiten ist dieser Mechanismus mitverantwortlich für die Entstehung der Erkrankungen. Das gilt unter anderem für Multiple Sklerose, amyotrophe Lateralsklerose, Neuropathie, die Parkinson-Krankheit, Demenz usw.

Das Knochenmark ist ebenfalls ein fettreiches Gewebe und kann toxische Metalle und fettlösliche Toxine anziehen, die sich darin ablagern. Im Knochenmark werden unsere Immunzellen und unsere Blutzellen gebildet. Es ist sozusagen ihre „Gebärmutter“. Wenn diese Gebärmutter durch menschengemachte Chemikalien kontaminiert wird, ist die Grundlage des Immunsystems und des Blutes bedroht. Der betroffene Mensch kann verschiedene Formen von autoimmunhämolytischer Anämie, autoimmunes lymphoproliferatives Syndrom und andere Erkrankungen entwickeln oder unter niedrigen Spiegeln verschiedener Blutzellen und Immunzellen (Neutropenie, Thrombozytopenie, Evan-Syndrom) leiden. In der westlichen Welt gibt es eine regelrechte Leukämie-Epidemie. Leukämie ist in der heutigen Zeit die am häufigsten auftretende Krebserkrankung bei Kindern.[29] Es besteht kein Zweifel daran, dass eine wichtige Ursache für diese Epidemie in der Tatsache zu finden ist, dass Kinder während der Schwangerschaft durch ihre Mütter, durch Impfungen und Umweltbelastungen fettlöslichen Toxinen ausgesetzt sind.[30]

Die Struktur unserer endokrinen Organe – Schilddrüse, Nebennieren, Geschlechtsdrüsen, Bauchspeicheldrüse und andere – besteht zu einem großen Teil aus Fettgewebe. Und sie enthält auch einen großen Anteil Kollagen (das Stroma und die Kapsel der Drüse). Toxische Metalle und andere Gifte können sich in diesen Organen anreichern und das hormonelle Gleichgewicht im Körper stören, was eine Vielzahl von Symptomen und Problemen zur Folge haben kann.

Eine Person, bei der dies der Fall ist, kann ein autoimmunes polyendokrines Syndrom, autoimmune Pankreatitis, Diabetes Typ 1, Hashimoto-Thyreoiditis, Morbus Basedow, Endometriose, autoimmune Oophoritis und andere Erkrankungen entwickeln.

Immer mehr Menschen leiden unter Autoimmunerkrankungen. Bisher hat die Wissenschaft ungefähr 200 Autoimmunerkrankungen identifiziert, und die Liste wird immer länger. Die bekanntesten Autoimmunerkrankungen sind Zöliakie, Diabetes Typ 1, systemischer Lupus erythematodes, Sjögren-Syndrom, Hashimoto-Thyreoiditis, Morbus Basedow, rheumatoide Arthritis, Spondylitis ankylosans, Multiple Sklerose, Myasthenia gravis, perniziöse Anämie, Morbus Addison, Dermatomyositis, reaktive Arthritis und Psoriasis. Aber es gibt auch Dutzende diagnostizierter Autoimmunerkrankungen, die nicht so verbreitet sind. Je intensiver wir Autoimmunerkrankungen erforschen, desto klarer erkennen wir, dass alle chronischen Krankheiten eine Komponente aufweisen, die mit einer Autoimmunstörung zu tun hat, weil sich das Immunsystem (vollkommen zu Recht) all der ihm zur Verfügung stehenden Methoden (einschließlich Antikörpern) bedient, um mit der Kontamination unserer Gewebe und Organe fertigzuwerden. Außerdem sollten wir uns vor Augen führen, dass jeder kontaminierte Bereich des Körpers eine Brutstätte für Mikroben (vor allem für Pilze) wird. Diese Lebewesen fügen dem bereits vorhandenen Giftgemisch ihre eigenen Toxine hinzu und rufen das Immunsystem auf ihre eigene Weise auf den Plan. Darauf gehe ich in einigen der folgenden Kapitel ausführlicher ein.

Bei der Entstehung sogenannter Autoimmunerkrankungen ist die Belastung durch Giftstoffe chronisch und langfristig, aber wir haben es in der Hand, dafür zu sorgen, dass wir den Giftstoffen nicht länger ausgesetzt sind! Als Erstes muss die Darmwand geheilt und versiegelt werden, und das GAPS-Ernährungsprogramm sorgt effektiv dafür, dass das passiert. Wenn die Darmwand geheilt ist, versiegt der ständige Strom an Giftstoffen aus dem geschädigten Darm in den Körper. Die GAPS-Diät versorgt das Immunsystem mit der richtigen Nahrung, macht es stark und leistungsfähig und liefert dem Körper darüber hinaus gleichzeitig jede Menge Nährstoffe, die ihm helfen, geschädigte Organe und Gewebe zu reparieren und wiederaufzubauen. Die sich erholende Darmflora bringt das Immunsystem wieder ins Gleichgewicht, was dafür sorgt, dass es gut informiert ist und effizient arbeiten kann. Wir können auch aktiv Maßnahmen ergreifen, um Giftstoffe mithilfe natürlicher Methoden aus dem Körper zu entfernen. Und wir können unsere Lebensweise ändern und uns weniger Umweltgiften aussetzen. Wenn all dies erreicht wird, wird aus einer „unheilbaren“ Krankheit auf einmal eine, die komplett heilbar ist! Tausende Menschen überall auf der Welt, die mithilfe natürlicher Methoden von Autoimmunerkrankungen genesen sind, werden dies bestätigen.

Das Wort *Autoimmunität* setzt sich aus der griechischen Vorsilbe *„autos“*, was *„selbst“* bedeutet, und *Immunität* – im Sinne von *Immunsystem* zusammen. Das Mainstream-Konzept von Autoimmunität geht davon aus, dass das Immunsystem den eigenen Körper angreift – normales gesundes Gewebe – und dadurch eine Krankheit auslöst. Meine klinische Erfahrung hat mich zu dem Schluss kommen lassen, dass dieses Konzept falsch ist. Ich bin davon überzeugt, dass unser Immunsystem niemals irregeleitet ist! Unser Immunsystem ist nicht unser Feind, sondern ein großartiger, mächtiger Verbündeter, den uns Mutter Natur geschenkt hat. Es ist nicht so konstruiert, dass es Krankheiten verursacht, sondern so, dass es uns von Krankheiten befreit! Wir müssen seine Arbeit respektieren und alles tun, was wir tun können, um es zu unterstützen, wenn wir von irgendeiner chronischen Krankheit genesen oder ein gesundes Leben leben wollen.

Nahrungsmittelallergien und -unverträglichkeiten

Unsere Darmflora ist die Haushälterin der Darmwand. Sie schützt und nährt sie und steuert den Prozess der Zellregeneration – jenen wunderbaren Prozess, der dafür sorgt, dass die Struktur der Darmwand sich ständig erneuert. Wenn Ihre Darmflora abnormal ist, passiert etwas Schlimmes: Ihre Darmwand wird geschädigt. Sehen wir uns an, was das bedeutet.

Die Enterozyten, die die Darmwand überziehen, haften an den Seiten aneinander und bilden zwischen sich sogenannte „tight junctions“, die die Zwischenräume verschließen. Es ist nicht vorgesehen, dass Nahrung zwischen diesen Zellen absorbiert wird. Die „tight junctions“ verhindern das. Stattdessen soll die Nahrung im Inneren der Enterozyten aufgenommen werden, wo sie analysiert, aufbereitet und dann ins Blut und in die Lymphe weitergegeben wird. Aber wenn die Darmflora abnormal ist, produzieren pathogene Mikroben Toxine, die die „tight junctions“ schädigen und die Darmwand öffnen, sodass sie durchdrungen werden kann.[31] Das Resultat dieses Prozesses ist, dass die Darmwand porös und durchlässig wird. Die Nahrung, die Sie zu sich nehmen, kann nicht mehr richtig verdaut werden, bevor sie durch diese geschädigte Darmwand absorbiert wird und in Ihrem Blut landet. Ihr Immunsystem spürt diese unverdauten Nahrungspartikel auf und reagiert auf sie. Die Reaktion des Immunsystems auf unverdaute Nahrung manifestiert sich klinisch als *Nahrungsmittelallergie oder -unverträglichkeit* und kann als Asthmaanfall, Panikattacke, Hautausschlag, Migräne, Blasenentzündung, Energieabfall, Gedächtnisstörungen, Herzklopfen, emotionale Instabilität oder Arthritis usw. in Erscheinung treten.[32] Die Reaktionen können unmittelbar oder mit Verzögerung erfolgen. Sie können zum Beispiel unmittelbar auf das Brot reagieren, das Sie gerade gegessen haben, aber auch auf den Schinken, den Sie gestern gegessen haben, auf die Eier, die Sie vor einigen Tagen verzehrt haben, oder auf die Tomaten, die Sie vor zwei Wochen gegessen haben. Da all diese Reaktionen sich überschneiden, wissen Sie an einem bestimmten Tag also nicht, auf was genau Sie reagieren. Betroffene Menschen machen Nahrungsmittelallergietests und Nahrungsmittelunverträglichkeitstests und beginnen, bestimmte Nahrungsmittel aus ihrer Kost zu streichen, um herauszufinden, auf welche Produkte sie reagieren. Sie streichen ein Nahrungsmittel nach dem anderen, bis im wahrsten Sinne nichts mehr übrig ist, was sie noch essen können, aber sie reagieren immer noch allergisch! Solange Ihre Darmwand wie ein Sieb ist, absorbieren Sie die meiste Nahrung unverdaut und reagieren auf alles, was Sie zu sich nehmen. Anstatt uns auf bestimmte Nahrungsmittel zu konzentrieren, müssen wir das Augenmerk darauf legen, die Darmwand zu heilen und wieder zu versiegeln. Wenn die Löcher in der Darmwand wieder verschlossen sind, wird die Nahrung wieder richtig verdaut, bevor sie absorbiert wird. Und als Folge dessen werden Ihre Nahrungsmittelallergien und -unverträglichkeiten verschwinden. Tausende Menschen überall auf der Welt haben das erreicht, indem sie die GAPS-Einführungsdiät befolgt haben. Es braucht Zeit, die Darmwand zu heilen und zu versiegeln. Aber wenn dieser Prozess erst einmal in Gang kommt, werden Ihre Allergien eine nach der anderen verschwinden.

Wie entstehen Allergien?

Unser Immunsystem ist sehr komplex und umfasst viele Systeme und Mechanismen. Eine der wichtigsten und am besten erforschten Immunantworten ist der sogenannte TH1-Mechanismus. Dieser Mechanismus ist für normale Reaktionen auf alle Umwelteinflüsse verantwortlich. Wenn die TH1-Immunantwort Ihres Immunsystems richtig funktioniert, brauchen Sie zum Beispiel nicht zu wissen, wie viele Pollen (von Gräsern oder Blumen) sich in der Luft befinden. Ihre TH1-Immunantwort wird mit den Pollen fertig werden, und Sie werden nie Heuschnupfen bekommen. Dank einer gut funktionierenden TH1-Immunantwort brauchen Sie nicht zu wissen, wie viele Hausstaubmilben in Ihrem Kissen leben, wie viele Chemikalien Sie täglich einatmen oder was für Wirkungen verschiedene Nahrungsmittel in Ihrem Körper entfalten. Mit einer gesunden TH1-Immunantwort können Sie Tiere (Katzen, Hunde, Pferde) halten, ohne allergisch auf diese zu reagieren. Was hält den TH1-Mechanismus Ihres Immunsystems gesund und voll funktionsfähig? Ihre Darmflora! Wenn die Darmflora gut ausgeglichen und vielfältig ist, verfügen Sie über eine starke, voll funktionsfähige TH1-Immunantwort.[33] Aber wenn die Darmflora geschädigt ist, kann der TH1-Mechanismus geschwächt werden. Wenn das passiert, muss das Immunsystem auf andere Mechanismen zurückgreifen, um mit Umwelteinflüssen klarzukommen. Dabei bedient es sich (soweit wir bisher wissen) vor allem eines Mechanismus, der TH2-Immunantwort genannt wird. Dieser Mechanismus wurde nicht dafür geschaffen, mit Pollen, Hausstaubmilben, Chemikalien, Nahrungsmitteln und dem Umgang mit Tieren klarzukommen. Deshalb bedient sich diese Immunantwort ungeeigneter Werkzeuge, um den Job zu erledigen. Infolgedessen fangen Sie an, unter Heuschnupfen, Asthma, Ekzemen, chronischem Schnupfen, allergischer Bindehautentzündung, Tier-, Nahrungsmittel- und Chemikalienallergien bis hin zu anaphylaktischen Reaktionen zu leiden. Dieses Ungleichgewicht zwischen der TH1-Immunantwort und der TH2-Immunantwort wird *Atopie* genannt.[34] Eine atopische Person ist anfällig dafür, auf alles allergisch und hypersensibel zu reagieren. Ein solches Ungleichgewicht des Immunsystems ist eine GAPS-Erkrankung, denn sie entwickelt sich aufgrund einer abnormalen Darmflora. Dieses Leiden tritt weltweit immer häufiger auf, und in der Medizin wird eine ständig wachsende Liste diagnostischer Bezeichnungen für die Krankheitsbilder geschaffen, unter denen die betroffenen Patienten leiden. Sehen wir uns einige dieser diagnostischen Bezeichnungen an:

Mastzell-Aktivierungs-Syndrom und Eosinophilie

Mastzellen sind weiße Blutkörperchen (Immunzellen), die überall im Körper zu finden sind. Sie befinden sich vor allem im Bindegewebe – jenem Gewebe, das unseren Körper zusammenhält und überall im Körper vorhanden ist. Mastzellen konzentrieren sich in großer Anzahl in unseren Schleimhäuten, weil das die Bereiche sind, in denen der Körper mit der Außenwelt in Kontakt kommt. Sie befinden sich auch im Gehirn, im übrigen Nervensystem und im Blut. Mastzellen spielen im Körper viele wichtige Rollen. Sie sind an Entzündungsprozessen, Autoimmunitätsprozessen, der Heilung von Wunden, dem Erkennen und der

Abwehr von Chemikalien, Mikroben und Parasiten und an der Entwicklung einer langfristigen Immunität gegen bestimmte Infektionen beteiligt.[35]

Erinnern Sie sich daran, als Sie das letzte Mal von einer Mücke gestochen wurden? Was ist danach ziemlich schnell passiert? Auf Ihrer Haut hat sich eine juckende rote Schwellung entwickelt, die einige Tage lang weiter gejuckt hat. All diese Reaktionen wurden durch eine Aktivierung Ihrer Mastzellen verursacht. Sie setzen starke Substanzen frei (Histamin, Serotonin, Heparin, Proteasen, Eicosanoide, Thromboxan, Prostaglandine, plättchenaktivierende Faktoren, Eosinophile anziehende Substanzen, Zytokine und andere), die eine Entzündung verursachen. Diese aktiven Substanzen befinden sich in Granula – speziellen „Taschen" in den Mastzellen. Von diesen Substanzen ist Histamin eine der am besten erforschten. Histamin spielt eine wichtige Rolle bei Entzündungen und Allergien. Es erweitert die Blutgefäße an der Einstichstelle und macht sie durchlässig, was zu einer Anschwellung des Gewebes führt. Gleichzeitig aktiviert es die Nervenenden, was den Schmerz und den Juckreiz auslöst. All dies führt dazu, dass der Mückenstich sich in eine rote, juckende Schwellung verwandelt. Bei einer Person mit einem normalen ausgeglichenen Immunsystem hat die Schwellung höchstens einen Durchmesser von 0,5 bis 0,6 Zentimetern und verschwindet nach einigen Tagen wieder. Bei einer atopischen Person hingegen ist die Schwellung groß, juckt sehr stark und verbleibt deutlich länger.

Mastzellen spielen bei Allergien eine Rolle, die durch Immunglobuline (IgM, IgG, IgE usw.) ausgelöst werden. Immunglobuline sind Antikörper – spezielle Moleküle, die einen Eindringling analysieren und ihn dann jederzeit erkennen können. Bei dem Eindringling kann es sich um eine bestimmte Mikrobe, eine Chemikalie oder nicht vollständig verdaute Nahrung handeln. Sobald Immunglobuline die Anwesenheit eines Eindringlings bemerken, binden sie sich an Mastzellen und veranlassen diese, bestimmte Substanzen freizusetzen, die die Symptome einer allergischen Reaktion auslösen. Die Reaktion kann lokal sein (zum Beispiel ein Ekzem oder eine allergische Rhinitis) oder sie kann systemisch und sehr stark sein, wie bei einem anaphylaktischen Schock.

Mastzellen können auf verschiedene Reize reagieren, aus ihren „Taschen" Substanzen freisetzen und im Körper eine Kette starker Reaktionen auslösen. Wenn die Darmwand geschädigt und durchlässig ist, gelangen alle möglichen Dinge ins Blut und in die Lymphe und verbreiten sich im ganzen Körper: unverdaute Nahrung, durch die Aktivität der abnormalen Darmflora entstehende Toxine und Antigene, lebende Mikroben und Umweltgiftstoffe. All diese Dinge können die Mastzellen aktivieren. Bei einigen Menschen werden sämtliche Mastzellen im Körper aktiviert, was zu einer *Mastzellenaktivierungsstörung (englisch: Mast Cell Activation Disorder, kurz: MCAD)* oder *Mastzellenaktivierungssyndrom (englisch: Mast Cell Activation Syndrome, kurz: MCAS)* genannten Erkrankung führen kann.[36]

Bei MCAD/MCAS produzieren die Mastzellen chronisch (kontinuierlich) oder immer wieder ihren wirkungsstarken Chemikalienmix, was in vielen Organen und Geweben zu einer Vielzahl unangenehmer Symptome führen kann. Diese Symptome können von leichten Blutergüssen, Hautrötungen und -jucken, Kältegefühl, Schwindel, niedrigem Blutdruck, Durchfall, Bauchschmerzen, Übelkeit und Erbrechen bis hin zu Hirnnebel, Kopfschmerzen, Gedächtnisstörungen, Husten, Keuchen, Augenentzündungen, allgemeiner Müdigkeit und Problemen des Bewegungsapparates reichen. Menschen mit MCAD/MCAS können regelmäßig unter Anaphylaxie leiden, einer akuten allergischen Reaktion des Immunsystems, die zu Atembeschwerden, beschleunigtem Puls, Übelkeit, Erbrechen, Schwindel oder sogar Ohnmacht führen kann. Die Reaktionen hängen davon ab, was für ein Gemisch aus Giftstoffen und unverdauter Nahrung an einem bestimmten Tag durch die geschädigte Darmwand in den Körper gelangt. Um diese Erkrankung zu behandeln, müssen wir uns darauf konzentrieren, die Darmwand zu heilen und zu versiegeln. Sobald der Darm geheilt ist, wird der ständige Strom an Giftstoffen und unverdauter Nahrung versiegen, woraufhin die Mastzellen die Gelegenheit erhalten, sich zu „beruhigen" und aufhören, ihren wirkungsvollen Chemikalienmix freizusetzen.

Mastzellen arbeiten nicht alleine. Sie arbeiten mit anderen Immunzellen zusammen, zum Beispiel mit Eosinophilen. Von Eosinophilen weiß man, dass sie an der Bekämpfung von Parasiten und bei der Entstehung von Allergien beteiligt sind. Sie reichern sich in jedem Gewebe an, das auf eine Allergie reagiert: bei Ekzemen in der Haut der betroffenen Bereiche, bei Asthma in der Lunge, bei allergischer Rhinitis in den Schleimhäuten der Nase und den Nebenhöhlen. Eosinophile haben wie Mastzellen „Taschen" voller Chemikalien, die im Zuge einer allergischen Reaktion freigesetzt werden. Wenn die Darmwand geschädigt und durchlässig ist, dringen Giftstoffe und unverdaute Nahrung in sie ein, was dazu führt, dass sehr viele Eosinophile angezogen werden. Sie reichern sich in der Darmwand an, was schließlich zur Diagnose einer eosinophilen Darmerkrankung führt. Je nachdem, in welchem Bereich sich die Hauptsymptome befinden, unter denen der Patient leidet, kann die Diagnose *eosinophile Ösophagitis, eosinophile*

Gastritis, eosinophile Gastroenteritis oder *eosinophile Enterokolitis* lauten. Bei all diesen Erkrankungen befinden sich sehr viele Eosinophile in der Darmwand, die ihre wirkungsstarken Chemikalien freisetzen, die wiederum Verdauungsstörungen mitverursachen (Schmerzen, Reflux, Gasbildung, abnormaler Stuhl und Malabsorption). Bei betroffenen Personen kommt es normalerweise gleichzeitig zu einer Erhöhung der Anzahl von Eosinophilen im Blut (Eosinophilie). Es bringt nichts, die Eosinophile und Mastzellen selbst zu bekämpfen, denn ihre Aktivität ist nur eine Reaktion des Immunsystems auf einen ungesunden Zustand im Darm. Um eine solche Erkrankung zu behandeln, muss man ihre wirkliche Ursache angehen: eine abnormale Darmflora und eine geschädigte Darmwand.

Es werden ständig neue diagnostische Bezeichnungen für Erkrankungen geschaffen, unter denen atopische Menschen leiden. Diese Krankheitsbilder (MCAD/MCAS und eosinophile Darmerkrankungen) treten in der westlichen Welt immer häufiger auf. Sie sind eine Folge einer abnormalen Darmflora. Das führt dazu, dass das Immunsystem aus dem Gleichgewicht gerät und die betroffene Person atopisch wird – anfällig dafür, Allergien zu entwickeln. Ein weiteres Krankheitsbild, das in diese Kategorie fällt, ist die *Histaminintoleranz (HIT)*. Dabei handelt es sich ebenfalls um eine neue diagnostische Bezeichnung. Es gibt bereits einige Studien, die sich mit dieser Erkrankung befassen, und die Anzahl der Betroffenen wird immer größer. Sehen wir uns diese Störung etwas genauer an.

Histamin und andere biogene Amine

Biogene Amine sind wirkungsvolle Moleküle, die aus Aminosäuren entstehen. Viele im Darm und in der Umwelt lebende Mikroben können Aminosäuren in biogene Amine umwandeln, zum Beispiel Histamin (gebildet aus der Aminosäure Histidin), Serotonin und Tryptamin (gebildet aus der Aminosäure Tryptophan), Tyramin (gebildet aus der Aminosäure Tyrosin), Phenylethylamin (gebildet aus der Aminosäure Phenylalanin) und viele andere. [37] Diese Amine können im Körper als starke Neurotransmitter und Hormone fungieren und viele Funktionen in zahlreichen Organen beeinflussen. Unser Darm ist eine sehr wichtige Quelle für biogene Amine im Körper. Die Bildung biogener Amine ist sehr komplex und wird in einem gesunden Körper genau reguliert. Ein Mechanismus, mittels dessen diese Regulierung gesteuert wird, funktioniert mit Enzymen, die einen Überschuss an biogenen Aminen abbauen können. Bei diesen Enzymen handelt es sich um *Diaminoxidase (DAO), Monoaminoxidase (MAO)* und andere. Eine gesunde Darmwand bildet diese Enzyme, damit sie jeden möglicherweise mit der

Nahrung aufgenommenen Überschuss an biogenen Aminen abbauen können. Darüber hinaus bilden die Enterozyten – die Zellen, die die Darmwand auskleiden – ihre eigenen Enzyme, um diese Moleküle bewältigen zu können. Das Problem ist, dass die Darmwand bei einer Person mit einer abnormalen Darmflora geschädigt und oft nicht in der Lage ist, diese Enzyme in ausreichender Menge zu bilden. Und dazu kommt noch, dass die geschädigte durchlässige Darmwand es biogenen Aminen ermöglicht, zwischen den Enterozyten absorbiert zu werden, ohne richtig von diesen Zellen reguliert zu werden.[38]

Zum klinischen Bild von *Histaminintoleranz (HIT)* gehört nicht nur die Aktivität von Histamin, sondern auch die Aktivität vieler anderer biologischer Amine. Die Symptome, die sich aufgrund eines Überschusses an biogenen Aminen im Körper entwickeln können, sind vielfältig und können viele Organe betreffen. Eine betroffene Person kann unter Kopfschmerzen, Schwindel, Übelkeit, Erbrechen, Durchfall, Bauchschmerzen, niedrigem Blutdruck, schneller Herzfrequenz, abnormalem Herzrhythmus, juckendem Hautausschlag, Ekzemen, Keuchen, Kurzatmigkeit, laufender Nase, Niesen, Menstruationsproblemen usw. leiden. Histamin und andere biogene Amine erhöhen die Durchlässigkeit unserer Blutgefäße, was zu einer schnellen Anschwellung des Gewebes und zu anaphylaktischen Reaktionen führen kann.

Histamin und andere biogene Amine werden nicht nur von Mikroben gebildet, sondern auch von vielen Zellen im menschlichen Körper: Immunzellen (wie zum Beispiel Mastzellen und Eosinophile), Darmzellen, Neuronen, glatten Muskelzellen, Endothel in den Blutgefäßen und vielen anderen Zellen. Es ist normal, dass unser Körper diese Substanzen produziert. Zurzeit wissen wir noch nicht viel über ihre Funktion und darüber, in welchem Zustand sie ausgeglichen sind, aber die Tatsache, dass unser Körper sie produziert, sollte uns sagen, dass wir diese Moleküle nicht fürchten müssen.

Die meisten Mikroben, die sich in unserer Umwelt befinden, und die Mikroben, die unsere Nahrung fermentieren, bilden biogene Amine.[39] Deshalb können Nahrungsmittel, die fermentiert oder für eine gewisse Zeit aufbewahrt wurden (sogar Reste der Mahlzeit vom Vortag) große Mengen an biogenen Aminen enthalten. Viele frische Produkte enthalten ebenfalls biogene Amine und darüber hinaus möglicherweise auch noch andere Substanzen, die Histamin freisetzen oder die Enzyme DAO und MAO hemmen, was zu einem Überschuss an biogenen Aminen im Körper führt. Es ist also nicht möglich, die Aufnahme von Histamin und anderen biogenen Aminen mit der Nahrung komplett zu vermeiden.

Folgende Nahrungsmittel können den Histaminspiegel im Körper erhöhen: fermentierte, eingelegte, konservierte, gesalzene, geräucherte Lebensmittel und Konservendosenprodukte, gereifter Käse, Essensreste, Meeresfrüchte, Essig, säurehaltiges Obst (Kiwi, Zitrone, Limette, Ananas, Pflaumen usw.), die meisten Beeren (insbesondere Erdbeeren), Papaya, Nüsse, Schokolade, Tomaten, alle Arten von Tee und Kaffee, Bohnen und Hülsenfrüchte, Weizenkeime, Alkohol, rohes Eiweiß und hefehaltige Lebensmittel. Viele Chemikalien, die industriell verarbeiteten Lebensmitten zugesetzt werden (Benzoat, Sulfite, Nitrite, Mononatriumglutamat, Glutamat, Lebensmittelfarbstoffe usw.) können eine Histaminintoleranz verschlimmern.

Folgende Nahrungsmittel gelten normalerweise als histaminarm: frisches Fleisch, frischer Fisch, frische Eier, frisches Gemüse, frische Milch, frisch fermentierter Joghurt, einige Obstsorten (durch Ausprobieren wählen), Butter, Kräutertees und frische Kräuter.

Diese Nahrungsmittellisten liefern nur ungefähre Angaben, da die Reaktion einzelner Menschen jeweils sehr individuell ist. Histamin ist nur ein kleiner Teil des Gesamtbildes. Die tatsächliche Ursache einer durch Histamin ausgelösten Erkrankung ist darin zu finden, dass die Darmwand geschädigt und durchlässig und das Immunsystem aus dem Gleichgewicht ist, was dazu führt, dass die betroffene Person atopisch ist. Die Menschen haben, seitdem sie existieren, fermentierte und alles andere als absolut frische Nahrungsmittel gegessen – Nahrungsmittel voller biogener Amine. Doch erst in jüngster Zeit reagieren Menschen auf einmal empfindlich auf diese Moleküle. Wie ist das zu erklären? Durch das, was wir unserer Darmflora antun. Histaminintoleranz ist mit Nahrungsmittelallergien und -unverträglichkeiten verbunden, die durch einen geschädigten, durchlässigen Darm verursacht werden. Und bei jeder Nahrungsmittelallergie, einschließlich einer Histaminintoleranz, gilt, dass wir uns auf die Heilung und die Versiegelung der Darmwand konzentrieren müssen, wenn wir sie behandeln und in den Griff bekommen wollen. Wir müssen ihre volle Unversehrtheit wiederherstellen. Dann werden die Nahrungsmittel, die Sie zu sich nehmen, vollständig verdaut, bevor sie vom Körper absorbiert werden, und die Reaktionen werden verschwinden. Und das Wichtigste ist: Wenn Ihr Darm heilt, findet Ihr Immunsystem sein Gleichgewicht wieder und Sie hören auf, eine atopische Person zu sein, also jemand, der anfällig für Allergien ist.

Wie bei jeder Nahrungsmittelallergie und -unverträglichkeit ist es erforderlich, die *GAPS-Einführungsdiät* langsam und mit Geduld durchzuführen.

In den ersten Phasen dieses Ernährungsplans stehen praktisch keine histaminreichen Nahrungsmittel auf dem Speiseplan, und fermentierte Produkte werden nur ganz allmählich eingeführt, zunächst nur in ganz kleinen Mengen. Jeder Mensch ist einzigartig und hat eine einzigartige Darmflora, passen Sie die Diät also an Ihre eigenen Bedürfnisse an. Wenn Sie sehr empfindlich auf biogene Amine reagieren, verzichten Sie zunächst vollständig auf fermentierte Nahrungsmittel, aber versuchen Sie es schon nach kurzer Zeit mit ein wenig selbstgemachter Molke oder Sauerrahm, selbstgemachtem Jogurt, Kefir oder Sauerkrautsaft. An irgendeinem Punkt werden Sie feststellen, dass Sie diese Nahrungsmittel vertragen. Fermentierte Nahrungsmittel tragen dazu bei, die Darmflora zu normalisieren, deren Gleichgewicht zu verbessern und deren Vielfalt zu erhöhen.[40] Alle fermentierten Nahrungsmittel enthalten probiotische Mikroben, die eine sogenannte „Absterbereaktion" verursachen. Bei den meisten Menschen spielen biogene Amine eine Rolle bei dieser Absterbereaktion. Tatsächlich sind Symptome einer Histaminintoleranz bei vielen Menschen ein Teil einer Absterbereaktion. Diese Reaktion sollte so weit kontrolliert werden, dass sie verträglich bleibt, aber sie kann nicht vollständig vermieden werden.

Ein Mensch, der unter einer Histaminintoleranz leidet, muss bei der Wahl der probiotischen Bakterien, die er zu sich nimmt, vorsichtig sein. Die am häufigsten verwendeten *Lactobacilli*, die in Probiotika und bei der Fermentation von Nahrungsmitteln verwendet werden (*Lactobacillus casei* und *Lactobacillus bulgaricus*), können Histamin bilden und sollten von einer empfindlich auf Histamin reagierenden Person wahrscheinlich gemieden werden.[41] Von einigen Arten, zum Beispiel *Lactobacillus rhamnosus, Bifidobacterium infantis, Bifidobacterium longum, Lactobacillus plantarum* und möglicherweise *Lactobacillus reuteri* wird angenommen, dass sie die Produktion von biogenen Aminen reduzieren. Diese Vermutung basiert jedoch nur auf einigen wenigen Forschungserkenntnissen, die noch nicht als vollständig zuverlässig gelten. Außerdem zeigt die klinische Erfahrung, dass verschiedene Menschen sehr unterschiedlich auf bestimmte probiotische Bakterien reagieren können.

Im Körper atopischer Menschen ist eine Menge los. Histamin ist nur eine kleine Facette des ganzen Bildes. Deshalb empfehle ich, sich nicht zu sehr auf Histamin (und andere biogene Amine) zu konzentrieren. Die eigentliche Ursache der Störung ist das GAP-Syndrom. Arbeiten Sie daran, Ihre Darmflora zu verändern und Ihre Darmwand zu heilen und zu versiegeln, indem Sie das GAPS-Ernährungsprogramm befolgen. Meiner Erfahrung nach ist es für die Gruppe der Patienten, die unter den hier beschriebenen Symptomen leiden, wichtig, die GAPS-Einführungsdiät zu befolgen. Sobald die Darmwand versiegelt ist, wird die Nahrung richtig verdaut, bevor sie absorbiert wird. Und dann muss der Körper keine Mastzellen, Eosinophile und andere Immunzellen mehr aktivieren. Diese Zellen werden sich „beruhigen" und aufhören, Histamin und andere wirkungsstarke Moleküle freizusetzen, die die Symptome von Allergien, Histaminintoleranz, Mastzellenaktivierungssyndrom und eosinophilen Darmstörungen verursachen. Die sich erholende Darmflora wird das Immunsystem wieder ins Gleichgewicht bringen. Und dann wird die TH1-Immunantwort wieder anfangen zu funktionieren. Und wenn es so weit ist, können Sie den Allergien „Tschüss!" sagen. Wie auch immer Ihre Hauptdiagnose lauten mag (Heuschnupfen, Asthma, Ekzem, Allergien, MCAD, HIT, Eosinophilie oder sogar Anaphylaxie) – Sie können davon genesen!

Der folgende Brief einer Mutter veranschaulicht das sehr gut.

„Als unser Sohn 18 Monate alt war, ergaben Tests, dass er gegen alle Nahrungsmittel allergisch war. Er reagierte auf mindestens zehn Nahrungsmittel anaphylaktisch. Er wurde auf eine hypoallergene Kost gesetzt, von der er sich ungefähr dreieinhalb Jahre ernährte. Das Einzige, was er zu essen bekam, war eine Mischung aus Reis, Birnen, Mais aus der Dose und Zucker. Er hatte viele anaphylaktische Reaktionen, die völlig aus dem Ruder liefen, brach sich zweimal den Arm und nahm bis zu sieben verschiedene Medikamente ein, unter anderem Steroide. Er hatte gegenüber allen Nahrungsmitteln eine Unverträglichkeit. Schließlich stieß ich im Internet auf eine Online-Gruppe, die sich „GAPS Kids" nannte und mir half, mir darüber klarzuwerden, dass mein Sohn unter dem durch Nahrungsproteine ausgelösten akuten Enterokolitis-Syndrom (englisch: Food Protein Induced Enterocolitis Syndrome, kurz: FPIES) litt und, was am wichtigsten war, dass man dieses Leiden heilen kann. Die Gruppe half mir, einen Jungen, der gegen alle Nahrungsmittel allergisch war, auf eine Ernährungsweise umzustellen, bei der die Nahrung das Heilmittel war!

Wir mussten damit beginnen, seiner üblichen Kost einige Tropfen Lammbrühe hinzuzugeben. Es dauerte drei Monate, seine Verträglichkeit gegenüber Lammbrühe aufzubauen, und ab dann mischten wir jeden Tag eine halbe Flasche davon zu seiner üblichen Kost. Allein durch die Zugabe der Brühe nahm er nun drei im Rahmen der GAPS-Diät unbedenkliche Nahrungsmittel zu sich: Zucchini, Butternusskürbis und Möhren und dazu auch eine unbedenkliche Fleischbrühe, nämlich Lammbrühe. Damit konnten wir mit der GAPS-Einführungsdiät beginnen. Wir hörten auf, ihm seine übliche hyperallogene Kost zu geben, und sein morgendliches Niesen und seine Verstopfung verschwanden sofort. Er hatte das hyperallogene Gemisch die ganze Zeit nicht vertragen! Vier Tage nach Beginn der GAPS-Einführungsdiät vertrug mein Sohn eine Ration des Nahrungsmittels, auf das er am stärksten allergisch reagiert hatte: Eigelb. Nach 11 Tagen vertrug er das Nahrungsmittel, auf das er am zweitstärksten allergisch reagiert hatte: Mandeln. Er befolgte die GAPS-Einführungsdiät sechs Wochen lang. Inzwischen gab es unglaublich viele Nahrungsmittel, die er problemlos vertrug, und er legte ordentlich an Gewicht zu. Seine Gesichtsfarbe war auf einmal wunderschön und ersetzte die gespensterhafte Blässe. Er konnte zum ersten Mal in seinem Leben am familiären Weihnachtsessen teilnehmen und genoss die köstlichen, nahrhaften Speisen mit geschlossenen Augen. Er vertilgte genussvoll Fleisch, Innereien, Eigelb, Brühe, Suppe, Mandelbrot und eine große Vielfalt an Gemüse, bis wir schließlich zur GAPS-Volldiät übergingen.

Mein Sohn genas schnell, aber dann stießen wir an eine Grenze, ab der es mit dem Heilungsprozess nur noch im Schneckentempo weiterging. Im Laufe der folgenden drei Jahre fanden wir heraus, dass die folgenden drei zusätzlichen Maßnahmen seine Genesung deutlich verbesserten: die Entfernung von Parasiten (er hatte Dienthamoeba fragilis und Blastocystis hominis), das Ernstnehmen der Wasserqualität und das Herausfiltern von Fluorid und Chlor sowie eine Cranio-Sacral-Therapie, mit der sich das Problem seiner Zungenverwachsung beheben ließ.

Die ganze Familie hat das GAPS-Ernährungsprogramm befolgt. Am vergangenen Weihnachtsfest haben wir uns eine Pizza bestellt und sie verputzt, ohne irgendwelche Reaktionen zu verspüren! Wir waren alle ausreichend geheilt! GAPS hat unsere Zukunft komplett verändert, nicht nur im Hinblick auf unsere Gesundheit, sondern auch unsere Lebensweise. Wir haben uns ein zwei Hektar großes Stück Land gekauft und leben jetzt auf unserem Traumbauernhof. Wir werden unsere eigenen biodynamischen Nahrungsmittel anbauen, unser eigenes Quellwasser haben und Bio-Freilandhühner halten."

Mary K.

Gesegnet sei das Fieber!

Fieber ist gut für uns! Es ist ein wichtiges Werkzeug unseres Immunsystems, dessen es sich bedient, um krankheitserregende Mikroben abzutöten, Toxine zu zerstören und Krebszellen zu entfernen. Wenn Sie ein paar Tage Fieber haben und nichts dagegen unternehmen, sondern es Ihrem Körper erlauben, seine Temperatur so lange wie nötig zu erhöhen, reinigen Sie Ihren Körper, befreien sich von chronischen Infektionen, beugen der Entstehung von Krebs vor und verjüngen sich.[42] Wissenschaftler experimentieren damit, Patienten, die unter unheilbarem Krebs, chronischem Erschöpfungssyndrom und anderen schweren Krankheiten leiden, künstlich in einen Fieberzustand zu versetzen, und stellen fest, dass Fieber bei der Behandlung dieser Krankheiten sehr wirksam sein kann. Während des Fiebers führt das Immunsystem sozusagen einen Reset durch, bringt seine verschiedenen Immunantworten wieder ins Gleichgewicht, organisiert sich neu und steigert seine Effizienz im Umgang mit Umwelteinflüssen.

Traditionelle Gesellschaften überall auf der Welt wissen das schon seit Jahrhunderten. Bei ihnen gilt die bewusste Erhöhung der Körpertemperatur als eine Maßnahme der Vorbeugung und wird regelmäßig praktiziert.[43] Die russische Banja, die skandinavische Sauna, das türkische Bad, die römischen Thermen, die Schwitzhütten der amerikanischen Ureinwohner, das Baden in heißen Quellen in Japan, Island und an anderen Orten überall auf der Welt wurden schon seit Langem als gesundheitsfördernde Aktivitäten geschätzt. In diesen Kulturen betrachten ganze Familien diese Aktivitäten als einen sehr wichtigen Teil ihres wöchentlichen Lebensrhythmus. Durchgeführte Studien haben gezeigt, dass ein regelmäßiger Besuch in der Sauna oder in einer russischen Banja der Entstehung vieler chronischer Krankheiten vorbeugen und bei der Behandlung und Heilung dieser Krankheiten hilfreich sein kann.

Wenn Sie zulassen, dass Ihr Immunsystem sein Werkzeug Fieber voll einsetzt, können Sie dem Risiko vorbeugen, dass sich in Ihrem Körper eine Autoimmunität entwickelt. Das Problem ist, dass viele Menschen sich vor Fieber fürchten, und sobald ihre Körpertemperatur zu steigen beginnt, fiebersenkende Medikamente einnehmen, um die Temperatur zu senken. Wenn dem Immunsystem nicht ermöglicht wird, Fieber zur Bekämpfung von Krankheiten richtig einzusetzen, wird der Boden dafür bereitet, dass sich in Zukunft Autoimmunität, chronische Entzündungen, Allergien, chronische Infektionen, Parasitenbefall und Krebs entwickeln.

Besonders wichtig ist es bei Babys und kleinen Kindern, Fieber zuzulassen und nicht zu unterdrücken.[44] Babys werden mit einem unreifen Immunsystem geboren, das noch lernen muss. Das erste Fieber, das Ihr Kind bekommt, ist eine entscheidende Lektion im Lernprozess des Immunsystems Ihres Kindes. Wenn man das Fieber nicht zulässt, hat das Immunsystem des Kindes eine wichtige Lektion verpasst. Stattdessen hat es eine falsche Lektion erhalten, die den Boden für künftige Allergien und Autoimmunität bereiten kann. Natürlich kann es für Eltern ziemlich beängstigend sein, mitansehen zu müssen, wie ihr Baby oder Kleinkind „glüht" und sich krank fühlt. Deshalb ist es ganz natürlich, dass die Eltern wollen, dass das Fieber aufhört und es ihrem Kind wieder gut geht. Das ist der Moment, das zu tun, was für das Kind am besten ist: Lassen Sie das Fieber zu! Sorgen Sie einfach nur dafür, dass Ihr Kind es warm hat und ausreichend trinkt. In den meisten Fällen hält das Fieber nur 12 bis 24 Stunden an. Und wenn Ihr Kind das Fieber überstanden hat, wird es ein stärkeres und gesünderes Immunsystem haben! Die meisten Fieberanfälle werden durch Erkältungen verursacht, bei denen normalerweise nicht einmal ein Arzt hinzugezogen werden muss. Aber natürlich ist es wichtig auszuschließen, dass das Fieber womöglich durch eine schwerwiegende Infektion, zum Beispiel durch eine Hirnhautentzündung, verursacht wird, die medizinisch behandelt werden muss.

Was müssen wir tun, wenn wir Fieber bekommen? Befolgen Sie für Ihre Babys und Kinder die gleichen Empfehlungen, die auch für Sie gelten.

Bleiben Sie im Bett, halten Sie sich warm und schwitzen Sie. Schwitzen hat eine sehr heilende Wirkung. Durch das Schwitzen scheidet der Körper Giftstoffe aus, und die Temperatur sinkt von alleine wieder. Halten Sie ein paar Pyjamas oder Nachthemden bereit, damit Sie Ihre Kleidung regelmäßig wechseln können, wenn Sie durchgeschwitzt ist. Legen Sie ein großes Baumwollhandtuch unter sich. Decken Sie sich mit einem weiteren großen Baumwollhandtuch zu und legen Sie darüber eine warme Decke. Wenn wir Fieber haben, haben wir das Gefühl, dass uns kalt ist, manchmal haben wir sogar Schüttelfrost. Um uns warm zu halten, sollten wir nur Kleidung aus Naturfasern tragen: Baumwolle und Wolle, keine synthetischen Stoffe!

Wenn man Fieber hat, ist es wichtig, gut hydriert zu bleiben. Trinken Sie viel warmes Wasser mit einem großen Stück frischer Zitrone (die Zitrone liefert

Mineralstoffe und Vitamin C). Bereiten Sie eine Butter-Honig-Creme zu und nehmen Sie davon mit jeder Tasse warmen Wassers einige Teelöffel zu sich. Für die Zubereitung der Butter-Honig-Creme 200 Gramm Bio-Rohmilchbutter (oder Bio-Ghee) nach Geschmack mit 1-6 Teelöffeln Honig verrühren (zunächst einen Teelöffel Honig hinzugeben, die Mischung probieren und nach und nach weiteren Honig hinzugeben, bis Ihre Geschmacksknospen zufrieden sind). Stellen Sie die Creme bei Zimmertemperatur neben Ihrem Bett bereit. Wenn Sie aus irgendeinem Grund keine Butter vertragen, verwenden Sie Kokosöl, selbstgemachten Talg oder ein anderes tierisches Fett (wie man Talg herstellt, erfahren Sie im Kapitel *Was wir essen sollen und warum, einige Rezepte*). Geben Sie der Butter-Honig-Creme eine Prise Natursalz hinzu. Wenn wir schwitzen, verliert der Körper sehr viel Salz. Es ist wichtig, die Salzvorräte wiederaufzufüllen.

„Schnupfen sollst du füttern, Fieber aushungern", heißt es im Volksmund. Wenn wir eine erhöhte Körpertemperatur haben, wollen wir nicht essen. Die Zuführung von Nahrung wird für den Körper eine Belastung, mit deren Verarbeitung er fertigwerden muss, während er doch sämtliche Ressourcen benötigt, um die Krankheit zu bekämpfen. Viel warmes Wasser mit Zitrone zu trinken und dazu die Butter-Honig-Creme zu essen, reicht völlig aus. Wenn Ihre Temperatur zu sinken beginnt, können Sie anfangen, wieder etwas zu essen. Was sollte man nach dem Sinken des Fiebers als Erstes wieder essen? Es ist sehr wichtig, mit Nahrungsmitteln zu beginnen, die leicht verdaulich sind und das Immunsystem mit Nährstoffen versorgen. Die beste Speise in so einer Situation ist selbst gemachte Fleischbrühe, und am besten ist es, mit Hühnerbrühe anzufangen (man sollte ein Huhn aus Biohaltung verwenden, das nicht mit Soja gefüttert wurde). Für die Zubereitung der Hühnerbrühe ein ganzes Huhn mitsamt den Innereien in einen 4-5-Liter-Kochtopf geben, diesen mit Wasser füllen, einen Esslöffel Natursalz hinzugeben und das Ganze 2 bis 3 Stunden kochen. Die entstandene klare Brühe schmeckt köstlich. Trinken Sie davon den ganzen Tag lang so viel, wie Sie wollen. Wenn Sie Hunger bekommen, essen Sie das Huhn, das Sie bei der Zubereitung der Brühe verwendet haben. Essen Sie vor allem die Haut, das Fett, das braune Fleisch an den Knochen und die weicheren Knochenteile (nicht die Brust!). Ich empfehle dringend, das Huhn mit den Händen zu essen – ohne Besteck! Wenn Sie es mit den Händen essen, wird Ihr Körper Sie instinktiv die Teile von dem Huhn essen lassen, die in Ihrem Zustand für Ihre Gesundheit am besten sind. Wenn Sie Besteck verwenden, kann dieser Instinkt sich nicht äußern. Sie können einen Teil der Brühe nehmen, etwas nicht stärkehaltiges Gemüse dazugeben, das Ganze 20 Minuten kochen, und schon haben

Sie eine leckere Hühnersuppe. Essen Sie diese Suppe und das Huhn, trinken Sie weiter die Hühnerbrühe und warmes Wasser mit Zitrone und nehmen Sie dazu weiter die Butter-Honig-Creme zu sich. Wenn Sie aus irgendeinem Grund kein Huhn vertragen, verwenden Sie anderes Fleisch mit Knochen für die Zubereitung der Brühe (Lamm, Rind, Gans, Ente, Wild usw.) Es ist gut, der Suppe einige Teelöffel selbst gemachten Kefir, Joghurt oder Sauerrahm oder selbst gemachte Molke hinzuzugeben. All dies fügt Ihren Speisen probiotische Bakterien und Enzyme hinzu, die das Immunsystem stimulieren und die Darmschleimhaut heilen. Essen Sie nichts anderes! Wenn Sie diese einfachen Empfehlungen befolgen, werden Sie nach dem Fieber stärker und gesünder sein als vorher.

Einige wenige Babys und kleine Kinder können *Fieberkrämpfe* bekommen, wenn sie hohes Fieber haben (normalerweise bei Körpertemperaturen von mehr als 39 Grad). Wenn das passiert, kann das Kind zucken oder andere unwillkürliche Bewegungen machen und für einige Sekunden das Bewusstsein verlieren. Fieberkrämpfe sind keine epileptischen Anfälle und bedürfen normalerweise keiner Behandlung. Halten Sie das Kind nicht fest, sondern achten Sie einfach nur darauf, dass es sicher ist, und entfernen Sie Decken und Kleidung, damit die Temperatur des Kindes ein wenig sinkt. Normalerweise besteht kein Anlass zu übermäßiger Sorge, wenn ein Kind unter Fieberkrämpfen leidet. Fieberkrämpfe verschwinden von selbst wieder und hinterlassen keine bleibenden Schäden. Krämpfe sind ein Reinigungsprozess für das Gehirn. Fieber löst im Körper starke Reinigungsprozesse aus, die auch das Nervensystem mit einbeziehen können. Wenn Sie dafür sorgen, dass Ihr Kind gut hydriert bleibt und ihm die Butter-Honig-Creme verabreichen, stellen Sie sicher, dass der Körper des Kindes das Fieber gut und ohne Komplikationen übersteht. Um Fieberkrämpfe zu vermeiden, sorgen Sie dafür, dass die Temperatur unter 39 Grad bleibt, ohne das Fieber jedoch zu unterdrücken. Die beste Methode, dies zu erreichen, besteht darin, das Kind zu entkleiden und ihm ein feuchtes Tuch auf die Haut zu legen. Wenn das nicht funktioniert, können Sie in einer Tasse warmem Wasser eine kleine Aspirintablette auflösen und dem Kind einige Teelöffel davon geben. Statt Aspirin können Sie auch Weidenrindentee verwenden. Es ist wichtig, die Temperatur nicht zu stark zu senken, sondern nur unter den kritischen Wert von 39 Grad. Wenn die Fieberanfälle länger als 10 bis 15 Minuten dauern oder das Kinder unter wiederkehrenden Anfällen leidet, sollten Sie unbedingt ärztliche Hilfe suchen.

Ein Hoch auf die Erkältung!

Die Natur tut nichts ohne einen guten Grund! Erkältungsviren haben in der Natur eine sehr wichtige Aufgabe: Sie sorgen für eine regelmäßige Reinigung unseres Körpers. Niemand fängt sich zufällig ein Virus ein! Wenn Sie sich „ein Virus einfangen", bedeutet das, dass Ihr Körper dieses Virus benötigt, um sich von angesammelten Giftstoffen zu befreien. Wenn eine Gruppe von Menschen bei der gleichen Gelegenheit dem gleichen Virus ausgesetzt ist, bekommen nur einige dieser Menschen die Erkältung, während andere nicht erkranken. Was glauben Sie, warum das so ist? Der Körper der Menschen, die sich mit dem Virus angesteckt haben, brauchte eine Reinigung. Wir leben in einer mit Giftstoffen belasteten Welt. Jeden Tag atmen wir jede Menge Chemikalien ein, die aus Autoabgasen, Innenraumluftverschmutzung, von Flugreisen sowie aus Verschmutzungen durch die Landwirtschaft und die Industrie stammen. Diese Chemikalien reichern sich in den Schleimhäuten der Nase, der Nebenhöhlen und der Atemwege an. Wenn Sie sich erkälten, läuft Ihre Nase, Sie niesen und husten. Das sind die Mechanismen, derer sich Ihr Körper bedient, um die Schleimhäute Ihrer Nase, Ihrer Nebenhöhlen und Ihrer Atemwege zu reinigen. Wenn diese Bereiche Ihres Körpers frei und sauber sind, hat Ihr Körper für das Virus keine Verwendung, und Sie werden zu den „Glücklichen" gehören, die sich keine Erkältung einfangen. Eine Erkältung sorgt häufig dafür, dass sich Ihre Körpertemperatur erhöht, was bedeutet, dass nicht nur Ihre Atemwege gereinigt werden müssen, sondern dass Ihr Körper eine tiefergehende Reinigung in anderen Organen und Systemen durchführen muss. Der Körper setzt das Fieber ein, um Krebszellen und eingelagerte Toxine und Chemikalien loszuwerden. Wenn Sie also von einer Erkältung genesen sind, ist Ihr Körper insgesamt reiner und gesünder als vorher.

Eine Erkältung ist keine zufällige Erkrankung, die sich einfach so in Ihrem Körper entwickelt. Sie ist ein sorgfältig inszeniertes Ereignis, bei dem das Virus und Ihr Körper zu Ihrem Wohl als Partner zusammenarbeiten. Wenn Sie sich also ein normales Erkältungsvirus einfangen, ist es nicht angebracht, entzündungshemmende Medikamente, Antibiotika oder fiebersenkende Mittel einzunehmen. Vielmehr ist es ein Anlass, sich zu freuen. Ihr Körper gibt Ihnen eine Chance, sich zu reinigen und der Entstehung einer ganzen Reihe schlimmer chronischer Krankheiten vorzubeugen, unter anderem Krebs und Autoimmunerkrankungen.

Die Wissenschaft bestätigt diese Tatsache immer wieder. Ein gutes Bespiel ist das *Norovirus* – ein verbreiteter Erreger, der bei Menschen Magen-Darm-Beschwerden verursacht. In jedem Winter erkranken viele Menschen in der nördlichen Hemisphäre an diesem Virus, das dazu führt, dass man ein oder zwei Tage unter Erbrechen und Durchfall leidet. Tierversuche haben gezeigt, dass Noroviren eine durch Antibiotika geschädigte Darmflora wiederherstellen und normalisieren können.[45] Und nicht nur die Darmflora wird wiederhergestellt, sondern auch die Immunfunktion und der normale physische Zustand der Darmwand. Erbrechen und Durchfall sind wichtige Reinigungsmechanismen des Verdauungssystems. Beides ist unangenehm, aber Erbrechen und Durchfall spülen Giftstoffe und Parasiten aus dem Darm und sorgen dafür, dass er anschließend reiner und gesünder ist. Bei einigen Menschen wird eine Erkrankung durch das Norovirus von Fieber begleitet, was bedeutet, dass ihr Körper eine tiefergehende Reinigung benötigt.

Das Gleiche gilt für die verbreiteten Kinderkrankheiten: Masern, Mumps, Röteln, Windpocken und Scharlach. Diese Infektionen sind von Mutter Natur dazu gedacht, das Immunsystem des Kindes „auszubilden" und zu trainieren, damit es lernt, richtig mit der Umwelt umzugehen.[46] All diese Infektionen werden von Fieber begleitet, was ihnen eine starke reinigende Wirkung verleiht. Menschen, die diese Krankheiten in ihrer frühen Kindheit durchgemacht haben, entwickeln normalerweise nie Allergien, Autoimmunerkrankungen oder leiden an irgendwelchen anderen Immunproblemen, weil ihr Immunsystem die Chance hatte, richtig zu reifen. In der heutigen Zeit herrscht eine verbreitete Angst vor Kinderkrankheiten, weil sie Komplikationen verursachen können. Der entscheidende Faktor im Hinblick darauf, ob ein Kind die Infektion unbeschadet übersteht oder durch sie Komplikationen erleidet, ist der Ernährungszustand des Kindes. Kinder, die einen Mangel an tierischem Protein, tierischem Fett und fettlöslichen Vitaminen (Vitamin A, D, K und E9) aufweisen, sind anfällig dafür, durch Infektionen Komplikationen zu erleiden.[47] All diese Nährstoffe sind in selbst zubereiteten Gerichten aus tierischen Produkten enthalten: Fleisch und Innereien, Fleischbrühe, tierischem Fett, Fisch, Eiern und Vollfett-Milchprodukten. Kindern, die vor allem mit Frühstückscerealien, Magermilch, Brot, Nudeln und Zucker aufwachsen, wird es an all diesen wichtigen Nährstoffen mangeln, die erforderlich sind, damit das Immunsystem richtig funktioniert. Die Ernährungsweise dieser Kinder macht sie anfällig dafür, bei *jeder* Infektion Komplikationen zu entwickeln, nicht nur bei den soeben genannten.

Neueren Forschungserkenntnissen zufolge ist die Anwesenheit ungeklärter viraler Infektionen eine wichtige Ursache für die Entstehung von Autoimmunerkrankungen, zum Beispiel entzündlichen Darmerkrankungen, Autoimmunthrombozytopenie, Autoimmunerkrankungen der Schilddrüse, Diabetes Typ 1 sowie psychischen Erkrankungen und anderen.[48] Die Medikamente, die Menschen einnehmen, wenn sie eine Erkältung haben, richten nichts gegen das Virus aus. Das Einzige, was sie bewirken, ist, das Immunsystem davon abzuhalten, das Virus richtig zu bekämpfen, was es diesem ermöglicht, sich im Körper einzunisten und eine chronische Infektion auszulösen. Bei Erkältungen Medikamente einzunehmen, ist also keine gute Idee, aber leider tun die meisten Menschen genau das. Diese Praxis ist zweifellos ein wichtiger Faktor, der zu der Epidemie von Autoimmunerkrankungen, Allergien und anderen Immunstörungen beiträgt, mit der wir es gegenwärtig zu tun haben.

Was sollen wir also tun, wenn wir uns eine Erkältung einfangen? Am wichtigsten ist es, dem Körper zu vertrauen und mit ihm zusammenzuarbeiten. Meiden Sie jegliche Medikamente, senken Sie nicht das Fieber und lindern Sie auch keine anderen Symptome Ihrer Erkältung. Das Fieber und die Symptome sind die Werkzeuge, die Ihr Immunsystem einsetzt! Während Sie Fieber haben, sollten Sie nur warmes Wasser mit Zitrone und Butter-Honig-Creme zu sich nehmen. Wenn das Fieber weggeht, sollten Sie Nahrungsmittel zu sich nehmen, die dem Immunsystem Nährstoffe zuführen und es stärken: selbst gemachte Fleischbrühe, Innereien (vor allem Leber), fettreiches Fleisch, Gemüsesuppe mit selbst gemachter Fleischbrühe, fettreichen Fisch mit gut gegartem Gemüse, Eier, Butter, Sauerrahm, Vollfettjoghurt und Kefir. Meiden Sie alle Produkte, die aus Mehl und Zucker hergestellt werden, da diese Nahrungsmittel das Immunsystem schwächen.

Wenn Sie eine Erkältung haben, ist es wichtig, dass Sie sich warmhalten und gut hydriert bleiben, so viel schlafen, wie Sie können, und jeglichen Stress und jede Anstrengung meiden. Das bedeutet, dass Sie nicht arbeiten sollten, wenn Sie eine Erkältung haben! Es ist nichts Heldenhaftes oder Bewundernswertes daran, mit Fieber und einer Erkältung arbeiten zu gehen. Ihr Körper steht unter einer starken Belastung, denn er vollbringt die wichtige Arbeit, Toxine aus Ihren Organen zu entfernen und diese dadurch vor künftigen chronischen Krankheiten zu bewahren. Wenn Sie Ihre Zeit so organisieren, dass Ihr Körper sich dieser Aufgabe voll und ganz widmen kann, wird er Sie über viele Jahre hinweg mit guter Gesundheit belohnen. Das Gleiche gilt für Ihre Kinder. Schicken Sie Ihr Kind nicht mit einer Erkältung und mit Fieber in die Schule! In so einem Fall ist es für das Kind wichtig, sich so viel wie möglich auszuruhen und zu schlafen und nahrhafte, von Ihnen selbst gemachte Speisen zu sich zu nehmen. Die Erkältung Ihres Kindes kann Ihnen die Chance geben, gemeinsame Zeit zu verbringen: zu reden, zu spielen und gutes Essen zuzubereiten.

Ernähren Sie Ihr Immunsystem gut!

Welche Art von Nahrungsmittel benötigt das Immunsystem, um gesund und stark zu sein? Man kommt nicht um die Tatsache herum, dass es sich bei diesen Nahrungsmitteln um solche handelt, die tierischen Ursprungs sind: Fleisch, tierisches Fett, Innereien, Eier und Vollfett-Milchprodukte (vor allem fermentierte). Diese Nahrungsmittel liefern Protein, Fette und fettlösliche Vitamine – allesamt sehr wichtige Nährstoffe für ein gesundes Immunsystem.[49] Zu all diesen Produkten passt Gemüse sehr gut und liefert zusätzliche Nährstoffe und reinigende Substanzen.

Wenn wir eine Erkältung haben, sollten wir vor allem mit selbst gemachter Fleischbrühe, fettreichem Fleisch und gut gegartem Gemüse zubereitete heiße Suppen und Eintöpfe zu uns nehmen. Außerdem sollte jeden Tag selbst gemachter Sauerrahm, Butter und Ghee auf dem Speiseplan stehen (es sei denn, es besteht eine Unverträglichkeit gegenüber Milchprodukten). Es ist sehr wichtig, Innereien zu essen, vor allem Leber. Leber ist ein wahres Ernährungs-Kraftwerk. Leber liefert alle Nährstoffe, die ein starkes, robustes Immunsystem benötigt. Andere Innereien (Niere, Herz, Zunge, Kutteln, Drüsen und Hirn) liefern eine eigene Kombination essenzieller Nährstoffe, zum Beispiel große Mengen Cholesterin.

Cholesterin ist eines der wichtigsten Moleküle, die das Immunsystem benötigt! Tierversuche und Studien, an denen Menschen teilgenommen haben, haben gezeigt, dass Immunzellen auf Cholesterin angewiesen sind, um Infektionen bekämpfen und sich nach der Bekämpfung reparieren zu können.[50] Darüber hinaus bindet LDL (Low-Density-Lipoprotein) direkt gefährliche bakterielle Toxine und beugt dadurch der Gefahr vor, dass diese im Körper Schaden anrichten können. Eines der tödlichsten Toxine wird von einem weitverbreiteten Bakterium namens *Staphylococcus aureus* produziert, das MRSA verursacht, eine häufig auftretende Krankenhausinfektion. Dieses Toxin ist in der Lage, rote Blutkörperchen regelrecht zu zerstören. In Anwesenheit von LDL-Cholesterin kann es seine Wirkung jedoch nicht entfalten.[50] Bei Menschen, die diesem Toxin zum Opfer fallen, findet sich meistens ein *niedriger* Cholesterinspiegel im Blut. In Anbetracht dessen, dass heutzutage nahezu alle erwachsenen Patienten (und sogar einige Kinder), die in unseren Krankenhäusern liegen, Statine verschrieben bekommen, um ihren Cholesterinspiegel im Blut zu senken, ist es kein Wunder, dass die Krankenhausinfektion MRSA so ein verbreitetes Problem geworden ist. Um dieses Problem effektiv in den Griff zu bekommen, müssen wir Maßnahmen ergreifen, um den Cholesterinspiegel von Krankhauspatienten zu *erhöhen*. Ihnen täglich Innereien, tierisches Fett und Eier mit Bacon auf den Speiseplan zu setzen, kann ihr Immunsystem deutlich stärken. Es wurde festgestellt, dass Menschen mit einem hohen Cholesterinspiegel besser vor Infektionen geschützt sind. Sie haben ein vierfach niedrigeres Risiko, an AIDS zu erkranken, erkälten sich seltener und genesen schneller von einer Infektion als Menschen mit einem „normalen" oder niedrigen Cholesterinspiegel.[51] Andererseits sind Menschen mit einem niedrigen Cholesterinspiegel anfälliger dafür, an bestimmten Infektionen zu erkranken, leiden länger unter diesen Infektionen, wenn sie an ihnen erkranken, und sterben eher an einer Infektion.[52] Wie sich gezeigt hat, verbessert eine cholesterinreiche Ernährung die Fähigkeit dieser Menschen, von einer Infektion zu genesen. Somit sollte jeder, der unter einer akuten oder einer chronischen Infektion leidet, cholesterinreiche Nahrungsmittel zu sich nehmen, um seine Genesung zu fördern. Lebertran, der reich an Cholesterin ist, gilt schon seit Langem als ein Mittel zur Stärkung des Immunsystems. Wer mit alter medizinischer Literatur vertraut ist, kann Ihnen bestätigen, dass es bei der Behandlung von Tuberkulose bis zur Entdeckung von Antibiotika üblich war, den Betroffenen jeden Tag ein Gemisch aus rohem Eigelb und frischer Sahne zu verabreichen, eine Kombination, die sehr cholesterinreich ist.[53]

Fermentierte Lebensmittel sind eine großartige Hilfe für unser Immunsystem.[54] Sie liefern aktive probiotische Bakterien und vorverdaute, leicht zu absorbierende Nährstoffe. Selbst gemachter Joghurt, Kefir, Hüttenkäse und Sauerrahm sowie selbst gemachte Molke sind für das Verdauungssystem wohltuend und heilend, und das Gleiche gilt für den Teil des Immunsystems, der sich innerhalb der Wände des Verdauungssystems befindet.

Kräuter und Gewürze sind ebenfalls gut für das Immunsystem. Kurkuma, Ingwer, Knoblauch, Zwiebel, Nelken, Kreuzkümmel, Kümmel, Dill, Koriander und andere Kräuter und Gewürze sollten in geringen Mengen ein regelmäßiger Bestandteil unserer Kost sein. Wenn wir nicht gerade unter einer Infektion leiden, können frisch gepresste Gemüse- und Fruchtsäfte ebenfalls dazu beitragen, unser Immunsystem und alle anderen Bereiche unseres Körpers gesund zu halten. Aber während einer akuten Infektion ist es keine gute Idee, Frucht- oder Gemüsesäfte zu trinken!

Es gibt Nahrungsmittel, die das Immungleichgewicht im Körper verändern und uns gegenüber Viren anfällig machen können. Diese Nahrungsmittel können die in uns ansässigen Viren (wie Viren der Herpesfamilie oder Papillomaviren) aktivieren und es Viren von außen erleichtern, in unseren Körper einzudringen.

Bei diesen Nahrungsmitteln handelt es sich um Schokolade, Obst und Nüsse.[55] Viele Gemüsesorten haben die gleiche Wirkung, wenn sie roh verzehrt und im Übermaß gegessen werden. Wenn wir erkältet sind oder unter einer anderen akuten Infektion leiden, sollten wir diese Nahrungsmittel meiden. In dem Fall sollte Gemüse in Fleischbrühe gekocht und als Suppe oder Eintopf gegessen oder mit viel tierischem Fett gebraten werden. Gegartes Gemüse entfaltet im Körper eine andere Wirkung. Es ist leichter zu verdauen und nahrhafter als rohes Gemüse. Wenn Sie unter einer Infektion leiden, essen Sie gegartes Gemüse warm, nicht kalt, zum Beispiel in einer Suppe oder in einem Eintopf oder zusammen mit fettreichem Fleisch.

Menschen, die beschließen, ganz auf tierische Nahrungsmittel zu verzichten, werden Veganer genannt. Ausschließlich vegane Nahrung zu sich zu nehmen, ist keine Ernährungsweise, sondern eine Art des Fastens. Zu fasten ist eine wirkungsvolle Methode, starke Reinigungsprozesse in Gang zu bringen, und kann für einen Körper mit einer großen toxischen Belastung gut und nützlich sein. Aber wir können nicht immer fasten! Jede Art des Fastens sollte sich nur über einen kurzen Zeitraum erstrecken. Wenn der Körper den Reinigungsprozess beendet hat, benötigt er Nahrung, und das ist der Zeitpunkt, zu dem tierische Nahrungsmittel in die Kost miteinbezogen werden sollten. Vegetarier, die darauf achten, gesund zu bleiben, essen viele Eier und Milchprodukte (tierische Produkte, die ihnen die erforderlichen Nährstoffe liefern) und zumindest gelegentlich Fleisch oder Fisch. Irregeleiteter Veganismus ist in der westlichen Welt zu einer bedeutenden Ursache psychischer und physischer Erkrankungen geworden.[56] Bei allen Veganern, mit denen ich in meiner Klinik zu tun hatte, befand sich das Immunsystem in einem sehr schlechten Zustand. Es war regelrecht zusammengebrochen und nicht mehr in der Lage, auf Umwelteinflüsse zu reagieren. Veganer behaupten oft, nie erkältet zu sein. In Wahrheit infizieren sie sich mit all den Viren, mit denen wir uns alle infizieren, aber ihr Immunsystem ist nicht stark genug, um auf diese Viren zu reagieren, weshalb Fieber, Husten, Niesen oder andere Erkältungssymptome ausbleiben. Mehr zu diesem Thema finden Sie in meinem Buch *Vegetarianism Explained. Making an Informed Decision.*

Einige Nahrungsergänzungsmittel können für das Immunsystem hilfreich sein. Eines der traditionellen, bewährten Mittel ist Lebertran von guter Qualität. Er liefert Cholesterin und fettlösliche Vitamine (A, D und K2, wenn das Öl fermentiert ist). Es ist bekannt, dass eine regelmäßige Einnahme Erkältungen und anderen Infektionen vorbeugen kann. Ein Präparat, das die Aminosäure L-Lysin enthält, kann sehr hilfreich sein, wenn in uns ansässige Viren aktiv werden (zum Beispiel ein Herpesvirus, das Fieberbläschen verursacht). Ganz zu Beginn der Entwicklung von Fieberbläschen ein paar Tage lang ein L-Lysin-Präparat einzunehmen, kann die Infektion stoppen. Ein Erwachsener sollte 3-6 Gramm am Tag nehmen, ein Kind kann zwischen 500 mg und 3 Gramm einnehmen. Pilzpräparate wie Cordyceps, Reishi, Coriolus, Maitake, Shiitake und andere sind dafür bekannt, das Immunsystem zu stärken und es im Kampf gegen Krebs und chronische Infektionen zu unterstützen.[57] Auch roher Bienenpollen, Säfte aus Grünpulver, Kolostrum, einige Kräuter, natürliches Vitamin C mit Zink und viele andere natürliche Substanzen haben sich für unser Immunsystem als vorteilhaft erwiesen. Abgesehen von L-Lysin sollten die meisten dieser Nahrungsergänzungsmittel über einen langen Zeitraum hinweg eingenommen werden. Deshalb ist es eine gute Idee, einen Heilpraktiker zu konsultieren, um qualitativ hochwertige Nahrungsergänzungsmittel zu erhalten.

Was benötigt unser Immunsystem noch?

Die sogenannte *Hygienehypothese*, deren Gültigkeit inzwischen allgemein akzeptiert wird, geht davon aus, dass es für uns Menschen von entscheidender Bedeutung ist, Mikroben aus der Umwelt ausgesetzt zu sein, um ein voll funktionsfähiges Immunsystem entwickeln zu können.[58] Zahlreiche Studien haben ergeben, dass Menschen, die in engem Kontakt mit Tieren, Erde, Tiermist und anderen Quellen für Mikroben aufgewachsen sind, ein gesünderes Immunsystem haben als Menschen, die in einer „sauberen" Umgebung groß geworden sind. Inzwischen gilt es auch als erwiesen, dass Menschen, die Darmwürmer haben, besser vor Autoimmunerkrankungen und Allergien geschützt sind als Menschen, die keine Darmwürmer haben. Die Menschen in den westlichen Ländern sind regelrecht besessen davon, ihre Umgebung zu sterilisieren und Mikroben zu bekämpfen, wodurch sie im Ergebnis dafür sorgen, dass die Bevölkerung insgesamt Immunprobleme bekommt. Für kleine Kinder ist es besonders wichtig, Mikroben aus der Umgebung ausgesetzt zu sein. Man erweist ihnen also einen Bärendienst, wenn man ihre Umgebung zu sauber hält.

Wir sind Kinder der Natur. Deshalb ist es ungeheuer wichtig für uns, in engem Kontakt mit der Natur zu sein, um dafür zu sorgen, dass unser Körper gesund bleibt. Es ist wichtig für uns, barfuß auf nackter Erde und auf Gras zu laufen und im natürlichen Wasser von Flüssen, Seen und Meeren zu schwimmen. Es ist wichtig für uns, in natürlicher Umgebung an der frischen Luft körperlich aktiv zu sein. Es ist sehr wichtig für uns, mit Tieren und anderen Lebensformen in Kontakt zu sein, die unseren wunderbaren Planeten besiedeln. Es ist wichtig für uns, regelmäßig ein Sonnenbad zu nehmen. All diese Aktivitäten helfen uns, ein robustes Immunsystem aufzubauen und uns eines gesunden schönen Körpers zu erfreuen.

Babys kommen mit einem unreifen Immunsystem auf die Welt. Mutter Natur hat diverse Werkzeuge geschaffen, derer sie sich bedient, um das menschliche Immunsystem reifen zu lassen und auf ein langes gesundes Leben vorzubereiten. Diese Werkzeuge sind verschiedene Mikroben in der Umwelt, darunter auch die, die Kinderkrankheiten und Erkältungen verursachen. Diese Mikroben sind unsere Freunde. Wir müssen es unserem Körper ermöglichen, mit ihnen in vollem Umfang Bekanntschaft zu machen, damit er ein starkes, gesundes Immunsystem entwickeln kann. Wir müssen nur darauf achten, unseren Körper richtig zu ernähren, damit der ganze Prozess gesund verläuft (was in der heutigen Zeit bei vielen Familien leider nicht der Fall ist). Wir leben in einer Welt, in der es vor Mikroben nur so wimmelt, und auch unser Körper ist voller Mikroben, die für unser Überleben enorm wichtig sind. Die ständige Interaktion dieser Mikroben mit unserem Immunsystem spielt für eine gute Gesundheit eine wesentliche Rolle. Die allermeisten Mikroben, die auf unserem Planeten existieren, sind für uns nicht nur völlig harmlos, sondern sogar nützlich. Und es ist durchaus möglich, dass unsere Immunzellen ursprünglich einmal aus Mikroben hervorgegangen sind. Einige Immunzellen sehen aus wie Mikroben und verhalten sich wie diese, und es ist bekannt, dass Antibiotika Immunzellen töten.[59] Die Natur funktioniert auf der Basis von Kooperation! Alles in der Natur hilft und unterstützt einander, bringt einander ins Gleichgewicht und schafft einander eine Umgebung zum Existieren. Wir müssen aufhören, die Natur und die Lebewesen, die sie hervorgebracht hat, zu fürchten. Stattdessen müssen wir sie respektieren und versuchen, mit ihnen in harmonischer Eintracht zu leben. Schließlich ist unser menschlicher Körper eines dieser Lebewesen!

Der moderne Mensch hat die Umwelt, in der er lebt, nachhaltig verändert und sich immer weiter von der Natur entfernt. Das ist der Grund dafür, warum sich chronische Krankheiten immer mehr ausbreiten. Die einzigen wirklichen Lösungen für dieses Problem sind in der Natur zu finden! Wir müssen unseren Körper richtig ernähren, dafür sorgen, dass wir und unsere Umwelt nicht mit Giftstoffen belastet werden, und es unserem Immunsystem ermöglichen, seinen Job ungehindert erledigen zu können.

Im Folgenden möchte ich Ihnen den Fall eines kleinen Mädchens namens Mary vorstellen (der Name wurde zum Schutz seiner Privatsphäre geändert).

Mary war bei ihrer Geburt ein gesundes Baby, aber sie bekam vom ersten Tag an zusätzlich zur Muttermilch auch Babymilchpulver. Sie war ein unruhiges Baby, schlief immer nur höchstens 30 Minuten am Stück und schrie ständig. Als Koliken bei ihr diagnostiziert wurden, riet man der Mutter, mit dem Stillen aufzuhören und das Baby nur noch mit Pulvermilch zu füttern. Nach dieser Umstellung bekam Mary überall am Körper schwere Ekzeme und wurde noch jämmerlicher. Die Ekzeme wurden mit einer Steroidcreme behandelt, die einige Monate lang etwas Linderung brachte und dann nicht mehr wirkte. Mary hatte abwechselnd sehr starken Durchfall und Verstopfung, und ihr Stuhl war schleimig. Sie reagierte mit grippeartigen Symptomen, einer Verschlimmerung der Ekzeme und einem geschwollenen Gesicht auf Staub, Tiere und Impfungen. Im Alter von 12 Monaten vertrug sie nur eine sehr begrenzte Anzahl an Nahrungsmitteln und reagierte sogar auf diese. Allergietests ergaben, dass sie auf die meisten Nahrungsmittel stark allergisch regierte, unter anderem auch auf ihre Babymilch, weshalb sie fortan nur noch hydrolisierte Babymilch bekam, was jedoch auch keine Verbesserung brachte. Nach Blutanalysen wurde bei Mary Transiente Hypogammaglobulinämie, kurz THI, diagnostiziert, eine Autoimmunschwächeerkrankung (was bedeutet, dass das Immunsystem nicht richtig funktioniert). Den Eltern wurde geraten, Mary von Menschen und Tieren fernzuhalten, nicht mit ihr zu reisen und Umgebungen zu meiden, in denen sie sich mit irgendetwas infizieren könnte. Man sagte ihnen, dass Mary womöglich für den Rest ihres Lebens mit dieser Erkrankung würde leben müssen und dass es keine Behandlung dafür gebe.

Die Eltern versuchten es mit Eliminationsdiäten, Fischölen und Probiotika, was zu einigen Verbesserungen führte. Doch im Alter von drei Jahren wurde bei Mary eine Gedeihstörung diagnostiziert, weil sie seit zwei Jahren nicht zugenommen hatte und nicht wuchs.

Dann hörten die Eltern von der GAPS-Diät und fingen sofort an, sie bei Mary umzusetzen. Während der ersten beiden Monate der GAPS-Einführungsdiät nahm Mary ein wenig ab und sah noch schlechter aus als vorher. Sie litt unter sogenannten Absterbereaktionen und schmerzhaften Magenkrämpfen. Doch trotz ihres Gewichtsverlusts und der Magenkrämpfe waren ihre Eltern durch die Tatsache ermutigt, dass Mary auf einmal regelmäßigen Stuhlgang hatte, ihr Stuhl normal aussah und ihr Gesicht ein wenig Farbe bekommen hatte (sie war ihr ganzes Leben lang sehr blass gewesen). Als die schwierige Anfangsphase vorüber war, begann sich Marys Gesundheitszustand zu verbessern, und nachdem sie die GAPS-Diät ein Jahr lang befolgt hatte, vertrug sie alle gemäß dem GAPS-Ernährungsplan erlaubten Nahrungsmittel, ohne in irgendeiner Weise auf sie zu reagieren. Das Wichtigste aber war: Die Blutanalysen, die bei ihr gemacht wurden, zeigten keine Hinweise mehr auf Transiente Hypogammaglobulinämie. Zum ersten Mal in ihrem Leben hatte Mary ein normal funktionierendes Immunsystem! Sie wuchs, nahm zu und die Diagnose einer Gedeihstörung wurde nicht länger aufrechterhalten. Mary befolgte zwei Jahre lang strikt die GAPS-Diät. Anschließend ging es ihr so gut, dass sie auch andere Nahrungsmittel in ihre Kost einführen konnte. Heute ist Mary ein hübsches, lebhaftes junges Mädchen. Sie hat einen Hund und keine gesundheitlichen Probleme mehr, die der Rede wert sind.

Zusammengefasst lässt sich sagen: Mutter Natur hat uns mit einem erstaunlichen Beschützer ausgestattet: dem Immunsystem. Dessen Komplexität und Stärke ist beeindruckend. Unser ganzes Leben lang sorgt es mit aller Kraft dafür, unsere Gesundheit, unser Durchhaltevermögen und unser Wohlbefinden aufrechtzuhalten. Es wird nie fehlgeleitet und setzt immer die richtigen Werkzeuge ein, um seinen Job zu erledigen. Wir müssen seine Arbeit respektieren, denn ohne ein funktionierendes Immunsystem können wir in dieser Welt nicht überleben, geschweige denn von irgendeiner Krankheit genesen! Ein großer Teil unseres Immunsystems befindet sich in der Darmwand und steht in einer engen Beziehung zur Darmflora. Wenn die Darmflora abnormal ist, reagiert das Immunsystem auf den Strom an Giftstoffen, der die beschädigte Darmwand durchdringt, und setzt dabei verschiedene Werkzeuge ein, unter anderem Entzündungen, Allergie und Autoimmunität. Bei jedem GAPS-Patienten ist eine Aktivierung des Immunsystems ein Teil des individuellen Krankheitsbildes. Das Immunsystem dieser Patienten arbeitet sehr intensiv und versucht, eine bedrohliche Situation in den Griff zu bekommen, wenn die größte Barriere im Körper – der

Darm – durchlässig geworden und der ganze Organismus in Gefahr ist. Wir müssen alles tun, was in unserer Macht steht, um unser Immunsystem zu unterstützen, indem wir es gut ernähren und seine Arbeitsbelastung reduzieren. Um ihm zu helfen, müssen wir uns darauf konzentrieren, die Darmwand zu heilen und zu versiegeln und die Darmflora zu normalisieren. Außerdem müssen wir unsere Belastung durch Umweltgifte reduzieren und natürliche Heilmethoden anwenden, um die physische Struktur und die Funktionen des gesamten Körpers wiederherzustellen.

Im nächsten Kapitel sehen wir uns ein weiteres System an, das im menschlichen Körper eine sehr wichtige Rolle spielt: unsere endokrinen Organe. Alle Systeme und Organe werden vom Zustand der Darmflora beeinflusst, auch unsere endokrinen Drüsen.

Hormone

Das Leben ist wie Fahrradfahren; um die Balance zu halten, musst du in Bewegung bleiben.
Albert Einstein

Unser endokrines System arbeitet als Team: All unsere Organe, die Hormone produzieren, kommunizieren miteinander und bringen einander ins Gleichgewicht. Teile des Gehirns (die Hypophyse, die Zirbeldrüse und der Hypothalamus), unsere Schilddrüse, die Bauchspeicheldrüse, die Nebennieren, die Geschlechtsdrüsen, die Nebenschilddrüsen, die Thymusdrüse und andere endokrine Organe arbeiten zusammen wie ein großartiges Orchester und spielen eine sehr anspruchsvolle Symphonie, nur dass es dabei nicht um Musik geht, sondern um die Produktion und die Regulierung von Hormonen.

Unsere Darmflora spielt in diesem Orchester und bei der Umsetzung dieser „Symphonie" eine sehr wichtige Rolle. Im Darm lebende Mikroben produzieren ihre eigenen Hormone, Enzyme, Neurotransmitter und viele andere aktive Substanzen und geben diese ins Blut ab.[1] Je intensiver wir das menschliche Mikrobiom erforschen, desto klarer wird, dass es an der Regulierung unseres hormonellen Gleichgewichts beteiligt ist. Die Tatsache, dass es in der Lage ist, eine breite Vielfalt an verschiedenen hormonähnlichen Substanzen zu produzieren, macht es zu einem wirkungsvolleren Teil unseres Hormonsystems als jede andere endokrine Drüse, über die wir verfügen. Tatsächlich kann unsere Darmflora als ein eigenes aktives endokrines Organ angesehen werden! Und dieses Organ übt einen starken Einfluss auf die übrigen Bereiche unseres endokrinen Systems aus. Das beginnt schon damit, dass unsere Darmflora an der Verdauung und der Absorption der Nahrung beteiligt ist, die wir zu uns nehmen, und dadurch sicherstellt, dass unsere endokrinen Drüsen allesamt mit den richtigen Nährstoffen versorgt werden, die sie benötigen, um zu funktionieren. Außerdem schützt sie den ganzen Körper vor Giftstoffen, auch die endokrinen Drüsen, die besonders empfindlich auf Giftstoffe reagieren.[2] Darüber hinaus produziert sie aktive Substanzen, derer sie sich bedient, um mit dem Gehirn und den endokrinen Drüsen zu kommunizieren. Die Interaktion unserer Darmflora mit dem endokrinen System ist sehr komplex und intensiv, was sie in die starke Position versetzt, alles im Körper beeinflussen zu können.

Hormone sind die Herrscher über unseren Stoffwechsel! Sie beeinflussen in einer einzigartigen und sehr komplizierten Art und Weise jedes Organ und jede Zelle in unserem Körper. Unser hormonelles Gleichgewicht ist Teil eines fein austarierten Systems. Es reagiert sehr sensibel und empfindlich auf Veränderungen in unserer Umwelt und auf alles, was in unserem Körper vor sich geht, und stellt sich permanent neu ein. Wenn auch nur ein Hormon seine Funktion verändert, muss sich der Rest des Systems entsprechend umstellen, um das Gleichgewicht aufrechtzuhalten.

In den vergangenen Jahrzehnten haben wir Menschen unsere Umwelt in ziemlich dramatischer Weise verändert – mit Auswirkungen auf unsere Umgebung und in unserem Körper. Einige sehr wichtige Veränderungen vollziehen sich in unserer Darmflora. Wenn die Zusammensetzung der Darmflora geschädigt wird, verändert sich im Körper alles – auch die Versorgung unserer endokrinen Organe mit Nährstoffen, Hormonen, Enzymen und vielen anderen wirkungsstarken Substanzen aus dem Darm. Statt unser endokrines System bei seiner Arbeit zu unterstützen, stören und beeinträchtigen diese Substanzen seine Funktion. Im Ergebnis stellt sich im Körper ein neues, ungesundes hormonelles Gleichgewicht ein, das jede Menge gesundheitliche Probleme zur Folge hat.

Abgesehen davon, dass die heutigen Umweltbedingungen unser endokrines System durch die Darmflora beeinflussen, werden sie auch in direkter Weise immer schädlicher für dieses lebenswichtige System.[3] Wir Menschen haben unser Leben mit Chemikalien mit endokrinschädigenden Eigenschaften angereichert, die in Tausenden Alltagsprodukten zu finden sind. Die im Folgenden aufgeführten Dinge enthalten allesamt endokrinschädigende Substanzen: Kunststoffe (in Lebensmittelverpackungen, Haushaltsartikeln und anderen Anwendungen), Flammschutzmittel in Möbeln und Kleidern (einschließlich Babykleidung und Windeln), die Antibabypille, Hormonersatztherapie-Medikamente, viele andere Medikamente, in der Zahnmedizin verwendete Materialien, Babynahrung und deren Verpackungen, Körperpflegeprodukte, Haarfärbemittel, Make-up, Papier, Reinigungschemikalien, Waschmittel, in der Landwirtschaft verwendete Chemikalien und verarbeitete Lebensmittel. Unser Körper wird mit diesen Chemikalien belastet, und sie reichern sich in unserem Gewebe an.[4] Die am häufigsten im menschlichen Körper nachgewiesenen Chemikalien sind PCBs (polychlorierte Biphenyle), BPA (Bisphenol A), BPS (Bisphenol S), PBDEs (polybromierte Diphenylether), Phthalate, Phenole (Alkylphenole, Nonylphenole usw.) und DDT.[5] Viele Chemikalien gelten als Xenoöstrogene, weil sie natürlich im Körper vorkommende weibliche Hormone – Östrogene – imitieren. Xenoöstrogene stören sowohl bei Frauen als auch bei Männern das Gleichgewicht der Sexualhormone. Eine Störung dieses Gleichgewichts kann bei Kindern zu einer abnormalen sexuellen Entwicklung führen und bei Erwachsenen zu Endometriose, polyzystischen Ovarien, Fettleibigkeit, neurologischen und psychischen Problemen, Brustkrebs, Prostatakrebs und sowohl bei Frauen als auch bei Männern zu anderen Krebserkrankungen der Fortpflanzungsorgane. Babys und Kinder sind besonders anfällig für diese Gifte.[6]

Auch einige in der Natur vorkommende Pflanzen und Pilze produzieren endokrinschädigende Substanzen.[7] Getreide und Hülsenfrüchte sind zum Beispiel dafür bekannt, Quellen für diese Chemikalien zu sein.[8] Es ist wichtig, diese Nahrungsmittel durch Einweichen, keimen lassen oder Fermentierung richtig zuzubereiten, damit Xenoöstrogene und andere in diesen Pflanzen enthaltene Antinährstoffe vor dem Garen zerstört werden.[9] In westlichen Ländern hergestellte Sojaprodukte sind in der industrialisierten Welt eine wichtige Quelle für endokrinschädigende Substanzen, weil die verwendeten Sojabohnen nicht richtig zubereitet werden.[10] In traditionellen Kulturen werden Sojabohnen seit jeher fermentiert, bevor man sie als Nahrungsmittel verwendet. Das Gleiche gilt für die meisten Backwaren in der westlichen Welt. Das Getreide und das aus dem Getreide hergestellte Mehl werden nicht richtig zubereitet. In traditionellen Kulturen fermentiert man seit jeher Getreide, bevor es zur Herstellung irgendwelcher Nahrungsmittel verwendet wird.

Viele pflanzenbasierte und industriell hergestellte endokrinschädigende Substanzen gelangen mit der Nahrung und mit Getränken in den Körper und interagieren mit unserer Darmflora. Eine gesunde Darmflora ist in der Lage, viele Toxine in unserem Verdauungssystem zu neutralisieren und uns zu schützen. Doch leider haben immer mehr Menschen eine geschädigte Darmflora, die von einer ungesunden Zusammensetzung lebender Mikroben besiedelt wird. Eine geschädigte Darmflora schützt uns nicht nur nicht vor Toxinen, darüber hinaus kann eine übermäßige Vermehrung von pathogenen Pilzen, Bakterien, Protozoen und Würmern im menschlichen Darm dafür sorgen, dass all diese Mikroben selbst viele endokrinschädigende Substanzen produzieren. Diese Substanzen werden durch die Darmschleimhaut absorbiert und stören unser hormonelles Gleichgewicht. Dieses Problem liegt bei allen GAPS-Patienten in unterschiedlichem Ausmaß vor. Sehen wir uns die am häufigsten auftretenden Szenarien genauer an.

Abnorme Schilddrüsenfunktion

Unsere Schilddrüse hat einen starken Einfluss auf unseren Stoffwechsel, insbesondere auf die Regulierung unserer Körpertemperatur, auf die Stoffwechselrate, die Energieerzeugung, auf Wachstum und Reifung, auf die Nahrungsverdauung und -assimilation, auf Appetit, Blutdruck, Herzfrequenz, Körpergewicht, Knochendichte, mentale Funktion, Stimmung, Schlaf und viele andere Funktionen. Die in einem ungesunden Darm produzierte Toxizität verursacht normalerweise eine Schilddrüsenunterfunktion.[11] Es ist möglich, dass es bei einer betroffenen Person kurzfristig zu einer Überfunktion der Schilddrüse kommt, aber nach ziemlich kurzer Zeit wird ihre Funktion beeinträchtigt. Infolgedessen hat die betroffene Person eine niedrige Stoffwechselrate und eine niedrige Körpertemperatur, weshalb ihr unabhängig von der Jahreszeit und vom Wetter ständig kalt ist. Unter einer Schilddrüsenunterfunktion leidende Menschen sind normalerweise übergewichtig, und es fällt ihnen schwer abzunehmen. Einige können auch Untergewicht haben. Normalerweise haben sie nur geringen Appetit. Sie haben eine trockene Haut und sprödes Haar, weil ihre Talgdrüsen und ihre Schweißdrüsen nicht besonders gut funktionieren. Ebenso haben sie eine niedrige Herzfrequenz und niedrigen Blutdruck. Ihre Muskeln sind schwach und schlaff, ihre Bewegungen schwerfällig. Sie leiden typischerweise unter Verstopfung. Oft sind sie niedergeschlagen, apathisch und fühlen sich ständig schläfrig. Früher nannte man eine Hypothyreose – Schilddrüsenunterfunktion – Myxödem. Sie ist geprägt durch Schwellungen im Gesicht und am Körper, weil sich bei Menschen, die unter dieser Störung leiden, bestimmte Proteine (Mucopolysaccharide) unter der Haut und hinter den Augen ansammeln, die Wasser anziehen und dadurch Schwellungen verursachen.[12] Infolgedessen haben die Patienten ein typisches von einer Schilddrüsenunterfunktion geprägtes Gesicht: aufgedunsen, ausdruckslos und mit geschwollenen Augen. Viele haben auch geschwollene Knöchel und Schwellungen an Gliedmaßen und anderen Körperteilen.

Tests der Schilddrüsenfunktion ergeben oft, dass die Schilddrüse der betroffenen Person normale oder sogar große Mengen an Schilddrüsenhormonen produziert. Dieser Befund liegt bei GAPS-Patienten häufig vor und sorgt sowohl bei Ärzten als auch bei deren Patienten für Verwirrung. Wie kann eine Person mit einem voll ausgeprägten klinischen Bild einer Schilddrüsenunterfunktion einen normalen (oder sogar erhöhten) Schilddrüsenhormonspiegel haben? Der Grund dafür ist eine *Funktionsstörung* der Hormone.

Was ist eine Funktionsstörung?

Unsere endokrinen Drüsen geben Hormone ins Blut ab, welches sie überall im Körper dorthin transportiert, wo sie ihre Aufgaben zu erfüllen haben. Damit bestimmte Hormone ihre Aufgabe erfüllen können, müssen sie in den Organen und den Geweben ihre Hormonrezeptoren finden und sich an diese anlagern. Die Hormonrezeptoren sind für jedes Hormon sehr spezifisch. Ein bestimmtes Hormon passt zu seinem Hormonrezeptor wie ein Schlüssel in ein Schlüsselloch. Das Problem ist, dass viele Toxine, die von einer abnormalen Darmflora produziert und vom Blut aufgenommen werden, ebenfalls in diese „Schlüssellöcher" passen.[13] Wenn die Toxine sich im Körper an den Hormonrezeptoren der Schilddrüse anlagern, finden die Schilddrüsenhormone keine Rezeptoren mehr, an die sie andocken können. Daraufhin treiben sie untätig herum und werden schließlich einfach ausgeschieden oder recycelt, während der Patient Symptome einer Schilddrüsenunterfunktion entwickelt.

Alle Hormone, Nährstoffe, Enzyme, Neurotransmitter und andere aktive Moleküle im Körper, die sich an einen Rezeptor anlagern müssen, um ihre spezifische Aufgabe erfüllen zu können, können von einer Funktionsstörung betroffen werden. Bei GAPS-Patienten strömt ein ganzer Fluss an Toxinen aus dem Darm ins Blut und in die Lymphe, und diese Toxine lagern sich überall im Körper an Rezeptoren für wichtige Substanzen an. Deshalb leiden GAPS-Patienten immer unter einer Funktionsstörung einiger oder zahlreicher Nährstoffe, Hormone, Neurotransmitter, Enzyme oder anderer Moleküle. Dieser Zustand im Körper kann eine Vielzahl von Symptomen verursachen, die scheinbar nichts miteinander zu tun haben, weil die meisten grundlegenden Funktionen des Körpers gestört werden. Das Anlagern an Rezeptoren ist nur ein Mechanismus, mittels dessen Toxine die Funktion von Hormonen stören. Es gibt auch noch andere Mechanismen. Das Resultat ist das gleiche: Die Hormone können ihre Aufgabe im Körper nicht erfüllen. Um dieses Problem in den Griff zu bekommen, müssen wir Toxine aus dem Körper entfernen. Und um das zu erreichen, müssen wir damit beginnen, den Darm zu heilen, denn der Darm ist die Hauptquelle der Toxizität.

Eine andere wichtige Quelle, von der eine Schädigung unserer Schilddrüsenfunktion ausgeht, sind Halogene.

Was sind Halogene?

Halogene bilden eine Gruppe von Elementen im Periodensystem. Zu den Halogenen gehören unter anderem Jod, Chlor, Brom, Fluor und Astat. Schilddrüsenhormonmoleküle enthalten in ihrer Struktur Jod. Das Problem ist, dass andere Halogene wie Fluor, Chlor und Brom über die Eigenschaft verfügen, das Jod aus diesen Molekülen verdrängen zu können, wodurch die Hormone nicht mehr richtig funktionieren und infolgedessen eine Schilddrüsenunterfunktion ausgelöst wird.[14] Woher kommen diese Halogene? In der heutigen Zeit sind sie überall in der Umwelt und es wird immer schwerer, sie zu meiden. Chlor ist in Trinkwasser und in verarbeiteten Lebensmitteln enthalten. Es ist toxisch und wird von unserem Verdauungssystem sehr gut absorbiert. Wenn wir im gechlorten Wasser eines Schwimmbades schwimmen, nehmen wir große Mengen Chlor durch die Haut auf. Wir nehmen es auch über die Lunge auf, weil sich über dem Schwimmbadwasser eine dicke Schicht Chlor befindet, das wir beim Schwimmen einatmen. Bromide sind in allen Plastikverpackungen von Lebensmitteln und in Plastikflaschen enthalten. Sie sind auch ein großer Bestandteil von Pestiziden (die zum Beispiel in großen Mengen beim Anbau von Erdbeeren zum Einsatz kommen) und von Lebensmittelzusatzstoffen (zum Beispiel Kaliumbromid in Brot und anderen Backwaren oder in bromierten Pflanzenölen).[15] Bromide sind auch ein wichtiger Bestandteil von Flammschutzmitteln in unserer Kleidung, in Möbelpolstern und in Teppichen. Fluorid ist extrem toxisch. Es ist in unserem Trinkwasser (in Gegenden, in denen das Wasser fluoridiert wird), in Zahnpasta (und anderen Zahnpflegeprodukten) und in der Beschichtung von Antihaft-Pfannen enthalten, bei denen Teflon und ähnliche Materialien verwendet werden.[16] Diese in der Umwelt befindlichen Halogene (Chlor, Brom und Fluor) sind chemisch stärker als Jod. Sie verdrängen es im Körper und verursachen einen Jodmangel.

Alle Zellen in unserem Körper verwenden Jod. Neben der Schilddrüse verwenden unser Gehirn, unser sonstiges Nervensystem, unsere Haut, unser Verdauungssystem, andere endokrine Drüsen (die Bauchspeicheldrüse, der Thymus, die Hoden und die Eierstöcke) sowie viele andere Organe im Körper große Mengen Jod. Die Speicheldrüsen nehmen viel Jod auf. Deshalb wird der Jodgehalt im Körper durch einen Speicheltest untersucht. Unser Gehirn absorbiert Jod sehr effektiv. Es hat einen stimulierenden Effekt auf die Gehirnaktivität, macht uns wacher und steigert unsere geistige Leistungsfähigkeit. All unsere Organe leiden, wenn wir Halogenen aus der Umwelt ausgesetzt sind, weil diese im Körper einen Jodmangel verursachen können, auch wenn wir mit der Nahrung womöglich reichlich von diesem essenziellen Element zu uns nehmen. Jodmangel kann im Körper den Boden für Krebserkrankungen bereiten, insbesondere für Krebserkrankungen des

Magens, der Speiseröhre, der Brust, der Eierstöcke, der Gebärmutterschleimhaut und der Schilddrüse.[17] Weibliche Hormone (Östrogene) scheinen die Absorption von Jod zu hemmen. Diese Tatsache gilt als Erklärung dafür, warum eine Schilddrüsenunterfunktion bei Frauen sehr viel häufiger auftritt als bei Männern – in einem Verhältnis von 9 zu 1.[18] Xenoöstrogene, auf die wir bereits eingegangen sind, sind ebenfalls in der Lage, die Absorption von Jod zu hemmen.

Interessanterweise können außer der Schilddrüse auch andere Organe im Körper Schilddrüsenhormone produzieren. In den Eierstöcken wird Jod gespeichert und dazu verwendet, ein Schilddrüsenhormon namens T2 (Dijodthyronin) zu bilden, das vom Körper zur Herstellung von T3 (Triiodthyronin) und T4 (Levothyroxin) verwendet werden kann. Auch unsere weißen Blutkörperchen können Schilddrüsenhormone bilden.[19] Wir wissen seit Langem, dass unser Gehirn das Thyreoidea-stimulierende Hormon (TSH) bildet, das die Produktion von Schilddrüsenhormonen im Körper reguliert. Neuere Forschungserkenntnisse haben ergeben, dass TSH nicht nur vom Gehirn, sondern auch von Epithelzellen in der Darmwand und von verschiedenen Immunzellen (T-Zellen, B-Zellen, dendritischen Zellen in der Milz, hämatopoetischen Zellen im Knochenmark und Lymphozyten) produziert werden kann. Das bedeutet, dass unser Darm und unser Immunsystem unsere Schilddrüsenfunktion regulieren! Angesichts der Tatsache, dass sich ungefähr 85 Prozent des Immunsystems in der Darmwand befinden, sind die meisten dieser die Schilddrüsenfunktion regulierenden Faktoren im Darm zu finden. Kein Wunder also, dass die meisten GAPS-Patienten unter Schilddrüsenproblemen leiden.

Um zu testen, ob Sie unter Jodmangel leiden, und um Jod zu supplementieren, gibt es eine einfache Methode: Bestreichen Sie an irgendeiner Stelle Ihres Körpers eine handgroße Fläche Ihrer Haut mit Lugolscher Jodlösung. Lugolsche Jodlösung ist frei erhältlich, und es gibt sie in verschiedenen Konzentrationen (von 2 % bis 15 %). Die Lösung wird Ihre Haut braun verfärben, und Ihr Körper wird von dem eingestrichenen Bereich Jod aufnehmen. Wenn Sie nicht unter Jodmangel leiden, benötigt der Körper ungefähr 24 Stunden, um die Lösung zu absorbieren (die braune Verfärbung ist in dem Fall 24 Stunden lang sichtbar und verschwindet dann). Wenn die Verfärbung bereits nach 12 Stunden oder noch schneller verblasst, leiden Sie unter Jodmangel. Das Auftragen der Jodlösung auf die Haut funktioniert nicht nur als Test, es ist auch eine sehr sichere Methode, Jod zu supplementieren. Im GAPS-Programm heißt diese Methode *Jod-Färbung* und findet sowohl bei Kindern als auch bei Erwachsenen Anwendung.

Streichen Sie jeden Abend vor dem Schlafengehen eine Stelle auf Ihrer Haut mit der Jodlösung ein. Prüfen Sie die Stelle am nächsten Morgen. Wenn die braune Verfärbung komplett verschwunden ist, benötigt Ihr Körper mehr Jod. Wenn das der Fall ist, streichen Sie weiterhin jeden Abend vor dem Schlafengehen eine Stelle ein. Der Bereich sollte nicht kleiner sein als Ihre Hand. Nehmen Sie dafür immer wieder andere Bereiche der Haut in Anspruch, denn die Lugolsche Lösung kann Hautreizungen verursachen, wenn Sie viele Male die gleiche Stelle einstreichen. Wenn Sie nach einigen Wochen des Einstreichens Ihrer Haut mit der Jodlösung immer noch unter Jodmangel leiden, ist es vielleicht an der Zeit zu erwägen, Jod in Form eines oralen Nahrungsergänzungsmittels zu sich zu nehmen. Am einfachsten ist es, ein altbekanntes Mittel namens *Iodoral* (ein Jod/Kaliumjodid-Nahrungsergänzungsmittel) einzunehmen. *Iodoral* wird in Tablettenform eingenommen, die es in zwei Stärken gibt: 12,5 mg und 50 mg. Es ist angeraten, mit der schwächeren Dosierung zu beginnen. Nehmen Sie die Tabletten einige Wochen lang ein und führen Sie weiter den Test mit der Jod-Färbung durch, um zu wissen, ob Sie immer noch unter Jodmangel leiden. Passen Sie die Dosierung schrittweise an. Einige Menschen versuchen, ihren Jodmangel auszugleichen, indem sie Lugolsche Lösung tropfenweise verdünnt mit Wasser einnehmen. Dabei kommen viele unterschiedliche Dosierungen zur Anwendung. Bei dieser Methode kann die Jod-Supplementierung ziemlich kompliziert werden, und es würde den Rahmen dieses Buches sprengen, dieses Thema in aller Tiefe zu behandeln. Wenn Sie höhere Joddosierungen einnehmen wollen, informieren Sie sich bitte gründlich über dieses Thema und konsultieren Sie einen erfahrenen Arzt oder Heilpraktiker. Man kann zu viel Jod zu sich nehmen, deshalb sollte eine hoch dosierte Jodsupplementierung sehr vorsichtig und unter professioneller Aufsicht erfolgen.

Eine Schilddrüsenunterfunktion wird normalerweise bei Menschen diagnostiziert, die unter diversen chronischen Erkrankungen leiden, unter anderem unter rheumatoider Arthritis, Fibromyalgie, chronischem Erschöpfungssyndrom, Multipler Sklerose, vielen anderen Autoimmunerkrankungen, neurologischen Erkrankungen, Asthma, Allergien, psychischen Erkrankungen, Migräne, chronischer Blasenentzündung, Nephropathie, Schuppenflechte usw. – alles Erkrankungen, die mit dem *Gut and Physiology/Gut and Psychology Syndrome* assoziiert sind.

Die Symptome können sich mild äußern in Form von geschwollenen Knöcheln und Augen, Betroffene können ständig das Gefühl haben, dass ihnen kalt ist, sie können kalte Hände und Füße haben, aber die Symptome können auch schwer sein wie bei einer voll ausgeprägten Hypothyreose.

Toxine, insbesondere fettlösliche, die aus dem Darm in den Körper gelangen, können sich in der Schilddrüse anreichern.[20] Das kann das Immunsystem aktivieren, und die betroffene Person kann eine Schilddrüsenentzündung (Thyreoiditis) oder eine Autoimmunerkrankung der Schilddrüse entwickeln, zum Beispiel Hashimoto-Thyreoiditis, Ord-Thyreoiditis (mit Schilddrüsenunterfunktion) oder Morbus Basedow (mit einer Schilddrüsenüberfunktion). Eine Anreicherung von Giftstoffen in der Schilddrüse kann den Boden für andere Probleme bereiten, zum Beispiel die Bildung eines Kropfs oder die Entstehung von Krebs.

Die gängige Behandlung einer Schilddrüsenunterfunktion besteht in einer Verabreichung synthetischer Hormone, um den Hormonmangel auszugleichen. Viele Menschen können sich mit dieser Herangehensweise nicht anfreunden und greifen stattdessen auf natürliche Schilddrüsenhormon-Supplemente zurück, die aus gefriergetrockneten Schilddrüsen von Tieren hergestellt werden. Diese natürlichen Schilddrüsenhormon-Supplemente liefern alle Hormone und Substanzen, die die Schilddrüse bildet, und das im natürlichen Gleichgewicht. Diese Maßnahme kann Linderung verschaffen. Doch um das Problem voll in den Griff zu bekommen und an der Wurzel anzugehen, muss die toxische Belastung im Körper reduziert werden. Und um das zu erreichen, müssen alle Quellen, die für die Toxizität im Körper verantwortlich sind, ins Auge gefasst werden: Halogene in unserer Nahrung, im Wasser und in der Umwelt, Jodmangel und Xenoöstrogene. Am wichtigsten ist jedoch, den Strom an Giftstoffen zum Versiegen zu bringen, der sich aus dem Darm in den Körper ergießt. Und dafür müssen wir die Darmflora verändern und die Darmwand heilen.

Abnormale Nebennierenfunktion

Unsere Nebennieren erfüllen viele Funktionen. Doch das Wort, das am stärksten mit den Nebennieren in Verbindung gebracht wird, lautet: Stress. Diese kleinen Drüsen, die sich oben auf unseren Nieren befinden, sind für die Bewältigung von Stresssituationen verantwortlich. Sie produzieren Adrenalin, Noradrenalin und Steroide - Hormone, die alles im Körper verändern, um ihn auf die „Kampf-oder-Flucht"-Reaktion vorzubereiten. Steroide sorgen dafür, dass Fett aufgespalten wird, damit dem Körper reichlich Energie zur Verfügung gestellt wird, und dass aus Proteinen Glucose und Glykogen gebildet wird, was dem gleichen Zweck dient. Außerdem fahren sie das Immunsystem und das Verdauungssystem herunter, damit diese den Kampf und die Flucht nicht stören. Das Steroidhormon Aldosteron sorgt dafür, dass das Blutvolumen und der Blutdruck auf dem richtigen Level sind und dass das Gehirn und die Muskeln mit ausreichend Blut versorgt werden (damit Sie auf der Hut sind und gegebenenfalls vor einer Gefahr fliehen können). Androgene, die von der Nebennierenrinde produziert werden, versetzen Sie in die richtige mentale und körperliche Verfassung, um schnelle und möglicherweise aggressive Entscheidungen treffen zu können. Alles im Körper wird darauf vorbereitet, eine Stresssituation zu bewältigen: Das Gehirn ist wachsam und konzentriert, die Sinne sind geschärft, die Muskeln sind bereit zu kontrahieren und es steht reichlich Energie aus Glucose und Fett zur Verfügung, um den nötigen Brennstoff für die Reaktion zu liefern.

Unsere Nebennieren arbeiten sehr effizient und haben den Menschen sehr lange sehr gute Dienste geleistet. Leider müssen sie in unserer modernen Welt heutzutage eine ganz andere Art von Stress bewältigen als in früheren Zeiten: Toxine und Reizstoffe. Toxine aus der Umwelt und die Aktivität einer ungesunden Darmflora können die Nebennierenfunktion beeinträchtigen.[21] Bei einem GAPS-Betroffenen herrscht aufgrund der durch den ungesunden Darm verursachten Nahrungsmittelallergien und -unverträglichkeiten und der freigesetzten Toxine ständig Stress im Körper. Unsere Nebennieren können Belastungen ziemlich lange standhalten, aber an irgendeinem Punkt sind sie „erschöpft“ und die betroffene Person entwickelt eine Nebennierenschwäche.

Das erste Symptom einer Nebennierenschwäche ist Müdigkeit, vor allem am Nachmittag. Das ist der Moment, in dem die Leute anfangen, Kaffee zu trinken. Kaffee funktioniert wie ein Suchtmittel. Die ersten paar Tassen scheinen gegen die Müdigkeit zu helfen, doch die Wirkung lässt ziemlich schnell nach und man fängt an, jeden Tag mehr Kaffee zu trinken. Kaffee, Zucker, Schokolade, Tabak und Tee sind Stimulanzien. Sie verpassen den Nebennieren sozusagen einen „Klaps zum Aufwachen“. Unsere Nebennieren können die Stimulanzien eine Zeit lang verkraften, doch irgendwann sind sie erschöpft. Im Folgenden eine Liste der häufigsten Symptome, die als Folge erschöpfter Nebennieren auftreten können:

- Müdigkeit während der meisten Zeit des Tages, doch am Abend verspürt man möglicherweise einen ungewohnten Energieschub
- Schwierigkeiten, sich zu entspannen und einzuschlafen, obwohl man müde ist

- Schwierigkeiten, morgens wach zu werden und das Gefühl, nicht frisch und ausgeruht zu sein
- Schwierigkeiten, mit Stress umzugehen und schnelles „Aufbrausen“
- Neigung zum Zittern, wenn man unter Druck steht
- Heißhunger auf Salziges und Fettiges
- ein schwaches Immunsystem und Anfälligkeit für Infektionen
- verminderter Sexualtrieb
- Benommenheit, wenn man sich aus einer horizontalen Position erhebt
- extreme Erschöpfung nach sportlicher Betätigung
- körperliche Probleme wie Allergien, Asthma, Gelenkschmerzen, niedriger Blutdruck, niedriger Blutzuckerspiegel, schwacher Muskeltonus, schlechte Durchblutung, Gewichtszunahme, Schmerzen im unteren Rücken und Taubheit in den Fingern und in den Zehen

Der erste Rat, der Menschen erteilt wird, die unter Symptomen infolge erschöpfter Nebennieren leiden, lautet, sich auszuruhen. Ja, sich auszuruhen ist wichtig, aber wir müssen die Ursache des Problems angehen, um es dauerhaft zu beheben. Wir müssen unseren Nebennieren die richtige Unterstützung zukommen lassen und die toxische Belastung im Körper reduzieren. Da der größte Teil der Toxizität in unserem Körper aus dem Darm stammt, müssen wir die Darmwand heilen und versiegeln. Um das zu erreichen, müssen wir den Zustand unserer Darmflora verbessern. Und wir müssen unsere Ernährungsweise umstellen, um sicherzustellen, dass wir unsere Nebennieren mit den richtigen Nährstoffen versorgen.

Unsere Nebennieren sind hungrige Organe. Sie müssen mit qualitativ hochwertiger Nahrung versorgt werden. Das gilt insbesondere für Menschen, die unter Nebennierenproblemen leiden. Es mag überraschend klingen, aber die nahrhaftesten Nahrungsmittel für unsere Nebennieren sind tierische Produkte: frisches Fleisch, Fisch, Eier und fermentierte Milchprodukte, insbesondere solche mit hohem Fettgehalt. Selbst gemachte Fleischbrühe, gelatinöses Fleisch, frische Eier und andere Lebensmittel, die reich an Kollagen und Phospholipiden sind, versorgen die Nebennieren mit Nährstoffen und reparieren ihre Struktur.

Viele Nebennierenhormone sind Steroide. Alle Steroidhormone im Körper werden aus Cholesterin gebildet. Dieses essenzielle Molekül wird in den Nebennieren selbst produziert, stammt jedoch auch aus dem Blut. Der Cholesterinspiegel im Blut wird von der Leber aufrechterhalten. In der Leber befindet sich eine „Fabrik“, die Cholesterin produziert, dieses anschließend in LDL (Low-

Density-Lipoprotein) verpackt und ins Blut abgibt, das es zu den Nebennieren und anderen Organen transportiert. In den Nebennieren wird das Cholesterin schließlich in Steroidhormone umgewandelt. Um zu gewährleisten, dass unsere Nebennieren gut funktionieren, benötigen wir also reichlich Cholesterin.[22] Leider gibt es immer mehr Menschen auf der Welt, deren Körper nicht in der Lage ist, ausreichend Cholesterin zu produzieren, weil er zu stark mit Giftstoffen belastet ist oder unter einem Mangel an Nährstoffen leidet, was die Produktion von Cholesterin in der Leber und in den Nebennieren beeinträchtigt. Infolgedessen ist der Körper dieser Menschen nicht in der Lage, ausreichend Steroidhormone zu produzieren! Warum ist das von Bedeutung?

Das Hormon Adrenalin, das von unseren Nebennieren produziert wird, wird auch das „Stresshormon" genannt. Doch um all den Stress bewältigen zu können, mit dem wir jeden Tag zu tun haben, benötigen wir das *ganze* Spektrum der Nebennierenhormone, nicht nur Adrenalin. Bei einer Person mit einem niedrigen Cholesterinspiegel produzieren die Nebennieren möglicherweise jede Menge Adrenalin, aber nicht ausreichend Steroidhormone! Adrenalin, das nicht durch andere Hormone in Schach gehalten wird, sorgt dafür, dass die betroffene Person nicht in der Lage ist, Stress in einer ruhigen und ausgeglichenen Weise zu bewältigen. Solche Menschen können cholerisch, streitlustig, ständig in Abwehrhaltung und aggressiv sein. Sie können nicht mit Druck umgehen und neigen zu Wutanfällen, Jähzorn und Nervenzusammenbrüchen. Viele Menschen mit GAPS finden sich in dieser Kategorie wieder. Auch cholesterinsenkende Medikamente (Statine) können einen solchen Zustand verursachen, da sie die Cholesterin produzierende „Fabrik" in der Leber ein Stück weit lahmlegen und dem Körper diese lebenswichtige Substanz dadurch entziehen.[23] Infolgedessen sinkt der Cholesterinspiegel, und der Körper kann nicht ausreichend Steroidhormone produzieren.

Ein niedriger Cholesterinspiegel im menschlichen Körper stellt ein sehr ernst zu nehmendes Problem dar, das so schnell wie möglich behoben werden muss! Da der Körper vieler Menschen, die unter dem GAP-Syndrom leiden, nicht in der Lage ist, ausreichend Cholesterin zu produzieren, müssen die Betroffenen es ihm mit der Nahrung zuführen. Das ist einer der Gründe, aus denen es für Menschen mit GAPS sehr wichtig ist, jeden Tag cholesterinreiche Nahrungsmittel zu sich zu nehmen! Diese Nahrungsmittel können deren Nebennieren und anderen auf Cholesterin angewiesenen Organen eine sehr große Hilfe sein. Ich habe viele Menschen gesehen, die sich schlecht beherrschen konnten und von einem aggressiven Verhalten geprägt waren, deren Persönlichkeit sich drastisch veränderte, sobald sie dazu übergingen, viele cholesterinreiche Nahrungsmittel zu sich zu nehmen. Sie sind auf einmal ruhig und in der Lage, täglichen Stress in einer ausgeglichenen Art und Weise zu bewältigen. Weitere Informationen über Cholesterin finden Sie in anderen Kapiteln dieses Buchs sowie in meinem Buch *Put your heart in your mouth. What really is heart disease and what can we do to prevent and even reverse it.*

Die Schilddrüse und die Nebennieren arbeiten zusammen. Wenn eines dieser Organe „erschöpft" ist, geht es dem anderen normalerweise genauso, weshalb viele Symptome einer Schilddrüsenunterfunktion und erschöpfter Nebennieren sich überschneiden. Es gibt Nahrungsergänzungsmittel, die aus gefriergetrockneten Nebennieren beziehungsweise aus gefriergetrockneten Schilddrüsen von Tieren hergestellt werden. Es ist empfehlenswert, diese Nahrungsergänzungsmittel beide eine Zeit lang einzunehmen, um die Schilddrüse und die Nebennieren zu unterstützen. Es gibt auch einige pflanzliche Produkte, die zur Stärkung der Nebennieren verwendet werden (Süßholzwurzel, Ashwagandha, Maca-Wurzel, sibirischer Ginseng, Rhodiola rosea und andere). Aber die wichtigste Art der Behandlung ist eine Umstellung der Ernährung der betroffenen Person. Um eine dauerhafte Genesung zu erreichen, müssen wir daran arbeiten, die Darmflora zu normalisieren, den Darm zu heilen und die toxische Belastung im Körper zu reduzieren.

Um zu verstehen, wie Stress auf den Körper wirkt, lesen Sie bitte das Kapitel *Heilung*.

Geschlechtsdrüsen

Neben den Nebennieren produzieren auch unsere Keimdrüsen Steroidhormone (bei Frauen die Eierstöcke, bei Männern die Hoden). Östrogen, Progesteron, Testosteron, Androgene und andere Sexualhormone werden aus Cholesterin gebildet. Sowohl der Körper von Männern als auch der Körper von Frauen produziert die gesamte Bandbreite an Sexualhormonen. Doch das hormonelle Gleichgewicht von Frauen unterscheidet sich von dem hormonellen Gleichgewicht von Männern. Es ist äußerst komplex und fein austariert und ändert sich ständig in Reaktion auf Veränderungen der Umwelt oder der körperlichen Aktivität.

Die Darmflora hat einen sehr großen Einfluss auf unsere Sexualhormone. Auf den aktuellen Forschungsstand auf diesem Gebiet bin ich in den vorherigen Kapiteln eingegangen.[24] Giftstoffe aus dem Darm und eine mangelhafte Ernährung stören das Gleichgewicht der Sexualhormone im Körper, und das kann viele Symptome zur Folge haben. In meiner Klinik sehe ich viele GAPS-Kinder, die eine verfrühte oder eine verzögerte Sexualentwicklung aufweisen. Bei vielen GAPS-Jugendlichen ist eine abnormale „gestörte“ Sexualentwicklung festzustellen, was dazu führt, dass sie im Hinblick auf ihr Aussehen und ihr Verhalten sowohl einige männliche als auch einige weibliche Merkmale aufweisen. Viele Frauen haben einen unregelmäßigen Zyklus, leiden unter prämenstruellem Syndrom (PMS), Endometriose, polyzystischen Eierstöcken, Unfruchtbarkeit und anderen Problemen. Männer können unter Unfruchtbarkeit, Gynäkomastie (einer Vergrößerung des Brustdrüsengewebes), Problemen mit der Libido und diversen anderen Formen sexueller Funktionsstörungen leiden. Eine abnormale Körperform oder ein gestörtes Sexualverhalten kann bei beiden Geschlechtern verbreitet sein.

Ich habe keinen Zweifel daran, dass Hitzewallungen durch die Aktivität unserer Darmflora verursacht werden. Hitzewallungen sind sowohl bei Frauen als auch bei Männern ein häufig auftretendes Symptom der Wechseljahre. Doch in meiner Klinik erlebe ich, dass auch Kinder, junge Frauen (die viel zu jung sind, um schon in den Wechseljahren zu sein) und Männer (junge und alte) unter Hitzewallungen leiden. Die betroffenen Menschen haben eine abnormale Darmflora, was bei ihnen dazu führt, dass Mikroben hormonartige Substanzen und andere Chemikalien produzieren, die Hitzewallungen und viele andere unangenehme hormonell bedingte Symptome verursachen (Stimmungsschwankungen, Müdigkeit, Depressionen, Aggressivität und andere).[25] Die Wechseljahre sollen (bei Männern und Frauen) eigentlich problemlos und angenehm verlaufen. So hat es Mutter Natur vorgesehen. Die Wechseljahre sind keine Krankheit, sondern ein natürlicher Abschnitt im Leben eines Menschen. Bei Menschen mit einer geschädigten Darmflora verlaufen die Wechseljahre normalerweise sehr unangenehm. Um Wechseljahresbeschwerden zu behandeln, wurde die sogenannte *Hormonersatztherapie (HET)* entwickelt. Doch bei vielen Menschen hilft diese Therapie nicht, sondern verursacht stattdessen hormonell bedingte Krebserkrankungen (Brustkrebs, Gebärmutterkrebs, Prostatakrebs und Erkrankungen anderer hormonempfindlicher Organe).[26] Es ist leichtsinnig, durch die Einnahme synthetischer Hormone (Antibabypille oder Hormonersatztherapie-Medikamente) in das hormonelle Gleichgewicht des Körpers einzugreifen. Das hormonelle Gleichgewicht unseres Körpers ist unglaublich komplex. Wir verstehen es immer noch nicht vollständig, geschweige denn verfügen wir über ausreichendes Wissen, um in unbedenklicher Weise in dieses Gleichgewicht eingreifen zu können. Nur natürliche Methoden, die dafür sorgen, die Darmflora und den Stoffwechsel zu korrigieren, können erreichen, dass die Wechseljahre zu einem erträglichen und beschwerdefreien Erlebnis werden. Das GAPS-Ernährungsprogramm wird Ihnen helfen, genau das zu erreichen.

Frauen sind mit einem Zyklus ausgestattete Geschöpfe. Jeden Monat durchleben sie einen Hormonzyklus. In der ersten Hälfte des Menstruationszyklus haben die Östrogene das Sagen. Sie sorgen dafür, dass das Immunsystem stark ist und opportunistische Erreger keine Chance erhalten, außer Kontrolle zu geraten.[27] Doch in der zweiten Monatshälfte übernimmt ein anderes Hormon das Ruder: Progesteron. Dieses Hormon bereitet den Körper der Frau auf eine Schwangerschaft vor. Während eine Frau im gebärfähigen Alter ist, bereitet sich der Körper einer Frau jeden Monat auf eine Schwangerschaft vor, indem er in der Gebärmutter ein weiches, nährendes Bett herrichtet, in dem sich eine befruchtete Eizelle einnisten kann, und genau das ist die Aufgabe des Progesterons. Damit die Eizelle nicht abgestoßen wird, fährt Progesteron das Immunsystem herunter. Infolgedessen werden während der zweiten Hälfte des Menstruationszyklus opportunistische Mikroben im Körper aktiv, und je näher die Menstruation rückt, desto aktiver werden sie. Sie produzieren Toxine und stören viele Funktionen des Körpers. Das prämenstruelle Syndrom (PMS) ist eine Folge ihrer Aktivität. Diese Toxine verursachen Migräne-Kopfschmerzen und emotionale Instabilität (was dazu führen kann, dass eine Frau in einer Minute wütend oder aggressiv und in der nächsten weinerlich und deprimiert sein kann), Schlafprobleme, Blutzucker- und Blutdruckanomalien, Muskelkrämpfe und andere Symptome.[28] Nicht Sie werden also „verrückt", es sind die in Ihnen siedelnden Mikroben, die mit Ihrem Körper spielen.

Bei einer dieser opportunistischen Mikroben handelt es sich um einen Hefepilz (*Candida albicans*). In der heutigen Zeit leiden viele Männer und Frauen aufgrund einer regelmäßigen Einnahme von Antibiotika und Verhütungsmitteln unter einer übermäßigen Vermehrung von Hefepilzen. Bei Frauen werden die Hefepilze in der zweiten Hälfte des Monatszyklus aktiv und verursachen an allen feuchten und warmen Körperstellen Soor. Bei Männern kann Soor chronisch sein oder immer wieder auftreten. Die am meisten verbreiteten Stellen, an denen Soor auftritt, sind die Leistengegend, die Vagina, der Bereich unter den Brüsten, in den Achselhöhlen, im Mund und im Rachen, hinter den Ohren, in den Gehörgängen und auf den Schleimhäuten des Verdauungssystems, der Atemwege und der Nebenhöhlen. Um die Hefepilze in Schach zu halten, ist es wichtig, dafür zu sorgen, dass diese Bereiche Ihres Körpers von nützlichen Mikroben besiedelt werden. Um das sicherzustellen, empfehle ich eine alte, seit Jahrtausenden angewandte traditionelle Methode: Halten Sie in Ihrem Badezimmer ein Glas selbst gemachten Kefir bereit, und tragen Sie jeden Tag ein wenig davon auf die Problemzonen auf. Kefir ist die beste „Creme“ für den Windelbereich eines Säuglings und ein unverzichtbares Mittel bei Kindern, die unter einer übermäßigen Vermehrung von Hefepilzen am Körper leiden.[29] Kefir enthält eine sehr vielfältige und ausgeglichene mikrobielle Gemeinschaft. Das Auftragen von Kefir auf die Haut und auf die Schleimhäute sorgt dafür, dass die normale Flora in dem Bereich gestärkt und die Ausbreitung pathogener Hefepilze reduziert wird. Am besten wird der Kefir aus Bio-Rohmilch oder -Sahne hergestellt. Die in dem Kefir enthaltenen nahrhaften Substanzen lindern und heilen alle Schädigungen der Haut und der Schleimhäute. Um die Hefepilze im Verdauungssystem in Schach zu halten, sollten Sie am besten regelmäßig selbst gemachte fermentierte Nahrungsmittel zu sich nehmen. Eine Befolgung des GAPS-Ernährungsprogramms sorgt dauerhaft dafür, die Populationen von Hefepilzen und anderen opportunistischen Mikroben unter Kontrolle zu halten. Es ist unmöglich, sie komplett auszumerzen (sie sind normale Bewohner unseres Körpers), aber wir können ihren Anteil in das richtige Gleichgewicht mit den anderen Populationen der mikrobiellen Gemeinschaft bringen, die unseren Körper besiedelt.

Eine Person mit einer abnormalen Darmflora ist anfällig dafür, alle möglichen Krankheiten der Fortpflanzungsorgane zu entwickeln, weil diese Organe sehr empfindlich auf Veränderungen des hormonellen Gleichgewichts im Körper reagieren. Unsere Darmflora ist eine sehr wichtige Quelle für Hormone! Je stärker die Darmflora geschädigt ist, desto schwerwiegender die hormonellen Störungen. Ich habe junge Frauen im Alter zwischen zwanzig und Mitte dreißig kennengelernt, die unter derart schmerzhaften und ihr Wohlbefinden beeinträchtigenden Menstruationen litten, dass sie in Erwägung zogen, ihre Gebärmutter und ihre Eierstöcke operativ entfernen zu lassen. Ich habe Menschen mit GAPS kennengelernt, die unter allen möglichen Störungen der sexuellen Entwicklung und des sexuellen Verhaltens litten, was eine tiefgreifende Auswirkung auf ihre Lebensqualität hatte. Und ich habe Menschen erlebt, die von angeblich „unheilbaren“ Leiden wie Endometriose, polyzystischen Eierstöcken, Unfruchtbarkeit und sexuellen Funktionsstörungen genesen sind.

Zusammengefasst

Unsere Darmflora spielt für unser hormonelles Gleichgewicht eine sehr wichtige Rolle. Verschiedene Mikroben in der Darmflora produzieren Nährstoffe,

Hormone, Neurotransmitter, Enzyme und andere aktive Substanzen, die mit unserem endokrinen System interagieren und seine zahlreichen Funktionen beeinflussen. Wenn die Darmflora abnormal ist, wird diese Interaktion gestört. Hinzu kommt, dass der menschliche Körper in den heutigen Zeiten von einer Vielzahl industrieller künstlicher Giftstoffe belastet wird. Viele dieser Giftstoffe wirken als endokrine Disruptoren und stören die Funktionen unserer endokrinen Drüsen und die Funktionen der Hormone, die diese Drüsen produzieren. Hormone sind die Herrscher über unseren Stoffwechsel. Sie arbeiten als Team zusammen und entfalten ihre Wirkung auf jede Zelle und jedes Organ in unserem Körper. Wenn das hormonelle Gleichgewicht gestört ist, entwickelt die betroffene Person eine Reihe gesundheitlicher Probleme. Das GAPS-Ernährungsprogramm schafft die Grundlage, das endokrine System zu heilen und unsere Hormone wieder ins normale Gleichgewicht zu bringen. Es ist wichtig, dass sie sich dessen bewusst ist, dass die Heilung ihres endokrinen Systems ein wichtiger Bestandteil des Genesungsprozesses ist.

Die Leber und die Lunge

Der Arzt der Zukunft wird keine Medizin mehr verabreichen, sondern seine Patienten vielmehr dazu anregen, sich für den menschlichen Körper, für Ernährung und für die Ursache und Prävention von Krankheiten zu interessieren.
Thomas Edison

Was geschieht mit den Nährstoffen und den Toxinen, die aus unserem Verdauungssystem in den Rest unseres Körpers fließen? Dieser Fluss verzweigt sich im Wesentlichen in zwei Ströme: Der eine ergießt sich ins Blut, der andere in die Lymphe.

Der Grundstoff unseres Bluts ist Wasser, deshalb werden wasserlösliche Nährstoffe und Toxine vom Blut aufgenommen. Das Blut aus dem Darm gelangt in einen venösen Blutkreislauf (den sogenannten Pfortaderkreislauf), der es zunächst in die Leber leitet. *Die Leber ist also die erste Anlaufstelle für die wasserlöslichen Substanzen*, die durch die Darmwand absorbiert werden.

Lymphe ist eine fettbasierte Flüssigkeit, deshalb werden fettlösliche Nährstoffe und Toxine aus dem Darm normalerweise in die Lymphe absorbiert. Die Lymphe gelangt in einen langen Kanal (den sogenannten *Ductus thoracicus*), der entlang der Wirbelsäule nach oben führt und in die linke *Vena subclavia* mündet. Diese Vene leitet das Blut-Lymphe-Gemisch ins rechte Herz, von wo es direkt in die Lunge gepumpt wird. *Die Lunge ist also die erste Anlaufstelle für fettlösliche Nährstoffe und Toxine,* die aus dem *Verdauungssystem* aufgenommen werden.

Reden wir detailliert über diese beiden lebenswichtigen Organe: die Lunge und die Leber.

Die Leber

Dieses erstaunliche Organ erfüllt für uns eine unglaubliche Menge an Funktionen: Es verarbeitet Nährstoffe aus dem Darm, stellt lebenswichtige Nähr- und Wirkstoffe her (unter anderem Cholesterin, Enzyme, Antioxidantien und viele andere), recycelt Millionen aktiver Moleküle (Enzyme, Hormone und Neurotransmitter) und erledigt andere wichtige Aufgaben. Die Leber ist unser wichtigstes Entgiftungsorgan. Sie verarbeitet Giftstoffe aus dem Darm und aus anderen Bereichen des Körpers, zerstört sie und recycelt sie.[1] Aufgrund ihrer Entgiftungsfunktion fragen viele Menschen, ob es unbedenklich ist, die Leber von Tieren zu essen. Die Leber speichert keine Giftstoffe. Der Verzehr von tierischer Leber ist nicht nur unbedenklich – Leber zu einem regelmäßigen Bestandteil Ihrer Kost zu machen, hilft Ihrem Körper, Giftstoffe effizienter verarbeiten zu können.[2] Giftstoffe, die die Leber nicht zerstören kann, werden in die Galle entsorgt, die sie in den Verdauungstrakt spült, damit sie mit dem Stuhl ausgeschieden werden. Galle ist eine sehr wichtige, von der Leber produzierte Substanz. Sie fließt langsam durch die Gallengänge zur Gallenblase, wo sie gespeichert und zu den Mahlzeiten in den Zwölffingerdarm ausgeschüttet wird, um Fette zu verdauen.

Ohne Galle wäre unser Körper nicht in der Lage, Nahrungsfette zu verdauen, und wir würden einen Mangel an Fetten, fettlöslichen Vitaminen (Vitamin A, D, K und E) und essenziellen Fettsäuren (Omega 3, 6, 7, 9) entwickeln. Ohne diese Substanzen kann der Körper nicht richtig funktionieren, die Zellen regenerieren sich nicht so, wie sie sollten (was bedeutet, dass der Körper sein Gewebe nicht heilen oder neu bilden kann), und das Immunsystem bricht zusammen. Der Fettanteil des Trockengewichts des menschlichen Körpers beträgt ungefähr 50 Prozent, und Fett spielt für sehr viele Funktionen in unseren Organen eine entscheidende Rolle.[3] Ein Mensch, dem es an Galle mangelt, kann keine Fette verdauen. Diese landen daraufhin unverdaut im Stuhl, was dazu führt, dass der Stuhl fettig wird und eine helle Farbe hat. Gleichzeitig verursacht der Fettmangel viele Probleme und Symptome im Körper: ein geschwächtes Immunsystem, Anfälligkeit für Infektionen, Energiemangel, Gedächtnisprobleme, Beeinträchtigung kognitiver Fähigkeiten (das Gehirn ist ein sehr fettreiches Organ!), endokrine Störungen, Osteoporose, trockene Haut, trockene Haare und viele andere Probleme. Der Mangel an fettlöslichen Vitaminen und an essenziellen Fettsäuren verursacht eine weitere Vielzahl an Problemen, die den Körper schwächen. Ohne diese Substanzen kann nichts im Körper richtig funktionieren!

Viele unter dem GAP-Syndrom leidende Menschen gehören in diese Kategorie. Ihrem Körper fällt es schwer, Fette zu verdauen. Infolgedessen müssen sie ihren Fettkonsum einschränken. Andernfalls fühlen sie sich nach einer Mahlzeit unwohl und leiden unter Übelkeit. Dem Körper von Menschen, deren Gallenblase operativ entfernt wurde, kann es ebenfalls schwerfallen, Fette zu verdauen, weil die Galle sich nicht mehr in der Blase sammeln kann. Und Menschen, die die verbreiteten Ernährungsratschläge befolgen, denen zufolge man Fett meiden oder sich fettarm ernähren soll, leiden oft ebenfalls unter den gerade genannten Problemen.[4] Um sicherzustellen, dass die Leber den Gallefluss aufrechterhalten kann, sollten wir mit jeder Mahlzeit natürliche Fette zu uns nehmen. Das in unserer Nahrung enthaltene Fett sorgt dafür, dass die Leberkapsel sich zusammenzieht, sich die Gallengänge weiten und deren Wände sich entspannen. Das erleichtert den Fluss der Galle aus der Leber und aus der Gallenblase in den Zwölffingerdarm. Wenn diese Stimulation für eine längere Zeit ausbleibt, werden die Gallengänge mit Gallensteinen verstopft.

Wie bilden sich Gallensteine?

Die Bildung von Gallensteinen ist ein ganz normaler Vorgang, der sich in uns allen ständig vollzieht.[4,5] Wenn wir einen Gallenstein in der Mitte durchschneiden und unter dem Mikroskop betrachten würden, würden wir in seinem Inneren eine Ansammlung von Mikroben, Mineralkristallen, toxischen Metallen oder anderen Toxinen, Fragmenten von Parasiten und allem möglichen anderen finden, was der Körper auszuscheiden versucht. Wenn die Leber nicht in der Lage ist, etwas Gefährliches (ein Toxin, bestimmte Mikroben oder Parasiten) zu zerstören, „sperrt" die Leber diese Substanzen „ein", indem sie sie mit Galle überzieht und einen Gallenstein bildet. Diese gebildeten Gallensteine sind winzig und weich und können die Gallengänge leicht passieren. Wenn wir eine fettreiche Mahlzeit zu uns nehmen, werden diese winzigen Steine in den Darm gespült und mit dem Stuhl aus dem Körper ausgeschieden. Bei einer fettarmen Ernährung wird die Leber nicht zur Kontraktion angeregt, woraufhin die Steine zu lange in den Gallengängen verweilen.[4,5] Die Folge ist, dass sich an den äußeren Rändern der Steine Kalziumsalze ablagern und der Stein immer größer wird und eine raue, harte Oberfläche bekommt. So ein Stein kann die Gallengänge nicht mehr ohne Weiteres passieren. Er bleibt in den Gallengängen der Leber stecken und blockiert diese. Menschen mit GAPS haben eine abnormale Darmflora und leiden unter einer hohen Belastung durch Parasiten im Körper. Infolgedessen kann es dazu kommen, dass sich bei ihnen zu viele Steine bilden und die Leber nicht in der Lage ist, diese schnell genug heraus zu spülen, woraufhin die Steine groß und hart werden. Wenn zu viele Gallengänge mit Steinen blockiert sind, kann die Galle nicht mehr fließen, und die Fettverdauung kann nicht mehr stattfinden.

Neben der Galle fließt womöglich ein anderer wichtiger Verdauungssaft nicht mehr in den Zwölffingerdarm: der Pankreassaft. Bei den meisten Menschen vereinigt sich der Bauchspeicheldrüsengang mit dem Gallengang (wodurch die beiden Gänge einen gemeinsamen Ausführungsgang bilden), bevor er im Zwölffingerdarm mündet. Wenn der Gallengang voller Steine ist, können diese den gemeinsamen Ausführungsgang blockieren und den Fluss des Pankreassaftes unterbinden. Bei den meisten Menschen verfügt die Bauchspeicheldrüse über einen weiteren Gang, der (unabhängig vom Gallengang) in den Zwölffingerdarm mündet, den sogenannten Santorini-Gang, sodass die Bauchspeicheldrüse eine weitere Möglichkeit hat, ihren Saft in den Zwölffingerdarm zu leiten. Das ist ein großartiges Back-up-System, mit dem Mutter Natur unsere Bauchspeicheldrüse ausgestattet hat, denn wenn ihre Gänge blockiert sind, können Enzyme, die in ihren Säften enthalten sind, die Bauchspeicheldrüse schädigen und eine akute Bauchspeicheldrüsenentzündung verursachen. Pankreassäfte spielen eine sehr wichtige Rolle bei der Verdauung von Fetten, aber auch bei der Verdauung von Proteinen, Kohlenhydraten und anderen Bestandteilen der Nahrung, die wir zu uns nehmen. Auch wenn die Bauchspeicheldrüse über einen zweiten Gang verfügt, kann eine Blockade des Hauptgangs den Fluss der Pankreassäfte beeinträchtigen und eine *Pankreasinsuffizienz* genannte Krankheit verursachen,[6] auf die ich im weiteren Verlauf dieses Buchs noch ausführlicher eingehe (siehe Kapitel *A-Z*). Es ist sehr schwer, Nahrung zu verdauen, wenn keine Pankreassäfte verfügbar sind!

Wissen Sie, wie Seife hergestellt wird? Traditionell wurde sie hergestellt, indem Fett, Asche und Lauge oder eine andere alkalische Salzlösung zusammen gekocht wurden. Wenn ein Mensch viele Gallensteine hat, gelangt die Galle nicht in den Zwölffingerdarm, um Fette zu verdauen. Infolgedessen verbinden sich unverdaute Fette im Darm mit Alkalien (die von der Bauchspeicheldrüse gebildet werden) und bilden eine Art Seife. Diese „Seife" ist eine der Hauptursachen von chronischer Verstopfung. Sie haftet an den Darmwänden und an Nahrungspartikeln und sorgt dafür, dass die aufgenommene Nahrung das Verdauungssystem nicht richtig passieren kann.[7] Bei den allermeisten Menschen, die unter chronischer Verstopfung leiden, liegt dieses Problem vor.

Eine andere Gruppe von Menschen, die unter chronischer Verstopfung leidet, ist diejenige, bei der die Gallenblase durch eine Operation entfernt wurde. Der übliche Grund für diesen sehr häufig vorgenommenen operativen Eingriff sind durch einen Gallenstein verursachte Schmerzen. Die Schmerzen können sehr stark sein, aber zu dem Zeitpunkt, an dem sie beginnen, hat der Gallenstein die Gallenblase bereits verlassen und seine Reise in den Zwölffingerdarm angetreten. Deshalb ergibt es in den meisten Fällen gar keinen Sinn, die Gallenblase zu entfernen, da der Stein sie bereits verlassen hat.[8] Und tatsächlich werden bei den meisten dieser Cholezystektomie genannten Operationen keine Steine in der entfernten Gallenblase gefunden, sondern nur „Schlamm". Leider ist eine Entfernung der Gallenblase in der Schulmedizin bei jedem Patienten mit Schmerzen im „Gallenblasenbereich" zu einem standardmäßig durchgeführten Eingriff geworden. Die Gallenblase ist nicht überflüssig, sie ist ein wichtiges Organ! Ohne Gallenblase ist die Fettverdauung beeinträchtigt, und das kann schwerwiegende Folgen haben. Am besten vermeidet man eine Entfernung der Gallenblase, indem man Gallensteine auf natürliche Weise behandelt. Denjenigen, deren Gallenblase bereits entfernt wurde, empfehle ich die folgende Vorgehensweise, um die normale Fettverdauung wiederherzustellen. Viele Menschen ohne Gallenblase haben es durch eine Befolgung des GAPS-Ernährungsprogramms geschafft, ihre Fettverdauung zu regenerieren, und sind dadurch in der Lage, problemlos zu jeder Mahlzeit große Mengen Fett zu sich zu nehmen.

Was kann man tun, um Gallensteine zu entfernen und die Fettverdauung wiederherzustellen?

Man trinkt über einen längeren Zeitraum hinweg zweimal am Tag einen *GAPS-Shake.*

› *GAPS-Shake-Rezept:*

Bereiten Sie aus folgenden Zutaten einen Saft zu: 1 Möhre, 2 bis 3 Äpfel (oder eine entsprechende Menge Ananas), 1 Stange Sellerie, 1 kleines Stück rote Bete und ein kleines Stück Weißkohl oder Rotkohl. Man kann auch eine kleine Zitrone und etwas grünes Blattgemüse hinzugeben. Anschließend 1 bis 2 rohe Eier (Eiweiß und Eigelb) und 4 bis 5 Esslöffel selbst gemachten Sauerrahm zu dem Saft hinzugeben. Wenn Sauerrahm noch nicht in die Kost eingeführt wurde, eine entsprechende Menge bei Zimmertemperatur weich gewordene Rohmilchbutter oder Ghee oder rohes Kokosöl nehmen. Man kann auch ein tierisches Fett wie Talg, Schweinefett, Lammfett oder Gänsefett oder Olivenöl hinzugeben. Alles in einem Standmixer oder mit einem Pürierstab verquirlen. Dieser Shake schmeckt köstlich und liefert wertvolle Nährstoffe, unter anderem rohes Fett und Cholesterin. Man kann dem Smoothie auch Lebertran hinzufügen. Der Lebertrangeschmack wird von dem Shake überdeckt. Beginnen Sie mit kleinen Mengen GAPS-Shake, zum Beispiel 1-2 Esslöffel am Tag (ein Kind 1-2 Teelöffel). Wenn Sie ein Glas gut vertragen, erhöhen Sie die Menge allmählich auf 2 Gläser am Tag zwischen den Mahlzeiten. Trinken Sie langsam, „kauen" Sie jeden Schluck. Der Shake sollte auf nüchternen Magen eingenommen werden, gleich morgens nach dem Aufstehen und mitten am Nachmittag sind also gute Zeiten. GAPS-Shakes verfügen über die Fähigkeit, die harte Schale der Gallensteine langsam weich zu machen und aufzulösen. Gleichzeitig regen sie die Leberkapsel leicht dazu an, sich zusammenzuziehen und die Steine herauszudrücken.

Während Sie die tägliche Menge GAPS-Shake, die Sie zu sich nehmen, allmählich erhöhen, empfehle ich, nach und nach tierische Fette in die Kost einzuführen. Beginnen Sie mit einer Menge, die Sie vertragen können, und erhöhen Sie diese Menge nach und nach. Um die Fettverdauung zu unterstützen, empfehle ich die Einnahme eines Nahrungsergänzungsmittels, das Ochsengalle und normalerweise einige Kräuter enthält. Die Einnahme von 1-2 Kapseln dieses Nahrungsergänzungsmittels zu jeder Mahlzeit hilft bei der Verdauung von Fett. Wenn Sie so weit sind, dass Sie zu jeder Mahlzeit eine ordentliche Ration an tierischem Fett vertragen, können Sie die Einnahme des Präparats allmählich beenden. Ich empfehle, auch danach weiterhin GAPS-Shakes zu trinken. Die Shakes helfen nicht nur bei der Entfernung von Gallensteinen und der Reinigung der Leber, sondern sie schmecken auch sehr gut und sind ein genussvoller Bestandteil der GAPS-Diät.

Erwachsenen empfehle ich, regelmäßig Kaffee-Einläufe durchzuführen. Diese einfach durchzuführende Prozedur hat eine stark reinigende Wirkung für die Leber und entfernt viele Gallensteine. Detaillierte Informationen zum Thema Einläufe finden Sie im Kapitel *Darmpflege*.

Abgang eines Gallensteins

Der Abgang eines Gallensteins ist nicht angenehm. Er verursacht Schmerzen im Gallenblasenbereich, Übelkeit und Erbrechen. Doch wenn Ihr Körper beschlossen hat, einen Gallenstein zu entfernen, wird er sich darauf vorbereiten. Vertrauen Sie ihrem Körper und dem von ihm eingeleiteten Prozess und eilen Sie nicht ins Krankenhaus – es sei denn, Sie sind bereit, Ihre Gallenblase zu verlieren. Wenn die Schmerzen beginnen, hat der Gallenstein die Gallenblase wahrscheinlich bereits verlassen, sodass Sie Gefahr laufen, dieses wichtige Organ grundlos zu verlieren. Nicht nur die Leber und die Gallenblase werden vom Körper richtig auf den Abgang eines Gallensteins vorbereitet, sondern auch die Bauchspeicheldrüse. Wie bereits dargelegt, vereinen sich der Bauchspeicheldrüsengang und der Gallengang zu einem gemeinsamen Ausführungsgang, bevor sie im Zwölffingerdarm münden. Ihr Körper weiß, wie er einen Gallenstein entfernen kann, ohne dass dieser im Bauchspeicheldrüsengang stecken bleibt (was eine akute Bauchspeicheldrüsenentzündung verursachen kann). Diese Komplikation tritt eher während von Menschen durchgeführten Eingriffen auf, zum Beispiel während einer *endoskopischen retrograden Cholangiopankreatographie*[9] oder einer alternativen „Leberspülung“ genannten Behandlungsmethode (bei der die betroffene Person große Mengen eines Gemischs aus Olivenöl und Grapefruit- oder Zitronensaft trinkt). Menschen mit GAPS, die gerade mit der Befolgung des GAPS-Ernährungsprogramms beginnen, empfehle ich, besser keine Leberspülung durchzuführen. Nach einigen Jahren, wenn die Verdauungsfunktion Ihres Körpers wieder sehr viel besser funktioniert und Sie diese Prozedur wirklich einmal ausprobieren wollen, ist es sehr viel unbedenklicher für Sie, dies zu tun.

Hier einige Maßnahmen, die Sie befolgen sollten, damit ein Gallenstein schnell und weniger schmerzhaft abgeht: Halten Sie sich warm und legen Sie eine heiße Wärmflasche auf Ihren Leberbereich. Nehmen Sie ein warmes Bad mit 2 bis 3 Tassen Epsom-Salz, und bleiben Sie so lange im Wasser, wie Sie es als angenehm empfinden. Nippen Sie an einer warmen Epsom-Salz-Lösung (1 Teelöffel Salz in einem Glas warmem Wasser. Das Gemisch kann mit etwas Honig gesüßt werden). Epsom-Salz entspannt die glatte Muskulatur in den Gallengängen, wodurch der Stein diese leichter passieren kann.[10] Sie können auch Medikamente einnehmen, die die gleiche Wirkung haben (Drotaverin oder Papaverin). Die Medikamente müssen natürlich im Voraus besorgt werden, aber wenn Sie ein Magnesiumpräparat zu Hause haben, können Sie auch davon eine doppelte Dosis einnehmen. Pfefferminzöl und Pfefferminztee können ebenfalls helfen. Wenn Sie essenzielles Pfefferminzöl verwenden möchten, geben Sie 1-5 Tropfen in einen Tee oder reiben Sie Ihren Bauch in dem schmerzenden Bereich mit dem Öl ein.[11]

Der Abgang eines Gallensteins wird meistens von Übelkeit und Erbrechen begleitet, was dem Betroffenen Probleme bereiten kann, etwas zu trinken. In dem Fall kann man das einzunehmende Medikament oder das Magnesiumpräparat unter der Zunge auflösen oder ein wenig Epsom-Salz-Lösung einige Minuten im Mund behalten und dann ausspucken. Das dichte Kapillarnetz im Mund absorbiert auch so eine ausreichende Menge der in der Lösung enthaltenen muskelentspannenden Substanzen. Magnesiumöl kann ebenfalls helfen, weil es auf die Haut aufgetragen wird. Auch ein Kaffee-Einlauf kann in so einer Situation sehr hilfreich sein (wenn Sie sich stark genug fühlen, ihn durchzuführen), weil er dafür sorgt, dass die Leber mehr Galle produziert und den Stein schneller abgehen lässt (detaillierte Informationen zum Thema Einläufe finden Sie im Kapitel *Darmpflege*).[12] Generell gilt beim Abgang eines Gallensteins: Bewahren Sie die Ruhe. Selbst wenn Sie nichts tun und sich einfach nur ausruhen und warmhalten, wird Ihr Körper den Stein sicher und effizient entfernen. Und in der Regel dauert das nicht lange: ungefähr 15-30 Minuten (maximal 3 Stunden). Wenn die Schmerzen und die Übelkeit nachlassen, schlafen Sie so lange, wie Ihr Körper den Schlaf benötigt. Trinken Sie nach dem Aufwachen ein wenig warmes Wasser oder warme Fleischbrühe. Essen Sie in den Tagen nach dem Abgang eines Gallensteins nur Nahrungsmittel, die während der ersten oder zweiten Phase der GAPS-Einführungsdiät vorgesehen sind, um es Ihrer Gallenblase und Ihrem Darm zu ermöglichen, vollständig zu heilen. Eine langfristige Befolgung der GAPS-Diät wird dafür sorgen, dass Sie nie wieder unter dem Abgang eines Gallensteins leiden werden.

Viele Menschen erkundigen sich danach, was im Fall einer *chronischen Hepatitis-B-Infektion* zu tun ist, die von der Schulmedizin häufig diagnostiziert wird und dann zahlreiche Tests nach sich zieht. Außerdem werden die Betroffenen dazu gedrängt, Medikamente zu nehmen (die die Erkrankung nicht heilen können, sondern deren Einnahme empfohlen wird, um die Krankheit „unter Kontrolle zu halten"). Das Hepatitis-B-Virus ist ziemlich weit verbreitet. Ein großer Anteil der Menschen ist damit infiziert. Wir wissen noch lange nicht alles über dieses Virus! Viele vollkommen gesunde Menschen leiden unter dieser chronischen Infektion, die oft nur zufällig entdeckt wird. Deshalb empfehle ich, sich wegen dieses Virus keine Sorgen zu machen. Der menschliche Körper beherbergt viele Viren, von denen wir die meisten noch nicht erforscht haben. Ungefähr 8 bis 10 Prozent unseres Genoms sind viralen Ursprungs.[13] Die Tatsache, dass wir in der Lage sind, die Anwesenheit eines dieser Viren im Körper zu diagnostizieren, bedeutet nicht zwingend, dass dieses Virus gefährlich ist und bekämpft werden muss. Wenn Sie dafür sorgen, dass Ihr Körper möglichst frei von Belastungen durch menschengemachte Giftstoffe bleibt und richtig ernährt wird, wird Ihre Leber bestens funktionieren, ganz egal wie viele unterschiedliche Viren in Ihrem Körper anwesend sein mögen.

Es würde den Rahmen dieses Buches sprengen, auf alle Lebererkrankungen einzugehen, die es gibt. Wenn Sie sicherstellen, dass die Galle ungehindert fließen kann, ermöglichen Sie es Ihrer Leber, sich regelmäßig selbst zu reinigen. Das beugt vielen Leberproblemen vor. Das erste Symptom, das auf eine verstopfte Leber hinweisen kann, sind Kopfschmerzen, insbesondere Migräne. Ein weiteres Anzeichen ist eine Neigung zu Übelkeit. Wenn eine Verstopfung der Leber zu lange anhält, kann die betroffene Person eine leichte Gelbsucht entwickeln: eine Gelbverfärbung der Haut und des weißen Bereichs der Augen. Viele selbst gemachte fermentierte Getränke zu trinken, zum Beispiel Rote-Bete-Kwass, Salzlake von fermentiertem Gemüse, andere Arten von Kwass oder selbst gemachten Kombucha, kann sehr hilfreich sein. Achten sie darauf, nicht zu viel Wasser zu trinken, da natürliche Elektrolyte wichtig sind, damit die Leber richtig funktioniert. Zu viel Wasser verdünnt die Elektrolyte, was dazu führen kann, dass sie dem Körper durch eine erhöhte Ausscheidung durch die Nieren entzogen werden.[14] Geben Sie dem Wasser, das Sie trinken, immer etwas rohe Zitrone, Apfelessig oder ein wenig natürliches Salz hinzu. Kaffee-Einläufe – bei Erwachsenen –, das tägliche Trinken von GAPS-Shakes und eine allmähliche Erhöhung der mit der Nahrung aufgenommenen Fettmenge werden mit der Zeit dafür sorgen, dass die Galle normal fließt. Es gibt auch einige Kräuter, die verwendet werden können, um die Leber zu unterstützen: Löwenzahnblätter, Löwenzahnwurzel, Zichorienwurzel, Kurkuma, Pfefferminze, Schöllkraut, Mariendistelsamen und andere.[15] Darüber hinaus ist es natürlich wichtig, die Belastung der Leber so gut wie möglich zu reduzieren, indem Alkohol, Tabak, Körperpflegeprodukte, andere menschengemachte Chemikalien, Strahlung und Elektrosmog gemieden werden.

Die Lunge

Unsere Lunge ist (nach der Leber) das zweitwichtigste Entgiftungsorgan im Körper für die wasserlöslichen Giftstoffe. Nachdem das Blut von der Leber gefiltert wurde, gelangt es direkt ins Herz, das es unmittelbar in die Lunge pumpt. Für die fettlöslichen Giftstoffe ist unsere Lunge das *erste* Entgiftungsorgan, weil die fettlöslichen Giftstoffe in der Regel gar nicht in der Leber landen, sondern mit der Lymphe direkt in die Lunge gespült werden.

Für die Erfüllung dieser Aufgabe ist die Lunge sehr gut ausgestattet. Viele toxische Substanzen, insbesondere diejenigen, die in Gase umgewandelt werden können, werden über die Lunge ausgeschieden. Andere Giftstoffe und Krankheitserreger werden von Immunzellen in der Lunge (Makrophagen und Mikrophagen) geschluckt und mittels der sogenannten *mukoziliären Rolltreppe* eliminiert, die von den Epithelzellen gebildet wird, die unsere Atemwege auskleiden.[16] Auf der Oberfläche dieser Zellen befinden sich kleine Härchen, die alle nach oben zeigen. Diese Flimmerhärchen transportieren alle Fremdsubstanzen die Atemwege hinauf, damit sie ausgehustet werden. Das sind einige der normalen Mechanismen, derer sich die Lunge bedient, um Giftstoffe aus dem Körper zu entfernen.

Doch bei einer Person mit einer abnormalen Darmflora können diese natürlichen Mechanismen die Menge und die Art der Giftstoffe, die in die Lunge gelangen, leider nicht bewältigen. Durch die geschädigte Darmwand gelangt ein Strom an Toxinen und Krankheitserregern ins Blut und in die Lymphe. Die Leber ist dann möglicherweise nicht in der Lage, das schiere Volumen an Giftstoffen zu bewältigen, sodass viele dieser Toxine wieder im Blut landen und zur Lunge transportiert werden.[17]

Die Lymphe ist das Transportmittel für Fette und fettlösliche Substanzen, und die Lunge ist das erste Organ im Körper, das diesen Strom an Fetten aufnimmt. Warum hat Mutter Natur das so eingerichtet? Weil die Lunge große Mengen an Fetten, fettlöslichen Vitaminen, Cholesterin und anderen fettlöslichen Substanzen benötigt, um funktionieren zu können, und gesättigte Fettsäuren sind für die Lungengesundheit besonders wichtig. Mary Enig, die verstorbene, weltweit anerkannte Fettexpertin, hat zu diesem Thema Folgendes festgestellt: „Im Hinblick auf unsere Lunge ist ein sehr wichtiges Phospholipid, das ein Hauptbestandteil von Lungensurfactant ist, ein spezielles Phospholipid mit 100 Prozent gesättigten Fettsäuren. Es heißt *Dipalmitoylphosphatidylcholin (DPPC)*, und an dieses Phospholipid sind zwei gesättigte Palmitinsäuremoleküle gebunden. Wenn Menschen große Mengen teilweise hydrierter Fette und Öle konsumieren, werden die Transfettsäuren an den Stellen in die Phospholipide eingebaut, an denen der Körper eigentlich gesättigte Fettsäuren haben möchte, und infolgedessen arbeitet die Lunge möglicherweise nicht effektiv."[18] Hydrierte Fette und Öle mit Transfettsäuren entstammen vor allem dem Kochen mit pflanzlichen Ölen, die bei der Zubereitung von Speisen heute sehr häufig verwendet werden. Lungensurfactantbestandteile (DPPC und andere) sind essenzielle Strukturkomponenten des Lungengewebes. Sie bestehen zu 80-90 Prozent aus gesättigten Fetten, Cholesterin und zu ungefähr 10 Prozent aus Protein.[19] Ein wichtiger Bestandteil von DPPC ist der Mikronährstoff Cholin, den wir in reichlichen Mengen zu uns nehmen, wenn wir Eier und Leber essen. Ohne Lungensurfactant kann die Lunge sich nicht mit Luft füllen. Sie kann kollabieren. Zu früh geborene Babys leiden unter einem Mangel an Lungensurfactant, und das war eine der Hauptursachen für den Tod von Frühgeborenen, bis eine *Surfactantsubstitutionstherapie mit natürlichen Surfactantpräparaten* entwickelt wurde. Den betroffenen Babys wird aufbereitetes Surfactant aus den Lungen von Tieren verabreicht, was ihr Leben rettet.[20] Nicht nur zu früh geborene Babys können unter einem Mangel an Lungensurfactant leiden, sondern alle Menschen mit Lungenerkrankungen (Lungenentzündung, Bronchitis, chronisch obstruktiver Lungenerkrankung, Asthma, Mukoviszidose, Krebs und andere Erkrankungen). Somit sind bei jeder Lungenerkrankung – egal ob akut oder chronisch – natürliche tierische Fette, Protein und Cholesterin die

Dinge, die wirklich helfen. Nahrungsmittel, die reich an diesen Nährstoffen sind, sind für die Lungengesundheit ungeheuer wichtig!

Die Tatsache, dass die Lunge so stark auf Fette angewiesen ist, macht sie anfällig für fettlösliche Giftstoffe. Quecksilber, Blei, Aluminium und einige andere toxische Metalle, zahlreiche Industriechemikalien und Giftstoffe, die von einer abnormalen Darmflora produziert werden, sind fettlöslich und werden von der Lymphe transportiert. Wenn die Lunge zu viele Giftstoffe bewältigen muss, die aus dem Darm stammen, insbesondere Giftstoffe, für deren Bewältigung sie nicht geschaffen ist, kann sie geschädigt werden.[21] Das kann zu allen möglichen Lungenerkrankungen führen: Asthma, Emphysem, chronisch obstruktive Lungenerkrankung, chronische Bronchitis, Infektionen und Krebs. Ich empfehle bei jeder chronischen Lungenerkrankung, zuallererst den Zustand des Verdauungssystems der betroffenen Person zu untersuchen. Der Darm spielt eine sehr wichtige Rolle dabei, ob die Lunge gesund oder krank ist! Indem wir das Verdauungssystem behandeln, können wir die Grundlage für eine vollkommen gesunde Lunge legen – und für alle anderen Bereiche des Körpers.

Wie alle anderen Organe im menschlichen Körper hat auch die Lunge ihr eigenes Mikrobiom.[22] Die Forschung auf diesem Gebiet ist noch relativ neu, aber einige Bakteriengruppen des Mikrobioms der Lunge wurden bereits identifiziert (vor allem *Proteobakterien, Firmicutes* und *Bacteroides*). Neben Bakterien gibt es in der mikrobiellen Gemeinschaft der Lunge eines gesunden Menschen auch noch viele andere Mitglieder, unter anderem Pilze (insbesondere solche der Gattung *Pneumocystis*), Archaeen und andere Lebewesen.[23] Die normale Lungenflora spielt für die Gesundheit dieses Organs eine wichtige Rolle, und wenn sich eine Krankheit entwickelt, verändert sich ihre Zusammensetzung. Es gibt keinen Zweifel daran, dass die Aktivität des Lungenmikrobioms bei jeder Lungenerkrankung eine entscheidende Rolle spielt.

Werfen wir einen Blick auf eine der am häufigsten auftretenden Lungenerkrankungen: Asthma.

Asthma

Asthma ist eine GAPS-Erkrankung. Sie entwickelt sich aufgrund einer abnormalen Darmflora und einer geschädigten Darmwand, die Giftstoffe durchlässt, die in der Lunge landen und dort von dieser bewältigt werden müssen.[24] Gleichzeitig ist das Gleichgewicht des Immunsystems gestört, was zu einer Atopie führt (worauf ich in dem Abschnitt *Immunsystem* eingegangen bin). Der erste Asthmaanfall erfolgt normalerweise in der Kindheit, aber er kann uns zu jedem Zeitpunkt unseres Lebens treffen, nachdem wir unsere Darmflora geschädigt haben. Die meisten Menschen erleben ihren ersten Asthmaanfall nach dem Verzehr von Eiscreme oder eines ähnlichen fettreichen, verarbeiteten Produkts.[25] Die in der Eiscreme enthaltenen Fette transportieren fettlösliche Toxine (der Eiscreme zugesetzte Chemikalien) direkt in die Lymphe und dann weiter in die Lunge. Dazu kommt noch, dass der in der Eiscreme enthaltene Zucker die pathogene Flora im Darm nährt und in Toxine umgewandelt wird, die ebenfalls in die Lunge transportiert werden. Das Immunsystem bindet dann wahrscheinlich seine eigenen Zellen und Komplexe an die Toxine, um eine Entzündung oder eine allergische Reaktion auszulösen.[26]

Wenn diese Toxine und Immunkomplexe in die Lunge geraten, schädigen sie das Lungengewebe und die Bronchien. Mutter Natur hat einen guten Mechanismus geschaffen, um mit einem solchen Problem fertigzuwerden. Dieser Mechanismus heißt *Bronchospasmus*. Während eines Bronchospasmus zieht sich die glatte Muskulatur der Bronchialwände zusammen und schließt den geschädigten Bereich der Atemwege, sodass dieser repariert werden kann.[27] Der Reparaturprozess dauert normalerweise zwischen einigen Minuten und einer Viertelstunde, und wenn der geschädigte Bereich repariert ist, öffnet sich der Bronchus wieder. Einen Bronchospasmus zu erleben, kann beängstigend sein, weil man kurzatmig wird und anfängt, nach Luft zu ringen. Doch es dauert nicht lange, und wenn es vorbei ist, ist die Lunge wie neu. Ein natürlicher Bronchospasmus ist nicht gefährlich, vor allem nicht in der Kindheit, weil der Körper immer dafür sorgt, dass ausreichend Lungengewebe offenbleibt, um den verschlossenen Bereich zu kompensieren. Während eines Bronchospasmus ist es also wichtig, ruhig und gelassen zu bleiben und den Körper seine Arbeit machen zu lassen.

Bronchospasmen spielen eine sehr wichtige Rolle. Stellen Sie sich einen großen Unfall auf einer Autobahn vor, bei dem die Fahrbahndecke beschädigt wurde. Um den Schaden reparieren zu können, muss der Abschnitt der Autobahn gesperrt werden, damit die Bauarbeiter die Reparaturarbeiten durchführen können. Das Gleiche passiert in der Lunge: Der geschädigte Bereich der Lunge wird durch einen Bronchospasmus geschlossen, damit der Körper ihn reparieren kann. Diese Prozedur hat bei uns Menschen Millionen Jahre perfekt funktioniert, bis Asthma-Medikamente entwickelt wurden. Diese Medikamente unterdrücken den Bronchospasmus. Sie verhindern, dass der geschädigte Abschnitt der bronchialen

Autobahn abgesperrt wird. Stellen Sie sich Bauarbeiter vor, die versuchen, die Fahrbahndecke eines Autobahnabschnitts zu reparieren, während Lastwagen und Autos mit mehr als 110 Stundenkilometern an ihnen vorbeibrettern. Sie können die Reparaturarbeiten nicht durchführen! Das Gleiche geschieht in der Lunge, wenn Anti-Asthma-Medikamente verwendet werden: Der Körper kann den geschädigten Atemweg nicht heilen und reparieren.[28]

Asthma ist weltweit die am häufigsten auftretende Langzeiterkrankung bei Kindern.[29] Wie entwickelt ein Kind Asthma? Im Folgenden ein typisches Szenario: Ein Kind bekommt seinen ersten Bronchospasmus normalerweise im zweiten Lebensjahr, und oft nachdem es ein Eis gegessen hat (oder etwas Ähnliches voll Zucker, Fetten und Chemikalien), was im Darm schnell in einen Strom von Giftstoffen verwandelt wird, die in die Lunge gelangen. Das Kind wird kurzatmig und beginnt, um Luft zu ringen. Die Eltern rufen einen Krankenwagen und eilen mit dem Kind ins Krankenhaus. Dort wird die Diagnose Asthma gestellt und dem Kind ein Inhalator mit einem Asthma-Medikament verschrieben, das dafür sorgen soll, einen Bronchospasmus zu unterdrücken. Die Verwendung des Asthma-Medikaments führt dazu, dass der geschädigte Atemweg in der Lunge des Kindes nach einem Asthmaanfall nicht repariert wird. Nach einigen Tagen isst das Kind erneut ein Eis, und ein weiterer Teil seines Bronchialbaums wird auf die gleiche Weise geschädigt. Der Körper weiß, dass der andere geschädigte Bereich der Lunge noch nicht repariert wurde und bedient sich eines Bronchospasmus, um zu versuchen, beide geschädigten Bereiche gleichzeitig zu reparieren. Das Asthma-Medikament wird erneut eingesetzt, und am Ende sind zwei Bereiche der Lunge des Kindes geschädigt und nicht repariert. Beim nächsten Asthmaanfall werden durch den Bronchospasmus drei geschädigte Bereiche der Lunge verschlossen, was zur Folge hat, dass dieser Anfall schlimmer ist als die vorherigen und, wenn das Medikament erneut verwendet wird, alle drei Bereiche nicht repariert werden. Bei jedem folgenden Asthmaanfall werden weitere Bereiche der Lunge des Kindes geschädigt und nicht repariert. Dieser Prozess setzt sich fort, bis so viele Bereiche der Lunge verschlossen werden, dass der nächste Asthmaanfall lebensbedrohlich wird. In früheren medizinischen Fachbüchern wurde Asthma als eine gutartige, selbstlimitierende Krankheit beschrieben, die keiner Behandlung bedürfe. Die Ärzte erlebten nie, dass Patienten an Asthma starben. Heute ist Asthma zu einer tödlichen Krankheit geworden, und das haben wir dem weitverbreiteten Einsatz von Asthma-Medikamenten zu verdanken.[28]

Was sollten Eltern tun, wenn ihr Kind zum ersten Mal keucht?

Wenn Ihr Kind zum ersten Mal einen Asthmaanfall hat, eilen Sie bloß nicht mit ihm ins Krankenhaus! Hüllen Sie es stattdessen in eine Decke ein und setzen Sie es auf Ihren Schoß. Halten Sie es warm, beruhigen Sie es, sorgen Sie dafür, dass es sich geborgen fühlt, und geben Sie ihm mit einem Teelöffel ein wenig warmes Wasser oder Kamillentee. Der Anfall wird innerhalb einiger Minuten vorübergehen, und anschließend werden Sie Ihr Kind wieder fröhlich spielen sehen, als ob nichts passiert wäre. Am wichtigsten jedoch ist: Die Lunge Ihres Kindes wird sich so fühlen, als ob nichts passiert wäre, weil es ihr ermöglicht wurde, die Schädigung zu heilen und sich selbst wieder in ihren Normalzustand zu bringen.

Notieren Sie, was den Asthmaanfall ausgelöst hat, und vermeiden Sie es, Ihrem Kind diese Speise noch einmal zu geben. Meistens ist es etwas Zuckerhaltiges, Fetthaltiges, Verarbeitetes (zum Beispiel ein Eis), das pathogene Mikroben im Darm schnell in einen Strom von Giftstoffen umwandelt, der durch die geschädigte Darmwand des Kindes absorbiert wird. Langfristig müssen Sie sich darauf konzentrieren, das Verdauungssystem des Kindes zu heilen – also auf die Heilung und die Versiegelung der Darmschleimhaut und die Normalisierung der Darmflora. Wenn die Belastung durch Giftstoffe im Körper abnimmt, können die Leber und die Lunge ihre Aufgaben richtig erfüllen, und die Lunge muss keine Bronchospasmen mehr auslösen.

Was sollen Eltern tun, wenn ein Kind schon eine Zeit lang Asthma hat und Medikamente dagegen einnimmt?

Setzen Sie die Medikamente nicht ab. Beginnen Sie damit, mithilfe des GAPS-Ernährungsprogramms an der Heilung des Verdauungssystems des Kindes zu arbeiten. Wenn der Darm zu heilen beginnt, werden Sie feststellen, dass die Asthmaanfälle Ihres Kindes seltener werden und milder verlaufen. Beginnen Sie in diesem Stadium, die Dosierung der Medikamente allmählich zu reduzieren und bei milden Asthmaanfällen ganz darauf zu verzichten. Wenn der Darm heilt, werden die Asthmaanfälle aufhören und das Medikament wird nicht mehr benötigt.

Was ist mit Erwachsenen, die unter chronischem Asthma leiden und schon seit Jahren Asthma-Medikamente nehmen?

Bei ihnen kann es möglicherweise länger dauern, bis sie von dieser Erkrankung genesen, als bei einem Kind. Es ist wichtig, die Medikamente nicht abrupt abzusetzen, weil Asthma bei Erwachsenen eine tödliche Krankheit sein kann. Beginnen Sie zunächst damit, an der Heilung Ihres Darms und an der Veränderung der Zusammensetzung Ihrer Darmflora zu arbeiten, ohne an der Medikation etwas zu ändern. Wenn der Strom von Giftstoffen aus dem Darm in die Lunge schwächer wird, werden Sie feststellen, dass Sie während Ihrer Asthmaanfälle eine immer geringere Dosierung Ihres Medikaments benötigen und bei milderen Asthmaanfällen ganz darauf verzichten können. Ganz allmählich werden Sie in der Lage sein, die Medikamente ganz abzusetzen, aber es ist wichtig, diesen Prozess nicht zu überstürzen und auf Ihren Körper zu hören.

Nach meiner klinischen Erfahrung lässt sich Asthma mit der Befolgung des GAPS-Ernährungsprogramms ziemlich einfach behandeln. Außer Asthma leiden Menschen mit GAPS häufig auch noch unter vielen anderen gesundheitlichen Problemen, wie z. B.: Verdauungsstörungen, Allergien, Lernschwierigkeiten, psychischen Erkrankungen, Autoimmunkrankheiten und hormonellen Problemen. Während wir daran arbeiten, diese anderen gesundheitlichen Probleme in den Griff zu bekommen, verschwindet Asthma oft still und leise von alleine.

Fazit: Unser Körper ist großartig konstruiert! Die Leber und die Lunge schützen ihn vor allen schädlichen, aus dem Darm stammenden Giftstoffen. Gleichzeitig nehmen diese Organe die Nährstoffe, die das Verdauungssystem liefert, als Erste auf. Warum? Weil die Leber und die Lunge hart arbeiten und hochwertige Nahrung benötigen. Ein Mensch mit GAPS verdaut und absorbiert die von ihm aufgenommene Nahrung nicht gut und entwickelt viele Nährstoffdefizite. Das geht auf Kosten der Leber und der Lunge, schwächt sie und sorgt dafür, dass sie nicht mehr in der Lage sind, optimal zu funktionieren. Diese Organe sind Teile eines sehr wichtigen Systems im menschlichen Körper, dem sogenannten Entgiftungssystem. Dieses System reinigt unseren Körper rund um die Uhr, indem es Nebenprodukte unseres eigenen Stoffwechsels und von außen kommende Giftstoffe verarbeitet und entsorgt. Wenn die Leber und die Lunge mit der Bewältigung der aus einem ungesunden Darm stammenden Giftstoffe überlastet sind, kann unser Entgiftungssystem nicht mehr besonders gut arbeiten und im schlimmsten Fall sogar zusammenbrechen. Wenn das passiert, sammeln sich im Körper Giftstoffe an. Sich im Körper ansammelnde Giftstoffe führen wiederum zu einem weiteren Problem, das in der westlichen Welt immer häufiger auftritt: Parasitenbefall. Sehen wir uns dieses Problem etwas genauer an.

Toxine und Parasiten

In der Natur gibt es weder Belohnungen noch Strafen. Es gibt nur Konsequenzen.
Robert Green Ingersoll

Toxizität und Parasiten treten immer gemeinsam auf, sozusagen Hand in Hand. Je industrialisierter unsere Welt wird, desto mehr Giftstoffe akkumulieren sich in unserem Körper. Bis heute wurden von den Menschen rund 100.000 neue Chemikalien entwickelt, die in der Natur nicht vorkommen.[1] Unsere Nahrungsmittel sind mit in der Landwirtschaft eingesetzten Agrargiften und von der Lebensmittelindustrie zugesetzten Chemikalien belastet. Die Luft, die wir atmen, das Wasser, das wir trinken, die Medikamente, die wir einnehmen, die Kleidung, die wir tragen, die Gebäude, in denen wir wohnen, die Technologien, die wir verwenden – all das trägt zur Ansammlung von Giftstoffen in unserem Körper bei und sorgt für eine toxische Belastung, mit der wir leben müssen.

Während der Schwangerschaft gibt die Mutter Giftstoffe aus ihrem Körper an ihr ungeborenes Kind weiter.[2] Unsere Kinder wachsen dann in einer Welt auf, die voller künstlicher, von Menschen verursachter Toxizität ist, deren Menge von Jahr zu Jahr weiter zunimmt. Kinder, die schon mit einer hohen toxischen Belastung auf die Welt kommen, sind von Anfang an durch einen geschwächten gesundheitlichen Zustand beeinträchtigt. Ihr Körper ist nicht in der Lage, die Belastungen durch immer mehr Impfungen, verarbeitete und gentechnisch veränderte Nahrungsmittel, Flaschennahrung, Medikamente, Umweltverschmutzung und andere toxische Einflüsse unbeschadet zu überstehen. In der modernen, industrialisierten Welt wachsen Generationen von Menschen auf, deren toxische Belastung immer mehr steigt. Sie sind einer immer größer werdenden Belastung durch Umweltgifte ausgesetzt. Die Menge der Giftstoffe, die sich im menschlichen Körper anreichert, nimmt von Jahr zu Jahr zu, und dieser Umstand liefert eine Erklärung dafür, warum die gesundheitlichen Probleme weltweit ständig zunehmen.[3]

Wie gehen wir also mit dieser Situation um? Wie reinigen wir einen mit Giftstoffen belasteten Körper und vor allem: Wie heilen wir ihn? Letztendlich ist es Mutter Natur, die die Reinigung und die Heilung vollzieht, denn unser Körper ist ja ein Teil der Natur. Wir müssen uns also ansehen, wie Mutter Natur das macht, und diesen Prozess aktiv unterstützen.

Wenn Sie das nächste Mal eine brachliegende Industriefläche sehen, deren Boden mit Industriechemikalien verseucht ist, sehen Sie mal genau hin, was dort passiert. Wenn die industrielle Nutzung beendet und der Boden sich selbst überlassen wird – wie reinigt und heilt ihn Mutter Natur? Als Erstes wachsen auf dem verunreinigten Boden Schimmelpilze und Flechten – Mitglieder der Familie der Pilze. Warum ist das so? Weil Pilze gut dafür ausgestattet sind, Toxine zu absorbieren und zu neutralisieren. Verunreinigte Orte zu reinigen, ist in der Natur ihre Mission.[4] Es kann einige Jahre dauern, bis die Familie der Pilze diesen Job erledigt hat, und sobald der Ort ausreichend gereinigt ist, werden sich Pflanzen zu den Pilzen gesellen: Brennnesseln, Löwenzahn, Disteln, Ampfer und andere sogenannte Unkräuter. All diese Pflanzen können auf einem sehr nährstoffarmen Boden von schlechter Qualität wachsen, in dem durchaus noch ziemlich viele Giftstoffe vorhanden sein können. Die Pflanzen und die Pilze ziehen dann Tiere, Insekten und Mikroben an, die den Boden anreichern und ihm ein wenig Leben hinzufügen. Nachdem die Unkräuter, die Insekten, die Mikroben und die Tiere den Boden einige Jahre lang gereinigt und angereichert haben, sind womöglich andere Pflanzen in der Lage, dort zu wachsen – Pflanzen, die einen nährstoffreicheren Boden von höherer Qualität benötigen. Und so geht es dann noch einige Jahre weiter, bis dieser von der Industrie verseuchte Boden geheilt ist und sich vollständig erholt hat. Er wird wieder zu dem, was einen gesunden Boden ausmacht: einer vielfältigen Gemeinschaft von Mikroben, Würmern, Insekten und anderen Lebewesen, die in einem Medium aus organischer Substanz und Mineralien siedeln, einem Boden, der in der Lage ist, Leben aufrechtzuhalten. Erst wenn dieser Prozess abgeschlossen ist, können auf diesem Boden Bäume, Büsche, Gemüse und Früchte gedeihen.

In einem menschlichen Körper, der mit menschengemachten Chemikalien belastet ist, passiert etwas sehr Ähnliches. Es ist unvermeidlich, dass es bei einer betroffenen Person zu einer systemischen übermäßigen Vermehrung von Pilzen kommt. Schimmelpilze, Flechten und Candida werden sich ausbreiten, um den belasteten Körper zu reinigen! Bei jedem Baby, das mit einer starken toxischen Belastung auf die Welt kommt, kommt es zu einer übermäßigen Vermehrung von Pilzen. Bei jedem Kind und bei jedem Erwachsenen, dessen Körper mit Giftstoffen belastet ist, kommt es zu einer übermäßigen Vermehrung von Pilzen: im Verdauungssystem, auf den Schleimhäuten, in den inneren Organen, auf der Haut und überall sonst im Körper. Doch während die Pilze ihre Reinigungsarbeit verrichten, produzieren sie leider Nebenprodukte ihres eigenen Stoffwechsels, die

Symptome verursachen. Das betroffene Kind oder der betroffene Erwachsene leidet unter einem „benebelten" Gehirn, Energiemangel, Antriebslosigkeit, Lethargie und zahllosen anderen unangenehmen Symptome, die jedes Organ und jedes System betreffen können: Ekzeme, Asthma, Allergien, Autoimmunkrankheiten, Beschwerden und Schmerzen in Muskeln, Knochen und Gelenken, Verdauungsstörungen, Restless-Legs-Syndrom etc. – dem sogenannten „Candida"-Syndrom.

Die Bekämpfung von Pilzen mit Antimykotika oder natürlichen Antipilzsubstanzen erweist sich oft als kontraproduktiv, weil die von den bekämpften Pilzen aufgenommenen Giftstoffe wieder an den Körper abgegeben werden. Das kann dazu führen, dass die behandelte Person sich noch unwohler fühlt.[5] Wie wir in vorherigen Kapiteln bereits gesehen haben, ist der Zusammenhang zwischen Pilzen und Giftstoffen für Quecksilber nachgewiesen. Candida im Körper nimmt Quecksilber auf und speichert es. Infolgedessen ist der Körper bis zu einem gewissen Grad vor Quecksilber geschützt. Der Organismus muss also entscheiden, was für ihn schädlicher ist, die toxische Wirkung von Pilzen oder von Quecksilber. Da Quecksilber viel giftiger ist als Pilze, entscheidet der Körper, dass eine übermäßige Vermehrung von Pilzen weniger schädlich ist. Wenn Sie Candida bekämpfen, ohne sicherzustellen, dass gleichzeitig auch das Quecksilber ausgeschieden wird, wird dieses sehr giftige Schwermetall wieder in Ihr System freigesetzt und kann Sie noch kränker machen. Neben Quecksilber werden auch viele andere Giftstoffe von in unserem Körper lebenden Pilzen verarbeitet: andere toxische Metalle, Petrochemikalien, in der Landwirtschaft verwendete Chemikalien, Lösungsmittel, Weichmacher usw.

Wenn Sie aufhören, Candida zu bekämpfen, wird der Pilz sich sofort neu ausbreiten! Warum? Weil Ihr Körper ihn dazu einlädt. Wenn der Körper nicht über eigene geeignete Mechanismen verfügt, mit einer bestimmten Chemikalie fertigzuwerden, delegiert er diese Aufgabe an ein anderes Lebewesen. Täuschen Sie sich nicht: Ihr Körper weiß ganz genau, welcher Pilz, Wurm oder Egel, welches Protozoon, Virus oder Bakterium oder welche andere Lebensform eine bestimmte Chemikalie aufnehmen und neutralisieren kann. Je nachdem, was für ein Gemisch an Giftstoffen Sie akkumuliert haben, wird Ihr Körper eine spezielle Mischung von Lebewesen „einladen", sich in Ihrem Körper anzusiedeln, um mit den vorhandenen Chemikalien fertigzuwerden.[6] Einige dieser Lebewesen können von außen kommen, während andere sich aus Ihrem Inneren heraus verbreiten können: aus Ihrem Mikrobiom. Diese Lebewesen neutralisieren die Chemikalien und nehmen sie in ihrem eigenen Körper auf. Und wenn sie diesen Job erledigt haben, wird

Ihr Körper diese Gäste (dankbar!) verabschieden und dafür sorgen, dass sie ihn wieder verlassen. Dabei nehmen sie die Giftstoffe mit, die Sie krank gemacht haben, und Ihr Körper kann sich weiter der Heilung der Schäden widmen. Das kann jedoch nur geschehen, wenn Sie sich den neutralisierten Chemikalien nicht weiterhin aussetzen. Wenn diese Chemikalien weiterhin ständig in Ihren Körper gelangen, kann dieser „Job" nie als erledigt betrachtet werden, und diese Lebewesen können Ihren Körper nie verlassen. Dann leiden Sie unter einem chronischen Befall, und in dem Fall gehen wir dazu über, diese Lebewesen als „Parasiten" zu bezeichnen. Dabei ist „Parasiten" wahrscheinlich nicht der richtige Name für diese Gemeinschaft von Lebewesen. „Die Reinigungsfirma" wäre wahrscheinlich eine treffendere Bezeichnung.

Ungeachtet der Tatsache, dass der Körper voll von ihnen ist, wurden Pilze wie Candida schon vor langer Zeit mit der Bezeichnung „Parasiten" versehen. Alle Würmer, die je im menschlichen Körper entdeckt wurden, nannte man ebenfalls „Parasiten". Doch heute wissen wir, dass sie eine wichtige Rolle dabei spielen, unser Immunsystem gesund und in einem guten Gleichgewicht zu halten. Inzwischen gibt es sogar eine neue Form der Therapie, die sogenannte *Helminthen-Therapie*, bei der bestimmte Würmer bewusst in den Körper eingeführt werden.[7] Diese Therapie kann erstaunlich gute Ergebnisse erzielen.

Anstatt Pilze und andere „Parasiten" zu bekämpfen, versucht man am besten, dem System weitere Mikroben zuzuführen, damit diese die Reinigung des Körpers unterstützen und beschleunigen. Genau das tun wir mit einer Befolgung des GAPS-Ernährungsprogramms. Wir essen fermentierte Nahrungsmittel, in denen es von nützlichen Pilzen, Bakterien und anderen Mikroben nur so wimmelt. Eines der besten Mittel gegen eine übermäßige Vermehrung von Pilzen irgendwo im Körper ist Kefir. Kefirknollen sind eine natürliche ausgeglichene Gemeinschaft verschiedener Mikroben: Pilze, Bakterien, Viren und andere Mikroben, die in ihrem eigenen Biofilm leben. Der Kombucha-Pilz ist eine andere natürliche Gemeinschaft von Mikroben. Selbst gemachter Kefir und Kombucha sind großartige Quellen für eine große Gruppe nützlicher Pilze. Ein regelmäßiger Verzehr von Kefir, fermentiertem Gemüse und fermentierten Getränken beschleunigt die Phase der durch Pilze durchgeführten Reinigung, die der Körper durchlaufen *muss*. Darüber hinaus nehmen diverse Mikroben, die in fermentierten Nahrungsmitteln leben, pathogene Mikroben auf, die in Ihrem Körper siedeln, und reduzieren dadurch die durch diese pathogenen Mikroben verursachte Belastung. Halten Sie sich vor Augen, dass der menschliche Körper voller Mikroben (und anderer Lebewesen) ist. Wir können uns ihrer nicht entledigen! Das Vernünftigste, was wir tun können, ist, die pathogenen Mikroben durch nützliche zu ersetzen und deren Vielfalt zu erhöhen. Und dabei gilt: Je mehr, desto besser!

Aber kommen wir noch einmal darauf zurück, wie der menschliche Körper sich selbst reinigt, indem er auf Lebewesen zurückgreift. Während des von Pilzen durchgeführten Reinigungsprozesses besiedeln auch andere Lebewesen den menschlichen Körper: Lebewesen, die sich von Pilzen und Toxinen ernähren. Verschiedene Bakterien, Protozoen, Viren, Würmer und andere kleinere und größere Lebensformen, die wir als „Parasiten" bezeichnen, vermehren sich im Verdauungssystem und überall sonst im Körper. Sie spielen wie die Pilze eine sehr wichtige Rolle in dem Reinigungsprozess. Je stärker der menschliche Körper mit Chemikalien belastet ist, desto mehr „Parasiten" leben in ihm. Eine durch einen solchen Zustand ausgelöste Krankheit ist die Lyme-Borreliose, die weltweit epidemiologische Ausmaße annimmt.

Lymeborreliose

Die allermeisten Betroffenen leiden unter einer sogenannten *chronischen* Lyme-Borreliose, bei der sich die erkrankte Person nicht daran erinnert, von einer Zecke gebissen worden zu sein, und unter einer Vielzahl chronischer Symptome leidet. Es gibt weder einen zuverlässigen Test für diese Erkrankung noch eine in Betracht kommende etablierte Behandlung. Eine chronische Lyme-Borreliose ist ein typisches Beispiel für einen Zustand, bei dem ein durch Chemikalien belasteter Körper den natürlichen Reinigungsprozess durchläuft, an dem viele Mikroben und andere Lebensformen beteiligt sind. Wissenschaftler halten Glyphosat (den chemischen Wirkstoff in dem weit verbreiteten Herbizid *Roundup*) für eine der wichtigsten chronische Lyme-Borreliose verursachenden Chemikalien.[8] Diese toxische Chemikalie wird in der industriellen Landwirtschaft sehr verbreitet eingesetzt. Sie ist in nahezu all unseren Nahrungsmitteln (auch in vielen biologisch erzeugten Produkten) enthalten, und ihr stetig zunehmender Einsatz korreliert eindeutig mit den weltweit zu verzeichnenden Epidemien von chronischer Lyme-Borreliose und anderen chronischen Erkrankungen. In Nordamerika lebt wahrscheinlich die am stärksten mit Glyphosat belastete Bevölkerung auf der Welt. Dort wird dieses Agrargift besonders breit eingesetzt, und dort ist die Anzahl der Menschen, die unter chronischer Lyme-Borreliose leiden, am höchsten.[9] Leider ist Glyphosat nur eine der belastenden Chemikalie. Es gibt Tausende andere und dazu kommen noch Elektrosmog, gentechnisch veränderte Nahrungsmittel und alle möglichen anderen Abscheulichkeiten, mit denen wir unseren Planeten zunehmend überziehen.

Menschen, die definitiv von einer Zecke gebissen wurden und eine klassische *akute* Borreliose entwickelt haben, werden mit Antibiotika behandelt. Bei einem Teil der Betroffenen wirkt diese Behandlung, doch bei vielen wird die Erkrankung trotz der aggressiven Antibiotika-Behandlung chronisch. Je intensiver die Lyme-Borreliose erforscht wird, desto klarer wird, dass die Krankheit nicht nur von dem Erreger *Borrelia burgdorferi* verursacht wird, sondern von einer Vielzahl verschiedener Mikroben, die in einer Gemeinschaft im Körper der betroffenen Personen leben.[10] Zu dieser Gemeinschaft können unter anderem Candida und andere Pilze, Bartonellen, Babesien, Ehrlichien, Anaplasmen, Mykoplasmen, *Francisella tularensis*, Rickettsien, Viren, Protozoen, Würmer und andere Lebewesen gehören. Die Symptome einer chronischen Lyme-Borreliose werden durch all diese Lebewesen ausgelöst, und inzwischen gibt es für diese Erkrankung eine neue Bezeichnung – *MSIDS (Multiple Systemic Infectious Diseases Syndrome).*[11] Das ist der Grund dafür, weshalb eine langfristige Bekämpfung von Borrelien mit Antibiotika sehr wenig zur Heilung einer betroffenen Person beiträgt. Tatsächlich fügt eine solche Behandlung dem Körper einen weiteren Schadstoff hinzu, der noch mehr „Parasiten" dazu ermuntert, sich breitzumachen. Der Körper der betroffenen Person muss „dekontaminiert" werden, um beginnen zu können, die Belastung durch Parasiten zu reduzieren und zu beseitigen. In so einer Situation hilft nur eine natürliche Behandlung: richtige Ernährung (damit der Körper sich selbst reinigen kann), Wiederherstellung einer normalen Darmflora und eines ausgeglichenen Immunsystems, die Einnahme von Kräutern und Nahrungsergänzungsmitteln und andere natürliche Herangehensweisen. Weitere Informationen über Lyme-Borreliose finden Sie in dem Kapitel *A-Z*.

Mutter Natur erledigt nichts schnell, weil sie die Dinge *richtig* macht! Der Prozess der Reinigung und der Entfernung von Parasiten kann viele Jahre dauern und erfordert umfassende Kooperation und aktive Mithilfe der betroffenen Person, wofür diese wiederum über die erforderlichen Informationen verfügen muss. Die betroffene Person muss aufhören, ihren Körper mit Giftstoffen zu belasten, sich richtig ernähren und aktiv Maßnahmen ergreifen, die der Reinigung dienen. Wenn wir das nicht tun, wird der Körper alle möglichen Arten von Lebewesen einladen, ihn zu besiedeln, um diese Jobs für ihn zu erledigen.

Krebs

Wenn sich in einem bestimmten Bereich des Körpers eine Menge an Giftstoffen angereichert hat, können sich die Parasiten, die von dem speziellen Giftstoff angezogen werden, in diesem Körperbereich für eine lange Zeit einnisten, erst recht, wenn der Giftstoff immer weiter zugeführt wird. Wenn wir Menschen an einen neuen Ort ziehen, was tun wir dann? Wir richten uns ein Zuhause ein und halten nach diversen Dingen Ausschau, die wir benötigen. Der Parasit verhält sich genauso: Er schafft sich ein Zuhause, indem er sich ein Nest baut. Der Körper umgibt dieses Nest mit einer dicken Proteinkapsel, um es vor dem Immunsystem zu schützen. Da das verwendete Protein aus Ihrem Körper stammt, kann das Immunsystem das Nest nicht „erkennen". Dann bildet der Parasit rund um das Nest ein ausgedehntes Netz an Blutgefäßen, um sich mit Nahrung und anderen Ressourcen zu versorgen, und der Körper kooperiert dabei in vollem Umfang. Aufgrund der angesammelten Giftstoffe in dem betroffenen Körperbereich sind die Zellen dort bereits geschwächt und dadurch nicht in der Lage, sich vor dem Parasiten zu schützen. Somit verwendet der Parasit diese Zellen als Baumaterial für sein Nest, mutiert sie, schleust seine eigenen Gene in sie hinein, verändert ihre Struktur und lässt sie für ihn arbeiten. Worüber reden wir? Wir reden über Tumore, die gutartig oder bösartig sein können. Wissenschaftler und Ärzte haben schon oft beobachtet, dass Krebsgeschwüre von Parasiten bewohnt werden: von Viren, Pilzen, Bakterien, Protozoen, Egeln und Würmern.[12] Ein Tumor kann als ein Parasitennest betrachtet werden.[13] Wir wissen nicht, ob diese Lebewesen den Krebs verursachen, aber sie sind an dem ganzen Prozess der Entstehung von Krebs beteiligt, der mit der Akkumulation von krebserregenden Chemikalien, Strahlung, Umweltgiften und anderen toxischen Substanzen, die die Menschen produzieren, beginnt. Halten Sie sich vor Augen, dass Mikroben ihre Gene untereinander austauschen und dieses auch mit menschlichen Zellen tun können. Krebszellen sind Hybride, teilweise menschlich und teilweise zu den Parasiten gehörend.[14] Deshalb funktionieren sie nicht richtig und werden vom Körper abgestoßen. Diese mutierten mikrobiellen/menschlichen Zellen vermehren sich und breiten sich aus, und zwar sehr schnell, und auf diese Weise wächst ein typisches Krebsgeschwür. Mit jeder Generation mutieren diese Zellen stärker und werden immer weniger menschlich und immer mehr mikrobiell.[15]

Ich glaube, dass ein Parasit nicht ohne Einwilligung des Körpers in diesen eindringt. Wir sind keine hilflosen Opfer von Parasiten. Unser Körper ist gut ausgestattet, um mit Parasiten fertigzuwerden! Der menschliche Körper hat sich evolutionsmäßig auf diesem Planeten zusammen mit all den Lebewesen entwickelt, die wir Parasiten nennen. Sie sind überall, mit ihnen in Kontakt zu kommen, ist absolut unvermeidlich! Wir alle haben Parasiten, und wir haben Millionen Jahre problemlos im Einklang mit ihnen koexistiert. Was ist also passiert? Wir haben eine Umwelt geschaffen, die unseren Körper in einem noch nie dagewesenen Ausmaß mit Giftstoffen belastet. Glauben wir wirklich, dass wir unsere Umwelt verschmutzen und zerstören und dabei selbst „sauber" bleiben können? Um mit dieser Giftstoffbelastung fertigzuwerden, benötigt unser Körper die Hilfe anderer Lebewesen. Wie es scheint, ist unabhängig davon, um was für einen „Hauptparasiten" es sich in dem Tumor handelt, immer mindestens noch ein weiterer Parasit anwesend: Hefe, Candida oder eine andere Pilzspezies. Das ist logisch, denn Pilze erfüllen in der Natur die Funktion universeller Reiniger. An „verschmutzten" Orten sind sie immer anwesend. Die unvermeidliche Anwesenheit von Pilzen an durch Giftstoffe belasteten Bereichen im Körper kann die Energieerzeugung in den Zellen verändern. Anstatt wie im Zuge des normalen Prozesses Glucose, Fett oder Protein zu verwenden, um Energie zu erzeugen, beginnen die Zellen, Glucose zu fermentieren und Alkohol, Milchsäure und andere ungesunde Nebenprodukte zu produzieren. In der Onkologie wird dies *Warburg-Effekt* genannt. Krebszellen gewinnen ihre Energie durch eine anaerobe Fermentation, auch aerobe Glykolyse genannt, was bei gesunden menschlichen Zellen abnormal ist, jedoch die normale Art und Weise, auf die Pilze Energie erzeugen.[16]

Künftige Forschung wird womöglich entdecken, dass jeder Tumor nicht nur von einem oder zwei, sondern von einer großen Vielfalt von Lebewesen besiedelt ist: von Parasiten. Es ist eine Tatsache, dass eine Operation eine der Hauptursachen für eine Metastasierung (Ausbreitung) von Krebs in andere Bereiche des Körpers ist. Wenn ein Krebsgeschwür ein Parasitennest ist, liegt es nahe, dass durch das Aufschneiden Eier und Larven ins Blut gelangen und im ganzen Körper verbreitet werden können. Deshalb folgt in der Onkologie – verbunden mit der Hoffnung, diesen Prozess zu stoppen – nach den meisten chirurgischen Eingriffen eine Bestrahlung oder eine Chemotherapie. Leider zerstören diese Maßnahmen das Immunsystem und das Entgiftungssystem der betroffenen Person, sodass der Körper nicht mehr imstande ist, auf natürliche Weise mit der Erkrankung umzugehen. Es würde den Rahmen dieses Buches sprengen, weiter auf Krebs einzugehen. Das Entscheidende, was wir verstehen müssen, ist, dass nichts von alledem passieren kann, wenn man über ein starkes Entgiftungssystem und ein starkes Immunsystem verfügt. Ein starkes Entgiftungssystem und ein starkes

Immunsystem lassen gar nicht erst zu, dass der Körper mit Giftstoffen belastet wird, und infolgedessen muss der Körper keine anderen Lebewesen einladen, in ihm zu siedeln, um mit den Giftstoffen fertigzuwerden. Und die Lebewesen, die bereits in unserem Körper leben – welche auch immer es sind –, werden in einem gesunden Gleichgewicht gehalten, sodass sie nur vorteilhaft für uns sind. Mehr über das Thema Krebs finden Sie in dem Kapitel *ketogene GAPS-Diät*.

Die offizielle Definition für einen Parasiten lautet: Ein Parasit ist ein Organismus, der in oder auf einem anderen Organismus (seinem Wirt) lebt und von diesem profitiert, indem er ihm Nährstoffe entzieht. Kann unsere Darmflora und der Rest des menschlichen Mikrobioms auf der Grundlage dieser Definition als ein Parasit betrachtet werden, der in uns lebt? Die offizielle Definition für einen Parasiten basiert auf der lange vorherrschenden Annahme, dass diese Welt vom „Überleben-der-Stärksten"-Prinzip regiert wird: Alle Lebewesen, die auf dieser Welt existieren, fressen und zerstören einander gegenseitig und nur „die Stärksten überleben". Aber es gibt auch eine andere Position, die davon ausgeht, dass unsere Welt auf *Kooperation* beruht, also eine Welt ist, in der jedes Lebewesen eine Umgebung, ein Habitat, eine Nahrungsquelle für alle anderen Lebewesen schafft, die in diesem Habitat existieren. Wenn Sie sich gesunde natürliche Umgebungen ansehen, die auf unserem wunderschönen Planeten durchaus noch existieren, werden Sie sehen, dass diese aufgrund der Kooperation aller in diesem Habitat existierenden Lebewesen gesund sind und gedeihen. Dazu gehören Mikroben, die im Boden siedelnde Gemeinschaft, Pflanzen, Insekten, Tiere und andere Lebewesen. Zum Beispiel grasen Zebraherden in Afrika friedlich neben einer Löwenfamilie. Sowohl die Zebras als auch die Löwen leben in einem gemeinsamen Lebensraum: der riesigen afrikanischen Savanne. Neuere Forschungsarbeiten haben ergeben, dass Löwen und andere Raubtiere ein notwendiger Bestandteil des Ökosystems von Savannen sind. Sie sorgen dafür, dass pflanzenfressende Tiere in engen Herden bleiben und über die weiten Grasflächen ziehen.[17] Das stellt sicher, dass die Grasflächen richtig gepflegt werden, und sorgt dadurch für die Gesundheit und das Überleben des gesamten Ökosystems. Ohne die Anwesenheit der Löwen würden die Zebras die Grasflächen schnell zerstören. Raubtiere sind in der Natur die „Hirten" pflanzenfressender Tiere! Ohne sie würde sich der Zustand der Grasflächen schnell verschlechtern, und am Ende würden sowohl die Zebras als auch die Löwen ohne Lebensraum dastehen. Diese Koexistenz von Zebras, Löwen und Grasflächen in der Wildnis folgt nicht dem Prinzip des Überlebens der Stärksten, sondern dem Prinzip intelligenter Kooperation! Die Theorie des

„Überlebens der Stärksten“ basiert auf einem mangelnden Verständnis des *ganzen Bildes.* Doch leider herrscht dieses Konzept in unseren Naturwissenschaften und in der modernen Medizin vor. Sobald wir in unserer Umgebung oder in unserem Körper eine Mikrobe oder ein anderes Lebewesen entdecken, trachten wir ohne zu zögern danach, diese Mikrobe oder dieses Lebewesen zu töten. Diese Haltung hat für unseren Planeten und für die Menschheit viele Probleme geschaffen, von denen eines eine epidemieartige Ausbreitung einer abnormalen Darmflora ist.

Die westliche Medizin ist beklagenswert schlecht darin, Parasiten zu identifizieren oder mit ihnen umzugehen. Die Parasitologie – die Wissenschaft des Studiums von Parasiten – genießt den Status einer „Aschenputtel-Wissenschaft“ und erhält nur sehr wenige finanzielle Mittel und nur sehr wenig Aufmerksamkeit. Die gängige Untersuchung des Stuhls auf Parasiten ist meistens pure Zeitverschwendung. Grundsätzlich kann man sagen, dass es keine gute Idee ist, sich an einen Schulmediziner zu wenden, um Parasitenbefall zu behandeln. Die Alternativmedizin bietet vielleicht ein paar bessere Methoden an, um auf Parasiten zu testen und den Befall mit Parasiten zu behandeln; aber auf diesem Gebiet gibt es kaum Forschungserkenntnisse, und die durch Methoden der Alternativmedizin erreichten Resultate können ebenfalls enttäuschend sein.

Wenn wir versuchen, Parasitenbefall zu behandeln, ist es von entscheidender Bedeutung, sowohl die Belastung unseres Körpers durch Giftstoffe anzugehen als auch die Parasiten selbst! Aber das Wichtigste ist: Wir müssen den Körper mit allen Ressourcen ausstatten, die er benötigt, um die Situation selbst in den Griff zu bekommen. Denken Sie daran: Ihr Körper muss sich selbst reinigen und heilen! Alles, was wir von außen tun, kann ihm nur helfen. Eine Befolgung des GAPS-Ernährungsprogramms liefert Ihrem Körper alle erforderlichen Ressourcen, die er benötigt, um mit den Giftstoffen und den Parasiten effektiv fertigzuwerden. Auf dieser Grundlage können Sie weitere Behandlungsmaßnahmen durchführen (die Verwendung von Kräutern und ätherischen Ölen, Saunagänge, homöopathische Mittel und viele andere), die dem Körper helfen, die Giftstoffe und die mit ihnen assoziierten Parasiten auszuscheiden.

Fazit: Wir haben es in der industrialisierten Welt immer häufiger mit Parasitenbefall zu tun. Der Grund für diese Epidemie ist die durch die Industrie verursachte Verschmutzung unseres Planeten und unseres Körpers – eine Verschmutzung, die wir Menschen verursacht haben und weiterhin in einem immer stärkeren Maße verursachen. Ich glaube, dass Mikroben, Würmer und andere „Parasiten“ in der Natur die Rolle von Reinigungskräften spielen. Sie sind gut ausgestattet, um verschiedene Giftstoffe zu absorbieren und zu neutralisieren. Wenn der Körper nicht imstande ist, die Giftstoffe alleine zu bewältigen, „lädt“ er diese Lebewesen „ein“, damit diese die toxische Belastung bewältigen. Die einzige Möglichkeit, um frei von Parasiten zu sein, besteht darin, unseren Körper zu entgiften und unsere Exposition gegenüber industriellen Giften so stark wie möglich zu reduzieren. Um das effektiv zu erreichen, müssen wir die Umwelt, in der wir leben, verändern! Um den menschlichen Körper in die Lage zu versetzen, mit den ihn belastenden Giftstoffen fertigzuwerden, ohne auf die Hilfe anderer Lebewesen zurückgreifen zu müssen, ist es entscheidend, dass wir uns um sein Immunsystem und um sein Entgiftungssystem kümmern.

Unser Körper ist Teil der Natur. Wir sind nur eine von vielen Billionen von Lebensformen, die in diesem faszinierenden Ökosystem auf diesem wunderbaren Planeten leben. Alle Lebensformen auf diesem Planeten hängen voneinander ab und beeinflussen sich gegenseitig, und wir Menschen stellen keine Ausnahme dar. Man kann nicht umhin, als zu dem Schluss zu kommen, dass die Menschheit eine harte Lektion lernen muss! Und bis diese Lektion gelernt ist, werden immer mehr Menschen überall auf der Welt unter einer starken Belastung durch Giftstoffe und einer großen Anzahl von „Parasiten“ leiden, die immer zusammen mit diesen Giftstoffen kommen.

Eine Befolgung des GAPS-Ernährungsprogramms wird es Ihrem Körper ermöglichen, ein leistungsfähiges Entgiftungssystem aufrechtzuhalten, das ihn zuverlässig reinigt. Durch die Befolgung des GAPS-Ernährungsprogramms nähren Sie zudem ein starkes Immunsystem, damit es Mikroben und Parasiten abwehren und im Gleichgewicht halten kann. Eine Befolgung dieses Ernährungsprogramms kann also als eine sehr effektive vorbeugende Maßnahme eingesetzt werden, um Sie und Ihre Familie vor der in unserer Welt immer stärker verbreiteten Belastung durch Giftstoffe und dem damit verbundenen Befall durch Parasiten zu schützen. Menschen, die unter Parasitenbefall leiden, sollten dieses Ernährungsprogramm als eine Basistherapie einsetzen, um ihrem Körper die beste Möglichkeit zu verschaffen, sich selbst zu entgiften und Parasiten zu entfernen. Bei vielen Betroffenen reicht eine Befolgung des GAPS-Ernährungsprogramms schon aus, um das Problem in den Griff zu bekommen. Bei einigen Betroffenen sind ergänzende Behandlungsmethoden wie homöopathische Mittel, die Verwendung von Kräutern, eine Chelat-Therapie zur Ausleitung toxischer Metalle, natürliche Entgiftungsbehandlungen und andere Methoden erforderlich. Mehr über Parasiten und die Behandlung von Parasitenbefall erfahren Sie im Kapitel *A-Z*.

Knochen und Zähne

Der Teil kann niemals gut sein, wenn das Ganze nicht gut ist.
Platon

Die Ernährung ist die wichtigste Grundlage der Gesundheit unserer Zähne und Knochen! Die meisten Menschen, die unter dem GAP-Syndrom leiden, haben Zahnprobleme und leiden unter Osteoporose. Werfen wir einen Blick darauf, warum das so ist.

Unsere Zähne sind ähnlich aufgebaut wie unsere Knochen. Unter dem Mikroskop betrachtet, sehen alle Knochen so aus, dass man sie als „Bücherregale" beschreiben könnte. Die „Regale" bestehen aus Protein, vor allem aus Kollagen, und die Mineralstoffe (Kalzium, Magnesium, Bor und andere) stellen die „Bücher" dar, mit denen die „Regale" gefüllt sind. Knochenverlust und Zahnverfall sind normalerweise nicht die Folge eines Mangels an „Büchern", sondern eines Mangels an „Regalen"! Die heute verbreitete Ernährungsweise, die sich dadurch auszeichnet, dass sie reich an verarbeiteten Nahrungsmitteln ist, liefert nicht die Nährstoffe, die für einen Aufbau starker „Regale" in den Knochen und in den Zähnen erforderlich sind. Wenn die „Regale" brüchig und schwach sind, haben die „Bücher" keinen Platz, an dem sie stehen können, und infolgedessen werden Kalzium und andere Mineralstoffe einfach aus den Knochen und aus den Zähnen herausgeschwemmt. Es nützt nichts, einem Menschen, der unter Osteoporose oder Zahnverfall leidet, mehr Mineralstoffe zuzuführen! Als Erstes müssen die „Regale" aufgebaut und gestärkt werden, indem der Körper mit Baumaterialien versorgt wird, die er benötigt, um viel Kollagen zu bilden.[1]

Kollagen ist ein Protein. Es wird aus Aminosäuren gebildet, die dem Körper zugeführt werden, wenn wir Fleisch, Fisch, Eier oder Milchprodukte essen. Pflanzliche Nahrungsmittel liefern nicht ausreichend Aminosäuren, die für die Bildung von Kollagen geeignet sind (weitere Informationen dazu finden Sie in dem Kapitel *Vegetarismus*). Unsere Zähne und unsere Knochen werden vor allem durch den Verzehr von Nahrungsmitteln, die reich an tierischem Kollagen sind, mit vielen Nährstoffen versorgt. Dazu zählen unter anderem: Bänder, Haut und Gelenke von Tieren, Hühnerfüße und -haut, Haut von Fischen, gut gegarte Reststücke sowie Faszien und anderes kollagenreiches Gewebe. Wenn wir dieses Gewebe in Wasser kochen, entsteht eine Brühe, die sehr reich an kollagenbildenden Aminosäuren ist (Fleischbrühe). Das Trinken dieser Brühe und der Verzehr von Suppen und Eintöpfen, die mit dieser Brühe zubereitet wurden, liefern dem Körper reichlich Nährstoffe für die Knochen und für die Zähne. Ein weiterer wichtiger Nährstoff, der die Bildung von Kollagen im Körper fördert, ist Vitamin C. Skorbut – eine durch einen Mangel an Vitamin C verursachte Krankheit – äußert sich durch Symptome eines schweren Kollagenmangels: Zahnfleischbluten, starke Neigung zu Blutergüssen (Blutgefäße bestehen zu einem großen Teil aus Kollagen) und Zahnausfall (die Bänder, die die Zähne an Ort und Stelle halten, bestehen aus Kollagen). Leber ist eine gute Quelle für Vitamin C und liefert auch viele andere für die Knochen und die Zähne sehr gute Nährstoffe. Auch fermentiertes und frisches Gemüse und Obst versorgen uns mit Vitamin C.

Im menschlichen Körper ist nichts statisch. Jedes Gewebe wird ständig erneuert. Es ist bekannt, dass das menschliche Skelett sich alle 10 Jahre komplett erneuert. Das alte Knochengewebe wird abgebaut und beseitigt, und an seiner Stelle wird neues Gewebe gebildet. Knochen und Zähne werden nicht nur ständig erneuert, je nach Alter und Lebensstil verändern sie auch ihre Form und ihre Gestalt. Wenn wir wachsen, Kinder bekommen, arbeiten und älter werden, ändert sich die Form unseres Skeletts deutlich, um sich unserer jeweiligen neuen Lebensphase anzupassen. Dieser Prozess heißt Knochenumbau.[2]

Was bildet die Struktur unserer Knochen und unserer Zähne und erhält sie? Was ist für den Knochenumsatz und den Knochenumbau verantwortlich? Im Knochengewebe gibt es zwei Gruppen von Zellen, die *Osteoblasten* und *Osteoklasten* genannt werden. Sie erfüllen diese komplexe Aufgabe für uns. *Osteoblasten* sind sozusagen die „Bauarbeiter", die das Knochengewebe bilden (in den Zähnen heißt ihr Äquivalent *Odontoblasten*). Sie sind die Erschaffer. Sie bauen die „Regale", füllen sie mit „Büchern", erhalten die Struktur der ganzen „Bibliothek" und sorgen dafür, dass sie funktioniert. Sie spielen für das Knochengewebe eine entscheidende Rolle, und jede Zelle hat lange „Arme" und „hält" mit den benachbarten Zellen „Händchen", sodass alle Zellen zusammen eine faszinierende Gitterstruktur formen, die den Knochen bildet. Jede Zelle leitet Informationen und Nährstoffe an die anderen Zellen und das sie umgebende Gewebe weiter. *Osteoklasten* sind die Zerstörer des Knochens. Sie bilden Substanzen, die die Knochenstruktur auflösen und abbauen, sodass neues Knochengewebe an die Stelle des abgebauten treten kann. Das Gleichgewicht zwischen der Aktivität der *Osteoklasten* und der *Osteoblasten* wird vom Körper sehr sorgfältig aufrechterhalten. Am Knochenstoffwechsel und am Knochenaufbau sind die Verfügbarkeit der richtigen Nährstoffe, die Hirnaktivität, das Immunsystem, Hormone, Neurotransmitter und eine Vielzahl anderer Faktoren beteiligt.[3]

Die Zellen beider Gruppen werden gebildet, erfüllen ihre Aufgabe und sterben dann ab. Osteoklasten leben ungefähr zwei Wochen, während Osteoblasten ungefähr drei Monate leben. Neu gebildete Osteoklasten und Osteoblasten ersetzen die abgestorbenen. Das ist ein wunderbarer Prozess der Zellregeneration, der sich bei allen Zellen in unserem Körper vollzieht. An dieser Stelle kommen wir zu einem interessanten Aspekt: Osteoklasten und Osteoblasten werden im Knochenmark gebildet. Das Knochenmark ist die Geburtsstätte vieler Zellen im Körper: Praktisch sämtliche Blutzellen, Immunzellen, Endothelzellen, Fibroblasten, Stammzellen und viele andere Zellen werden im Knochenmark gebildet. Es gibt zwei Formen von Knochenmark: rotes Knochenmark und gelbes Knochenmark, auch Stroma genannt. Und es ist das Stroma, in dem die Osteoklasten und die Osteoblasten gebildet werden. Das Stroma des Knochenmarks ist ein sehr fettreiches Organ, das eine reichhaltige Versorgung mit tierischen Fetten und fettlöslichen Vitaminen benötigt, um gut funktionieren zu können. Die Forschung hat viele Erkenntnisse zusammengetragen, denen zufolge wir ohne eine ausreichende Zufuhr von fettlöslichen Vitaminen (D, A, E und K2) und tierischen Fetten keine Knochenmasse im Körper aufbauen können.[3,4] Die drei fettlöslichen Vitamine (A, D und K2) arbeiten bei der Einlagerung von Kalzium, Phosphor und anderen Mineralstoffen in den Knochen und in der Zahnsubstanz als Team zusammen: Die Vitamine A und D stellen sicher, dass der Körper die richtigen Proteine bildet, und das Vitamin K2 aktiviert diese Proteine.[4] Die Zellen, die unsere Knochen bilden und erhalten, stammen aus dem Knochenmark, das diese Nährstoffe benötigt. Diese Nährstoffe spielen für jegliche Zellregeneration im Körper eine entscheidende Rolle. Ohne tierisches Protein, tierisches Fett und fettlösliche Vitamine kann der Körper keine Zelle bilden.[5] Um Osteoporose, Zahnverfall und andere Arten von Knochenschwund im Körper zu behandeln, ist es sehr wichtig, qualitativ hochwertiges fettreiches Fleisch, Fisch, Eier und Milchprodukte zu essen. Diese Nahrungsmittel liefern alle erforderlichen Bausteine für die Bildung von Kollagen, Osteoklasten und Osteoblasten und für den Aufbau starker Knochen und Zähne.

Die Zähne heilen sich ständig selbst und bauen sich neu auf. Wenn wir säurehaltige Nahrungsmittel kauen und uns die Zähne putzen, verliert der Zahnschmelz Mineralstoffe. Doch zwischen den Mahlzeiten und während des Schlafs wird der Zahnschmelz durch den Speichel und die im Mund siedelnde mikrobielle Gemeinschaft remineralisiert. Wenn jemand sich nicht gut ernährt, kann die Remineralisierung möglicherweise nicht mit dem Verlust an Mineralstoffen Schritt halten, und es bilden sich Bereiche mit schwachem Zahnschmelz. Diese Bereiche mit einem geringen Mineralstoffgehalt im Zahnschmelz heißen *Initialkaries.*[6,7] Unsere Zahnärzte sind dazu ausgebildet, diese befallenen Bereiche wegzubohren und die dadurch entstehenden Löcher mit synthetischen Materialien zu füllen. Das führt dazu, dass lebenslang gebohrt und gefüllt wird. Die ganzheitliche (biologische) Zahnmedizin empfiehlt, so nicht vorzugehen, weil der Körper diese Bereiche mit demineralisiertem Zahnschmelz heilen kann. Das Einzige, was wir tun müssen, ist, unsere Ernährung umzustellen und darauf zu achten, ausreichend hochwertiges Protein, hochwertiges Fett und fettlösliche Vitamine zu uns zu nehmen.[7]

Die Erkenntnis, dass Zähne geheilt werden können, ist nicht neu. Weston A. Price zeigte schon zu Beginn des zwanzigsten Jahrhunderts, dass Löcher in den Zähnen mittels einer Supplementierung der Vitamine A, D, und K2 in Form von Lebertran und vitaminreichem Butteröl geheilt werden können.[8] Er beschrieb den Fall eines 14 Jahre alten Mädchens, bei dem nach einer 7 Monate dauernden Supplementierung 42 Löcher in 24 Zähnen heilten. Seine Studien wurden in den folgenden Jahrzehnten wiederholt und ergaben die gleichen positiven Resultate. Leider weiß unsere Mainstream-Zahnmedizin über diese Forschungserkenntnisse nicht Bescheid. Wenn Ihre Zähne also von beginnender Karies befallen werden, schädigen Sie diese nicht irreversibel durch eine überstürzte Behandlung des Bohrens und Füllens, sondern versuchen Sie stattdessen, die Schädigung zu heilen, indem Sie Ihre Ernährung umstellen und geeignete Nahrungsergänzungsmittel einnehmen.

Verarbeitete „Lebensmittel" liefern keine Bausteine für die Bildung von Knochen und Zähnen. Im Gegenteil: Viele verarbeitete Lebensmittel sind dafür bekannt, die Knochen- und Zahnsubstanz zu zerstören. Das gilt insbesondere für Softdrinks, die Phosphorsäure und andere Säuren enthalten. Viele Fälle von Karies und Knochenschwund bei jungen Menschen sind auf den Konsum dieser Getränke zurückzuführen.[9] Verarbeitete Kohlenhydrate (Produkte, die aus Mehl, Zucker, Soja und pflanzlichen Ölen hergestellt werden) entziehen dem Körper Nährstoffe und schaffen ein Milieu, in dem es zu beschleunigtem Knochenschwund und Zahnverfall kommen kann. Alle verarbeiteten Lebensmittel sind schädlich für unsere Knochengesundheit wie auch für die Gesundheit aller anderen Bereiche des Körpers.

Osteoporose, also eine Ausdünnung der Knochensubstanz, ist in der westlichen Welt bei Menschen aller Altersgruppen sehr verbreitet – von kleinen Kindern, Teenagern, jungen Erwachsenen bis hin zu älteren Menschen.[10] Das ist nicht normal! Noch vor gar nicht langer Zeit (vor ungefähr 30 Jahren) litten nur ältere Frauen unter Osteoporose (weil bei Frauen für die Erhaltung der Knochenmasse Östrogen erforderlich ist und der Östrogenspiegel nach der Menopause sinkt). Auszurutschen, auf eine ausgestreckte Hand zu fallen und sich dabei das Handgelenk zu brechen, galt früher als eine „typische Verletzung von Frauen jenseits der Wechseljahre", weil solche Brüche ein Symptom von Osteoporose sind. Die allermeisten Patienten, die unter solchen Brüchen litten, waren tatsächlich ältere Frauen. Heute sind solche Brüche auch bei jungen Männern und Frauen und sogar bei Kindern verbreitet, was zeigt, dass ein großer Teil der jungen Bevölkerung an Osteoporose leidet! Ein gesunder Knochen verfügt über Elastizität und die Fähigkeit, sich leicht zu biegen und die Wucht eines Stoßes zu verkraften. Bei einem gesunden Menschen würde es einer sehr starken Kraft bedürfen, um einen Knochen zu brechen. Auf einem nassen Boden auszurutschen und auf eine ausgestreckte Hand zu fallen, sollte keine ausreichende Kraft erzeugen, um einen Bruch des Handgelenks zu verursachen, es sei denn, die betroffene Person leidet unter Osteoporose. Bei Menschen, die unter Osteoporose leiden, werden die Knochen brüchig und anfällig dafür, schon bei der Einwirkung ziemlich geringer Kräfte zu brechen. Osteoporose ist eine Folge eines Mangels an Protein (Kollagen) in den Knochen. Um Osteoporose vorzubeugen oder dieses Leiden zu behandeln, müssen wir täglich kollagenreiche Nahrungsmittel (tierische Produkte), fettlösliche Vitamine sowie Nahrungsmittel, die reich an Vitamin C sind (Leber und sowohl fermentiertes als auch frisches Obst und Gemüse), zu uns nehmen.[11]

Wenn die Versorgung unseres Körpers mit Kollagen schlecht ist, ist die betroffene Person anfällig dafür, ein weiteres verbreitetes Leiden zu entwickeln: *Parodontose.* Unsere Zähne sind nicht fest im Kiefer verankert, sondern flexibel mit dem Gewebe verbunden, das die Zähne umgibt (dem sogenannten *Parodontium* oder *Zahnhalteapparat*). Jeder Zahn verfügt über Bänder (die sogenannten *Sharpey-Fasern*), die den Zahn fest im ihn umgebenden Gewebe verankern, es ihm jedoch gleichzeitig ermöglichen, beim Kauen leicht zu federn und ihm eine gewisse Flexibilität zu verleihen.[12] Es ist wichtig, dass die Zähne über diese Flexibilität verfügen, weil es uns auf diese Weise ermöglicht wird, harte Nahrungsmittel zu kauen, ohne dass die Zähne dabei herausbrechen. Diese Bänder bestehen aus Kollagen und können locker oder beschädigt werden, wenn ein Mensch nicht die richtige Nahrung zu sich nimmt, die für die Bildung von Kollagen erforderlich ist. Darüber hinaus entwickeln viele GAPS-Patienten eine Kollagenstörung, wenn ihr Kollagen durch Entzündungen oder Autoimmunreaktionen geschädigt wird. Infolgedessen ist der Zahn nicht mehr gut mit dem ihn umgebenden Gewebe verbunden. Er kann sich lockern und sogar herausfallen. In der westlichen Welt leiden 70 bis 80 Prozent der Erwachsenen unter Parodontose, und es scheinen immer mehr zu werden. Sich zurückziehendes Zahnfleisch geht mit dem Problem der Parodontose einher.[12]

Eine im Vergleich zur *Osteoporose* ganz andere Knochenerkrankung ist die *Osteomalazie* (bei Kindern *Rachitis*), bei der die „Regale" in der Knochenstruktur zwar vorhanden sein mögen, jedoch die „Bücher" fehlen: Es lagert sich nicht genug Kalzium in die Knochen ein, um ihnen die erforderliche Festigkeit zu verleihen. Infolgedessen werden die Knochen weich und können sich verbiegen. Damit sich Kalzium und andere Mineralstoffe in den Knochen einlagern können, benötigen wir Vitamin D – das Sonnenschein-Vitamin.[13] Das erste Anzeichen von Rachitis bei einem kleinen Kind ist erkennbare Unlust, laufen zu lernen. Normalerweise beginnen Babys ungefähr im Alter von einem Jahr zu laufen. Wenn Ihr Kleinkind älter als ein Jahr und unwillig ist, laufen zu lernen, sollten Sie es so oft wie möglich dem Sonnenlicht aussetzen, um sicherzustellen, dass es Vitamin D erhält. Ein paar Tage Sonnenbaden beheben das Problem, und Ihr Kleinkind wird anfangen zu laufen. Das Kleinkind sollte beim Sonnenbaden keine Kleidung tragen. Wenn es nicht möglich ist, das Kleinkind der Sonne auszusetzen, geben Sie ihm Lebertran und bitten Sie Ihren Arzt um ein Vitamin-D-Präparat. Vitamin K2 ist genauso wichtig für die Mineralisierung der Knochen.[14] Vitamin K2 ist in fettreichen tierischen Produkten und in fermentierten Nahrungsmitteln enthalten. In der westlichen Welt ist fettreicher Käse eine gute Quelle für dieses Vitamin, in der östlichen Welt gilt das für fermentierte Sojaprodukte (insbesondere für Nattō). Gestillte Babys erhalten dieses Vitamin mit der Muttermilch, wenn die Mutter nicht unter einem Mangel an fettlöslichen Vitaminen leidet. Mit der Flasche ernährte Babys können unter einem Mangel an Vitamin K leiden, weshalb Maßnahmen erforderlich sein können, um ihnen dieses Vitamin zuzuführen. Eine Gabe von hochwertigem Lebertran (Vitamin A und D) und Butteröl (Vitamin K2) ist in dieser Hinsicht die beste Maßnahme, die man ergreifen kann.[15]

Immer mehr Kinder in der westlichen Welt haben aufgrund eines Nährstoffmangels, den sie während der Schwangerschaft erlitten haben, *eng stehende Zähne.*[15] Wenn eine schwangere Frau nicht ausreichend fettlösliche Vitamine (A,

D, K1, K2 und E), tierische Fette und in Fleisch, Leber, Fisch, Eiern und Milchprodukten enthaltenes tierisches Protein zu sich nimmt, sondern stattdessen viel Brot und andere verarbeitete Kohlenhydrate isst, wird ihr Baby mit kleinen Kiefern geboren, in denen für die wachsenden Zähne nicht ausreichend Platz vorhanden ist.[16] In so einem Fall leidet nicht nur die Zahngesundheit, sondern manche Kinder haben am Ende enge (manchmal sogar verschlossene) Nasengänge, was zu Mundatmung und chronischen Nasennebenhöhlenentzündungen führt. Diese Kinder müssen Operationen und Zahnbehandlungen über sich ergehen lassen und eine Zahnspange tragen. Zahnspangen sind heutzutage bei vielen Kindern an der Tagesordnung, was sehr traurig ist. Diese Kinder haben abnormal kleine Kiefer, und ihre Zähne verfügen nicht über ausreichend Platz zum Wachsen. Leider besteht die standardmäßige Art der Behandlung für dieses Problem darin, einige Zähne zu entfernen und den Kindern eine Spange zu verpassen, die dafür sorgt, dass der Kiefer zusammengedrückt und noch kleiner wird. Aufgrund dieser Praxis, die in der Mainstream-Zahnmedizin mittlerweile seit einigen Jahrzehnten üblich ist, sehen wir heute viele Menschen (junge und solche mittleren Alters) mit sehr schmalen Gesichtern und kleinen Kiefern. Ganzheitlich ausgerichtete Zahnärzte arbeiten an einem neuen Ansatz zur Behandlung dieses Problems bei Kindern: Sie versuchen, den Kiefer chirurgisch zu weiten, um den wachsenden Zähnen Raum zu verschaffen.[16] Die Kinder, die auf diese Weise behandelt werden, haben am Ende ein attraktiveres Gesicht und ein schöneres Lächeln – so, wie es eigentlich vorgesehen war, als sie geboren wurden. Leider ist es nicht möglich, diese Operation bei allen Kindern durchzuführen.

Weston A. Price war der erste Zahnarzt, der nachgewiesen hat, dass die mütterliche Ernährung während der Schwangerschaft die Ursache für schmale Gesichter und Kiefer ist (mit zu eng aneinander stehenden Zähnen).[15] In der heutigen Zeit ernähren sich viele Frauen während der Schwangerschaft sehr schlecht, was zur Folge hat, dass dem Körper des im Mutterleib heranwachsenden Kindes nicht ausreichend Baustoffe geliefert werden, damit dieser die Knochen richtig bilden kann. In jüngster Zeit hat sich das Problem noch verschlimmert, weil schwangeren Frauen immer öfter der falsche Rat gegeben wird, Nahrungsmittel zu meiden, die reich an Vitamin A sind. Der Grund dafür ist, dass verarbeitete Lebensmittel oft mit synthetischem Vitamin A angereichert sind, was dazu geführt hat, dass es bei vielen Menschen, die in den westlichen Ländern leben, zu einer Überversorgung mit Vitamin A gekommen ist. Synthetisches Vitamin A, vor allem zu viel davon, kann den Fötus schädigen (und darüber hinaus bei allen Menschen viele andere gesundheitliche Probleme verursachen). Doch anstatt schwangeren Frauen zu raten, keine verarbeiteten Lebensmittel mehr zu essen, rät unsere Mainstream-Medizin ihnen, wie üblich, keine natürlichen Nahrungsmittel zu sich zu nehmen, die reich an Vitamin A sind, vor allem keine Leber.[17]

Leber liefert *natürliches* Vitamin A (das nicht mit synthetischem Vitamin A zu vergleichen ist) in Kombination mit anderen fettlöslichen Vitaminen, dem ganzen Spektrum an B-Vitaminen, Vitamin C, Protein und vielen anderen Nährstoffen, die für den heranwachsenden Fötus allesamt absolut essenziell sind.[18] In den meisten traditionellen Kulturen überall auf der Welt war es für schwangere Frauen regelrecht eine Pflicht, täglich Leber zu essen! Die Menschen wussten aus Erfahrung, dass der Verzehr von Leber dafür sorgte, dass die Babys schön und gesund auf die Welt kommen würden. Heute raten die Ärzte schwangeren Frauen, keine Leber zu essen, während sie ihnen gleichzeitig gestatten, jede Menge synthetisches Vitamin A in Form von verarbeiteten Lebensmitteln zu sich zu nehmen. Dieser falsche Rat wird in der westlichen Welt zu weiteren Generationen von Kindern mit noch schmaleren Gesichtern und Kiefern, eng stehenden Zähnen, Zahnspangen und engen Nasengängen führen, zu Kindern, die durch den Mund atmen und unter allen möglichen anderen Problemen leiden. Außer den Gesichtsknochen können sich womöglich auch andere Knochen im Körper des Babys nicht richtig ausbilden: das Becken, die Wirbelsäule und der Brustkorb. Bei Mädchen ist ein schmales Becken zum Beispiel inzwischen sehr verbreitet, was später einmal zu Problemen beim Gebären von Kindern führen kann. Ein schmaler Brustkorb (der häufig die Ursache von Brustproblemen ist) und chronische Wirbelsäulenprobleme sind ebenfalls sehr oft die Folge einer schlechten mütterlichen Ernährung während der Schwangerschaft.[19] Die Erkenntnisse des neuen Forschungsgebiets der Epigenetik fügen diesem Problem noch eine weitere Dimension hinzu: Der Schaden wird von Generation an Generation weitergegeben. Die schlechte Ernährung einer Mutter während ihrer Schwangerschaft kann nicht nur ihrem eigenen Kind schaden, sondern auch ihren Enkeln und sogar noch ihren Urenkeln. Der Schaden kann bis in die dritte Generation Auswirkungen haben! Die in der industrialisierten Welt lebenden Menschen ernähren sich in der Tat mindestens seit drei Generationen sehr schlecht, und das ist der Grund dafür, dass wir es mit einer regelrecht epidemieartigen Verbreitung schmaler Gesichter, eng stehender Zähne, enger Nasengänge (mit der damit verbundenen Mundatmung) sowie anderen Problemen mit der richtigen Bildung der Knochen zu tun haben.[20]

Unser Verdauungssystem beginnt mit den Zähnen. Wenn wir unsere Nahrung kauen, wird sie in kleinere Stücke zerlegt und mit Speichel vermischt. Im Speichel enthaltene Enzyme beginnen mit der Verdauung der in dem Nahrungsgemisch enthaltenen Kohlenhydrate. Für die Verdauung ist es wichtig, dass wir die Nahrung, die wir zu uns nehmen, richtig kauen. Doch das hängt vom Zustand unserer Zähne ab! Leider stellen Karies und Zahnverfall weltweit ein großes Problem dar. Wenn Sie Ihre Nahrung mit Zähnen kauen, die chronisch infiziert oder mit toxischen Chemikalien belastet sind (die vom Zahnarzt in Ihre Zähne eingebracht wurden), gelangen diese toxischen Chemikalien in die Nahrung, die Sie essen, und werden von Ihnen heruntergeschluckt.[12] Der erste Ort, an dem diese Chemikalien Schaden verursachen, ist der Darm selbst. Aber wenn diese Giftstoffe ins Blut absorbiert werden, können sie überall im Körper Schaden anrichten.

Eine entscheidende Rolle für die Aufrechterhaltung unserer Mundgesundheit spielt unser Speichel. Speichel ist eine faszinierende Flüssigkeit, in der sich antimikrobielle Substanzen, Mineralstoffe, Proteine, Vitamine, Lipide und andere Stoffe befinden, die dafür sorgen, dass der pH-Wert im Mund im Normalbereich bleibt, der Zahnschmelz remineralisiert und geheilt und im Mund die richtige mikrobielle Gemeinschaft aufrechterhalten wird.[22] Leider sorgen rund 400 häufig verschriebene Medikamente dafür, dass die Bildung von Speichel reduziert wird, was einen trockenen Mund zur Folge hat.[23] Das führt zu einem abnormalen Mundmilieu, was wiederum Karies, Zahnfleischerkrankungen und andere Mundprobleme zur Folge hat. Amalgamfüllungen und andere zur Behandlung von Zahnproblemen verwendete Materialien können ebenfalls ein abnormales Mundmilieu verursachen. Auch chronischer Stress sowie Lebensmittelzusätze können die Speichelproduktion reduzieren. Menschen mit einem gesunden Körper produzieren täglich ungefähr 1,5 Liter Speichel.[24] Menschen, deren Körper übermäßig viel Histamin bildet (sogenannte Histadeliker), produzieren sehr viel mehr Speichel als normal und leiden infolgedessen nur selten unter Karies und Zahnverfall.[25] Ungeachtet der Tatsache, dass Histadeliker sich oft sehr zuckerreich ernähren, sorgt ihre übermäßige Speichelproduktion dafür, sie vor Karies und Zahnverfall zu schützen.

Unsere Zähne sind mit einem sehr speziellen Schutzfilm überzogen, der sogenannten *Pellikel.* Es handelt sich um ein mikroskopisch winziges Geflecht aus Proteinen, Lipiden, Vitaminen, Mineralstoffen und anderen Nährstoffen, die aus dem Speichel und aus unserer Nahrung stammen.[24] Die Pellikel macht unsere Zähne glatt, schmiert sie und schützt sie vor mechanischen Beschädigungen.

Forschungserkenntnisse haben ergeben, dass die Pellikel umso stärker ist, je mehr natürliche Fette man mit der Nahrung zu sich nimmt.[26] Der Verzehr von reichlich natürlichen Fetten ermöglicht es unserem Körper, eine robuste Zahnsubstanz aufzubauen. Wir können unsere Zähne auch mit Olivenöl, Kokosöl oder anderen natürlichen Fetten putzen, statt herkömmliche Zahnpasta zu verwenden, und unsere Pellikel dadurch stärken und ihre Fähigkeit verbessern, unsere Zähne zu schützen und zu heilen.[27] Auf der Pellikel siedelt eine komplette Gemeinschaft von Mikroben, die jeweils ihre eigenen Substanzen bilden und einen Biofilm auf den Zähnen aufbauen. Solange diese Gemeinschaft gesund ist und sich im richtigen Gleichgewicht befindet, sorgt sie für die Gesundheit unserer Zähne, unseres Zahnfleischs und anderer Bereiche im Mund.[24]

Leider ist unsere Mainstream-Zahnmedizin darauf ausgerichtet, Mikroben im Mund zu fürchten und zu bekämpfen. Sie redet uns ein, Karies und Zahnverfall seien eine Folge der Aktivität dieser Mikroben. Auf der Grundlage dieser Annahme wird die Anwendung aller möglichen Mundspülungen, Zahnpasten und anderer chemischer Produkte empfohlen. Im Hinblick auf die Ernährung nimmt die Mainstream-Zahnmedizin ausschließlich Zucker in den Blickpunkt, weil die im Mund siedelnden Mikroben sich von Zucker ernähren und Säuren bilden, die den Zahnschmelz schädigen können. Die Tatsache, dass die Zähne eines bestimmten Menschen ungesund sein können, weil sie infolge einer schlechten Ernährung des Betroffenen aus schlechten Baustoffen bestehen, wird heutzutage von der Zahnmedizin nicht in Betracht gezogen. Doch schon vor nahezu hundert Jahren haben Weston A. Price und andere bekannte Zahnärzte festgestellt, dass es unser Ernährungszustand ist, der über den Zustand unserer Zahngesundheit entscheidet![28] Seine ursprüngliche Forschung hat gezeigt, dass die Menge von Bakterien im Speichel von Personen, die ausreichend Vitamin A, D und K2 zu sich nahmen, signifikant sank und die im Speichel vorhandenen Mineralstoffe ins Zahngewebe abgegeben wurden. Wenn ein Mangel an Vitamin A, D und K2 vorherrschte, nahm die Menge von Bakterien zu, und Mineralstoffe wurden von den Zähnen an den Speichel abgegeben.[28,29] Weitere Forschung in den folgenden Jahren bestätigte diese Erkenntnisse. Vitamin K2 spielt bei diesem Prozess eine besonders wichtige Rolle, da unsere Speicheldrüsen große Mengen von dieser wichtigen Substanz speichern. Es ist eine interessante Tatsache, dass die Speicheldrüsen nach der Bauchspeicheldrüse den höchsten Vitamin-K2-Gehalt im Körper aufweisen.[29] Jeglicher Zahnverfall ist ein Anzeichen dafür, dass ein Mangel an diesem Vitamin besteht! Wenn Ihre Zähne aus hochwertigen Baustoffen bestehen, haben Mikroben im Mund keine Chance, sie zu schädigen! Seitdem Menschen auf diesem Planeten existieren, wurde ihr Mund von Mikroben besiedelt. Doch Forschungserkenntnissen der Anthropologie zufolge traten Zahnverfall und Karies bei Menschen kaum auf, bevor sie dazu übergingen, nährstoffreiche Nahrungsmittel durch mehlhaltige, zuckerhaltige und andere verarbeitete Lebensmittel zu ersetzen. Heutzutage haben die meisten Menschen aufgrund des Mangels an den richtigen Nährstoffen zum Aufbau gesunder Zähne geschädigte Zähne.[30] Karies und Zahnverfall sind weit verbreitet, und die Menschen unterziehen sich allen möglichen Zahnbehandlungen und haben Füllungen, Kronen, Implantate usw.

Das Problem ist, dass die Theorie, der zufolge die Mikroben im Mund für Zahnverfall und Karies verantwortlich sind, für sehr lukrative Geschäfte sorgt, indem sie den Verkauf aller möglichen Produkte beflügelt, die geeignet sind zu versuchen, Mikroben im Mund zu beseitigen. Jeder denkende Mensch würde sich darüber klar werden, dass es unmöglich ist, Mikroben aus dem Mund zu entfernen! Mikroben sind ein normaler Bestandteil unserer Mundökologie, genau genommen ein essenzieller Bestandteil. Unsere Mundflora spielt eine sehr wichtige Rolle für die Erhaltung aller Organe im Mundbereich, doch genauso wie überall im Körper gilt, dass die mikrobielle Flora sich im richtigen Gleichgewicht befinden muss. Die Verwendung von antimikrobiellen Mundspülungen, gängigen Zahnpasten und anderen chemischen Produkten sorgt nur dafür, das Gleichgewicht der Mikroben im Mund zu schädigen und das Mundmilieu mit toxischen Chemikalien zu belasten.[31] Ein gut erforschtes Gift, das in den meisten gängigen Zahnprodukten enthalten ist, ist Fluorid. Es verursacht im menschlichen Körper vielfältige Schäden. Doch der Ort, an dem dieses Gift bei einem großen Teil der Bevölkerung in den westlichen Ländern am häufigsten anzutreffen ist, sind die Zähne. Fluorose oder Fleckenbildung auf den Zähnen ist heutzutage sehr verbreitet.[32] Wenn Sie das nächste Mal mit jemandem sprechen, achten Sie darauf. Sie werden weiße Flecken auf den Zähnen entdecken, die sich oft um die Ränder der Zähne herum bilden. Das ist Fluorose: eine Akkumulation toxischer Fluoride im Zahnschmelz. Das ist der Schaden, den man sehen kann, aber viele Menschen reichern auch Fluoride in ihren Knochen an, wo wir sie nicht sehen, was jedoch zweifellos zur Entstehung von Knochenerkrankungen beiträgt, insbesondere zur Entstehung von Knochenkrebs.[33] Es gibt eine Fülle an verfügbaren Informationen über die toxischen Wirkungen von Fluoriden. Bitte informieren Sie sich und meiden Sie Zahnpasten und andere Produkte, die dieses Gift enthalten.

Gott segne unsere moderne Zahnmedizin! Ohne sie hätten die meisten Menschen heutzutage nur wenige Zähne im Mund. Doch die meisten in der modernen Zahnmedizin verwendeten Materialien sind toxisch. Wir schlucken sie noch Wochen nach einem Besuch beim Zahnarzt hinunter. Quecksilber aus Amalgamfüllungen wird zum Beispiel fortwährend in den Speichel abgegeben, solange diese Füllungen sich im Mund befinden. Quecksilber ist eines der tödlichsten Gifte, die es auf der Welt gibt, und die modernen Amalgamfüllungen mit einem hohen Kupferanteil geben noch mehr Quecksilber ab als die früheren Zusammensetzungen der Füllungen.[34] Die Einführung dieser neuen Amalgamfüllungen mit hohem Kupferanteil korreliert sehr deutlich mit der epidemieartigen Verbreitung von Multipler Sklerose und anderen chronischen Krankheiten in der westlichen Welt.[35]

Je mehr wir unsere Nahrung mit geschädigten Zähnen kauen, die voller toxischer Substanzen sind, desto mehr dieser Substanzen werden in die Nahrung abgegeben und geschluckt. Menschen mit Amalgamfüllungen in den Zähnen leiden normalerweise unter Magenproblemen: unter Verdauungsstörungen, Reflux, Gastritis, Aufstoßen usw.[36] Sich ansammelndes Quecksilber in den Magenwänden zwingt den Körper dazu, dafür zu sorgen, dass sich eine Population von Pilzen und anderen Mikroben vermehrt, die dieses Gift neutralisieren.[37] Eine übermäßige Vermehrung von Pilzen im Magen sorgt für eine Gärung von in der Nahrung enthaltenen Kohlenhydraten, wodurch eine Menge Gas erzeugt wird. Sowohl Quecksilber als auch eine übermäßige Vermehrung von Mikroben verursacht Entzündungen im Magen. Darüber hinaus produzieren viele Mikroben Substanzen, die die Muskeln in den Magenwänden lähmen können, was eine Magenlähmung und eine schlechte Entleerung des Magens zur Folge haben kann. Bei Menschen, bei denen es zu einer übermäßigen Vermehrung von Mikroben im Magen kommt, ist der Säuregehalt im Magen normalerweise niedrig, weil die Mikroben die Magensäureproduktion beeinträchtigen. Magensäure spielt eine entscheidende Rolle für eine richtige Verdauung. Menschen mit einem niedrigen Magensäuregehalt leiden oft unter Nahrungsmittelallergien, Nahrungsmittelunverträglichkeiten und Nährstoffmängeln, weil sie die Nahrung, die sie zu sich nehmen, nicht genug verdauen können.

Bei Betroffenen, die unter Magenproblemen leiden, ist es unerlässlich, sich deren Zähne anzusehen! Aus den behandelten Wurzelkanälen, den Zahnfüllungen, den Brücken, den Kronen, den Zahnimplantaten und anderen künstlichen bei der Zahnbehandlung verwendeten Materialien können nicht nur Quecksilber, sondern auch alle möglichen anderen Giftstoffe entweichen. Darunter leidet nicht nur der Magen, sondern auch die anderen Bereiche des Verdauungssystems leiden. Aufgrund der aus den Zähnen stammenden Giftstoffe entwickeln viele Menschen Durchfall, Verstopfung, Bauchschmerzen und Blähungen.[38]

Behandelte Wurzelkanäle sind eine Quelle für chronische Infektionen im Körper.[39] So etwas wie einen „sauberen" behandelten Wurzelkanal gibt es nicht, ganz egal wie gut Ihr Zahnarzt seinen Job auch erledigt haben mag. Die Struktur jedes Zahns ist porös. In seinem Dentin, auch Zahnbein genannt, befinden sich Millionen winzige *Dentintubuli* genannte Kanäle. Es ist unmöglich, sich zu diesen Kanälen Zugang zu verschaffen und sie mikrobenfrei zu halten. Ein wurzelbehandelter Zahn selbst ist tot, weil die Blutgefäße und der Nerv, die ihn am Leben gehalten haben, zerstört wurden. In der Natur wird alles Tote schnell von Mikroben besiedelt, die es abbauen und in eine Quelle von Baustoffen für andere Lebensformen umwandeln. Das ist ein Gesetz der Natur! Ein wurzelkanalbehandelter Zahn ist ein totes Gehäuse in Ihnen, das dem Verfall überlassen ist. Die meisten wurzelkanalbehandelten Zähne werden von anaeroben Bakterien besiedelt, die sehr starke Gifte produzieren können, von denen schon winzigste Mengen, wenige Teile pro Million, ausreichen, um einen betroffenen Menschen krank zu machen.[40] Diese Gifte landen nicht nur im Speichel und werden geschluckt, viele gelangen auch direkt aus den Zähnen ins Blut. Es ist bekannt, dass ein chronisch infizierter Zahn chronische Erschöpfung, chronische Arthritis, Fibromyalgie, Herzerkrankungen, Nierenschäden, psychische Probleme und neurologische Erkrankungen (insbesondere Multiple Sklerose und Neuropathie) verursachen kann.[41] Es gibt natürlich viele Menschen mit wurzelkanalbehandelten Zähnen, die nicht krank sind, weil ihr Immunsystem die Lage im Griff hat und den Körper vor der Infektion im Zahn schützt. In so einem Fall mag es nicht erforderlich sein, den infizierten Zahn zu ziehen. Doch bei Menschen, die unter Magenproblemen, anderen Verdauungsstörungen, chronischer Erschöpfung, Multipler Sklerose und anderen chronischen degenerativen Erkrankungen leiden, ist es unerlässlich, alle infizierten Zähne zu ziehen, was bedeutet, dass alle erkrankten Wurzelkanäle entfernt werden müssen! Weston A. Price (1870 -1948), wohl der bekannteste und weitsichtigste Zahnarzt, den es in der Geschichte der Menschheit je gab, erlitt im Zusammenhang mit einem infizierten Wurzelkanal eine persönliche Tragödie. Sein einziger Sohn Donald starb an einem infizierten Wurzelkanal, den sein Vater gefüllt hatte. Das veranlasste seinen Vater, intensive Forschungen darüber anzustellen, inwiefern Zahnerkrankungen Ursache chronischer und akuter Erkrankungen im menschlichen Körper sein können. Leider sind die Forschungserkenntnisse von Weston A. Price der Mainstream-Zahnmedizin weitgehend unbekannt.

Zahnimplantate sind oft ein Infektionsherd und geben Giftstoffe in den Speichel und ins Blut ab. Ein Standard-Zahnimplantat besteht aus zwei Teilen: einem Implantat und einer Schraube, an der der künstliche Zahn befestigt ist. Vor einer Zahnimplantation wird das Implantat zunächst in den Knochen eingepasst, und nach einigen Wochen wird der Zahn darin verschraubt. Doch egal wie fest der Zahn in das Implantat geschraubt wird – es bleibt immer genug Raum für Mikroben, um sich dort einzunisten. Und die durch ihre Aktivität gebildeten Nebenprodukte können sehr giftig sein.[41] Wenn diese toxischen Nebenprodukte heruntergeschluckt werden, können sie chronische Verdauungsstörungen und andere chronische Erkrankungen verursachen. Meistens bestehen die Implantate aus Titan – einem Metall, das selbst viele gesundheitliche Probleme verursachen kann.

Metalle im Mund zu haben, ist gefährlich, und jeder Zahnarzt, der nach dem Prinzip der biologischen oder ganzheitlichen Zahnmedizin arbeitet, wird Ihnen das sagen. Sich an diesen Prinzipien orientierende Zahnärzte werden versuchen, sämtliche Metalle aus Ihrem Mund zu entfernen und Titaniumimplantate durch Keramikimplantate (Zirkonium) zu ersetzen. Metalle in den Zähnen können nicht nur im Mund Probleme verursachen, sondern im ganzen Körper. Metallallergien sind weit verbreitet, und ein Phänomen, das *oraler Galvanismus* genannt wird, kann viele gesundheitliche Probleme verursachen. Bei Betroffenen, bei denen dieses Phänomen auftritt, fließt zwischen unterschiedlichen Metallen im Mund elektrischer Strom. Diese Elektrizität kann das Nervensystem und das Immunsystem schädigen und zur Entstehung aller möglichen chronischen Erkrankungen im Körper beitragen.[42]

Ein anderes Problem, das viele chronische Erkrankungen im Körper auslösen kann, ist eine sogenannte *Kavitation.* Kavitationen sind Hohlräume, die sich im Kieferknochen bilden, nachdem ein Zahn nicht korrekt gezogen wurde.[40] Diese Hohlräume füllen sich in der Regel mit bröckeligem nekrotischem Gewebe und werden fast immer von anaeroben Bakterien besiedelt. An der Wurzelspitze befindet sich ein Ligament, das entfernt werden muss, wenn ein Zahn gezogen wird. Wenn dieses Ligament nicht entfernt wird, kann sich eine Kavitation bilden.[40] Ganzheitlich ausgerichtete Zahnärzte sind mit diesem Problem vertraut und wissen, wie sie Kavitationen finden und zu behandeln haben. Konventionell vorgehende Zahnärzte sind sich dieses Problems leider möglicherweise nicht einmal bewusst.

Eine andere Tatsache, der sich unsere Mainstream-Zahnärzte möglicherweise nicht bewusst sind, ist, dass unser Immunsystem in Sieben-Tage-Zyklen arbeitet.[40] Das liegt daran, dass viele Gruppen von Immunzellen sieben Tage leben und dann absterben und durch neu gebildete Zellen ersetzt werden. Wenn Ihr Körper einem Giftstoff ausgesetzt wird (zum Beispiel einer großen Menge Quecksilber, die während einer Entfernung einer Amalgamfüllung in Ihr System gelangt), wird eine große Gruppe von Immunzellen sich dieses Toxin einprägen und mit ihm fertigwerden. Aber nach sieben Tagen wird diese Gruppe von Zellen sterben. Die Zellen, die die abgestorbenen Zellen ersetzen, brauchen einige Zeit, um die neuen Informationen zu verarbeiten und zu lernen, das Toxin zu bekämpfen. Während dieses Prozesses ist der Körper ungeschützt. Aus diesem Grund fühlen Menschen sich am 7., 14., 21., 28. und 35. Tag, nachdem sie einem bestimmten Toxin ausgesetzt waren, normalerweise besonders schlecht. Dank der Lehren des verstorbenen Dr. Hal Huggins, eines modernen Pioniers der ganzheitlichen Zahnmedizin, der die zyklische Beschaffenheit des Immunsystems beschrieb und erklärte, was daraus für die Zahnmedizin folgte[40], sind sich ganzheitlich orientierte Zahnärzte dieses Phänomens bewusst. Auch einige Krebs behandelnde Ärzte wissen über dieses Phänomen Bescheid und berücksichtigen, wenn sie eine Chemotherapie oder eine Bestrahlung durchführen, zu welchem Zeitpunkt das Immunsystem des Patienten am stärksten ist.[43] Um die Immunzyklen eines Patienten beurteilen zu können, sind eine Reihe von Tests erforderlich. Bei den üblichen Tests werden die Werte für das C-reaktive Protein und die weißen Blutkörperchen bestimmt. Alle sieben Tage gibt es einen Höchstwert und danach einen Abfall der Werte. Es ist am besten, Amalgamfüllungen an den Tagen zu entfernen, an denen Werte, die Aufschluss über die Stärke des Immunsystems geben, am höchsten sind oder sich dem Höchstwert nähern. Das Gleiche gilt für alle anderen Behandlungen, bei denen möglicherweise Giftstoffe im Körper freigesetzt werden. Leider sind sich die meisten unserer Ärzte und Zahnärzte dieses Phänomens nicht bewusst. Also ist es die Aufgabe des Patienten, sie darüber zu informieren und darum zu bitten, die Tests durchzuführen. Wenn Ihr Zahnarzt Ihre zweite Amalgamfüllung 7, 14, 21, 28, 35 usw. Tage nach der Entfernung der ersten entfernt, ist das Risiko, dass Sie eine chronische Erkrankung entwickeln, deutlich höher, als wenn dies an einem anderen Tag passiert, weil Ihr Immunsystem an diesen Tagen möglicherweise am schwächsten und nicht in der Lage ist, Sie vor der Flutung mit Quecksilber zu schützen.[40]

Die moderne Zahnmedizin ist heutzutage eine der Hauptursachen für die Entstehung chronischer degenerativer Erkrankungen! Deshalb ist es grundsätzlich eine gute Idee, bei Zahnproblemen einen biologisch oder ganzheitlich ausgerichteten Zahnarzt aufzusuchen. Das gilt vor allem für Menschen mit GAPS. Es gibt viele spezielle Dinge und Details, die beim korrekten Entfernen von Amalgamfüllungen und der Behandlung infizierter Zähne, von Kavitationen und anderen Zahnproblemen zu beachten sind. Ganzheitlich ausgerichtete Zahnärzte sind so ausgebildet, dass sie solche Probleme auf eine Art und Weise behandeln, die nicht zur Entstehung von chronischen Erkrankungen im Körper führt. Ganzheitliche Zahnmedizin ist teurer als eine konventionelle Zahnbehandlung. Doch sich an einen ganzheitlich orientierten Zahnarzt zu wenden, bewahrt Sie davor, möglicherweise später eine Reihe gesundheitlicher Probleme zu entwickeln und somit auch vor vielen Leiden und großen Ausgaben in der Zukunft.[41]

Fazit: Der Gesundheitszustand unserer Knochen und Zähne hängt unmittelbar davon ab, was für Nahrung wir zu uns nehmen. Knochen und Zähne sind lebende Organe mit ihrer eigenen Blutversorgung, eigenen Nerven und eigenen Immunsystemen. Sie erneuern sich ständig, und die richtigen Baustoffe für diesen Erneuerungsprozess müssen mit der Nahrung geliefert werden, die Sie essen. Ob jung oder alt – es ist nicht normal, unter Osteoporose zu leiden! Es ist nicht normal, ein schmales Gesicht und eng stehende Zähne zu haben! Und es ist nicht die Aufgabe Ihres Zahnarztes, dafür zu sorgen, dass Ihre Zähne gesund bleiben. Unsere moderne Ernährungsweise und unser Lebensstil haben diese Knochen- und Zahnprobleme verursacht. Der wahre Weg, um für gesunde Knochen und Zähne zu sorgen, besteht darin, seinen Körper richtig zu ernähren und ihm reichlich hochwertige Baustoffe für die Knochen und Zähne zu liefern.

Im Folgenden zwei Beispiele aus der klinischen Praxis, die ganz gut veranschaulichen, worüber wir hier gerade gesprochen haben.

„In den fünf Monaten, nachdem ich begonnen hatte, die GAPS-Diät durchzuführen, habe ich festgestellt, dass sich die Farbe meiner Zähne verändert hat. Sie waren auf einmal marmorfarben und wiesen dichtere Linien auf, wie die Zweige eines Baums, die sich vom Wurzelbereich nach oben zogen, mit transparenteren Bereichen zwischen den Linien. Im ersten Moment erschreckte mich das, aber

bald wurde mir klar, dass meine Zähne nicht schlechter wurden, denn sie waren immer sehr empfindlich gewesen und waren es auf einmal gar nicht mehr, was ich mir nicht hätte träumen lassen! Und mein Zahnfleisch begann zu wachsen, was für jemanden, der unter Parodontose leidet, ein unglaubliches Erlebnis ist! Dann suchte ich auf Ihrer Website www.gaps.me unter den FAQs und fand eine Erklärung dafür, was mit meinen Zähnen passierte. Meine Zähne füllten sich mit Kalzium! Momentan gibt es auf meinen Zähnen nur noch einige wenige transparente Bereiche, und mein Zahnfleisch wächst immer noch. Ich hoffe, dass meine Knochen sich auch mit Kalzium füllen." O. O., Australien.

Maria (der Name wurde geändert), 64 Jahre alt, litt seit Jahren an chronischer Erschöpfung, Multipler Sklerose, schweren Verdauungsstörungen, Schuppenflechte sowie zahlreichen Allergien und reagierte sehr empfindlich auf Geräte, die elektromagnetische Strahlung erzeugen. Sie probierte viele Behandlungen aus – konventionelle und alternative –, ohne deutliche Besserungen zu verspüren. Die Befolgung des GAPS-Ernährungsprogramms verschaffte ihr für viele ihrer Leiden Heilung, und schließlich fühlte sie sich stark genug, den Zustand ihrer Zähne anzugehen. Sie begann, sich von einem ganzheitlich orientierten Zahnarzt behandeln zu lassen, der acht Amalgamfüllungen und vier behandelte Wurzelkanäle aus ihrem Mund entfernte. In ihren Kieferknochen wurden drei Kavitationen entdeckt, die chirurgisch gereinigt werden mussten, und alle waren chronisch mit anaeroben Bakterien infiziert und wiesen Überreste von Amalgamfüllungen auf. Die Zahnbehandlung zog sich über drei Jahre, da Maria sich von jedem Eingriff erst einmal erholen musste. Doch nach jeder Behandlung verbesserte sich ihr Gesamtgesundheitszustand. Ihr Energielevel stieg, die Symptome ihrer Multiplen Sklerose begannen nachzulassen, ihre Allergien verschwanden nach und nach, und sie reagierte nicht mehr so empfindlich auf Chemikalien und elektrische Geräte. Als die Behandlung ihrer Zähne abgeschlossen war, konnte sie nach und nach richtig von all ihren Erkrankungen genesen, indem sie das GAPS-Ernährungsprogramm weiter befolgte.

Unterleibsprobleme

Chronische Blasenentzündung

Bei Menschen mit einer abnormalen Darmflora fließt ein stetiger Strom von Giftstoffen durch die geschädigte Darmwand ins Blut und in die Lymphe. Im Körper eines GAPS-Patienten zirkulieren von pathogenen Mikroben produzierte toxische Chemikalien, unverdaute Nahrung, Immunkomplexe sowie lebende Mikroben und richten jede Menge Schäden an. Irgendwann scheidet der Körper diese Giftstoffe aus, und eine der wichtigsten Methoden, derer sich der Körper bedient, um die Giftstoffe loszuwerden, ist die Ausscheidung mit dem Urin. Der Urin eines GAPS-Patienten ist voll Giftstoffe, deren Zusammensetzung sich, abhängig von der zugeführten Nahrung und der Aktivität der Darmflora der betroffenen Person, täglich verändert.[1] Wenn dieser toxische Urin sich in der Blase sammelt, verursacht er in den Blasenwänden eine Entzündung: Blasenentzündung. Typische Symptome einer Blasenentzündung sind Unbehagen oder Schmerzen im Blasenbereich, Unbehagen oder Schmerzen beim Wasserlassen, häufiges Wasserlassen (oft mit geringen Urinmengen) und Harndrang. Bei einigen Betroffenen kommt es zu nächtlichem Bettnässen, andere nässen sich möglicherweise ein wenig ein, wenn sie lachen, etwas Schweres heben oder sich anstrengen. Normalerweise werden bei Urintests keine Bakterien im Urin nachgewiesen, weil eine chronische interstitielle Zystitis nicht durch Bakterien verursacht wird. Sie wird durch toxische Chemikalien verursacht, deren Quelle die Aktivität einer abnormalen Darmflora der betroffenen Person ist.[2] Doch die Schulmedizin scheint sich dieser Ursache einer Zystitis noch nicht bewusst zu sein. Chronische interstitielle Zystitis ist vor allem bei Frauen ein weit verbreitetes Leiden. Doch auch viele Männer sind davon betroffen und zusehends auch immer mehr Kinder.

Bettnässen ist bei Kindern mit abnormaler Darmflora sehr verbreitet, aber auch ziemlich viele Erwachsene haben dieses Problem. Wenn der Körper sich im Tiefschlaf befindet und sich eine geringe Menge toxischer Urin in der Blase sammelt, kann diese sich entleeren, um sich selbst zu schützen, ohne dass die betroffene Person wach wird. GAPS ist die häufigste Ursache von Bettnässen! Um Bettnässen dauerhaft in den Griff zu bekommen, muss die Darmflora der betroffenen Person verändert werden, und das braucht Zeit. Kurzfristig ist es eine gute Idee, ein betroffenes Kind in der Nacht einige Male aufzuwecken, damit es auf die Toilette geht.

Viele pflanzliche Nahrungsmittel enthalten Substanzen, die die Harnwege stark reizen.[3] Dabei handelt es sich um Oxalate und Salicylate. Bei einer Person mit einer gesunden Darmflora werden diese Substanzen in der richtigen Art und Weise verdaut und absorbiert und richten keinen Schaden an. Doch bei einem Menschen, der unter dem GAP-Syndrom leidet, werden sie nicht richtig verdaut, bevor sie durch die geschädigte Darmwand absorbiert werden. Wenn sie im Körper zirkulieren, verursachen sie in vielen Organen und Systemen viele Schäden. Anschließend werden sie mit dem Urin ausgeschieden und sorgen dafür, dass der Urin für die Blase und die Harnröhre eine sehr reizende und schädigende Wirkung hat. Nahrungsmittel, die reich an Oxalaten und Salicylaten sind, sind unter anderem grünes Blattgemüse, Nüsse, Beeren, Obst, Tee, Kaffee, Schokolade, Gewürze, viele Gemüsesorten (vor allem im rohen Zustand) sowie viele andere pflanzliche Produkte, Wein und Bier. Eine Person, die unter chronischer Zystitis, Bettnässen oder anderen Problemen in diesem Körperbereich leidet, sollte diese Nahrungsmittel aus ihrer Kost streichen. Eine Heilung des Darms und eine Veränderung der Darmflora durch die Befolgung des GAPS-Ernährungsprogramms wird dafür sorgen, dass all diese Probleme irgendwann verschwinden. An irgendeinem Punkt wird es also für Sie möglich sein, Nahrungsmittel, die Oxalate und Salicylate enthalten, wieder in Ihre Kost einzuführen. Wenn Sie versuchen, eines dieser Nahrungsmittel wieder in Ihre Kost einzuführen und Ihre Probleme mit dem Wasserlassen wieder auftreten, ist das ein Signal Ihres Körpers, durch das er Ihnen mitteilt, dass er noch nicht bereit ist, diese Nahrungsmittel aufzunehmen. Meiden Sie sie noch einige Wochen länger und versuchen Sie es dann erneut. Einige Monate lang die GAPS-Einführungsdiät zu befolgen, wird den Heilungsprozess in Ihrer Darmwand beschleunigen und es Ihnen ermöglichen, diese Nahrungsmittel früher wieder in Ihre Kost einzuführen. Führen Sie immer ein Nahrungsmittel nach dem anderen ein und beginnen Sie mit kleinen Mengen. Es ist möglich, dass Sie einige Nahrungsmittel nie wieder in Ihre Kost werden einführen können, zum Beispiel Spinat.

Die Blase, die Harnröhre und bei Männern die Prostata werden von einem Gemisch an Mikroben besiedelt: der jeweils eigenen Flora dieser Organe.[4,5,6] Diese Flora stammt aus der Leistengegend, und die dort siedelnde Flora wiederum stammt größtenteils aus dem Darm. Bei einer Person mit einer abnormalen Darmflora ist die Wahrscheinlichkeit hoch, dass die Flora in der Leistengegend, der Blase, der Harnröhre und der Prostata ebenfalls abnormal ist, was Entzündungen verursacht und die Produktion vieler toxischer Substanzen zur Folge hat. Urin, der voll Giftstoffe ist, sorgt dafür, dass die Blasenflora noch stärker geschädigt wird. Eine Befolgung des GAPS-Ernährungsprogramms sorgt für eine Verbesserung der Darmflora und eine Heilung des Verdauungssystems, was dazu beiträgt, den Urin zu reinigen. Aber um das Harnsystem komplett zu heilen, ist es wichtig, daran zu arbeiten, dass die lokale mikrobielle Flora in der Blase und in der Harnröhre wiederhergestellt wird. Um das zu erreichen, empfehle ich eine alte traditionelle Methode.

Wie man das lokale Mikrobiom im Leistenbereich, in der Blase, der Harnröhre und in den Genitalien wiederherstellt. Halten Sie in Ihrem Badezimmer ein Glas mit frischem Kefir bereit. Reiben Sie Ihre Leistengegend jeden Tag nach dem Duschen oder nach dem Bad mit einer kleinen Handvoll Kefir ein. Lassen Sie ihn ein wenig trocknen, bevor Sie sich anziehen. Diese einfache Prozedur sorgt dafür, dass der Bereich mit nützlichen Mikroben besiedelt wird, die die pathogenen Mikroben eliminieren und den Schaden heilen. Mit der Zeit bewegt sich diese Kultur die Harnröhre hinauf und gelangt schließlich auch in die Blase. Frauen, die unter vaginalen Problemen leiden, können ein wenig Kefir in ihre Vagina einführen (mit den Fingern oder einen Wattebausch in den Kefir tunken).

Eine Reinigung des Darms mittels eines Einlaufs kann sehr hilfreich sein, um eine akute Blasenentzündung zu behandeln und zu lindern, weil der Giftstoffgehalt im Körper nach einem Einlauf signifikant sinkt.[7] Geben Sie dem Einlauf eine Tasse selbst gemachte Molke hinzu, um den Darm mit gesundheitsförderlicher Flora zu besiedeln. Es ist auch hilfreich, viele fermentierte Getränke und Wasser mit Zitrone zu trinken. Tees aus gemischten Kräutern, vor allem aus Kräutern mit harntreibenden Eigenschaften, können ebenfalls hilfreich sein. Nahrungsergänzungsmittel, die Cranberry, echte Bärentraube und D-Mannose enthalten, können ebenfalls Linderung verschaffen. Doch langfristig müssen die Darmflora und die Verdauung normalisiert werden. Wir müssen die Darmwand heilen und versiegeln, damit keine Giftstoffe mehr durch sie hindurchdringen können und absorbiert werden. Dann ist der Urin nicht mehr mit Giftstoffen belastet, und die Blase hat eine Chance, sich selbst zu heilen.

Eine chronische Blasenentzündung ist bei Menschen, die unter dem GAP-Syndrom leiden, die am häufigsten auftretende Harnwegserkrankung. Weitere Informationen über weniger häufig auftretende Probleme finden Sie im Kapitel *A-Z* unter dem Schlagwort *Nierenprobleme.*

Frauenprobleme

Das weibliche Reproduktionssystem verfügt über eine reichhaltige mikrobielle Flora.[8] Im Moment der Geburt nimmt ein weibliches Baby die Vaginalflora der Mutter auf. Bis zur Pubertät liegt der pH-Wert in der Vagina in der Nähe von 7,0, was das Gedeihen einer sehr vielfältigen mikrobiellen Flora ermöglicht *(Staphylokokken, Coryneforme, Peptostreptokokken, Bacteroides, Clostridien, Eubakterien* und andere). Während der Pubertät beginnt die Vaginalwand Glykogen auszuschütten – ein Zucker, der das Wachstum von *Lactobacilli* fördert.[9] Diese dominieren die reichhaltige mikrobielle Population der Vagina und sorgen dafür, dass der pH-Wert auf 3,5-4,5 sinkt, wodurch für pathogene Mikroben ein feindliches Milieu entsteht. Nach der Menopause kehrt der vaginale pH-Wert wieder zu dem Level zurück, auf dem er sich in der Zeit vor der Pubertät befand.

Lange Zeit wurde angenommen, dass die weiblichen Reproduktionsorgane oberhalb der Vagina steril sind. Neuere Forschungserkenntnisse haben jedoch ergeben, dass der Gebärmutterhals, die Gebärmutter, die Eileiter und die Eierstöcke jeweils von einer eigenen mikrobiellen Flora besiedelt sind.[8,9,10] Allein in der Gebärmutter wurden mehr als 278 Arten von Mikroben identifiziert. Während der Schwangerschaft ist die Plazenta von einer eigenen reichhaltigen mikrobiellen Flora besiedelt, die auf das ungeborene Kind übergeht, sodass das Verdauungssystem, die Haut und die übrigen Bereiche des Körpers eines Babys bereits bei dessen Geburt über bestimmte Arten von Mikroben verfügt.[11,12] Eierstöcke und Eileiter verfügen ebenfalls jeweils über eine eigene Flora, die von *Lactobacilli* dominiert wird, und interessanterweise kann sich die Flora in einem Eierstock von der Flora in dem anderen Eierstock der gleichen Frau unterscheiden.[12]

Die mikrobielle Flora in den Reproduktionsorganen schützt die Frau vor Infektionen und Krankheiten. Doch in unserer modernen Welt kann diese Flora durch regelmäßige Behandlungen mit Antibiotika, die Einnahme der Antibabypille, die Aufnahme von in der Landwirtschaft verwendeten Chemikalien und andere Einflüsse geschädigt werden.[15] Infolgedessen kann eine pathogene Flora die Oberhand gewinnen, und das führt immer zu gesundheitlichen Problemen. Eine abnormale Flora in den Eileitern kann zu Sterilität führen (also dazu, dass eine Frau nicht schwanger werden kann). Eine abnormale Flora in den Eierstöcken und in den Eileitern kann Endometriose, Unfruchtbarkeit und andere Probleme zur Folge haben. Eine abnormale Flora in der Gebärmutter kann eine Schwangerschaft verhindern und Tot- und Fehlgeburten verursachen.[12,13] Eine abnormale Flora in der Plazenta wird mit auftretenden Problemen während der

Schwangerschaft assoziiert, zum Beispiel mit einer übermäßigen Gewichtszunahme während der Schwangerschaft oder mit Frühgeburten. Eine abnormale Flora im Gebärmutterhals und in der Vagina kann viele Probleme in dieser Körpergegend verursachen.[14]

Eine abnormale Flora in der Vagina (wozu auch der Gebärmutterhals gehört) sorgt dafür, dass diese nicht vor infektiösen Mikroben geschützt ist und sich der pH-Wert in der Vagina ändert. Infolgedessen können diverse Bakterien, Pilze, Viren und andere Mikroben eindringen und Infektionen verursachen, die abnormalen Ausfluss, Juckreiz, Brennen, Schwellungen, Schmerzen, Geschwüre, unangenehmen Geruch und andere Symptome zur Folge haben können. Soor – eine Hefepilzinfektion – tritt besonders häufig auf und kann chronisch werden. Für Frauen ist es sehr wichtig, sich um die Vaginalflora zu kümmern! Halten Sie dafür in Ihrem Badezimmer ein Glas mit frischem Kefir oder Sauerrahm bereit, und reiben Sie Ihre Leistengegend täglich mit einer Handvoll davon ein. Sie können dies nach dem Duschen oder nach dem Baden tun. Diese einfache Maßnahme wird vielen Problemen, die in diesem Körperbereich auftreten können, vorbeugen. Während einer Schwangerschaft ist es besonders wichtig, dieses Mittel einzusetzen, da das Immunsystem während der Schwangerschaft auf natürliche Weise geschwächt wird. Wenn eine Frau anfällig dafür ist, Soor oder ein anderes vaginales Leiden zu entwickeln, ist es wahrscheinlich, dass diese Probleme während einer Schwangerschaft verstärkt auftreten.[12] Eine regelmäßige Scheidenspülung mit frischer Molke aus Kefir oder selbst gemachtem Joghurt besiedelt diesen Körperbereich mit für die Gesundheit vorteilhafter Flora, senkt den pH-Wert und heilt Soor und andere häufig auftretende Infektionen. Die Molke liefert nicht nur nützliche Mikroben, sondern auch viele heilende Substanzen und Vitamine, die der Vaginalschleimhaut und dem Gebärmutterhals zugutekommen. Die Vagina während einer Schwangerschaft mit reichlich nützlichen Mikroben besiedelt zu halten, bereitet auch den Geburtskanal für das Baby vor. Während einer normalen (vaginalen) Geburt erhält ein Baby einen großen Teil seiner Körperflora, einschließlich der Darmflora aus der Vagina der Mutter.[14] In traditionellen Gesellschaften war die Vorbereitung des Geburtskanals für die bevorstehende Geburt eines Babys gängige Praxis. Die Frauen verwendeten ihren selbst gemachten Kefir, Joghurt oder Sauerrahm oder ihre selbst gemachte Molke, um Problemen in ihren Reproduktionsorganen vorzubeugen. Und sie bedienten sich dieser einfachen Methode auch, um ihre Männer zu schützen (oft ohne deren Wissen). Sie rieben sich die Leistengegend vor dem Geschlechtsverkehr mit Kefir ein und sorgten auf diese Weise dafür, dass nützliche Mikroben auf die Sexualorgane ihres Mannes übertragen wurden. In den Wechseljahren wurde Sauerrahm verwendet, um vaginaler Trockenheit vorzubeugen. Sauerrahm ist für eine Behandlung dieses Problems am besten geeignet, da er heilende Fette, Vitamin A, D und K und andere für die Vaginalschleimhaut nützliche Substanzen liefert. Die Frauen, die in unserer modernen Welt leben, würden gut daran tun, diese alten Praktiken wiederzubeleben und sie an ihre Töchter und Enkeltöchter weiterzugeben und sie zu lehren, sie ebenfalls einzusetzen.

Männerprobleme

Bei Jungen und jungen Männern kommt es ziemlich häufig zu einem Leistenbruch (Schichten der Bauchwand durchbrechen den Leistenkanal und sinken bis in den Hodensack hinab). Während der Entwicklung des Fötus wandern die Hoden über eine beträchtliche Distanz nach unten – die Reise beginnt in dem Bereich in der Nähe der Nieren. Während des Hodenabstiegs durch den Leistenkanal ziehen die Hoden einen Sack hinter sich her, den sogenannten Leistensack, der sich bis zur Geburt schließen soll. Bei einigen Jungen bleibt dieser offen, was einen Leistenbruch zur Folge haben kann. Mittels eines operativen Eingriffs kann der Sack verschlossen und der Leistenbruch beseitigt werden. Ich glaube jedoch, dass eine GAPS-Kollagenstörung bei diesem Problem eine wichtige Rolle spielt (detaillierte Informationen dazu finden Sie in dem Abschnitt *Immunsystem*). Eine GAPS-Kollagenstörung verursacht eine Schwächung der Bauchwand, und diese macht das Kind anfällig für Hernien.

Ältere Männer leiden am häufigsten unter Problemen mit der *Prostata*. Die Prostata ist ein kleines männliches endokrines Organ (ungefähr von der Größe einer Walnuss), das sich unterhalb der Blase an der vorderen Wand des Enddarms befindet. Die Wand des Enddarms und die Kapsel der Prostata bilden eine Struktur, die porös ist und zwischen dem Darm und der Prostata den Austausch von Substanzen ermöglicht.[16] Neuere Forschungserkenntnisse haben ergeben, dass bestimmte Mikroben in der Darmflora Androgene produzieren (männliche Sexualhormone), die die Wand zwischen dem Enddarm und der Prostata durchdringen und die Funktion der Prostata beeinflussen.[17] Bei einer Person mit einer gesunden Darmflora ist dieser Prozess natürlich und normal. Aber bei einer Person mit einer abnormalen Darmflora, unter der in der westlichen Welt heutzutage eine stetig wachsende Zahl von Männern leidet, verläuft dieser

Prozess nicht richtig. Androgene werden von den in der abnormalen Darmflora siedelnden pathogenen Mikroben in Östrogene und andere Substanzen umgewandelt, die in die Prostata gelangen und dort Entzündungen (Prostatitis), eine Vergrößerung der Prostata und die Entstehung von Prostatakrebs auslösen.[18,19,20]

Prostatakrebs ist bei Männern die am häufigsten auftretende Krebserkrankung, und die Anzahl der Fälle steigt von Jahr zu Jahr. Inzwischen weiß man, dass Östrogene die Entstehung von Prostatakrebs begünstigen und vielleicht sogar auslösen.[19] In Prostatakrebsgewebe wurden hohe Konzentrationen dieser Hormone nachgewiesen, und inzwischen sind auch bereits einige der Mechanismen erforscht, auf welche Weise diese Östrogene Krebs verursachen.[19,20] Die Wissenschaftler wussten nicht genau, woher diese Östrogene bei Prostatakrebspatienten stammten, weil die im Blut festgestellten Östrogenspiegel dieser Patienten nie hoch genug waren, um die hohen Östrogenspiegel in der Prostata erklären zu können. Jetzt haben wir vielleicht eine Erklärung dafür: Die Hormone stammen vielleicht aus dem Darm eines betroffenen Mannes und durchdringen das kleine Stück der gemeinsamen Wand von Prostata und Enddarm.[21,22]

Eine andere naheliegende Möglichkeit, durch die überschüssiges Östrogen und andere Toxine in die Prostata gelangen können, ist eine Aufnahme über den Urin.[23] Die Prostata befindet sich unter der Blase, und der Harnleiter führt direkt durch sie hindurch. Menschen mit einer abnormalen Darmflora absorbieren jede Menge Chemikalien, die von den Mikroben im Darm produziert werden. Zahlreiche dieser Stoffwechselprodukte werden mit dem Urin ausgeschieden.[24] Viele von der abnormalen Darmflora gebildete östrogene Verbindungen nehmen den gleichen Weg und gelangen über den Urin direkt in die Prostata. Jedes Mal, wenn ein Mann uriniert, entfalten diese Giftstoffe und diese schädlichen Chemikalien in der Prostata Wirkungen und lösen Entzündungen, Vergrößerungen und schließlich Krebs aus.

Am häufigsten treten Prostataerkrankungen bei Männern auf, die älter als 50 Jahre sind. Um Prostataerkrankungen vorzubeugen, ist es von entscheidender Bedeutung, sich um die Darmflora zu kümmern. Durch eine richtige Ernährung sowie den Verzehr fermentierter Nahrungsmittel und von Probiotika sorgen Sie dafür, dass Ihr Darm Ihre Prostata direkt durch die Wand zwischen Prostata und Darm und über den Urin mit dem richtigen Gemisch an Hormonen versorgt. Der Urin, der mehrmals am Tag durch die Prostata fließt, wird sauber sein und nur unbedenkliche Stoffwechselprodukte enthalten. Ihre Darmflora wird Ihrer Prostata ein gesundes Gemisch an Hormonen und anderen Substanzen liefern, sie mit Nährstoffen versorgen und vor Schädigungen schützen.

Eine Vergrößerung der Prostata (benigne Prostatahyperplasie – BPH) ist sehr verbreitet. In den Ländern der westlichen Welt ist jeder dritte Mann, der älter als 50 ist, davon betroffen. Es handelt sich nicht um eine Alterungserscheinung, denn gesunde Männer altern problemlos, ohne Prostataleiden zu entwickeln. Es sind Entzündungen in diesem Körperbereich, die den Urinfluss beeinträchtigen.[21] Meiner Meinung nach werden diese Entzündungen durch den gleichen Mechanismus ausgelöst, der eine chronische interstitielle Blasenentzündung verursacht. Der Urin einer Person mit abnormaler Darmflora ist voll toxischer Chemikalien. Metaboliten, die von pathogenen Mikroben im Darm produziert werden, unverdaute Nahrungsmittel, Immunkomplexe, Salicylate und Oxalate und eine Fülle anderer irritierender und schädlicher Moleküle werden durch die geschädigte Darmwand in den Blutkreislauf aufgenommen, zirkulieren im Körper und werden mit dem Urin ausgeschieden. Dieser Giftstoffe enthaltende, schädigende Urin verursacht in der Blase, in der Harnröhre und in der Prostata Entzündungen.[25] Je länger diese Situation andauert, desto chronischer werden die Entzündungen in diesem Bereich und können schließlich zur Entstehung von Krebs führen. Die Harnwege eines Mannes werden von mikrobieller Flora besiedelt. Diese mikrobielle Flora wird dadurch, dass toxischer Urin durch die Harnwege fließt, verändert und abnormal, was dazu beiträgt, das ganze Problem zu verschlimmern.

Jedem Mann, der unter einer Vergrößerung der Prostata oder unter Prostatitis (Prostataentzündung) leidet, empfehle ich dringend, seine Ernährung auf die GAPS-Diät umzustellen. Typische Symptome einer vergrößerten Prostata oder einer Prostataentzündung sind: verminderter Urinfluss, was eine langsame und unvollständige Entleerung der Blase zur Folge hat und dazu führt, dass das Wasserlassen unangenehm und die Entleerung der Blase schmerzhaft ist. In dem Fall sollten Sie mit der GAPS-Volldiät beginnen und die GAPS-Einführungsdiät zu einem späteren Zeitpunkt nachholen. Es ist zunächst wichtig, Nahrungsmittel zu meiden, die reich an Salicylaten und Oxalaten sind, da sie in den Harnwegen eine stark reizende Wirkung entfalten. Später, wenn Ihre Darmflora sich erholt hat und Ihre Darmwand heilt, sind Sie vielleicht so weit, einige dieser Nahrungsmittel wieder in Ihre Kost einführen zu können. Wenn Sie das GAPS-Ernährungsprogramm befolgen, wird sich Ihr Wasserlassen wieder normalisieren, und alle Symptome werden verschwinden. Viele Männer mit Prostataproblemen entscheiden sich, die GAPS-Volldiät für den Rest ihres Lebens zu befolgen und nur gelegentlich nicht im Rahmen dieser Diät vorgesehene Dinge zu essen (zum Beispiel im Urlaub, oder wenn sie Freunde besuchen). Die GAPS-Volldiät ist ideal für alternde Menschen im vorgerückten Alter. Sie sorgt dafür, dass nicht nur Ihre Prostata gesund bleibt, sondern auch alle anderen Organe und Systeme in Ihrem Körper, und sie ermöglicht es Ihnen, beschwerdefrei und in Würde zu altern. Altern ist keine Krankheit! Es ist eine Phase in unserem Leben, und es sollte eine Phase sein, die man gesund durchlebt.

Fazit: In diesem Kapitel haben wir uns mit jenen Frauen- und Männerproblemen befasst, von denen Menschen, die unter dem GAP-Syndrom leiden, am häufigsten betroffen sind. Es würde den Rahmen dieses Buches sprengen, auf alle Probleme einzugehen, die in den angesprochenen Körperbereichen auftreten können. Doch unter welchem speziellen Problem Sie persönlich auch immer leiden mögen – führen Sie sich vor Augen, was für eine Rolle die mikrobielle Gemeinschaft spielt, die in Ihren Harnwegen und in Ihren Fortpflanzungsorganen siedelt. Und denken Sie an die Tatsache, dass der Darm (mit seinem sehr großen Mikrobiom) sich ganz in der Nähe der Harnwege und der Fortpflanzungsorgane befindet. Überall in uns siedeln Mikroben. Sie sind in der Mehrheit und an jeder Funktion und Störung im Körper beteiligt. Es ist unmöglich, frei von Mikroben zu sein. Deshalb müssen wir im Körper die richtige Umgebung schaffen, damit in jedem Organ und jedem Gewebe eine gesunde, sich im richtigen Gleichgewicht befindende mikrobielle Gemeinschaft siedeln und gedeihen kann. Eine gesunde mikrobielle Gemeinschaft hält Ihre Harnwege und Ihre Fortpflanzungsorgane gesund – in jedem Alter.

Das Verhalten von Menschen, die unter dem GAP-Syndrom leiden

Aus Zuneigung entsteht Mut.
Lao Tzu

Neueren Forschungserkenntnissen zufolge kann unsere Darmflora unser Verhalten steuern.[1] Jeder Emotion liegt ein chemisches Gewitter im Körper zugrunde: die Produktion von Hormonen, Neurotransmittern und anderen aktiven Substanzen. Emotionen werden von Chemikalien gesteuert, und unsere Darmflora produziert jede Menge Chemikalien! Viele Emotionen, Motivationen, Vorlieben, Abneigungen, Wutausbrüche und andere Verhaltensweisen entspringen nicht uns, sondern sind eine Folge der Aktivität der Mikroben in unserem Darm. GAPS-Patienten haben eine abnormale Darmflora. Bei GAPS-Patienten wurde die Darmflora von pathogenen Mikroben übernommen. Diese Mikroben produzieren toxische Chemikalien, die absorbiert werden und ins Gehirn gelangen.[2] Das von Giftstoffen belastete Gehirn kann alle möglichen Symptome erzeugen, die vielleicht nicht schwer genug sein mögen, um eine psychische Erkrankung zu diagnostizieren, aber schwer genug, um das Leben der betroffenen Person zu beeinträchtigen. Viele Menschen, die unter dem GAP-Syndrom leiden, sind zu einem bestimmten Grad depressiv, leiden unter emotionaler Instabilität und möglicherweise unter leichten Angstzuständen. Das alles wirkt sich auf das Verhalten der betroffenen Person und auf ihre Interaktion mit anderen Menschen aus. Infolgedessen ist jemand, der unter dem GAP-Syndrom leidet, in einer Familie oft eine Person, mit der das Zusammenleben schwierig ist.

Wenn sich eine gewisse Menge bestimmter toxischer Chemikalien im Gehirn akkumuliert, kann das Gehirn einen Reinigungsprozess einleiten und eine Reihe von Aktivitäten initiieren, die ihm dabei helfen, diese Giftstoffe „zu verbrennen" und zu eliminieren.[3,4] Diese Aktivität kann sich in Form von Wutanfällen, Ausrastern und allen möglichen anderen Arten von Anfällen bis hin zu epileptischen Anfällen äußern. Das Thema Epilepsie wurde ausführlich im ersten GAPS-Buch (*Gut and Psychology Syndrome*) behandelt. An dieser Stelle wollen wir uns mit weniger bekannten und weniger gut verstandenen Reaktionen befassen.

Beginnen wir mit Wutanfällen. Sowohl Kinder als auch Erwachsene, die unter dem GAP-Syndrom leiden, neigen zu emotionaler Instabilität und Wutanfällen. Sie können dann wütend, weinerlich, aggressiv oder untröstlich traurig werden, schreien, weinen, um sich schlagen, mit Gegenständen werfen, sich auf den Boden werfen, weglaufen usw. Diese Verhaltensweisen treten normalerweise völlig grundlos auf und können durch jede Kleinigkeit ausgelöst werden. Zum Beispiel kann ein kleines Mädchen auf dem ganzen Weg zur Schule heulen, kratzen und um sich schlagen und treten, weil ihm die Haare mit einem Band in der falschen Farbe zusammengebunden wurden. Oder ein kleiner Junge kann sich schreiend auf den Boden werfen, um sich treten und untröstlich in Tränen ausbrechen, weil er nicht das richtige Spielzeug zum Geburtstag bekommen hat. Eine Frau kann einen Wutanfall bekommen, herumschreien und ihren Mann und ihre Kinder mit Schimpfwörtern überziehen, weil diese von ihrem Einkauf die falsche Brotsorte mitgebracht haben. Ein Mann kann wegen eines harmlosen Streits zu Hause davonstürmen, vor Wut gegen eine Wand treten und sich dabei einen Fußknochen brechen. Die Heftigkeit der Reaktion passt überhaupt nicht zu dem Auslöser („dem Grund") für die Reaktion, und nichts kann die betroffene Person trösten oder beruhigen. Ein Elternteil eines unter dem GAP-Syndrom leidenden Jungen, der häufig Wutanfälle hatte, hat es so ausgedrückt: „Es ist eine Art Anfall, da muss er einfach durch! Egal was wir auch tun oder versuchen – nichts kann den Wutanfall stoppen. Wir müssen ihn einfach gewähren lassen und warten, bis der Anfall vorüber ist." Dieses Verhalten wird durch die toxischen Chemikalien ausgelöst, die der Darm des GAPS-Patienten produziert und die ins Gehirn gelangen und den Anfall verursachen. Die betroffene Person hat keine Kontrolle über die Situation. Deshalb gibt es nichts, das ihn oder sie trösten oder beruhigen kann. Der Anfall wird so lange andauern, bis das Gehirn die toxischen Chemikalien „verbrannt" hat.[4]

Die Reaktion kann auch die Form einer Panikattacke annehmen, die dazu führt, dass die betroffene Person auf einmal von einem Gefühl intensiver Angst und Furcht befallen wird. Körperliche Symptome einer Panikattacke können das Angstgefühl noch verschlimmern: Herzklopfen, Übelkeit, Zittern, Schwindelgefühl, Kurzatmigkeit, Schweißausbrüche, Ohrensausen und Taubheitsgefühle in verschiedenen Teilen des Körpers. Die Toxizität im Gehirn löst eine Aktivierung des sympathischen Nervensystems und die Ausschüttung großer Mengen von Stresshormonen aus.[5,6] Eine Panikattacke infolge intensiver Angstgefühle kann zu einem irrationalen und nicht angemessenen Verhalten führen, unter anderem: dem Wunsch wegzulaufen und sich zu verstecken, zur Auslösung diverser irrationaler Ängste oder dem Gefühl, dass man stirbt oder einen Herzinfarkt hat. Wenn das Gehirn sich gereinigt und die Giftstoffe eliminiert hat, hört die Panikattacke auf. So ein Anfall dauert normalerweise 20 bis 30 Minuten, kann aber auch länger andauern.

Abgesehen von Panikattacken können Menschen mit GAPS auch andere „Anfälle" haben, zum Beispiel Phasen impulsiven, aggressiven, gewalttätigen Verhaltens oder wütende verbale Ausbrüche, die durch nichtige Umstände ausgelöst werden. Die Reaktion steht immer in absolut keinem Verhältnis zu dem „Grund", der diese Reaktion ausgelöst hat. Die chemische Belastung, derer sich das Gehirn zu entledigen versucht, führt möglicherweise zu häuslicher Gewalt, aggressivem Verhalten im Straßenverkehr, Beschädigung eigenen und fremden Eigentums und anderem Fehlverhalten. Während so einer Phase kann die betroffene Person gemein und unangenehm sein. Doch wenn sich das Gehirn der Chemikalien entledigt hat, kann die Person lieb und nett werden, sich für ihr Verhalten schämen und um Vergebung bitten.

Es ist bekannt, dass der Konsum von Alkohol, Cannabis, verschreibungspflichtigen Medikamenten und anderen Giftstoffen bei Menschen, die unter dem GAP-Syndrom leiden, zu krankhaften Reaktionen führen kann.[7,8]

Im Folgenden ein Beispiel aus der klinischen Praxis für eine pathologische Reaktion eines GAPS-Patienten auf Alkohol:

John war schon immer ein GAPS-Patient und litt unter Verdauungsstörungen und Allergien. Er ist ziemlich schüchtern, und es fällt ihm schwer, Freunde zu finden. Er hat gerade mit seinem Studium begonnen, und in der ersten Woche wurde er von einem seiner Kommilitonen zu einer Party eingeladen. Die Party fand bei dem Kommilitonen zu Hause statt. Auf der Party wurde John ein Glas eines starken alkoholischen Getränks angeboten, das er noch nie zuvor zu sich genommen hatte. Nachdem er das Glas geleert hatte, ging John irgendwann nach draußen, fand im Garten eine Axt, rannte damit ins Haus, fuchtelte laut schreiend wild damit herum und versuchte, andere Gäste zu attackieren. Zum Glück gelang es den Gästen, John zu überwältigen und ihm die Axt abzunehmen. Er musste drei Stunden lang an einen Pfosten im Garten gefesselt werden, bevor er sich beruhigte und losgebunden werden konnte, ohne dass weiter eine Gefahr von ihm ausging. John konnte sich nur vage an diesen Zwischenfall erinnern.

Das war ein Anfall, und zwar ein Anfall, der durch die Reaktion von Johns Gehirn auf Alkohol ausgelöst wurde. John konnte sein Verhalten nicht kontrollieren. Er konnte sich nicht einmal gut daran erinnern. Das Rauchen von Cannabis (Marihuana) kann ebenfalls solche Reaktionen auslösen. Marihuana ist in den Ländern der westlichen Welt weit verbreitet und bei jungen Menschen einer der häufigsten Auslöser von Psychosen.[7] Ich habe keinen Zweifel, dass die meisten der jungen Leute (wenn nicht sogar alle), die mit psychotischen Symptomen auf diese Pflanze reagieren, unter GAPS leiden. Ihr Körper ist so stark mit Giftstoffen belastet, dass er nicht in der Lage ist, Cannabis, Alkohol oder andere Drogen zu verarbeiten, ohne dass das Gehirn schwere Symptome auslöst.

Viele Menschen, die unter dem GAP-Syndrom leiden, überschütten die Personen, die während eines solchen Anfalls anwesend sind, gerne mit Anschuldigungen, was dazu führen kann, dass deren Eltern oder diejenigen, die sich um sie kümmern, sich für ihr Leiden verantwortlich fühlen. Es ist wichtig, sich vor Augen zu führen, dass Anschuldigungen, Wutausbrüche, Anfälle, gewalttätige Übergriffe sowie gemeines und aggressives Verhalten die Folge eines chemischen Gewitters im Gehirn der betroffenen Person sind. Es ist niemandes Schuld, und der Patient kann nichts dafür! Um so ein Gewitter zu überstehen, ist es nur erforderlich, dem Betroffenen mit einer ruhigen, mitfühlenden Haltung zu begegnen. Nichts, was die betroffene Person während eines Anfalls sagt, sollte ernst genommen werden. Oft erinnern sich die Betroffenen anschließend nicht einmal mehr daran, was sie während eines Anfalls gesagt haben. Wenn die betroffene Person das GAPS-Ernährungsprogramm befolgt, werden diese Anfälle mit der Zeit immer seltener auftreten und schließlich ganz verschwinden.

Das Zusammenleben mit einem Familienmitglied, das unter dem GAP-Syndrom leidet, ist immer eine Herausforderung. Die anderen Familienmitglieder müssen verstehen, dass es *einfacher ist, dafür zu sorgen, dass die von GAPS betroffene Person konsequent die GAPS-Diät befolgt, als dies nicht zu tun!* Eine Befolgung der GAPS-Diät wird dafür sorgen, dass die Anfälle, Wutausbrüche, Attacken und anderen Verhaltensstörungen nachlassen und schließlich verschwinden. Es mag zwar am Anfang als ziemlich anstrengend erscheinen, dafür zu sorgen, dass der oder die Betroffene diese Ernährungsweise befolgt, doch es ist auf jeden Fall einfacher, mit einem ruhigen, angenehmen Menschen zusammenzuleben als mit einem gemeinen, irrational handelnden, depressiven und gelegentlich sogar aggressiven Menschen.

Viele dieser Verhaltensweisen werden durch Süchte nach bestimmten Nahrungsmitteln verursacht. Sehen wir uns dieses Phänomen näher an.

Nahrungsmittelsüchte

Der Mensch kann keine neuen Ozeane entdecken, wenn er nicht den Mut hat, das Ufer aus den Augen zu verlieren.
Andre Gide

Unsere Darmflora steuert unsere Vorlieben für bestimmte Nahrungsmittel.[1] Welche Gruppe von Mikroben auch immer Ihre Darmflora dominiert – sie wird nach den für sie „perfekten" Nahrungsmitteln verlangen und dafür sorgen, dass Sie einen unwiderstehlichen Heißhunger auf diese Nahrungsmittel verspüren. Menschen, die unter dem GAP-Syndrom leiden, haben eine abnormale Darmflora und infolgedessen eine abnormale Beziehung zu Nahrungsmitteln. Heißhunger auf süße und stärkehaltige Nahrungsmittel ist für die meisten Menschen, die eine abnormale Körperflora aufweisen, typisch. Viele Menschen reduzieren ihre Kost auf Brot, Nudeln, zuckerhaltige Getränke, Kekse, Kuchen, Süßigkeiten, Pizza, Frühstückscerealien, Schokolade und Chips, weil die am stärksten verbreiteten pathogenen Mikroben, die sich in ihrem Darm übermäßig verbreiten, diese Nahrungsmittel lieben. Bei Kindern, die unter dem GAP-Syndrom leiden, ist dieses Phänomen besonders ausgeprägt. Wenn Ihr Kind beim Essen wählerisch ist, richtige Mahlzeiten ablehnt und stattdessen nach zucker- und stärkehaltigen Speisen und Produkten verlangt, ist das ein deutliches Anzeichen dafür, dass Ihr Kind unter dem GAP-Syndrom leidet. Wählerisches Verhalten beim Essen ist ein Hauptsymptom dieser Erkrankung.

Was löst das Verlangen nach verarbeiteten Lebensmitteln aus, die uns schaden? Es gibt handfeste physiologische Ursachen für die Sucht nach diesen Nahrungsmitteln, und die Darmflora spielt bei dieser Sucht eine entscheidende Rolle. Die Mikroben in Ihrem Darm sind schlau: Sie ernähren sich gierig von den verarbeiteten Kohlenhydraten und wandeln sie in viele toxische Substanzen um.[2] Bei einigen dieser Substanzen handelt es sich um Opiate und Endorphine – Substanzen, die im Gehirn Glücksgefühle auslösen.[2] Daraufhin verlangt das Gehirn nach mehr davon und wird süchtig nach diesen Substanzen. Infolgedessen werden die Nahrungsmittel, die für Sie schädlich sind, zu Ihren „Lieblingsspeisen". Sie werden süchtig danach. „Aber ich nehme doch keine Drogen und betreibe keinen Alkoholmissbrauch." Das müssen Sie auch nicht! Jedes Mal, wenn Sie eine Ihrer „Lieblingsspeisen" genießen, produziert Ihre Darmflora die süchtig machenden

Substanzen für Sie. Zum Beispiel sorgt eine übermäßige Vermehrung von Hefe im Verdauungssystem dafür, dass alles, bei dessen Herstellung Mehl und Zucker verwendet wurde, in Alkohol umgewandelt wird.[4] Zu einer übermäßigen Vermehrung von Hefe kommt es sehr oft nach einer Einnahme von Antibiotika. Wenn bei Ihnen eine übermäßige Vermehrung von Hefe vorliegt, leidet Ihr Körper unter all den schädlichen Wirkungen des Genusses von Alkohol, ohne dass Sie Alkohol zu sich genommen haben. Denn jedes Mal, wenn Sie Brot, Zucker, Kartoffeln, Frühstückscerealien oder andere Kohlenhydrate zu sich nehmen, wird in Ihrem Darm Alkohol gebildet.

Es ist eine Tatsache, dass Getreide und Zucker süchtig machen. Zucker ist wohl die am stärksten süchtig machende Substanz, die es auf diesem Planeten gibt.[5] Viele in allen Ländern der Welt lebende Menschen sind süchtig nach Brot, Nudeln, Pizza, Kuchen, Schokolade, Softdrinks, Knabbergebäck, anderen aus Mehl und Zucker hergestellten Nahrungsmitteln, allen Produkten, die Mehl und Zucker enthalten, Kartoffeln, allen Produkten, die aus Kartoffeln hergestellt werden, und anderen verarbeiteten Kohlenhydraten. Aber weil all das „jeder isst", sind sich die Menschen dessen nicht bewusst, dass diese Nahrungsmittel süchtig machen. Darüber hinaus enthalten viele verarbeitete Lebensmittel, Knabbereien und Süßigkeiten süchtig machende Substanzen, die diesen Produkten bewusst zugesetzt werden, um sie „unwiderstehlich" zu machen.[6]

Eine pathogene Darmflora bildet nicht nur Opiate und Endorphine, um das Gehirn süchtig nach Kohlenhydraten zu machen, sondern darüber hinaus auch eine Fülle anderer Substanzen, die im ganzen Körper Wirkung entfalten.[7] Diese Substanzen „benebeln" Ihr Gehirn, sodass Sie sich nicht mehr gut genug konzentrieren können, um zu merken, was mit Ihnen geschieht. Das wirkt sich auf Ihre Stimmung und auf Ihre Emotionen aus und sorgt dafür, dass diese instabil werden. Diese Instabilität kann Angstzustände, Depressionen, Zwangsstörungen, oppositionelle Verhaltensstörungen und andere Formen auf eine instabile oder abnormale mentale Funktion zurückzuführende psychische Störungen verursachen und Ihr Urteilsvermögen und Ihre Fähigkeit beeinträchtigen, wahrzunehmen, in was für einem Zustand sich Ihr Körper befindet.

Bei vielen Menschen beginnt die Sucht nach Zucker, Mehl und anderen verarbeiteten Kohlenhydraten bereits in der frühen Kindheit. Eine Zuckersucht ist die Grundlage, auf der sich später andere Süchte entwickeln: die Sucht nach Alkohol, Drogen, Tabak, Arbeit, Sex oder gefährlichen, mit rücksichtslosem Verhalten einhergehenden Erlebnissen.[8] Eine Zuckersucht ist auch die häufigste Grundlage, auf der sich sowohl bei Kindern als auch bei Erwachsenen psychische Erkrankungen entwickeln. Ich empfehle, die Autobiographie von Stephen Fry zu lesen, einem beliebten britischen Schauspieler, der in diesem Buch sehr detailliert und mit viel Sinn für Humor über seine Zuckersucht in seiner frühen Kindheit berichtet und beschreibt, wohin diese Sucht bei ihm geführt hat.

Wie werden GAPS-Kinder süchtig? Im ersten GAPS-Buch (*Gut and Psychology Syndrome*) habe ich die wählerischen Essgewohnheiten von Kindern beschrieben. Dabei handelt es sich um ein typisches Symptom von GAPS. Die betroffenen Kinder sind in einem Teufelskreis aus Heißhunger und Sucht nach genau den Nahrungsmitteln gefangen, die für sie schädlich sind. Genau genommen sind diese Kinder Drogensüchtige. Die „Droge" wird von der abnormalen Flora in ihrem Darm produziert, wenn diese gierig verarbeitete Kohlenhydrate verzehrt. Wenn diese Kinder aufwachsen, verschwinden diese Nahrungsmittelsüchte nicht, sondern können sich stattdessen zu gefährlicheren Süchten entwickeln. Meiner Erfahrung nach war jeder Erwachsene, der nach Drogen, Alkohol oder irgendetwas anderem süchtig ist, als Kind süchtig nach Zucker und anderen verarbeiteten Kohlenhydraten. Sehen wir uns an, wie es dazu kommt.

Viele GAPS-Kinder haben nur milde Symptome, und bei ihnen wird keine bestimmte Erkrankung diagnostiziert. Sie durchleben die Kindheit mit leichten Lernschwierigkeiten und leichten Beeinträchtigungen ihrer sozialen Fähigkeiten. Sie sind nicht besonders gut in der Schule oder im Schulsport, und es fällt ihnen schwer, Freunde zu finden. Sie leiden oft unter körperlichen Problemen, zum Beispiel unter Allergien, Asthma, einem schwachen Immunsystem, schlechter Verdauung, schlechtem Sehvermögen, Ungeschicklichkeit oder einer Hypermobilität der Gelenke. Darüber hinaus sind sie wählerisch beim Essen und ziehen verarbeitete Kohlenhydrate allen anderen Nahrungsmitteln vor. Weil ihre Symptome mild sind, neigen Eltern und Lehrer dazu, ihr Verhalten zu entschuldigen, und Ärzte meiden es, bei ihnen eine bestimmte Diagnose zu stellen, und wenn sie doch eine stellen, dann in der Regel Legasthenie, Dyspraxie oder ADS/ADHS. Wenn diese Kinder in die Pubertät kommen, neigen sie dazu, eine Sucht nach Drogen, Alkohol, Tabak oder irgendetwas anderem zu entwickeln. Wie kommt es dazu? Es gibt zwei Gründe dafür: einen psychologischen und einen physischen.

Der psychologische Grund: Die betroffenen Kinder wachsen mit einer schlechten sozialen Kompetenz auf. Andere Kinder wollen nicht mit ihnen spielen, und sie werden oft gemobbt. Infolgedessen leiden ihr Selbstbewusstsein und ihr Selbstwertgefühl. Wenn diese Kinder zu Teenagern heranwachsen, tun sie alles, um von Gleichaltrigen anerkannt zu werden, Freundinnen und Freunde zu haben und auf Partys eingeladen zu werden. Das Ausprobieren von Drogen und gefährliches rücksichtsloses Verhalten erregen Aufmerksamkeit. Und das ist der Weg, den diese Kinder oft einschlagen, um Anerkennung zu finden.

Der physische Grund hat damit zu tun, wie unsere wichtigsten Neurotransmitter produziert werden: Serotonin, Dopamin und GABA (Gamma-Amino-Buttersäure).[9] Diese Neurotransmitter werden vor allem vom Verdauungssystem gebildet. Anschließend werden sie ins Gehirn transportiert und dort für verschiedene Hirnfunktionen verwendet. GAPS ist eine Erkrankung des Verdauungssystems. Bei betroffenen Kindern ist der Darm nicht in der Lage, normale Mengen dieser Neurotransmitter zu bilden. Wenn wir nicht ausreichend Serotonin und Dopamin haben, werden wir depressiv, pessimistisch und lethargisch. Ein Mangel an GABA kann zu Angstzuständen und schlechtem Schlaf führen und einen daran hindern, sich entspannen zu können. Die betroffenen Kinder sind mit diesen Symptomen aufgewachsen, aber sie waren möglicherweise so mild, dass sie als persönliche Merkmale oder Charaktereigenschaften abgetan wurden.

Ich glaube, dass wir geboren wurden, um glücklich zu sein! Wie erreichen wir den Zustand vollkommenen Glücks, umfassender Lebensfreude und eines Hochgefühls? Zum Teil dadurch, dass es eine Quelle gibt, die unser Gehirn mit Neurotransmittern versorgt, deren Menge ein bestimmtes Maß erreichen muss. Infolge einer nicht ausreichenden Bildung von Neurotransmittern im Darm haben GAPS-Kinder dieses Gefühl des Lebensglücks möglicherweise nie verspürt, sondern ihre Kindheit mit einer Art von Depressionen oder Angstzuständen durchlebt. Der Konsum illegaler Drogen (Heroin, Morphium, Cannabis etc.), der Missbrauch von Alkohol und Tabak, gefährliches rücksichtsloses Verhalten oder andere süchtig machende Aktivitäten können den Neurotransmitterspiegel im Gehirn für ein paar Minuten erhöhen und dadurch als diese „Quelle“ fungieren. Der Moment, in dem ein betroffener junger Mensch zum ersten Mal so ein Erlebnis hat, kann das erste Mal in seinem Leben sein, dass er so ein Gefühl verspürt. Ein Gefühl der Lebenslust und des Hochgefühls, die Depression und die Lethargie hinter sich zu lassen. Das ist der Moment, in dem er vielleicht erkennt, dass es genau das ist, was das Leben ausmacht! Und dann will er dieses Gefühl wieder verspüren. Und wer kann ihm das verdenken? Das ist der Moment, in dem die körperliche Abhängigkeit von der Droge, vom Alkohol oder irgendetwas anderem, das der junge Mensch ausprobiert hat, sich zu entwickeln beginnt.

Süchte haben in den Ländern der westlichen Welt epidemiologische Ausmaße angenommen. Wenn ein Süchtiger seine Sucht überwinden will, muss er sich auf seinen Darm konzentrieren. Er muss die pathogenen Mikroben aus dem Darm entfernen, für den Wiederaufbau einer gesunden mikrobiellen Gemeinschaft und einer unversehrten Darmwand sorgen und seinen Körper mit Nährstoffen versorgen und wiederaufbauen. Doch wenn ein Betroffener beginnt, die GAPS-Diät zu befolgen, wird sich jeder Süchtige dessen bewusst, dass die Sucht, unter der er leidet (die Sucht nach Drogen, Alkohol, Tabak usw.) nur die äußere Schicht des eigentlichen Problems ist. Denn darunter finden sich Nahrungsmittelsüchte nach Zucker, Mehl, Kartoffeln und anderen verarbeiteten Kohlenhydraten. Diese Nahrungsmittelsüchte müssen angegangen und überwunden werden, um die Drogensucht, die Alkoholsucht oder irgendein anderes Suchtverhalten zu überwinden. Im Folgenden ein Zitat von einem Mann, der seinen Drogen- und Alkoholmissbrauch überwunden hat. *Alle Alkoholiker haben GAPS! … auch die Drogensüchtigen, die Sexsüchtigen und die Spielsüchtigen haben GAPS! … und das gilt auch für die Esssüchtigen, die Bulimikerinnen, die Magersüchtigen – egal ob dicke oder dünne Menschen. Alle haben GAPS! Das ist es, was wir haben! Das ist es! (Gerald, aus dem Buch GAPS Stories, S. 189).*

In meinem ersten GAPS-Buch habe ich einen verhaltensorientierten Ansatz beschrieben, um auf wählerisches Essverhalten bei einem Kind zu reagieren (im Kapitel *Essenszeit! Oh je!).* Es ist viel schwieriger, mit einem Erwachsenen in Ihrer Obhut umzugehen, und noch viel schwieriger ist es, mit sich selbst klarzukommen! Jedes Mal, wenn es Sie nach einem bestimmten Nahrungsmittel verlangt, von dem Sie wissen, dass es gemäß dem GAPS-Ernährungsprogramm nicht erlaubt ist, halten Sie inne und sagen Sie sich: *Ist es mein Körper, der nach diesem Nahrungsmittel verlangt, oder sind es diese pathogenen Mikroben in meinem Darm, die danach verlangen?* In den meisten Fällen werden Sie feststellen, dass es Ihre abnormale Darmflora ist, die Ihr Verlangen erzeugt. Unterschätzen Sie die Mikroben in Ihrem Darm nicht. Was die lebenden Zellen Ihres Körpers angeht, sind die Mikroben diesen zahlenmäßig um das Zehnfache überlegen, und was Ihre Genetik angeht, sogar um das Hundertfache! Und bei dem Versuch, Sie dazu zu bringen nachzugeben, wird Ihr süchtiges Gehirn sehr erfinderisch sein und Ihnen alle möglichen Ausreden und Entschuldigungen anbieten, warum Sie die Nahrungsmittel, nach denen Sie süchtig sind, zu sich nehmen dürfen und sollten.

Der folgende Brief eines GAPS-Patienten demonstriert das Problem, über das wir hier reden, sehr gut.

Ich schlenderte ziellos im Lebensmittelladen herum und versuchte, mich daran zu erinnern, was ich eigentlich kaufen sollte. In der Luft hing der Duft nach Brot, den die Klimaanlage zirkulieren ließ, ein Geruch, der das Genusszentrum in meinem Gehirn stimulierte, das mich überzeugte, dass ein bisschen Brot nicht schaden könne. Ich bin doch ein Kohlenhydrat-Mensch, da bin ich mir ganz sicher! Das sagte ich mir mit der Gewissheit eines Süchtigen!! Dieses eine Mal kann nicht schaden!

Wenn man das GAPS-Ernährungsprogramm befolgt, ist es wichtig, sich dessen bewusst zu sein, dass wir nach bestimmten Nahrungsmitteln süchtig sind. Das lässt uns den Drang verspüren, schnell dafür zu sorgen, dass wir uns diese Nahrungsmittel zuführen können. Wir werden gegen die Regeln des Ernährungsprogramms verstoßen und Dinge essen, die nicht auf der Liste der empfohlenen Nahrungsmittel stehen, und wir werden immer eine Ausrede haben. „Es war mein Geburtstag", „ich wollte den Gastgeber nicht vor den Kopf stoßen", „ich hatte einen harten Tag hinter mir und habe mich mies gefühlt" usw. Es wird immer eine gute Ausrede geben, sich nicht an das Programm zu halten. Doch ungefähr nach dem 500. Mal des Schummelns (in meinem Fall!) beginnen wir vielleicht, uns dessen bewusst zu werden, wie qualvoll dieser vorübergehende Fehltritt war. Wenn wir es schließlich schaffen, das Ganze richtig zu betrachten, indem wir unser Handeln wirklich gründlich überdenken, wird uns klar, dass das Stück Kuchen, das wir zwei Minuten lang im Mund hatten, die fünf Tage Unwohlsein, die seinem Verzehr folgten, nicht wert waren. Es braucht viel Zeit, um das Ganze als das zu sehen, was es ist.

Wie alle Süchtigen, die dabei sind, ihre Sucht zu überwinden, suchen wir Ersatzsuchtmittel. Wenn es Zucker in Form von Saccharose oder stärkehaltigen Nahrungsmitteln nicht gibt, steigen wir auf Obst (und Honig) um. Wir essen jede Menge Obst, da es ja „gut für uns sein muss, weil wir zwischen 5 und 15 Portionen Obst am Tag zu uns nehmen sollten"! Viele werden wie ich feststellen, dass die Befriedigung der Gelüste durch Ersatzsuchtmittel uns vom Weg abbringt. Wir müssen die Suchtgedanken verstehen, uns der Verhaltensweisen bewusst werden, die diese Gedanken erzeugen und genau diese angehen.

Die Tiefe dieser „Sucht" nicht zu verstehen, führte bei mir dazu, dass ich bei meinem Heilungsprozess viele Umwege gegangen bin. Ich hätte nicht so lange gebraucht, wenn ich mir der Quelle, die diese Verhaltensweisen auslöst, bewusst gewesen wäre, und wenn mir klar gewesen wäre, wie wichtig es ist, sich streng an das Programm zu halten und die Süchte frontal anzugehen. Mit meinem herrlich kristallklaren Geist, meiner Fokussiertheit, meinem hohen Energielevel, meiner stabilen Stimmung und meiner Freiheit von der Sucht fällt es mir leicht, das zu sagen … Ich weiß, dass ich es geschafft habe! Es ist möglich! Aber es ist schwer, sehr schwer! Sie müssen auch mit dem Gequengel der in Ihnen siedelnden Mikroorganismen leben, die Sie ständig drängen, den Kuchen, die Schokolade, das Eis zu essen … Sie lieben einfach die unverdauten Überreste. Sie sorgen dafür, dass Sie einen Riesenappetit auf ihre Lieblingsspeisen haben. Wir glauben, zumindest über unsere Essgelüste die Kontrolle zu haben … Aber das haben wir nicht!

Die meisten Menschen sind nach irgendetwas süchtig, doch sie glauben, dass sie es nicht sind. Drogensüchtige und Alkoholsüchtige müssen sich dessen bewusst werden und sich eingestehen, dass sie süchtig sind, wenn sie ihre Sucht überwinden wollen, und erst wenn sie diesen Erkenntnisprozess erfolgreich hinter sich gebracht haben, können sie damit beginnen zu genesen. Uns dessen bewusst zu werden, was unsere Gelüste und unsere durch diese ausgelösten Verhaltensweisen antreibt und steuert, versetzt uns in die Lage, wieder die Kontrolle zu übernehmen (Katrinas Geschichte über ihre Genesung von rheumatoider Arthritis und Morbus Crohn, nachzulesen auf www.Doctor-Natasha.com).

Fazit: Menschen, die unter dem GAP-Syndrom leiden, müssen sich dessen bewusst werden, dass ihre abnormale Darmflora sie zu Süchtigen macht. Das ist eine Tatsache, die schwer zu akzeptieren ist! Es ist nicht einfach, sich einzugestehen, dass man nicht selbst Herr über seine Essgelüste und seine Nahrungsmittelvorlieben ist, sondern dass da jemand im Bauch sitzt, der tatsächlich das Sagen hat. Nur indem man sich dieser Tatsache bewusst ist und sie angeht, ist es möglich, Süchte nach Zucker, Schokolade und Produkten, die aus Mehl, Kartoffeln oder anderen verarbeiteten Kohlenhydraten hergestellt werden, zu überwinden. Nur wenn

Sie aufhören, diese „Nahrungsmittel“ zu essen, können Sie beginnen, von einer chronischen Krankheit zu genesen! Eine Sucht nach verarbeiteten Kohlenhydraten und anderen Nahrungsmitteln zu überwinden, ist also von entscheidender Bedeutung und muss am Beginn Ihres Heilungsprozesses stehen. Es ist sehr wichtig, all dies auch den Menschen aus Ihrem näheren Umfeld zu erklären, damit sie Ihnen bei Ihren Bemühungen nicht ungewollt Steine in den Weg legen. Von einer unterstützenden Familie und von Freunden umgeben zu sein, die voll und ganz verstehen, was Sie durchmachen, ist von unschätzbarem Wert.

Nahrungsmittel

Welche Speisen Menschen mit GAP-Syndrom essen und welche sie meiden sollten

Ich esse, und deshalb kenne ich mich mit Essen aus! Genau das glauben viele Menschen. Wir wachsen damit auf, die Meinungen unserer Familienangehörigen und der Gesellschaft darüber, „was gut für uns ist“, zu akzeptieren. Wenn wir krank werden, kommt nicht vielen von uns in den Sinn, dass die Art und Weise, wie wir uns ernähren, etwas mit der Krankheit zu tun haben könnte. Viele Menschen denken: *Wie sollte meine Ernährung irgendetwas mit meiner Krankheit zu tun haben können? Ich habe all diese Dinge doch mein ganzes Leben lang gegessen!* Erst als ich Ernährungswissenschaften studierte, wurde mir klar, wie viel es über Nahrungsmittel und Ernährung zu wissen gibt. Und als ich anfing, Nahrungsmittel und die Art und Weise der Ernährung bei meinen Patienten zu medizinischen Zwecken einzusetzen, wurde mir klar, dass es auf der Welt nichts gibt, das im Hinblick auf die menschliche Gesundheit stärkere Wirkungen entfaltet als Nahrungsmittel! Menschen essen dreimal am Tag, manchmal öfter. Jeder Bissen eines Nahrungsmittels, den Sie zu sich nehmen, verändert alles in Ihrem Körper: Ihren Stoffwechsel, Ihr hormonelles Gleichgewicht, Ihren Elektrolythaushalt, das Gleichgewicht zwischen Ihrem sympathischen und parasympathischen Nervensystem und vieles mehr. Die GAPS-Diät hat im Laufe der Jahre den guten Ruf erworben, Menschen zu helfen, belastende gesundheitliche Probleme in den Griff zu bekommen und zu genesen. Das gilt sowohl für körperliche als auch für psychische Erkrankungen. Die Grundlage der GAPS-Diät habe ich in meinem ersten GAPS-Buch *Gut and Psychology Syndrome* beschrieben, in dem es vor allem um die Funktion des Gehirns ging. In diesem Buch konzentrieren wir uns auf den Rest des Körpers, aber die GAPS-Diät bleibt die gleiche. Für die Leser dieses Buches, die mein vorheriges Buch nicht kennen, ist es erforderlich, einige der in diesem Buch dargelegten grundlegenden Informationen zu wiederholen.[1]

Nahrungsmittel, die gemieden werden sollten

Um zu verstehen, welche Nahrungsmittel gemieden werden sollten, müssen wir einen Blick darauf werfen, wie Nahrungsmittel in unserem Verdauungstrakt resorbiert werden. Die Resorption verdauter Nahrung findet im Dünndarm statt, und zwar vorwiegend in den ersten beiden Abschnitten: dem Zwölffingerdarm und dem Leerdarm. Die Wände dieser Bereiche des Verdauungssystems weisen kleine, fingerförmige Erhebungen auf, die sogenannten Darmzotten, durch die sich die Fläche, die im Darm für die Resorption zur Verfügung steht, beträchtlich vergrößert. Diese Darmzotten sind gesäumt von sogenannten **Saumzellen, auch Enterozyten genannt.**[2] Das sind die Zellen, die dafür sorgen, dass die Nährstoffe aus unserer Nahrung aufgenommen und ins Blut geleitet werden, damit der Körper gut versorgt wird. Die Bedeutung der Enterozyten für unsere Gesundheit kann gar nicht hoch genug eingeschätzt werden. Diese Zellen entstehen an der Basis der Darmzotten und wandern im Laufe ihres kurzen Lebens bei zunehmender Reife bis oben auf die Spitze der Darmzotten. Oben angekommen werden sie abgestoßen, weil sie bis dahin schon so viel Arbeit geleistet haben, dass sie alt und abgenutzt sind. Diesen ständigen Erneuerungsprozess der Enterozyten steuern die auf ihnen siedelnden nützlichen Bakterien.[3] Wie schon im Kapitel zur Darmflora erwähnt, stellen nützliche Bakterien sicher, dass die Enterozyten gesund und leistungsfähig sind. Fehlen jedoch die nützlichen Bakterien und ist die resorptive Oberfläche des Darms stattdessen mit Krankheitserregern besiedelt, können die Enterozyten nicht mehr gesund sein und ihre Aufgaben nicht mehr wie vorgesehen erfüllen. Tierversuche belegen, dass die Enterozyten bei fehlenden nützlichen Bakterien ihre Form verändern und dass der Zeitraum, den sie bis zur Spitze der Darmzotten unterwegs sind, so lang wird, dass sie sogar kanzerogen werden können. Vor allem aber sind sie einfach nicht mehr in der Lage, ihrer eigentlichen Funktion, der Verdauung und Resorption, nachzukommen.[2,3] Sehen wir uns einmal genauer an, wie Enterozyten die unterschiedlichen Nährstoffgruppen wie Kohlenhydrate, Eiweiße und Fette resorbieren.

Kohlenhydrate

Alle Kohlenhydrate bestehen aus winzigen Molekülen, den sogenannten *Monosacchariden*, die in einer großen Vielfalt auftreten. Die häufigsten sind *Glucose, Fructose* und *Galaktose*. Diese *Monosaccharide*, auch *Einfachzucker* genannt, gelangen sehr leicht durch die Darmschleimhaut. Bei ihnen ist keine Verdauung notwendig. Glucose und Fructose sind in Obst und Gemüse reichlich enthalten. Honig besteht aus Fructose und Glucose und erfordert somit nicht viel Verdauungstätigkeit. Galaktose ist in gesäuerten Milchprodukten wie Joghurt, Kefir, Sauerrahm und Käse enthalten.[4] *Einfachzucker* sind die für den Menschen am einfachsten zu verdauenden Kohlenhydrate und sollten daher bei jedem, der an einer Verdauungsstörung leidet, den Hauptanteil der Kohlenhydrate ausmachen. Bei jeder chronischen Krankheit steht der Darm unter Stress, und wir müssen nett zu ihm sein.

Die nächstgrößere Form der Kohlenhydrate bilden die *Disaccharide* oder *Zweifachzucker*, die aus einer Verbindung zweier Monosaccharide bestehen. Die häufigsten *Disaccharide* sind *Saccharose* (gewöhnlicher Tafelzucker), *Laktose* (Milchzucker) und *Maltose* (Malzzucker, ein Abbauprodukt von Stärke). Diese *Zweifachzucker* können nicht ohne einen gewissen Aufwand vonseiten der Enterozyten resorbiert werden. Die feinen Härchen (Mikrovilli) auf der Oberfläche der Enterozyten, auch Bürstensaum genannt, bilden Enzyme, die *Disaccharidasen* genannt werden. Diese spalten die Zweifachzucker auf in Monosaccharide, die dann wiederum leicht resorbiert werden können.[4] Und genau hier liegt das größte Problem für Menschen mit Verdauungsstörungen. Kranke Enterozyten sind irgendwann nicht mehr in der Lage, die in den Mikrovilli befindlichen Enzyme zu produzieren. Infolgedessen können Zweifachzucker wie Saccharose, Laktose und durch Stärkeabbau gebildete Substanzen nicht in Einfachzucker aufgespalten und somit auch nicht resorbiert werden. Sie verbleiben im Darm, wo sie zum Nährboden für pathogene Bakterien, Viren, *Candida* und andere Pilze werden und sich in eine Flut toxischer Substanzen umwandeln, die die Darmwand zusätzlich schädigen und den ganzen Körper vergiften. Ein Mangel an Disaccharidasen ist nahezu immer eine Begleiterscheinung von Verdauungsstörungen und vieler chronischer Krankheiten, bei denen die Betroffenen möglicherweise gar nicht unter Verdauungsproblemen leiden (z. B. rheumatoide Arthritis, Multiple Sklerose und andere Autoimmunerkrankungen).[5,6] Kinder oder Erwachsene, die unter dem GAP-Syndrom leiden, sollten Zweifachzucker oder Disaccharide also aus ihrer Kost streichen, um nicht eine abnormale Darmflora zu nähren. Es ist sehr wichtig, der Darmwand Zeit zu geben, sich zu erholen, indem kranke Enterozyten abgestoßen werden und eine Schicht gesunder Enterozyten aufgebaut wird.

Wir haben die Maltose erwähnt – das Abbauprodukt der Verdauung von *Stärke*. Abgesehen von Zucker (Saccharose) ist Stärke die häufigste Form, in der wir Kohlenhydrate verzehren. Jegliches Getreide sowie die meisten Hülsenfrüchte und einige Wurzelgemüsearten (Kartoffeln, Yamswurzeln, Süßkartoffeln, Topinambur, Maniok und Pastinaken) sind sehr stärkehaltig. Stärke besteht aus Riesenmolekülen (Makromolekülen) mit Hunderten von miteinander in langen Strängen mit vielen Verzweigungen verbundenen Monosacchariden. Der Abbau von Stärke verlangt dem Verdauungssystem ein hohes Maß an Arbeit ab, und selbst bei gesunden Menschen bleibt aufgrund der komplexen Struktur von Stärke ein großer Teil unverdaut.[4] Unverdaute Stärke liefert die perfekte Nahrung für eine pathogene Flora im Darm, sodass diese gedeihen und ihre Giftstoffe bilden kann.

Egal welche Stärke verdaut wird, bei den dabei anfallenden Abbauprodukten handelt es sich immer um *Maltose*-Moleküle. Maltose ist ein Zweifachzucker, der ohne vorherige Aufspaltung durch die Enterozyten nicht resorbiert werden kann. Bei einem Menschen mit gestörter Darmflora sind die Enterozyten nicht in der Lage, Zweifachzucker aufzuspalten. Infolgedessen bleibt Maltose unverdaut, unresorbiert und wird zur Beute der krankhaften Mikroorganismen. Damit sich die Enterozyten erholen können und die gestörte Darmflora nicht länger ernährt wird, muss Stärke aus dem Speiseplan von GAPS-Kindern und -Erwachsenen gestrichen werden. Das heißt, es gibt kein Getreide, keine Getreideprodukte, keine stärkehaltigen Hülsenfrüchte und keine stärkehaltigen Gemüsesorten. Die klinische Erfahrung zeigt, dass die Aussicht für den Darm, sich zu erholen, gut ist, wenn man dafür sorgt, dass ihm während eines ausreichend langen Zeitraums keine Zweifachzucker und keine Stärke zugeführt werden. Wenn dieser Erholungsprozess erst einmal in Gang gekommen ist, kann der Betroffene nach und nach auch wieder Getreide und stärkehaltige Gemüsesorten essen, ohne unter irgendwelchen schädlichen Folgen für die Gesundheit zu leiden.

Nun ist natürlich in der Natur nichts einfach nur schwarz oder weiß. Die meisten Früchte enthalten, insbesondere wenn sie noch nicht voll ausgereift sind, etwas Saccharose, also einen Zweifachzucker. Aus diesem Grund ist es sehr wichtig, *reife* Früchte zu essen. Die meisten Gemüsesorten und auch einige Früchte enthalten eine gewisse Menge an Stärke. Allerdings ist der Gehalt an Saccharose und Stärke in Früchten und nicht-stärkehaltigen Gemüsesorten im Vergleich zu Getreide, Hülsenfrüchten, stärkehaltigen Gemüsesorten und Tafelzucker sehr niedrig. Bei den meisten Menschen, die unter Verdauungsstörungen und chronischen degenerativen Erkrankungen leiden, wird die Darmschleimhaut mit diesen geringen Mengen Zucker und Stärke aus reifem Obst und nicht-stärkehaltigen Gemüsesorten problemlos fertig.

Proteine

Nach der Verdauung im Magen und im Zwölffingerdarm durch proteinverdauende Enzyme erreichen Proteine die Enterozyten in Form von Peptiden. Peptide sind kleine, aus Aminosäuren gebildete Proteinketten und sollten im Normalfall nicht resorbiert werden, bevor sie nicht in einzelne Aminosäuren aufgespalten wurden.[4] Dieser Prozess wird normalerweise von den Enterozyten vollzogen. Auf ihrer haarigen Oberfläche (dem Bürstensaum) verfügen gesunde Enterozyten über

Enzyme, die Peptide spalten, sogenannte *Peptidasen*. Jede Peptidase hat die spezifische Aufgabe, eine bestimmte Peptidkette und sogar eine bestimmte chemische Verbindung innerhalb dieser Kette aufzuspalten. Diese Enzyme spalten die Peptide in einzelne Aminosäuren auf, die dann resorbiert werden. Bei einem Kind oder Erwachsenen mit einer krankhaft veränderten Darmflora sind die Enterozyten krank. Sie sind nicht in der Lage, viele verschiedene Peptidasen zu bilden und den letzten Schritt der Proteinaufspaltung und der Resorption von Aminosäuren zu vollziehen. Gleichzeitig schädigen die krankheitserregenden Bakterien, Pilze und Viren die Darmwand, sodass sie für nicht aufgespaltene Peptide durchlässig wird. Die beiden am intensivsten erforschten Proteine, die nicht richtig aufgespalten und somit in Form von Peptiden resorbiert werden, sind *Gluten* aus Getreide und *Kasein* aus Milch. Einige dieser Peptide haben eine ähnliche Struktur wie Opiate und werden *Gluteomorphine* und *Casomorphine* genannt.[7] Sie werden auf eine ähnliche Weise resorbiert und gelangen auf eine ähnliche Weise ins Gehirn wie Opiate. Die Forschung über Gluteomorphine, auch Gliadorphine genannt, und Casomorphine konzentrierte sich ursprünglich auf ihre Beteiligung an Autismus und Schizophrenie. Erkrankungen, bei denen diese Substanzen nachweislich viele für diese Erkrankungen typische Störungen verursachen. Bei einer Person, die nicht unter einer so schweren Erkrankung leidet, können unverdautes Gluten und unverdautes Kasein Depressionen, Gedächtnisstörungen, Konzentrationsschwierigkeiten, Schlafprobleme und andere psychische Symptome verursachen, die bei Menschen, die unter irgendeiner chronischen Krankheit leiden, häufig auftreten.[1]

Neben Gluten und Kasein gibt es noch viele andere Proteine, die nicht richtig verdaut werden, als Peptide resorbiert werden und im Körper Probleme verursachen. Wir haben noch nicht alle Proteine erforscht, aber wir wissen, dass pflanzliche Proteine vom Menschen am schwersten zu verdauen sind. Getreide, Bohnen, Hülsenfrüchte, Nüsse und andere pflanzliche Produkte enthalten viele Proteine, die für uns Menschen unverdaulich sind und deren Aminosäurezusammensetzung für die menschliche Physiologie nicht geeignet ist. Das am besten erforschte pflanzliche Protein ist Gluten, und die Forschung kommt rasch immer stärker zu dem Schluss, dass die meisten Menschen Gluten nicht gut verdauen können.[8] Darüber hinaus verfügt Gluten über die Fähigkeit, die Dichtigkeit der Darmwand zu schädigen und diese porös und durchlässig zu machen. Wenn Gluten unverdaut resorbiert wird, kann es alle möglichen gesundheitlichen Probleme verursachen, von psychischen Problemen über Arthritis und Nephropathie bis hin zu Autoimmunerkrankungen. Abhängig vom allgemeinen Gesundheitszustand einer Person und von deren körperlicher Verfassung kann die Verträglichkeit gegenüber Gluten stark variieren, von einer voll ausgeprägten Zöliakie bis hin zum Auftreten einiger leichter Symptome. Brot (eine Hauptquelle von mit der Nahrung aufgenommenem Gluten) ist weltweit ein verbreitetes Grundnahrungsmittel, und es mag vielen Menschen nie in den Sinn kommen, dass ihre chronischen Kopfschmerzen, ihre Arthritis, ihre Schuppenflechte, ihre Depressionen, ihre Allergien und anderen Gesundheitsprobleme, unter denen sie leiden, durch den täglichen Verzehr von Brot verursacht werden.[9]

Gleichzeitig ist die Aufnahme von Proteinen für uns lebenswichtig. Die besten Quellen für leicht zu verdauende und sehr nahrhafte Proteine sind Eier, Fleisch, Fisch und gut fermentierte Milchprodukte. Proteine, die aus diesen tierischen Produkten stammen, haben die richtige Aminosäurezusammensetzung, um es dem menschlichen Körper zu ermöglichen, sich bester Gesundheit zu erfreuen.[10] Für GAPS-Kinder und -Erwachsene ist es wichtig, leicht verdauliche Proteine zu sich zu nehmen, um ihrem Verdauungssystem die Arbeit so leicht wie möglich zu machen. Die Art der Zubereitung von Fleisch und Fisch wirkt sich stark auf die Verdaulichkeit aus: Gekocht, gedämpft oder gedünstet sind Fleisch und Fisch viel besser zu verdauen als frittiert, gebraten oder gegrillt. Eier, eine wahre Schatzkammer der Natur, liefern hochwertiges Protein, Vitamine, Mineralstoffe und viele andere nützliche Nährstoffe.[11] Sofern keine eindeutige Allergie nachgewiesen werden kann, sollten Eier ein wichtiger Bestandteil der Ernährung sein. Wir werden in Kürze über Milchprodukte sprechen.

Fette

Damit Fette verdaut und absorbiert werden können, ist Galle erforderlich. An der Absorption von Fetten haben die Enterozyten keinen großen Anteil. Aus diesem Grund zeigt die klinische Praxis, dass natürliche Fette, vor allem tierische Fette, von Menschen mit Verdauungsproblemen gut vertragen werden. Doch vielen Menschen, die unter chronischen Erkrankungen leiden, fällt es schwer, Fett zu verdauen. In den vorherigen Kapiteln bin ich auf eine sehr häufige Ursache für eine schlechte Fettverdauung eingegangen: Gallensteine, die sich in der Leber ansammeln und das Fließen von Galle behindern. Neben Gallensteinen kann bei einer Person mit einer abnormalen Darmflora noch ein weiteres Problem auftreten. Der Darm ist in seinem Inneren mit einer Schleimhaut ausgekleidet. Jede Schleimhaut, die durch Krankheitserreger angegriffen wird, bildet zum eigenen Schutz vermehrt Schleim. Bei Menschen mit Verdauungsstörungen kann es zu einer übermäßigen Schleimproduktion kommen. Die großen Mengen an Schleim beeinträchtigen die Verdauung der Nahrung, einschließlich der Fette.

Der Schleim umschließt Nahrungsbestandteile, was verhindert, dass Galle und Verdauungsenzyme diese erreichen können. Infolgedessen bleibt viel Fett unverdaut und wird oft als blasser, fettiger Stuhl ausgeschieden. Darüber hinaus führt die beeinträchtigte Fettresorption zu einem Mangel an fettlöslichen Vitaminen, also den Vitaminen A, D, E und K. Die klinische Erfahrung zeigt, dass sich die Schleimbildung normalisiert und Gallensteine auf natürliche Weise entfernt werden, wenn für einen ausreichend langen Zeitraum auf den Verzehr von Stärke und Zweifachzucker verzichtet wird. Infolgedessen normalisiert sich auch die Resorption von Fetten und fettlöslichen Vitaminen.

Zusammenfassung

Was ein GAPS-Patient meiden sollte:

- Alle Getreidesorten und die jeweiligen Erzeugnisse daraus: Weizen, Roggen, Reis, Hafer, Mais, Sorghum, Gerste, Buchweizen, Hirse, Dinkel, Triticale, Bulgur, Tapioka, Quinoa, Couscous (bei einigen dieser Produkte handelt es sich streng genommen nicht um Getreide; da sie jedoch stärkehaltig sind und meistens als Getreide wahrgenommen werden, sind sie hier mit aufgeführt). Getreide enthält Stärke und andere komplexe Kohlenhydrate, Proteine (Gluten, Hordein, Secalin und andere) sowie *Anti-Nährstoffe* genannte Substanzen, die nur sehr schwer zu verdauen sind und die Darmschleimhaut und andere Gewebe und Organe im menschlichen Körper schädigen können.[12-15] Es wurde herausgefunden, dass diese Substanzen bei gesunden Menschen gesundheitliche Probleme verursachen können, und das gilt erst recht für Menschen mit einer gestörten Darmflora und einem empfindlichen Verdauungssystem. Es besteht kein Zweifel daran, dass ein Mensch, der unter einer körperlichen oder psychischen degenerativen Erkrankung leidet, unbedingt auf Getreide und Getreideprodukte verzichten muss. Dadurch wird eine Menge Stärke und jegliches Gluten aus der Kost entfernt. Tatsächlich sorgt ein kompletter Verzicht auf jegliches Getreide für eine Ernährungsweise, die wirklich glutenfrei ist.[16]
- Alle stärkehaltigen Gemüsesorten und daraus hergestellte Produkte: Kartoffel, Yamswurzel, Süßkartoffel, Pastinake, Topinambur, Maniok, Pfeilwurzel und Taro. Neben Stärke enthalten Kartoffeln (und andere stärkehaltige Gemüsesorten) Anti-Nährstoffe, die für viele Organe im menschlichen Körper eine schädliche Wirkung entfalten können.

- Zucker und alle zuckerhaltigen Produkte. Zucker ist eine perfekte Nahrung für pathogene Mikroben im Darm. Ohne einen kompletten Verzicht auf Tafelzucker kann es keine Heilung im Verdauungssystem oder in irgendeinem anderen Bereich des Körpers geben. Im weiteren Verlauf dieses Buches werden wir uns noch ausführlich mit Zucker befassen.
- Stärkehaltige Bohnen und Hülsenfrüchte: Sojabohnen, Mungbohnen, Garbanzobohnen (Kichererbsen), Bohnensprossen, dicke Bohnen und viele andere Sorten. Es gibt keine eindeutige Unterscheidung zwischen Bohnen und Hülsenfrüchten. Die beiden Begriffe werden oft synonym verwendet. Neben Stärke enthalten Bohnen und Hülsenfrüchte viele Anti-Nährstoffe und sind schwer zu verdauen.[17] Einige Bohnen und Hülsenfrüchte sind im Rahmen der GAPS-Diät erlaubt, vorausgesetzt, sie werden vor dem Verzehr richtig zubereitet. Doch sie können erst in die Kost eingeführt werden, wenn der Heilungsprozess im Verdauungssystem der betroffenen Person ausreichend fortgeschritten ist, was bedeutet, dass viele Menschen Bohnen und Hülsenfrüchte ein Jahr oder noch länger meiden sollten.
- Laktose und alle laktosehaltigen Erzeugnisse: Milch oder Trockenmilch jeder Art, industriell hergestellter Joghurt und Sauerrahm, industriell hergestellte Buttermilch sowie Nahrungsmittel, die Laktose als Zusatzstoff enthalten. Laktose ist eine perfekte Nahrung für pathogene Mikroben im Darm und sollte von jedem, der unter einer chronischen Erkrankung leidet, gemieden werden.[18] Wenn Milch 24 Stunden lang fermentiert wird, wird sie laktosefrei, weil die fermentierenden Bakterien Laktose liebend gerne verzehren. Selbst gemachter Joghurt, Kefir, Sauerrahm und Käse sind laktosefrei und ein wichtiger Bestandteil der GAPS-Diät.

Anti-Nährstoffe sind Substanzen in natürlichen Nahrungsmitteln, die über die Fähigkeit verfügen, den menschlichen Körper zu schädigen, die Verdauung von Nahrungsmitteln zu stören und Nährstoffdefizite zu verursachen. Anti-Nährstoffe kommen fast ausschließlich in pflanzlichen Nahrungsmitteln vor, vor allem in deren Samen (Getreide, Bohnen, Hülsenfrüchte, Samen und Nüsse).[12-17] Wenn Pflanzen Samen hervorbringen, sind das sozusagen ihre Babys. Sie wollen nicht, dass diese von anderen Lebewesen gegessen werden. Sie wollen, dass sie überleben und wachsen. Um sie zu schützen und für potenzielle Esser unattraktiv zu machen, versetzen die Pflanzen ihre Samen mit speziellen Substanzen: Anti-Nährstoffen. Einige dieser Substanzen sind so beschaffen, dass sie lebenswichtige

Enzyme in unserem Körper blockieren und werden Enzyminhibitoren genannt (Proteaseinhibitoren, Lipaseinhibitoren, Amylaseinhibitoren und andere). Sie können die Verdauung, die Proteinsynthese, die Funktion von Hormonen und Neurotransmittern und andere wichtige Funktionen stören. Lektine sind eine Gruppe von Anti-Nährstoffen, die das Immunsystem, die Darmwand, die Gelenke und viele andere Organe schädigen können. Ein anderer in Samen enthaltener Anti-Nährstoff, Phytinsäure genannt, bindet im Körper während des Verdauungsvorgangs wichtige Mineralstoffe, sodass diese für den Stoffwechsel dann nicht mehr zur Verfügung stehen, vor allem Kalzium, Magnesium, Eisen, Kupfer und Zink. Oxalate und Oxalsäure gehören zu einer weiteren Gruppe von Anti-Nährstoffen, die Mineralstoffe im Körper binden. Darüber hinaus können sie viele unangenehme Beschwerden und körperliche Reaktionen verursachen (zum Beispiel Verhaltensstörungen, Schmerzen beim Wasserlassen und chronische Blasenentzündungen). Grünes Blattgemüse enthält besonders viele Oxalate. Glucosinolate, die in Kohlgemüse (Brokkoli, Blumenkohl, Weißkohl und Rosenkohl) vorkommen, binden Jod und können zur Entstehung von Schilddrüsenproblemen beitragen. In Pflanzen enthaltene Polyphenole, Alkaloide, Salicylate, Saponine, Tannine und Flavonoide können allesamt Probleme verursachen, vor allem bei Menschen, deren Körper diese Substanzen nicht verdauen kann.[12-17] Menschen, die unter dem GAP-Syndrom leiden, haben ein geschädigtes Verdauungssystem, das viele Anti-Nährstoffe nicht verarbeiten kann. Deshalb stellen pflanzliche Nahrungsmittel für diese Gruppe von Patienten die größte Herausforderung dar. Bei ihnen müssen wir die schlimmsten Übeltäter wie Getreide aus der Kost entfernen und Gemüse und Samen (Bohnen, Nüsse und andere) sorgfältig zubereiten, um sie besser verdaulich zu machen.

Neben den hier genannten Nahrungsmitteln gibt es eine weitere Kategorie von Nahrungsmitteln, die gemieden werden sollten: verarbeitete „Nahrungsmittel“. Befassen wir uns mit diesem Thema etwas ausführlicher.

Bitte keine industriell verarbeiteten Lebensmittel!

Wir leben in einer Zeit, die durch sogenanntes *Convenience Food* geprägt ist, Gerichte, die für den Verzehr weitgehend vorbereitet sind, bei denen es sich um sehr stark industriell verarbeitete Produkte handelt. Als Mutter Natur uns Menschen schuf, hat sie uns gleichzeitig alle Nahrungsmittel zur Verfügung gestellt, die wir benötigen, um gesund, aktiv und energiegeladen zu bleiben. Allerdings müssen wir diese Nahrungsmittel in der Form verzehren, in der die Natur sie uns bereitgestellt hat. In dem Moment, in dem wir anfangen, die natürlichen Nahrungsmittel zu manipulieren, fangen die Probleme an. Jegliche Verarbeitung von Nahrungsmitteln verändert ihre chemische und biologische Struktur. Unser Körper ist nicht dafür geschaffen, derart veränderte Nahrungsmittel zu verarbeiten. Je stärker einzelne Lebensmittel verarbeitet werden, desto stärker sind sie chemisch verändert und desto ärmer an Nährstoffen. Abgesehen davon, dass verarbeitete Lebensmittel ihren Nährwert verlieren, büßen sie auch einen Großteil ihrer sonstigen Eigenschaften ein, unter anderem: Geschmack, Aroma und Farbe. Um diesen Verlust auszugleichen, werden den Nahrungsmitteln alle möglichen Zusatzstoffe hinzugefügt: Geschmacksverstärker, Farbstoffe, diverse Zusatzstoffe mit allen möglichen E-Nummern, Additive und Konservierungsmittel.[19-29] Bei vielen dieser Chemikalien wurde nachgewiesen, dass sie zur Entstehung zahlreicher körperlicher und psychischer Erkrankungen chronischer Art beitragen. Da natürliche Nahrungsmittel sich nicht besonders gut halten, muss die Lebensmittelindustrie sie behandeln, um ihre Haltbarkeit in den Supermarktregalen zu verlängern. Infolgedessen werden natürliche Nahrungsmittel extremer Hitze und Druck ausgesetzt, ihnen werden Enzyme, Lösungsmittel und unzählige weitere chemische Substanzen zugesetzt, Fette werden gehärtet und Proteine denaturiert. Natürliche Nahrungsmittel werden zu diversen chemischen „Gemischen" umgewandelt, die dann hübsch verpackt und uns als „Lebensmittel" präsentiert werden. Diese „Lebensmittel" werden allein zu dem Zweck geschaffen, kommerzielle Interessen zu befriedigen, wobei gesundheitliche Erwägungen niemals eine Rolle spielen. Die Hersteller sind zwar verpflichtet, auf dem Etikett alle verwendeten Zutaten anzugeben. Verwendet der Hersteller jedoch eine Zutat, die bereits industriell verarbeitet ist oder aus verarbeiteten Substanzen besteht, ist er nicht verpflichtet anzugeben, aus welchen Substanzen diese Zutat hergestellt wurde. Ist man also darauf bedacht, eine bestimmte Substanz, zum Beispiel Zucker oder Gluten, zu vermeiden, ist der Blick auf die Zutatenliste möglicherweise nicht immer aufschlussreich.

Schauen wir uns die Supermarktregale an, sehen wir, dass die allermeisten industriell verarbeiteten Nahrungsmittel aus verarbeiteten Kohlenhydraten hergestellt sind. Alle Frühstückcerealien, Chips, Kekse, Cracker, Brote, Gebäcke, Nudeln, Schokoladen, Süßigkeiten, Marmeladen, Würzsoßen, Obst- und Gemüsekonserven, jeglicher Zucker, und alle stärkehaltigen mit Teig hergestellten tiefgekühlten Fertigprodukte enthalten stark verarbeitete Kohlenhydrate. Mit einigen dieser Kohlenhydrate werden wir uns noch eingehender befassen. Betrachten wir sie aber zunächst einmal als Gruppe.

Alle in der Nahrung enthaltenen Kohlenhydrate werden in Form von Einfachzucker, vor allem als Glucose verdaut und resorbiert. Die Natur stellt uns in Form von Obst, Gemüse und Getreide reichlich Kohlenhydrate zur Verfügung. Wenn wir diese in ihrer natürlichen, unveränderten Form verzehren, werden die in ihnen enthaltenen Kohlenhydrate langsam resorbiert und sorgen für einen allmählichen Anstieg des Blutzuckerspiegels, womit unser Körper gut fertig wird, weil er dafür entsprechend ausgestattet ist. Verarbeitete Kohlenhydrate hingegen werden sehr schnell absorbiert, was zu einem unnatürlich schnellen Anstieg des Blutzuckerspiegels führt.[30] Der Blutzuckerspiegel ist einer jener Faktoren, die unser Körper mit großen Anstrengungen innerhalb gewisser Grenzen zu halten versucht, da sowohl ein zu hoher als auch ein zu niedriger Wert schädlich ist. Ein schneller Blutzuckeranstieg, eine sogenannte **Hyperglykämie**, versetzt den Körper in einen Schockzustand und regt ihn dazu an, sehr schnell sehr viel Insulin auszuschütten, um mit der überschüssigen Glucose fertigzuwerden. Als Folge dieser Überproduktion von Insulin kommt es ungefähr eine Stunde später zu einem niedrigen Blutzuckerspiegel, einer sogenannten **Hypoglykämie**. Ist Ihnen schon einmal aufgefallen, dass Sie, wenn Sie morgens zuckerhaltige Frühstückscerealien gegessen haben, schon eine Stunde später wieder Hunger haben? Das ist Hypoglykämie. Und was nehmen die meisten Menschen dann in der Regel zu sich, um den kleinen Hunger zu stillen? Einen Keks, einen Schokoriegel, einen Kaffee oder etwas Ähnliches, und der Teufelskreis von Hyperglykämie und Hypoglykämie beginnt von vorne. Dieses achterbahnmäßige Auf und Ab des Blutzuckerspiegels ist sowohl für Erwachsene als auch für Kinder sehr schädlich. Es ist erwiesen, dass Hyperaktivität, Konzentrations- und Lernschwierigkeiten, Aggressionen und andere Verhaltensauffälligkeiten bei Schulkindern und bei Erwachsenen am Arbeitsplatz zu einem großen Teil unmittelbar auf diese Blutzucker-Achterbahn zurückzuführen sind.[31,32] Die hyperglykämische Phase erzeugt ein „Hochgefühl", das mit einer Neigung zu Hyperaktivität und Aufgewühltsein einhergeht, wohingegen die hypoglykämische Phase zu Unwohlsein führen kann, oft verbunden mit Kopfschmerzen, schlechter Laune, Neigung zu Wutanfällen, Aggressionen, allgemeiner Erschöpfung und Schweißausbrüchen. Die Furcht vor durch die hypoglykämische Phase ausgelösten Symptomen kann Betroffene abhängig von Süßigkeiten und Schokolade machen, weshalb es ihnen sehr schwerfällt, verarbeitete Kohlenhydrate aus ihrer Kost zu streichen.

Ein weiterer wichtiger Aspekt im Hinblick auf industriell verarbeitete Kohlenhydrate ist ihre schädliche Wirkung auf die Darmflora. Verarbeitete Kohlenhydrate nähren pathogene Bakterien und Pilze im Darm und fördern dadurch deren Wachstum und Vermehrung. Darüber hinaus bilden sie eine klebstoffartige Umgebung im Darm, in der sich Würmer und Parasiten wohlfühlen, sich ansiedeln und gedeihen. All diese Mikroorganismen wandeln Kohlenhydrate in toxische Substanzen um, die in den Blutkreislauf gelangen und den betroffenen Menschen im wahrsten Sinne des Wortes „vergiften". Je mehr industriell verarbeitete Kohlenhydrate ein Mensch zu sich nimmt, desto „toxischer" wird er und desto mehr körperliche und psychische Symptome wird er aufweisen.[33-35]

In den vorangegangenen Kapiteln sind wir detailliert auf den Zustand des Immunsystems bei GAPS-Patienten eingegangen. Eine geschwächte Immunität spielt bei der Entwicklung des GAP-Syndroms eine wichtige Rolle. Indem industriell verarbeitete Kohlenhydrate eine negative Wirkung auf die Darmflora entfalten, spielen sie bei der Schädigung des Immunsystems einer betroffenen Person eine wichtige Rolle. Darüber hinaus gibt es eine Vielzahl von Belegen dafür, dass industriell verarbeitete Nahrungsmittel, insbesondere verarbeitete Kohlenhydrate und Zucker, direkt die Funktion von Makrophagen, den natürlichen Fresszellen, sowie die Funktion anderer weißer Blutkörperchen schwächen und die systemische Abwehr gegenüber allen Infektionen beeinträchtigen.[36-38] Menschen mit einem geschwächten Immunsystem, die täglich zuckerhaltige Getränke und Chips zu sich nehmen, verschlechtern den Zustand ihres Immunsystems durch den Verzehr dieser Nahrungsmittel noch zusätzlich.

Als ob das alles noch nicht genug wäre, sind verarbeitete Kohlenhydrate zudem die Ursache der größten Gesundheitskrise in unserer modernen Welt, nämlich der epidemieartigen Verbreitung von Herzerkrankungen, Fettleibigkeit, Diabetes, Demenz (Alzheimer-Krankheit) und Krebs. Indem verarbeitete Kohlenhydrate für eine konstante Erhöhung des Blutzuckerspiegels sorgen, verursachen sie einen chronischen Zustand im Körper, der *metabolisches Syndrom* genannt wird, das wiederum die Ursache für all diese Erkrankungen ist.[39] Detaillierte Informationen dazu finden Sie im Kapitel *A-Z* unter dem Stichwort *Metabolisches Syndrom* und in meinem Buch *Put your heart in your mouth. What really causes heart disease and what we can do to prevent and even reverse it.*[40]

Werfen wir nun einen Blick auf einige der häufigsten Formen industriell verarbeiteter Kohlenhydrate.

Frühstückcerealien

Frühstückscerealien sollten doch gesund sein, oder? Zumindest wollen uns das zahlreiche Werbespots im Fernsehen weismachen. Leider ist in Wahrheit genau das Gegenteil der Fall.[41,42]

- Frühstückscerealien sind stark verarbeitete Kohlenhydrate voll Zucker, Salz und anderen gesundheitsschädlichen Substanzen. Eine Schale Frühstückscerealien sorgt dafür, dass der Tag damit beginnt, dass in Ihrem Körper (oder im Körper Ihres Kindes) die erste Runde der Blutzucker-Achterbahn in Gang gesetzt wird – begleitet von einer Fülle von unangenehmen Symptomen.
- Da Frühstückscerealien eine reichhaltige Quelle verarbeiteter Kohlenhydrate sind, nähren sie pathogene Bakterien und Pilze im Darm, die dann wiederum neue Toxine produzieren und so den Teufelskreis des GAP-Syndroms in Gang halten.
- Wie sieht es mit den Ballaststoffen aus? Die Hersteller behaupten, dass eine Schale ihres Produktes alle Ballaststoffe liefert, die Ihr Körper benötigt. Leider handelt es sich dabei jedoch sowohl für GAPS-Patienten als auch für Menschen, die nicht unter dem GAP-Syndrom leiden, um die falsche Art von Ballaststoffen. Die in Frühstückscerealien enthaltenen Ballaststoffe sind schlecht für den Darm und voll gesundheitsschädlicher Anti-Nährstoffe. Darüber hinaus nähren Ballaststoffe im Darm eines GAPS-Patienten pathogene Mikroben und verursachen Entzündungen und Verdauungsstörungen.[43]
- In einem Ernährungsforschungslabor wurde ein interessantes Experiment durchgeführt. Die Wissenschaftler analysierten den Nährwert einiger Marken von Frühstückscerealien sowie den Nährwert der Pappkartons, in denen die Cerealien verpackt waren. Die Analyse ergab, dass die aus Zellstoff hergestellten Kartons mehr nützliche Nährstoffe enthielten als die in ihnen befindlichen Cerealien.[44] Frühstückscerealien weisen in der Tat einen sehr geringen Nährwertgehalt auf. Um das zu kompensieren, reichern die Hersteller sie mit synthetischen Vitaminen an und behaupten, dass der Verzehr einer Schale Cerealien zum Frühstück den Tagesbedarf an diesen Vitaminen decke. Doch der menschliche Körper ist so konstruiert, dass er natürliche Vitamine erkennen und verwerten kann. Deshalb haben synthetische Vitamine eine sehr niedrige Resorptionsrate. Das heißt, die meisten synthetischen Vitamine passieren den Verdauungstrakt, ohne irgendetwas Nützliches zu bewirken, und werden wieder ausgeschieden. Egal wie viele Vitamine auch aufgenommen werden – sie werden vom Körper oft nicht als Nahrung erkannt, sondern

direkt in die Nieren geleitet und mit dem Urin ausgeschieden. Somit haben wir es in unserer modernen, Pillen schluckenden Gesellschaft mit einem neuen Syndrom zu tun: dem „Syndrom des teuren Urins".

Egal was die Werbung also behauptet: Frühstückscerealien enthalten für niemanden irgendetwas Gesundes, erst recht nicht für einen GAPS-Patienten.

Kartoffelchips, Pommes frites und andere stärkehaltige Snacks

Kartoffelchips, Pommes frites, Popcorn und andere Snacks sind stark verarbeitete Kohlenhydrate, die eine schädliche Wirkung auf die Darmflora entfalten.[41] Aber das ist noch nicht alles: Sie sind mit pflanzlichem Öl gesättigt, das sehr stark erhitzt wurde. Jedes Pflanzenöl, das erhitzt wurde, enthält sogenannte Transfettsäuren. Transfettsäuren sind ungesättigte Fettsäuren mit einer veränderten chemischen Struktur.[45] Diese Transfettsäuren übernehmen im Körper in der Zellstruktur den Platz der normalen Fettsäuren, was zur Folge hat, dass diese Zellen dysfunktional werden. Der Verzehr von Transfettsäuren wirkt sich unmittelbar schädigend auf das Immunsystem aus. Krebs, Herzerkrankungen, Ekzeme, Asthma und viele neurologische und psychische Erkrankungen wurden mit durch die Nahrung aufgenommenen Transfettsäuren assoziiert. Weitere Informationen über die Verwertung von Fetten finden Sie im Kapitel *Fette: Die Guten und die Bösen.*

Vor einigen Jahren kam ein weiteres starkes Argument hinzu, das gegen den Verzehr von Kartoffelchips und Pommes frites spricht: Acrylamide.[46-48] Im Frühjahr 2002 berichteten die schwedische nationale Lebensmittelbehörde und die Universität von Stockholm, in Kartoffelchips, Pommes frites, Brot und anderen gebackenen und frittierten stärkehaltigen Lebensmitteln starke neurotoxische und karzinogene Substanzen gefunden zu haben. Bei diesen Substanzen handelt es sich um Acrylamide. Wissenschaftler aus Norwegen, dem Vereinigten Königreich und der Schweiz haben diese Erkenntnisse bestätigt. Sie fanden auch in stärkehaltigen Nahrungsmitteln, die bei hohen Temperaturen frittiert oder gebacken wurden, Acrylamide. Vor Kurzem wurde auch Instantkaffee in die Liste von Nahrungsmitteln aufgenommen, die diese hochgefährlichen Substanzen enthalten. Die Weltgesundheitsorganisation, die Ernährungs- und Landwirtschaftsorganisation der Vereinten Nationen und die FDA, die US-Behörde für Lebens- und Arzneimittel, haben ein Projekt entwickelt, um herauszufinden, wie Acrylamide in Nahrungsmitteln entstehen, und was unternommen werden kann, um sie aus Nahrungsmitteln zu eliminieren, da sie Krebs, neurologische Erkrankungen und

Unfruchtbarkeit verursachen können. Acrylamide sind so gesundheitsschädlich, dass sogar für Lebensmittelverpackungen bestimmte Grenzwerte für diese Substanzen festgelegt wurden. Die staatlichen Behörden kontrollierten jahrelang mit großer Aufmerksamkeit den Acrylamidgehalt in Lebensmittelverpackungen aus Kunststoff, aber niemand untersuchte die in diesen Verpackungen enthaltenen Lebensmittel. Inzwischen wurde herausgefunden, dass einige der in diesen Kunststoffverpackungen enthaltenen Lebensmittel unglaublich hohe Mengen an Acrylamid aufweisen, die die zulässigen Grenzwerte weit überschreiten. Die Sache mit den Acrylamiden liefert einen weiteren Grund, Kartoffelchips, Pommes frites, andere stärkehaltige Snacks sowie alle anderen verarbeiteten „Lebensmittel" zu meiden.

Mehl aus Weizen, Roggen, Mais oder anderen Getreidesorten

Gluten aus der Kost zu streichen, wird weithin Menschen empfohlen, die unter Zöliakie, psychischen Erkrankungen oder anderen chronischen Erkrankungen leiden. Für Menschen mit gesundheitlichen Problemen – wobei die Liste der Probleme, unter denen die Betroffenen leiden, immer länger wird – sind glutenfreie Produkte aus glutenfreiem Mehl längst zu einem Grundnahrungsmittel geworden. Aber werfen wir mal einen Blick auf Getreidemehl insgesamt, egal ob mit oder ohne Gluten. Getreidekörner enthalten viele empfindliche Substanzen, die beim Mahlen zu Mehl beschädigt werden können und während der Lagerung des Mehls durch Oxidation weiter geschädigt werden.[49] Mehl ist ein stark verarbeitetes Produkt. In den westlichen Ländern kommt es in Form von Fertigmischungen für unterschiedliche Arten von Brot, Keksen und Gebäck in die Bäckereien. Diese Mischungen sind bereits verarbeitet und bei dem Prozess sind die besten Nährstoffe bereits verloren gegangen. Dann werden diese Mischungen mit Konservierungsstoffen „angereichert", außerdem mit Pestiziden, um Insekten fernzuhalten, mit chemischen Substanzen, die dafür sorgen sollen, dass das Mehl keine Feuchtigkeit aufnimmt, mit Farb- und Geschmacksverstärkern sowie mit Weichmachern, um nur einige zu nennen. Schließlich entfernen die Hersteller das Gluten aus diesen Mischungen, um glutenfreie Produkte herstellen zu können. Diese Produkte enthalten nach wie vor all die verarbeiteten Kohlenhydrate und all die chemischen Zusätze, nur eben kein Gluten mehr. Nachdem ein Stück Brot heruntergeschluckt wurde, verwandelt es sich in eine klebstoffartige Masse, von der sich im Darm siedelnde Parasiten, pathogene Bakterien und Pilze ernähren, was wiederum zur allgemeinen toxischen Überlastung, unter der viele Menschen leiden, beiträgt. Der Verzehr von Getreide, das überall auf der Welt ein Grundnahrungsmittel darstellt, ist zugleich eine der Hauptursachen für die Entstehung von Nahrungsmittelallergien und -unverträglichkeiten. Das gilt in Südamerika für Mais, in Asien für Reis und im Rest der Welt für Weizen.[44]

Zucker und zuckerhaltige Produkte

Zucker wurde einst „der weiße Tod" genannt. Und diese Bezeichnung hat Zucker auch zu 100 Prozent verdient.[50-54] Der weltweite Zuckerkonsum hat enorme Ausmaße angenommen, und Zucker ist eine stark verarbeitete Substanz. Zucker ist überall und es ist schwer, irgendein verarbeitetes Produkt zu finden, das keinen Zucker enthält. Abgesehen davon, dass Zucker die bereits besprochene Achterbahnfahrt des Blutzuckerspiegels auslöst und die Darmflora schädigt, wurde nachgewiesen, dass er auch eine unmittelbar schädigende Wirkung auf das Immunsystem entfaltet, das bei GAPS-Patienten sowieso bereits geschwächt ist. Um mit der Zuckerüberflutung fertigzuwerden, muss der Körper darüber hinaus in einem alarmierenden Ausmaß auf verfügbare Mineralstoffe, Vitamine und Enzyme zurückgreifen, sodass die Vorräte an diesen lebenswichtigen Stoffen schließlich erschöpft sind. Zum Beispiel benötigt der Körper, um nur ein einziges Molekül Zucker zu verstoffwechseln, ungefähr 56 Moleküle Magnesium. Der Verzehr von Zucker ist einer der Hauptgründe für den in unserer heutigen Gesellschaft so weit verbreiteten Magnesiummangel, der zu Bluthochdruck, einer Schwächung des Immunsystems, neurologischen Erkrankungen und vielen anderen Problemen führt.[55,56] Ein Mensch mit einer chronischen Krankheit leidet bereits unter einem Mangel an Magnesium und anderen wichtigen Nährstoffen und sollte in keiner Form Zucker zu sich nehmen. Kuchen, Süßigkeiten (Bonbon, Pralinen etc.) und andere Süßspeisen bestehen hauptsächlich aus Zucker und Mehl, und dazu kommen dann noch jede Menge Chemikalien wie Konservierungsstoffe, Aromastoffe usw. Es versteht sich von selbst, dass solche Produkte auf dem Speiseplan von Menschen, die unter gesundheitlichen Problemen leiden, nichts zu suchen haben.

Softdrinks stellen bei unserer heutigen Ernährungsweise eine der größten Zuckerquellen dar, ganz zu schweigen von all den in ihnen enthaltenen chemischen Zusatzstoffen.[57-59] Eine einzige Dose eines Softdrinks kann 5 bis 10 Teelöffel Zucker enthalten. Fruchtsäfte enthalten jede Menge industriell verarbeiteten Fruchtzucker und Schimmelpilze. Wenn es sich nicht um frisch gepressten Saft handelt, sollten Sie auch Fruchtsäfte meiden. Als die Menschen erfuhren, wie schädlich Zucker für den menschlichen Körper ist, entwickelte die Industrie andere Süßstoffe als Ersatz für Zucker. Bei all diesen Süßstoffen handelt es sich um synthetische Chemikalien oder stark verarbeitete Substanzen, weshalb ihr Verzehr auf keinen Fall zu guter Gesundheit beiträgt. Aspartam zum Beispiel, ein Zuckerersatzstoff, der in sogenannten „Diet-Limonaden" verwendet wird, hat sich als karzinogen und neurotoxisch erwiesen und sollte von Kindern und Erwachsenen grundsätzlich gemieden werden.[60-63] Der Konsum von Aspartam wurde insbesondere mit der Entwicklung von Multipler Sklerose assoziiert.

Kein Soja, bitte!

1. Der Handel mit Soja ist ein großes Geschäft, insbesondere in den USA. Ein großer Teil der Soja-Produzenten verwendet genetisch veränderte Sojabohnen (bei ungefähr 95 % der weltweit produzierten Soja handelt es sich um gentechnisch veränderte Soja). Soja ist billig zu produzieren und sehr profitabel. Soja ist in vielen verarbeiteten Nahrungsmitteln sowie in Margarine, Salatdressings, Soßen, Broten, Gebäck (Keksen), Pizza, Babynahrung, Snacks für Kinder, Süßigkeiten, Kuchen, vegetarischen Produkten, Milchersatznahrung, Säuglingsnahrung usw. enthalten. Stellt das ein Problem dar? Sehen wir uns einige Fakten an: Traditionell wurde Soja in Japan und anderen östlichen Kulturen als ganze Bohne fermentiert und in Form von Sojasoße, Tofu, Miso, Nattō oder anderen Speisen verzehrt.[65] Sojabohnen sind sehr schwer zu verdauen und enthalten viele für die Gesundheit schädliche Anti-Nährstoffe. Aus diesem Grund haben traditionelle Kulturen viel Zeit und Sorgfalt darauf verwendet, Sojabohnen so zuzubereiten, dass sie verdaulich gemacht und ihnen Anti-Nährstoffe entzogen werden. Leider haben diese Weisheiten nicht ihren Weg in den Westen gefunden. In den westlichen Ländern wird Soja in einer Form verwendet, die *Sojaproteinisolat* genannt wird.[66] Wie wird Sojaproteinisolat hergestellt? Nachdem die Fasern der Bohnen mithilfe einer alkalischen Lösung entfernt wurden, werden diese in große Aluminiumtanks gegeben und einer Säurewäsche unterzogen. Die Säure bewirkt, dass die Sojabohnen Aluminium aufnehmen, das dann auch im Endprodukt verbleibt.[64] Aluminium wurde mit Demenz und der Alzheimer-Krankheit assoziiert, und in der Tat gab es in jüngster Zeit viele Publikationen, in denen über einen Zusammenhang zwischen dem Verzehr von Soja und diesen psychischen Erkrankungen berichtet wird.[67,68] Nach der Säurewäsche im Aluminiumtank werden die Sojabohnen mit vielen anderen Chemikalien behandelt, unter anderem mit Nitraten, die

mit der Entstehung von Krebs in Verbindung gebracht werden.[65] Das Endprodukt ist ein nahezu geschmackloses Pulver, das leicht zu verwenden ist und jedem Nahrungsmittel einfach hinzugefügt werden kann. Bei allen Sojaprodukten, die in den westlichen Ländern hergestellt werden, wird dieses stark verarbeitete Pulver verwendet, das in den meisten verarbeiteten Lebensmitteln sowie in Brot, Sojamilchprodukten und Soja-Säuglingsnahrung enthalten ist.

2. Soja ist ein natürliches Goitrogen. Es verfügt über die Fähigkeit, die Schilddrüsenfunktion zu beeinträchtigen.[65,71] Der Nachweis diverser Toxine bei GAPS-Patienten weist darauf hin, dass diese nahezu ausnahmslos unter Hypothyreose leiden, was bedeutet, dass ihre Schilddrüsenfunktion bereits beeinträchtigt ist. Eine Schilddrüsenunterfunktion hat sowohl für Kinder als auch für Erwachsene sehr schwerwiegende Folgen. Der Verzehr von Sojaprodukten würde die Schilddrüsenfunktion bei diesen Patienten noch zusätzlich schädigen.
3. Sojabohnen enthalten eine sehr hohe Konzentration an Phytaten.[73,74] Dabei handelt es sich um Anti-Nährstoffe, die auch in allen Getreidesorten vorkommen, insbesondere in der Kleie. Phytate verfügen über eine starke Fähigkeit, sich an Mineralstoffe zu binden und dadurch zu verhindern, dass diese resorbiert werden. Das gilt vor allem für Kalzium, Magnesium, Eisen und Zink. Kinder und Erwachsene mit chronischen Erkrankungen leiden bereits an einem Mangel an diesen wichtigen Mineralstoffen. Der Verzehr von Sojaprodukten würde diesen Mangel noch verschlimmern. Darüber hinaus wurden in Soja auch andere Anti-Nährstoffe wie Enzyminhibitoren und Lektine gefunden.[64,66,69]
4. Soja ist ein starkes Allergen. Zahlreiche Untersuchungen haben ergeben, dass in westlichen Ländern hergestellte Sojaprodukte sowohl bei Kindern als auch bei Erwachsenen viele Formen von Allergien und andere Störungen des Immunsystems verursachen.[64] Für empfindliche Menschen, insbesondere für solche, die unter Ekzemen, Asthma, Heuschnupfen und Allergien leiden, *ist es wichtig, darauf zu achten, nur sojafreie Eier und Milch und sojafreies Fleisch zu sich zu nehmen.* Das bedeutet, dass die Tiere, von denen diese Produkte stammen, in keiner Form mit Soja gefüttert wurden. Da ein Großteil der produzierten Soja für Tierfutter und Nahrungsergänzungsmittel für Tiere verwendet wird, kann es sich als schwierig erweisen, wirklich sojafreie Nahrungsmittel zu finden. Ein Bauer, der nicht sein eigenes Tierfutter produziert, kann womöglich nicht in der Lage sein, vollständig auf Soja zu verzichten.

Empfindliche Menschen müssen womöglich nach solchen Bauern suchen und Eier, Fleisch und Milch direkt bei ihnen kaufen. Leider habe ich die Erfahrung gemacht, dass in einem Laden als sojafrei gekennzeichnete Produkte nicht wirklich immer sojafrei sind.

5. Ursprünglich wurde Soja in den westlichen Ländern als ein Mittel gegen Beschwerden in den Wechseljahren beliebt, weil Soja natürliche Östrogene und Phytoöstrogene enthält.[70,71,72] Inzwischen wissen wir, dass diese Substanzen für Frauen, die sich in den Wechseljahren befinden, keinen Nutzen haben und für den Rest der Bevölkerung regelrecht gefährlich sind, insbesondere für kleinere Kinder. Bei vielen im Gesundheitsbereich arbeitenden Fachleuten wächst die Sorge über die Mengen an Phytoöstrogenen, die Säuglinge und Kleinkinder womöglich mit Sojamilch und Soja-Säuglingsnahrung aufnehmen.[75,76] Bei jedem, der unter einer degenerativen Erkrankung leidet, ist das hormonelle Gleichgewicht im Körper sowieso bereits gestört. Das gilt sowohl für Erwachsene als auch für Kinder. Dieses Gleichgewicht dann auch noch mit einer weiteren Störung in Form von Phytoöstrogenen zu belasten, ist keine gute Idee.
6. Immer mehr Forschungserkenntnisse zeigen, dass in westlichen Ländern produzierte Sojaprodukte an der Entstehung von Krebs, Herzerkrankungen, Diabetes, psychischen Erkrankungen, Lernschwäche, Autoimmunerkrankungen und vielen anderen chronischen Erkrankungen beteiligt sind.[64-76]

Wie sieht es mit dem Verzehr von Soja in der natürlichen, traditionellen Zubereitungsart in Form von Tofu, Tempeh, Nattō usw. aus? Während der ersten Jahre, in denen die GAPS-Diät befolgt wird, sollte Soja in jeder Form gemieden werden. Nach einer vollständigen Genesung können traditionelle Sojaprodukte allmählich wieder in die Kost eingeführt werden.

Soja, Zucker und Weizenmehl sind so tückisch, dass es sehr schwer sein kann, in den Supermarktregalen irgendwelche verarbeiteten Lebensmittel zu finden, die keine dieser Zutaten enthalten. Patienten, die unter einer chronischen körperlichen oder psychischen Erkrankung leiden, sollten gar keine verarbeiteten Lebensmittel zu sich nehmen. Alle Nahrungsmittel sollten frisch gekauft werden – so nah wie möglich an dem Zustand, in dem Mutter Natur sie geliefert hat – und zu Hause zubereitet werden. Der Verdauungstrakt ist ein langer Schlauch. Womit Sie diesen Schlauch füllen, hat eine unmittelbare Auswirkung auf sein Wohlbefinden. Das Verdauungssystem eines Menschen, der unter dem GAP-Syndrom leidet, ist geschädigt und sehr empfindlich. Sie können Ihr Verdauungssystem keinem Lebensmittelhersteller anvertrauen, damit dieser es für Sie mit Nahrung füllt. Füllen Sie Ihr Verdauungssystem (oder das Ihres Kindes oder eines Erwachsenen, um den Sie sich kümmern) mit frisch zubereiteten, nahrhaften Speisen, bei denen Sie selbst die Kontrolle darüber haben, was für Zutaten diese genau enthalten und wie sie zubereitet werden. Häufig auswärts zu essen, ist sehr ungesund, und man sollte es nur selten tun (das gilt auch für Take-away-Mahlzeiten). In beiden Fällen haben Sie keine Ahnung, wie Ihre Speise zubereitet wurde und welche Zutaten sie enthält.

Im Folgenden eine alphabetisch aufgeführte Liste von Nahrungsmitteln, die bei einer Befolgung der GAPS-Diät gemieden werden müssen:

Zu vermeidende Nahrungsmittel

Acesulfam
Acidophilusmilch
Ackerbohnen
Agar-Agar
Agavendicksaft
Algen
Aloe vera (kann eingeführt werden, sobald die Verdauungsstörungen nachgelassen haben)
Amaranth
Apfelsaft
Aspartam
Astragalus (Tragant, Bocksdorn)
Augenbohnen
Backhefe
Backpulver und jegliche Backtriebmittel außer reinem Natriumbicarbonat (Backsoda)
Baked Beans
Balsamico-Essig
Baumwollsamen
Bienenpollen
Bier
Bittermelone
Bohnenmehl und Bohnensprossen
Brandy (Weinbrand)
Braunkäse (Geitost)
Brühwürfel oder gekörnte Brühe
Buchweizen
Bulgur
Butterbohnen
Buttermilch
Canellini-Bohnen
Carboxymethylcellulose
Carob (Johannisbrotfrucht)
Carrageen
Chicorée
Couscous
Dextrose (Traubenzucker)
Dinkel
Doppelrahmkäse
Dosengemüse und Dosenfrüchte

Eiscreme, handelsübliche
Esskastanien und Kastanienmehl
Feta (Schafskäse)
Fisch, konserviert, geräuchert, gesalzen, paniert und in Dosen mit Soßen
Fleischprodukte, industriell verarbeitet, konserviert, geräuchert und gesalzen
Fleischwurst
Fructose
Garbanzo-Bohnen
Gelees
Gemüse, in Dosen oder konserviert
Gerste
Getreide, alle Sorten
Getreidekaffee
Grieß
Gruyère-Käse
Hafer
Hirse
Hotdogs
Hüttenkäse
Joghurt, handelsüblicher
Kaffee, löslicher und Kaffeeersatz
Kakaopulver
Kartoffeln
Käse, industriell verarbeiteter und Streichkäse
Kaugummi
Ketchup, handelsüblicher
Kichererbsen
Klettenwurzel
Konfitüren
Laktose
Liköre
Mais
Maissirup
Maisstärke
Margarine und Butterersatz
Mehl, aus Getreide
Melasse
Milch tierischen Ursprungs, Sojamilch, Reismilch, Kokosmilch in Dosen
Milch, getrocknet
Molke, als Pulver oder flüssig
Mozzarella
Mungbohnen
Neufchâtel (Käse)
Nudeln, alle Sorten
Nüsse (gesalzen, geröstet und überzogen)
NutraSweet (Aspartam)
Obst, konserviert oder in Dosen
Okra (Gemüse-Eibisch)
Oligofructose
Pastinaken
Pektin
Pfeilwurz
Prim (weicher Braunkäse)
Quinoa
Reis
Ricotta
Roggen
Saccharin
Sago
Sahne
Sauerrahm, handelsüblicher
Schinken
Schokolade
Sherry

Softdrinks
Soja
Speiseöle
Spirituosen
Stärke
Süßkartoffeln
Tapioka
Tee, Instantpulver
Topinambur
Triticale
Truthahn-Hackbraten
Weinstein
Weizen
Weizenkeime
Wurstwaren, handelsübliche
Yamswurzel
Cerealien, einschließlich Frühstückscerealien
Ziegenkäse
Zucker oder Saccharose jeglicher Art

Empfohlene Nahrungsmittel

Die GAPS-Diät wurde entwickelt, um die Darmwand zu heilen und zu versiegeln und die Verdauung von Nahrung zu normalisieren. Es handelt sich um eine nährstoffreiche Ernährungsweise, die vorhandene Nährstoffmängel im Körper sehr schnell behebt. Da sich die Darmwand von alleine versiegelt, wird der Strom von Giftstoffen aus dem Darm in den Körper versiegen. Das versetzt den Körper in die Lage, die verbleibenden Giftstoffe auszuscheiden und zu beginnen, sich selbst zu reparieren. Ganz egal wie weit entfernt vom Darm die Symptome und Beschwerden, unter denen Sie persönlich leiden, auch sein mögen – die Heilung und die Versiegelung der Darmwand muss der erste Schritt auf dem Weg zu Ihrer Genesung sein. Die Wurzeln unserer Gesundheit befinden sich in unserem Darm! Um eine solide Grundlage dafür zu schaffen, von irgendeiner chronischen Krankheit zu genesen, ist es von entscheidender Bedeutung, sich zuerst um diese Wurzeln zu kümmern. Aus diesem Grund empfehle ich die GAPS-Diät als Basis für die Genesung von jeder chronischen Krankheit, und das gilt sowohl für körperliche als auch für psychische Erkrankungen. Nachdem wir einen Blick darauf geworfen haben, welche Nahrungsmittel wir meiden müssen, wollen wir uns nun ansehen, was wir täglich essen sollten.

Fleisch und Fisch

Jegliche Art von frischem oder tiefgekühltem Fleisch, Wild, Geflügel und Fisch sowie frischen oder tiefgekühlten Innereien oder Meeresfrüchten ist zu empfehlen.

Fleisch und Fisch sind hervorragende Nährstoffquellen. Entgegen der weit verbreiteten Ansicht enthalten Fleisch, Fisch und andere tierische Produkte den höchsten Gehalt an jenen Vitaminen, Aminosäuren, nahrhaften Fetten, Mineralstoffen und anderen Nährstoffen, die wir Menschen täglich benötigen.[77] Außerdem liefern Fleisch und Fisch all diese Nährstoffe in der für uns Menschen am leichtesten zu verdauenden Form. Ich halte es für irreführend, dass in einigen Büchern über Ernährung Vitamintabellen aufgeführt sind, die den Eindruck erwecken, als würden pflanzliche Nahrungsmittel alle Vitamine liefern, die wir benötigen. Dazu ist zunächst einmal festzustellen, dass die Form, in der diese Vitamine in pflanzlichen Nahrungsmitteln vorkommen, für uns Menschen schwer verdaulich ist. Zweitens gilt: Wenn man den Gehalt an Vitaminen von Fleisch, Fisch und anderen tierischen Produkten mit dem Vitamingehalt von pflanzlichen Nahrungsmitteln vergleicht, stehen die tierischen Produkte ganz oben auf der Liste.[70-80] Sehen wir uns das im Hinblick auf einige Vitamine näher an:

Vitamin B1 (Thiamin): Die reichhaltigsten Quellen sind Schweinefleisch, Leber, Herz und Nieren.

Vitamin B2 (Riboflavin): Die reichhaltigsten Quellen sind Eier, Fleisch, Milch, Geflügel und Fisch.

Vitamin B3 (Niacin): Die reichhaltigsten Quellen sind Fleisch und Geflügel.

Vitamin B5 (Pantothensäure): Die reichhaltigsten Quellen sind Fleisch und Leber.

Vitamin B6 (Pyridoxin): Die reichhaltigsten Quellen sind Fleisch, Geflügel, Fisch und Eier.

Vitamin B12 (Cyanocobalamin): Die reichhaltigsten Quellen sind Fleisch, Geflügel, Fisch, Eier und Milch.

Biotin: Die reichhaltigsten Quellen sind Leber und Eigelb.

Vitamin A: Die reichhaltigsten Quellen sind Leber, Fisch, Eigelb und Butter. Wir reden hier über das echte Vitamin A, das der Körper direkt verwerten kann. In vielen Artikeln und Büchern können Sie lesen, dass Sie durch den Verzehr von Obst und Gemüse Vitamin A in Form von Carotinoiden beziehen können. Das Problem dabei ist, dass Carotinoide im Körper erst in echtes Vitamin A umgewandelt werden müssen, wozu der Körper vieler Menschen jedoch nicht in der Lage ist, weil er zu stark mit Giftstoffen belastet ist oder unter einer akuten Entzündung leidet.[79] Wenn Sie also keine tierischen Produkte zu sich nehmen, die das echte Vitamin A enthalten, kann es passieren, dass Sie einen Mangel an diesem wichtigen Vitamin entwickeln, obwohl Sie jede Menge Möhren essen. Ein Vitamin-A-Mangel führt zu einer gestörten Immunabwehr, Augenproblemen und Lern- und Entwicklungsstörungen.[77] Menschen, die unter dem GAP-Syndrom leiden, können Carotinoide nicht in das echte Vitamin A umwandeln und müssen es deshalb in einer direkt verwertbaren Form durch den Verzehr tierischer Produkte zu sich nehmen. Viele verarbeitete Lebensmittel sind mit synthetischem Vitamin A angereichert, das im Körper keine Wirkung entfaltet und im Allgemeinen toxisch ist.[81]

Vitamin D: Die reichhaltigsten Quellen sind Fischleberöle, Eier und Fisch (insbesondere die Leber von Fischen und Fischeier). Die westliche Welt befindet sich mitten in einer Vitamin-D-Mangel-Epidemie, und die Nahrungsmittelindustrie geht dazu über, verarbeitete Nahrungsmittel mit diesem Vitamin anzureichern. Doch wie bei jedem anderen synthetischen Vitamin funktioniert das nicht. Nur natürliche Nahrungsmittel und die Einwirkung von Sonnenlicht können Menschen echtes Vitamin D liefern.[82]

Folsäure: Die bei Weitem reichhaltigste Quelle ist Leber. Grünes Blattgemüse gilt ebenfalls als gute Quelle, allerdings enthält es viel weniger Folsäure und ist schwerer zu verdauen. Dem menschlichen Verdauungssystem fällt es leichter, Nährstoffe aus tierischen Produkten aufzunehmen. Vor allem während einer Schwangerschaft ist es sehr wichtig, über ausreichend Folsäure zu verfügen, um Neuralrohrdefekten beim heranwachsenden Baby vorzubeugen. Deshalb wurde in allen traditionellen Kulturen darauf geachtet, dass schwangere Frauen regelmäßig Leber gegessen haben, um ausreichend Folsäure zu sich zu nehmen und darüber hinaus auch viele andere Nährstoffe in einer biochemischen Form, die leicht zu verdauen und resorbieren ist.[83]

Vitamin K2: Die reichhaltigsten Quellen sind Innereien, Vollfettkäse, hochwertige Butter und Sahne (goldgelb aus der Milch von auf Weiden gehaltenen Tieren), tierische Fette und Eigelb. Neben den vielen Funktionen, die dieses Vitamin im Körper erfüllt, spielt es eine entscheidende Rolle für das Stattfinden eines normalen Kalziumstoffwechsels. Ein Mangel an Vitamin K2 führt zu Ablagerungen von Kalzium im Weichgewebe und löst Entzündungen aus, während gleichzeitig die Knochen und die Zähne nicht mit ausreichend Kalzium versorgt werden. Neben fettreichen Nahrungsmitteln ist auch unsere Darmflora eine wichtige Quelle für dieses Vitamin. Die probiotischen Bakterien im Darm bilden Vitamin K2 und setzen es frei. Fermentierte

Nahrungsmittel sind reich an Vitamin K2, da die Bakterien es während des Fermentationsprozesses produzieren. Nattō (fermentierte Sojabohnen) ist eine der reichhaltigsten pflanzlichen Quellen für Vitamin K2.[84]

Zwei gut erforschte Vitamine, die Fleisch und Fisch, soweit bisher bekannt ist, nicht zu liefern scheinen, sind Vitamin C und Vitamin K1 (Phyllochinon). Diese beiden Vitamine müssen durch den Verzehr von Obst und Gemüse aufgenommen werden. Allerdings zeigen neuere Forschungserkenntnisse, dass Tierleber eine gute Quelle für Vitamin C ist.[85] Obst beeinträchtigt die Verdauung von Fleisch und sollte deshalb zwischen den Mahlzeiten gegessen werden. Das gilt jedoch nicht für Avocados und Zitronen. Gemüse hingegen verträgt sich gut mit Fleisch und Fisch und liefert Nährstoffe, die möglicherweise nicht in Fleisch oder Fisch enthalten sind.

Die meisten GAPS-Patienten leiden an Anämie. Für Menschen, die an Anämie leiden, ist es sehr wichtig, regelmäßig rotes Fleisch zu essen (Lamm, Rind, Wild und vor allem Innereien), da rotes Fleisch das beste Heilmittel bei Anämie ist. Es liefert nicht nur Eisen in der Häm-Form, also jener Form, die der menschliche Körper am besten resorbiert, sondern auch B-Vitamine und andere Nährstoffe, die für eine Behandlung von Anämie wichtig sind. Fleisch fördert zudem die Resorption von in Obst und Gemüse enthaltenem Nicht-Häm-Eisen, während in Gemüse und grünem Blattgemüse enthaltenes Vitamin C die Resorption von in Fleisch enthaltenem Eisen fördert. Umfangreiche, in verschiedenen Ländern der Welt durchgeführte epidemiologische Studien zeigen, dass der Verzehr von rotem Fleisch mit einer deutlich niedrigeren Inzidenz von Eisenmangel und Anämie assoziiert ist.[86]

Für Menschen, die unter Anämie (oder anderen ernährungsbedingten Mangelerscheinungen) leiden, ist der Verzehr von Leber regelrecht vitalisierend. Leber ist ein wahres Närhstoffkraftwerk.[87] Ganz egal auf welchen Nährstoff man das Augenmerk richtet – in Leber ist er in Hülle und Fülle enthalten, und das gilt auch für alle Nährstoffe, an denen es Menschen mangelt, die unter dem GAP-Syndrom leiden. Dafür zu sorgen, dass ein GAPS-Patient regelmäßig etwas Leber isst, wird im Hinblick auf seinen Ernährungsstatus unvergleichlich viel mehr bewirken als die besten und teuersten Nahrungsergänzungsmittel, die es auf der Welt gibt. Wer unter Anämie leidet, sollte jeden Tag etwas Leber oder andere Innereien essen, bis die Anämie verschwunden ist. Danach sollte mindestens einmal in der Woche Leber gegessen werden.

Achten Sie darauf, Fleisch und Fisch frisch oder tiefgekühlt zu kaufen, jedoch nicht in konservierter Form, da konserviertes Fleisch und konservierter Fisch viele Zusatzstoffe enthalten (Stoffe mit E-Nummern, Konservierungsmittel, Stärke, Zucker, die falsche Art von Salz, Laktose und andere Zusatzstoffe), die verhindern, dass das Verdauungssystem heilen kann. Bei Schinken, Speck, Aufschnitt und allen handelsüblichen Wurstwaren handelt es sich um konserviertes Fleisch, weshalb diese Produkte gemieden werden sollten. Wurst ist sehr beliebt. Ich empfehle, einen ortsansässigen Metzger aufzusuchen und ihn zu bitten, Ihnen Wurst herzustellen, die aus purem Fleisch besteht. Diese Würste sollten ausschließlich fettreiches Hackfleisch, Salz und Pfeffer enthalten. Die Zugabe von etwas frischem Knoblauch, frischer Zwiebel oder frischen Kräutern ist in Ordnung. Es sei jedoch ausdrücklich darauf hingewiesen, dass keine handelsüblichen Gewürzmischungen oder Wurstmasse hinzugegeben werden sollten. Viele handelsübliche Gewürze für Wurstwaren enthalten den Geschmacksverstärker Mononatriumglutamat (MNG), den GAPS-Betroffene nicht zu sich nehmen sollten.

Fleisch-, Knochen-, und Fischbrühe sind hervorragende nährstoffreiche und die Verdauung fördernde Heilmittel.[87] Beim Garen in Wasser geben Fleisch, Knochen und Fisch viele Nährstoffe an das Wasser ab. Verwenden Sie diese Brühen für die Zubereitung von Suppen und Eintöpfen oder einfach als wärmendes heilsames Getränk zu und zwischen den Mahlzeiten. Im Rezeptteil finden Sie detaillierte Rezepte für die Zubereitung von Fleisch-, Knochen- und Fischbrühe. Es versteht sich von selbst, dass jegliche im Handel erhältliche gekörnte Brühe und Brühwürfel zu meiden sind. Sie besitzen keine einzige der heilenden Eigenschaften einer selbst gemachten Fleischbrühe und enthalten jede Menge schädliche Inhaltsstoffe. Gekochtes Fleisch ist für Menschen mit empfindlichem Verdauungssystem leichter verdaulich. Meiden Sie mageres Fleisch. Die Physiologie unseres Körpers kann Fleischfasern nur verwerten, wenn diese von Fett, Kollagen und anderen Substanzen begleitet werden, die in einem vollwertigen Stück Fleisch enthalten sind. Menschen, die unter dem GAP-Syndrom leiden, benötigen reichlich tierische Fette, weshalb Fleischstücke mit einer ausreichenden Fettschicht verwendet werden sollten. Beim Verzehr von Geflügel ist es wichtig, nicht nur das Fleisch zu essen, sondern auch die Haut und das Fett. Auch beim Verzehr von Fisch sollte die Haut mitgegessen werden. Deshalb sollte man Fisch vor dem Garen immer schuppen.

Das beste Fleisch stammt von Tieren, die so leben durften, wie Mutter Natur es für sie vorgesehen hat – frei grasend im Licht der Sonne auf nicht mit irgendwelchen Chemikalien behandelten Weiden. Allerdings kann Bio-Fleisch teuer sein. Ich habe viele Patienten mit sehr begrenzten finanziellen Mitteln behandelt, die jedes Fleisch gekauft haben, das sie kriegen konnten, und sie sind geheilt! Tiere verfügen über starke Entgiftungssysteme, die ständig im Einsatz sind, um in der Landwirtschaft verwendete Giftstoffe zu neutralisieren. Deshalb ist der Verzehr eines Stücks Fleisch, das von konventionell gehaltenen und gefütterten Tieren stammt, unendlich viel unbedenklicher als der Verzehr von mit Chemikalien besprühtem Gemüse. Die Leber von Tieren reichert Giftstoffe nicht an, sondern neutralisiert sie. Aufgrund meiner klinischen Erfahrung kann ich deshalb sagen, dass der Verzehr von Leber unbedenklich und für die Gesundheit sehr vorteilhaft ist, und zwar unabhängig davon, ob sie von Bio-Tieren oder von konventionell gehaltenen Tieren stammt. Der Kauf von Fleisch muss nicht teuer sein. Ich empfehle meinen Patienten, einen guten ortsansässigen Metzger zu finden und bei diesem regelmäßig Fleisch zu kaufen. Wenn sich eine gute freundschaftliche Beziehung aufgebaut hat, sind viele Metzger gerne bereit, ihren Kunden für die Zubereitung von Fleischbrühe, Knochenbrühe und Suppe gratis große Tüten Knochen und Verschnitt zu überlassen. Die Knochen und der Verschnitt sind die nahrhaftesten Teile des Tiers und werden normalerweise weggeworfen, weil die meisten Menschen pures Muskelfleisch (Steaks, Koteletts usw.) kaufen wollen. Innereien sind in der westlichen Welt nicht gerade ein beliebtes Nahrungsmittel, deshalb verkauft Ihr Metzger Ihnen Leber, Zunge, Herz und andere Organe vielleicht zu einem sehr guten Preis oder überlässt sie Ihnen sogar gratis (natürlich nur, wenn Sie auch anderes Fleisch gekauft und angemessen dafür bezahlt haben!). Ich empfehle auch, Fleisch in großen Mengen direkt von Bauern oder Kleinbauern zu kaufen. Wenn Sie ein ganzes Lamm, ein halbes Schwein, ein Dutzend Hühner oder ein Viertel Rind kaufen, zahlen Sie insgesamt einen niedrigeren Preis und können darüber hinaus auch noch sicher sein, dass die Tiere natürlich gehalten wurden. Außerdem bekommen Sie sämtliche Knochen, Muskeln, Organe und andere Gewebe des Tieres. Nichts wird weggeworfen. Um dafür zu sorgen, dass bei Ihnen jeden Tag etwas Gutes zu essen auf den Tisch kommt, legen Sie sich einfach eine gebrauchte Gefriertruhe zu und packen diese mit Fleisch voll. Anstatt in irgendeinen Laden zu eilen, um Fleisch zu kaufen, brauchen Sie am Morgen nur noch ein Stück Fleisch aus Ihrer Gefriertruhe zu nehmen und es bis zum Mittag- oder Abendessen auftauen zu lassen. Oder Sie kochen ein gefrorenes Stück Fleisch in Wasser, um eine Suppe zuzubereiten, beziehungsweise Sie legen es am Morgen (zusammen mit ein wenig Wasser, Salz und Gewürzen) in Ihren

Slow-Cooker, damit es zum Mittag- oder Abendessen verzehrbereit ist. Fleisch in großen Mengen direkt beim Bauern zu kaufen, erspart Ihnen viel Zeit und Mühe. Außerdem erwerben Sie Fleisch von gesunden Tieren aus eigener Aufzucht des Bauern und das zu einem insgesamt besseren Preis.

Eier

Eier gehören zu den nahrhaftesten und am leichtesten zu verdauenden Nahrungsmitteln, die es auf diesem Planeten gibt. Rohes Eigelb wurde schon mit Muttermilch verglichen, weil es zu fast 100 Prozent resorbiert werden kann, ohne verdaut werden zu müssen. Eigelb liefert Ihrem Körper die meisten essenziellen Aminosäuren, viele Vitamine (B1, B2, B6, B12, A, D, Biotin), essenzielle Fettsäuren, Zink, Magnesium und viele andere Nährstoffe, die für den Heilungsprozess so wichtig sind.[86] Eier sind besonders reich an Vitamin B12, das für eine normale Funktion des Nervensystems und des Immunsystems eine elementare Rolle spielt. Die allermeisten GAPS-Patienten leiden unter einem Mangel an Vitamin B12 und infolgedessen unter Anämie.

Eigelb ist reich an Cholin – eine vitaminähnliche Substanz, die für das Funktionieren des Nervensystems und der Leber eine entscheidende Rolle spielt. Cholin ist ein Baustein eines Neurotransmitters namens Acetylcholin, den das Gehirn unter anderem für kognitive Prozesse, Lernprozesse und für das Gedächtnis verwendet.[88] Eine Cholin-Supplementierung wird für Menschen empfohlen, die unter neurologischen Störungen, Gedächtnisverlust oder Lernschwierigkeiten leiden. Cholin wird auch bei Leberproblemen verschrieben. GAPS-Patienten profitieren nahezu ausnahmslos davon, wenn ihre Kost um zusätzliches Cholin bereichert wird. Eigelb, insbesondere rohes Eigelb, ist die beste Nahrungsquelle für Cholin.

Leider sind Eier aufgrund fehlerhafter „wissenschaftlicher" Berichte und kommerzieller Werbung trotz ihres großartigen Nährwertes in Misskredit geraten, weil sie Cholesterin enthalten. Im Laufe der vergangenen Jahrzehnte hat eine ganze Reihe klinischer Studien bestätigt, dass der Verzehr von Eiern nichts mit der Entstehung von Herzerkrankungen oder Arteriosklerose zu tun hat.[89] In Wirklichkeit besteht bei Menschen, die Eier konsumieren, ein geringeres Risiko, an diesen Leiden zu erkranken. Im Kapitel über Fette werden wir uns mit der Rolle, die Cholesterin im Körper spielt, eingehender befassen. Aber um mehr darüber zu erfahren, was Herzkrankheiten verursacht und wie man sie verhindern und sogar rückgängig machen kann, empfehle ich Ihnen, mein Buch *Put your heart in your mouth* zu lesen.

Eier sollte man bei einem vertrauenswürdigen Anbieter kaufen. Am besten sind Bio-Eier aus Weidehaltung, weil die Hühner viel besseres Futter erhalten, ihnen keine Antibiotika und keine chemischen Futtermittelzusatzstoffe verabreicht werden, sie dem Sonnenlicht ausgesetzt sind und sich auf grünen Weiden an der frischen Luft frei bewegen können. Bio-Eier aus Weidehaltung sind auch aus einem anderen Grund besser, nämlich im Hinblick auf die Gefahr des Auftretens von *Salmonellen*. Dem *National Egg Marketing Board* zufolge kann ungefähr eins von 7000 Eiern *Salmonellen* enthalten. Diese Zahlen beziehen sich auf Eier aus Legebatterien von Hühnern in Käfighaltung. Mit *Salmonellen* infizierte Eier stammen von einer infizierten Henne. Bei Hühnern aus biologischer Freilandhaltung ist das Risiko, dass sie sich mit *Salmonellen* infizieren, sehr viel geringer, da diese Hühner über ein deutlich gesünderes Immunsystem verfügen. Rohes Eigelb ist nährstoffreicher als gekochtes. Wenn Sie jedoch nicht sicher sind, woher die Eier stammen, sollten Sie sie lieber nach Ihrem persönlichen Geschmack kochen oder braten. *Salmonellen* sterben ab, wenn Eier lange genug gekocht oder gebraten werden. Versuchen Sie, eine Bezugsquelle für natürliche Bio-Eier zu finden, die von Hühnern stammen, die freilaufend auf Weiden gehalten werden, damit Sie das Eigelb bedenkenlos roh verzehren können.

Eiweiß wird meistens nur deshalb gekocht oder gebraten, weil die meisten Menschen den Geschmack von rohem Eiweiß nicht mögen. Es ist allerdings von einer Person berichtet worden, die eine selbst entwickelte Diät auf der Basis von rohem Eiweiß befolgte und unter Biotinmangel litt;[86] es gibt jedenfalls keine schlüssigen Beweise, die dagegensprechen würden, auch Eiweiß roh zu verzehren. Wenn allerdings eine Allergie gegen Eier vorliegt, ist meistens das Eiweiß der Bestandteil des Eis, das die allergische Reaktion auslöst, weil es sehr komplexe Proteine und Antigene enthält. Das Eigelb enthält einzelne Aminosäuren, die praktisch nicht verdaut werden müssen. Deshalb können viele Menschen, die unter einer Hühnerei-Allergie leiden, das Eigelb vertragen, wenn es sorgfältig vom Eiweiß getrennt wird.

Wenn die Befürchtung besteht, dass tatsächlich eine Hühnerei-Allergie vorliegt, die sehr gefährlich sein kann, sollte ein **Verträglichkeitstest** durchgeführt werden, bevor Eier in die Kost eingeführt werden. Eigelb und Eiweiß müssen getrennt voneinander getestet werden. Betroffene geben kurz vor dem Schlafengehen einen Tropfen rohes Eigelb (sorgfältig vom Eiweiß getrennt, damit es nicht mit Eiweiß vermischt ist) auf die Innenseite des Handgelenks. Den

Tropfen auf der Haut trocknen lassen und zu Bett gehen. Die Stelle am nächsten Morgen überprüfen: Zeigt sich eine heftige, juckende Rötung, sollte einige Wochen lang auf Eigelb verzichtet und der Test dann erneut durchgeführt werden. Erfolgt keine Reaktion, kann Eigelb, beginnend mit einer kleinen Menge, Schritt für Schritt in die Kost eingeführt werden. Den Verträglichkeitstest mit rohem Eiweiß in der gleichen Weise an einem anderen Abend durchführen.

Für Kinder oder Erwachsene mit GAPS, die tatsächlich unter einer Allergie gegen Eier leiden und deren Verzehr meiden müssen, finden sich im Rezeptteil dieses Buches leckere eifreie Rezepte. Liegt keine Allergie gegen Eier vor, sollten Eier ein regelmäßiger Bestandteil der Ernährung sein. Meine Empfehlung für ein GAPS-Kind lautet im Allgemeinen, 26 rohe oder kurz gekochte Eigelbe pro Tag (mit oder ohne das Eiweiß) zu konsumieren und für einen Erwachsenen 48 Eigelbe pro Tag mit oder ohne Eiweiß.

Milch und Milchprodukte

Bei der GAPS-Diät sind laktosefreie Milchprodukte erlaubt. Laktose ist ein Milch zucker mit einem Doppelmolekül und in frischer Milch und vielen handelsüblichen Milchprodukten enthalten. Verschiedenen Quellen zufolge können 25 bis 90 Prozent der Menschen, die auf der Erde leben, Laktose nicht verdauen, weil ihnen das laktoseverdauende Enzym Laktase fehlt.[90] Kinder und Erwachsene, die unter dem GAP-Syndrom leiden, sowie Menschen mit Darmproblemen können ganz bestimmt keine Laktose verdauen und sollten sie meiden. Gut fermentierte Milchprodukte wie Kefir, Joghurt, Sauerrahm und naturbelassener Käse sind weitgehend laktosefrei, weil Laktose den fermentierenden Bakterien während des Fermentierungsprozesses als Nahrung dient.

Doch neben Laktose enthält Milch noch andere Substanzen, die Menschen, die unter dem GAP-Syndrom leiden, Probleme bereiten können. Die am besten erforschte Substanz ist das Milchprotein Kasein. Wenn eine Person dieses Protein nicht gut verdauen kann, kann es in Form von Kasomorphinen resorbiert werden – Peptiden mit einer opiatartigen Struktur, die im Urin von Patienten gefunden werden, die unter Autismus, Schizophrenie, Depressionen und anderen Erkrankungen leiden.[91] Kasomorphine entstehen durch die mangelhafte Verdauung des Milchproteins Kasein. Sie werden durch die geschädigte Darmschleimhaut in den Blutkreislauf des GAPS-Betroffenen resorbiert, überwinden die Blut-Hirn-Schranke und entfalten Wirkungen auf die Funktionen des Gehirns.

Und wenn Milchprodukte vollständig vom Speiseplan gestrichen werden, lässt sich bei einigen (nicht allen) autistischen Kindern oder Patienten, die unter Schizophrenie leiden, eine Verbesserung des klinischen Krankheitsbildes erkennen, die bisweilen ziemlich spektakulär sein kann. Es ist umstritten, welche spezielle Form von Kasein die Ursache des Problems ist. Dabei steht die Gruppe der sogenannten Beta-Kaseine im Mittelpunkt des Interesses. So haben zum Beispiel Cade und andere Wissenschaftler nachgewiesen, dass Beta-Kaseine in einem gestörten Verdauungssystem in Beta-Casomorphin-7 umgewandelt werden, das von 32 verschiedenen Bereichen des Gehirns aufgenommen wird, von denen viele für das Sehen, das Hören und die Kommunikation zuständig sind.[92]

Ein weiteres Problem mit Milchprodukten ist ihre starke Eigenschaft, Allergien und Unverträglichkeiten verursachen zu können. Die echte Milchallergie zählt zu den am häufigsten auftretenden Allergien, weil Milchprodukte ein breites Spektrum von Antigenen (diversen Immunglobulinen) enthalten. Mehreren wissenschaftlichen Veröffentlichungen zufolge ist das die Hauptursache für Säuglingskoliken. Wenn die Mutter täglich Milchprodukte zu sich nimmt, können selbst gestillte Babys Koliken bekommen, weil sie auf die Milchantigene, die mit der Muttermilch an sie weitergegeben werden, empfindlich reagieren. In vielen Fällen lassen die Koliken bei den Säuglingen nach, wenn die stillende Mutter auf den Konsum von Milchprodukten verzichtet.

All dies trifft zu, wenn man den wunderbaren natürlichen Vorgang der Fermentation außer Acht lässt. Wenn Milch zu Hause richtig fermentiert wird, wird ein großer Anteil der in ihr enthaltenen Proteine vorverdaut, Immunglobuline werden aufgespalten und Laktose wird von den fermentierenden Bakterien verzehrt. Durch die Fermentation kann der menschliche Darm Milch viel besser verarbeiten. Darüber hinaus bilden die fermentierenden Bakterien Milchsäure, die eine heilende und beruhigende Wirkung auf die Darmschleimhaut entfaltet, sowie viele Vitamine (B-Vitamine, Biotin, Vitamin K2 und andere) und aktive Enzyme.[93] Leider werden im Handel erhältliche fermentierte Milchprodukte nicht lange genug fermentiert, um für GAPS-Patienten geeignet zu sein. Zudem werden sie nach der Fermentation häufig pasteurisiert, wodurch die probiotischen Mikroorganismen abgetötet, Enzyme und viele Vitamine zerstört und die Struktur von Proteinen, Fetten und anderen Nährstoffen in dem betreffenden Produkt verändert werden. Aus diesem Grund ist es für GAPS-Betroffene empfehlenswert, *nur selbst fermentierte Milchprodukte* zu konsumieren. Nach meiner Erfahrung vertragen GAPS-Kinder und -Erwachsene selbst gemachten Joghurt, Sauerrahm und Kefir im Rahmen ihrer GAPS-Einführungsdiät sehr gut. Wenn Sie nicht sicher sind, ob Sie zu dieser Gruppe gehören, empfehle ich, einen Verträglichkeitstest durchzuführen, um festzustellen, ob Sie an einer echten Allergie gegen Milchprodukte leiden. Geben Sie kurz vor dem Schlafengehen einen Tropfen Ihres selbst gemachten Joghurts, Sauerrahms oder Kefirs auf die Innenseite Ihres Handgelenks. Lassen Sie den Tropfen auf der Haut trocknen und schlafen Sie. Am nächsten Morgen prüfen Sie dann die Stelle. Findet sich dort keine juckende Rötung, können Sie Milchprodukte problemlos in die GAPS-Einführungsdiät aufnehmen. Ist die Stelle gerötet und juckt, liegt eine Allergie vor. In diesem Fall müssen Sie die Einführungsdiät ohne Milchprodukte durchführen und können dann in einer späteren Phase der Diät versuchen, den *Fahrplan zur Einführung von Milchprodukten* umzusetzen, sollten dabei aber in jeder Phase den Verträglichkeitstest wiederholen. Der Fahrplan zur Einführung von Milchprodukten wird detailliert in dem Kapitel *Die GAPS-Volldiät* beschrieben.

Die gute Nachricht für viele Patienten, die empfindlich auf Milchprodukte reagieren, ist, dass sie nicht für immer auf sie verzichten müssen. Während die Darmschleimhaut allmählich heilt, reagieren viele GAPS-Patienten, die allergisch auf Milchprodukte reagiert haben, nicht mehr allergisch und können Joghurt, Sauerrahm, Kefir, Käse und Butter in ihre Kost einführen. Milchprodukte sind lecker und bereichern den Speiseplan um eine köstliche Vielfalt und Abwechslung. Es lohnt sich, daran zu arbeiten, Milchprodukte in die Kost einführen zu können. Doch bevor wir damit beginnen, ist es wichtig, dass wir uns ansehen, welche Milch wir am besten beziehen.

Welche Milch ist die richtige?

Wir müssen Milch auftreiben, die von reinrassigen Kühen stammt, deren Rasse kein Produkt einer extensiven Kreuzung durch den Einsatz agrarwissenschaftlicher Methoden zur Leistungssteigerung ist. Wussten Sie, dass die Milch der allermeisten Milchprodukte in den Supermarktregalen der westlichen Länder von der Rasse Holstein-Friesian stammt, die speziell gezüchtet wurde, um sehr große Tiere hervorzubringen, die mindestens dreimal mehr Milch geben als jede reinrassige Kuh?[94,95] Diese Tiere sind anfällig für Krankheiten und Infektionen, weshalb ihnen regelmäßig Antibiotika, Hormone und andere Medikamente verabreicht werden. Ein großer Anteil dieser Kühe leidet ständig unter Mastitis, Arthritis, und viele sterben an Krebs.[95] Ein krankes Tier produziert ungesunde Milch! Die moderne Wissenschaft hat einen Berg an Erkenntnissen zusammengetragen, die zeigen, dass der Verzehr von Milchprodukten bei Menschen Krankheiten verursachen kann – von Allergien über Autoimmunerkrankungen und Herzerkrankungen bis hin zu psychischen Erkrankungen und Krebs. Nahezu sämtliche dieser Forschungserkenntnisse wurden auf der Basis der Untersuchung von Milchprodukten gewonnen, die mit Milch von Kühen dieser modernen Rassen produziert wurden. Im Rahmen der GAPS-Diät verwenden wir keine Milchprodukte aus der Milch von Kühen dieser Rassen, was bedeutet, dass die meisten in Supermärkten erhältlichen Milchprodukte nicht infrage kommen. Wir beziehen die Milch direkt von Bio-Bauernhöfen, auf denen robustere Rassen wie Jersey, Guernsey, Ayrshire, Shortcorn, British Friesian oder aus diversen Teilen der Welt stammende reine Rassen gehalten werden.

Empfindliche Menschen vertragen Milch von anderen Tieren oft besser als Kuhmilch. Die am leichtesten verfügbare Milch von anderen Tieren ist Ziegenmilch, und auch hier gilt, dass wir darauf achten sollten, Milch von Tieren natürlicher Rassen zu beziehen, die auf unbehandelten Weiden grasen. In einigen Ländern ist auch Schafsmilch, Eselsmilch, Rehmilch, Pferdemilch oder Kamelmilch erhältlich, die ebenfalls verwendet werden können. Es gibt einige wissenschaftliche Untersuchungen, die zeigen, dass der Verzehr der Milch dieser Tiere viele gesundheitlich vorteilhafte Wirkungen hat. In traditionellen Kulturen wurde die Milch aller Tiere überwiegend in fermentierter Form verzehrt – in Form von Joghurt, Sauerrahm oder Käse, also genau so wie im Rahmen der GAPS-Diät.

Wenn Sie einen Hof gefunden haben, auf dem Sie Bio-Milch von Tieren natürlicher Rassen beziehen können, achten Sie darauf, diese Milch in roher Form zu kaufen, also als Milch, die direkt vom Tier stammt und nicht pasteurisiert, homogenisiert oder auf irgendeine andere Weise bearbeitet wurde. Diese Milch kann als „lebend" bezeichnet werden, weil sie viele Enzyme enthält, die diese Milch für Sie vorverdauen, sodass für Ihr Verdauungssystem nur noch sehr wenig zu tun bleibt. Viele Menschen, die keine Laktose verdauen können, vertragen Rohmilch ohne Probleme. Rohmilch ist voll „lebender" Vitamine, Aminosäuren, Proteine, essenzieller Fettsäuren und vieler anderer Nährstoffe in der biochemischen Form, in der unser Körper sie benötigt.[94,95]

Wenn wir Milch pasteurisieren, zerstören wir diese Nährstoffe und verändern ihre biochemische Struktur, was sie schwerer verdaulich macht und ihre Resorption erschwert. Infolgedessen verursacht sie Allergien und andere Probleme.[96] Beim Homogenisieren wird die Milch durch ein feines Sieb gepresst, um die Fettkügelchen zu verkleinern. Das wird ausschließlich zu kosmetischen Zwecken gemacht und sorgt dafür, dass die Milch noch einen Schritt weiter weg von ihrem ursprünglichen Zustand und noch stärker verarbeitet ist.

Jahrtausendelang haben die Menschen ihren Babys Rohmilch gegeben, die direkt vom Tier stammte, und das hatte große gesundheitliche Vorzüge und war völlig unproblematisch. Die Probleme begannen erst, als man dazu überging, den Babys verarbeitete „tote" Milch zu geben. In vielen Ländern geben die Menschen ihren Babys immer noch Rohmilch. Sie wissen, dass ein Baby keine Milch bekommen darf, die pasteurisiert, gekocht, homogenisiert oder in anderer Weise verarbeitet wurde, weil das Baby krank werden würde. Tierärzte in westlichen Ländern kennen die schädlichen Wirkungen verarbeiteter Milch sehr gut und raten davon ab, sie Katzen, Hunden oder anderen Tieren zu geben. Im Übrigen gedeihen all diese Tiere prächtig durch den Verzehr von Rohmilch. Aus irgendeinem Grund wird der Gesundheit von Menschen nicht so viel Aufmerksamkeit zuteil. Wir werden nicht darüber aufgeklärt, wie schädlich verarbeitete Milch für unsere Gesundheit sein kann.

Warum pasteurisieren wir unsere Milch? Weil vor Jahren ein gewisses Risiko bestand, durch den Verzehr von Rohmilch an einigen ernsthaften Infektionen zu erkranken. Doch diese Infektionen werden nur von infizierten Kühen und Ziegen übertragen. Wenn das Tier gesund ist und regelmäßig von einem Tierarzt untersucht wird, besteht kein Risiko, sich durch den Verzehr der Milch zu infizieren. Tatsächlich können Salmonellen, E. coli und viele andere schädliche Mikroben in Rohmilch nicht überleben. Sie werden von nützlichen Bakterien, Enzymen und Immunkomplexen zerstört, die natürlicherweise in der Milch vorkommen.[94-96] Wenn diese pathogenen Mikroben jedoch in pasteurisierte Milch gelangen, gedeihen sie darin, weil die Enzyme und die nützlichen Bakterien durch die Pasteurisierung zerstört wurden. Deshalb kann das Trinken von pasteurisierter Milch nach wie vor zu Ausbrüchen schwerer Infektionen führen. Weil die meiste Milch in den Ländern der westlichen Welt pasteurisiert wird, sind die Milchbauern nicht verpflichtet, streng genug auf die Gesundheit ihrer Kühe zu achten. Denn es gilt die Devise: Wenn eine Kuh krank ist und irgendwelche Krankheitserreger auf die Milch übertragen werden sollten, wird die Pasteurisierung diese ja zerstören.

Zum Glück gibt es Milchbauern, die bei diesem Thema eine größere Gewissenhaftigkeit walten lassen. Sie achten darauf, dass ihre Tiere gesund bleiben und sind infolgedessen in der Lage, ihren Kunden Bio-Rohmilch zu liefern, ohne dass diese Gefahr laufen, sich mit irgendwelchen Krankheiten zu infizieren. Eine aktuelle Liste von Milchbauern, bei denen Sie in Deutschland direkt Milch beziehen können, finden Sie auf der Website des „Bundesverbands Milchdirektvermarkter und Vorzugsmilcherzeuger" unter https://milch-und-mehr.de/erzeugerbetriebe/.

In Deutschland darf Rohmilch nur mit der Bezeichnung Vorzugsmilch oder Rohmilch und direkt vom Tierhalter an den Endverbraucher oder an Einzelhandelsunternehmen verkauft werden. Wenn Sie in Ihrer näheren Umgebung einen Hof ausfindig gemacht haben, auf dem Sie Bio-Rohmilch von gesunden Kühen oder Ziegen beziehen können, sollten Sie Ihren gesamten Joghurt und Kefir sowie Ihren Sauerrahm aus Rohmilch und Rohmilchsahne selbst herstellen und Rohmilchbutter kaufen. Wenn Sie in Ihrer näheren Umgebung keine Bio-Rohmilch auftreiben können, versuchen Sie, pasteurisierte Biomilch von Kühen und Ziegen natürlicher Rassen zu finden. Wenn wir pasteurisierte Milch fermentieren, sorgen die fermentierenden Bakterien dafür, dass die Milch wieder mit etwas Leben erfüllt wird.

GAPS-Patienten können keine Milch trinken, die nicht zuvor fermentiert wurde. Doch wenn das Verdauungssystem der betroffenen Person geheilt ist, alle selbst gemachten fermentierten Rohmilchprodukte gut vertragen werden und auch Käse in die Kost eingeführt wurde, haben viele GAPS-Betroffene das Gefühl, damit beginnen zu können, Bio-Rohmilch zu trinken. Wie bei allen Milchprodukten gilt, dass mit kleinen Mengen begonnen werden sollte und diese dann nach und nach erhöht werden können. Es versteht sich von selbst, dass jegliche Milch, die in Geschäften verkauft wird, „tot" ist und von Menschen, die unter dem GAP-Syndrom leiden, niemals getrunken werden sollte. Um solche Milch zu einem Nahrungsmittel zu machen, das uns etwas nutzt, müssen wir sie wieder „lebendig" machen, indem wir sie mit nützlichen Bakterien fermentieren.

Noch eine Information zu Milchprodukten: Bei Menschen, die anfällig für Durchfallerkrankungen sind, bewirkt die Zugabe von Molke, Joghurt und Kefir wahre Wunder. Verschiedene Substanzen, die in Sauermilchprodukten enthalten sind, vor allem Milchsäure, beruhigen und stärken die Darmschleimhaut, verlangsamen die Nahrungspassage durch den Dünn- und Dickdarm und verfestigen den Stuhl. Betroffene, die zu Durchfall neigen, sollten also die GAPS-Einführungsdiät befolgen und von Anfang an fermentierte Milchprodukte in die Kost einführen. Bei Verstopfung hingegen sieht die Sache anders aus. Betroffene, die unter chronischer Verstopfung leiden, sollten bei der Befolgung der GAPS-Einführungsdiät von Anfang an Sauerkrautsaft und Saft von fermentiertem Gemüse in die Kost einführen, bei Milchprodukten hingegen Vorsicht walten lassen. Meiner Erfahrung nach vertragen Menschen, die unter Verstopfung leiden, Milchprodukte mit hohem Fettgehalt wie Ghee, Butter und Sauerrahm gut, Milchprodukte mit hohem Proteingehalt wie Joghurt, Molke, Kefir und Käse hingegen eher nicht so gut. Der Verzehr von Milchprodukten mit hohem Proteingehalt kann Verstopfung verschlimmern. Das muss nicht bei jedem Menschen, der unter Verstopfung leidet, so sein, weil jeder von uns eine einzigartige individuelle Darmflora hat, aber meiner Erfahrung nach ist es bei mehr als jedem zweiten Betroffenen der Fall.

Stärkefreies frisches Gemüse

Folgende frische Gemüsearten sind stärkefrei: Artischocke, Rote Bete, Spargel, Brokkoli, Rosenkohl, Kohl, Blumenkohl, Möhren, Gurke, Staudensellerie, grüne Bohnen, Gartenkürbis, Zucchini, Aubergine, Knoblauch, Zwiebeln, Grünkohl, Kopfsalat, Pilze, Petersilie, grüne Erbsen, Paprikaschoten in allen Farben, Kürbis, Stangenbohnen, Spinat, Tomaten, Steckrüben, Brunnenkresse.

Tiefgekühltes Gemüse kann verwendet werden, solange es nicht mit Stärke, Zucker oder einer anderen Zutat überzogen ist. Solange der Betroffene unter Durchfall, Bauchschmerzen oder anderen Verdauungsstörungen leidet, sollte jegliches Gemüse geschält, entkernt und gegart werden. Wenn die Beschwerden abgeklungen sind, kann rohes Gemüse allmählich als Teil einer Mahlzeit oder als Zwischenmahlzeit eingeführt werden.

Da es eine Fülle von Veröffentlichungen über die vielfältigen Vorzüge des Verzehrs von Gemüse gibt, werden wir uns hier nicht näher mit diesem Thema beschäftigen. Ein Punkt ist allerdings wichtig: Bio-Gemüse ist besser als konventionell erzeugtes Gemüse. Ich hatte Patienten, die vom Verzehr bestimmter Gemüsesorten anhaltenden Durchfall bekamen, bis sie auf Bio-Gemüse umstiegen. Das empfindliche Verdauungssystem eines GAPS-Patienten reagiert unweigerlich auf die Pestizide und auf die anderen Chemikalien, mit denen konventionell erzeugtes Gemüse belastet ist.

Wenn Sie empfindlich auf Nachtschattengewächse (Tomaten, Auberginen und Paprikaschoten) reagieren, sollten Sie diese zunächst meiden. Wenn Sie die Einführungsdiät beendet haben, werden Sie vielleicht feststellen, dass Sie nicht mehr empfindlich auf Nachtschattengewächse reagieren. Führen Sie sie dann allmählich und eine Sorte nach der anderen in Ihre Kost ein.

Jegliches reife Obst, einschließlich Beeren

Obst kann frisch, gekocht oder roh, getrocknet (ohne Sorbat, Sulfite, Zucker, Stärke oder andere Zusätze) und tiefgekühlt (vorausgesetzt, der Frucht wurde nichts zugesetzt) sein. Wenn der Betroffene unter Durchfall oder Bauchschmerzen leidet, sollte der Verzehr von Obst zunächst vermieden werden. Wenn der

Durchfall nachlässt, kann gekochtes Obst (das vor dem Kochen geschält und entkernt wurde) in die Kost eingeführt werden. Wenn der Stuhl normal wird und so bleibt, kann rohes Obst nach und nach als Zwischenmahlzeit in die Kost eingeführt werden. Es ist keine gute Idee, zu den Mahlzeiten rohes Obst zu essen, da Obst die Verdauung von Fleisch beeinträchtigen kann. Obstsorten, die sich gut mit Fleisch-Mahlzeiten vertragen, sind Zitronen, einschließlich frischem Zitronensaft, Avocados und sauer schmeckende Apfelsorten.

Obst sollte reif sein, da unreifes Obst zu viel Stärke enthält. Die Schale von Bananen sollte zum Bespiel braune Flecken aufweisen. Wenn Obst reift, wird die in ihm enthaltene Stärke in Monozucker umgewandelt, der leicht zu verdauen ist.

Avocados sind unglaublich nährstoffreich und lassen sich gut mit Fleisch kombinieren. Sie sind leicht zu verdauen und besonders reich an nahrhaften Ölen. Achten Sie darauf, dass die Avocados reif sind, und servieren Sie sie zu Fleisch, Fisch, Meeresfrüchten und Salaten. Mit Avocados können leckere Smoothies zubereitet werden (siehe Rezeptteil).

Beeren sind wahre Nährstoffkraftwerke. Sie sind reich an Vitaminen, Mineralstoffen und enthalten jede Menge krebsbekämpfende und entgiftende Substanzen. Im Rahmen der GAPS-Diät sind alle Arten von essbaren Beeren erlaubt: Erdbeeren, Heidelbeeren, Himbeeren, schwarze, rote und weiße Johannisbeeren, Brombeeren, Holunderbeeren, Sanddorn usw. Doch Menschen, die unter Durchfall oder Bauchschmerzen leiden, sollten keine Beeren essen. Wenn der Durchfall vollständig abgeklungen ist, können gekochte Beeren nach und nach in die Kost eingeführt werden. Wenn gekochte Beeren gut vertragen werden, kann man dazu übergehen, auch rohe Beeren zu essen. Wenn der Verdauungstrakt zu empfindlich ist, was in einigen Fällen vorkommen kann, müssen die Samen und Kerne entfernt werden, indem die Beeren durch ein Sieb gestrichen werden.

Bei vielen Menschen, die unter chronischen Krankheiten leiden, liegt eine übermäßige Vermehrung von Hefepilzen im Körper vor, und das gilt auch für den Verdauungstrakt. Hefepilze ernähren sich von in Obst enthaltenem Zucker, produzieren Gase und verursachen bei den Betroffenen unangenehme Symptome: Aufstoßen, Blähungen, Flatulenz, Krämpfe und Stuhlanomalien. Deshalb sollten viele Menschen sinnvollerweise kein Obst essen, vor allem während der ersten Phasen der Diät. Viele GAPS-Patienten kommen zu dem Schluss, für den Großteil ihres Lebens auf Obst verzichten zu müssen. Dabei sollte jedoch berücksichtigt werden, dass im Darm siedelnde Hefepilze Giftstoffe enthalten. Wenn wir Obst essen, wachsen Hefepilze sehr schnell in das verzehrte Obst hinein und geben einige Giftstoffe an die im Obst enthaltenen Ballaststoffe ab. Die Ballaststoffe sind für Menschen unverdaulich, womit die Giftstoffe mit dem Stuhl aus dem Körper ausgeschieden werden. Aus diesem Grund hat Obst für den menschlichen Körper eine reinigende Wirkung. Wenn Sie Ihren Körper einer Phase der Reinigung unterziehen wollen, tun Sie das nur, wenn Sie Zugang zu reifem, sehr frischem Bio-Obst haben. Darunter sind zum Beispiel Beeren zu verstehen, die Sie selbst vom Strauch pflücken und sofort verzehren, oder ein frisch gepflückter, voll ausgereifter Apfel von einem Bio-Apfelbaum. Obst aus dem Supermarkt ist ungeeignet, weil es konventionell erzeugt und unreif geerntet wurde und einen langen Transportweg zurückgelegt hat, bevor es in Ihrem Supermarkt gelandet ist. Selbst wenn es als „Bio"-Obst gekennzeichnet ist, ist handelsübliches Obst für Menschen, die unter dem GAP-Syndrom leiden, nicht förderlich für die Gesundheit.

Nüsse, Kerne und Samen

Wir kennen folgende Nüsse, Kerne und Samen: Walnusskerne, Mandelkerne, Paranusskerne, Pekannusskerne, Haselnusskerne, Cashewkerne, Erdnüsse, Sonnenblumenkerne, Kürbiskerne und Sesamsamen. Nüsse, Samen und Kerne sollten in ihrer Schale gekauft und frisch geknackt oder geschält werden. Sie sollten nicht geröstet, gesalzen, überzogen oder in irgendeiner Form verarbeitet sein. Erdnussbutter, die ausschließlich aus Erdnüssen und Salz hergestellt wurde, ist erlaubt, vorausgesetzt, die Person, die sie verzehrt, leidet nicht an einer Erdnussallergie und ihr Verdauungssystem verträgt sie. Eine Erdnussallergie wird sehr oft durch eine Verunreinigung mit Schimmelpilzen und den von diesen gebildeten Giftstoffen verursacht. Achten Sie beim Kauf von Erdnüssen also darauf, dass diese von guter Qualität sind. Blanchierte gemahlene Mandeln (Mandelmehl) können zum Backen verwendet werden und sind in Bio- und Naturkostläden erhältlich. Sobald Mandeln zu Mehl gemahlen werden, beginnen sie zu oxidieren und verlieren ihren Nährwert, weshalb empfohlen wird, Mandelmehl im Kühlschrank aufzubewahren. Am besten ist es, ganze Mandeln zu kaufen und diese zu Hause selbst zu Mehl zu mahlen. Kokosnussmehl kann man ebenfalls kaufen, aber für die industrielle Herstellung von Kokosnussmehl gibt es keinen festgelegten Standard. Einige genesende GAPS-Betroffene vertragen im Handel erhältliches Kokosnussmehl, aber empfindlichere Menschen sollten es lieber zu Hause selbst herstellen.

Nüsse, Kerne und Samen können sehr nahrhaft sein, wenn man sie verdauen kann. Sie sind reiche Quellen für Mineralstoffe, Aminosäuren und Fette und enthalten Magnesium, Selen, Zink sowie Omega-6- und Omega-3-Fettsäuren.

Epidemiologische Studien zeigen, dass Menschen, die regelmäßig Nüsse, Kerne und Samen essen, seltener an Herzkrankheiten, Krebs und vielen anderen degenerativen Krankheiten leiden.[97] Im Rahmen der GAPS-Diät werden sehr viele Nüsse, Kerne und Samen verwendet. Alle Nüsse, Kerne und Samen müssen jedoch richtig vor- und zubereitet werden, um sie für Menschen verdaubar zu machen und Anti-Nährstoffe zu neutralisieren. Bitte konsultieren Sie den Rezeptteil, um zu erfahren, wie Nüsse, Kerne und Samen richtig vor- und zubereitet werden. Sie sind jedoch auch sehr ballaststoffreich und sollten von Personen, die unter Durchfall oder Bauchschmerzen leiden, erst in die Kost eingeführt werden, wenn die Beschwerden abgeklungen sind. Wenn der Durchfall vorbei ist, kann man richtig zubereitete Nüsse, zu Mehl gemahlen oder zu einer Paste verarbeitet, in Form von Gebackenem in die Kost einführen. Wenn die mit Nüssen, Samen und Kernen gebackenen Speisen gut vertragen werden, können nach und nach rohe Nüsse als Zwischenmahlzeit eingeführt werden.

Sonnenblumenkerne, Kürbiskerne und Sesamsamen sollten ebenfalls erst verwendet werden, wenn der Durchfall abgeklungen ist. Sie werden am besten 12 bis 24 Stunden eingeweicht und gekeimt oder fermentiert. Auf diese Weise sind sie viel besser zu verdauen und nährstoffreicher. Streuen Sie die eingeweichten und gekeimten Samen auf Salate und zubereitete Gerichte. Sie können sie auch Ihren Backmischungen hinzugeben und mahlen, um sie als Mehl zu verwenden. Ebenso können Sie Tahin (Paste aus Sesamkörnern), Mandel-, Haselnuss-, Erdnuss- oder Kürbiskernbutter zum Backen verwenden, vorausgesetzt, die Produkte sind rein, ohne jegliche Zusätze und Sie kaufen sie so frisch wie möglich.

Bohnen und Hülsenfrüchte

Wir unterscheiden folgende Bohnen und Hülsenfrüchte: Getrocknete weiße Bohnen, Limabohnen (getrocknet oder frisch), grüne Bohnen sowie Linsen und Schälerbsen. Alle anderen als die aufgeführten Hülsenfrüchte sind für GAPS-Patienten zu stärkehaltig und sollten von diesen gemieden werden. Die genannten Bohnen und Hülsenfrüchte müssen mindestens 12 Stunden (besser noch länger) in Wasser eingeweicht und dann abgegossen und unter fließendem Wasser gut gespült werden, um alle in ihnen enthaltenen schädlichen Substanzen zu entfernen. In vielen traditionellen Kulturen hat man sie nach dem Einweichen vor dem Kochen noch fermentiert oder keimen lassen. Verwenden Sie kein handelsübliches Bohnenmehl, weil die für die Herstellung dieses Mehls verwendeten Bohnen nicht richtig vorbereitet wurden, bevor sie zu Mehl gemahlen wurden.

Betroffene, die unter einer Nussallergie leiden, können statt Nüssen auch richtig zubereitete gekochte oder pürierte weiße Bohnen zum Backen verwenden. Bohnen, Linsen und Erbsen sollten gemieden werden, bis Durchfall und andere Verdauungsprobleme vollständig abgeklungen sind.

Bohnen, Linsen und andere Hülsenfrüchte sind generell schwer verdaulich, da sie viele Anti-Nährstoffe und Stärke enthalten. Deshalb sollten GAPS-Patienten diese Gruppe von Nahrungsmitteln auf keinen Fall zu früh in ihre Kost einführen, und es ist wichtig, sie lange genug einzuweichen, sie gründlich zu waschen, sie zu fermentieren oder sie keimen zu lassen und sie gut durchzukochen. Bitte konsultieren Sie den Rezeptteil, um zu erfahren, wie Bohnen und Hülsenfrüchte richtig zubereitet werden.

Honig

Natürlicher Honig ist erlaubt. Kalt gepresster Honig ist vorzuziehen, weil er nicht verarbeitet wurde. Viele Honigproduzenten erhitzen den Honig, um den Prozess der Extraktion aus den Waben zu beschleunigen, was dem Produkt jedoch schadet. Honig ist süßer als Haushaltszucker und enthält Monosaccharide, die das Verdauungssystem eines Menschen mit GAPS verarbeiten kann. Verwenden Sie Honig als Süßungsmittel. In den frühen Phasen der Einführungsdiät sollten Sie versuchen, alles Süße, einschließlich Honig, nur sehr begrenzt zu sich zu nehmen, weil Süßes das Wachstum von Hefepilzen (Candida) im Darm fördern und den Blutzuckerspiegel aus dem Gleichgewicht bringen kann.

Honig wurde von den Kräften der Natur geschaffen und trägt die unermessliche Weisheit der Natur in sich. Vor der Einführung von Zucker im 17. Jahrhundert war Honig das einzige Süßungsmittel, das die Menschen bei der Zubereitung ihrer Speisen verwendeten. Ab dem Ende des 17. Jahrhunderts ersetzte Zucker, der billiger und leichter verfügbar war, Honig nach und nach in der Kost der Menschen, und damit begann eine Ära zuckerbedingter Gesundheitsprobleme. Honig ist viel natürlicher und somit besser verträglich für den menschlichen Körper, und anstatt der Gesundheit zu schaden, verfügt er über sehr viele die Gesundheit fördernde Eigenschaften. Honig wird seit Tausenden von Jahren als Nahrungsmittel und als Medizin verwendet.[98-105]

In der griechischen Mythologie galt Honig als „Speise der Götter". Es gibt Dutzende von Büchern, in denen die gesundheitsfördernden Eigenschaften von natürlichem Honig beschrieben werden. Honig wirkt antiseptisch und als ein Heilmittel. Er liefert Vitamine, Mineralstoffe, Aminosäuren und viele andere bioaktive Substanzen. Abhängig von der Vielfalt der Blumen, die den Nektar und den Pollen für die Produktion des Honigs liefern, sind in Honig unterschiedliche Aromen, Nährstoffzusammensetzungen und bioaktive Substanzen zu finden. Abgesehen von seiner chemischen Zusammensetzung verfügt Honig über eine komplexe biophysische Struktur, die in sich das einzigartige Energiemuster des Bienenvolkes trägt, das den Honig produziert hat. Dieses Energiemuster spielt für die heilenden Eigenschaften des Honigs eine wichtige Rolle und darf nicht durch Erhitzung, die Zusetzung von Chemikalien oder Bestrahlung verändert werden. Honig wurde schon immer zur Behandlung von Verdauungsbeschwerden, Infektionen im Brustraum und im Rachen, Arthritis, Anämie, Schlaflosigkeit, Kopfschmerzen, Schwächezuständen und Krebs verwendet. Er kann zu therapeutischen Zwecken auf offene Wunden, Ekzeme, Hautausschläge, Haut- und Mundgeschwüre sowie Hauterosionen aufgetragen werden.[98-105]

Getränke

Ein GAPS-Kind oder -Erwachsener sollte Wasser, frisch gepresste Säfte und Fleisch- oder Fischbrühe trinken.

Erwachsene dürfen außerdem schwachen Tee und Kaffee ohne Milch trinken. Tee und Kaffee müssen frisch gebrüht werden. Es sollten keine Instant-Produkte verwendet werden. Eine Scheibe Zitrone im Tee ist gesundheitsfördernd. Kräutertees sind erlaubt, solange sie aus einer einzigen Kräutersorte in frischer oder getrockneter Form zubereitet werden und nicht aus handelsüblichen Kräutertee-beuteln. Frisch zubereiteter Ingwertee fördert die Verdauung.

Einige Milchersatzprodukte sind erlaubt, zum Beispiel selbst gemachte Mandelmilch und selbst gemachte Kokosnussmilch. Im Rezeptteil wird beschrieben, wie Sie diese selbst herstellen können.

Wasser zu trinken, ist sehr gesund, aber es ist nicht ratsam, Leitungswasser zu trinken, es sei denn, es wird zunächst gefiltert. Leitungswasser ist mit Chlor versetzt und beeinträchtigt das Gleichgewicht der Darmflora. Am besten trinkt man Mineralwasser aus der Flasche oder gefiltertes Wasser. Ein GAPS-Patient sollte seinen Tag immer mit einem Glas stillem Mineralwasser oder gefiltertem Wasser beginnen, nach Belieben kalt oder warm. Eine Scheibe Zitrone oder ein Teelöffel Apfelessig im Wasser sind gesundheitsfördernd. Zwischen den Mahlzeiten sollte man das Gleiche trinken. Zu den Mahlzeiten sollte nicht zu viel Wasser getrunken werden, da dadurch die Verdauung beeinträchtigt werden kann. Es ist besser, zu den Mahlzeiten warme, selbst gemachte Fleischbrühe zu trinken, weil diese die Produktion von Verdauungssäften im Magen anregt. Irgendetwas Kaltes zu trinken, beeinträchtigt die Verdauung. Deshalb ist es wichtig, zu den Mahlzeiten warme Getränke zu sich zu nehmen.

Frisch gepresste Obst- und Gemüsesäfte sind sehr zu empfehlen. Sie beschleunigen die Entgiftungsprozesse im Körper und unterstützen die Leber. Um diese Säfte herstellen zu können, benötigen Sie einen guten Entsafter. Entsafter werden oft zusammen mit einem Rezeptbuch verkauft, aber Sie können auch Ihre eigenen Mischungen und Kombinationen ausprobieren (siehe Rezeptteil). Weitere Informationen zum Thema Entsaften finden Sie im Kapitel *Entgiftung für Menschen mit GAP-Syndrom* (in dem Buch *Gut and Psychology Syndrome*).

Ich empfehle, keine handelsüblichen Säfte zu trinken, es sei denn, es handelt sich um frisch gepresste Säfte. Im Handel erhältliche Säfte sind in der Regel pasteurisiert, was bedeutet, dass viele in dem Saft enthaltene Nährstoffe zerstört wurden und der Saft dadurch zu einer Quelle verarbeiteten Zuckers verwandelt wurde. Zudem wird auf den Etiketten einiger im Handel vertriebener Säfte nicht angegeben, wenn bei ihrer Herstellung Konservierungsmittel, Süßstoffe und andere Substanzen hinzugegeben wurden. Die meisten handelsüblichen Säfte weisen Schimmel- und Pilzbefall auf, worauf GAPS-Betroffene sehr oft reagieren. Es versteht sich von selbst, dass während der Diät auf alle Arten von Sirup und andere Softdrinks verzichtet werden muss.

Alkoholische Getränke sollten von Menschen mit GAP-Syndrom gemieden werden, weil diese die Menge an Giftstoffen, die die Leber zu bewältigen hat, zusätzlich erhöhen. Zu seltenen Gelegenheiten ist jedoch eine geringe Menge trockener Wein, Gin, Scotch Whisky, Bourbon oder Wodka gestattet. Auf Bier muss aufgrund seines hohen Kohlenhydratgehalts komplett verzichtet werden.

Fette und Öle

Tierische Fette und Milchfett (Butter und Ghee) sind für Menschen, die unter dem GAP-Syndrom leiden, die am besten geeigneten Fette. Sie liefern sämtliche Nährstoffe, die für die Wiederherstellung der Immunabwehr, des Darms und des Nervensystems benötigt werden.[106] GAPS-Patienten sollten solche Fette in hohen Mengen verzehren. Tatsächlich genesen Betroffene umso schneller, je mehr frische tierische Fette sie zu sich nehmen.

Tierische Fette eignen sich zum Kochen am besten, weil sich ihre chemische Struktur nicht verändert, wenn sie erhitzt werden. Alle Speise- und Pflanzenöle enthalten viele gesundheitsschädliche, beschädigte Fettsäuren und sollten gemieden werden.[106] Gekocht oder gebraten werden sollte mit Butter, Ghee, Schweineschmalz, Rinder-, Lamm-, Gänse-, Enten- oder Hühnerfett. Wenn Sie eine Ente rösten, streichen Sie das Fett, das sich auf dem Backblech sammelt, durch ein Sieb oder ein Seihtuch, und schon haben Sie ein großes Glas hervorragendes Kochfett. Wenn Sie eine Gans rösten und das gleiche Verfahren anwenden, erhalten Sie sogar noch mehr Kochfett. Sie können mit diesen Fetten auch backen, wenn Sie irgendwelche Bedenken haben, Butter und Ghee zu verwenden. Ein weiteres, gut zum Kochen und Backen geeignetes Öl ist naturbelassenes, ungehärtetes Kokosöl. Leider sind viele der in westlichen Ländern erhältlichen Kokosöle gehärtet und sollten am besten vermieden werden.

Meiden Sie mit Ausnahme von hochwertigem, nativem kalt gepresstem Olivenöl jegliche im Handel erhältlichen Öle. Es ist keine gute Idee, mit Olivenöl zu kochen oder zu braten, weil durch das Erhitzen viele Nährstoffe zerstört und einige der in ihm enthaltenen ungesättigten Fettsäuren beschädigt werden. Verwenden Sie es großzügig als Dressing auf fertig zubereiteten Gerichten, Salaten und Gemüse. Andere kalt gepresste Öle wie Leinöl, Nachtkerzenöl, Avocadoöl usw. sind sehr gut für die Gesundheit, aber auch diese Öle sollten niemals erhitzt und immer frisch gekauft werden (da sie recht schnell oxidieren).

Meiden Sie alle künstlichen Fette wie Margarine und Butterersatzprodukte. Meiden Sie alle Speisen, bei deren Zubereitung diese Fette verwendet wurden.

Detailliertere Informationen über Fette und Öle finden Sie im Kapitel *Fette, die Guten und die Bösen.*

Salz

Nur ein kleiner Prozentsatz der weltweiten Salzproduktion ist für den menschlichen Verzehr bestimmt. Mehr als 90 Prozent des produzierten Salzes wird für industrielle Zwecke verwendet: für die Herstellung von Seifen, Waschmitteln, Kunststoffen, in der Landwirtschaft verwendete Chemikalien, PVC usw.[107] Für diese industriellen Anwendungen wird reines Natriumchlorid benötigt. In der Natur vorkommendes Salz enthält hingegen viele weitere Substanzen. Tatsächlich enthalten natürliches Kristallsalz und natürliches Meersalz alle Mineralstoffe und Spurenelemente, aus denen der menschliche Körper besteht und die er benötigt. Salz in diesem natürlichen Zustand ist nicht nur gut für uns, sondern lebenswichtig.[108,109] Doch weil die Industrie reines Natriumchlorid benötigt, werden alle anderen Elemente und Mineralstoffe aus dem natürlichen Salz entfernt. Wir konsumieren dieses Salz dann als „Tafelsalz“, und natürlich enthalten auch alle bei uns erhältlichen verarbeiteten Lebensmittel jede Menge davon.

Diese Art von Salz schleicht sich wie ein Schurke in unseren Körper ein und stört unsere Homöostase auf der elementarsten Ebene. Unser Körper ist so konstruiert, Natriumchlorid zusammen mit all den anderen Mineralstoffen und Spurenelementen aufzunehmen, die in natürlichem Salz enthalten sind. Reines Natriumchlorid bindet Wasser, sodass seine Aufnahme Wassereinlagerungen im Körper verursacht, was wiederum viele Folgen wie Bluthochdruck, Gewebeödeme und Durchblutungsstörungen nach sich ziehen kann.[107-111] Bei dem Versuch des Körpers, den Überschuss an Natriumchlorid zu bewältigen, bilden sich verschiedene schädliche Säuren und Gallen- und Nierensteine. Da Natrium seine Funktion im Körper sozusagen im Team mit vielen anderen Mineralstoffen und Spurenelementen (Kalium, Kalzium, Magnesium, Kupfer, Zink, Mangan usw.) erfüllt, geraten auch die Konzentrationen dieser Stoffe aus dem normalen Gleichgewicht. Der Verzehr von Tafelsalz kann zahlreiche schädliche und schwerwiegende Folgen haben. Deshalb empfehlen die meisten Mediziner, einschließlich Schulmediziner, kein Tafelsalz zu konsumieren.[112]

Unser Planet stellt uns jede Menge Salz von guter Qualität zur Verfügung, das wir konsumieren können. Im Laufe der Geschichte der Menschheit wurde es sehr lange als sehr wertvoll erachtet. Es wurde „das weiße Gold“ genannt, und im Römischen Reich bestand ein Teil des Soldes der Legionäre aus einer Salzration (daher stammt auch das Wort „Salär“). Natürliches Salz ist für unsere Physiologie genauso wichtig wie Wasser.[107-112] Wir müssen Salz in seiner natürlichen Form konsumieren: als Kristallsalz (z. B. Himalaya-Kristallsalz) oder als natürliches, nicht verarbeitetes Meersalz (z. B. Sel gris aus der Bretagne). Es gibt überall auf der Welt zahlreiche Unternehmen, von denen Sie Salz in guter Qualität beziehen können.

Können wir den Bio-Etiketten im Supermarkt vertrauen?

Es ist eine sehr traurige Tatsache, aber das können wir nicht! Die Produktion von Bio-Produkten wird überall in den westlichen Ländern in hohem Tempo von der agrochemischen Industrie übernommen. Wir haben es inzwischen mit einem neuen Begriff zu tun: „Fake-Bio“-Produkte.

In den USA stammen ungefähr 80 Prozent des in den Geschäften verkauften „Bio“-Geflügelfleischs und der verkauften „Bio“-Eier von Tieren aus Massentierhaltungsanlagen – großen Fabriken, in denen die Tiere in Käfigen gehalten und mit künstlichem Futter gefüttert werden und nie das Tageslicht sehen. Mehr als die Hälfte der in US-amerikanischen Supermärkten verkauften Milch stammt aus riesigen als „Bio"-Massentierhaltungsanlagen zertifizierten Fabriken, in denen die Kühe auf Betonböden leben und in ihrem Leben nie eine Weide sehen. Gleichzeitig müssen Milchbauern, die wirklich Bio-Milch produzieren, aufgeben, weil sie mit den großen Produzenten von Fake-Bio-Milch nicht konkurrieren können.[113] Hydroponisches Gemüse und Obst dominiert inzwischen den Markt für „Bio"-Produkte: Tomaten, Paprika, Salate und Beeren, die gewachsen sind, ohne dass die Pflanzen jemals mit Boden in Kontakt gekommen sind, sondern unter Verwendung künstlicher Chemikalien und künstlichen Lichts. Die ganze „Bio"-Industrie ist von Betrug und glatten Lügen geprägt, während die allgemeine Öffentlichkeit weitgehend ahnungslos ist, was da vor sich geht, und den Bio-Etiketten nach wie vor vertraut. Der Northeast Organic Farming Association (NOFA) zufolge, einer wohltätigen Organisation, die sich für gesunde Ernährung und ökologische Landwirtschaft einsetzt, werden die echten Bio-Bauern zusehends zu einer bedrohten Spezies. Die NOFA gibt an, dass jedes Jahr Fake-Biogetreide im Wert von 250 Millionen Dollar in die USA importiert wird, und schätzt, dass 6 Milliarden Dollar des „Umsatzes von Bio-Produkten auf Fake-Bioprodukte entfallen".[113] Das passiert nicht nur in den USA, sondern auch in anderen Ländern der westlichen Welt.

Diese Entwicklung ist nicht überraschend. Die Nachfrage nach Bio-Nahrungsmitteln ist enorm gewachsen und wächst immer noch weiter. Allein in den USA wurden im Jahr 1990 Bio-Nahrungsmittel im Wert von 1 Milliarde Dollar umgesetzt. Im Jahr 2017 war der Umsatz mit Bio-Nahrungsmittel auf 43,7 Milliarden Dollar gestiegen, und es wird geschätzt, dass er bis zum Jahr 2025 auf 70,4 Milliarden wächst. Natürlich will die Agrarchemikalien einsetzende industrielle Landwirtschaft ein Stück von diesem Kuchen abhaben! Diese Industrie hat eine unübertroffene Fähigkeit, die Landwirtschaftspolitik der Regierungen der westlichen Länder zu beeinflussen, und hat es im Laufe der vergangenen zehn Jahre erfolgreich geschafft, die Gesetze und Vorschriften zur Regulierung der Produktion von Bio-Nahrungsmitteln so verändern zu lassen, dass sie ihren wirtschaftlichen Interessen entsprechen.[113-117]

Was bedeutet das für uns Verbraucher? Was können wir tun, um sicher zu sein, echte Bio-Produkte zu bekommen? Eins dürfen wir jedenfalls ganz sicher nicht tun: in die Supermärkte gehen. Wenn Sie Fake-Bio-Produkte kaufen wollen, ist der Supermarkt der richtige Ort, um welche zu finden. Wir müssen die Nahrungsmittel direkt beim Bauern kaufen. Wir müssen den Bauernhof aufsuchen, den Bauern kennenlernen, uns die Gärten und die Tiere ansehen und danach fragen, wie die Tiere gehalten werden. Indem wir unsere Nahrungsmittel direkt von glaubwürdigen Bio-Bauern kaufen, unterstützen wir die echte Bio-Branche und versorgen unsere Familie gleichzeitig mit echten Nahrungsmitteln. Viele Menschen tun dies bereits. Sie schließen sich zu Gruppen zusammen und organisieren sich so, dass die mitmachenden Familien abwechselnd aus den Städten aufs Land fahren, Bio-Bauernhöfe aufsuchen und Lebensmittel für die ganze Gruppe mitbringen. Viele Menschen fangen an, ihr eigenes Obst und Gemüse anzubauen und Hühner, Ziegen und andere Tiere zu halten. Die Mühe lohnt sich immer! Gute, echte Nahrungsmittel zu essen, gute ehrliche Menschen kennenzulernen und dem Land und der Natur näher zu sein, sorgt für bessere Gesundheit und eine Lebensweise, die dazu beiträgt, ein glücklicheres Leben zu leben.

Empfohlene Lebensmittel

Ananas, frisch
Äpfel
Aprikosen, frisch oder getrocknet
Artischocken
Asiago (Käse)
Aubergine
Avocados, Avocadoöl
Bananen (nur reife, mit braunen Flecken auf der Schale)
Beeren, alle Sorten
Birnen
Blattkohl
Blauschimmelkäse
Blumenkohl
Bohnen, getrocknete weiße, grüne Bohnen und Limabohnen, richtig zubereitet
Brick (Käse)
Brie (Käse)
Brokkoli
Brunnenkresse
Butter
Camembert
Cashewkerne, nur frische
Cayennepfeffer
Cheddarkäse
Cherimoya (auch Zimtapfel oder Sharifa genannt)
Colby (Käse)
Datteln, frisch oder getrocknet, ohne Zusatzstoffe, nicht in Sirup eingelegt
Dill, frisch oder getrocknet
Edamer
Eier, frisch
Emmentaler
Ente, frisch oder gefroren
Erbsen, frische grüne oder getrocknete Spalterbsen
Erdnussbutter, ohne Zusätze

Erdnüsse, frisch oder in der Schale geröstet
Essig (Apfelessig oder weißer Essig); vorher vergewissern, dass keine Allergie gegen Essig vorliegt
Essiggurken, ohne Zucker oder andere nicht erlaubte Zutaten
Fasan, frisch oder gefroren
Fisch, frisch oder gefroren, oder im eigenen Saft oder in Öl in Gläsern konserviert
Fischkonserven, nur in Öl und Wasser eingelegt, in Gläsern konserviert
Fleisch, frisch oder gefroren
Frischkäse
Gans, frisch oder gefroren
Geflügel, frisch oder gefroren
Gewürze, einzelne Sorten, rein, ohne Zusatzstoffe
Ghee, selbst gemacht
Gin, gelegentlich
Gorgonzola (Käse)
Gouda
Grapefruit
Grüne Bohnen
Grünkohl
Gurken
Haselnüsse
Havarti (Käse)
Honig, natürlich
Hühnerfleisch, frisch oder gefroren
Ingwerwurzel, frisch
Joghurt, selbst gemacht
Kaffee, schwach, frisch zubereitet, kein löslicher Kaffee
Kapern
Kirschen
Kiwi-Früchte
Knoblauch
Knollensellerie
Kohl
Kokosmilch
Kokosnuss, frisch oder getrocknet (geraspelt), ohne Zusatzstoffe
Kokosöl
Koriander, frisch oder getrocknet
Kräuter, frisch oder getrocknet, ohne Zusätze
Kräutertees
Kumquats
Kürbis (Sommer- und Wintersorten)
Lammfleisch, frisch oder gefroren
Limabohnen (getrocknet oder frisch)
Limburger Käse
Limetten
Linsen
Mandarinen
Mandeln, einschließlich Mandelbutter und Mandelöl
Mangos
Meeresfrüchte, frisch oder gefroren
Melonen
Möhren
Monterey Jack (Käse)
Münsterkäse
Muskatnuss
Nektarinen
Nüsse, alle Arten, frisch geschält, weder geröstet noch gesalzen
Nussmehl oder gemahlene Nüsse (normalerweise gemahlene blanchierte Mandeln)

Oliven, konserviert, ohne Zucker und ohne andere nicht erlaubte Zutaten
Olivenöl, nativ, kalt gepresst
Orangen
Pak Choy
Papayas
Paprikaschoten (grün, gelb und orange)
Paranüsse
Parmesan
Pecorino (Käse)
Pekannüsse
Petersilie
Pfeffer, schwarzer, weißer und roter, gemahlen und in Form von Körnern
Pfirsiche
Pflaumen, getrocknet, ohne Zusätze, oder im eigenen Saft
Pilze
Port-Salut (Käse)
Rhabarber
Rindfleisch, frisch oder gefroren
Roquefort (Käse)
Rosenkohl
Rosinen
Rote Bete
Säfte, frisch gepresst aus erlaubten Früchten und Gemüsesorten
Salate, alle Sorten
Satsumas
Schwarzer Winterrettich
Schweinefleisch, frisch oder gefroren
Scotch, gelegentlich
Seetang, frisch oder getrocknet, nach vollendeter Einführungsdiät
Senfsamen, als reines Pulver und als Senf, ohne nicht erlaubte Zutaten
Spargel
Speiserüben
Spinat
Staudensellerie
Steckrüben
Stilton (Blauschimmelkäse)
Taube, frisch oder gefroren
Tee, Bio-Tee, schwach, frisch zubereitet, kein löslicher Tee
Tomaten
Tomatenmark, rein, abgesehen von Salz ohne Zusatzstoffe
Tomatensaft, abgesehen von Salz ohne Zusatzstoffe
Truthahnfleisch,
Ugli (Zitrusfrucht)
Wachteln, frisch oder gefroren
Walnüsse
Wein, trocken, rot, rosé oder weiß
Weintrauben
Weiße Bohnen, richtig zubereitet
Wild
Wodka, nur sehr selten
Zellulose in Nahrungsergänzungsmitteln
Zimt
Zitronen
Zitrussäure
Zucchini
Zwiebeln

BEHANDLUNG

Jede weite Reise beginnt mit dem ersten Schritt.
Lao Tzu

Für alle Erkrankungen, über die wir in diesem Buch gesprochen haben, werden Sie viele Behandlungsvorschläge finden, sowohl natürliche als auch konventionelle. Jeder GAPS-Betroffene ist ein Individuum mit einer einzigartigen körperlichen Verfassung, dessen Leben durch individuelle Umstände geprägt ist. Deshalb gibt es auch keine Behandlung, die für jeden Menschen gleichermaßen geeignet ist. Stellen Sie sich vor, Sie möchten einen Kuchen backen. Bevor Sie sich Gedanken über die Kirschen machen, mit denen Sie ihn verzieren wollen, müssen Sie zuerst den Kuchen backen. Die Heilung Ihres Darms durch die Befolgung des GAPS-Ernährungsprogramms entspricht dem Backen des Kuchens. Andere Behandlungen wie eine Chelattherapie zur Ausleitung toxischer Metalle, Anti-Parasiten-Behandlungen, Infrarotsauna, hyperbare Oxygenierung, Akupunktur, naturheilkundliche und chiropraktische Behandlungen, Homöopathie, Physiotherapie, Hypnosetherapie, Kräutertherapie, eine Therapie mit bio-identischen Hormonen usw. stellen die „Kirschen auf dem Kuchen" dar. Sie können alle sehr hilfreich sein, und jeder GAPS-Patient „dekoriert" seinen „Kuchen" mit seinen eigenen individuellen „Kirschen". Klinische Erfahrungen haben jedoch ergeben, dass die „Kirschen" bei vielen Menschen gar nicht erforderlich sind, weil die Befolgung des GAPS-Ernährungsprogramms für ihre Genesung ausreicht. Backen Sie also erst einmal Ihren Kuchen, bevor Sie an die Kirschen denken, denn diese können teuer und nicht zielführend sein, wenn Sie sie zu früh verwenden. Schaffen Sie als Erstes durch eine Befolgung des GAPS-Ernährungsprogramms eine gute Grundlage für Ihre Genesung.

Der menschliche Körper verfügt über eine unglaubliche Fähigkeit, sich selbst zu heilen, wenn er die richtige Hilfe erhält. Wenn ein Baum krank wird, müssen wir uns zuerst um seine Wurzeln kümmern, bevor wir uns seinen Blättern und Ästen zuwenden. Wie in den vorherigen Kapiteln dargelegt, befinden sich die Wurzeln unserer Gesundheit in unserem Verdauungssystem, also müssen wir dort beginnen, um es dem Körper zu ermöglichen, alle seine „Äste und Blätter" zu heilen.

Wenn Ihr Verdauungssystem erst einmal anfängt, richtig zu funktionieren, werden Sie erstaunt sein, wie schnell viele Ihrer Symptome, die sich weit weg vom Darm bemerkbar machen, anfangen zu verschwinden: Ihre Gelenke und Ihre Muskeln hören auf zu schmerzen, Ihr prämenstruelles Syndrom verschwindet, Ihre Haut wird reiner, Ihre Energie kehrt zurück, Sie fangen an, gut zu schlafen, Ihr Gedächtnis und Ihre Konzentrationsfähigkeit verbessern sich, Sie entdecken längst verlorene Ausdauer, die Ihnen hilft, Ihre täglichen Aufgaben zu bewältigen, Ihre ständigen Erkältungen gehören der Vergangenheit an, Ihr Asthma verschwindet, Sie stellen mitten im Sommer fest, dass Sie in diesem Jahr gar keinen Heuschnupfen hatten, Ihre Kopfschmerzen und Ihre chronische Blasenentzündung verschwinden usw. Wenn all diese Symptome verschwinden, die weder Sie noch Ihr Arzt je mit dem Zustand Ihres Verdauungssystems in Verbindung gebracht haben, wird das Verschwinden dieser Symptome Ihnen sagen, dass Sie das Richtige getan haben, indem Sie Ihren Darm geheilt haben.

Mutter Natur arbeitet nicht schnell. Man kann sehr schnell krank werden, aber zu genesen dauert immer länger. Jeder Mensch ist anders, aber bei den meisten GAPS-Betroffenen dauert es mindestens zwei Jahre, bis deren Darm geheilt ist. Egal unter welcher chronischen Krankheit Sie leiden (und egal ob unter einer physischen oder einer psychischen) – um eine gute Ausgangsbasis für die Genesung zu schaffen, empfehle ich, das GAPS-Ernährungsprogramm zu befolgen.

DAS GAPS-ERNÄHRUNGSPROGRAMM

Nach Jahren des Ausprobierens wurde mir klar, warum das GAPS-Ernährungsprogramm so genial ist, und dass es keine Möglichkeit gab, es zu umgehen! Es gab keine andere Chance für mich, es sei denn, ich hätte mich entschieden, mich für immer unwohl zu fühlen!

Katrina, geheilt von Morbus Crohn und rheumatischer Arthritis

Das GAPS-Ernährungsprogramm entstand aufgrund meiner persönlichen Erfahrungen mit meiner eigenen Familie und meiner klinischen Erfahrungen mit Tausenden von Kindern und Erwachsenen auf der ganzen Welt. Im Laufe der vergangenen zwanzig Jahre hat sich die Befolgung dieses Ernährungsprogramms zu einer internationalen Bewegung entwickelt, die sich dadurch auszeichnet, dass Patienten sich selbst und ihren Familien helfen, von allen Arten von chronischen Krankheiten zu genesen.

Was umfasst dieses Programm?

1. Ernährung. GAPS-Beschwerden sind im Wesentlichen Verdauungserkrankungen. Das Verdauungssystem ist ein langer Schlauch. Alles, was Sie in diesen

Schlauch hineingeben, hat einen direkten Einfluss auf den Gesundheitszustand und das Wohlbefinden des Verdauungssystems. Deshalb steht an erster Stelle der Behandlung die Ernährung. Alles andere ist zweitrangig.

2. Nahrungsergänzung.
3. Entgiftung und Veränderung der Lebensweise.

Sehen wir uns diese drei Punkte im Detail an.

Die GAPS-DIÄT

Die GAPS-Diät basierte ursprünglich auf der Speziellen Kohlenhydrat-Diät. Die Spezielle Kohlenhydrat-Diät wurde in der ersten Hälfte des 20. Jahrhunderts von dem bekannten amerikanischen Kinderarzt Dr. Sidney Valentine Haas entwickelt. Dr. Haas und seine Kollegen untersuchten viele Jahre lang die Auswirkungen der Ernährungsweise auf Zöliakie und andere Verdauungsstörungen. Die Ergebnisse dieser Forschung wurden in dem umfassenden medizinischen Fachbuch *The Management of Celiac Disease* veröffentlicht, das 1951 von Dr. Sidney V. Haas und Merrill P. Haas verfasst wurde.[1] Zu jener Zeit wurde die in dem Buch beschriebene Ernährungsweise von der medizinischen Gemeinschaft auf der ganzen Welt als Heilmittel für Zöliakie akzeptiert, und Dr. Sidney V. Haas wurde für seine Pionierarbeit in der Kinderheilkunde gefeiert. Leider wurde Zöliakie in den folgenden Jahren als Glutenunverträglichkeit oder Glutenenteropathie neu definiert, und die Spezielle Kohlenhydrat-Diät galt als veraltet. Sie wurde von der mittlerweile verstorbenen Elaine Gottschall wieder neu aufgegriffen, die das Werk von Dr. Haas im Jahr 1958 entdeckte, als ihre kleine Tochter an schwerer Colitis ulcerosa und unter Lernproblemen litt. Nach dem Erfolg, den die Befolgung der Speziellen Kohlenhydrat-Diät bei ihrer Tochter bewirkte, half Elaine Gottschall im Laufe der Jahre Tausenden von Menschen, die an Morbus Crohn, Colitis ulcerosa, Zöliakie, Divertikulitis und verschiedenen Arten von chronischem Durchfall litten. Sie befasste sich jahrelang mit der Erforschung der biochemischen und biologischen Grundprinzipien der Ernährung und veröffentlichte im Jahr 1994 ein Buch mit dem Titel *Diät bei Morbus Crohn und Colitis ulcerosa: Chancen durch reizarme Ernährung.*[2] Die *Spezielle Kohlenhydrat-Diät* erfreut sich weltweit großer Beliebtheit, und ich habe sie viele Jahre lang in meiner Klinik eingesetzt. Nachdem ich wertvolle klinische Erfahrungen gesammelt hatte, musste ich die Diät mehrfach an die Bedürfnisse meiner Patienten anpassen. Im Laufe der Jahre gaben meine Patienten ihrem Ernährungsplan den Namen „GAPS-Diät."

Befolgung der Diät

Im Laufe der Jahre wurde die GAPS-Diät auf der ganzen Welt bekannt und half Kindern und Erwachsenen bei der Genesung von sehr schwerwiegenden gesundheitlichen Problemen. Darüber hinaus hat sich die Diät immer weiterentwickelt, um immer mehr Patienten gerecht zu werden, die unter komplexeren gesundheitlichen Problemen leiden. Manche Menschen kommen gut damit zurecht, die *GAPS-Volldiät* zu befolgen, die am einfachsten umzusetzen und gut geeignet ist, als dauerhafte Ernährungsweise in das Leben implementiert zu werden. Viele Menschen müssen die *GAPS-Einführungsdiät* befolgen, die schwieriger umzusetzen ist, jedoch für eine tiefergehende Heilung des Darms und der anderen Bereiche des Körpers sorgt. Menschen, die unter besonders schweren Verdauungsproblemen, schweren psychischen Erkrankungen und einigen schweren körperlichen Erkrankungen leiden, hat es sehr geholfen, eine Zeit lang die *pflanzenlose GAPS-Diät* zu befolgen. Patienten die unter so schweren Erkrankungen wie Krebs, Multipler Sklerose, Borreliose und anderen sehr ernsten gesundheitlichen Problemen leiden, haben die *ketogene GAPS-Diät* als die für sie am besten geeignete Herangehensweise empfunden. Dann gibt es Menschen, die mehr pflanzliche Nahrungsmittel zu sich nehmen, um sich gut zu fühlen. Diese Menschen schwören auf die *pflanzenreichere GAPS-Diät*. In einigen Situationen ist es erforderlich, vorübergehend auf feste Nahrung zu verzichten. In diesen Fällen kann man das *GAPS-Flüssigkeitsfasten* durchführen.

Das gesamte Spektrum der GAPS-Diät:

- die GAPS-Einführungsdiät
- die GAPS-Volldiät
- die pflanzenfreie GAPS-Diät
- die ketogene GAPS-Diät
- die pflanzenreichere GAPS-Diät
- das GAPS-Flüssigkeitsfasten

Sehen wir uns die einzelnen Diäten im Detail an.

Die GAPS-Einführungsdiät

Die Einführungsdiät ist darauf ausgelegt, die Darmschleimhaut schnell zu heilen und zu versiegeln. Dieses Ziel wird durch drei Komponenten erreicht:

1. Große Mengen an nährenden Substanzen für die Darmschleimhaut: Aminosäuren, Gelatine, Glucosamine, Kollagen, Fette, Vitamine, Mineralstoffe usw. – all die Substanzen, aus denen die Darmschleimhaut aufgebaut ist. Wie in den vorangegangenen Kapiteln bereits dargelegt, erneuert sich die Darmschleimhaut ständig, indem sie alte und verbrauchte Zellen abstößt und neue Zellen bildet. Um gesunde neue Zellen bilden zu können, benötigt die Darmschleimhaut ganz spezielle Nahrung, die eine Befolgung dieser Diät in Hülle und Fülle liefert.
2. Die Mehrheit der GAPS-Patienten leidet unter Entzündungen und Geschwüren in der Darmschleimhaut, von denen sie vielleicht nichts wissen, weil diese nicht immer besondere Symptome hervorrufen. Ihre Darmschleimhaut kann wund und sehr empfindlich sein. Die GAPS-Einführungsdiät ist sehr sanft. Sie entfernt Ballaststoffe und alle anderen Substanzen, die den Darm reizen oder schädigen und den Heilungsprozess stören könnten.
3. Der Zellregenerationsprozess in der Darmschleimhaut wird von den nützlichen Mikroben gesteuert und organisiert, die normalerweise auf der Oberfläche der Darmschleimhaut leben.[3,4] Ohne die Anwesenheit dieser nützlichen Mikroben kann es keine Heilung geben! Die GAPS-Einführungsdiät sorgt von Anfang an dafür, dass mit der Kost probiotische Mikroben aufgenommen werden.

Schon der Name Einführungsdiät impliziert, dass wir mit dieser Diät beginnen. **Allerdings muss nicht jeder mit der Einführungsdiät anfangen!**

Ich empfehle den meisten GAPS-Patienten, in irgendeinem Stadium ihrer Genesung die Einführungsdiät zu befolgen, weil sie am besten geeignet ist, den Heilungsprozess im Darm und in den anderen Bereichen des Körpers zu optimieren. Allerdings ist die Befolgung dieser Diät sehr aufwendig, und es kann durchaus schwierig sein, sie durchzuhalten. Abhängig von Ihrer Lebensweise und Ihren Lebensumständen sollten Sie vielleicht in Erwägung ziehen, mit der GAPS-Volldiät zu beginnen und die Einführungsdiät später durchzuführen. Wenn Sie ein guter Koch sind, Ihre Küche gut ausgestattet ist und Sie einen Vorrat an allen erforderlichen Zutaten angelegt haben, sind Sie vielleicht bereit, mit der Einführungsdiät zu beginnen. Leider gehören viele Menschen nicht zu dieser Gruppe: Sie müssen ihr Leben und ihre Küche erst so organisieren, dass sie anfangen können, viel zu kochen und Gerichte zuzubereiten, sie müssen Bezugsquellen finden, wo sie die richtigen Nahrungsmittel beziehen können, sie müssen die Zeit finden, eine Pause von einem anstrengenden Job einlegen zu können, ihr betroffenes Kind aus der Schule nehmen (oder auf lange Schulferien warten) usw.

Im Folgenden die üblichen Situationen, in denen es sinnvoll ist, mit der GAPS-Volldiät zu beginnen und die Einführungsdiät später durchzuführen.

- Wenn Sie auf Reisen sind oder auswärts arbeiten und aufgrund der Umstände nicht in der Lage sind zu kochen und Gerichte zuzubereiten, ist es einfacher, mit der GAPS-Volldiät zu beginnen. Während der Befolgung der GAPS-Volldiät können Sie auswärts essen, und die Auswahl der erlaubten Nahrungsmittel ist viel größer. Nach ungefähr sechs Monaten oder nach einem Jahr sind Sie dann vielleicht imstande, sich so zu organisieren, dass Sie die Einführungsdiät durchführen können.
- Wenn wir versuchen, einen Menschen zu heilen, dem es womöglich schwerfällt, die Diät einzuhalten, ist es sinnvoll, mit der GAPS-Volldiät zu beginnen. Nach ungefähr einem Jahr ist der Heilungsprozess weit fortgeschritten, und der Betroffene ist vielleicht bereit, die strengen Regeln der Einführungsdiät zu befolgen und sich daran zu halten. Zu dieser Gruppe gehören viele Teenager und junge Menschen. Sie verfügen nur über ihr Taschengeld und stehen unter Gruppendruck. Zu versuchen, jemanden, der zu dieser Gruppe gehört, dazu zu bringen, die Einführungsdiät zu befolgen, ist oft unmöglich; daher empfehle ich, in diesem Fall mit der GAPS-Volldiät zu beginnen. Achten Sie darauf, dass der Teenager an der Zubereitung der Mahlzeiten beteiligt ist, um eine richtige sensorische Beziehung zu Nahrungsmitteln aufzubauen. Kinder essen grundsätzlich eher etwas, was sie selbst zubereitet haben, als etwas, was jemand anderes für sie gekocht hat. Wenn sich bei dem Teenager Heilungserfolge einstellen, wird er eher bereit sein, die Einführungsdiät zu befolgen und einzuhalten.
- Menschen, die unter chronischer Verstopfung leiden, beginnen besser mit der GAPS-Volldiät. Diese Personengruppe ist in der Regel auf die Zufuhr von Ballaststoffen angewiesen, um überhaupt Stuhlgang zu haben. Bei der Einfüh-

rungsdiät werden die Ballaststoffe aus der Kost gestrichen, was die Verstopfung bei den Betroffenen wahrscheinlich noch verschlimmern wird. Wenn die Verstopfung durch die Befolgung der GAPS-Volldiät behoben ist, kann die Einführungsdiät ausprobiert werden, um eine tiefergehende Heilung zu erreichen.

- Menschen, die nicht unter schweren Verdauungssymptomen leiden, können mit der GAPS-Volldiät beginnen. In einigen Fällen genesen sie von ihren Erkrankungen, ohne überhaupt die Einführungsdiät durchführen zu müssen. Ich habe solche Patienten behandelt, die unter Depressionen, ADHS und Autoimmunerkrankungen litten. Allerdings ist diese Gruppe ziemlich klein. Die meisten Betroffenen müssen in irgendeinem Stadium ihres Genesungsprozesses die Einführungsdiät befolgen, und in vielen Fällen nicht nur einmal.

Für Menschen, die unter schweren Verdauungserkrankungen leiden, ist eine konsequente Einhaltung der Einführungsdiät unerlässlich. Zu diesen Erkrankungen gehören unter anderem: chronischer Durchfall, Bauchschmerzen, Völlegefühl, Sodbrennen, Blut oder Schleim im Stuhl, Colitis ulcerosa, Morbus Crohn, akute oder chronische Gastritis, akute oder chronische Enterokolitis, Ösophagitis und andere schwere Verdauungsstörungen. Die Befolgung der Einführungsdiät lindert die Symptome schnell und leitet den Heilungsprozess im Verdauungssystem ein. Selbst für gesunde Menschen gilt: Wenn Sie oder Ihr Kind von einem „Magen-Darm-Virus" oder einer anderen Form von Durchfall geplagt werden, wird ein einige Tage langes Befolgen der Einführungsdiät die Symptome schnell und dauerhaft beseitigen, normalerweise ohne dass dazu die Einnahme von Medikamenten erforderlich ist.

Menschen mit Lebensmittelallergien und -unverträglichkeiten sollten die Einführungsdiät durchführen, um ihre Darmschleimhaut zu heilen und zu versiegeln. Die Ursache für die Entstehung von Allergien und Nahrungsmittelunverträglichkeiten ist ein sogenannter „durchlässiger Darm", bei dem die Darmschleimhaut durch eine krankhaft veränderte mikrobielle Flora geschädigt ist. Nahrungsbestandteile werden nicht richtig verdaut, bevor sie durch diese geschädigte Darmwand resorbiert werden, und lösen infolgedessen eine Reaktion des Immunsystems aus. Viele Menschen versuchen dann die Lebensmittel, auf die sie reagieren, zu identifizieren. Doch wenn die Darmwand geschädigt ist, werden die meisten Nahrungsmittel, die sie zu sich nehmen, unvollständig verdaut resorbiert, was zu einer sofortigen oder zu einer verzögerten Reaktion führen kann (einen Tag, ein paar Tage oder sogar ein paar Wochen später). Da sich diese Reaktionen überschneiden, kann man sich nie ganz sicher sein, auf welches spezielle Nahrungsmittel man an einem bestimmten Tag reagiert. Das Testen auf Lebensmittelallergien ist notorisch unzuverlässig: Wenn man Sie zwei Wochen lang zweimal am Tag auf bestimmte Nahrungsmittel testen würde, würde man feststellen, dass Sie auf alles, was Sie zu sich nehmen, „allergisch" reagieren. Solange die Darmwand geschädigt ist und geschädigt bleibt, können Sie bis in alle Ewigkeit mit Ihrer Ernährung herumexperimentieren und immer wieder verschiedene Nahrungsmittel weglassen, ohne jemals etwas zu erreichen. Meiner klinischen Erfahrung nach ist es in so einem Fall am besten, sich auf die Heilung der Darmwand durch eine Befolgung der GAPS-Einführungsdiät zu konzentrieren. Sobald die Darmwand geheilt ist, werden die Nahrungsmittel richtig verdaut, bevor sie resorbiert werden. Die meisten Lebensmittelunverträglichkeiten und Allergien werden sich auf diese Weise in Luft auflösen. Wenn es ein bestimmtes Nahrungsmittel gibt, auf das Sie stark reagieren, ist es sinnvoll, es zu meiden, während Sie durch die Befolgung der GAPS-Einführungsdiät daran arbeiten, Ihre Darmwand zu heilen. Wenn der Darm geheilt ist, können Sie dieses Nahrungsmittel möglicherweise wieder in Ihre Kost einführen.

> Wenn Sie den Verdacht haben, auf den Verzehr eines bestimmten Nahrungsmittels mit einer anaphylaktischen Reaktion zu reagieren (die gefährlich sein kann), sollten Sie einen Verträglichkeitstest durchführen, bevor Sie dieses Nahrungsmittel in Ihre Kost einführen. Geben Sie vor dem Schlafengehen einen Tropfen des betreffenden Nahrungsmittels auf die Innenseite Ihres Handgelenks (wenn es sich um ein festes Lebensmittel handelt, zerdrücken Sie es und mischen Sie es mit etwas Wasser). Lassen Sie den Tropfen auf der Haut trocknen, bevor Sie schlafen gehen. Untersuchen Sie die Stelle am Morgen: Wenn es zu einer heftigen Rötung kommt, meiden Sie das betreffende Lebensmittel einige Wochen und probieren Sie es dann erneut. Wenn keine Reaktion auftritt, können Sie das Nahrungsmittel nach und nach, beginnend mit einer kleinen Menge, in Ihre Kost einführen. Testen Sie das Nahrungsmittel immer in dem Zustand, in dem Sie es zu sich nehmen wollen: Wenn Sie z. B. rohes Eigelb einführen wollen, testen Sie rohes Eigelb und nicht ein ganzes oder ein gekochtes Ei.

Je nach dem Schweregrad Ihrer Erkrankung können Sie die Einführungsdiät so schnell oder so langsam durchlaufen, wie es Ihre Symptome zulassen. In den ersten beiden Phasen werden die meisten Verdauungssymptome abklingen (Durchfall, Bauchschmerzen, Blähungen usw.). Wenn Sie zur nächsten Phase übergehen und eines dieser Symptome zurückkehrt, ist dies das Signal dafür, dass Ihr Darm für die Einführung der neuen Nahrungsmittel noch nicht bereit ist. Kehren Sie in diesem Fall zur vorherigen Phase zurück und befolgen Sie die Regeln noch etwas länger, bevor Sie versuchen, zur nächsten Phase überzugehen. Sobald der Heilungsprozess in Ihrem Darm ausreichend fortgeschritten ist, können Sie zur nächsten Phase übergehen, ohne dass die alten Symptome wieder auftreten. Sie können beispielsweise die erste Phase in ein oder zwei Tagen durchlaufen und dann zwei Wochen (oder länger) in der zweiten Phase verharren. *In der zweiten Phase wird Ihr Körper mit allen notwendigen Nährstoffen versorgt, sodass keine Eile besteht, diese Phase zu verlassen.* Einige Menschen verharren ein Jahr oder sogar noch länger in der zweiten Phase der Einführungsdiät, fühlen sich gut, und ihr Zustand verbessert sich immer weiter. Einigen Patienten empfehle ich, mehr oder weniger dauerhaft in dieser Phase der Einführungsdiät zu verharren, zum Beispiel bei schweren Fällen von zerebraler Lähmung, Down-Syndrom, schwerem Autismus, Rett-Syndrom und ähnlichen Erkrankungen.

Befolgung der GAPS-Einführungsdiät

Beginnen Sie den Tag mit einer Tasse stillem Mineralwasser oder gefiltertem Leitungswasser. Nehmen Sie Ihr Probiotikum zu sich. Achten Sie darauf, dass das Wasser warm ist oder zumindest Zimmertemperatur hat und nicht kalt ist, da Kälte eine Welle von Kontraktionen durch Ihren Verdauungstrakt schicken und Ihr Befinden verschlechtern kann. Erlaubt sind nur die aufgeführten Nahrungsmittel, etwas anderes darf nicht gegessen werden. In der ersten Phase werden die schlimmsten Symptome wie Bauchschmerzen, Durchfall und Blähungen schnell abklingen. Wenn Sie bei der Einführung eines neuen Nahrungsmittels Durchfall, Bauchschmerzen oder andere Symptome bekommen, sind Sie noch nicht bereit, dieses Nahrungsmittel einzuführen. Warten Sie eine Woche und versuchen Sie es erneut.

Erste Phase:

Selbst gemachte Fleisch- oder Fischbrühe. Fleisch- und Fischbrühen liefern Bausteine für die schnell wachsenden Zellen der Darmschleimhaut und wirken lindernd auf etwaige Entzündungsherde im Darm. Deshalb unterstützen sie die Verdauung und gelten seit Jahrhunderten als bewährtes Haus- und Heilmittel für den Verdauungstrakt. Verwenden Sie keine handelsübliche gekörnte Brühe oder Brühwürfel. Diese Produkte heilen den Darm nicht, da sie stark verarbeitet sind und jede Menge schädliche Inhaltsstoffe enthalten. Beim Thema Fleischbrühe und Knochenbrühe herrscht große Verwirrung. Ausführliche Informationen zu diesem Thema finden Sie im Kapitel *Was wir essen sollen und warum, einige Rezepte.* Beim GAPS-Ernährungsprogramm konzentrieren wir uns auf die *Fleischbrühe.* Hühnerbrühe ist besonders magenfreundlich und eine sehr gute Ausgangsbasis. Um eine gute Fleischbrühe zuzubereiten, benötigen Sie Gelenkstücke, Knochen, ein Stück Fleisch am Knochen, ein ganzes Huhn, Füße und Innereien vom Huhn, einer Gans oder einer Ente, ganze Tauben, Fasane oder andere nicht so teure Arten von Fleisch. Kochen Sie unbedingt Knochen und Gelenkstücke mit, da diese im Gegensatz zu Muskelfleisch besonders reich an den heilenden Substanzen sind. Bitten Sie den Metzger, die großen Röhrenknochen zu halbieren, damit Sie das Knochenmark nach dem Kochen leichter aus den Knochen herausholen können.

- Die Knochen, Gelenke und Fleischstücke in einen großen Topf mit Wasser geben, nach Geschmack naturbelassenes Salz und ungefähr 1 TL grob zerdrückte, schwarze Pfefferkörner dazugeben. Alles aufkochen lassen, den Deckel auflegen und bei schwacher Hitze 2,5 bis 4 Stunden kochen lassen (wenn ein Schongarer verwendet wird, über Nacht zubereiten). Eine Fischbrühe lässt sich unter Verwendung eines ganzen Fischs, Fischflossen, Fischgräten und Fischköpfen auf die gleiche Weise zubereiten. Die Kochzeit beträgt ungefähr 1 bis 1,5 Stunden. Am Ende der Garzeit die Knochen und das Fleisch herausnehmen und die Brühe abseihen, um sie von kleinen Knochenstücken und Pfefferkörnern zu befreien. Jegliches Weichteilgewebe von den Knochen lösen, um es später bei der Zubereitung von Suppen verwenden zu können. Es ist wichtig, das gesamte an den Knochen sitzende weiche Gewebe mitzuessen. Entnehmen Sie den großen Röhrenknochen das Knochenmark, solange die Knochen noch warm sind. Am besten schlägt man die Knochen kräftig auf ein dickes Schneidebrett. Die gallertartigen Weichteile um die Knochen und das Knochenmark enthalten einige der besten heilenden Substanzen für die Darmschleimhaut und das Immunsystem. Sie sollten beides zu jeder Mahlzeit zu sich nehmen. Wenn Sie eine Fischbrühe zubereiten, das Weichgewebe von den Gräten und Köpfen lösen und für die spätere Verwendung in Suppen aufbewahren. Die Fleisch- oder Fischbrühe hält sich im Kühlschrank mindestens 7 Tage, kann aber auch eingefroren werden. Trinken Sie über den

Tag verteilt zu den Mahlzeiten und auch zwischendurch immer wieder etwas warme Fleischbrühe. Die Brühe sollte nicht in einer Mikrowelle, sondern einfach auf dem Herd aufgewärmt werden (elektromagnetische Wellen zerstören Nahrungsmittel und machen sie krebserregend).[5,6,7] Es ist sehr wichtig, dass das gesamte Fett in der Brühe und von den Knochen mitgegessen wird, da diese Fette wesentlich zum Heilungsprozess beitragen. Fügen Sie jeder Tasse Brühe, die Sie trinken, einige probiotische Nahrungsmittel hinzu (die Details zur Einbeziehung probiotischer Nahrungsmittel folgen im weiteren Verlauf des Buches).

- Selbst gemachte Suppe mit Ihrer hausgemachten Fleisch- oder Fischbrühe: Einige Rezeptideen finden Sie im Kapitel *Was wir essen sollen und warum, einige Rezepte*. An dieser Stelle geht es zunächst um einige Details, die sich speziell auf die Einführungsdiät beziehen. Ein wenig von der Fleischbrühe zum Kochen bringen und gewürfeltes oder in Scheiben geschnittenes Gemüse dazugeben: Zwiebeln, Möhren, Brokkoli, Lauch, Blumenkohl, Zucchini, Kürbis usw. Alles 25 bis 30 Minuten köcheln lassen. Es können alle saisonal verfügbaren Gemüsesorten kombiniert werden, gemieden werden sollten jedoch sehr faserige Sorten wie alle Kohlarten und Staudensellerie. Alle besonders faserigen Teile müssen zuvor vom Gemüse entfernt werden, unter anderem die Schale und die Samen von Kürbissen, die Stiele von Brokkoli und Blumenkohl und alle anderen Teile, die besonders faserhaltig aussehen. Sie können eine Handvoll selbst gemachtes fermentiertes Gemüse hinzugeben und dieses zur Zubereitung der Suppe in der Brühe kochen (zusammen mit dem frischen Gemüse). Fermentiertes Gemüse wurde während der Fermentation von Mikroben vorverdaut, und durch das Kochen wird es noch leichter verdaulich. Das Gemüse so lange garen, bis alles wirklich weich ist. Der Suppe, wenn das Gemüse gut durchgegart ist, 1 bis 2 Esslöffel gehackten Knoblauch hinzugeben, die Suppe erneut zum Kochen bringen und die Hitze herunterstellen. Der Suppe das Knochenmark, das Fleisch und das andere Weichteilgewebe hinzugeben, das Sie von den Knochen abgelöst haben. Sie können die Suppe mit einem Suppenmixer pürieren oder so essen, wie sie ist. Geben Sie jeder Portion Suppe ein wenig von einem probiotischen Nahrungsmittel hinzu (die Details zur Einführung probiotischer Nahrungsmittel in die Kost folgen im weiteren Verlauf des Buches). Diese Suppen mit gekochtem Fleisch und anderen von den Knochen gelösten Weichteilen können Sie über den ganzen Tag verteilt so oft essen, wie Sie wollen. Wenn Sie einen großen Topf Suppe zubereitet haben, hält diese sich im Kühlschrank 5 bis 6 Tage, sodass Sie bei Bedarf immer etwas davon aufwärmen können. Das kann für diejenigen unter Ihnen sehr hilfreich sein, die unter Erschöpfung leiden und häufiges Kochen anstrengend finden.

- Es ist wichtig, **probiotische Nahrungsmittel** von Anfang an in die Kost einzuführen. Diese können auf Milchbasis oder auf pflanzlicher Basis hergestellt sein. Um Reaktionen zu vermeiden, sollten probiotische Nahrungsmittel nach und nach eingeführt werden, beginnend mit 2 bis 5 Tage lang 1-2 Teelöffel pro Tag, dann 2 bis 5 Tage lang 3-4 Teelöffel pro Tag und so weiter, bis Sie in jede Tasse Fleischbrühe beziehungsweise Suppe einige Teelöffel des probiotischen Nahrungsmittels geben können. Geben Sie zunächst den Saft Ihres selbst gemachten Sauerkrauts oder die Salzlake des fermentierten Gemüses oder des fermentierten gemischten Gemüses in die Tasse mit der Fleischbrühe beziehungsweise mit der Suppe. Geben Sie das Gemüse selbst noch nicht dazu, da es zu faserig ist. Im Kapitel *Was wir essen sollen und warum, einige Rezepte* erfahren Sie, wie man Gemüse fermentiert. Diese Säfte und Lake von fermentiertem Gemüse liefern nicht nur probiotische Bakterien, sondern tragen auch dazu bei, wieder für eine normale Magensäureproduktion zu sorgen. Achten Sie darauf, dass die Speisen nicht zu heiß sind, wenn Sie die probiotischen Nahrungsmittel hinzufügen, da Hitze die nützlichen probiotischen Bakterien zerstört.

Von einigen seltenen Ausnahmen abgesehen, werden Säfte und Laken von fermentiertem Gemüse von GAPS-Patienten gut vertragen. Anders verhält es sich mit fermentierten Milchprodukten. Meiner Erfahrung nach kann ein großer Prozentsatz der Betroffenen, die unter dem GAP-Syndrom leiden, gut fermentierte selbst gemachte Molke oder selbst gemachten Joghurt oder Sauerrahm von Anfang an vertragen. Einige jedoch nicht. Bevor Sie also Milchprodukte in Ihre Kost einführen, sollten Sie einen **Verträglichkeitstest** durchführen. Testen Sie zuerst Molke, indem Sie Ihren selbst gemachten Joghurt abtropfen lassen (durch das Abtropfen werden viele Milchproteine entfernt). Wenn der Verträglichkeitstest zu keiner Reaktion führt, können Sie versuchen, Molke einzuführen. Beginnen Sie mit 1 Teelöffel Molke pro Tag, die Sie in die Suppe oder in die Fleischbrühe geben. Nachdem Sie 2 bis 5 Tage 1 Teelöffel Molke pro Tag hinzugegeben haben, erhöhen Sie die Menge auf 2 Teelöffel pro Tag und so weiter, bis Sie zu den Mahlzeiten 1/2 Tasse Molke pro Tag zu sich nehmen. Versuchen Sie in dieser Phase, täglich 1 Teelöffel selbst gemachten Joghurt (ohne ihn abtropfen zu lassen) hinzuzugeben und die tägliche Menge allmählich zu erhöhen. Parallel zum Joghurt können Sie versuchen, selbst gemachten Sauerrahm (mit Joghurtkulturen fermentiert) einzuführen. Sauerrahm verfügt über ein für das Immunsystem und die Darmschleimhaut gutes Fettsäureprofil. Im Anschluss an Joghurt führen Sie selbst gemachten Kefir ein. Kefir ist sehr viel aggressiver als Joghurt und führt normalerweise zu einer ausgeprägteren Absterbereaktion (Herxheimer-Reaktion). Deshalb empfehle ich, Joghurt einzuführen, bevor Sie mit Kefir beginnen. Wenn Ihr Körper auf Joghurt keine Reaktion gezeigt hat, können Sie Kefir möglicherweise fast von Anfang an einführen. Weitere Informationen dazu, wie zu verfahren ist, wenn man deutlich auf den Verzehr von Milchprodukten reagiert, finden sich im Kapitel *Fahrplan zur Einführung von Milchprodukten* (S. 253). Wenn Sie bereits vor der Befolgung der GAPS-Einführungsdiät Joghurt, Kefir und andere fermentierte Milchprodukte zu sich genommen haben, ohne dass es zu negativen Reaktionen gekommen ist, können Sie diese weiterhin in der gewohnten Menge zu sich nehmen. In dem Fall brauchen Sie nicht mit einem Teelöffel pro Tag zu beginnen.

Bei Betroffenen, die anfällig für Durchfall sind, kann die Zugabe von Molke, Sauerrahm, Joghurt oder Kefir wahre Wunder bewirken. Verschiedene, in Sauermilchprodukten enthaltene Substanzen, insbesondere Milchsäurebakterien, beruhigen und stärken die Darmschleimhaut, verlangsamen die Nahrungspassage durch den Darm und sorgen dafür, dass der Stuhl sich recht schnell verfestigt. Verschiedene Substanzen in Sauermilchprodukten, vor allem Milchsäure, beruhigen und stärken die Darmschleimhaut, verlangsamen die Nahrungspassage durch den Darm und verfestigen den Stuhl relativ schnell. Wenn Sie also zu Durchfall neigen, führen Sie Sauermilchprodukte von Anfang an ein. Bei Verstopfung sieht die Sache hingegen anders aus. Wenn Sie zu chronischer Verstopfung neigen, führen Sie von Anfang an Sauerkrautsaft und Lake von fermentiertem Gemüse ein, aber seien Sie vorsichtig mit Milchprodukten. Menschen, die unter Verstopfung leiden, vertragen meiner Erfahrung nach recht gut fettreiche Milchprodukte wie Ghee, Butter und Sauerrrahm, jedoch weniger gut proteinreiche Milchprodukte wie Joghurt, Molke, Kefir und Käse. Proteinreiche Milchprodukte können eine Verstopfung verschlimmern. Das muss nicht bei jedem Betroffenen, der unter Verstopfung leidet, der Fall sein, da jeder Mensch über eine ganz individuelle Darmflora verfügt, aber erfahrungsgemäß trifft es bei mehr als der Hälfte aller Fälle zu.

- Ingwer-, Minze- oder Kamillentee mit ein wenig Honig zwischen den Mahlzeiten ist ebenfalls empfehlenswert. Für die Zubereitung von Ingwertee ein wenig frische oder gefrorene Ingwerwurzel (ungefähr einen Teelöffel) in eine kleine Teekanne reiben, kochendes Wasser hinzugeben, bedecken und 3 bis 5 Minuten ziehen lassen. Durch ein Sieb gießen.

***In extremen Fällen von starkem wässrigen Durchfall** sollte das Gemüse weggelassen werden. Trinken Sie stündlich warme Fleischbrühe mit probiotischen Lebensmitteln (vorzugsweise Molke, Sauerrahm oder Joghurt; wenn Sie keine Milchprodukte vertragen, verwenden Sie Lake von fermentiertem Gemüse), essen Sie gut durchgegartes, gelatinereiches Fleisch und gelatinereichen Fisch (aus dem Sie zuvor die Brühe zubereitet haben) und erwägen Sie, nach und nach rohes Eigelb einzuführen. Gemüse sollte erst dann eingeführt werden, wenn der Durchfall nachlässt. Wenn die Darmwand stark entzündet ist, wird keine Menge an Ballaststoffen vertragen. Aus diesem Grund sollte Gemüse nicht voreilig eingeführt werden (nicht einmal sehr weich gekochtes). Wenn der Durchfall anhält, konsultieren Sie die Kapitel über die pflanzenlose GAPS-Diät oder das GAPS-Flüssigkeitsfasten.*

Zweite Phase:

- Essen Sie weiterhin die Suppen mit Knochenmark, gekochtem Fleisch oder Fisch und anderem weichem, von den Knochen stammendem Gewebe (vor allem gelatinereiche und fettige Teile). Trinken Sie weiterhin die Fleischbrühe und den Ingwertee. Geben Sie wie zuvor in jede Tasse Brühe und in jeden Teller Suppe eine kleine Menge eines probiotischen Nahrungsmittels wie zum Beispiel Saft von Sauerkraut, Lake von fermentiertem Gemüse und/oder selbst gemachte Molke oder selbst gemachten Sauerrahm oder Joghurt.
- Geben Sie nun auch rohes Eigelb von Bio-Eiern hinzu. Bestehen Bedenken hinsichtlich einer Eierallergie, sollte zunächst ein Verträglichkeitstest mit rohem Eigelb durchgeführt werden. Am besten ist es, jedem Teller Suppe und jeder Tasse Fleischbrühe rohes Eigelb hinzuzugeben. Beginnen Sie mit 1 Eigelb pro Tag und steigern Sie die Menge allmählich auf ein Eigelb pro Teller Suppe. Wenn Sie Eigelb gut vertragen, fügen Sie den Suppen weich gekochte Eier hinzu (das Eiweiß gekocht und das Eigelb noch flüssig). Falls Bedenken hinsichtlich einer Eierallergie bestehen, sollten Sie vor der Einführung von Eiweiß von Eiern zuerst den Verträglichkeitstest mit rohem Eiweiß

durchführen. Die Menge des täglich verzehrten Eigelbs muss nicht begrenzt werden, da Eigelb fast gar nicht verdaut werden muss, schnell absorbiert wird und Ihnen wertvolle und dringend benötigte Nährstoffe liefert. Beziehen Sie die Eier von einer Quelle, der Sie vertrauen. Es sollten frische Bio-Eier aus Freilandhaltung sein.

- Fügen Sie dem Speiseplan Eintöpfe und Aufläufe mit Fleisch und Gemüse hinzu. Gewürze sollten in dieser Phase gemieden werden. Verwenden Sie einfach nur Salz und frische Kräuter. Der Eintopf muss langsam und lange gekocht werden (mindestens 2,5 Stunden), damit das Fleisch und das Gemüse gut durchgegart sind (siehe z. B. das Rezept für den *italienischen Schmortopf mit Fleisch* im Kapitel *Was wir essen sollen und warum, einige Rezepte*). Der Fettgehalt dieser Mahlzeiten muss recht hoch sein: Je mehr tierische Fette Sie zu sich nehmen, desto schneller werden Sie genesen. Geben Sie jeder Portion ein probiotisches Nahrungsmittel hinzu.
- Erhöhen Sie weiterhin die täglich aufgenommenen Mengen an selbst gemachtem Sauerrahm, Joghurt und Kefir, falls Sie diese Produkte bereits eingeführt haben. Auch die Menge an Saft von Sauerkraut oder Lake von fermentiertem Gemüse sollte kontinuierlich erhöht werden.
- Versuchen Sie, fermentierten Fisch einzuführen. Beginnen Sie mit einem Stück pro Tag und erhöhen Sie die Menge allmählich. Das Rezept finden Sie in dem Kapitel *Was wir essen sollen und warum, einige Rezepte.*
- Führen Sie selbst gemachtes Ghee ein. Wenn bereits Milchprodukte eingeführt wurden, können Sie mit ein paar Esslöffeln pro Tag beginnen und die Menge allmählich erhöhen. Wenn noch keine Milchprodukte eingeführt wurden, sollten Sie mit 1 Teelöffel pro Tag beginnen und die Menge nach und nach erhöhen.

Dritte Phase:

- Fahren Sie mit dem Verzehr der bisher eingeführten Nahrungsmittel fort.
- Geben Sie den Suppen reife zerdrückte Avocado hinzu. Beginnen Sie mit 1 bis 3 Teelöffeln und erhöhen Sie die Menge allmählich.
- Fügen Sie dem Speiseplan Pfannkuchen hinzu. Beginnen Sie mit einem Pfannkuchen pro Tag und erhöhen Sie die Menge allmählich. Die Pfannkuchen aus drei Zutaten zubereiten: 1) Bio-Nussbutter (oder Mandel-, Walnuss-, Erdnussbutter, usw.); 2) Eier; 3) ein Stück frischer Kürbis oder Zucchini (geschält, entkernt und gut püriert). Die Zutaten vermischen, bis sie die Konsistenz eines Pfannkuchenteigs haben. Behutsam kleine Pfannkuchen backen. Zum

Backen Ghee verwenden oder ein anderes selbst hergestelltes tierisches Fett: Gänse-, Enten-, Schweine-, Lamm- oder Rinderfett. Die Pfannkuchen bei geringer Hitze braten und darauf achten, dass sie nicht anbrennen.

- Rührei oder Spiegelei mit viel Ghee, Gänsefett, Schweinefett oder Entenfett. Geben Sie als Beilage Avocado (wenn Sie sie gut vertragen) und gekochtes Gemüse hinzu. Gedünstete Zwiebeln sind besonders gut für das Verdauungssystem und das Immunsystem. Dafür 5 Esslöffel Entenfett oder Ghee in der Pfanne zerlassen und darin eine in feine Ringe geschnittene große weiße Zwiebel andünsten. Anschließend den Deckel auflegen und bei schwacher Hitze 20 bis 30 Minuten garen, bis die Zwiebel weich und glasig ist und süßlich schmeckt.
- Führen Sie das Sauerkraut und das fermentierte Gemüse ein. Sie haben den Sauerkrautsaft und die Lake von dem fermentierten Gemüse schon eine Weile getrunken, also sollte Ihr Darm bereit sein, auch den faserigen Kohl sowie das Gemüse selbst zu vertragen. Beginnen Sie mit einer geringen Menge und erhöhen Sie diese allmählich auf 1 bis 2 Esslöffel Sauerkraut oder fermentiertes Gemüse pro Mahlzeit.

Vierte Phase:

- Fahren Sie mit dem Verzehr der bisher eingeführten Nahrungsmittel fort.
- Führen Sie jetzt nach und nach Fleisch ein, das Sie im Backofen garen oder grillen sollten (noch nicht auf dem Holzkohlegrill oder in der Bratpfanne). Meiden Sie Stücke, die verbrannt oder zu stark gebräunt sind. Essen Sie das Fleisch mit gekochtem Gemüse und Sauerkraut (oder anderem fermentierten Gemüse). Trinken Sie zu dieser Mahlzeit eine Tasse warme Fleischbrühe (und fügen Sie der Fleischbrühe einige probiotische Nahrungsmittel hinzu).
- Beginnen Sie mit der Zugabe von kalt gepresstem Olivenöl zu den Mahlzeiten. Beginnen Sie mit ein paar Tropfen pro Mahlzeit und erhöhen Sie die Menge allmählich auf 1 bis 2 Esslöffel pro Mahlzeit.
- Führen Sie frisch gepresste Säfte in Ihre Kost ein. Beginnen Sie mit einigen Löffeln Möhrensaft. Achten Sie darauf, dass der Saft klar ist, seihen Sie ihn gut ab. Trinken Sie ihn langsam, mit warmem Wasser verdünnt oder mit etwas selbst gemachtem Joghurt vermischt. Wenn Sie den Saft gut vertragen, können Sie die Menge allmählich auf eine volle Tasse pro Tag erhöhen. Wenn Sie ein volles Glas Möhrensaft gut vertragen, können Sie auch Saft aus Sellerie, Kopfsalat und frischen Minzeblättern probieren. Der Saft sollte immer auf

nüchternen Magen getrunken werden, deshalb sind der frühe Morgen und die Mitte des Nachmittags gute Zeitpunkte für das Trinken des Safts.

- Backen Sie Brot mit Mehl aus Mandeln oder anderen Nüssen oder Samen (Sonnenblumensamen oder Kürbissamen). Dieses Mehl muss vor dem Backen fermentiert werden. Für die Zubereitung des Brotes (Rezept siehe im Kapitel *Was wir essen sollen und warum, einige Rezepte*) sind nur drei oder vier Zutaten erforderlich: 1) fermentiertes Nuss-/ Samenmehl; 2) Eier; 3) etwas natürliches Fett (Ghee, Butter, Gänse-, Schweine- oder Entenfett); 4) optional – ein Stück frischer Kürbis oder Zucchini (geschält, entkernt und in feine Scheiben geschnitten) sowie etwas Salz zum Abschmecken. Beginnen Sie mit einem kleinen Stück Brot pro Tag und erhöhen Sie die Menge schrittweise. Beobachten Sie Ihren Stuhl, wenn Sie dieses Brot einführen. Wenn Sie losen Stuhl bekommen, ist Ihr Verdauungssystem für diesen Schritt noch nicht bereit.

Fünfte Phase:

- Wenn alle bisher eingeführten Nahrungsmittel gut vertragen werden, versuchen Sie, Apfelmus einzuführen. Dazu Kochäpfel schälen, das Kerngehäuse entfernen und mit etwas Wasser weich kochen. Nach dem Kochen eine großzügige Menge Ghee hinzuzugeben und die Äpfel mit dem Kartoffelstampfer zerdrücken. Falls Ghee zu diesem Zeitpunkt noch nicht in die Kost eingeführt wurde, geben Sie Enten-, Schweine- oder Gänsefett hinzu. Beginnen Sie mit wenigen Löffeln Apfelmus pro Tag und achten Sie auf eventuelle Reaktionen. Bleiben diese aus, kann die Menge allmählich erhöht werden.
- Fügen Sie dem Speiseplan rohes Gemüse hinzu, anfangs in Form zarter Salatblätter und geschälter Gurke. Achten Sie darauf, rohes Gemüse sehr gut zu kauen. Beobachten Sie Ihren Stuhl. Wenn Sie Durchfall oder Verstopfung bekommen, betrachten Sie sich als noch nicht bereit für diesen Schritt. Auch hier gilt: Beginnen Sie mit einer kleinen Menge und erhöhen Sie diese allmählich, wenn Sie das Gemüse gut vertragen. Wenn diese beiden Gemüsesorten gut vertragen werden, können andere rohe Gemüsesorten hinzukommen: Möhren, Tomaten (sofern keine Unverträglichkeit gegenüber Nachtschattengewächsen besteht), Zwiebeln, Kohl, usw.
- Wenn Sie den Saft aus Möhren, Sellerie, Salat und Minze gut vertragen, können Sie anfangen, Obst hinzuzufügen: Apfel, Ananas und Mango. Zitrusfrüchte sollten in dieser Phase noch gemieden werden.

Sechste Phase:

- Wenn alle bisher eingeführten Nahrungsmittel gut vertragen werden, können Sie nun einen geschälten rohen Apfel probieren. Führen Sie nach und nach rohes Obst und mehr Honig ein. Kauen Sie Ihr Obst sehr gut, da die Verdauung aller Kohlenhydrate bereits im Mund durch die Wirkung des Speichels beginnt.
- Führen Sie allmählich Kuchen und andere süße Dinge ein, die im Rahmen der Diät erlaubt sind. Verwenden Sie zum Süßen der Backwaren Trockenfrüchte.

Wie bereits erwähnt, können Sie die Einführungsdiät je nach Ihren individuellen Symptomen schneller oder langsamer durchlaufen. Die deutlichsten Anzeichen für ein zu schnelles Beginnen mit der nächsten Phase sind Bauchschmerzen und Veränderungen des Stuhls. Lassen Sie den Durchfall abklingen, bevor Sie zur nächsten Phase übergehen. Abhängig von Ihren persönlichen Empfindlichkeiten, müssen Sie einige Nahrungsmittel möglicherweise später als in diesem Programm vorgesehen einführen. Achten Sie darauf, dass Sie nach Abschluss der Einführungsdiät weiterhin mindestens einmal täglich eine Suppe oder Fleischbrühe zu sich nehmen.

Da bei der Befolgung der GAPS-Einführungsdiät Ballaststoffe aus der Kost verbannt werden, durchleben einige Menschen eine Phase, während der sie unter Verstopfung leiden. Als Soforthilfe bei Verstopfung empfehle ich Einläufe. Regelmäßige Einläufe beheben nicht nur die Verstopfung, sondern ermöglichen es Ihrem Körper auch, schneller zu entgiften, indem alte Ablagerungen aus dem Darm entfernt werden. Mehr über Einläufe erfahren Sie im Kapitel *Darmpflege*.

Wenn Sie die Einführungsdiät abgeschlossen haben und die meisten ausgeprägten Verdauungsprobleme abgeklungen sind, können Sie zur GAPS-Volldiät übergehen.

Die GAPS-Volldiät

Wenn Sie die GAPS-Einführungsdiät absolviert haben, bevor Sie zur GAPS-Volldiät übergehen, wissen Sie bereits, wie dieses Genesungsprogramm anzuwenden ist. Erweitern Sie Ihren Speiseplan einfach gemäß den Listen der erlaubten und nicht erlaubten Nahrungsmittel, die Sie am Ende dieses Kapitels finden.

Wenn Sie sich entschieden haben, mit der GAPS-Volldiät zu beginnen, sollten Sie sich zunächst sorgfältig mit der Einführungsdiät beschäftigen, da Sie in der Beschreibung dieser Diät einige wesentliche Informationen über die wichtigsten Bausteine dieses Ernährungsprogramms finden: über Fleischbrühe, Suppen und fermentierte Nahrungsmittel. Diese Speisen stehen im Rahmen der GAPS-Volldiät von Anfang an auf dem Speiseplan.

Bei der GAPS-Volldiät können viele leckere Rezepte verwendet werden, unter anderem solche für selbst gebackene Brote, Kuchen und für Desserts. Beachten Sie jedoch, dass Sie, so lecker diese Rezepte auch sein mögen, nicht damit loslegen sollten. Ungefähr 85 Prozent Ihrer täglichen Kost sollte aus Fleisch (einschließlich Innereien), Fisch, Fleisch- und Fischbrühe, Eiern, fermentierten Milchprodukten und Gemüse (teils gut gegart, teils fermentiert und teils roh) bestehen. Backwaren und Obst sollten auf Zwischenmahlzeiten beschränkt sein. Beides sollte nicht die Hauptmahlzeiten ersetzen. Wenn Sie mit der GAPS-Volldiät beginnen, sollten Backwaren und Obst zunächst einige Wochen lang vom Speiseplan gestrichen und dann nach und nach eingeführt werden, während Sie auf Ihren Körper und etwaige auftretende Symptome achten. Ihr Körper wird Sie wissen lassen, ob Sie bereit für diese Lebensmittel sind. Wenn Sie noch nicht bereit sind, werden die Symptome, die zu verschwinden begannen, als Sie Obst, Nüsse und Backwaren gemieden haben, zurückkehren, sobald Sie sie wieder einführen. Selbst gemachte Fleischbrühe, Suppen, Eintöpfe und natürliche Fette sind keine Speisen, die Sie wahlweise zu sich nehmen können – sie sollten Ihre Grundnahrungsmittel darstellen.

Alles, was Sie zu sich nehmen, muss zu Hause aus frischen Zutaten zubereitet werden. Auf alle nicht erlaubten Nahrungsmittel müssen Sie mindestens zwei Jahre lang komplett verzichten. Das bedeutet, dass Sie jegliches Getreide, Zucker, Kartoffeln, Pastinaken, Yamswurzeln, Süßkartoffeln und alles, was aus diesen Produkten hergestellt wird, meiden müssen. Das Mehl, mit dem Sie kochen und backen, können Sie durch gemahlene Mandeln, Kokosmehl (oder alle anderen zu einer Mehlkonsistenz gemahlenen Nusssorten oder Sonnenblumen- oder

Kürbiskerne) ersetzen. Diese Mehle müssen vor dem Backen fermentiert werden. Im Kapitel *Was wir essen sollen und warum, einige Rezepte*, finden Sie alle erforderlichen Informationen, wie man mit diesen Mehlen backt.

Führen Sie fermentierte Lebensmittel ein. Wenn Sie sie bereits eingeführt haben, erhöhen Sie allmählich die Mengen. Sie können Gemüse, Obst, Milch und Fisch fermentieren (detaillierte Informationen dazu finden Sie im Kapitel *Was wir essen sollen und warum, einige Rezepte*). Fermentierte Getränke können Sie mit Kombucha oder natürlichen Mikroben, die auf frischem Bio-Obst und -Gemüse leben, herstellen (z. B. Rüben-Kwass). Wenn Sie zu jeder Mahlzeit fermentierte Lebensmittel zu sich nehmen, hilft Ihnen das, die Mahlzeit zu verdauen, ohne dafür Nahrungsergänzungsmittel in Form von Verdauungsenzymen zu benötigen. Achten Sie darauf, neue fermentierte Lebensmittel immer schrittweise in Ihre Kost einzuführen, beginnend mit 1 bis 2 Teelöffeln pro Tag, da sie eine Absterbereaktion auslösen können.

Die besten Lebensmittel für Menschen, die unter dem GAP-Syndrom leiden, sind Eier, Fleisch und Fisch, Meeresfrüchte, frisches Gemüse und Obst, Nüsse und Samen, Knoblauch und Olivenöl. Fleisch und Fisch müssen frisch oder tiefgekühlt gekauft werden, nicht geräuchert, konserviert oder anderweitig verarbeitet, und die Gerichte daraus müssen zu Hause zubereitet werden. Neben dem Verzehr von gekochtem Gemüse ist es wichtig, Gemüse auch roh in Form von Salaten und Sticks zu essen. In dieser Form liefert das Gemüse Ihrem Körper wertvolle Enzyme und entgiftende Substanzen, die die Verdauung von Fleisch fördern. Rohes Obst sollte allein und nicht zu den Mahlzeiten verzehrt werden, da es ein ganz anderes Verdauungsmuster aufweist und dem Magen die Arbeit erschweren kann. Für die meisten GAPS-Patienten ist es empfehlenswert, am Anfang auf Obst zu verzichten. Wenn Ihre Verdauungsbeschwerden verschwunden sind oder sich deutlich gemildert haben, sind Sie vielleicht bereit, zwischen den Mahlzeiten ein wenig Obst als Snack zu sich zu nehmen.

Für GAPS-Patienten ist es sehr wichtig, bei jeder Mahlzeit reichlich natürliche Fette in Form von Fleisch (tierische Fette), Butter, Ghee, Kokosnuss oder kalt gepresstem Olivenöl zu sich zu nehmen. Der Fettgehalt der Mahlzeit reguliert den Blutzuckerspiegel und unterdrückt Heißhunger auf Kohlenhydrate. Kochen Sie am besten mit tierischen Fetten, die Sie selbst aus Fleisch hergestellt haben (siehe dazu das Kapitel *Was wir essen sollen und warum, einige Rezepte*). Diese Fette liefern Ihnen eine Fülle an Nährstoffen, die Ihr Immunsystem, Ihr Nervensystem und Ihren Darm heilen. Der überwiegende Teil aller Fette, die Sie zu sich nehmen, sollte aus tierischen Fetten bestehen. Verwenden Sie bei der Zubereitung Ihrer Gerichte großzügige Mengen dieser Fette. Je mehr tierische Fette Sie aufnehmen, desto schneller werden Sie genesen. Pflanzliche Öle müssen kalt gepresst und qualitativ hochwertig sein. Das beste und vertrauenswürdigste pflanzliche Öl ist kalt gepresstes Olivenöl. Es ist problemlos erhältlich und eine gute Quelle für Vitamin E und andere Antioxidantien. Sie können auch andere kalt gepresste Öle verwenden, z. B. Hanföl, Walnussöl, Avocadoöl, Kürbisöl usw. Erhitzen Sie diese Öle niemals, sondern verwenden Sie sie als Dressing auf bereits zubereiteten Speisen. Pflanzenöle sind sehr empfindlich. Sie können leicht durch Licht, Hitze oder Sauerstoff geschädigt werden. Sollten Sie einen ranzigen Geschmack oder Geruch feststellen, sollten Sie das Öl nicht verwenden (egal wie viel Sie dafür bezahlt haben). Kokosöl ist sehr stabil und eignet sich gut zum Garen und als Zugabe zu fertigen Gerichten. Bio-Ghee ist ein weiteres stabiles Fett und sehr gut zum Kochen und als Zugabe zu fertigen Gerichten geeignet.

Wenn Sie irgendeine Art von Durchfall bekommen, ernähren Sie sich am besten für einige Tage gemäß den Vorgaben der ersten oder zweiten Phase der GAPS-Einführungsdiät: Essen Sie Fleischbrühe, Suppen, Fleisch- und Gemüseeintöpfe, Fisch, Eier, fermentierte Milchprodukte und gut gekochtes Gemüse, bis der Durchfall vollständig verschwunden ist. Wenn der Stuhl einige Tage lang wieder normal ist, können Sie nach und nach rohes Gemüse einführen, und zwar eine Sorte nach der anderen und beginnend mit kleinen Mengen. Wenn Sie Gemüse eingeführt haben, versuchen Sie als Nächstes schrittweise Nüsse, ölhaltige Samen und Obst einzuführen.

Es ist wichtig, dass Sie Ihre Mahlzeiten entsprechend den Bedürfnissen Ihres Körpers ausbalancieren. Bitte lesen Sie das Kapitel *Des einen Freud ist des anderen Leid*, um dieses Thema umfassend zu verstehen. Jeder von uns ist ein einzigartiges Individuum mit einem einzigartigen Stoffwechsel. Niemand auf der Welt kann Ihnen vorschreiben, wie das Verhältnis von proteinreichen Nahrungsmitteln (Fleisch, Fisch, Eier und Milchprodukte) zu Gemüse bei Ihnen persönlich bei jeder Mahlzeit sein sollte. Das weiß nur Ihr Körper, und er wird Sie jeden Tag durch Ihre Sinne wissen lassen, wie Sie die Wahl Ihrer Nahrungsmittel gestalten sollten.

Verwenden Sie keine Mikrowelle, da sie Nahrungsmittel zerstört und krebserregend macht.[5,6,7] Kochen und erwärmen Sie Speisen in einem herkömmlichen Ofen oder auf dem Herd.

Während Sie die GAPS-Diät durchlaufen, werden Sie zu einem Experten dafür, wie Ihr Körper auf seine ganz eigene Art und Weise auf bestimmte Nahrungsmittel reagiert. Dieses Wissen ist einzigartig und sehr wertvoll und kann Ihnen für den Rest Ihres Lebens gute Dienste leisten. Deshalb empfiehlt es sich, während der Einführungsdiät und auch danach ein Tagebuch zu führen, in dem Sie den gesamten Prozess des Einführens neuer Nahrungsmittel und die mit der Einführung dieser Nahrungsmittel verbundenen Symptome und Reaktionen Ihres Körpers genau dokumentieren.

Die GAPS-Volldiät muss ungefähr zwei Jahre lang befolgt werden. Einige Betroffene mit weniger ausgeprägten Beschwerden können schon nach ungefähr einem Jahr damit beginnen, nicht erlaubte Lebensmittel in den Speiseplan aufzunehmen. Andere müssen die Diät viele Jahre lang strikt befolgen, einige sogar für den Rest ihres Lebens. Wenn Ihre gesundheitlichen Probleme verschwunden sind und es Ihnen mindestens sechs Monate lang gut geht, können Sie in Erwägung ziehen, die GAPS-Diät zu beenden. Sehen Sie sich zu diesem Zeitpunkt bitte das entsprechende Kapitel in diesem Buch an. Allerdings muss die GAPS-Volldiät bei vielen Menschen zu einem dauerhaften Bestandteil ihres Lebens werden.

Wenn Sie mit der GAPS-Volldiät beginnen, ist es sehr wichtig, Milchprodukte in der richtigen Weise einzuführen. Im Folgenden möchte ich Ihnen einen Fahrplan an die Hand geben, in dem beschrieben wird, wie jemand, der mit der GAPS-Volldiät begonnen hat, Milchprodukte einführen sollte.

Fahrplan zur Einführung von Milchprodukten

Dieser Fahrplan eignet sich für:

1. diejenigen, die bei dem Verträglichkeitstest festgestellt haben, dass sie unter einer Allergie gegen Milchprodukte leiden und deshalb während der GAPS-Einführungsdiät keine Milchprodukte zu sich nehmen konnten.
2. diejenigen, die sich entschieden haben, nicht mit der GAPS-Einführungsdiät, sondern mit der GAPS-Volldiät zu beginnen. Die Einführungsdiät ermöglicht es dem Darm, schneller zu heilen und sich zu regenerieren. Deshalb ist es im Rahmen der Einführungsdiät von Anfang an möglich, fermentierte Milchprodukte einzuführen. Einige Menschen, vor allem solche, die nicht unter schwerwiegenden Verdauungsproblemen leiden, entscheiden sich dafür, sofort die GAPS-Volldiät zu befolgen. Für diese Menschen ist es ratsam, sich an den Fahrplan zur Einführung von Milchprodukten zu halten.

Milchfett, das praktisch keine Milchproteine oder Laktose enthält, wird von den meisten Menschen normalerweise gut vertragen, selbst von solchen, die eine Allergie gegen andere Milchprodukte aufweisen. Reines Milchfett wird Ghee oder Butterschmalz genannt. Es lässt sich leicht zu Hause aus Bio-Butter herstellen (wie man Ghee macht, erfahren Sie im Kapitel *Was wir essen sollen und warum, einige Rezepte*). Wenn Sie Ghee kaufen, achten Sie darauf, dass es keine Konservierungsstoffe oder andere Zusatzstoffe enthält. Um sicher zu sein, dass das Ghee rein ist, machen Sie es am besten selbst. Ghee enthält viele wertvolle Nährstoffe und ist hervorragend zum Kochen und Backen geeignet. Einige Menschen, die unter einer schweren Milchallergie leiden, vertragen nicht einmal Ghee und müssen es meiden. Doch meiner Erfahrung nach reagieren die meisten GAPS-Kinder und -Erwachsenen nicht auf Ghee und können es von Anfang an in ihre Kost einführen. Wenn Sie beim Verträglichkeitstest eine Reaktion auf Joghurt, Kefir oder Sauerrahm festgestellt haben, können Sie Ghee vielleicht in der zweiten Phase der Einführungsdiät in ihren Speiseplan integrieren. Machen Sie zuerst einen Verträglichkeitstest für Ghee, bevor Sie es einführen.

Nach Ghee ist Butter das erste Milchprodukt, das in den Speiseplan aufgenommen werden sollte. Butter besteht sozusagen fast nur aus Milchfett und enthält nur sehr geringe Mengen an Molke, die GAPS-Patienten in einem bestimmten Stadium der Diät in der Regel vertragen können. Man sollte ausschließlich Bio-Butter kaufen, da konventionell hergestellte Butter viele Pestizide, Hormone und Antibiotika enthält, die von konventionell gehaltenen Kühen aufgenommen werden. Empfindlichen Menschen empfehle ich normalerweise, 6 Wochen nach Beginn der Befolgung der Diät zu versuchen, Butter in die Kost einzuführen. Die Durchführung des Verträglichkeitstests lässt Sie wissen, ob Sie für diesen Schritt bereit sind. Es ist besser, ungesalzene Butter zu verwenden, da zur Konservierung von Butter in der Regel verarbeitetes Salz verwendet wird, dem oft noch andere Chemikalien zugesetzt werden (Fließmittel und andere Zusatzstoffe). Ich möchte an dieser Stelle betonen, dass Butter und Ghee sowohl für Kinder als auch für Erwachsene viele wertvolle Nährstoffe enthalten und nicht gemieden werden sollten, es sei denn, es liegt eine Allergie vor, bei der eine anaphylaktische Reaktion eintritt. Butter und Ghee liefern verschiedene Fettsäuren mit wichtigen gesundheitsfördernden Eigenschaften, die Vitamine A, D, E, K2, Beta-Carotin und andere Nährstoffe in leicht verdaulicher Form.

Sobald Ghee und Butter eingeführt sind und gut vertragen werden, ist nach 6 bis 12 Wochen eine schrittweise Einführung von proteinhaltigen laktosefreien Milchprodukten möglich: Joghurt, Sauerrahm, Kefir und Käse. Wenn sich die Darmflora stabilisiert und das Verdauungssystem heilt, sind viele GAPS-Patienten in der Lage, Milchprotein zu verdauen, ohne es in der opiatähnlichen Form von Casomorphin zu absorbieren. Allerdings ist jeder Patient anders. Einige sind schon nach wenigen Monaten bereit für diesen Schritt, bei anderen dauert es viel länger. Es ist entscheidend, sehr vorsichtig und behutsam vorzugehen, milchproteinhaltige Nahrungsmittel nach und nach und eins nach dem anderen einzuführen, mit winzigen Mengen zu beginnen und auf jede Reaktion zu achten. Jedes Anzeichen einer Verschlechterung des Zustandes eines GAPS-Betroffenen – egal ob es sich um ein Kind oder um einen Erwachsenen handelt – deutet darauf hin, dass er/sie noch nicht so weit ist. Dabei kann es sich um verstärkte Gelenkschmerzen, Schlafstörungen, Angstzustände, Stimmungsschwankungen, Hyperaktivität, Bettnässen bei einem Kind, das bereits aufs Töpfchen geht, ein Aufflackern von Ekzemen oder eine Verschlimmerung von Allergien handeln. Jeder Betroffene entwickelt die für ihn typischen Symptome. In einigen Fällen müssen Milchproteine auf unbestimmte Zeit gemieden werden, insbesondere bei lang anhaltenden psychischen Erkrankungen, in Fällen, die durch Epilepsie oder Autoimmunerkrankungen besonders kompliziert sind, sowie bei schwerem Asthma und schweren Ekzemen. Die ersten proteinhaltigen Milchprodukte, die eingeführt werden können, sind selbst gemachter Joghurt und Sauerrahm.

Im klinischen Umfeld berichten einige Patienten, Milch von anderen Tieren viel besser zu vertragen als Kuhmilch. Versuchen Sie also zunächst, Ihren Kefir oder Joghurt aus Ziegenmilch, Schafsmilch oder Kamelmilch herzustellen. Wenn Sie in der Gegend, in der Sie leben, keine Alternativmilch auftreiben können, versuchen Sie, selbst gemachten Joghurt aus Kuhmilch in Ihre Kost einzuführen. Die meisten meiner Patienten vertragen selbst gemachten Joghurt gut. Ganz wichtig ist dabei, für die Herstellung ausschließlich Bio-Milch zu verwenden, denn klinischen Beobachtungen zufolge gibt es hinsichtlich der Wirkung von selbst gemachtem Joghurt einen deutlichen Unterscheid zwischen Joghurt aus Bio-Milch und Joghurt aus konventionell produzierter Milch. Menschen, die auf Joghurt aus konventionell produzierter Milch reagieren, vertragen Joghurt aus Bio-Milch oft sehr gut, da Tiere aus konventioneller Haltung eine ganze Reihe von Chemikalien wie Antibiotika und Pestizide zu sich nehmen, von denen die meisten in die Milch gelangen. Am besten ist es, Bio-*Rohmilch* von heimischen auf nicht mit Chemikalien behandelten Weiden gehaltenen Kuhrassen, Ziegen oder anderen Tieren zu beziehen.

Es ist wichtig, selbst gemachten Joghurt schrittweise einzuführen. Fangen Sie mit einem Teelöffel pro Tag an und erhöhen Sie die tägliche Menge langsam auf einen oder zwei Becher pro Tag. Der Grund dafür ist, dass Joghurt lebende probiotische Bakterien enthält, die eine Absterbereaktion auslösen können. Was ist eine *Absterbereaktion?* Während die probiotischen Bakterien im Darm pathogene

Mikroben angreifen und abtöten, setzen diese pathogenen Mikroben Toxine frei. Diese Toxine sorgen dafür, dass der Betroffene sich schlecht fühlt. Die Symptome, die durch die Absterbereaktion verursacht werden, sind bei jedem Menschen anders und sehr individuell. Indem probiotische Nahrungsmittel nach und nach eingeführt werden, lässt sich die Absterbereaktion kontrollieren (mehr zu diesem Thema erfahren Sie im Kapitel über Probiotika). Wenn Sie Joghurt einführen, können Sie ihn selbst gemachten Suppen und Eintöpfen hinzugeben, als Dessert mit Obst und Honig servieren oder in Frucht-Smoothies und Getränke mischen. Sie können Joghurt durch ein Seihtuch abtropfen lassen, um dickeren Joghurt oder Hüttenkäse zu erhalten. Gleichzeitig mit Joghurt können Sie Sauerrahm (frische Sahne mit Joghurtkulturen fermentiert) einführen. Sauerrahm liefert wertvolle Nährstoffe für das Immun- und das Nervensystem. Führen Sie Sauerrahm genau wie Joghurt schrittweise ein, beginnend mit einem Teelöffel pro Tag. Joghurt und Sauerrahm bereichern den Speiseplan um eine schöne Abwechslung. Allerdings möchte ich wiederholen, dass das Verdauungssystem des Betroffenen dafür bereit sein muss! Überstürzen Sie diesen Schritt also nicht!

Wenn ein GAPS-Patient selbst gemachten Joghurt und Sauerrahm ohne Probleme verträgt, kann Kefir eingeführt werden. Kefir ist ähnlich wie Joghurt, enthält jedoch eine viel stärker wirkende Kombination von fermentierenden Bakterien und Pilzen. Kefir-Starter sind im Handel erhältlich, oder Sie können Kefirkörner verwenden, die Sie online beziehen können. Kefir verursacht normalerweise eine stärkere Absterbereaktion als Joghurt. Deshalb empfehle ich, als Erstes Joghurt einzuführen und erst danach die Einführung von Kefir zu probieren. GAPS-Patienten leiden unter pathogenen Hefen, insbesondere unter Candida. Die Einführung für die Gesundheit vorteilhafter Hefen, die in Kefir enthalten sind, wird dazu beitragen, pathogene Hefen in Schach zu halten. Sie können auch Sahne mit Kefirkulturen fermentieren und diese gleichzeitig mit dem aus Milch hergestellten Kefir einführen. Beginnen Sie wie beim Joghurt mit einem Teelöffel pro Tag und erhöhen Sie nach und nach die tägliche Kefirration. Nehmen Sie weiterhin reichlich Joghurt und Sauerrahm (mit Joghurt fermentiert) zu sich, während Sie Kefir einführen.

Wenn Joghurt, Sauerrahm und Kefir eingeführt sind und vertragen werden, kann Bio-Käse aus naturbelassener Milch ausprobiert werden. Es muss darauf hingewiesen werden, dass Käse eines der schwieriger einzuführenden Milchprodukte ist, da Käse ein sehr konzentriertes Milchprotein enthält. Käse bietet außerdem einen guten Nährboden für Hefen und Schimmelpilze, die viele GAPS-Patienten nicht vertragen. Einige GAPS-Patienten können problemlos selbst gemachten Joghurt essen, vertragen jedoch keinen Käse. In den meisten Fällen können GAPS-Patienten – sowohl Kinder als auch Erwachsene – jedoch eine breite Palette an natürlichen Käsesorten wie Cheddar und Parmesan genießen, vorausgesetzt, ihr Verdauungssystem konnte sich gut erholen. Wie bei Kefir und Joghurt sollte eine Käsesorte nach der anderen eingeführt werden, beginnend mit einer sehr geringen Menge (nicht mehr als einem Mundvoll), und die Reaktion des Körpers sollte genau beobachtet werden.

Einige Monate nach der kontrollierten Einführung von Käse stellen viele Patienten fest, dass ihr Verdauungssystem in einem ausreichend guten Zustand ist, um im Handel erhältlichen Naturjoghurt mit lebenden Kulturen (ohne Zusatzstoffe), Sauerrahm und Crème fraîche zu vertragen. Am Ende des zweiten Jahres der Befolgung der Diät kann frische Sahne in die Kost eingeführt werden, und einige Betroffene können beginnen, Bio-Rohmilch von auf nicht mit Chemikalien behandelten Weiden gehaltenen heimischen Tierrassen zu trinken.

Fahrplan zur Einführung von Milchprodukten: Zusammenfassung

Schritt 1: Meiden Sie 4 bis 6 Wochen lang jegliche Milchprodukte. Das ermöglicht Ihrem Körper, alle Rückstände von industriell verarbeiteten Milchprodukten auszuscheiden. Es dauert so lange, weil sich die Rückstände industriell verarbeiteter Milchprodukte im Körper ablagern. Dieser Reinigungsprozess bewirkt möglicherweise zahlreiche Verbesserungen Ihres Gesundheitszustands, was ein Hinweis darauf wäre, dass Ihr Körper zuvor auf industriell verarbeitete Milchprodukte reagiert hat.

Schritt 2: Führen Sie selbst gemachtes, aus Bio-Rohmilchbutter hergestelltes Ghee ein. Es ist empfehlenswert, kultivierte Butter zu verwenden. Kultivierte Butter wird aus fermentiertem Rahm hergestellt. Sie enthält keine Laktose und möglicherweise noch enthaltenes Protein wird von fermentierenden Mikroben vorverdaut. Wie man selbst Ghee macht, erfahren Sie im Kapitel *Was wir essen sollen und warum, einige Rezepte*. Nehmen Sie mit einer Mahlzeit einen Teelöffel Ghee zu sich. Warten Sie dann 2 bis 3 Tage lang ab und achten Sie auf Ihre Symptome. Wenn nichts passiert ist (also keines der Symptome, unter denen Sie normalerweise leiden, schlimmer geworden ist und keine alten Symptome zurückgekehrt sind), können Sie Ghee schrittweise zu einem regelmäßigen Bestandteil Ihrer Kost machen. Meiner Erfahrung nach können die meisten Menschen Ghee vertragen. Wenn Ihr Körper auf den Verzehr von Ghee reagiert hat, sollten Sie einige Monate warten und es dann erneut versuchen. Wenn die Heilungsprozesse in Ihrem Körper ausreichend fortgeschritten sind, werden sich viele Dinge ändern, und Sie fangen vielleicht an, Milchprodukte und andere Lebensmittel zu vertragen, die Sie zuvor nicht vertragen haben.

Schritt 3: Führen Sie kultivierte Bio-Rohmilchbutter in Ihren Speiseplan ein (Butter, die aus fermentiertem Rahm hergestellt wurde). Nehmen Sie einen Teelöffel davon zu einer Mahlzeit zu sich und beobachten Sie 2 bis 3 Tage lang Ihre Symptome. Butter enthält ein wenig Protein und kann winzige Restmengen an Laktose aufweisen. Zu diesem Zeitpunkt ist der Heilungsprozess in Ihrem Körper hoffentlich schon so weit vorangeschritten, dass er diese Menge verträgt. Wenn Sie keine Reaktion feststellen, können Sie Butter nach und nach zu einem normalen Bestandteil Ihres Speiseplans machen. Wenn Sie kultivierte Butter gut vertragen, können Sie auch normale Butter (aus nicht fermentiertem Rahm) probieren. Butter und Ghee sind hervorragende Nahrungsmittel, die für Ihre Gesundheit in vielfacher Hinsicht vorteilhaft sind. Es lohnt sich, beides in Ihre Kost einzuführen!

Schritt 4: Führen Sie selbst gemachten Joghurt und aus Bio-Rohmilch und Sahne aus Joghurtkulturen hergestelltem Sauerrahm in Ihren Speiseplan ein. Weitere Informationen dazu finden Sie im Kapitel *Was wir essen sollen und warum, einige Rezepte*. Führen Sie beides schrittweise ein, beginnend mit einem Teelöffel pro Tag. Erhöhen Sie die Menge allmählich auf größere tägliche Portionen (mindestens einen Becher) und lassen Sie sich dabei von Ihren Geschmacksknospen und Ihrem Appetit auf diese Nahrungsmittel leiten. Geben Sie Joghurt und Sauerrahm zu Ihren Suppen und Eintöpfen oder zu Gemüse oder Salaten hinzu oder genießen Sie beides mit ein wenig Honig oder Trockenobst.

Schritt 5: Führen Sie selbst gemachten Kefir und aus Bio-Rohmilch und Sahne aus Kefirkulturen hergestelltem Sauerrahm ein. Weitere Informationen dazu finden Sie im Kapitel *Was wir essen sollen und warum, einige Rezepte*. Kefir entfaltet eine stärkere Wirkung als Joghurt und führt zu einer ausgeprägteren Absterbereaktion, beflügelt die Heilungsprozesse jedoch deutlich, wenn er erst einmal vollständig eingeführt ist. Beginnen Sie mit einem Teelöffel pro Tag und erhöhen Sie die Menge allmählich

Schritt 6: Stellen Sie Hüttenkäse her, indem Sie selbst gemachten Joghurt oder Kefir über Nacht durch ein Seihtuch abtropfen lassen. Auch hier gilt: Führen Sie ihn nach und nach ein.

Schritt 7: Jetzt können Sie handelsüblichen, naturbelassenen, traditionell hergestellten Käse probieren. Normalerweise treten in diesem Stadium keine Probleme mehr auf, und Sie werden ziemlich schnell in der Lage sein, alle möglichen traditionellen Käsesorten aus verschiedenen Ländern zu essen, unter anderem herrlich cremige italienische und französische Käsesorten.

Nach zwei Jahren GAPS-Diät stellen viele Menschen fest, dass sie gelegentlich alle naturbelassenen Milchprodukte zu sich nehmen können, ohne unter irgendwelchen erkennbaren Problemen zu leiden, unter anderem Sahne und Käsesorten, die nicht auf der Liste der erlaubten Produkte stehen. Ich empfehle jedoch, sich auf einen gelegentlichen Verzehr dieser Produkte zu beschränken und mit den Milchprodukten, die im Rahmen der Diät erlaubt sind, auf der sicheren Seite zu bleiben. In dieser Phase können manche Betroffene problemlos schrittweise Rohmilch und Rohsahne in ihre Kost einführen.

Ein typischer Speiseplan während der GAPS-Volldiät

Beginnen Sie den Tag mit einem Glas stillem Mineralwasser oder gefiltertem Wasser mit einer Scheibe Zitrone oder einem Teelöffel Apfelessig. Trinken Sie das Wasser nach Belieben warm oder zimmerwarm. Wenn Sie einen Entsafter haben, können Sie den Tag mit einem Glas frisch gepresstem Obst-Gemüsesaft beginnen.

Ein guter Saft, um den Tag zu beginnen, ist ein Saft aus 40 % Apfel + 55 % Karotte + 5 % Rote Bete (natürlich alles roh). Sie können alle möglichen Saftmischungen kreieren, sollten aber generell versuchen, 50 % gesundheitsfördernde Zutaten zu verwenden: Möhren, eine kleine Menge Rote Bete (nicht mehr als 5 % der Saftmischung), Sellerie, Kohl, Blattsalat, grünes Blattgemüse (Spinat, Petersilie, Dill, Basilikum, frische Brennnesselblätter, Rote-Bete-Blätter, Möhrengrün, Löwenzahnblätter usw.), Weiß- und Rotkohl. Die anderen 50 % können aromatische Zutaten sein, die den Geschmack der heilsamen Zutaten abmildern: Ananas, Apfel, Orange, Grapefruit, Weintrauben, Mango usw. Sie können die Säfte pur oder mit Wasser verdünnt trinken.

Wenn der Saft fertig ist, können Sie 1 bis 2 rohe Eier (sowohl das Eigelb als auch das Eiweiß) und 2 Esslöffel selbst gemachten Sauerrahm aus Rohmilch oder Kokosöl (oder ein beliebiges selbst gemachtes tierisches Fett, geschmolzen und auf Raumtemperatur abgekühlt) dazugeben. Wenn Sie die Mischung verquirlen, erhält sie die Konsistenz eines Milchshakes. Meine Patienten nennen dieses Getränk den ***„GAPS-Shake“***. Wenn Sie es eilig haben, kann dieser Shake auch eine Mahlzeit ersetzen. Vor allem aber hilft er Ihrer Leber, Gallensteine zu entfernen. Bei vielen GAPS-Patienten kommt es zu einer Ansammlung von Gallensteinen in den Gallengängen der Leber, was den Gallenfluss verlangsamt und die Fettverdauung beeinträchtigt. Bei vielen Menschen wurde die Gallenblase entfernt, was die Fettverdauung ebenfalls problematisch macht. Wenn Sie das Gefühl haben, dass es Ihrem Körper schwerfällt, Fette zu verdauen, können Sie dieses Problem beheben, indem Sie zweimal am Tag einen GAPS-Shake zu sich nehmen, der dafür sorgt, den Gallenfluss zu verbessern und Gallensteine aus der Leber zu entfernen. Der frühe Morgen und der Nachmittag sind gute Zeitpunkte für das Trinken des GAPS-Shakes, weil Säfte und GAPS-Shakes am besten dann getrunken werden sollten, wenn der Magen möglichst leer ist. Die GAPS-Shakes werden dafür sorgen, dass die Gallensteine sanft und langsam ausgeschieden werden und Ihre Fettverdauung sich mit der Zeit verbessert.

Unser Körper durchläuft jeden Tag einen 24-stündigen Zyklus von Aktivität und Ruhe, Nahrungsaufnahme und Reinigung (Entgiftung). Von ungefähr 4 Uhr morgens bis ungefähr 10 Uhr vormittags befindet sich der Körper im Reinigungs- bzw. Entgiftungsmodus. Frisches Obst und Gemüse, Wasser mit Zitrone oder Apfelessig, frisch gepresste Säfte, GAPS-Shakes oder probiotische Nahrungsmittel zu sich zu nehmen, unterstützt diesen Prozess. Dem Körper um diese Zeit zu viel Nahrung zuzumuten, stört die Entgiftung. Aus diesem Grund verspüren viele von uns am frühen Morgen keinen Hunger. Es ist besser, gegen 10 Uhr zu frühstücken, wenn der Körper die Entgiftungsphase abgeschlossen hat und bereit ist für die Nahrungsaufnahme. Zu diesem Zeitpunkt macht sich normalerweise ein erstes Hungergefühl bemerkbar. Kinder können früher bereit sein zu frühstücken als Erwachsene, und es gibt auch Erwachsene, die schon früh am Morgen Appetit auf ein herzhaftes Frühstück haben. Achten Sie einfach auf Ihr Hungergefühl. Es wird Ihnen signalisieren, was Sie wann essen sollten.

Frühstücksvarianten

- Bereiten Sie Eier nach Ihrem persönlichen Geschmack zu. Sie können die Eier zusammen mit Fleisch und Gemüse essen, das Gemüse teils gegart, teils frisch als Salat (Tomate, Gurke, Zwiebeln, Sellerie, beliebiges frisches Salatgrün usw.). Zu den Eiern kann man auch gut eine Avocado essen. Am besten ist es, wenn das Eigelb noch roh ist und das Eiweiß nur leicht gegart. Geben Sie dem Salat und den Eiern reichlich kalt gepresstes Olivenöl als Dressing hinzu. Sie können einen Esslöffel eingeweichte oder gekeimte Sonnenblumen- und/oder Sesam- und/oder Kürbiskerne in den Salat mischen. Zudem können Sie ein wenig gegartes Fleisch, gegarten Fisch, Bacon (bei dessen Herstellung nur Salz verwendet wurde) oder Würstchen hinzufügen. Würstchen sollten ausschließlich aus fein zerkleinertem Fleisch und Fett bestehen und nur mit Salz und Pfeffer gewürzt sein (Sie können auch gehackte Zwiebeln, Knoblauch oder frische Kräuter hinzugeben). Achten Sie

darauf, dass die Würstchen keine handelsüblichen Gewürze, chemischen Zusätze oder Natriumglutamat enthalten. Am besten suchen Sie sich an Ihrem Wohnort einen Metzger, der Ihnen auf Bestellung nach Ihren Vorgaben Würstchen aus reinem Fleisch anfertigt. Wenn Sie unter Durchfall leiden, sollte das Gemüse gut durchgegart sein, und Sie sollten vorerst auf Samen und Kerne verzichten. Trinken Sie dazu eine Tasse warme, selbst gemachte Fleischbrühe.
- Avocado mit Fleisch, Fisch oder Meeresfrüchten, dazu rohes, fermentiertes und gekochtes Gemüse, Zitrone und kalt gepresstes Olivenöl. Als Getränk zum Essen eine Tasse warme Fleischbrühe.
- Selbst gemachte Suppe mit Sauerrahm und gelatinehaltigem Fleisch
- Pfannkuchen aus Nussmehl (zu Mehl gemahlene Nüsse) oder Kokosmehl. Das Mehl muss vor der Zubereitung der Pfannkuchen fermentiert werden. Diese Pfannkuchen schmecken köstlich mit etwas Butter, Sauerrahm und Honig. Sie eigenen sich auch gut als herzhafter Snack zwischendurch. Mixen Sie ein paar frische oder aufgetaute tiefgefrorene Beeren mit etwas Honig, und schon haben Sie eine köstliche Marmelade, die Sie zu den Pfannkuchen essen können. Dazu können Sie einen Kräutertee mit Zitrone, Ingwertee oder einen Tee aus frisch aufgebrühter Minze trinken.
- Ein beliebiges selbst gemachtes GAPS-Gebäck: Muffins, Obstkuchen oder Brot.

Mittagessen
- Selbst gemachte Suppe oder Eintopf mit Sauerrahm und Fleisch oder Fisch
- Fleisch, Fisch, Meeresfrüchte und dazu rohes oder gekochtes Gemüse. Sie können auch Avocado hinzufügen. Garnieren Sie das Ganze mit einem Dressing aus Olivenöl und etwas Saft einer frisch ausgepressten Zitrone. Trinken Sie dazu eine Tasse warme, selbst gemachte Fleischbrühe.
- Jedes Fleisch- oder Fischgericht mit Gemüse und probiotischen Lebensmitteln

Abendessen

Ein beliebiges Gericht aus den Vorschlägen für Mittagessen oder Frühstück.

Als Zwischenmahlzeit eignen sich Obst, Nüsse und selbst gemachtes Gebäck. Wenn Sie vor dem Schlafengehen noch etwas zu sich nehmen möchten, können Sie sich eine Tasse warme Fleischbrühe, selbst gemachten Joghurt, Kefir oder Sauerrahm mit etwas Honig genehmigen. Oder Sie probieren Russische Creme (das Rezept finden Sie im Kapitel *Was wir essen sollen und warum, einige Rezepte*).

Die pflanzenfreie GAPS-Diät

Viele Mediziner würden wohl dem Befund zustimmen, dass die Symptome, unter denen unsere Patienten leiden, in den letzten Jahren immer komplizierter und schwerer werden. Die Anzahl der Babys und Kinder, die unter dem Nahrungsproteininduzierten Enterocolitis-Syndrom (Food Protein-induced Enterocolitis Syndrome, kurz FPIES) und unter Diabetes Typ 1 leiden, die Anzahl der Kinder und Erwachsenen, die unter Morbus Crohn und Colitis ulcerosa leiden, sowie die Anzahl der Menschen, die unter schweren psychischen Erkrankungen und Autoimmunkrankheiten leiden, steigt rapide an. Bei dem Versuch, einigen dieser Patienten zu helfen, habe ich festgestellt, dass ihr Verdauungssystem so geschädigt war, dass nicht einmal die erste Phase der *GAPS-Einführungsdiät* schonend genug war. Obwohl sie nur sehr geringe Mengen an gut durchgekochtem Gemüse zu sich nahmen, litten sie weiterhin unter Durchfall, Bauchschmerzen und Erbrechen. Der logische Schritt war also, alle pflanzlichen Produkte vom Speiseplan zu streichen. Nicht das kleinste Blatt, nicht das winzigste Stückchen von irgendeinem Produkt aus dem Reich der Pflanzen war erlaubt. Es war ein schwerer Weg, aber die Patienten probierten ihn aus und wir erzielten erste Resultate! Der Durchfall begann zu verschwinden, das Erbrechen hörte auf, die Schlafqualität verbesserte sich, die mangelernährten Patienten begannen zuzunehmen und die Kinder begannen zu wachsen. Die Verhaltensweisen verbesserten sich und viele individuelle Symptome ließen allmählich nach.

Die erste Gruppe von Patienten, die die pflanzenfreie GAPS-Diät befolgte, waren Säuglinge mit FPIES. Die nächste Gruppe waren Kinder mit Colitis ulcerosa und Erwachsene, die unter psychischen Erkrankungen litten. Eine Patientin, die unter schwerer rheumatoider Arthritis litt, probierte die Diät aus und erzielte sehr gute Resultate. Nachdem ich einige Erfahrungen gesammelt habe, empfehle ich diese Herangehensweise nun jedem Betroffenen, der die GAPS-Einführungsdiät und die GAPS-Volldiät ausprobiert hat und immer noch mit Verdauungsproblemen oder anderen chronischen Symptomen zu kämpfen hat. Inzwischen habe ich Patienten, die die pflanzenfreie GAPS-Diät seit vier Jahren und noch länger befolgen und sich kerngesund fühlen. Diese Erfahrung hat gezeigt, dass es für Menschen absolut unbedenklich und gesund ist, überhaupt keine pflanzlichen Nahrungsmittel zu essen! Mit anderen Worten: Menschen können sich ausschließlich von Nahrungsmitteln tierischen Ursprungs ernähren und sich dabei bester Gesundheit erfreuen.

Der Verzehr pflanzlicher Nahrungsmittel scheint für uns nicht zwingend erforderlich zu sein. Mehr über dieses Thema erfahren Sie im Kapitel über Vegetarismus.

Nahrungsmittel tierischen Ursprungs liefern unserem Körper sehr gute hochwertige Proteine und Fette. Allerdings machen sich manche Menschen möglicherweise Sorgen, ob bei einer Befolgung der pflanzenfreien GAPS-Diät auch eine ausreichende Kohlenhydratzufuhr gewährleistet ist. Es mag vielleicht überraschend klingen, aber auch Lebensmittel tierischen Ursprungs enthalten Kohlenhydrate. In diesem Zusammenhang möchte ich ihnen zunächst ein ganz besonderes Molekül namens Glykogen vorstellen. Dieses Molekül ist das tierische Äquivalent zu Stärke und wird in Muskeln, in der Leber, in den Blutzellen (sowohl in den weißen als auch in den roten), in den Nieren und im Gehirngewebe von Tieren gespeichert. Sowohl Stärke als auch Glykogen sind konzentrierte Glucosespeicher, und Glykogen enthält sogar noch mehr Glucosemoleküle als Stärke. 5 bis 6 Prozent der Masse von tierischer Leber bestehen aus Glykogen, während die Muskelmasse von Muskeln (Fleisch) 1 bis 2 Prozent Glykogen enthalten kann.[8] Dieser Kohlenhydratgehalt macht Fleisch fermentierbar. Die traditionelle alte Praxis des Trockenpökelns von Fleisch (Wurst, Bauchspeck, Salami, luftgetrocknetem Schinken usw.) basiert auf dem fermentierbaren Kohlenhydratgehalt (Glykogen) des Fleisches. Tatsächlich entdeckte der berühmte französische Physiologe Claude Bernard (1813-1878) Glykogen erstmals durch die Fermentation von Lebergewebe.[9] Glykogen ist für den Menschen viel leichter verdaulich als Stärke und andere pflanzliche Kohlenhydrate. Wahrscheinlich absorbieren wir unter dem Strich mehr Zucker aus Glykogen als aus einer stärkehaltigen Mahlzeit.

Neben Glykogen enthalten die gelatinereichen Teile von Fleisch und Gelenken – das Bindegewebe (Bänder, Gelenkkapseln und Faszien) – Moleküle, in denen Proteine und Zucker miteinander verbunden sind (Glykoproteine, Proteoglykane und Glucosaminoglykane).[8] Diese Bindegewebe liefern ebenfalls eine beträchtliche Menge an Kohlenhydraten. Wenn gallertartiges Fleisch einige Stunden lang in Wasser gekocht wird, werden diese Moleküle leicht verdaulich und absorbierbar, und der tägliche Verzehr von gallertartigem Fleisch ist ein wichtiger Bestandteil der GAPS-Diät. Wer also die pflanzenfreie GAPS-Diät befolgt, ernährt sich nicht kohlenhydratfrei! Natürlich ist der Kohlenhydratgehalt von Nahrungsmitteln tierischen Ursprungs deutlich geringer als der von pflanzlichen Produkten. Doch meinen klinischen Erfahrungen und meinen Beobachtungen zufolge ist dieser geringere Kohlenhydratgehalt völlig ausreichend. Die betroffenen Patienten erfreuen sich durch die Befolgung einer Diät, bei der ausschließlich tierische

Lebensmittel erlaubt sind, nicht nur bester Gesundheit, sehen gut aus und fühlen sich wohl, sondern sie genesen auch von schweren, schwächenden Krankheiten.

Aber woher beziehen die Patienten, die die pflanzenfreie GAPS-Diät befolgen, ihr Vitamin C? Man nahm lange Zeit an, dass wir unserem Körper Vitamin C nur durch den Verzehr pflanzlicher Nahrungsmittel zuführen können. Neuere Untersuchungen haben jedoch gezeigt, dass wir auch durch den Verzehr von Tierleber eine ordentliche Menge dieses Vitamins aufnehmen können.[10] Die Lake von fermentiertem Gemüse liefert ebenfalls bioverfügbares Vitamin C.[11] Die Tatsache, dass Patienten, die die pflanzenfreie GAPS-Diät befolgen, kerngesund sind und keinerlei Anzeichen irgendeines Nährstoffmangels erkennen lassen, zeigt, dass wir offensichtlich noch nicht alles über Vitamin C wissen!

Lange Zeit hat man angenommen, dass Kohlenhydrate die wichtigsten Nahrungsbestandteile für unsere Darmflora sind. Neuere Forschungsergebnisse haben jedoch gezeigt, dass der entscheidende Faktor für die Gesundheit unserer Darmflora das Nahrungsprotein ist.[12] Es stellt den im Darm siedelnden Mikroben Stickstoff zur Verfügung, den Kohlenhydrate nicht liefern können. Kohlenstoff und Stickstoff gelten für die im Darm siedelnden Mikroben als zwei essenzielle Elemente. Es ist das Gleichgewicht zwischen Kohlenhydraten und Proteinen in der von uns aufgenommenen Nahrung, das für unsere Darmflora wichtig ist, und wie dieses Gleichgewicht idealerweise aussehen sollte, ist wahrscheinlich bei jedem Menschen durch individuell spezifische Faktoren bestimmt. Die klinischen Erfolge, die durch eine Befolgung der pflanzenfreien GAPS-Diät erzielt werden konnten, zeigen, dass der ausschließliche Verzehr von Lebensmitteln tierischen Ursprungs für die Darmflora von Menschen, die unter schweren Verdauungsproblemen, psychischen Erkrankungen und diversen schweren körperlichen gesundheitlichen Problemen leiden, das richtige Gleichgewicht zwischen Kohlenhydraten und Proteinen liefern *kann*. Nahrungsmittel tierischen Ursprungs sind für uns Menschen viel leichter zu verdauen als pflanzliche. Pflanzliche Produkte können einem geschädigten Verdauungssystem ziemlich zu schaffen machen. Die Lebensmittel, die bei der *pflanzenfreien GAPS-Diät* verzehrt werden, wirken auf die Darmschleimhaut heilend und regenerierend und bieten offensichtlich die richtige Mischung von Nährstoffen, damit die Darmflora gedeihen kann. Ohne eine gut funktionierende Darmflora kann der Darm nicht heilen! Die Tatsache, dass meine Patienten, die die *pflanzenfreie GAPS-Diät* befolgen, so gut genesen, zeigt, dass ihre Darmflora in der Lage war, zu gedeihen und ihre Aufgaben im Verdauungssystem zu erfüllen, ohne auch nur irgendwelche pflanzlichen Produkte zugeführt bekommen zu haben.

Wenn Sie die pflanzenlose GAPS-Diät ausprobieren möchten, ist es empfehlenswert, einen zertifizierten GAPS-Ernährungsberater zu konsultieren. Eine vollständige Liste dieser Ernährungsberater finden Sie auf der Website www.gaps.me. Ich empfehle, diese extreme Variante des GAPS-Ernährungsprogramms bei folgenden Erkrankungen auszuprobieren: bei Säuglingen mit FPIES und Entwicklungsstörungen, bei Kindern und Erwachsenen, bei denen vor Kurzem Diabetes Typ 1 diagnostiziert wurde, bei schweren Fällen von Colitis ulcerosa, Morbus Crohn und anderen entzündlichen Darmerkrankungen, bei schweren Fällen von psychischen Erkrankungen und bei allen anderen Erkrankungen, bei denen eine Befolgung der GAPS-Volldiät und der GAPS-Einführungsdiät nicht zu einer vollständigen Genesung geführt haben. Die Umstellung von der bisherigen Ernährungsweise auf die pflanzenfreie GAPS-Diät sollte schrittweise erfolgen. Zum Beispiel sollte ein gestilltes Baby weiter gestillt werden, während seine Ernährung auf die pflanzenfreie GAPS-Diät umgestellt wird (wobei die Mutter die GAPS-Volldiät befolgen muss, um Muttermilch in guter Qualität zu produzieren). Wenn ein Betroffener bereits die GAPS-Diät einhält, kann die Umstellung auf die pflanzenfreie GAPS-Diät recht schnell erfolgen.

Befolgung der pflanzenfreien GAPS-Diät

1. Beginnen Sie mit einer Fleischbrühe aus Geflügel (Huhn, Ente, Gans, Fasan, Tauben, Truthahn usw.), bei deren Zubereitung Sie das ganze Tier samt Innereien oder ein Stück Lamm, Schwein, Kaninchen, Pferd, Esel, Ziege oder Wild mitsamt Knochen verwenden oder mit einer Fischbrühe aus frischem Fisch (mit Kopf und Haut). Verwenden Sie alle Fleischsorten, die an Ihrem Wohnort leicht erhältlich sind. Rindfleisch wird von den meisten Patienten schlecht vertragen (weil es ähnliche Antigene enthält wie Kuhmilch). Deshalb empfehle ich, es später einzuführen, wenn das Verdauungssystem bereits zu einem gewissen Grad geheilt ist. Für viele Patienten (nicht für alle) ist es erforderlich, mais- und sojafreies Hühnerfleisch zu verwenden (Fleisch von Hühnern, die nicht mit Getreide oder Soja gefüttert wurden), da die in Getreide und Soja enthaltenen Antigene in das Fleisch zu gelangen scheinen und bei sehr empfindlichen Patienten Reaktionen auslösen. Den ganzen Vogel oder ein Stück Fleisch mit Knochen in einen Topf geben, 4 bis 5 Liter gefiltertes Wasser und einen Esslöffel natürliches Salz hinzugeben, das Ganze zum Kochen bringen, die Hitze reduzieren, den Topf abdecken und die Brühe 2 bis 4 Stunden köcheln lassen. Die fertige Brühe durch ein Sieb in einen sauberen, trockenen Topf gießen. Beginnen Sie mit einigen Teelöffeln dieser

Brühe pro Tag und erhöhen Sie die Menge allmählich auf einige Tassen täglich. Nachdem Sie einige Tage lang Fleischbrühe zu sich genommen haben, gehen Sie nun dazu über, die gallertartigen Teile des Fleisches (die Sie zur Herstellung der Brühe verwendet haben) in die Brühe zu mischen: die Haut, das Fett, die Bänder mit etwas braunem Fleisch vom Rumpf, die Beine und Flügel des Geflügels, die fettreichen gallertartigen Teile des Lamms oder anderer Fleischstücke, das Knochenmark, die Haut und die weichen, fettreichen Teile des Fisches (die Haut muss vor dem Kochen des Fisches geschuppt werden). Dicken Sie die Brühe nach und nach an. So entsteht die „Suppe", die Sie (bzw. der Betroffene) über lange Zeit täglich (mehrmals am Tag) zu sich nehmen muss. Gehen Sie allmählich dazu über, das Fleisch mit Fett und gallertartigen Teilen (von den Stücken, die Sie für die Herstellung der Brühe verwendet haben) als getrennte Mahlzeit zu sich zu nehmen oder dem Betroffenen zu servieren, damit Sie es kauen können oder der Betroffene es kauen kann. Zu dem Fleisch sollte eine Tasse klare Fleischbrühe getrunken werden. Der Fettgehalt aller Mahlzeiten muss hoch sein, verwenden Sie also Fette, die von Natur aus im Fleisch und in der Brühe enthalten sind. Entnehmen Sie den großen Knochen immer das Knochenmark und geben Sie es den Suppen hinzu.

2. Schon während der Phase, in der Sie Fleischbrühe zu sich nehmen, sollten Sie eine Quelle ausfindig machen, von der Sie regelmäßig Bio-Rohmilch von einer Ziege, einem Schaf, einem Esel, einem Kamel oder einem Rentier beziehen können. Kuhmilch ist für diese empfindliche Gruppe von Betroffenen zu stark allergieauslösend und sollte in dieser Phase gemieden werden. Besorgen Sie sich Kefirkörner (Sie können sie online beziehen) und fermentieren Sie Milch nach dem in diesem Buch beschriebenen Rezept. Nachdem Sie mindestens zwei Wochen lang Fleischbrühe und gallertartiges Fleisch zu sich genommen haben, gehen Sie dazu über, 1 bis 2 Tropfen Kefir in die Suppe zu geben (die Suppe sollte ein wenig abgekühlt sein, damit die nützlichen Mikroben im Kefir nicht abgetötet werden). Achten Sie einige Tage lang darauf, ob diese Menge Kefir irgendwelche Reaktionen verursacht. Bei vielen Betroffenen kommt es zu einer Absterbereaktion, die sich in Form von Hautausschlag, Ekzemen, Verhaltensstörungen, Depressionen, Kopfschmerzen, Schlafstörungen, Übelkeit und Erbrechen, Herzrasen und Herzklopfen oder anderen individuellen Symptomen äußern kann. Ein gewisses Maß an Reaktion muss hingenommen werden, aber es muss sich in tolerierbaren Grenzen halten. Wenn die Absterbereaktion zu stark ist, setzen Sie den Kefir ab, warten Sie einige Tage, bis die Symptome verschwunden sind, und beginnen

Sie mit einem Tropfen Kefir alle 3 bis 4 Tage. Wenn diese geringe Menge Kefir vertragen wird, erhöhen Sie die Menge allmählich bis zu mindestens einer Tasse pro Tag. Geben Sie den Kefir allen Suppen hinzu, und trinken Sie ihn oder geben Sie ihn dem Betroffenen pur als Getränk. Wenn Kefir eine sehr starke Reaktion hervorruft, sollten Sie vielleicht mit selbst gemachtem Joghurt beginnen. Joghurt erzeugt normalerweise eine mildere Absterbereaktion als Kefir.

3. Während Sie Kefir oder Joghurt in die Kost einführen, bereiten Sie nach dem in diesem Buch beschriebenen Rezept in Salzlake fermentiertes Gemüse zu. Wenn Sie das Gefühl haben, dass es Ihnen zu schwerfällt, Kefir einzuführen, ersetzen Sie ihn durch die bei diesem Rezept anfallende Flüssigkeit. Beginnen Sie mit 1 bis 2 Tropfen der Flüssigkeit pro Tag. Viele Patienten nennen es ihr „Gemüse-Tonic". Es handelt sich um ein probiotisches Getränk, das ebenfalls eine Absterbereaktion hervorruft. Je nach Schwere der Reaktion erhöhen Sie die Menge dieser Flüssigkeit allmählich auf mehrere Esslöffel pro Tag. Wenn Kefir gut vertragen wird, kann dieser Gemüse-Tonic relativ kurz nach der Einführung von Kefir eingeführt werden. Beides liefert eine gute Mischung probiotischer Mikroben zur Heilung des Verdauungssystems des Betroffenen.
4. Wenn Kefir oder Joghurt gut vertragen wird, beginnen Sie mit dem Fermentieren von rohem Rahm der Milch von den gleichen Tieren (Ziege, Schaf, Esel, Kamel oder Rentier; nicht Kuh). Verwenden Sie etwas von dem Kefir als Starter für die Herstellung von Sauerrahm. Führen Sie den Sauerrahm nach und nach ein, beginnend mit einer geringen Menge pro Tag. Sauerrahm liefert wertvolle Fette und fettlösliche Vitamine für das Immunsystem und das Gehirn. Eine Überdosierung ist nicht möglich, geben Sie Sauerrahm also einfach Suppen und anderen Mahlzeiten hinzu.
5. Führen Sie rohes Eigelb ein, beginnend mit 1 bis 2 Tropfen pro Tag. Achten Sie darauf, dass die Eier von gesunden Bio-Hühnern stammen, die auf grünen Weiden unter der Sonne gehalten und nicht mit Soja gefüttert werden. Trennen Sie das Eigelb sehr sorgfältig vom Eiweiß. Betroffenen, die möglicherweise unter einer Ei-Allergie leiden, empfehle ich, zunächst einen Verträglichkeitstest zu machen: Reiben Sie Ihr Handgelenk vor dem Schlafengehen mit einem Tropfen rohem Eigelb ein und lassen Sie es auf der Haut trocknen. Prüfen Sie am Morgen, ob es an der Stelle eine Reaktion gibt. Eine Rötung, eine Schwellung oder ein Juckreiz bedeuten, dass dieses Nahrungsmittel noch nicht eingeführt werden kann. Wenn es auf der Haut zu keiner Reaktion kommt, einen Tropfen auf die Lippe geben und nicht ablecken. Wenn tatsächlich eine Allergie

gegen Eier vorliegt, wird die Lippe innerhalb weniger Minuten anschwellen und rot werden. Menschen mit einer Ei-Allergie reagieren in der Regel auf das Eiweiß, während das Eigelb bedenkenlos eingeführt werden kann. Eier sind ein Wundernahrungsmittel. Sie sind voller Nährstoffe, insbesondere wenn sie roh verzehrt werden. Wenn Eier vertragen werden, steigern Sie die Menge allmählich auf 6 bis 8 rohe Eigelb pro Tag. Zu einem späteren Zeitpunkt kann bei den meisten Betroffenen auch rohes Eiweiß eingeführt werden, beginnend mit einer winzigen Menge, die dann allmählich erhöht werden kann.

6. Führen Sie Innereien ein: Leber, Niere, Zunge, Gehirn, Herz, Kutteln und Därme. Kochen Sie die Innereien zunächst in Wasser mit natürlichem Salz und führen Sie sie nach und nach ein. Wenn sie eingeführt sind und vertragen werden, können Sie Innereien nach Ihrem Lieblingsrezept zubereiten.
7. Führen Sie an Ihrem Wohnort verfügbaren frischen Fisch und Meeresfrüchte ein. Achten Sie darauf, den Fisch oder die Meeresfrüchte nur in gesalzenem Wasser zu kochen, ohne jegliche weitere Zutaten. Schuppen Sie den Fisch vor dem Kochen, denn einige der besten im Fisch enthaltenen Nährstoffe befinden sich in der Haut und direkt darunter. Essen Sie unbedingt das gesamte weiche Gewebe vom Kopf des Fisches (es ist reich an Ölen und fettlöslichen Vitaminen).
8. Bei der Befolgung der pflanzenfreien GAPS-Diät empfehle ich, nur frische Fleischbrühe zu sich zu nehmen, keine Knochenbrühe. Im Kapitel *Was wir essen sollen und warum, einige Rezepte* erfahren Sie, was die beiden Brühen voneinander unterscheidet und wie man sie zubereitet. Bei vielen Betroffenen dieser Gruppe sehr empfindlicher Patienten entfaltet Knochenbrühe eine reizende Wirkung. Das scheint jedoch nicht auf alle zuzutreffen. Einige Patienten könnten Knochenbrühe durchaus vertragen. Wenn Sie einen Versuch wagen möchten, führen Sie sie erst deutlich später in den Speiseplan ein, also nachdem Fleischbrühe und alle anderen Nahrungsmittel gut vertragen werden.
9. Ich möchte ausdrücklich darauf hinweisen, dass es wichtig ist, viel natürliches Salz in den Speisen zu verwenden! Wenn wir die Kohlenhydrate in der Kost reduzieren, scheidet der Körper viel Natrium aus, was im Prinzip nicht schlecht ist, weil zusammen mit dem Natrium auch viel überschüssiges Wasser und Giftstoffe ausgeschieden werden. Natrium ist jedoch ein essenzieller Mineralstoff für uns. Ihr Körper lässt es nicht zu, dass Sie einen schweren Mangel an Natrium entwickeln, aber ein leichter Mangel kann Muskelschmerzen, Energiemangel, Verstopfung, Benommenheitsgefühle und andere Probleme verursachen. Fleischbrühe (mit natürlichem Salz zubereitet) eignet sich hervorragend, um die Vorräte

an Natrium und anderen Mineralstoffen im Körper wieder aufzufüllen. Je mehr selbst gemachte Fleischbrühe Sie jeden Tag trinken, desto besser werden Sie sich fühlen. Auch die Flüssigkeit, die bei der Zubereitung von in Salzlake fermentiertem Gemüse (Kohl-Tonic) anfällt, ist sehr reich an Mineralstoffen. Wichtig ist, dass nur *naturbelassenes* Salz verwendet wird! Natürliches, unverarbeitetes Salz enthält gut 92 Mineralstoffe und Spurenelemente, die für unseren Körper alle essenziell sind. Handelsübliches Salz wurde verarbeitet und dabei wurden dem Salz die meisten dieser lebenswichtigen Substanzen entzogen. Verarbeitetes Salz verursacht Krankheiten und sollte von niemandem konsumiert werden. Naturbelassenes Steinsalz oder Meersalz ist online oder in Reformhäusern erhältlich.

Das sind die einzigen Lebensmittel, die bei der pflanzenfreien GAPS-Diät erlaubt sind. In meiner Klinik hatte ich mit einigen Eltern zu tun, die Bedenken wegen der mangelnden Vielfalt der Kost ihres Kindes hatten. In diesem Zusammenhang lohnt es sich, sich vor Augen zu führen, dass sich die Menschen im Laufe ihrer evolutionsgeschichtlichen Entwicklung von einer ziemlich begrenzten Auswahl an Nahrungsmitteln ernährt haben, die sie in der näheren Umgebung des Ortes fanden, an dem sie lebten. Darüber hinaus schränkte jede Jahreszeit die Vielfalt der verfügbaren Nahrungsmittel noch zusätzlich ein: Was es im Sommer gab, war im Winter nicht aufzutreiben. Ein menschliches Baby nimmt viele Monate lang nur Muttermilch zu sich und gedeiht damit prächtig, ohne nach irgendeiner Abwechslung zu verlangen. Meiner Erfahrung nach können sich Kinder, die nur eine sehr begrenzte Auswahl an Nahrungsmitteln zu sich nehmen, sehr gut entwickeln und gut von gesundheitlichen Problemen genesen, solange diese Nahrungsmittel und Speisen gesund und selbst gemacht sind, und das Gleiche gilt auch für Erwachsene. Die pflanzenfreie Diät ist nicht dafür gedacht, lebenslang befolgt zu werden, sondern nur vorübergehend. Sobald der Betroffene von der Krankheit, unter der er leidet, genesen ist, können pflanzliche Produkte in die Kost eingeführt und kann die Auswahl aufgenommener Nahrungsmittel erweitert werden.

Im Folgenden der Fall eines kleinen Jungen, der unter Colitis ulcerosa und Lernproblemen litt und drei Jahre lang die pflanzenfreie GAPS-Diät einhielt:

James war ein typisches GAPS-Kind. Er war schon mit einer abnormalen Darmflora, die er von seinen Eltern übernommen hatte, auf die Welt gekommen. Infolgedessen litt er unter Durchfall, Bauch-

schmerzen, Übelkeit, Erbrechen und sträubte sich, sich füttern zu lassen. In den ersten 18 Monaten seines Lebens wurden ihm wegen immer wieder auftretender Ohreninfektionen diverse Antibiotika-Therapien verordnet, was dafür sorgte, seine Darmflora noch weiter zu schädigen. Das beeinträchtigte seine Entwicklung: James war hyperaktiv und aggressiv und verfügte nur über eine schwach ausgeprägte Sozialkompetenz und eine verminderte Lernfähigkeit. Im Alter von drei Jahren wurde bei ihm eine Colitis ulcerosa diagnostiziert. Weder von der Schulmedizin verschriebene Medikamente noch alternative Behandlungsmethoden führten zu wirklichen Verbesserungen seines gesundheitlichen Zustands. Im Alter von sechs Jahren litt er an schwerem Durchfall mit Blut und Schleim im Stuhl, Bauchschmerzen, Asthma, Heuschnupfen, Anämie und einer Lernschwäche. James war klein für sein Alter und sah sehr blass und mangelernährt aus. Er nahm Medikamente gegen Colitis ulcerosa und Heuschnupfen ein.

Die Eltern waren einverstanden, dass James die pflanzenfreie GAPS-Diät ausprobieren sollte. Nachdem er die meiste Zeit seines Lebens gelitten hatte, befolgte James seine neue Ernährungsweise sehr bereitwillig. Er fing an, Fleischbrühe, gekochtes Fleisch, frischen Fisch, rohe Eier und selbst gemachtes Fleischgelee zu essen. Zudem wurde nach und nach Kefir aus roher Ziegenmilch in seine Kost eingeführt, beginnend mit ein paar Tropfen pro Tag. Innerhalb weniger Wochen verbesserte sich James‘ Zustand signifikant: Sein Stuhl normalisierte sich, Bauchschmerzen wurden seltener, und seine Eltern begannen, seine Medikamente (Sulfasalazin und Antihistamine) zu reduzieren. James' schulische Leistungen verbesserten sich, und er fand in der Schule einige Freunde. Jede Erhöhung der täglichen Kefirmenge führte zu einer Absterbereaktion, die zur Folge hatte, dass James aggressiv wurde, sehr müde war und Herzrasen und Herzklopfen hatte. Der Fettgehalt seiner Kost wurde nach und nach erhöht, wobei sein Speiseplan um Ghee, Gänseschmalz und andere tierische Fette bereichert wurde. Auch Fischöl wurde nach und nach eingeführt.

Nachdem er sechs Monate lang die pflanzenfreie GAPS-Diät befolgt hatte, waren alle Medikamente, die er eingenommen hatte, abgesetzt. James Stuhl war normal, er hatte keine Bauchschmerzen mehr, hatte an Gewicht zugelegt und begann zu wachsen.

Nachdem er die Diät acht Monate lang durchgehalten hatte, wurden Sauerrahm (aus rohem Ziegenrahm) und Innereien (Leber, Niere, Herz und Zunge) nach und nach in seine Kost eingeführt. Die Einführung jedes neuen Nahrungsmittels führte bei James zu einer Reaktion, die sich durch abnormales Verhalten, Müdigkeit, Herzrasen oder Hautausschlag äußerte.

Nachdem James die pflanzenlose GAPS-Diät eineinhalb Jahre lang eingehalten hatte, waren bei ihm Asthma, Umweltallergien und Heuschnupfen verschwunden und er sah sehr gesund aus. Er entwickelte sich gut und begann Sport zu treiben. Doch dann wurden in seinem Stuhl Fadenwürmer entdeckt und James begann, unter Verstopfung zu leiden. Die Eltern fingen an, ihm vor dem Schlafengehen Einläufe zu verabreichen, und sie gaben ihm Kieselgur, um die Parasiten zu bekämpfen, zunächst nur eine kleine Menge und dann nach und nach mehr. Nach dem Beginn der Behandlung mit Einläufen und Kieselgur schied James ungefähr 60 Gallensteine (grün und schwimmend) und viele Würmer aus. Nachdem er die Gallensteine ausgeschieden hatte, war James in der Lage, mit der Nahrung deutlich mehr Fett zu sich zu nehmen. Mithilfe der Einläufe schied James mit dem Stuhl auch viele andere verschiedene Parasiten aus. Einige waren groß (bis zu 10 cm lang) und mit Blut gefüllt, andere sahen aus wie große schwarze Schnecken, wiederum andere wie Pilze (braun und weiß, gummiartig, zwischen 3 bis 4 cm und 1,25 - 1,5 cm Durchmesser) sowie einige weiße Würmer und Larven.

Nachdem er die pflanzenfreie GAPS-Diät zwei Jahre und vier Monate lang befolgt hatte, blieben die schulmedizinischen Tests auf Colitis ulcerosa negativ. James hatte keine Entzündung in seinem Verdauungstrakt, litt nicht mehr unter irgendwelchen Symptomen und nahm schon seit zwei Jahren keine Medikamente mehr. Seine einzige pflanzliche Nahrung bestand aus 1,5 Teelöffeln der bei in Salzlake fermentiertem Gemüse anfallenden Flüssigkeit, (Kohl, Knoblauch und Rote Bete, in Salzlake fermentiert). Diese Flüssigkeit wurde sehr behutsam und schrittweise eingeführt, beginnend mit einigen Tropfen pro Tag. Alle anderen Nahrungsmittel, die James zu sich nahm, waren tierischen Ursprungs.

Nachdem James alle pflanzlichen Nahrungsmittel drei Jahre lang strikt gemieden hatte, wurde eine Zehe gerösteter Knoblauch pro Tag in James Kost eingeführt und von ihm vertragen, gefolgt von einem

Tropfen Olivenöl pro Tag. Diese Nahrungsmittel lösten eine Absterbereaktion aus, und James schied mit dem Stuhl viele weitere Parasiten aus (Leberegel und lange weiße Würmer). Der Knoblauch und das Olivenöl sorgten dafür, dass die Verstopfung nachließ und die Verabreichung von Einläufen beendet werden konnte. James begann, täglich Stuhlgang zu haben und normalen Stuhl auszuscheiden. Nach sieben weiteren Monaten wurden nach und nach weitere pflanzliche Produkte in James' Kost eingeführt: gekochte Zucchini, Brokkoli, Spinat, Blumenkohl, rohe Avocado und roher Knoblauch. James nahm weiterhin eine fettreiche Kost aus gekochtem Fleisch, Fisch, Eiern und fermentierter roher Ziegenmilch und -sahne zu sich.

Vier Jahre nach dem Beginn der Befolgung der pflanzenfreien GAPS-Diät geht es James sehr gut. Abgesehen von Nachtschattengewächsen (Tomaten, Auberginen und Paprika), nimmt er alle im Rahmen der GAPS-Diät erlaubten Gemüsesorten zu sich. Er isst gebackene Äpfel mit Sauerrahm, fermentiertes Gemüse und handelsüblich erhältliche Käsesorten (Cheddar, Camembert, Brie und Parmesan). Doch der überwiegende Teil seiner Kost besteht nach wie vor aus Nahrungsmitteln tierischen Ursprungs: Fleischbrühe, Fleisch, Fisch, Eier und fermentierte Milchprodukte. Insgesamt geht es James sehr gut, er sieht gesund aus, macht sich gut in der Schule, treibt Sport und hat ein paar gute Freunde. Er hat Spaß am Leben und weist keine Anzeichen von Colitis ulcerosa oder einer Lernschwäche auf. Alles in allem hat er drei Jahre lang ausschließlich tierische Lebensmittel zu sich genommen.

Wie man die pflanzenfreie GAPS-Diät beendet

Noch während die pflanzenfreie GAPS-Diät befolgt wird, fermentiertes Gemüse zubereiten: Sauerkraut, in Salzlake fermentiertes gemischtes Gemüse, Kimchi und andere Gerichte. Je länger dieses Gemüse fermentiert, desto besser ist es zu verdauen. Das beste Sauerkraut ist übrigens das vom letzten Jahr: Der Kohl ist gut vorverdaut, das Histamin ist ihm weitgehend entzogen, und es ist sehr wahrscheinlich, dass das Sauerkraut selbst von empfindlichen Patienten vertragen wird. Fermentieren Sie das Gemüse anfangs bei Raumtemperatur. Sobald das Gemisch keine Gase mehr produziert, sollten Sie es an einen kühlen, dunklen Ort stellen, wo es weiter reifen kann.

1. Bereiten Sie eine Suppe zu, indem Sie in selbst gemachter Fleischbrühe einen Teelöffel gut fermentiertes Gemüse kochen. Wenn es sich bei dem Betroffenen um einen sehr empfindlichen Menschen handelt, sollte mit einer winzigen Menge an fermentiertem Gemüse pro Liter Fleischbrühe begonnen werden. Die Suppe gut durchkochen, das heißt mindestens 30 Minuten lang. Der Betroffene sollte von dieser Suppe einen Teller essen und protokollieren, was geschieht. 3 bis 4 Tage lang beobachten, ob es auf diese erste eingeführte Suppe Reaktionen gibt. Wenn keine Reaktionen erfolgen, diese Suppe allmählich zum Bestandteil der täglichen Kost machen. Die Menge des fermentierten Gemüses in der Suppe nach und nach erhöhen.
2. Ein wenig Knoblauch schälen und anbraten und eine winzige Menge in die Fleischbrühe geben. Erneut einen Vermerk im Ernährungstagebuch machen und 3 bis 4 Tage lang auf eventuelle Reaktionen achten. Wenn keine Reaktionen erfolgen, nach und nach angebratenen Knoblauch einführen.
3. Wenn Knoblauch und Suppen mit fermentiertem Gemüse eingeführt wurden und vertragen werden, ein wenig Zucchini ohne Schale und ohne Kerne oder Brokkoli oder Blumenkohl in der Fleischbrühe kochen. Mit einer winzigen Menge beginnen. Erneut im Ernährungstagebuch notieren, was geschieht und 3 bis 4 Tage lang auf eventuelle Reaktionen achten. Wenn keine Reaktionen auftreten, das Gemüse schrittweise einführen. Dabei sollte immer nur ein Gemüse nach dem anderen eingeführt werden, und zwar langsam und mit Geduld. Es darf ausschließlich Bio-Gemüse verwendet werden oder noch besser Gemüse aus dem eigenen Garten.
4. Herzlichen Glückwunsch! Sie befinden sich bereits in der ersten Phase der *GAPS-Einführungsdiät*. Von nun an die Regeln für die weiteren Phasen befolgen.

Fallbeispiel eines Babys mit FPIES

Das Nahrungsproteininduzierte Enterocolitis-Syndrom (FPIES: Food Protein-Induced Enterocolitis Syndrome) ist eine neue Form einer Nahrungsmittelallergie/Nahrungsmittelunverträglichkeit. Typischerweise tritt sie bei gestillten Säuglingen im Laufe des ersten Lebensjahres auf. Das Baby beginnt unter Durchfall, Erbrechen und Dehydrierung zu leiden. Durchgeführte Tests ergeben, dass das Kind gegen die meisten in Nahrungsmitteln enthaltenen Proteine allergisch ist (Kuhmilch, Soja, Ei, Fleisch, Getreide, viele Gemüsesorten und oft auch Muttermilch). Typischerweise wird die Kost des Kindes auf eine sogenannte elementare Ernährung umgestellt (was bedeutet, dass die enthaltenen Proteine in einzelne Aminosäuren aufgespalten wurden), und die Eltern werden angewiesen, dem Kind keine proteinhaltigen Nahrungsmittel zu geben, sondern nur ein wenig Gemüse. Oft werden immunsupprimierende Medikamente verordnet, aber es gibt keine wirksame schulmedizinische Standardbehandlung. Bei Kindern mit FPIES kann es zu Gedeihstörungen und geistigen und körperlichen Beeinträchtigungen kommen.

Laura wurde von Geburt an ausschließlich gestillt. Im Alter von 12 Wochen bekam sie Durchfall mit Blut im Stuhl. Der Arzt riet, mit dem Stillen aufzuhören und Lauras Kost auf elementare Säuglingsnahrung umzustellen, aber der Durchfall verschwand nicht. Als versucht wurde, Laura feste Nahrung zu verabreichen, bekam sie schwallartige Brechanfälle, wurde lethargisch, und ihr Stuhl war sauer. Tests ergaben, dass Laura auf die meisten in Nahrungsmitteln enthaltenen Proteine allergisch reagierte, und die Diagnose lautete FPIES. Im Alter von 18 Monaten erhielt sie immer noch elementare Babynahrung und litt unter Durchfall, Erbrechen und Anämie. Sie wuchs nicht und entwickelte sich nicht altersgerecht.

Wir stellten Lauras Kost auf die pflanzenfreie GAPS-Diät Kost um, ergänzt um ein wenig fermentierten Kohlsaft. Nachdem sie diese Diät vier Monate lang befolgt hatte, verbesserte sich Lauras Zustand signifikant. Sie begann zuzunehmen und sich zu entwickeln. Ihr Durchfall und ihr Erbrechen hörten auf. Dann bekam sie einen Hautausschlag. Wir vermuteten, dass sie auf Fleisch von Hühnern reagierte, die mit Mais gefüttert worden waren. Die Mutter trieb für die Zubereitung von Lauras Suppen Fleisch von Hühnern auf, die nicht mit Mais gefüttert worden waren, und der Hautausschlag klang ab.

Laura befolgt die Diät nun schon seit drei Jahren, und es geht ihr sehr gut. Inzwischen ist sie in der dritten Phase der GAPS-Einführungsdiät angekommen, sodass ihre Auswahl an erlaubten Lebensmitteln immer noch recht eingeschränkt ist. Doch alles in allem ist sie gesund, entwickelt sich geistig und körperlich normal und ist ein wundervolles, gedeihendes Kind.

Die pflanzenfreie GAPS-Diät bildet das äußerste Ende des Spektrums des GAPS-Ernährungsprogramms. Sie ist sehr schwer zu befolgen und sollte nur in Situationen ausprobiert werden, in denen nichts anderes funktioniert hat. Die Einhaltung dieser Diät erfordert Entschlossenheit und großes Durchhaltevermögen. Oft wird die Frage gestellt, ob es sich bei dieser Diät um eine ketogene Ernährungsweise handelt. Dieser Frage wollen wir im Folgenden nachgehen.

Die ketogene GAPS-Diät

Ketone (Acetoacetat, Beta-Hydroxybutyrat und Aceton) sind wasserlösliche Substanzen, die im Körper entstehen, wenn dieser Fettsäuren für die Energiegewinnung nutzt. In einem normalen, gesunden Zustand kann unser Körper sowohl Glucose als auch Fettsäuren für die Energiegewinnung verwerten, abhängig von der Zusammensetzung unserer Mahlzeiten, unserem Aktivitätslevel und anderen Faktoren. Dass das Blut Ketonkörper aufweist, ist normal, weil Fettsäuren für die meisten Organe und Gewebe im menschlichen Körper die bevorzugte Energiequelle sind. Jedes Mal, wenn der Körper sein eigenes Fett verbrennt, um Energie zu gewinnen, werden Ketone gebildet, die ebenfalls für die Energiegewinnung genutzt werden können.[8]

Schulmedizinisch ausgebildete Ärzte lernen, Ketonkörper aufgrund einer sehr gefährlichen Stoffwechselentgleisung, die bei Diabetikern auftreten kann, einer sogenannten Ketoazidose, mit Sorge zu betrachten. Bei einer Ketoazidose weist das Blut des Betroffenen sehr hohe Konzentrationen sowohl von Glucose als auch von Ketonkörpern auf. Hohe Glucosekonzentrationen im Blut sind immer gefährlich! Bei einer akuten Ketoazidose kann der Körper Glucose nicht für die Energiegewinnung nutzen und greift stattdessen auf Fettsäuren zurück (deshalb sind die Ketonwerte hoch), was dazu führt, dass Glucose großen Schaden anrichtet. Diese Stoffwechselentgleisung tritt vor allem bei Menschen auf, die unter Diabetes Typ 1 oder einer sehr fortgeschrittenen Form von Diabetes Typ 2 leiden, weil die normalen Mechanismen der Energiegewinnung bei diesen Betroffenen gestört sind. Bei Menschen, die nicht an Diabetes leiden, werden Ketonkörper regelmäßig von der Leber produziert, was dafür sorgen soll, einen niedrigen Spiegel dieser Substanzen im Blut aufrechtzuhalten. Wenn der Körper beginnt, ausschließlich Fettsäuren für die Energiegewinnung zu verwenden, geht er in den Zustand der sogenannten *physiologischen Ketose* über, der völlig normal und gesund ist und nichts mit der diabetischen Ketoazidose zu tun hat.[8]

Durch eine Ernährungsumstellung können wir den Körper bewusst so einstellen, dass er für die Energiegewinnung Fettsäuren als Quelle nutzt, anstatt auf Glucose zurückzugreifen. Als Folge dieser Art der Energiegewinnung werden Ketonkörper gebildet, weshalb die Ernährungsweise als ketogene Diät bezeichnet wird. Ketogene Diäten erfreuen sich seit einigen Jahrzehnten zunehmender Beliebtheit. Sie werden erfolgreich zur Behandlung von Krebs, Epilepsie, Borreliose, chronischem Müdigkeitssyndrom, Fettleibigkeit, psychischen Erkrankungen und anderen schweren Gesundheitsproblemen eingesetzt.[13,14] Wenn man eine ketogene Diät befolgt, ist es wichtig, regelmäßig den Ketonspiegel zu messen, um zu kontrollieren, dass der angestrebte Wert von 0,5-3 mmol/L im Blut erreicht und aufrechterhalten wird. Der Ketonspiegel kann im Blut, in der Atemluft und im Urin gemessen werden. Es gibt verschiedene Messgeräte, die online oder in Apotheken erhältlich sind. Die Messung im Urin ist die kostengünstigste Art der Ketonwertbestimmung, gilt aber als weniger zuverlässig als die Ketonwertmessung im Blut und in der Atemluft. Die Messung von Ketonkörpern in der Atemluft entwickelt sich zusehends zur bevorzugten Methode. Sie ist zuverlässig und nicht-invasiv.

Die pflanzenfreie GAPS-Diät muss erstaunlicherweise nicht zwangsläufig eine ketogene Ernährungsweise sein. Das hängt von der Konstitution und dem Stoffwechsel der jeweiligen Person ab. Einige Menschen können ihren Körper leicht und schnell in einen ketogenen Zustand versetzen, andere nicht. Einer der Hauptgründe dafür ist die individuelle Zusammensetzung unserer Darmflora. Viele Mikroben im Darm sind in der Lage, aus Proteinen und Fetten Glucose zu produzieren.[15] Sie bilden Glucose, die sie selbst verwerten, und können darüber hinaus noch so viel davon ins Blut des Menschen, in dessen Darm sie siedeln, abgeben, dass alle Bemühungen des Betroffenen, in einen ketogenen Zustand zu gelangen, scheitern. GAPS-Patienten haben eine abnorme Darmflora, was der Grund dafür sein kann, dass es einigen von ihnen schwerfällt, ihren Körper in einen Zustand der physiologischen Ketose zu versetzen.

Bei einer ketogenen Diät wird die Aufnahme von Kohlenhydraten und Protein stark eingeschränkt, während gleichzeitig große Mengen Fett verzehrt werden. Bei der pflanzenfreien GAPS-Diät ist die Kohlenhydrataufnahme sehr niedrig. Die Proteinaufnahme kann jedoch hoch sein. Durch einen Prozess, der Glukoneogenese genannt wird, ist unser Körper in der Lage, Protein in Glucose umzuwandeln. Um unseren Körper also in einen Zustand der Ketose zu versetzen, müssen wir die Aufnahme von Protein nach und nach reduzieren und durch Fette ersetzen. Kokosöl und Ghee sind dabei die beiden am besten geeigneten Fette, weil sie mittelkettige Fettsäuren enthalten, die wenig verdaut werden müssen und schnell aufgenommen werden. MCT-Öl empfehle ich nicht, da es stark verarbeitet ist und nicht auf natürliche Weise vom menschlichen Körper aufgenommen werden kann. Das GAPS-Ernährungsprogramm basiert in erster Linie auf natürlichen Lebensmitteln. Wir meiden alle künstlichen Kreationen.

Meiner Erfahrung nach ist es für die überwiegende Mehrheit der GAPS-Patienten nicht erforderlich, ihren Körper in den Zustand der Ketose zu versetzen. In der Regel ist es ausreichend, die normale GAPS-Diät zu befolgen, um alle notwendigen Voraussetzungen für den Heilungsprozess zu schaffen. Aber in welchen Situationen sollte man seinen Körper im Rahmen der GAPS-Diät in den ketogenen Zustand versetzen? Eine Situation, in der sich dies als nützlich erwiesen hat, ist, wenn man an Krebs erkrankt ist.[14,16] Viele Krebszellen können Fettsäuren nicht für die Energiegewinnung nutzen. Sie benötigen Glucose, um leben und wachsen zu können. Wenn man seinen Körper in den Zustand der Ketose versetzt, wird den Krebszellen die Energie entzogen. Diese Herangehensweise hat sich bei vielen Krebspatienten als erfolgreich erwiesen, allerdings nicht bei allen. Auch bei Epilepsie wird eine ketogene Diät schon lange als Behandlungsmethode eingesetzt. In vielen Fällen wirkt sie, aber nicht bei jedem.[15] Weltweit versuchen Menschen mithilfe ketogener Diäten andere gesundheitliche Probleme wie Borreliose, schwere Autoimmunerkrankungen, Fettleibigkeit oder Diabetes zu behandeln, und einige halten sie für hilfreich. Aber abgesehen von Betroffenen, die an Krebs erkrankt sind, glaube ich, dass es für die meisten GAPS-Patienten nicht wirklich erforderlich ist, ihren Körper in den Zustand der Ketose zu versetzen, um von ihren gesundheitlichen Problemen zu genesen.

Es würde den Rahmen dieses Buches sprengen, detailliert auf ketogene Ernährungsweisen einzugehen. Es gibt sehr gute Quellen zu diesem Thema. Bitte informieren Sie sich gut, bevor Sie Ihren Körper in einen Zustand der physiologischen Ketose versetzen. Es ist wichtig, die Ketonwerte im Blut oder in der Atemluft täglich zu messen, weshalb Sie in ein entsprechendes Gerät investieren und alle Messungen akribisch aufzeichnen müssen. Wenn ein Betroffener, der die GAPS-Diät schon eine Weile befolgt, das Gefühl hat, noch weitere gesundheitliche Verbesserungen erzielen zu können, indem er seinen Körper in den Zustand der physiologischen Ketose versetzt, ist das möglich.

Wie man seinen Körper mit dem GAPS-Ernährungsprogramm in die physiologische Ketose versetzt

1. Stellen Sie Ihre Ernährung zunächst auf die pflanzenfreie GAPS-Diät um und gewöhnen Sie sich einige Wochen lang daran. Das wird Ihnen helfen, Ihren Körper langsam und schrittweise in den Zustand der Ketose zu versetzen.
2. Beginnen Sie dann, die Proteinaufnahme (Fleisch, Fisch und Eier) nach und nach zu reduzieren und die Fettaufnahme zu erhöhen, wobei rohes Bio-

Kokosöl und Bio-Ghee auf Ihrem Speiseplan ganz oben stehen sollten. Geben Sie jeder Tasse Fleischbrühe, die Sie zu sich nehmen, immer größere Mengen dieser beiden Fette hinzu und versuchen Sie, 5 bis 6 Tassen pro Tag zu trinken.

3. Achten Sie darauf, dass alle Mahlzeiten, die Sie zu sich nehmen, einen hohen Fettgehalt haben. Konzentrieren Sie sich auf tierische Fette, aber Sie können Ihren Mahlzeiten auch reichlich hochwertiges Olivenöl hinzufügen. Als Snack können Sie fettreichen Käse essen und eine ordentliche Portion Butter darauf geben. Sie können auch frische Nüsse und ölhaltige Samen (Sonnenblumenkerne, Kürbiskerne und Sesamsamen) knabbern, wenn Ihr Verdauungssystem dafür bereit ist. Es empfiehlt sich immer, Nüsse und Samen einzuweichen, zu keimen oder zu fermentieren, um sie besser verdaulich zu machen.
4. Ersetzen Sie Kefir und Joghurt durch selbst gemachten Sauerrahm.
5. Vergessen Sie nicht, all Ihren Mahlzeiten reichlich naturbelassenes Salz hinzuzugeben, damit Ihre Natriumspeicher immer gut gefüllt sind. Ketogene Diäten entziehen dem Körper große Mengen an Wasser und Natrium.[16]
6. Trinken Sie viel Wasser und geben Sie jedem Glas Wasser, das Sie trinken, 1 Esslöffel Apfelessig oder eine halbe ausgepresste Zitrone hinzu. Das hilft Ihrem Körper, seinen pH-Wert im Gleichgewicht zu halten, da der Körper im Zustand der Ketose ziemlich sauer werden kann.
7. Denken Sie daran, dass die Gesundheit Ihres Darms das wichtigste Ziel ist, das Sie verfolgen! Verlieren Sie dieses Ziel nicht aus den Augen, während Sie versuchen, Ihren Körper in den Zustand der Ketose zu versetzen. Es ist wichtig, sich an die Listen der im Rahmen des GAPS-Ernährungsprogramms erlaubten Lebensmittel zu halten und nicht zu vergessen, reichlich Fleischbrühen, gelatinereiches Fleisch und Innereien sowie fermentierte Lebensmittel zu essen.

Es gibt viele gute Rezeptbücher zur Befolgung einer ketogenen Diät, die Ihnen helfen werden, Ihre Speisen so zuzubereiten, dass sie schmecken. Sie müssen das auf Ihren Körper speziell zugeschnittene Verhältnis von Fetten zu Protein herausfinden, um im Zustand der Ketose zu bleiben. Abhängig von der Zusammensetzung Ihrer Darmflora kann sich dieses Verhältnis stark von dem anderer Menschen und von den Angaben in Büchern unterscheiden. Denn aufgrund der Aktivität der Darmflora dauert es möglicherweise für einen Betroffenen, der unter dem GAP-Syndrom leidet, einige Zeit, den Körper in den Zustand der physiologischen Ketose zu versetzen und diesen Zustand aufrechtzuhalten.

Die pflanzenreichere GAPS-Diät

Jeder Mensch hat eine einzigartige Konstitution und einen einzigartigen Stoffwechsel. Es gibt Menschen, die mehr Kohlenhydrate zu sich nehmen müssen, um sich wohl zu fühlen. Und selbst Menschen, die sich überwiegend von Nahrungsmitteln tierischen Ursprungs ernähren und sich dabei bester Gesundheit erfreuen, haben Phasen, in denen ihr Körper nach mehr pflanzlicher Kost verlangt. Im Kapitel „*Des einen Freud ist des anderen Leid*“ wird näher auf dieses Thema eingegangen. Wir müssen lernen, auf unseren Körper zu hören und ihm zu geben, was er braucht, und seine Bedürfnisse ändern sich ständig. Die GAPS-Diät ist flexibel und es ist möglich, reichlich pflanzliche Nahrung zu sich zu nehmen, wenn der Darm dafür bereit ist. Das gilt nach dem Konzept der *metabolischen Typisierung* (siehe das Kapitel „*Des einen Freud ist des anderen Leid*“) vor allem für die sogenannten „Kohlenhydrat-Typen“. Dieser Typ benötigt größere Mengen an Kohlenhydraten in seiner Kost. Menschen mit diesem Stoffwechseltyp fühlen sich vielleicht eine Zeit lang wohl, wenn sie die GAPS-Diät befolgen, haben dann aber irgendwann das Gefühl, ihrem Körper nicht ausreichend Kohlenhydrate zuzuführen und keine großen Mengen an tierischen Fetten zu vertragen. Möglicherweise haben Sie auch das Gefühl, dass es für Sie besser ist, purinarmes Fleisch (weißes Fleisch und Fisch) und fettarme oder gar keine Milchprodukte zu sich zu nehmen. Die echten „Kohlenhydrat-Typen“ sind selten, aber wenn Sie das Gefühl haben, möglicherweise zu dieser Gruppe zu gehören, recherchieren Sie bitte über das Thema „*Metabolic Typing*“ und finden Sie heraus, wie der individuelle Ernährungsbedarf Ihres Körpers ist.

Wenn Sie diese Variante der GAPS-Diät durchführen möchten, achten Sie darauf, dass Sie nicht unter Durchfall (insbesondere mit Blut und Schleim im Stuhl) oder Bauchschmerzen leiden. Sollte eines dieser Symptome bei Ihnen auftreten, führen Sie zuerst die GAPS-Einführungsdiät durch, bevor Sie in Erwägung ziehen, die pflanzenreichere GAPS-Diät zu befolgen.

Gegarte pflanzliche Nahrungsmittel sind viel leichter zu verdauen und schonender für das Verdauungssystem als rohe. Wenn Sie das Gefühl haben, dass Sie mehr pflanzliche Nahrung zu sich nehmen müssen, konzentrieren Sie sich auf gegarte Gemüsesorten. Gemüse kann in Fleischbrühe zu einer Suppe verarbeitet, gebacken, gebraten oder gedämpft werden. Wenn es Ihnen schwerfällt, tierische Fette zu verdauen, verwenden Sie Olivenöl oder Kokosöl in den Mengen, die für Sie geeignet sind.

Sollten Sie Stärke wirklich vermissen, essen Sie reichlich gekochten Winterkürbis sowie gekochte Rüben, Steckrüben, Möhren und Knollensellerie. Diese Gemüsesorten enthalten eine geringe Menge an Stärke, sind aber im Rahmen der GAPS-Diät erlaubt. Achten Sie auf Signale aus Ihrem Verdauungssystem, wenn Sie diese Gemüsesorten essen. Wenn Sie Blähungen, Durchfall, Verstopfung oder andere Symptome bekommen, ist Ihr Verdauungssystem noch nicht bereit, Stärke zugeführt zu bekommen, egal wie groß Ihr Heißhunger darauf auch ist. Verzichten Sie auf den Verzehr dieser Gemüsesorten, bis Ihr Verdauungssystem sich erholt hat, und versuchen Sie dann, sie allmählich wieder einzuführen. Achten Sie darauf, zu Ihrem gekochten Gemüse Fleischbrühe zu trinken und einige fermentierte Lebensmittel zu essen. Wenn Sie die genannten Gemüsesorten gut vertragen und Sie sich ausreichend Zeit genommen haben, diese in Ihre Kost einzuführen, können Sie das Kapitel *Beenden der GAPS-Diät* konsultieren und mit der Einführung von Kartoffeln und Getreide beginnen.

Das Gleiche gilt für Obst: Gekochtes Obst ist viel leichter zu verdauen als rohes. Apfelmus, Beeren-, Pflaumen-, Birnen- und anderes Früchtekompott sind viel leichter verdaulich als das jeweilige Obst in roher Form. Geben Sie dem Obst immer etwas Fett in einer Menge hinzu, die Ihnen zuspricht (tierisches Fett oder ein pflanzliches Fett wie Olivenöl oder Kokosöl). Zum Süßen können Sie ein wenig Honig oder Trockenfrüchte hinzufügen. Das Fett, das dem gekochten Obst hinzugegeben wird, sorgt dafür, dass der Körper den in den Früchten enthaltenen Zucker richtig verwertet und der Blutzuckerspiegel innerhalb der normalen Grenzen bleibt. Für GAPS-Patienten ist es keine gute Idee, gekochtes Obst ohne zugegebenes Fett zu sich zu nehmen. Je mehr Fett Sie problemlos hinzugeben können, desto besser werden Sie sich nach dem Verzehr des Obstes fühlen. Die Beigabe von Gewürzen wie Zimt, Kardamom und Muskatnuss verleiht gekochtem Obst einen noch angenehmeren Geschmack und unterstützt die Verdauung. Im Kapitel *Was wir essen sollen und warum, einige Rezepte* finden Sie Obstkuchenrezepte. Wenn Sie Ihrem Obst entsprechend vorbereitete Nüsse hinzufügen, werden die im Obst enthaltenen Kohlenhydrate durch einige pflanzliche Proteine und Fette ausgeglichen.

Bohnen, Linsen und getrocknete Erbsen können zum festen Bestandteil des Speiseplans werden, wenn sie richtig vorbereitet werden und Sie sie verdauen können. Alle diese Nahrungsmittel sind Samen. Pflanzen haben es nicht gern, wenn ihre Samen gegessen werden, weshalb sie diese mit Substanzen versehen, sogenannten Antinährstoffen, die das Verdauungssystem eines Tieres, das sie frisst, schädigen können. Bohnen, Linsen und getrocknete Erbsen vor dem Kochen einzuweichen, zu keimen und/oder zu fermentieren, reduziert die Menge der in ihnen enthaltenen Antinährstoffe und macht diese Nahrungsmittel viel besser verdaulich. Im Kapitel *Was wir essen sollen und warum, einige Rezepte* erfahren Sie, wie man Bohnen, Linsen und Erbsen für den Verzehr richtig vorbereitet.

Nüsse und ölhaltige Samen wie Sonnenblumenkerne, Kürbiskerne und Sesamsamen können verwendet werden, um Brot, Kuchen und Desserts zu machen. Es handelt sich ebenfalls um Samen, die vor dem Zubereiten richtig präpariert werden müssen.

Wenn Sie Appetit auf rohes Gemüse, Nüsse und Obst haben, vergewissern Sie sich, dass Sie diese Lebensmittel verdauen können. Wenn Ihr Darm für die Aufnahme roher pflanzlicher Produkte noch nicht bereit ist, werden Sie einige Tage nach dem Verzehr Blähungen, krampfartige Schmerzen oder abnormalen Stuhlgang bekommen. Diese Beschwerden sind ein Hinweis darauf, dass Sie mit dem rohen Gemüse und den Nüssen und Früchten noch warten und sich stattdessen zunächst mit gekochten pflanzlichen Nahrungsmitteln begnügen sollten.

Das Fermentieren ist eine wirksame Methode, um pflanzliche Nahrungsmittel besser verdaulich zu machen. Achten Sie darauf, alle Arten von Gemüse zu fermentieren und einige davon zu jeder Mahlzeit zu sich zu nehmen.

Die pflanzenreichere GAPS-Diät ist keine vegetarische Ernährungsweise. Es ist weiterhin erforderlich, Fleisch, Fisch, Eier und fermentierte Milchprodukte zu sich zu nehmen. Abhängig von Ihrem individuellen Stoffwechsel verträgt Ihr Verdauungssystem vielleicht eher Fleisch und Fisch mit niedrigem Puringehalt oder eher purinreiche Lebensmittel. Sie müssen das auf Ihren Körper speziell zugeschnittene Verhältnis von Proteinen zu Fetten und zu Kohlenhydraten herausfinden, indem Sie die Mengen an tierischen Nahrungsmitteln und die Mengen an pflanzlichen Lebensmitteln bei jeder Mahlzeit austarieren und aneinander anpassen. Einige Mahlzeiten können sogar vegetarisch sein, wenn Ihnen danach ist. Passen Sie das Verhältnis der Menge von pflanzlichen zu tierischen Nahrungsmitteln bei jeder Mahlzeit entsprechend den Bedürfnissen Ihres Körpers an, die dieser Ihnen durch das Verlangen nach bestimmten Speisen, nach bestimmten Gerüchen oder nach einem bestimmten Geschmack und durch die mit dem Verzehr bestimmter Nahrungsmittel einhergehenden Befriedigung signalisiert. Bitte lesen Sie das Kapitel *Des einen Freud ist des anderen Leid*, bevor Sie mit der pflanzenreicheren GAPS-Diät beginnen.

GAPS-Flüssigkeitsfasten

Ausruhen ist keine Faulheit,
und ab und zu an einem Sommertag
im Gras unter den Bäumen zu liegen,
das Murmeln von Wasser zu hören
oder die Wolken anzuschauen,
die am Himmel entlangziehen,
ist in keinem Fall eine Zeitverschwendung.
John Lubbock

Haben Sie das Gefühl, dass Ihr Verdauungssystem überlastet ist und eine Pause gebrauchen könnte? Haben Sie das Gefühl, dass sich in Ihrem Körper zu viele Giftstoffe angesammelt haben? Haben Sie wenig Appetit und keine Lust zu essen? Leiden Sie unter akuter Colitis ulcerosa oder Morbus Crohn und Ihre Symptome bessern sich nicht, obwohl Sie die GAPS-Einführungsdiät oder die pflanzenfreie GAPS-Diät befolgen? Dann sollten Sie vielleicht erwägen, das GAPS-Flüssigkeitsfasten auszuprobieren.

Das Fasten ist eine der ältesten und effektivsten Methoden, um den Körper von innen zu reinigen. Unser Körper verbraucht große Mengen an Energie für die Verdauung und die Verstoffwechselung von Nahrung. Wenn wir aufhören zu essen, verwendet der Körper seine Energie für andere Aufgaben – zum Beispiel für das Ausscheiden von Giftstoffen und Parasiten und die Selbstheilung. Das Fasten gilt als sehr erfolgreich bei der Heilung aller möglichen Arten von „unheilbaren" Krankheiten – von rheumatoider Arthritis bis hin zu Krebs. Bei Menschen, die nicht unter einer ernsthaften Erkrankung leiden, reinigt und verjüngt regelmäßiges Fasten den Körper und beugt Krankheiten vor. Das Ziel des GAPS-Flüssigkeitsfastens ist es, dem Verdauungssystem eine Pause zu gönnen, indem auf feste Nahrung verzichtet wird und nur klare Flüssigkeiten getrunken werden.

Das reine Wasserfasten empfehle ich GAPS-Patienten nicht, da es für einen Körper, der mangelernährt und stark mit Giftstoffen belastet ist, ziemlich anstrengend ist. Der Zweck des GAPS-Ernährungsprogramms ist es, den Körper zu heilen, beginnend mit der Heilung des Darms. Indem wir feste Nahrung meiden, verschaffen wir dem Darm eine Ruhepause und ermöglichen es ihm, seine Ressourcen für die Selbstheilung zu verwenden. Beim GAPS-Flüssigfasten trinken wir alle Arten von klaren

Flüssigkeiten, nicht nur Wasser. Flüssigkeiten, die reich an Mineralstoffen, Vitaminen, Enzymen, Probiotika, Fetten und Proteinen sind, helfen dem Körper, das Fasten mit größtmöglichem Erfolg und ohne Nebenwirkungen durchzustehen.

Wer sollte beim Fasten vorsichtig sein? Untergewichtige und schlanke Menschen sollten nicht länger als einen Tag am Stück fasten (mit einer Pause von mindestens einem Monat zwischen den Fastenphasen). Ihr Körper verfügt einfach nicht über genügend Reserven, um ein längeres Fasten durchzustehen. Das Gleiche gilt für schwangere und stillende Frauen. In den ersten Tagen der Schwangerschaft, wenn eine Frau Übelkeit verspürt und keinen Appetit hat, kann das GAPS-Flüssigkeitsfasten sehr hilfreich sein. Aber sobald die Übelkeit nachlässt und der Appetit zurückkehrt, sollten schwangere Frauen wieder zur GAPS-Volldiät wechseln. Betroffene, die unter akuter Colitis ulcerosa oder Morbus Crohn leiden, können zwar untergewichtig sein, aber ihr Darm kann einfach keine feste Nahrung aufnehmen, weshalb sie das GAPS-Flüssigfasten unabhängig von ihrem Körpergewicht befolgen müssen.

Wer sollte eine Fastenkur in Betracht ziehen? Wenn Ihr Körper eine Pause von der Zufuhr von fester Nahrung einlegen möchte, lässt er Sie das wissen, indem er Ihren Appetit zügelt. Hören Sie auf Ihren Körper! Wenn Ihnen nicht nach Essen zumute ist, dann essen Sie nicht (das gilt nicht für Menschen, die unter Anorexia nervosa, Magersucht, leiden. Mehr über diese Essstörung erfahren Sie in meinem ersten GAPS-Buch *Gut and Psychology Syndrome*). Trinken Sie ausschließlich Flüssigkeiten, bis Ihr Appetit auf feste Nahrung zurückkehrt. Bei dem einen kann das nach einem Tag der Fall sein, bei dem anderen nach einem Monat. Betroffene mit einer hohen toxischen Belastung oder mit hartnäckigen Symptomen, Übergewichtige, Patienten mit schweren Allergien und solche, die das Gefühl haben, dass der Heilungsprozess bei ihnen keine Fortschritte mehr macht, können das GAPS-Flüssigkeitsfasten als sehr hilfreich empfinden. Menschen, die unter schweren Verdauungsproblemen wie akuter Colitis ulcerosa oder Morbus Crohn leiden, kann es möglicherweise guttun, eine Zeit lang auf feste Nahrung zu verzichten und nur Flüssigkeiten zu sich zu nehmen. Für Kinder ab drei Jahren ist es unbedenklich, das GAPS-Flüssigkeitsfasten durchzuführen. Kinder sind im Allgemeinen besser mit ihrem Körper im Einklang als Erwachsene und verweigern die Nahrungsaufnahme, wenn sie keinen Appetit haben. Ihr Kind wird Sie wissen lassen, wann es das Fasten beenden will, indem es Interesse an fester Nahrung zeigt. Nehmen Sie es gelassen, lassen Sie Ihr Kind einfach mit dem Rest der Familie am Esstisch sitzen, dann wird es schon wieder anfangen zu essen, wenn es so weit ist.

Welche Flüssigkeiten nimmt man beim GAPS-Fasten zu sich? Beim Fasten kann man schlichtweg nicht zu viel trinken. Sobald Sie ein Getränk ausgetrunken haben, können Sie zum nächsten greifen. Nachfolgend finden Sie eine Liste der Flüssigkeiten, die Sie während des GAPS-Fastens zu sich nehmen sollten.

- Fleischbrühe. Trinken Sie sie heiß oder warm und achten Sie darauf, alle festen Bestandteile zu entfernen, da die Brühe klar sein muss. Fleischbrühe ist ein Hauptbestandteil der GAPS-Diät. Sie hilft Ihrem Verdauungssystem wirkungsvoll, sich selbst zu regenerieren und etwaige Schädigungen zu heilen. Sie liefert Kollagen und andere Proteine, Mineralstoffe, Aminosäuren und eine Fülle anderer Baustoffe für die Darmschleimhaut und den Rest des Körpers. Bereiten Sie eine gelatinereiche Brühe zu, indem Sie Gelenke und Knochen mit Bändern und etwas Fleisch, Haut, Füße und Köpfe kochen und dem Wasser ein wenig naturbelassenes Salz, schwarzen Pfeffer und Lorbeerblätter hinzufügen. Sie können auch Ihre Lieblingsgewürze hinzufügen, wenn Sie sicher sind, dass Sie diese vertragen. Gemüse kann ebenfalls hinzugefügt werden: Zwiebel, Möhre, Sellerie, Kohl, Blattgemüse usw. Fleisch- oder Fischbrühe sollte einige Stunden lang kochen: Fisch 1 Stunde, Huhn und anderes Geflügel 1,5 bis 2 Stunden, Fleisch- bzw. Knochenteile vom Rind, Schwein und Lamm 3 bis 4 Stunden. Wenn die Brühe fertig ist, etwas frisch gehackten Knoblauch und Petersilie hinzugeben, abseihen und genießen. Es ist nicht erforderlich, der Brühe das Fett zu entziehen, es sei denn, Sie haben das Gefühl, zum Verzehrzeitpunkt zu dem Zeitpunkt, zu dem Sie sie zu sich nehmen, kein Fett verdauen zu können. Ich rate davon ab, beim GAPS-Flüssigkeitsfasten Knochenbrühe zu trinken, da sie zu reich an Aminosäuren ist und bei einigen Menschen Reaktionen verursachen kann, insbesondere bei jenen, die das GAPS-Ernährungsprogramm erst seit Kurzem befolgen. Wenn Sie bereits Knochenbrühe in Ihre Kost eingeführt haben und daran gewöhnt sind, können Sie sie der Liste der Flüssigkeiten, die Sie beim Fasten trinken, hinzufügen. Fleischbrühe und Knochenbrühe werden ganz unterschiedlich zubereitet, haben jeweils eine andere Nährstoffzusammensetzung und entfalten unterschiedliche Wirkungen auf den Körper. Die beiden Brühen sollten deshalb nicht miteinander verwechselt werden. Beim GAPS-Fasten nehmen wir selbst gemachte frische Fleischbrühe zu uns. Achten Sie darauf, jede Stunde oder alle paar Stunden eine Tasse Fleischbrühe aufzunehmen. Je mehr Fleischbrühe pro Tag desto schneller werden Sie genesen.

- Die Flüssigkeit von in Salzlake fermentiertem gemischten Gemüse eignet sich hervorragend zum Fasten. Sie ist reich an Mineralstoffen, Enzymen, Vitaminen, Antioxidantien, Probiotika und vielen anderen Substanzen, die das Verdauungssystem und andere Systeme und Organe des Körpers unterstützen. Beim Fasten verlieren wir eine Menge Salz (Natriumchlorid). Die Flüssigkeit von in Salzlake fermentiertem gemischten Gemüse ist salzig und füllt Ihre Speicher dieser sehr wichtigen Substanz wieder auf. Wenn Sie die Flüssigkeit aus in Salzlake fermentiertem Gemüse aus irgendwelchen Gründen nicht vertragen, geben Sie jedem Glas Wasser, das Sie trinken, ein wenig naturbelassenes Salz hinzu (ungefähr 1⁄2 Teelöffel pro Glas).
- Salzlake von selbst fermentiertem Gemüse ist ein weiteres wunderbares Getränk, das reich an Mineralstoffen, Enzymen, Salz, Milchsäure und anderen nützlichen Nährstoffen ist. Verwenden Sie Salzlake von fermentiertem Knoblauch, Kohl, fermentierter Paprika, fermentierten Gurken oder sonstigen Gemüsemischungen, die Sie zu Hause fermentiert haben. Verdünnen Sie die Salzlake nach Belieben mit Wasser und genießen Sie sie. Es ist wichtig, die Lake langsam zu trinken und jeden Mundvoll zu „kauen". Die Flüssigkeit von in Salzlake fermentiertem gemischten Gemüse oder sonstigem fermentierten Gemüse wirkt stark abführend. Sie zu schnell zu trinken, kann zu Durchfall führen (der oft die gleiche Farbe hat wie die getrunkene Flüssigkeit). Durchfall ist beim Fasten erwünscht. Weltweit werden den Patienten in allen großen Fastenkliniken Abführsalze verabreicht, um Durchfall auszulösen, der den Darm reinigt und große Mengen an Giftstoffen aus dem Körper spült. Die Flüssigkeit von in Salzlake fermentiertem gemischten Gemüse oder sonstigem fermentierten Gemüse langsam zu trinken, sorgt dafür, die Intensität des Durchfalls zu reduzieren und diesen erträglicher zu machen.
- Gemüsebrühe ist eine weitere warme, wohltuende Flüssigkeit, die während des GAPS-Fastens angenehm zu trinken ist. Sie wird zubereitet, indem alle verfügbaren Gemüsesorten mehrere Stunden oder sogar über Nacht langsam in Wasser gekocht werden. Hier ist das Rezept: Einen metallfreien Kochtopf (Keramik, Glas oder glasiert) fast bis zum Rand mit klein geschnittenem Gemüse füllen (es können auch Gemüseteile verwendet werden, die normalerweise weggeworfen werden: Stängel von Brokkoli, Kohl und Blumenkohl, Reststücke und Schalen von Kürbissen, Knoblauch und Zwiebeln usw.), etwas Salz, schwarzen Pfeffer, Lorbeer-

blätter und eine säurehaltige Nahrungsmittelquelle hinzugeben, zum Beispiel eine Handvoll eines gerade verfügbaren beliebigen fermentierten Gemüses, Salzlake von fermentiertem Gemüse oder 1/2 Tasse Apfelessig. Dies ist eine gute Gelegenheit, weniger gelungenes fermentiertes Gemüse zu verwerten, das vielleicht nicht besonders gut schmeckt. Das Ganze über Nacht auf dem Herd oder im Backofen köcheln lassen. Am Morgen die Flüssigkeit (die Gemüsebrühe) abseihen und das Gemüse entsorgen. Etwas frisch gehackten Knoblauch und Petersilie hinzugeben, erneut abseihen und genießen. Probieren Sie, ein wenig Molke oder Flüssigkeit von in Salzlake fermentiertem gemischten Gemüse dazuzugeben.

- Kräutertees aus jeder beliebigen Kräutermischung, die Sie mögen. Tees aus losen Kräutern sind die besten (keine Teebeutel). Zur Zubereitung die getrockneten oder frischen Kräuter mit kochendem Wasser übergießen und 5 Minuten lang an einem warmen Ort ziehen lassen. Frischer Ingwertee ist sehr wohltuend und heilsam für das Verdauungssystem und andere Systeme des Körpers. Um Ingwertee zuzubereiten, frische oder gefrorene Ingwerwurzel reiben, mit kochendem Wasser übergießen und 5 Minuten ziehen lassen. Anschließend den Tee durch ein Sieb gießen.
- Frische Molke aus selbst gemachtem Kefir oder Joghurt. Um die Molke herzustellen, selbst gemachten frischen Kefir oder Joghurt in ein Seihtuch geben, die vier Ecken des Tuches zusammenbinden und es über Nacht zum Abtropfen in eine Schüssel hängen. Die gelbe Flüssigkeit, die Sie am Morgen in der Schüssel vorfinden, ist Molke. Sie hält sich gut in Glasflaschen im Kühlschrank und ist während des GAPS-Flüssigkeitsfastens ein hervorragendes Getränk. Sie ist reich an Probiotika und Milchsäure und entfaltet eine sehr heilende Wirkung auf die Darmschleimhaut. Molke gleicht die abführende Wirkung der Flüssigkeit von in Salzlake fermentiertem Gemüse oder sonstigem fermentierten Gemüse aus, da sie im Darm eine festigende Wirkung entfaltet. Viele Menschen mögen es gern salzig, geben Sie der Molke also nach Belieben etwas Salz hinzu. Sie können die Molke mit etwas Wasser verdünnen oder sie so zu sich nehmen, wie sie ist, und Sie können sie zu jeder Tasse Ihrer Fleischbrühe hinzugeben.
- Grüne Säfte aus Gemüse: Gurke, Sellerie, grünes Blattgemüse (Kopfsalat, Grünkohl, Mangold, Petersilie und jedes andere erhältliche Blattgemüse), Knoblauch, Ingwer und Zitrone. Fruchtsäfte würde ich beim Fasten nicht verwenden, da sie zu süß sind. Wenn Sie etwas mehr Süße mögen, bereiten Sie den grünen Saft mit ein wenig Möhre oder Orange zu. Generell gilt: Süßer

Geschmack ist kein Freund von GAPS-Patienten, saurer Geschmack hingegen sehr wohl, insbesondere beim GAPS-Flüssigkeitsfasten.

- Natürliches Mineral- und Quellwasser, still und mit Kohlensäure (die Gasblasen im Wasser verbessern seine energetischen Eigenschaften). Es ist wichtig, das Wasser bei Zimmertemperatur oder warm zu trinken. Das Trinken von gekühltem Wasser bedeutet Stress für das Verdauungssystem und beeinträchtigt dessen Fähigkeit zu heilen. In jedes Glas Wasser sollte eine Scheibe Zitrone ausgepresst werden (die Zitrone selbst nach dem Auspressen in das Glas fallen lassen; sie gibt Antioxidantien, Mineralstoffe und andere nützliche Substanzen an das Wasser ab). Alternativ kann auch Bio-Apfelessig in das Wasser gegeben werden (ein Esslöffel pro Glas). Durch das Fasten wird der Körper ziemlich sauer, und reines Wasser zu trinken, lindert dieses Problem nicht. Zitrone und Apfelessig haben das richtige Mineralstoffprofil, um dem Körper zu helfen, ein normales Säure-Basen-Gleichgewicht aufrechtzuhalten. Achten Sie darauf, das Mineralwasser in Glasflaschen zu kaufen, nicht in Plastikflaschen! Plastikflaschen geben giftige Chemikalien an das Wasser ab. Trinken Sie kein Leitungswasser! An den meisten Orten auf der Welt ist Leitungswasser stark mit menschengemachten Chemikalien belastet.

Wie Sie sehen können, verfügen Sie über eine breite Auswahl an Flüssigkeiten, die Sie während des GAPS-Flüssigkeitsfastens trinken können. Halten Sie sie alle jeden Tag bereit und entscheiden Sie, was Sie trinken möchten. Hören Sie auf Ihren Körper. Er wird Ihnen mitteilen, was er will, indem er Ihnen Appetit auf ein bestimmtes Getränk signalisiert. All diese Flüssigkeiten werden dafür sorgen, dass Sie während des Fastens auch keinen Hunger verspüren. Trinken Sie nichts Kaltes. Alle Getränke sollten warm, heiß oder bei Zimmertemperatur getrunken werden.

Wie Sie erkennen, dass Sie während des Fastens ausreichend Flüssigkeit zu sich nehmen

Wir beobachten unseren Urin. Er muss klar und hell sein, und die ausgeschiedene Menge sollte normal oder größer als normal sein. Wenn der Urin dunkel und konzentriert ist, trinken Sie nicht genug Wasser, und Ihre Nieren haben Schwierigkeiten, Giftstoffe auszuscheiden. Wenn es Ihnen schwerfällt, mehr Flüssigkeit zu trinken, als Sie ohnehin schon zu sich nehmen, sollten Sie einen

Einlauf durchführen. Dadurch kann Ihr Körper das fehlende Wasser nachfüllen, eine große Menge an Giftstoffen ausscheiden und die Belastung, der Ihre Nieren ausgesetzt sind, verringern.

Wie lange sollte man fasten?

Es steht Ihnen vollkommen frei, wie lange Sie fasten wollen. Einige Menschen fasten einen Tag, andere können drei Wochen lang oder sogar länger fasten (bitte nicht länger als 42 Tage!). Die Länge einer Fastenkur hängt sehr stark davon ab, was die Lebensweise zulässt und was der Körper signalisiert. Wenn man ungestört ruhen kann, ausreichend schläft und nicht zu viele Verpflichtungen hat, kann man zu Hause eine lange Fastenphase durchhalten. Wenn Sie eine Familie zu versorgen haben, arbeiten oder andere Verpflichtungen haben, sollten Sie sich selbst gegenüber nachsichtig sein und nur so lange fasten, wie es sich unter den gegebenen Umständen angenehm für Sie anfühlt. Wenn wir fasten, verwendet der Körper seine Ressourcen für die Reinigung, die Ausscheidung von Giftstoffen und die Reparatur angehäufter Schädigungen. All das kann dazu führen, dass Sie sich ziemlich schlapp und schläfrig fühlen. Fasten ist eine vom Parasympathikus regulierte Aktivität. Möglicherweise müssen Sie alle zwei Tage oder sogar täglich Einläufe durchführen, um Ihren Darm leer zu halten, was einige Zeit in Anspruch nimmt. Die Planung der Dauer Ihrer Fastenkur hängt in hohem Maße davon ab, wie viel Zeit Sie zur Verfügung haben, um sich auf sich selbst zu konzentrieren und es Ihrem Körper zu ermöglichen, sich zu entspannen. Einige Menschen schaffen es, zu Hause zu fasten, für andere ist es am besten, sich in eine Fastenklinik oder in ein spirituelles Zentrum zu begeben. Der Aufenthalt dort ermöglicht es Ihnen, alle Verpflichtungen hinter sich zu lassen und sich ganz dem Ausruhen und der Genesung zu widmen.

Wenn Sie in eine Klinik gehen, sollten Sie ein paar Flaschen Flüssigkeit von in Salzlake fermentiertem gemischten Gemüse oder sonstigem fermentierten Gemüse, ein paar Flaschen Molke, eine kleine Flasche Apfelessig, einen Beutel Bio-Zitronen und, je nach Dauer des Klinikaufenthalts, Zutaten für die Zubereitung einer weiteren Portion in Salzlake fermentierten Gemüses mitnehmen (ein großes Glasgefäß, frische Rote Bete, Knoblauch, Kohl, Dillsamen, Natursalz und ein Messer zum Schneiden des Gemüses). Die meisten Fastenkliniken stellen Wasser, Säfte und Gemüsebrühe in guter Qualität zur Verfügung. Möglicherweise bietet Ihnen die Klinik keine Möglichkeit, eine Fleischbrühe zuzubereiten. Falls doch, sollten Sie alle Zutaten mitbringen. Alternativ können Sie die Fleischbrühe auch zu Hause zubereiten und eingefroren (in Tüten à 1 Tasse) mitbringen. Sie sollten in der Klinik darum bitten, dass man Ihnen etwas Platz im Gefrierschrank zur Verfügung stellt, wo Sie die Fleischbrühe aufbewahren können. Zudem sollte eine Möglichkeit vorhanden sein, täglich 2 bis 4 Tassen aufzutauen und aufzuwärmen.

Einläufe während des Fastens

Es mag überraschend klingen, aber während des Fastens scheidet der Darm weiterhin Feststoffe aus, obwohl Sie keine feste Nahrung zu sich nehmen. Viele Giftstoffe werden auf diese Weise aus dem Körper entfernt, und Ihr Darm braucht möglicherweise Unterstützung, um sie auszuscheiden, sobald sie sich ansammeln. Aus diesem Grund sind Einläufe ein wichtiger Bestandteil jeder Fastenkur. Es empfiehlt sich, jeden zweiten Tag einen Einlauf durchzuführen, doch einige Menschen empfinden es als hilfreich, diesen täglich zu machen.

Am besten ist es, den Darm mit der Basis-Einlaufflüssigkeit zu reinigen. So wird sie hergestellt: 1 Teelöffel Natron (aluminiumfrei) in einen Glaskrug geben und ungefähr 250 Milliliter kochendes Wasser hinzugeben. Sobald das Natron aufhört, Gas freizusetzen, 1 Teelöffel naturbelassenes Salz hinzugeben und rühren, um es aufzulösen. Anschließend kaltes Wasser hinzugeben, bis eine Menge von einem Liter erreicht ist, und darauf achten, dass die Lösung annähernd Körpertemperatur hat. Verwenden Sie diese Basislösung zur Reinigung Ihres Darms. Wenn Sie Kopfschmerzen haben oder sich besonders schlapp fühlen, sollten Sie nach dem Einlauf mit der Basislösung noch einen Kaffee-Einlauf durchführen. Vergewissern Sie sich, dass keine festen Stoffe mehr ausgeschieden werden, bevor Sie den Kaffee-Einlauf durchführen. Weitere Informationen über Einläufe finden Sie im Kapitel *Darmpflege*.

Der Verzehr von Flüssigkeit von in Salzlake fermentiertem gemischten Gemüse oder sonstigem Gemüse kann Durchfall verursachen, was während einer Fastenkur hilfreich ist. Wenn Sie an einem bestimmten Tag Durchfall haben und nur wenige feste Substanzen ausscheiden, brauchen Sie an diesem Tag keinen Einlauf durchzuführen. Während des Fastens fühlen wir uns oft matt und schläfrig. In diesem Zustand einen Einlauf durchzuführen, kann recht anstrengend sein. Irgendwann wird Ihr Darm beginnen, festen oder halbfesten Stuhl zu bilden, obwohl Sie nur Flüssigkeit von in Salzlake fermentiertem Gemüse oder sonstigem Gemüse zu sich genommen haben. Wenn Sie sich nach dem Stuhlgang gut fühlen, brauchen Sie keinen Einlauf zu machen. Der fester werdende Stuhlgang ist ein Zeichen dafür, dass sich Ihr Darm von den alten Ablagerungen gereinigt und begonnen hat, seine normale Funktion wieder aufzunehmen. Zu diesem Zeitpunkt könnte die Durchführung eines Einlaufs eine unerwünschte Störung bedeuten. Indem wir Molke und die Flüssigkeit von in Salzlake fermentiertem Gemüse oder sonstigem Gemüse trinken, versorgen wir den Darm mit Probiotika, Enzymen und heilenden Substanzen, die es ihm ermöglichen, die normale in ihm siedelnde mikrobielle Gemeinschaft wiederaufzubauen. Wir sollten ihn diese Arbeit erledigen lassen.

Was sollten wir während des Fastens tun? Wir sollten uns ausruhen, schlafen, lesen, meditieren und uns unterhaltsame, heitere Filme ansehen. Wir müssen in einem parasympathischen Modus bleiben. Das ist der Zustand, in dem im Körper Heilungs- und Reparaturprozesse stattfinden. Deshalb ist Fasten in der Regel eine einsame Aktivität! Gesellschaft mit anderen Menschen ist oft mit Gesprächen und Emotionen verbunden, die uns aus dem parasympathischen Zustand herausführen. Die Anwesenheit eines Ihnen nahestehenden Menschen, der mit Ihnen fastet, kann guttun, aber andere Menschen sollte man besser meiden. Während des Fastens zu arbeiten, ist keine gute Idee, da dies mit Stress verbunden sein kann, der den Sympathikus aktiviert. Vielleicht ist die Fastenzeit die Zeit, in der Sie sich ruhigen, besinnlichen Tätigkeiten widmen können, für die Sie sonst keine Zeit hatten.

Es ist ebenso nicht von Vorteil, während des Fastens anstrengende Workouts zu absolvieren. Ihr Körper wird all seine verfügbaren Ressourcen für seine Reinigung, Heilung und Reparatur einsetzen, sodass Sie sich wahrscheinlich ziemlich müde und energiearm fühlen werden. Shiatsu, Fuß- und Kopfmassage, indische und thailändische Massage und andere sanfte Formen der Massage können sehr wohltuend und hilfreich sein. Auch sanfte Kinesiologie, die Bowen-Therapie, Reiki, Osteopathie und andere entspannende und ausgleichende Therapien sind gut. Saunabesuche, Entspannungsbäder im Whirlpool, Wassermassagen, Schlammpackungen und sanftes Schwimmen in warmem Wasser sind mit dem Fasten vereinbar. Sonnenbaden und entspanntes Schwimmen im Meer, in einem Fluss oder in einem See unterstützen den Körper bei der Heilung. Auch gemütliche Spaziergänge in der Natur und Atemübungen können sehr heilsam sein. Machen Sie nur das, was Sie für sich und für Ihren Körper als angenehm empfinden! Denken Sie daran, dass Ihr Körper bereits viel Arbeit leistet (er reinigt und repariert sich selbst). Verlangen Sie ihm also nicht noch zusätzliche anstrengende Aktivitäten ab.

So funktioniert das Beenden des GAPS-Flüssigkeitsfastens: Befolgen Sie die GAPS-Einführungsdiät, beginnend mit der ersten Phase. Trinken Sie, während Sie die Phasen der Einführungsdiät durchlaufen, weiterhin Molke und Flüssigkeit von in Salzlake fermentiertem gemischten Gemüse oder sonstigem Gemüse in der gewohnten Menge. Man kann auch direkt nach dem Fasten zur pflanzenfreien GAPS-Diät übergehen. Das sollten diejenigen GAPS-Patienten tun, die das Gefühl haben, dass ihr Verdauungssystem noch nicht bereit ist, Pflanzen zu verarbeiten, zum Beispiel Menschen, die unter Morbus Crohn oder Colitis ulcerosa leiden.

Alles in allem sollten Sie sich während des GAPS-Fastens nicht hungrig fühlen oder das Gefühl haben, dass Sie Ihrem Körper Nahrung vorenthalten. Es ist eine Zeit der Ruhe und der Besinnung. Ihr Körper und Ihre Seele werden es Ihnen danken!

* * * *

Das ist das gesamte Spektrum der GAPS-Diät, die für jede Situation flexible Lösungen bietet. Nach der Befolgung der GAPS-Einführungsdiät kann man zur GAPS-Volldiät, zur pflanzenreicheren GAPS-Diät und sogar zur pflanzenfreien GAPS-Diät übergehen. Um die Kost auf die ketogene Diät umzustellen, muss zunächst die pflanzenfreie GAPS-Diät befolgt werden. Wenn es erforderlich erscheint, kann die Einführungsdiät während der Befolgung aller Varianten der GAPS-Diät jederzeit problemlos wiederholt werden. Und wenn Sie das Gefühl haben, dass Sie eine Zeit lang keine feste Nahrung zu sich nehmen sollten, können Sie das GAPS-Flüssigkeitsfasten durchführen.

Durch die Befolgung des GAPS-Ernährungsprogramms werden Sie eine gute Gesundheit erlangen, aber vielleicht auch feststellen, dass es für Ihren Körper unmöglich ist, jemals wieder eine andere Kost zu vertragen. Es kann passieren, dass Ihr Körper jede noch so kleine Menge moderner, industriell hergestellter Lebensmittel (oder andere Dinge, die Bestandteil der typischen modernen Lebensweise sind) als eine inakzeptable Zumutung empfindet. Ein einziger Fehltritt kann Ihre monatelangen Bemühungen zunichtemachen und Ihr Leben wieder zur Qual werden lassen. Für die Betroffenen, auf die das zutrifft, kann es sehr schwer sein zu akzeptieren, dass sie nie wieder zu ihrer früheren Lebensweise zurückkehren können. Diesen Betroffenen bleibt nichts anderes übrig, als sich dauerhaft gemäß den Regeln der GAPS-Volldiät zu ernähren, und es kann sogar Phasen geben, in denen sie einige Wochen lang wieder die GAPS-Einführungsdiät, das GAPS-Flüssigkeitsfasten oder sogar die pflanzenfreie GAPS-Diät befolgen müssen, um vorübergehende Probleme in den Griff zu bekommen. Das GAPS-Ernährungsprogramm für den Rest des Lebens zu befolgen, sorgt auf jeden Fall dafür, dass man gesund bleibt.

Bei Menschen, die unter harmloseren Gesundheitsproblemen leiden, kann irgendwann der Zeitpunkt kommen, an dem sie die Befolgung der GAPS-Diät beenden können. Der Heilungsprozess in ihrem Körper ist so weit fortgeschritten, dass sie in der Lage sind, neue Nahrungsmittel in ihre Kost einzuführen.

Beenden der GAPS-Diät

Die meisten Menschen sollten die GAPS-Diät mindestens zwei Jahre lang strikt einhalten. Abhängig von der Schwere der Erkrankung, erholen sich einige Betroffene schneller, während andere viel länger brauchen. Sie – bzw. Ihr Patient – sollten mindestens sechs Monate lang eine normale Verdauung haben, bevor Sie damit beginnen, Nahrungsmittel einzuführen, die bei der Befolgung der GAPS-Diät nicht erlaubt sind. Überstürzen Sie diesen Schritt nicht!

Die ersten Lebensmittel, die Sie einführen können, sind neue Kartoffeln und fermentiertes glutenfreies Getreide bzw. Pseudogetreide (Buchweizen, Hirse und Quinoa). Im Kapitel *Was wir essen sollen und warum, einige Rezepte* wird erklärt, wie man Getreide fermentiert. Vergessen Sie nicht, dass die Kartoffel ein Nachtschattengewächs ist. Menschen, die empfindlich auf diese Pflanzenfamilie reagieren, sollten zuerst versuchen, Tomaten, Auberginen und Paprika in die Kost einzuführen, bevor sie die Einführung von Kartoffeln probieren.

Führen Sie ein Lebensmittel nach dem anderen ein und beginnen Sie immer mit einer kleinen Menge: Nehmen Sie – oder geben Sie Ihrem Patienten – zunächst nur eine kleine Portion des neu eingeführten Lebensmittels und beobachten Sie 2 bis 3 Tage lang, ob eine Reaktion eintritt. Wenn keine Verdauungsprobleme zurückkehren oder andere für Sie – oder Ihren Patienten – typische Symptome auftreten, probieren Sie es nach einigen Tagen mit einer weiteren Portion. Treten keine Reaktionen auf, kann die Menge des neu eingeführten Nahrungsmittels nach und nach erhöht werden. Da es sich um stärkehaltige Nahrungsmittel handelt, sollten Sie darauf achten, diese mit einer ausreichenden Menge Fett zu servieren (Butter, Ghee, Olivenöl, jedes tierische Fett, Kokosöl usw.), um den Prozess der Verdauung der Stärke zu verlangsamen. Überstürzen Sie die Einführung dieser neuen Lebensmittel nicht. Es kann mehrere Monate dauern, neue Nahrungsmittel richtig einzuführen.

Wenn neue Kartoffeln und fermentiertes Getreide in die Kost eingeführt sind, können Sie probieren, zu Hause mit qualitativ hochwertigem Weizen- oder Roggenmehl Sauerteig zu machen. Mit selbst gemachtem Sauerteig können Sie Pfannkuchen oder Brot backen (wie das geht, erfahren Sie im Kapitel *Was wir essen sollen und warum, einige Rezepte*). Wenn der selbst gemachte Sauerteig gut vertragen wird, ist Ihr Körper vielleicht in der Lage, im Handel erhältliche Sauerteigbrote von guter Qualität zu vertragen.

In diesem Stadium stellen Sie vielleicht fest, dass Sie – bzw. Ihr Patient – Buchweizen, Hirse und Quinoa vertragen, ohne dass diese vor dem Kochen fermentiert werden müssen. Mit der Zeit werden Sie bemerken, dass Sie verschiedene stärkehaltige Gemüsesorten und richtig zubereitete Getreidesorten und Hülsenfrüchte in die Kost einführen können.

SIE – ODER IHR PATIENT – WERDEN NIE WIEDER ZU DER TYPISCHEN MODERNEN ERNÄHRUNGSWEISE ZURÜCKKEHREN KÖNNEN, DIE REICH AN ZUCKER, KÜNSTLICHEN UND VERARBEITETEN ZUTATEN UND ANDEREN SCHÄDLICHEN „NAHRUNGSMITTELN" IST. NUTZEN SIE DIE JAHRE, IN DENEN SIE DAS GAPS-ERNÄHRUNGSPROGRAMM BEFOLGT HABEN, UM GESUNDE ESSGEWOHNHEITEN ZU ENTWICKELN, DIE SIE IHR LEBEN LANG EINHALTEN!

Fazit: Auf den ersten Blick scheint die Befolgung der GAPS-Diät ein hartes Stück Arbeit zu sein. Es handelt sich bei dieser Diät jedoch um eine sehr bekömmliche und gesunde Art der Ernährung, die es Ihnen ermöglicht, Ihre Darmflora wieder ins Gleichgewicht zu bringen, die Darmschleimhaut zu heilen und zu versiegeln und ein solides Fundament für lebenslange gute Gesundheit zu legen. Das bedeutet, dass viele GAPS-Patienten nicht für den Rest ihres Lebens eine spezielle Diät einhalten müssen. Wenn ihr Verdauungssystem erst einmal beginnt, wieder normal zu funktionieren, können sie nach und nach die meisten gesunden Nahrungsmittel einführen, die überall auf der Welt verzehrt werden. Einige Betroffene erreichen dieses Ziel in zwei Jahren, andere brauchen länger – es hängt von der Schwere der Erkrankung und dem Alter der Person ab.

Sobald man sich mit der GAPS-Diät vertraut gemacht hat, ist die Zubereitung der Speisen und die Versorgung der Familie nicht schwieriger als bei anderen Ernährungsweisen. Und auch das Einkaufen ist sehr unkompliziert: Kaufen Sie einfach alles frisch und unverarbeitet.

Zum Abschluss dieses Kapitels über die GAPS-Diät möchte ich noch einen Punkt hinzufügen. Dabei geht es um die Gefühle und Stimmungen während unserer Mahlzeiten.

Das GAPS-Mahlzeiten-Ritual

„Essen ist eine große Kunst. […] Man muss nicht nur wissen, was man essen soll, sondern auch wann und wie. […] Und worüber man sich beim Essen unterhalten soll. Jawohl. Wenn Ihnen etwas an Ihrer Verdauung liegt, dann gebe ich Ihnen den guten Rat: Reden Sie bei Tisch nie über die Nachrichten und über Medizin. Und lesen Sie vor dem Essen um Gottes willen keine Zeitungen.“
Mikhail Bulgakov, Hundeherz

Wir haben bereits viel darüber gesprochen, *was* wir essen sollten. Nun wollen wir ein weiteres, wichtiges Thema ansprechen: In welchem Zustand sollten wir unsere Nahrung zu uns nehmen?

Wie das häufig zitierte Sprichwort besagt, heißt es: „Man ist, was man isst.“ Aber egal wie gut die Nahrung, die Sie zu sich nehmen, auch sein mag – wenn Ihr Körper nicht in der Lage ist, sie richtig zu verdauen und aufzunehmen, wird sie nicht viel Gutes bewirken. Der Teil des menschlichen Nervensystems, der für die richtige Verdauung und Aufnahme von Nahrung zuständig ist, wird als autonomes bzw. vegetatives Nervensystem bezeichnet. Das autonome Nervensystem unterteilt sich in zwei Bereiche, die im Körper meistens als Gegenspieler funktionieren: das sympathische und das parasympathische Nervensystem. Es ist notwendig, dass wir uns in einem parasympathischen Zustand befinden, um die Nahrung, die wir zu uns nehmen, gut zu verdauen und wirklich Nutzen aus ihr zu ziehen. In unserer modernen Welt müssen wir eine besondere Anstrengung unternehmen, um in den parasympathischen Zustand zu gelangen, bevor wir Nahrung zu uns nehmen. Das ist insbesondere für Menschen wichtig, die unter Verdauungsproblemen oder anderen chronischen degenerativen Erkrankungen leiden.

Man stelle sich eine moderne Familie vor, die zum Abendessen zusammenkommt: Der Vater ist noch mit den Gedanken bei der Arbeit, die Tochter schreibt ihren Freundinnen auf ihrem Handy Nachrichten in einem sozialen Netzwerk, der Sohn ist mit dem Kopf bei seinem neuesten Computerspiel und ein bisschen verstimmt darüber, von seinem Spiel zum Essen beordert worden zu sein, das Baby ist gerade von einem Nickerchen aufgewacht und quengelig. Die Mutter hat sich Mühe gegeben, das Essen zuzubereiten und auf den Tisch zu bringen, aber dessen sind sich die anderen Mitglieder der Familie nicht einmal bewusst. Die

Mutter befürchtet, dass das von ihr zubereitete Essen den anderen möglicherweise nicht schmeckt und sie es nicht essen werden. Alle befinden sich in einem sympathischen Zustand irgendwo im zweiten Stock ihres Stresshauses (was es mit dem Stresshaus auf sich hat, erfahren Sie im Kapitel *Heilung*). Werden die Mitglieder der Familie diese Mahlzeit gut verdauen? Nein! Der sympathische Zustand sorgt dafür, dass das Verdauungssystem heruntergefahren und der Appetit reduziert wird und die Ressourcen und die Energie des Körpers darauf konzentriert werden, die stressigen Alltagsanforderungen zu bewältigen.

Was können wir also tun? Wir müssen dafür sorgen, dass die ganze Familie in den parasympathischen Zustand wechselt, bevor das gemeinsame Essen beginnt. Wir müssen die Gedanken aller auf das Essen lenken. Wie können wir das schaffen?

In vielen Kulturen überall auf der Welt wurde früher vor jeder Mahlzeit ein Gebet gesprochen. Heute ist diese Tradition weitgehend verloren gegangen. Ob das Gebet die Menschen in einen parasympathischen Zustand versetzte, weiß man nicht, aber es lenkte die Gedanken auf jeden Fall auf das Essen. Im Folgenden ein kleiner Tischspruch, den ich Ihnen, liebe Leser, vorschlage! Er kann Ihnen und Ihrer Familie helfen, die ganze Aufmerksamkeit auf das Essen zu richten und den Verdauungsprozess in Gang zu bringen. Ich schlage vor, dass sich die ganze Familie um den Tisch setzt (der natürlich reichhaltig mit Speisen gedeckt ist, die bei der GAPS-Diät erlaubt sind!) und diesen Tischspruch so enthusiastisch wie möglich aufsagt (man kann sich dabei sogar an den Händen halten):

Ich hab' Hunger, ich will essen,
schönes Essen, gutes Essen,
ich genieße jeden Bissen,
meine Verdauung ist ganz hingerissen,
also sag ich: Rein damit! Guten Appetit!

Atmen Sie nach dem Aufsagen des Tischspruchs tief ein (alle gemeinsam), riechen Sie an den Speisen und atmen Sie schließlich als Gruppe geräuschvoll aus. Tiefes Ein- und Ausatmen bewirkt auf magische Weise, dass unser Körper in einen parasympathischen Zustand versetzt wird. Diesen kleinen Tischspruch lachend zu beenden, ist sogar noch hilfreicher. Versuchen Sie, ihn in Ihrer Familie zu einem Essensritual zu machen.

Wenn Ihnen dieser Tischspruch nicht gefällt, ermuntere ich Sie, lieber Leser, Ihre eigenen Tischsprüche und Lieder zu kreieren, die zu Ihnen und Ihrer Familie passen. Denken Sie nur daran, dass jeder Satz eine bejahende Gutheißung sein sollte, wie in dem von mir vorgeschlagenen kleinen Tischspruch, es sollten also keine Zögerlichkeiten oder Worte wie „vielleicht“ oder „wir wünschen“ oder „wir hoffen“ oder „wir glauben“ vorkommen. Ihr Unterbewusstsein muss ein klares Kommando im Präsens erhalten, um Ihr parasympathisches Nervensystem einzuschalten. Der Tischspruch muss Ihre Gedanken von allem anderen ablenken, was Sie vor dem Essen getan haben, und sie klar auf das Essen richten und darauf, es zu genießen und gut zu verdauen.

Wenn die Mahlzeit begonnen hat, achten Sie darauf, am Tisch keine anstrengenden Themen zu besprechen. Alle Gespräche sollten darauf ausgerichtet sein, einen parasympathischen Zustand herzustellen und aufrechtzuerhalten. Machen Sie alberne Witze, reden Sie über angenehme Dinge und tolle Pläne, sorgen Sie für heitere Gesprächsthemen, die die Mitspeisenden zum Lachen bringen, die Fantasie beflügeln und allen das Gefühl vermitteln, eine glückliche Familie zu sein. Sorgen Sie dafür, dass Ihre Kinder die Familienmahlzeiten ihr ganzes Leben lang als glückliche Momente in Erinnerung behalten! Als Momente, die nie durch verkrampfte Diskussionen über Probleme und anstehende Aufgaben verdorben wurden. Es gibt genügend andere Gelegenheiten, solche Dinge zu besprechen, aber bitte nicht bei den Mahlzeiten!

Guten Appetit, und genießen Sie Ihr Essen!

Was wir essen sollten und warum: einige Rezepte

Haben Sie sich jemals gefragt, was unter einer „ausgewogenen Mahlzeit“ zu verstehen ist? Die meisten werden sagen, dass es dabei um das richtige Verhältnis zwischen Kohlenhydraten, Eiweiß und Fett geht. Aber das ist nicht gemeint! Eine ausgewogene Mahlzeit zu sich nehmen, bedeutet, dass all Ihre Geschmacksknospen das Essen mit Begeisterung aufnehmen. Unsere Geschmacksknospen sind spezialisiert: Einige schmecken Süßes, einige Saures, einige Salziges, einige Herbes und einige Bitteres. Alle diese Geschmacksrichtungen sollten in der Speise vorhanden sein. Wenn Sie also eine Speise zubereiten, sollten Sie einige süße Gemüsesorten (z. B. Möhren oder Rote Bete), einige bittere (Sellerieblätter, dunkelgrünes Blattgemüse, Aubergine, Zucchini, Gewürze oder Kräuter), einige Chilis, Knoblauch, Zwiebeln oder Kräuter für die Schärfe, ein wenig naturbelassenes Salz und Algen, Brokkoli, Blumenkohl, Spargel oder Rüben für den herben Geschmack und ein wenig fermentiertes Gemüse, Essig oder Zitrone für den sauren Geschmack hinzugeben. Wenn Sie sich an diese Empfehlung halten, erhalten Sie ausgewogene, leckere und sättigende Mahlzeiten. Aber die wichtigsten Bestandteile einer jeden Mahlzeit sind natürlich das Fleisch und das Fett, dessen Geschmack auf einer sehr tiefen Ebene wahrgenommen wird!

Verwenden Sie giftfreies Küchengeschirr. Bitte keine Pfannen und Töpfe aus Aluminium oder mit Antihaftbeschichtung (Teflon)! Meiden Sie Kunststoff. Bei Edelstahl gibt es zwar Vorbehalte, aber er ist unendlich viel besser als antihaftbeschichtetes Kochgeschirr oder Aluminium, außerdem ist Kochgeschirr aus Edelstahl für die meisten Menschen erschwinglich. Pfannen und Töpfe sollten also aus Glas oder aus Edelstahl sein. Emaillierte Pfannen, Ton- und Steingut-Töpfe und Backbleche können verwendet werden. Gusseisernes Kochgeschirr, insbesondere emailliertes, kann ebenfalls verwendet werden. Verwenden Sie Pfannenwender und Schöpfkellen aus Holz oder aus rostfreiem Stahl und Vorratsgefäße aus Glas. Bitte keine Mikrowellengeräte oder Induktionskochfelder! Verwenden Sie einen herkömmlichen Herd, der mit Gas, Strom, Holz oder Öl beheizt wird. Besteck kann aus rostfreiem Stahl, Silber, Holz oder Porzellan sein. Bedauerlicherweise ist in unserer Welt nichts Menschengemachtes perfekt, aber wir müssen praktische Lösungen finden, die funktionieren. Achten Sie also darauf, dass alles, was mit Ihren Lebensmitteln in Berührung kommt, aus Materialien hergestellt ist, die keine Giftstoffe an die Lebensmittel abgeben. Da ständig neue Materialien erfunden werden, sollten Sie sich weiter über dieses Thema auf dem Laufenden halten und Fragen stellen, bevor Sie Ihre Küche mit irgendetwas Neuem ausstatten.

In diesem Kapitel finden Sie einige Basisrezepte, die mit dem Konzept der GAPS-Diät vereinbar sind. Allerdings wird das GAPS-Ernährungsprogramm seit dem Jahr 2004 von Menschen auf der ganzen Welt befolgt. Im Laufe der Jahre sind zahlreiche tolle GAPS-Rezeptbücher in verschiedenen Sprachen erschienen, und es kommen immer wieder neue Bücher heraus. In der Regel werden diese Bücher von Menschen geschrieben, die von schweren gesundheitlichen Problemen genesen sind, indem sie die GAPS-Diät befolgt haben, sowie von Eltern von GAPS-Kindern, die die Diät befolgt haben. Eine aktuelle Liste dieser Bücher finden Sie auf der Website *www.gaps.me* unter dem Stichwort *Quellen*.

Im Folgenden werden verschiedene Lebensmittelgruppen in der Reihenfolge ihrer Wichtigkeit behandelt.

Inhaltsverzeichnis

1. Fleischbrühe und Suppen

Selbst gemachte Fleischbrühe ist das Grundnahrungsmittel der GAPS-Diät. Je mehr Fleischbrühe ein GAPS-Patient zu sich nimmt, desto schneller wird er gesund. Fleischbrühe enthält alle notwendigen Nährstoffe, die die Darmwand benötigt, um sich aus hochwertigen Materialien wiederaufzubauen und alle Löcher in der Darmwand (den sogenannten „Leaky Gut bzw. durchlässigen Darm") zu heilen und zu versiegeln. Der menschliche Körper erneuert sich ständig. Alle Zellen und Strukturen in unserem Körper haben ein kurzes Leben. Sobald sie sich abnutzen, werden sie entfernt und durch neu gebildete Zellen und Strukturen ersetzt. Auf diese Weise erneuert sich unser Körper und heilt jegliche Schäden. In der Darmwand findet ein sehr schneller Zell- und Gewebeumsatz statt, was uns eine gute Möglichkeit verschafft, diese wieder neu aufzubauen. Damit sich die Darmwand wiederaufbauen kann, werden Baustoffe benötigt. Die Fleischbrühe und die Suppen, die wir im Rahmen der GAPS-Diät zubereiten, liefern dem Darm alle notwendigen Bausteine, die dieser benötigt, um gesunde, robuste Zellen und andere Strukturen zu bilden.

Ich möchte ausdrücklich darauf hinweisen, dass wir hier von FLEISCHBRÜHE sprechen, *nicht von Knochenbrühe*! Ich empfehle, bei der Befolgung der GAPS-Diät mindestens ein Jahr lang keine Knochenbrühe zu sich zu nehmen. Einige Menschen sollten sogar noch viel länger (mehrere Jahre) auf Knochenbrühe verzichten. Knochenbrühe wird aus nackten Knochen (oft aus gekochten, von früheren Mahlzeiten übrig gebliebenen Knochen) gemacht, die lange Zeit in Wasser mit etwas Säure gegart wurden. Knochenbrühe enthält viele Mineralstoffe und Aminosäuren, aber im Rahmen des GAPS-Ernährungsprogramms benötigen wir deutlich mehr als das!

Fleischbrühe unterscheidet sich stark von Knochenbrühe. Sie wird immer aus *rohen* Stücken des Tierkörpers mitsamt Knochen, Gelenken, Faszien, Knorpeln, Fett und einer ordentlichen Portion Muskelfleisch zubereitet. Bei der Zubereitung von Fleischbrühe verwenden wir einen ganzen Vogel (Huhn, Ente, Fasan oder anderes Geflügel) mit Haut und vorzugsweise auch mit Füßen, Hals, Innereien und Kopf oder ein Schweine-, Lamm-, Rind- oder Wildfleischstück (Hals, Rippen, Schwanz, Wirbelsäule, Füße, Kopf, Bein, Schulter, Haxe usw.). Bei der Zubereitung von Fischbrühe verwenden wir den ganzen Fisch mit Haut, Kopf, Schwanz, Skelett und Flossen. Für die Zubereitung einer Fleischbrühe verwendet man sämtliche Teile, also auch die Teile mit zähem Gewebe, die lange in Wasser gekocht werden müssen, bis sie für den menschlichen Verzehr und die Verdauung weich genug sind. Reines mageres Muskelfleisch (z. B. ein Steak) ist also nicht geeignet. Die Zubereitung der Fleischbrühe dauert einige Stunden und ergibt eine Mahlzeit für eine ganze Familie mit gut gegartem Fleisch und einer köstlichen Brühe, die man gut trinken und für die Zubereitung von Suppen verwenden kann.

Warum Fleischbrühe?

Richtig zubereitete Fleischbrühe fördert die Verdauung und ist seit Jahrhunderten als Heilmittel für den Verdauungstrakt und andere Bereiche des Körpers bekannt. Was macht die Fleischbrühe so heilend und nahrhaft? Sie enthält viele Mineralstoffe, Vitamine, Aminosäuren und diverse andere Nährstoffe in einer sehr bioverfügbaren Form, aber vor allem ist sie reich an Kollagen, Elastin, Proteoglykanen, Glykoproteinen, Hyaluronsäure und anderen Substanzen, die das *BINDEGEWEBE* aller Tiere (einschließlich des Menschen) bilden.[1] Der größte Teil unseres Körpers besteht aus Bindegewebe. Dazu gehören die Strukturen unserer Knochen, Muskeln und Gelenke, unserer Haut und Faszien, unseres Fettgewebes, unseres Knorpels, unserer Bänder, sämtlicher Kapseln und Stützstrukturen unserer inneren Organe (dem Stroma eines Organs), sämtliche Blutgefäße sowie die Stützstrukturen unseres Nervensystems, große Teile unseres Herzens und der Lunge und viele andere Organe und Gewebe. Unser Darm ist ein langer Schlauch, der zum größten Teil aus Bindegewebe besteht. Um ihn zu heilen, benötigen wir große Mengen aller Bestandteile des Bindegewebes als Baumaterial.

Bei GAPS-Patienten ist das Bindegewebe in einem schlechten Zustand. Es ist mit vielen Giftstoffen belastet, wurde aus minderwertigen Baustoffen gebildet und ist durch das *Immunsystem* geschädigt (mehr darüber erfahren Sie im Abschnitt Immunsystem unter dem Stichwort *Kollagenstörungen*). Damit ein Betroffener von einer chronischen Krankheit genesen kann, muss sein Bindegewebe aus hochwertigen Baumaterialien wiederaufgebaut werden, die nur aus dem Bindegewebe von gesunden Säugetieren, Vögeln oder Fischen stammen können. Jahrtausendelang haben die Menschen in allen Kulturen überall auf der Welt jedes Stückchen eines Tieres verwendet, um daraus selbst gemachte Fleischbrühe zuzubereiten und auf diese Weise durch das Kochen wichtige Bestandteile des Bindegewebes des Tieres in die Flüssigkeit einzubringen. Durch den Verzehr dieser Flüssigkeit hielten die Menschen die ureigene Struktur ihres Körpers – ihr Bindegewebe – instand und sorgten dafür, dass ihr Körper in jedem Alter kräftig und geschmeidig, ihre Haut glatt und schön, ihre Knochen dicht und nicht brüchig und ihre Blutgefäße durchlässig und elastisch blieben.

Wenn selbst gemachte Fleischbrühe im Kühlschrank abkühlt, verwandelt sie sich aufgrund des hohen Anteils an Kollagen und anderen Bestandteilen des Bindegewebes in eine gallertartige Masse. Kollagen ist das am häufigsten vorkommende Protein im menschlichen Körper. Ungefähr ein Drittel des gesamten Proteins im menschlichen Körper ist Kollagen.[2] Um von einer Krankheit zu genesen, benötigen wir große Mengen an Kollagen. Die Teile des Tierkörpers, die für die Zubereitung von Fleischbrühe verwendet wurden, sind reich an Kollagen und sollten in der aus der Fleischbrühe zubereiteten Suppe verwendet und verzehrt werden. Nach dem Kochen ist das Bindegewebe weich und löst sich leicht von den Knochen. Wir verwenden alle Teile dieses Weichgewebes, indem wir sie in mundgerechte Stücke schneiden und in die Suppen geben: die Bänder, Muskeln, Arterien, Nerven, Knorpel, Haut, Fett, Knochenmark, Drüsen, Organe, Faszien und Gelenkkapseln. Eine GAPS-Suppe enthält also gelatinereiche Fleischbrühe und gelatinereiche Fleischstücke und ist somit ein regelrechtes Kraftwerk für den Wiederaufbau des Bindegewebes eines GAPS-Patienten. Sie enthält die

Baustoffe, aus denen die Struktur der Darmwand des Patienten und des ganzen Körpers gebildet wird. Ein GAPS-Patient sollte jeden Tag mindestens eine Tasse selbst gemachte Fleischbrühe oder einen Teller Suppe, die aus dieser Fleischbrühe zubereitet wurde, zu sich nehmen! Jeder Mensch, der unter einer chronischen Krankheit leidet, hat ungesundes Bindegewebe, das aus minderwertigen Baustoffen gebildet wurde. Bauen Sie Ihr Bindegewebe aus hochwertigen Materialien wieder auf und beobachten Sie, wie sich Ihr Körper und Ihr gesundheitlicher Zustand verändern werden!

Wenn Sie die Fleischbrühe zubereitet haben, hält sie sich im Kühlschrank mindestens eine Woche lang oder kann eingefroren werden, um länger aufbewahrt zu werden. Sie können aus dieser Fleischbrühe Suppen, Bratensoßen und Eintöpfe zubereiten oder eine Tasse davon aufwärmen und sie zu den Mahlzeiten oder zwischendurch trinken. Wenn Sie dafür sorgen, immer etwas Fleischbrühe im Kühlschrank zu haben, werden Sie feststellen, dass Sie sehr einfach und schnell eine nahrhafte Mahlzeit für die ganze Familie zubereiten können. Kochen Sie zum Beispiel einfach 15 bis 20 Minuten lang etwas Gemüse in der Fleischbrühe. Wenn das Gemüse weich ist, geben Sie die mundgerechten Bindegewebsstücke in den Topf, und schon haben Sie eine wärmende und nahrhafte Suppe. Diese Suppe hält sich ebenfalls mindestens eine Woche lang im Kühlschrank. Schöpfen Sie kein Fett aus der Brühe. Es ist wichtig, das Fett zusammen mit der Brühe zu sich zu nehmen, es sei denn, es fällt Ihnen schwer, Fette zu verdauen. Durch die Befolgung des GAPS-Ernährungsprogramms arbeiten wir daran, dass Fette richtig verdaut werden. An irgendeinem Punkt werden Sie also in der Lage sein, Fett in jeder beliebigen Menge zu sich zu nehmen und gut zu verdauen.

Für die Zubereitung einer guten Fleischbrühe benötigen Sie Fleisch, Gelenkstücke, Haut, Knochen und Innereien. Rind, Lamm, Schwein, Wild, Geflügel und Fisch sind allesamt sehr gut geeignet und ergeben Brühen mit jeweils unterschiedlichem Geschmack und unterschiedlicher Nährstoffzusammensetzung. Achten Sie also darauf, dass Sie die Fleischbrühen immer mal wieder variieren, um Ihrem Körper das ganze Spektrum an Nährstoffen zu liefern. Eine hochwertige Fleischbrühe kann sehr kostengünstig zubereitet werden, da Teile der Tiere verwendet werden, die Metzger normalerweise billig verkaufen oder gratis abgeben. Fleisch und Knochen können frisch oder gefroren verwendet werden und müssen vor dem Kochen nicht aufgetaut werden. Abgesehen von Knochen, Gelenkstücken, Haut und Fleisch brauchen Sie nur einen großen Topf, sauberes Wasser und ein wenig Salz und Pfeffer.

Die Zubereitung von Fleischbrühe

Fleischbrühe aus Lamm-, Schweine-, Rind- oder Wildfleisch

Geeignet sind Fleischteile mit Knochen und Knorpel, zähes Bindegewebe (Bänder und Gelenkkapseln), Blutgefäße und Nerven, Faszien und Haut (bei Schweinefleisch), Fett und eine ordentliche Portion Muskelfleisch. Man kann ein großes Stück oder mehrere kleinere Stücke verwenden, und zwar frisch oder gefroren. Das Fleisch mit kaltem Wasser abwaschen, um etwaige vorhandene oxidierte Substanzen von der Oberfläche zu entfernen, die sich bei längerer Lagerung von Fleisch (vor allem in Plastik) auf natürliche Weise bilden. Das Fleisch in einen großen Topf geben, 1 bis 2 Teelöffel schwarze Pfefferkörner hinzufügen (mit Mörser und Stößel leicht zerstoßen), nach Belieben salzen und den Topf mit Wasser füllen. Das Verhältnis von Wasser zu Fleisch sollte ungefähr 3:1 betragen, sodass das Fleisch bedeckt ist. Das Wasser mit den Fleischstücken zum Kochen bringen, dann den Topf abdecken, die Hitze auf ein Minimum reduzieren und köcheln lassen, bis die Fleischstücke weich sind und sich leicht von den Knochen lösen lassen (in der Regel 3 bis 4 Stunden). Wenn es so weit ist, die Brühe durch ein Sieb in einen anderen Topf abseihen, um sie von kleinen Knochen und Pfefferkörnern zu befreien, und das Fleisch im Topf lassen. Darauf achten, dass der andere Topf trocken und sauber ist, und die Fleischbrühe abgießen, solange sie noch heiß ist, damit möglicherweise in der Brühe vorhandene Mikroben abgetötet werden. Dadurch wird sichergestellt, dass die Brühe sich in diesem Topf lange hält, ohne zu verderben. Mit dieser Brühe kann eine Suppe zubereitet werden, oder sie kann für den späteren Verzehr im Kühlschrank aufbewahrt werden.

Wenn das Fleisch so weit abgekühlt ist, dass man es anfassen kann, alle Weichteile von den Knochen lösen und in mundgerechte Stücke schneiden. Wenn Sie vorhaben, sofort eine Suppe zuzubereiten, sollten diese Stücke zum Schluss in die Suppe gegeben werden, nachdem das Gemüse gekocht ist. Wenn die Suppe später zubereitet werden soll, die Fleischstücke im Kühlschrank aufbewahren. Alternativ kann das Fleisch als Hauptbestandteil des Abend- oder Mittagessens serviert werden.

Bei größeren Knochen sollte man das Knochenmark herauslösen. Achten Sie deshalb darauf, dass große Röhrenknochen vor dem Kochen halbiert werden. Klopfen Sie den Knochen nach dem Kochen auf ein dickes Holzschneidebrett. Der Knochen darf noch nicht ganz abgekühlt sein, sondern sollte noch recht warm sein, damit das Knochenmark sich leicht herauslöst. Warm mit etwas Salz und Pfeffer schmeckt es köstlich, aber man kann es auch mit einer Gabel zerdrücken und in die Fleischbrühe zurückgeben. Knochenmark ist ein Naturheilmittel für das Immunsystem, das GAPS-Patienten so oft wie möglich zu sich nehmen sollten.

Hühnerbrühe (oder Brühe von anderem Geflügel)

Hühnerbrühe erfreut sich bei vielen Menschen besonderer Beliebtheit. Sie ist köstlich und einfach zuzubereiten. Ein ganzes Huhn verwenden, frisch oder gefroren. Sehr wertvoll für die Zubereitung einer guten Brühe sind die Haut, die Füße, der Hals, der Kopf und die Innereien (reich an Bindegewebe, also heilsam für die Darmschleimhaut und den ganzen Körper). Wenn diese Teile aufgetrieben werden können, zusammen mit dem ganzen Huhn in den Topf geben. Das Fleisch vor dem Garen immer mit kaltem Wasser abwaschen, um etwaige vorhandene oxidierte Substanzen von der Oberfläche zu entfernen, die sich bei längerer Lagerung von Fleisch (vor allem in Plastik) auf natürliche Weise bilden.

Alle Hühnerteile in einen großen Topf geben, mit 2 bis 4 l Wasser auffüllen, salzen und zum Kochen bringen. Einen Deckel auflegen und die Hitze reduzieren. 2 Stunden köcheln lassen, bis das Fleisch weich ist und sich leicht von den Knochen lösen lässt. Bei einem handelsüblichen Hühnchen reichen in der Regel 1,5 bis 2 Stunden Kochzeit aus. Ein selbst aufgezogenes Huhn aus Freilandhaltung muss möglicherweise 3 Stunden kochen. Den Topf vom Herd nehmen und die Brühe durch ein Sieb in einen anderen Topf gießen. Darauf achten, dass dieser Topf trocken und sauber ist. Die Brühe heiß abgießen, um möglicherweise in dem Topf vorhandene Mikroben abzutöten. Dadurch wird sichergestellt, dass die Brühe sich in diesem Topf lange hält, ohne zu verderben. Mit dieser Brühe kann eine Suppe zubereitet werden, oder sie kann für den späteren Verzehr im Kühlschrank aufbewahrt werden.

Ein auf diese Weise gekochtes Huhn ist sehr lecker und kann mit Gemüse und einer Tasse heißer, frisch zubereiteter Hühnerbrühe zum Abendessen serviert werden. Die Mitglieder Ihrer Familie sollten alle Weichteile von den Füßen, dem Hals, dem Kopf und dem Rumpf des Huhns essen und entdecken, wie lecker sie sind. Alternativ können Sie alle Weichteile von dem Huhn lösen und in mundgerechte Stücke schneiden. Wenn Sie vorhaben, sofort eine Suppe zuzubereiten, sollten diese Stücke zum Schluss in die Suppe gegeben werden, nachdem das Gemüse gekocht ist. Wenn die Suppe später zubereitet werden soll, die Fleischstücke im Kühlschrank aufbewahren. Von dem gekochten Huhn sollte nichts weggeworfen werden! Alle Weichteile, einschließlich des Knochenmarks, der Haut, des Fetts, der weichen Knorpel und jedes andere Stück sollten verwendet werden.

Anstelle von Huhn kann jedes andere Geflügel verwendet werden, um eine köstliche Brühe zuzubereiten: Ente, Pute, Gans, Fasan, Taube, Perlhuhn usw. Achten Sie darauf, Stücke mit viel Bindegewebe zu verwenden: Beine, Flügel, Haut, Hals, Kopf, Füße, Innereien und Rumpfstücke. Handelsübliche Hühner, Truthähne und anderes Geflügel werden gezielt so gezüchtet, dass sie große Bruststücke haben, die trocken und zäh werden, wenn sie zu lange gekocht werden. Vielleicht sollte das Brustfleisch von dem rohen Vogel entfernt, die Haut jedoch am Rumpf gelassen werden, bevor die Fleischbrühe zubereitet wird. Die hautlosen Bruststücke können später nach anderen Rezepten anders zubereitet werden, sodass sie weich und saftig bleiben.

Fischbrühe

Für eine gute Fischbrühe benötigt man das Bindegewebe des Fisches: Gräten, Flossen, Haut und Köpfe sowie etwas Fleisch an den Gräten. Man sollte also einen ganzen Fisch kaufen. Die Haut des Fisches muss vor dem Kochen unbedingt geschuppt werden! Die Haut ist ein sehr nahrhafter Teil des Bindegewebes des Fisches und sollte verzehrt und niemals weggeworfen werden. Es ist einfacher, den Fisch vor dem Ausnehmen oder Aufschneiden zu schuppen. Vergessen Sie also nicht, den Fisch vorher zu entschuppen, oder bitten Sie Ihren Fischhändler, es für Sie zu tun. Nach dem Schuppen sollte der Fisch mit kaltem Wasser gewaschen werden. Wenn es sich um einen großen Fisch handelt, können Teile des Fleischs herausgeschnitten und für die Zubereitung eines anderen Gerichts zur Seite gelegt und der übrig bleibende Rest des Fisches für die Fischbrühe verwendet werden. Kleinere Fische vor dem Kochen entschuppen, waschen und ausnehmen.

Für die Zubereitung einer guten Brühe werden mindestens 250 g Fisch benötigt. Die kleinen Fische bzw. Köpfe, Gräten, Flossen und Haut eines großen Fisches in einen Topf geeigneter Größe geben, 1 Teelöffel schwarze Pfefferkörner hinzugeben (mit Mörser und Stößel leicht zerstoßen) und mit so viel Wasser auffüllen, dass der Fisch bedeckt ist. Das Verhältnis von Wasser zu Fisch sollte ungefähr 3:1 betragen. Zum Kochen bringen, die Hitze auf ein Minimum reduzieren und 1 bis 1,5 Stunden köcheln lassen. Am Ende der Garzeit mit Salz abschmecken. Den Topf vom Herd nehmen und die Brühe durch ein Sieb in einen trockenen, sauberen Topf abgießen. Darauf achten, dass dieser Topf trocken und sauber ist. Die Fischbrühe heiß abgießen, um möglicherweise in dem Topf vorhandene Mikroben abzutöten. Dadurch wird sichergestellt, dass die Brühe sich in diesem

Topf lange hält, ohne zu verderben. Mit dieser Brühe kann eine Suppe zubereitet werden, oder sie kann für den späteren Verzehr im Kühlschrank aufbewahrt werden.

Wenn der Fisch so weit abgekühlt ist, dass er angefasst werden kann, alle Weichteile von den Gräten ablösen (die Haut, das Fleisch und das Fett) und in mundgerechte Stücke schneiden, die für die Suppe verwendet werden. Wenn die Gräten nach dem Kochen weich sind, können alle festen Bestandteile des Fisches mit einer Küchenmaschine zu einer weichen Paste gemixt und zu der Fischbrühe hinzugegeben werden. Das Ganze mischen und erneut durch ein Sieb geben. Dadurch werden harte Gräten entfernt, und die Fischbrühe wird noch reichhaltiger.

Grundrezept für Suppen

Der wichtigste Bestandteil einer Suppe ist die Fleischbrühe! Selbst gemachte, köstliche, reichhaltige Fleischbrühe, die die Suppe zu einer sättigenden Mahlzeit macht. Die Verschlechterung der Gesundheit einer Nation kann auf den Moment zurückgeführt werden, in dem die Menschen begannen, für die Zubereitung von Suppen einfaches Wasser zu verwenden, statt Fleischbrühe!

Verwenden Sie niemals im Handel angebotene gekörnte Suppenbrühe oder Brühwürfel. Sie sind stark verarbeitet und voller schädlicher Inhaltsstoffe. Diese handelsüblichen Produkte setzen keine Heilungsprozesse in Gang.

Für die Suppe etwas hausgemachte Fleischbrühe zum Kochen bringen, klein geschnittenes Gemüse hinzugeben und 20 bis 25 Minuten oder so lange köcheln lassen, bis das Gemüse weich ist. Es eignet sich jede beliebige Kombination verfügbarer Gemüsesorten, die im Rahmen der GAPS-Diät erlaubt sind: Zwiebeln, Kohl, Möhren, Brokkoli, Blumenkohl, Kürbis, Zucchini, Lauch, Rüben usw. Wenn die Suppe püriert werden soll, kann das Gemüse in gröbere Stücke geschnitten werden. Soll die Suppe nicht püriert werden, das Gemüse vor dem Kochen in kleine Stücke schneiden oder würfeln. Wenn die Fleischbrühe mit Lamm-, Schweine- oder Rindfleisch zubereitet wurde, kann eine Handvoll getrockneter Pilze hinzugegeben werden, die der Suppe ein köstliches Aroma verleihen. Die getrockneten Pilze mit der Hand zerkleinern, bevor sie der Suppe hinzugegeben werden. Für eine Hühnersuppe eignen sich Kohl und Blumenkohl nicht so gut, aber mit Zwiebeln, Möhren, Lauch, Zucchini, Kürbis und Brokkoli gelingt die Suppe wunderbar.

Daran denken, dass die Suppe alle Geschmacksknospen befriedigen soll, also unbedingt Gemüse und Kräuter hinzugeben, die der Suppe einen bitteren, scharfen, süßen und herben Geschmack verleihen. Die Fleischbrühe ist bereits salzig. Für eine säuerliche Note empfehle ich dringend, eine Handvoll selbst fermentiertes Gemüse hinzuzugeben: Möhren, Sellerie, Kohl, Rote Bete, grünes Blattgemüse, Gurken, Kimchi usw. Gut schmeckendes, gelungenes fermentiertes Gemüse sollte gegen Ende des Kochprozesses hinzugefügt werden. Weniger gelungenes selbst fermentiertes Gemüse eignet sich besonders gut für die Zubereitung von Suppen und sollte zu Beginn des Kochvorgangs hinzugegeben werden. Hierbei handelt es sich in der Regel um Gemüsesorten, die vielleicht nicht so gut schmecken, wenn sie pur verzehrt werden, z. B. fermentierter Sellerie, Rosenkohl, fermentierte Rote Bete, fermentiertes grünes Blattgemüse usw. Wenn Sie dieses Gemüse jedoch zu Beginn des Kochprozesses in die Suppe geben, sorgt es für eine wunderbar säuerliche Note und schmeckt in der Gesamtmischung gut. Vergessen Sie nicht, dass sogar tote probiotische Mikroben gesundheitsfördernd sind. Gekochtes fermentiertes Gemüse liefert diese Mikroben sowie vorverdaute pflanzliche Stoffe und andere nützliche Substanzen.

Wenn das Gemüse weich ist, kann es, falls gewünscht, mit einem Pürierstab püriert werden. Anschließend mundgerechte Stücke des weichen Gewebes, das nach der Zubereitung der Brühe von den Knochen gelöst wurde, hinzugeben. Die Suppe erneut zum Kochen bringen, 1 bis 2 gehäufte Esslöffel grob gehackten Knoblauch hinzufügen und die Herdplatte ausschalten. Vor dem Servieren einige Minuten ruhen lassen.

Die Suppe kann mit jeder beliebigen Kombination der folgenden Zutaten serviert werden:

- etwas Petersilie, Koriander, Dill oder anderes Schnittgrün, gehackt
- etwas Sauerkraut, fermentierter Knoblauch oder ein anderes fermentiertes Gemüse
- Flüssigkeit von fermentiertem Gemüse, z. B. nach dem Rezept *in Salzlake fermentiertes Gemüse*
- hart gekochtes oder weich gekochtes Ei, gepellt und klein geschnitten
- ein großzügig gefüllter Löffel selbst gemachter Sauerrahm, Kefir oder Joghurt oder selbst gemachte Molke
- eine rote Zwiebel, sehr klein geschnitten

- Frühlingszwiebel oder Schnittlauch, klein geschnitten
- ein Löffel gekochte und pürierte Leber

Auf der Basis dieses Grundrezepts können Sie improvisieren und eigene Rezepte entwickeln. Im Folgenden einige Ideen:

› *Ochsenschwanzsuppe*

1 kg Ochsenschwanz, frisch oder gefroren
200 g frischer Kohl, in kleine Stücke geschnitten
1 große Zwiebel, fein gehackt, oder ein großes Stück Lauch, in Scheiben geschnitten
1 große Möhre, in Scheiben geschnitten
2 EL getrocknete Pilze
4 EL selbst fermentiertes Gemüse (Kohl, Möhre, grünes Blattgemüse oder Sellerie)
Eine Handvoll gehackter Knoblauch

Auf diese Weise gekochter Ochsenschwanz ist köstlich und kann gut als Hauptmahlzeit gegessen werden. Er enthält große Mengen an Bindegewebe, das lange genug in Wasser gekocht werden muss, um weich zu werden. Viele Menschen, die zum ersten Mal Ochsenschwanz probieren, sind von diesem Fleisch begeistert. In traditionellen Kulturen gilt Ochsenschwanz als Delikatesse.

Die Ochsenschwanzstücke mit kaltem Wasser waschen und in einen Suppentopf geben. 2 bis 3 Liter Wasser, Salz nach Belieben und einen TL schwarze Pfefferkörner (frisch mit Stößel und Mörser oder einem anderen Gerät zerstoßen) hinzugeben. Das Verhältnis von Wasser zu Fleisch sollte ungefähr 2:1 betragen, sodass das Fleisch bedeckt ist. Zum Kochen bringen, den Topf abdecken, die Hitze auf ein Minimum reduzieren und köcheln lassen, bis das Fleisch weich ist und sich leicht von den Knochen lösen lässt (normalerweise 2 bis 3 Stunden). Anschließend die Brühe durch ein Sieb in einen anderen trockenen, sauberen Topf abgießen, um kleine Knochen und Pfefferkörner zu entfernen. Die Fleischbrühe heiß abgießen, um möglicherweise in dem Topf vorhandene Mikroben abzutöten. Dadurch wird sichergestellt, dass die Brühe sich in diesem Topf lange hält, ohne zu verderben Die Brühe jetzt mit Salz und Pfeffer abschmecken und ggf. nachwürzen.

Zur Zubereitung der Suppe sämtliches Gemüse außer dem fermentierten Gemüse und dem Knoblauch in die Brühe geben. 20 bis 25 Minuten kochen, bis das Gemüse weich und leicht zu kauen ist, dann das fermentierte Gemüse hinzugeben. Erneut zum Kochen bringen und den Topf vom Herd nehmen. Jetzt den Knoblauch hinzufügen. Wenn das Fleisch in die Suppe gegeben werden soll, alle Weichteile von den Knochen lösen, in mundgerechte Stücke schneiden und hinzufügen. Das Rückenmark herauslösen, zerkleinern und ebenfalls in die Suppe geben. Alternativ kann das Fleisch auch separat zur Suppe serviert und direkt von den Knochen abgenagt werden.

Die Suppe mit etwas Sauerrahm, Kefir oder Joghurt und gehackter Petersilie oder Dill servieren.

› *Suppe aus jungen Brennnesseln*

1,5-2 l selbst gemachte Fleischbrühe (vom Rind, Schwein, Lamm oder Huhn)
Ein großes Bund junge Brennnesseln
2 EL getrocknete Pilze
1 mittelgroße Zwiebel
1 mittelgroße Möhre
2 Zucchini oder 1⁄4 Mark- oder Winterkürbis, geschält
2 EL selbst fermentiertes Gemüse (Möhre, grünes Blattgemüse oder Sellerie)
4 Eier, hart gekocht

Junge Brennnesseltriebe, die im Frühjahr wachsen, enthalten jede Menge wertvolle Nährstoffe. Sie sind reich an Eisen, Magnesium, Kupfer, Zink, Vitamin C, Carotinoiden und anderen nützlichen Substanzen. Sammeln Sie für dieses Rezept ein großes Bund junger Brennnesseln. Ziehen Sie dazu Handschuhe und ein langärmeliges Shirt an. Die Brennnesseln abspülen und das überschüssige Wasser abschütteln. Die Blätter und die zarten Triebe der Brennnesseln mit einer Schere in kleine Stücke schneiden, die harten Stiele wegwerfen. Die Blätter und Triebe für das Rezept aufbewahren.

Für dieses Rezept lassen sich gut Reste von selbst gemachter Fleischbrühe verwerten, wenn das Fleisch bereits aufgegessen wurde und somit nicht mehr zur Verfügung steht.

Den Kürbis oder die Zucchini in kleine Würfel, die Möhre in dünne Scheiben schneiden und die Zwiebel hacken. Die selbst gemachte Fleischbrühe zum Kochen bringen. Das Gemüse und die getrockneten Pilze hinzugeben, die Pilze vorher mit den Händen zerbröseln. Bei geschlossenem Deckel 15 bis 20 Minuten köcheln lassen. Am Ende der Garzeit das fermentierte Gemüse hinzugeben und noch einmal aufkochen lassen. Die vorbereiteten Brennnesseln zugeben, umrühren und den Topf sofort vom Herd nehmen. Mit 1 bis 2 Esslöffeln hartgekochtem und in kleine Stücke geschnittenem Ei und einem Löffel selbst gemachtem Sauerrahm, Kefir oder Joghurt servieren.

› *Russischer Borschtsch*

2 l selbst gemachte Fleischbrühe (vom Rind, Schwein oder Lamm)
1 mittelgroße Zwiebel, fein gewürfelt
1 mittelgroße Möhre, in feine Scheiben geschnitten
1⁄4 mittelgroßer Weißkohl, fein geschnitten
2 mittelgroße Rote Beten oder 4 kleine Rote Beten, roh oder gekocht
2-3 EL fermentierte Rote Bete, Möhre, Sauerkraut oder anderes fermentiertes Gemüse
Eine Handvoll geschälte Knoblauchzehen
1 Tomate, fein gehackt
Mundgerechte Fleischstücke, die bei der Zubereitung der Fleischbrühe zurückbehalten wurden

Bei vorgegarter Roter Bete (in Wasser, nicht in Essig)

Die Fleischbrühe zum Kochen bringen und die Zwiebel, die Möhre und den Kohl zugeben. Zugedeckt 20 Minuten köcheln lassen. In der Zwischenzeit die gekochte Rote Bete in lange feine Streifen schneiden und zur Suppe geben. Gleichzeitig das fermentierte Gemüse, die gehackte Tomate und die mundgerechten Stücke des zurückbehaltenen Fleischs hinzugeben. Gut umrühren und weitere 5 Minuten köcheln lassen. Den Topf vom Herd nehmen und gehackten Knoblauch hinzugeben. Das Ganze 10 Minuten lang ruhen lassen. Mit einem gehäuften Esslöffel selbst gemachtem Sauerrahm, Kefir oder Joghurt und etwas gehackter Petersilie und/oder einer dicken Scheibe hartgekochtem Ei servieren.

Bei roher Roter Bete

Die Rote Bete waschen und alle ungeeigneten Stücke entfernen. Von Hand oder mit der Küchenmaschine in lange dünne Streifen schneiden. Die Zwiebel hacken, die Möhre und den Weißkohl klein schneiden. Die Fleischbrühe zum Kochen bringen und die Rote Bete, die Zwiebel, die Möhre und den Weißkohl hinzugeben. 20 bis 25 Minuten köcheln lassen bzw. so lange, bis das Gemüse weich ist und mit einem Löffel durchtrennt werden kann. Das fermentierte Gemüse, die gehackte

Tomate und die zurückbehaltenen mundgerechten Fleischstücke hinzugeben. Vom Herd nehmen und gehackten Knoblauch hinzufügen. 10 Minuten ruhen lassen. Mit einem großen Löffel selbst gemachtem Sauerrahm, Kefir oder Joghurt und etwas gehackter Petersilie und/oder einer dicken Scheibe hartgekochtem Ei servieren.

› *Fischsuppe*

1 l selbst gemachte Fischbrühe
1 große Zwiebel, fein gehackt
1 Möhre, in feine Scheiben geschnitten
1 Zucchini oder eine vergleichbare Menge Winter- oder Sommerkürbis, in kleine Würfel geschnitten
1-2 EL fermentiertes Gemüse (fermentierte Möhre eignet sich gut)
Fischfleisch, das bei der Zubereitung der Brühe zurückbehalten wurde

Die Fischbrühe zum Kochen bringen und das gesamte Gemüse hinzufügen. Bei geschlossenem Deckel 10 bis 15 Minuten köcheln lassen, bis das Gemüse weich ist, und vom Herd nehmen. Das zurückbehaltene Fischfleisch hinzugeben. Mit einem Löffel Sauerrahm, Kefir oder Joghurt und/oder mit einem hartgekochten Ei (in Scheiben geschnitten oder klein gehackt) servieren. Traditionell wird die Suppe mit frisch gepresstem Zitronensaft (von einer halben Zitrone) und gehacktem Dill serviert.

Wenn Sie mehr Fisch in die Suppe geben möchten, können Sie Fleisch (ohne Haut und ohne Gräten) von jedem verfügbaren frischen rohen Fisch verwenden. Das Fischfleisch in mundgerechte Stücke schneiden und während der letzten 5 Minuten der Garzeit in die kochende Suppe geben.

› *Fleischbällchensuppe*

400-500 g Hackfleisch (am besten eine Mischung aus Schweine- und Rindfleisch)
1-1 1/2 l Wasser oder Fleischbrühe (vom Rind, Schwein oder Lamm)
1 große Zwiebel, fein gehackt
1 große Möhre, in dünne Scheiben geschnitten
125 g Winterkürbis oder Zucchini, geschält und in kleine Würfel geschnitten
100-120 g Weißkohl, fein gehackt (optional)
2-3 EL selbst fermentiertes Gemüse (Möhre, Sellerie, Gurke oder anderes)
2 EL gehackter Knoblauch

Salz und schwarzer Pfeffer zum Abschmecken

Am besten wird das Hackfleisch vor der Zubereitung dieser Suppe einige Stunden lang fermentiert. Durch das Fermentieren wird das Fleisch leichter verdaulich, insbesondere Schweinefleisch. 1 bis 2 EL eines beliebigen selbst fermentierten Gemüses zum Fleisch geben und mit den Händen gründlich vermengen (das Fleisch wird zwischen den Fingern durchgepresst). Auch weniger gelungenes fermentiertes Gemüse ist geeignet. Einen festen Fleischballen formen, abdecken und bei Raumtemperatur 2 bis 4 Stunden stehen lassen.

Das Wasser zum Kochen bringen und nach Belieben Salz und schwarzen Pfeffer hinzugeben. Für dieses Rezept kann auch Fleischbrühe verwendet werden, um die Suppe reichhaltiger zu machen, aber das Hackfleisch liefert ausreichend Geschmack, sodass diese Suppe auch mit Wasser zubereitet werden kann. Mit den Händen Fleischbällchen von ungefähr 2 cm Durchmesser formen und einzeln in das kochende Wasser geben. Darauf achten, dass die Fleischbällchen nicht aneinanderkleben. Zugedeckt bei schwacher Hitze 30 bis 40 Minuten köcheln lassen. Das gesamte Gemüse, außer dem fermentierten Gemüse und dem Knoblauch, zugeben und weitere 20 Minuten zugedeckt köcheln lassen, bis das Gemüse weich wird. Jetzt das fermentierte Gemüse zugeben und wieder zum Kochen bringen. Vom Herd nehmen und den Knoblauch hinzufügen. Mit etwas Sauerkraut, selbst gemachtem Sauerrahm, Kefir oder Joghurt und fein gehackter Petersilie oder Dill servieren.

› *Winterkürbissuppe*

1 1/2-2 l selbst gemachte Fleischbrühe (Rind, Schwein, Lamm, Pute oder Huhn)
1 Lauchstange, gewaschen und in Scheiben geschnitten
Einige Brokkoliröschen
1/2 mittelgroßer Butterblumenkürbis oder 1/3 Butternusskürbis oder ein anderer Winterkürbis mit süßlich-orangem Fruchtfleisch
3-4 EL fermentierte Möhren
Optional: etwas Cayenne- oder Chilipfeffer zum Abschmecken, 1/2 TL Dill oder Kümmel
Eine Handvoll Knoblauchzehen, geschält und gehackt

Den Kürbis schälen, entkernen und in Stücke schneiden. Die Kürbisstücke, den Lauch und den Brokkoli in einen Suppentopf geben, die Fleischbrühe, den Cayennepfeffer und Dill oder Kümmel hinzufügen und zum Kochen bringen. Die

Hitze auf ein Minimum reduzieren, einen Deckel auflegen und ca. 30 Minuten köcheln lassen bzw. so lange, bis das gesamte Gemüse weich ist. Fermentierte Möhren hinzufügen und aufkochen lassen. Vom Herd nehmen, gehackten Knoblauch hinzugeben und mit einem Pürierstab pürieren. Nach dem Pürieren können mundgerechte Fleischstücke in die Suppe gegeben werden. Wenn die Fleischstücke kalt sind, die Suppe erneut zum Kochen bringen. Mit einem Löffel Sauerrahm, Kefir oder Joghurt servieren.

› *Fleischsülze*

2-4 Schweinefüße oder ein Schweinskopf
1 große Möhre
2 Handvoll Knoblauch, geschält und grob zerkleinert
Salz und schwarze Pfefferkörner

Die Schweinefüße oder den Schweinskopf in einen großen Topf geben, mit Wasser füllen, bis das Fleisch bedeckt ist, Salz und 2 bis 3 Teelöffel schwarze Pfefferkörner, frisch zerstoßen, hinzugeben. Zum Kochen bringen, die Hitze auf ein Minimum reduzieren, abdecken und 3 bis 6 Stunden köcheln lassen bzw. so lange, bis das Fleisch sehr weich ist und sich leicht von den Knochen lösen lässt. Am Ende der Garzeit mit Salz abschmecken und ggf. nachwürzen. In der Zwischenzeit eine große Möhre dampfgaren, abkühlen lassen und in dünne Scheiben schneiden.

Wenn die Schweinefüße oder der Schweinskopf gar sind, die Brühe durch ein Sieb in einen anderen, sauberen und trockenen Topf abseihen. Die Füße bzw. den Kopf abkühlen lassen. Das gesamte Fleisch von den Knochen ablösen (Haut, Bänder, Muskeln und andere Weichgewebsteile). Das Fleisch in kleine Stücke schneiden.

Die Fleischstücke, die Möhrenscheiben und den Knoblauch in ein großes tiefes Backblech legen. Nach Belieben kann mehr oder weniger Knoblauch verwendet werden. Fleischbrühe in das Backblech geben, bis das Fleisch zu 3⁄4 bedeckt ist. Mit gehackter Petersilie oder Dill bestreuen. In den Kühlschrank stellen und fest werden lassen. Die Sülze kann auch in verschiedene Gefäße gefüllt und als Einzelportionen serviert werden.

An einem heißen Sommertag schmeckt dieses Gericht besonders gut. Es enthält alle nahrhaften Substanzen, die das Bindegewebe benötigt, und gilt als Hausmittel bei Verdauungsproblemen.

2. Fermentierte Lebensmittel

Wer keine fermentierten Lebensmittel isst,
muss mit Krankheiten rechnen!
Sudanesisches Sprichwort

Bis vor ungefähr hundert Jahren gab es nur saisonale, lokale und sehr leicht verderbliche Nahrungsmittel. Die Menschen suchten nach einer Möglichkeit, Nahrungsmittel zu konservieren und fanden heraus, dass die Fermentation – der Einsatz von Mikroben zur Konservierung von Lebensmitteln – der beste Weg ist, um Speisen lange haltbar zu machen, manchmal über Jahre. Auf der ganzen Welt haben Menschen verschiedene Methoden entwickelt, Nahrungsmittel zu fermentieren: Gemüse, Getreide, Nüsse, Bohnen, Linsen, Obst, Milch, Fleisch, Fisch und sogar Eier.[3,4] In der westlichen Welt sind die bekanntesten traditionellen fermentierten Lebensmittel Käse und Joghurt, Sauerkraut, Bier, Essig, Wein, eingelegter Hering, mediterraner Schinken und Wurstwaren (Salami, Pancetta, fermentierte Würste usw.). Einige asiatische fermentierte Lebensmittel sind auch im Westen bekannt, zum Beispiel Kimchi, Misosuppe und Sojasoße. Neben diesen weithin bekannten fermentierten Lebensmitteln gibt es Hunderte weniger bekannte Fermentationsrezepte, die in traditionellen Kulturen überall auf der Welt verwendet werden. Im Laufe des vergangenen Jahrzehnts ist das Fermentieren wieder in Mode gekommen, und es geschieht etwas Schönes: Traditionelle Rezepte aus verschiedenen Ländern werden durch Bücher und Online-Publikationen für die ganze Welt zugänglich. Mehr noch: Die Menschen kombinieren verschiedene traditionelle Rezepte, verändern sie und entwickeln neue Methoden, Lebensmittel zu fermentieren.

Abgesehen davon, dass das Fermentieren Lebensmittel länger haltbar macht, hat es auch noch einen weiteren großen Vorteil: Die Speisen werden viel leichter verdaulich und können besser resorbiert werden. Mikroben verfügen über eine unübertroffene Fähigkeit, Pflanzen und tierische Produkte zu verdauen, zähe Strukturen zu zerlegen, Nährstoffe aus diesen Strukturen freizusetzen und neue Nährstoffe zu bilden (z. B. B-Vitamine und Vitamin K2). Das Ergebnis ist, dass fermentierte Lebensmittel für uns viel nahrhafter sind als ihre rohen Pendants. Eine Handvoll Sauerkraut (fermentierter Weißkohl) kann zum Beispiel fast zwanzigmal mehr bioverfügbares Vitamin C liefern als die gleiche Menge rohen Kohls![5] Bei rohem Weißkohl ist das Vitamin C in der Zellstruktur des Kohls gebunden, und unser Verdauungssystem kann es nicht extrahieren. Im Sauerkraut haben die Mikroben das Vitamin C extrahiert und es für unseren Körper leicht resorbierbar gemacht. Im Mittelalter gab es Überlieferungen zufolge auf britischen Segelschiffen immer Fässer mit „saurem Kohl" an Bord, um „Zahnfleischbluten" (Skorbut) vorzubeugen. Damals wussten die Menschen noch nichts über Vitamin C, aber sie wussten, wie sie einem Mangel an diesem Vitamin während langer Seefahrten vorbeugen konnten. Fermentiertes Gemüse und Obst können zu den besten Vitamin-C-„Nahrungsergänzungsmitteln" gezählt werden, die es auf der Welt gibt.[3,4] Während der Fermentation wird nicht nur dieses Vitamin aus der zähen Pflanzenstruktur freigesetzt, sondern auch viele andere Nährstoffe. Die gesamte pflanzliche Struktur wird in etwas umgewandelt, das viel leichter zu verdauen und viel nahrhafter ist.

Der dritte große gesundheitsfördernde Vorzug, der mit dem Verzehr von fermentierten Lebensmitteln einhergeht, besteht in der Tatsache, dass in diesen Lebensmitteln nützliche (probiotische) Mikroben leben. Diese Mikroben „bauen" sich in den Partikeln der Lebensmittel kleine „Nester", in denen sie vor Magensäure geschützt sind. Diese Nahrungspartikel transportieren die probiotischen Mikroben durch das gesamte Verdauungssystem, sodass sie in allen Teilen des Darms gute Arbeit leisten können. Fermentierte Lebensmittel sind natürliche Probiotika und liefern dem Körper lebendige und aktive nützliche Mikroben mit all ihren heilenden Fähigkeiten.[3-5] Diese Mikroben produzieren Enzyme, die bei der Verdauung der Nahrung helfen. Sie verändern den pH-Wert und andere Parameter im Darm, was bewirkt, dass das Wachstum anderer Mikroben gefördert und die Bildung einer breiteren Vielfalt in der Darmflora angeregt wird. Zudem stimulieren diese Mikroben das Immunsystem und bewirken, dass es ausgeglichener, leistungsstärker und besser in der Lage ist, seine komplexen Aufgaben richtig zu erfüllen. Fermentierte Lebensmittel sind viel preiswerter als handelsübliche Probiotika, besonders wenn man sie selbst herstellt, und sie können sehr effektiv als probiotische „Nahrungsergänzungsmittel" verwendet werden, vor allem während der Aufrechterhaltungsphasen des GAPS-Ernährungsprogramms.

Die weltweit am meisten verbreitete Methode der Fermentation ist die *Milchsäuregärung*. Milchsäurebakterien leben von Natur aus auf allen Pflanzen und tierischen Nahrungsmitteln, und sie lieben es, Kohlenhydrate aufzunehmen. Sie sind anaerob, und wenn wir die richtigen Bedingungen für sie schaffen, erledigen sie die Arbeit für uns in hervorragender Weise. Selbstverständlich muss die Nahrung natürlich sein und darf nicht mit Chemikalien aus der Landwirtschaft oder anderen Substanzen belastet sein, die diese Gemeinschaft von Mikroben schädigen können. Während die Mikroben in der Nahrung wachsen und sich vermehren, verbrauchen sie Kohlenhydrate und produzieren Milchsäure, die die Nahrungsmittel konserviert und ihnen einen sauren Geschmack verleiht. Die Mikroben brauchen eine gewisse Zeit, um sich zu vermehren und zu beginnen, Milchsäure zu produzieren. Deshalb haben die Menschen den Rezepten für die Fermentation traditionell Salz hinzugefügt, um etwaige fäulniserregende Mikroben zu unterdrücken und den Milchsäurebakterien Zeit zu geben, sich zu vermehren. Aus diesem Grund wurde die Milchsäuregärung oft auch als „Einsalzen" der Lebensmittel bezeichnet, da nur Salz hinzugegeben wurde. Mit dieser Methode kann man jede Mischung aus Gemüse, Obst, Blattgemüse, Kräutern, Fleisch, Milch, Fisch, Getreide, Samen, Nüssen und Getränken fermentieren. Bei der GAPS-Diät wird in sehr hohem Maß auf die Milchsäurefermentation zurückgegriffen. Jede Mahlzeit sollte eine kleine Menge an fermentierten Lebensmitteln enthalten, egal ob roh und/oder gekocht.

Eine andere Methode, Lebensmittel zu fermentieren, kommt aus Asien und erfolgt durch alkalische Gärung. Dabei werden *Schimmelpilze* und *Bacillus subtilis* zum Fermentieren von gekochten Bohnen und Körnern verwendet. Die beiden traditionell verwendeten Schimmelpilze sind *Rhizopus spp.* für die Zubereitung von Tempeh und *Aspergillus spp.* für die Zubereitung von Koji und Miso. Die Fermentation mit Schimmelpilzen ist in der westlichen Kultur nicht weit verbreitet. Wenn Sie daran interessiert sind, sich damit zu beschäftigen, gibt es einige gute Bücher zu diesem Thema.[3,6]

Bacillus subtilis lebt natürlicherweise im Boden und ist ein üblicher Bewohner der menschlichen Darmflora. Wenn wir ihn in Lebensmittel einbringen, produziert er Ammoniak, das den pH-Wert auf einen alkalischen Wert von 8,0 bis 9,0 anhebt, was dafür sorgt, dass das Lebensmittel konserviert wird. In Japan wird es für die Herstellung von *Nattō* und in Korea für die Herstellung von *Cheonggukjang* verwendet – zwei Rezepte, bei denen gekochte Bohnen fermentiert und für eine Weile konserviert werden.[6] Im Rahmen der GAPS-Diät verwenden wir eine abgewandelte Form dieser Methoden, um Bohnen und andere Gemüsesorten zu fermentieren und dadurch leichter verdaulich zu machen, Antinährstoffe abzubauen, die Bohnen zu konservieren und ihre Nährstoffzusammensetzung zu verbessern.

Sauerkrautfermentation

Sauerkraut ist fermentierter Weiß- und/oder Rotkohl und wird vor allem in Deutschland, Russland und Osteuropa gegessen. Sauerkraut ist ein ausgezeichnetes Heilmittel für den Verdauungstrakt, denn es ist reich an Verdauungsenzymen, probiotischen Bakterien, Vitaminen und Mineralstoffen.[3-6] Der Verzehr von Sauerkraut zu den Mahlzeiten verbessert die Verdauung, da es die Magensäureproduktion stark anregt. Menschen mit wenig Magensäure empfehle ich, 10 bis 15 Minuten vor den Mahlzeiten oder zu den Mahlzeiten einige Teelöffel Sauerkraut (oder Sauerkrautsaft) zu sich zu nehmen. Kindern gibt man anfangs 1 bis 3 Esslöffel des Saftes aus dem Sauerkraut zu den Mahlzeiten hinzu. Dem Sauerkraut muss bei der Zubereitung kein Starter hinzuzufügt werden, da auf frischem Kohl natürliche Milchsäurebakterien leben, die die Fermentation übernehmen. Am besten verwendet man Kohl aus dem eigenen Garten oder aus dem Garten von jemandem, den man kennt, wo er ohne die Verwendung irgendwelcher Chemikalien angebaut wurde. Kohl aus Supermärkten ist nicht das Gleiche, nicht einmal, wenn er als „Bio-Kohl" gekennzeichnet ist.

Einen großen Weißkohl sehr fein schneiden und zwei geraspelte Möhren hinzugeben. Man kann auch Rotkohl oder eine Mischung aus Weiß- und Rotkohl verwenden. 2 bis 3 gehäufte Esslöffel Salz hinzufügen. Das Salz ist wichtig, da es dem Kohl beim Durchkneten den Saft entzieht. Außerdem unterdrückt das Salz während der ersten Phasen der Fermentation die Fäulnismikroben, bis die fermentierenden Bakterien ausreichend Milchsäure produzieren, die die pathogenen Mikroben abtötet. Der Mischung können aromatische Samen oder Gewürze hinzugefügt werden: Wacholderbeeren, Koriandersamen, Dillsamen, Kümmel, Fenchelsamen, schwarze, rote oder grüne Pfefferkörner, Chilischoten, Paprika, grünes Blattgemüse oder geschälte Knoblauchzehen. Die Mischung mit den Händen in einer großen Schüssel vermengen und gut durchkneten, bis viel Saft austritt (dafür muss man eventuell 5 bis 10 Minuten kneten). Wenn der Kohl nicht saftig genug ist, frische Salzlake, Salzlake von anderem fermentiertem Gemüse oder ein wenig gefiltertes Wasser hinzugeben. Die Mischung in ein großes weithalsiges Glasgefäß füllen und fest zusammendrücken, sodass sich keine Luft mehr in dem Gemisch befindet und der Kohl in seinen eigenen Saft getränkt ist. Die Fermentation ist ein anaerober Prozess. Wird der Kohl Luft ausgesetzt, verfault er, anstatt zu fermentieren. Oben in dem Glas ungefähr 5 cm frei lassen, weil der Kohl sich durch die Produktion von CO2 ausdehnen wird. Ich empfehle, die Mischung mit einem frischen Meerrettichblatt abzudecken, das dafür sorgt, das Wachstum von Schimmel zu unterdrücken. Wenn keine Meerrettichblätter zur Verfügung stehen, kann auch ein Kohlblatt zum Abdecken verwendet werden. Den Kohl mit einem Gewicht beschweren, um sicherzustellen, dass das Gemüse immer in den Saft eingetaucht ist. Einige

Fermentations-Kits enthalten einen Glasring, der als Gewicht verwendet werden kann. Alternativ können Sie ein kleines Glasgefäß von geeigneter Größe verwenden, das dafür sorgt, dass der Kohl eingetaucht bleibt, wenn der Deckel geschlossen ist (der Deckel drückt das Glas nach unten). Darauf achten, dass dieses kleine Gefäß kein Etikett bzw. keinen Deckel hat und sauber und trocken ist. Das Glas fest verschließen und bei Zimmertemperatur im Dunkeln aufbewahren. Für den Fall, dass während der Fermentation Saft aus dem Glas quillt, ist es ratsam, das Glas in eine Schüssel oder auf ein Tablett zu stellen. Je nach Umgebungstemperatur kann es zwischen einer Woche und einem Monat dauern, bis das Sauerkraut fertig ist. Wenn das Sauerkraut fertig ist, hat es einen scharfen, sauren Geschmack, und es entstehen keine Gase mehr. Einigen Menschen, insbesondere Menschen mit empfindlichen Zähnen, fällt es schwer, Sauerkraut pur zu essen, weil es ihnen zu sauer ist. Sauerkraut mit anderen Lebensmitteln zusammen zu essen, trägt dazu bei, dieses Problem zu vermeiden. Ich empfehle deshalb, kleine Mengen Sauerkraut zu allen Salaten, Suppen und Eintöpfen hinzuzufügen. Für Kinder und Menschen mit empfindlichen Zähnen ist es hilfreich, kleine Mengen Sauerkraut mit einer Küchenmaschine zu pürieren, in einem separaten Glasgefäß im Kühlschrank aufzubewahren und den Mahlzeiten jeweils ein wenig von diesem pürierten Sauerkraut hinzuzufügen.

Mit dieser Methode der Sauerkraut-Fermentierung können Sie jedes Gemüse oder jede beliebige Gemüsemischung fermentieren. Experimentieren Sie einfach mal. Koreanisches Kimchi wird immer beliebter. Es ist nur eine Variante von Sauerkraut, bei der dem Kohl Rettich, Chilis, Ingwer, Zwiebeln, Knoblauch, grünes Blattgemüse und andere verfügbare Gemüsesorten hinzugegeben und gut mit Salz durchgeknetet werden, um den Saft herauszudrücken und das Gemisch zu fermentieren. Die Koreaner kennen viele Kimchi-Variationen, je nachdem, welches Gemüse gerade verfügbar ist, und in einigen Gegenden in Korea wird der Mischung vor dem Fermentieren roher Fisch hinzugegeben.

Wenn Sie Ihr eigenes Gemüse anbauen, fermentieren Sie immer die überschüssigen Mengen (anstatt überschüssiges Gemüse wegzuwerfen): Rote Bete, Möhren, Sellerie, Rettich, Blattgemüse usw. Dem Gemüse immer Gewürze und aromatische Samen hinzufügen: Wacholderbeeren, Koriandersamen, Dillsamen, Kümmel, Fenchelsamen, schwarze, rote oder grüne Pfefferkörner, Chilischoten, Paprika, grünes Blattgemüse oder Knoblauch. Saftiges Gemüse gibt beim Kneten ausreichend Saft ab, sodass kein Wasser oder Salzlake hinzugegeben werden muss. Bei trockenerem Gemüse und wenn die Form erhalten werden soll, kann Salzlake hinzugegeben werden

Fermentieren mit Salzlake

Um ganzen Rosenkohl und ganze Gurken, Rettiche, Knoblauchzehen, Kohlköpfe, Blumenkohl- und Brokkoliröschen, Äpfel oder Tomaten zu fermentieren, muss am Vortag eine Salzlake zubereitet werden.

Zubereitung von frischer Salzlake zum Fermentieren von Gemüse und Obst

Einen großen Topf mit gefiltertem Wasser füllen und dabei zählen, wie viele Liter hineingehen. Das Wasser zum Kochen bringen und Natursalz hinzufügen: 70 bis 90 Gramm pro 1 Liter Wasser. Rühren, bis sich das Salz aufgelöst hat und das Wasser erneut zum Kochen bringen. Den Topf vom Herd nehmen, abdecken und über Nacht vollständig auskühlen lassen. Diese Salzlake ist in Glasflaschen oder Einmachgläsern bei Zimmertemperatur lange haltbar, sodass sie für mehrere Fermentierungsrezepte verwendet werden kann.

Restliche Salzlake von fermentiertem Gemüse aus dem vergangenen Jahr

Alte Lake von bereits fermentiertem Gemüse lässt sich gut als Starter verwenden, um neues Gemüse zu fermentieren. Die alte Salzlake ist reich an Mineralstoffen, Enzymen und Probiotika und sollte niemals weggeschüttet werden! Sie schmeckt köstlich und wird seit Jahrhunderten als Hausmittel bei Lebensmittelvergiftungen, Magenverstimmungen, Übelkeit und Kater verwendet. Schwangere Frauen empfinden alte Salzlake als sehr hilfreich gegen Übelkeit. Die Salzlake kann pur oder mit Wasser verdünnt getrunken werden. Man kann sie auch Suppen, Eintöpfen und anderen Gerichten hinzugeben. Neu angesetztem zu fermentierendem Gemüse etwas alte Lake hinzuzufügen, sorgt dafür, dass die Fermentierung garantiert gelingt

Fermentierte Gurken (Dillgurken)

Die Gurken müssen klein und sehr frisch sein. Die Gurken waschen und in ein großes (sauberes und trockenes) Einmachglas füllen. Die Zwischenräume zwischen den Gurken mit Dill (Stiele, Blätter und Kronen), Lorbeerblättern, geschälten Knoblauchzehen, schwarzen Pfefferkörnern, Koriandersamen und

Senfkörnern füllen. Nach oben hin 5 Zentimeter Platz lassen. Die Gurken mit einem frischen Meerrettichblatt abdecken. Wenn kein Meerrettichblatt verfügbar ist, die Gurken mit ein paar Lorbeerblättern abdecken. Das Glas mit frischer Salzlake (kalt oder Zimmertemperatur) auffüllen. Den Deckel fest verschließen und an einem kühlen Ort – bei etwa 12 bis 18 °C – fermentieren lassen. Die Gurken schmecken schon nach ein paar Tagen köstlich, aber wenn sie länger fermentieren, halten sie sich einige Jahre lang. Sie eignen sich hervorragend als Zugabe zu Salaten, Suppen und Eintöpfen. Die Salzlake ist lecker und kann Suppen und Eintöpfen hinzugegeben sowie als Hausmittel bei Magenproblemen verwendet werden.

Nach diesem Rezept können Sie ganze Rettiche, ganze Rosenkohlröschen, Knoblauchzehen, Tomaten, Kohlköpfe, Äpfel, Pflaumen, ganzen Brokkoli, Blumenkohl, ganze Möhrenstücke, Rote Bete oder eine Mischung aus Gemüse und Obst fermentieren. Experimentieren Sie einfach, dann werden Sie feststellen, wie einfach und überzeugend dieses Rezept ist. Auf diese Weise eingelegte Lebensmittel sind mehrere Jahre haltbar und werden von Jahr zu Jahr noch leichter verdaulich. Natürlich muss das verwendete Obst und Gemüse ohne den Einsatz von Chemikalien angebaut worden sein.

Mit zugesetzten Mikrobenkulturen fermentiertes Gemüse

Mit einem handelsüblichen Starter oder mit selbst gemachter Molke (aus abgetropftem Joghurt oder Kefir) kann man Gemüse und Obst fermentieren. Bei dieser Methode ist eine Fermentierung ohne Zugabe von Salz möglich, was einige Menschen bevorzugen. Lebensmittelhersteller, die fermentiertes Gemüse produzieren, verwenden einen handelsüblichen Starter, da sie konventionell erzeugtes Gemüse verwenden müssen (das mit Chemikalien belastet sein kann und möglicherweise nicht von einer guten Population von Milchsäurebakterien besiedelt ist). Durch die Zugabe eines mikrobiellen Starters ist bei jeder Ration für eine garantierte Fermentation gesorgt, und die fermentierten Lebensmittel sehen immer gleich aus und schmecken immer gleich.

Eine beliebige Gemüsemischung, z.B. etwas Kohl (Weiß- oder Rotkohl oder eine andere Sorte), Rote Bete, Knoblauch, Blumenkohl und Möhren in mundgerechte Stücke schneiden oder grob raspeln, einige Gewürze Ihrer Wahl hinzufügen und in ein 1-Liter-Glasgefäß füllen. Dann den Inhalt des Tütchens mit dem handelsüblichen mikrobiellen Starter in 500 ml kaltem gefilterten Wasser auflösen. Alternativ 120 ml selbst gemachte Molke in das Wasser geben. Dieses Wasser in das

Einmachglas füllen, bis das Gemüse vollständig bedeckt ist. Es ist wichtig, dass das Gemüse vollständig vom Wasser bedeckt ist, denn wenn es oben trocken bleibt, wird es schimmelig. Nicht vergessen, oben im Glas 5 cm Platz zu lassen, da sich das Gemüse während der Fermentation ausdehnen wird. Den Deckel fest verschließen und eine Woche oder länger bei Raumtemperatur fermentieren lassen.

› *Wintersalat mit russischer Vinaigrette*

1 große Steckrübe
4 frische Rote Beten (groß bis mittelgroß)
2-3 große weiße oder/und rote Zwiebeln
6 große Möhren
4 große fermentierte Gurken (Dillgurken)
225 g Sauerkraut oder 150 g Kimchi
Eine Handvoll tiefgekühlte Erbsen
Olivenöl

Die Steckrübe und die Möhren kochen, bis ein Messer leicht durch sie hindurchgeht (beides kann zusammen gekocht werden). Die Steckrübe und die Möhren können in einer kleinen Menge Wasser gedämpft oder geköchelt werden. Die Rote Bete separat dämpfen, bis sie gut gegart ist und ein Messer leicht durch sie hindurchgeht. Das Gemüse abkühlen lassen.

Es wird eine große Schüssel aus Glas, glasiertem Ton oder Porzellan benötigt. Ich empfehle, das gesamte Gemüse mit der Hand mit einem scharfen Messer zu schneiden, anstatt eine Küchenmaschine zu verwenden. Die Zwiebeln in kleine Stücke schneiden (ca. 5 mm) und in die Schüssel geben. Die fermentierten Gurken in kleine Stücke schneiden und mit den Zwiebeln mischen. Die Steckrübe und die Möhren schälen, in kleine Stücke schneiden (ca. 1 cm) und mit den Zwiebeln und fermentierten Gurken in der Schüssel vermischen. Die Rote Bete schälen, in kleine Stücke schneiden und mit dem restlichen Gemüse in der Schüssel mischen. Sauerkraut oder Kimchi hinzufügen und alles gut vermengen. Wenn das Sauerkraut große Kohlstücke enthält, kann es sinnvoll sein, es zuerst mit einer Küchenmaschine zu pürieren. Die Erbsen zu der Mischung hinzufügen. Reichlich Olivenöl hinzugeben und das Ganze gut vermischen. Eine Stunde lang bei Zimmertemperatur stehen lassen, anschließend im Kühlschrank aufbewahren. So zubereitet hält sich dieser Salat gekühlt eine Woche bis zehn Tage. Er ist lecker und eignet sich sehr gut, um täglich fermentiertes Gemüse zu sich zu nehmen.

Und wie gesagt ist ein Gericht dann gelungen, wenn alle Geschmacksrichtungen vorkommen: süß, sauer, salzig, bitter, scharf und herb. Diese Gemüsemischung enthält all diese Geschmacksnoten.

Fermentierte probiotische Getränke

Mit Molke als Starter lassen sich köstliche fermentierte Getränke für die ganze Familie zubereiten. Sie liefern nützliche Bakterien, Enzyme und viele Nährstoffe, die durch den Fermentationsprozess aus dem Obst und dem Gemüse freigesetzt werden.

In Salzlake fermentiertes gemischtes Gemüse

Dieses probiotische Gericht liefert Ihnen köstliches fermentiertes Gemüse und darüber hinaus ein wunderbares Getränk, das reich an wertvollen Nährstoffen, Enzymen und gesundheitsfördernden Mikroben ist. Die Flüssigkeit, die bei der Befolgung dieses Rezepts anfällt, wird im Rahmen der pflanzenfreien GAPS-Diät verwendet und kann recht früh bei der Befolgung der GAPS-Einführungsdiät eingeführt werden.

Einen ganzen grob geschnittenen Kohlkopf, eine mittelgroße in Scheiben geschnittene Rote Bete, einen Teelöffel Dillsamen oder Dillkraut (frisch oder getrocknet) und eine Handvoll geschälte Knoblauchzehen in einen 5 Liter fassenden emaillierten Topf oder in ein großes Einmachglas geben. Der Topf sollte zur Hälfte mit dem Gemüse gefüllt sein. Zusätzlich können Koriandersamen, Kümmel, schwarze Pfefferkörner, Senfkörner oder Wacholderbeeren hinzugegeben werden. 2 Esslöffel hochwertiges Meersalz und 250 ml Kefir-Molke dazugeben und mit kaltem, gefiltertem Wasser auffüllen, bis der Topf voll ist. Wenn in einem Topf fermentiert wird, einen Glasteller oben auf die Lake legen, damit das Gemüse vollständig in die Flüssigkeit eingetaucht bleibt. Sollte das Gemüse oben trocken bleiben, besteht die Gefahr von Schimmelbildung. Wenn in einem Einmachglas fermentiert wird, muss der Deckel fest geschlossen werden (das CO2, das während der Fermentierung freigesetzt wird, verdrängt den Sauerstoff aus dem Glas und verhindert die Entstehung von Schimmelpilzen). Das Gemüse einige Tage bis zu einer Woche bei Zimmertemperatur fermentieren lassen. Wenn das Gemüse fertig ist, ist es schön weich und geschmackvoll und die Flüssigkeit leuchtend rot und köstlich. Um den Fermentationsprozess zu beenden, den Topf oder das Glas in den Kühlschrank stellen. Diese Gemüsemischung kann Suppen und Eintöpfen hinzugegeben oder als Beilage zu Fleisch serviert werden. Die Salzlake kann man mit Wasser verdünnt zu den Mahlzeiten oder einfach zwischendurch trinken. Wenn die Salzlake und das fermentierte Gemüse sich dem Ende zuneigen, einfach wieder frischen Kohl, Rote Bete und Knoblauch dazugeben, nach Belieben salzen, mit Wasser auffüllen und das Gemüse erneut bei Zimmertemperatur fermentieren lassen. Dem gemischten Gemüse können auch einige Blumenkohlröschen, eine in Scheiben geschnittene Möhre, Rosenkohl oder Brokkoli hinzugefügt werden. Solange immer wieder neues frisches Gemüse hinzugegeben wird, kann man endlos etwas von diesem fermentierten gemischten Gemüse haben. Die bei der Zubereitung des fermentierten gemischten Gemüses anfallende Salzlake ist ein ausgezeichnetes Mittel bei jeder Art von Magenverstimmung, bei Zahnfleischentzündungen und bei Halsschmerzen.

Kefir- oder Joghurtmolke

Die klare, leicht gelbliche Flüssigkeit, die beim Abtropfen von Joghurt oder Kefir übrig bleibt, wird als Molke bezeichnet. Molke ist ein sehr nahrhaftes Getränk, eine ausgezeichnete Quelle für Enzyme und probiotische Bakterien und ein traditionelles Heilmittel bei Gastritis, Magengeschwüren und Sodbrennen. Man kann sie frisch gepressten Säften, Suppen und Eintöpfen hinzugeben. Man kann etwas Salz und ein paar Gewürze unterrühren und sie pur oder mit etwas Wasser verdünnt trinken. Sie dient auch als Starterkultur zum Fermentieren von Gemüse, Früchten, Fisch und Getreide (sobald man bereit ist, Getreide in die Kost einzuführen). Detaillierte Anweisungen zur Herstellung von Molke finden sich weiter hinten in diesem Kapitel.

Rote-Bete-Kwass

Rote-Bete-Kwass ist ein altbewährtes Verdauungsmittel, das sehr einfach zuzubereiten ist. Rote Bete mittlerer Größe mit einem Messer in feine Scheiben schneiden. Man sollte die Rote Bete nicht mit einer Küchenmaschine zerkleinern, da dies zu einer zu schnellen Fermentierung und zur Bildung von Alkohol führen würde. Die Rote Bete zusammen mit 1 bis 2 gestrichenen Esslöffeln hochwertigem Meersalz, 250 ml Molke, 5 Knoblauchzehen, Ihren Lieblingsgewürzen und aromatischen Samen und 1 Teelöffel frisch geriebenem Ingwer (optional) in ein 2-Liter-Gefäß geben und mit Wasser auffüllen. Das Gemisch 2 bis 5 Tage an einem warmen Ort fermentieren lassen und anschließend im Kühlschrank aufbewahren. Die Flüssigkeit mit Wasser verdünnt trinken. Das Glas einfach immer wieder mit Wasser auffüllen, sodass man lange etwas von dem Kwass hat. Wenn die Farbe blass wird, ist die Rote Bete aufgebraucht, und der Kwass muss neu angesetzt werden.

Kwass aus anderem Obst und Gemüse

Kwass kann aus jeder Kombination von Obst, Beeren und Gemüse hergestellt werden. Experimentieren Sie also einfach. Gut ist auch ein Kwass aus Apfel, Ingwer und Himbeeren. Dazu einen ganzen Apfel mit Kerngehäuse in Scheiben schneiden und mit geriebenem Ingwer (ca. 1 Esslöffel) und einer Handvoll frischen Himbeeren in ein 1-Liter-Gefäß geben, 125 ml Molke dazugeben und mit Wasser auffüllen. Einige Tage bei Zimmertemperatur fermentieren lassen und dann im Kühlschrank aufbewahren. Die Flüssigkeit mit Wasser verdünnt trinken. Das Glas kann immer wieder mit Wasser aufgefüllt werden, bis die Früchte verbraucht sind. Dann einen neuen Kwass ansetzen.

Probiotischer Tomatensaft

250 ml Molke, 1-2 Esslöffel Tomatenmark oder Tomatenpaste mit 250 ml Wasser verrühren und nach Belieben mit etwas Salz und Pfeffer würzen. Kühl stellen und genießen!

Joghurt, Kefir und Sauerrahm

In der Anfangsphase vertragen viele (wenn auch nicht alle) GAPS-Patienten Ziegenmilchprodukte besser als Kuhmilchprodukte. Ich empfehle dringend, nur Bio-Milch zu verwenden. Wenn Sie keine Bio-Ziegenmilch auftreiben können, versuchen Sie es mit Kuhmilch. Am besten eignet sich Bio-Rohmilch, die nicht pasteurisiert oder anderweitig verarbeitet wurde. Die in den meisten Geschäften überall auf der Welt verkaufte Milch wurde pasteurisiert. Der Prozess der Pasteurisierung verändert die Struktur der Milch und zerstört viele in ihr enthaltene wertvolle Nährstoffe. Detailliertere Informationen zum Thema Rohmilch finden Sie im Kapitel *Lebensmittel. Was GAPS-Patienten essen und was sie meiden sollten* in dem Abschnitt *Milch und Milchprodukte*. Viele Milchsorten in den Supermarktregalen wurden nicht nur pasteurisiert, sondern auch homogenisiert, ein Prozess, der verhindern soll, dass sich der Rahm der Milch in der Flasche absetzt (also rein kosmetischen Zwecken dient). Dieser Prozess verkleinert die Fettglobule und verändert die Struktur der Milch dadurch noch zusätzlich, wodurch sie für den Körper eher schädlich ist. Versuchen Sie daher, naturbelassene Bio-Milch zu kaufen, die überhaupt nicht verarbeitet wurde. Wenn Sie keine unpasteurisierte Milch auftreiben können, versuchen Sie, Milch zu kaufen, die, abgesehen von der Pasteurisierung, zumindest keiner weiteren Verarbeitung unterzogen wurde. Wenn auch das nicht möglich ist, setzen Sie alles daran, mit dem Etikett „frisch" versehene Bio-Milch zu bekommen. Diese Milch ist zwar pasteurisiert und homogenisiert, doch der Fermentationsprozess wird in hohem Maß dafür sorgen, den Nährwert der Milch wiederherzustellen.

Ziegenjoghurt und -kefir sind flüssiger als Joghurt und Kefir aus Kuhmilch. Man kann den Joghurt oder den Kefir trinken oder, wenn man es dickflüssiger mag, durch ein Seihtuch abtropfen lassen. Manchmal wird auch Joghurt oder Kefir aus Kuhmilch recht flüssig. In dem Fall kann man ihn durch ein Seihtuch abtropfen lassen, damit er sämiger wird oder um Hüttenkäse und Molke zu erhalten.

Um Joghurt herzustellen, müssen der Milch Milchsäurebakterien zugegeben und diese bei einer bestimmten Temperatur (40 bis 45 °C) fermentiert werden. Joghurtstarter sind in vielen Bioläden oder bei kleineren Anbietern erhältlich. Alternativ kann man auch handelsüblichen Joghurt mit Lebendkulturen als Starter verwenden. Der erste erfolgreich selbst hergestellte Joghurt eignet sich dann wiederum als Starter für die nächste Ration Joghurt. Auch die Molke, also die beim Abtropfen des Joghurts verbleibende Flüssigkeit, kann in einem sauberen, trockenen Glas im Kühlschrank aufbewahrt und als Starter für die Zubereitung der nächsten Joghurts verwendet werden. Wenn es irgendwann mit dem eigenen Joghurt oder mit der eigenen Molke nicht mehr funktioniert, muss man mit einem gekauften Starter oder mit einem gekauften Joghurt mit Lebendkulturen neu beginnen.

Nachdem Joghurt in die Kost eingeführt worden ist, empfehle ich die Einführung von Kefir. Kefir führt zu einer ausgeprägteren Absterbereaktion, weshalb ich empfehle, ihn nach dem Joghurt einzuführen, der ein wenig milder ist. In einem gesunden Körper siedeln neben nützlichen Bakterien auch viele andere Mikroben, unter anderem nützliche Hefen, die den von ihnen besiedelten Menschen normalerweise vor pathogenen Hefepilzen, wie zum Beispiel vor einer übermäßigen Vermehrung von *Candida albicans*, schützen. Kefir enthält diese nützlichen Hefen (ebenso wie nützliche Bakterien und viele andere Mikroben), die helfen, pathogene Hefepilze in Schach zu halten.

Anleitung zur Herstellung von Joghurt

Wenn pasteurisierte Milch verwendet wird, 1 Liter Milch (Kuh- oder Ziegenmilch) unter gelegentlichem Rühren in einem Topf fast zum Kochen bringen. Die Milch muss fast zum Kochen gebracht werden, damit alle Bakterien, die in der pasteurisierten Milch enthalten sein können und den Fermentationsprozess stören würden, abgetötet werden. Kochen sollte die Milch jedoch nicht, da dies ihre Struktur und ihren Geschmack verändern würde. Nach dem Erhitzen den Topf vom Herd nehmen, den Deckel auflegen und zum Abkühlen in kaltes Wasser stellen, bis die Temperatur der Milch ungefähr 40 bis 45 °C beträgt. Wenn kein geeignetes Thermometer zur Verfügung steht, kann die richtige Temperatur auch mit der Hand bestimmt werden. Dazu einen Teelöffel Milch aus dem Topf nehmen (der Löffel muss sauber und trocken sein) und die Milch auf die Innenseite des Handgelenks geben. Wenn es sich etwas warm anfühlt, ist die richtige Temperatur erreicht.

Wenn Rohmilch verwendet wird, *die weder pasteurisiert* noch sonst irgendwie behandelt wurde, ist das Erhitzen nicht erforderlich und dieser Schritt kann übersprungen werden. Es ist jedoch zu bedenken, dass Rohmilch eine ganz eigene Bakterienpopulation aufweist, weshalb der Fermentationsprozess weniger vorhersehbar verläuft als bei der Verwendung von zuvor erhitzter Milch. Das bedeutet, dass der Joghurt flüssiger oder fester sein kann als erwartet. Es ist immer besser, Produkte aus Rohmilch zu sich zu nehmen, aber wenn man es mit einem besonders pingeligen Betroffenen zu tun hat, der Joghurt nur von einer ganz bestimmten Konsistenz akzeptiert, empfiehlt es sich, die Rohmilch bis fast zum Kochen zu erhitzen, um den Fermentationsprozess besser kontrollierbar zu machen. Das sanfte Erhitzen der Milch zu Hause ist für die Milch nicht so schädlich wie die industrielle Pasteurisierung.

Wenn Sie einen handelsüblichen Joghurtstarter in Pulverform verwenden, muss das Pulver zunächst in etwas Milch aufgelöst werden, bevor der Starter zu der Milch in den Topf gegeben wird. Wenn eigener Joghurt oder gekaufter Joghurt mit Lebendkulturen verwendet wird, ungefähr 5 Esslöffel davon in die Milch geben. Gut unterrühren, den Deckel auflegen und an einem etwa 40 bis 45 °C warmen Ort stehen lassen. Man kann dafür eine saubere, trockene Thermoskanne verwenden, einen Joghurtbereiter, eine Herdplatte, die Oberseite des Heißwasserboilers oder den Trockenschrank (wenn dieser warm genug ist). Den Joghurt mindestens 24 Stunden fermentieren lassen.

Wenn die Fermentation beendet ist, den Joghurt in ein sauberes, trockenes Einmachglas umfüllen, mit einem Deckel verschließen und im Kühlschrank aufbewahren.

Anleitung zur Herstellung von Kefir

Kefir ähnelt Joghurt, entfaltet jedoch eine deutlich stärkere Wirkung. Seine Herkunft, Tradition und Geschichte ist interessant und faszinierend. Kefir ist eine vollkommen ausgewogene Kolonie von ungefähr zweihundert Mikroben, die in ihrem eigenen Biofilm, sogenannten Kefirkörnern, leben. Kefirkörner sehen ein bisschen aus wie Blumenkohlröschen, sind aber weich und leicht transparent. Sie leben in Milch und müssen alle 24 Stunden mit frischer Milch genährt werden. Wenn man sich gut um sie kümmert, vermehren sie sich recht schnell und bilden weitere Kefirkörner, die man mit Freunden und Nachbarn teilen kann. Kein Labor der Welt kann Kefir herstellen. Kefir ist Hunderte von Jahre alt und wurde von Generation zu Generation bis in die heutige Zeit weitergereicht. Einige Hersteller trocknen Kefirkörner und machen aus ihnen Pulver, das als Kefirstarter verkauft wird. Aber der beste Kefir-Starter sind die lebenden Körner, die man online beziehen kann oder von jemandem, der in der Nähe wohnt, für seine eigene Familie Kefir macht und ein paar Kefirkörner abgeben kann.

Kefir enthält eine ausgewogene stabile Gemeinschaft von Mikroben (Pilzen, Bakterien, Viren usw.) und ist eine wirksame natürliche Medizin für das Verdauungssystem sowie für die Behandlung einer übermäßigen Vermehrung von Pilzen (Soor) überall im Körper, von Hautproblemen und anderen Leiden. Kefir regt das Immunsystem an und bringt es wieder ins Gleichgewicht, gleicht die Darmflora und die mikrobielle Flora in anderen Bereichen des Körpers aus und macht Milch nahrhafter und viel leichter verdaulich. Für die Herstellung von Kefir muss die Milch weder pasteurisiert noch gekocht noch erwärmt werden. Die Zubereitung von Kefir funktioniert bei jeder Zimmertemperatur von warm bis ziemlich kalt. Wenn sie mit reichlich frischer Milch bedeckt sind, können Kefirkörner im Kühlschrank monatelang überleben, sodass man sie auch aufbewahren kann, wenn man einige Zeit nicht zu Hause ist. Jegliche in der Milch lebende Mikroben können dem Kefir nichts anhaben. Deshalb brauchen Sie die Milch nicht zu sterilisieren, egal ob Sie Rohmilch oder pasteurisierte Milch verwenden.

Kefirkörner reagieren nicht gut auf Metall oder Plastik, verwenden Sie daher Glas, Holz, Ton und ein Seihtuch (ein Polypropylen-Sieb ist ebenfalls geeignet). Ein sauberes, trockenes Glasgefäß mit frischer Milch (kalt oder Zimmertemperatur) füllen, Kefirkörner hinzugeben, abdecken und 24 Stunden lang an einem dunklen Ort stehen lassen. In dieser Zeit werden die Kefirkörner die Milch in „Kefir" verwandeln – ein saures, geronnenes, joghurtähnliches Produkt. Um die Kefirkörner zu entfernen, die gesamte Mischung durch ein Seihtuch oder ein Polypropylen-Sieb in einen Glaskrug gießen. Die Kefirkörner wieder in das zuvor verwendete Glas geben, mit frischer Milch auffüllen, abdecken und wieder für 24 Stunden an einen dunklen Ort stellen. Für die Herstellung von Kefir braucht man 3 bis 5 Minuten pro Tag, und das verwendete Glasgefäß wird die Kultur für Sie für alle Ewigkeit bereithalten. Sie müssen das Glas nicht einmal auswaschen, es sei denn, es bildet sich Schimmel an den Rändern. Dieser kann mit einem sauberen Tuch abgewischt werden.

Der Glaskrug enthält nun Trinkkefir ohne die Kefirkörner. Er schmeckt köstlich pur, mit Wasser verdünnt, mit etwas Salz und Gewürzen oder gesüßt mit Honig und Zimt. Jeden Tag einen Becher frischen Kefir zu trinken, ist eines der besten vorbeugenden Mittel gegen jede Krankheit.

Anleitung zur Herstellung von Molke und Hüttenkäse aus Joghurt und Kefir
Zum Abtropfen des Joghurts oder Kefirs einen großen Durchschlag mit einer doppelten Lage Seihtuch auslegen und über eine große Schüssel (aus Glas oder Ton, nicht aus Metall oder Plastik) platzieren. Den Joghurt oder Kefir hineingeben. Die vier Ecken des Seihtuchs zusammenbinden, sodass ein „Beutel" entsteht, der den Joghurt oder den Kefir enthält, und diesen „Beutel" einige Stunden oder über Nacht über die Schüssel hängen. Die unten heraustropfende klare gelbliche Flüssigkeit ist die Molke. Was im Tuch zurückbleibt, ist Hüttenkäse. Je nachdem, wie lange man den Joghurt oder den Kefir abtropfen lässt, erhält man einen weichen Hüttenkäse oder einen sämigeren Joghurt.

Hüttenkäse kann zum Backen oder als Zugabe zu Salaten und Suppen verwendet, aber auch als Dessert mit Honig, Sauerrahm und Obst serviert werden. Molke ist ein hervorragendes Mittel bei Gastritis oder anderen Magenproblemen. Verdünnt mit Wasser oder einem frisch gepressten Saft ist Molke ein hervorragendes probiotisches Getränk. Darüber hinaus kann Molke auch als Starter für die Fermentierung anderer Lebensmittel verwendet werden. Die Molke in ein sauberes, trockenes Glasgefäß füllen und gekühlt aufbewahren. Wenn die Molke von Kefir abgetropft wurde, hält sie sich im Kühlschrank mindestens ein paar Monate.

Anleitung zur Herstellung von Sauerrahm
Selbst gemachter Sauerrahm (Crème fraîche) ist köstlich und lässt sich gut in Salaten, Suppen, Eintöpfen sowie beim Backen verwenden oder mit etwas Honig und Beeren als Dessert servieren. Wenn man Sauerrahm mit etwas Honig und gefrorenen Früchten oder Beeren mixt, lässt sich daraus auch schnell ein Eis zubereiten. Sauerrahm verfügt über ein ausgezeichnetes Fettsäureprofil, das sowohl für das Gehirn als auch für das Immunsystem sehr nahrhaft ist. In der Kost eines

GAPS-Patienten sollte Sauerrahm deshalb großzügig verwendet werden. Man kann davon nicht zu viel zu sich nehmen!

Am besten wird Sauerrahm aus frischer unbehandelter Bio-Sahne (Rohrahm) hergestellt. Wenn man Sahne in dieser Qualität nicht auftreiben kann, kann auch pasteurisierte frische Sahne verwendet werden. Für die Herstellung von Sauerrahm nur Gefäße aus Glas, Ton oder Holz verwenden (kein Metall oder Plastik).

Für 1 Liter Sahne werden 125 ml Kefir oder Joghurt mit mikrobiellen Kulturen oder ein Tütchen handelsüblicher Joghurtstarter benötigt. Niemals Kefirkörner in die Sahne geben! Wenn Sahne sauer wird, verfestigt sie sich, und die Kefirkörner können nicht mehr getrennt werden! Also frischen Trinkkefir verwenden, nachdem dieser durch ein Sieb abgeseiht und von den Körnern getrennt wurde.

Wenn unbehandelte Sahne verwendet wird, diese in ein trockenes, sauberes Glasgefäß gießen, ein wenig Kefir hinzufügen, mischen und 24 Stunden bei Raumtemperatur fermentieren lassen. Wenn für die Zubereitung des Sauerrahms ein Joghurtstarter verwendet wird, muss die für die Herstellung von Joghurt erforderliche Temperatur (40 bis 45 °C) eingehalten werden. Dazu können Joghurtbereiter, eine Heizplatte oder ein anderes Gerät dienen.

Wenn pasteurisierte Sahne und frischer Kefir als Starter verwendet werden, muss die Sahne vor der Fermentation nicht erhitzt werden. Einfach etwas Kefir zu der Sahne hinzugeben, das Ganze vermischen und 24 Stunden lang fermentieren lassen. Wenn ein Joghurtstarter verwendet wird, muss die Sahne möglicherweise erhitzt werden, bevor man diesen hinzugibt.

Die Zubereitung von Sauerrahm, insbesondere aus unbehandelter Sahne (Rohrahm), ist eine Kunst, weshalb Textur und Geschmack bei verschiedenen zubereiteten Rationen variieren können. Rohrahm enthält eine eigene mikrobielle Gemeinschaft, die an der Fermentation beteiligt ist, wodurch der gesamte Prozess weniger vorhersehbar ist. Für die meisten Menschen ist das vollkommen akzeptabel. Wenn jedoch Sauerrahm mit gleichbleibendem Geschmack und gleichbleibender Textur hergestellt werden soll, muss die Sahne möglicherweise erhitzt werden, um jegliche in ihr enthaltene Mikroorganismen zu entfernen. Dadurch wird der Prozess vorhersehbar, was vielleicht erforderlich ist, wenn regelmäßig Sauerrahm für einen wählerischen Patienten zubereitet werden soll. Die Sahne unter ständigem Rühren bis kurz vor dem Siedepunkt erhitzen, aber nicht kochen lassen. Zum Abkühlen den Topf in kaltes Wasser stellen, dabei die ganze Zeit zugedeckt lassen. Bei Verwendung eines Joghurt-Starters muss die Temperatur bei 40 bis 45 °C gehalten werden. Den Starter zugeben und mindestens 24 Stunden fermentieren lassen, dabei die Temperatur beibehalten. Wenn Kefir als Starter verwendet wird, muss nicht auf die Temperatur geachtet werden. Kefir sorgt bei jeder Zimmertemperatur für eine gute Fermentation.

Fermentierte Hülsenfrüchte (Bohnen, Linsen und getrocknete Erbsen)

Hülsenfrüchte sind Samen. Wie alle Samen sind sie schwer verdaulich, da sie viele unverdauliche und schädliche Substanzen, sogenannte Antinährstoffe, enthalten. Sogar Menschen mit einer sehr gesunden Verdauung haben Probleme mit Hülsenfrüchten, wenn diese nicht richtig zubereitet werden. Einweichen, Fermentieren und Keimen von Hülsenfrüchten tragen dazu bei, sie besser verdaulich zu machen und ihren Nährwert zu erhöhen. GAPS-Patienten können diese Gruppe pflanzlicher Produkte nicht verdauen, solange der Heilungsprozess in ihrem Darm nicht ausreichend fortgeschritten ist. Deshalb müssen sie Hülsenfrüchte ziemlich lange meiden, manchmal sogar jahrelang, bevor versucht werden kann, sie in die Kost einzuführen. Wenn das Verdauungssystem eines Betroffenen bereit ist, kann der Verzehr von Hülsenfrüchten ausprobiert werden, aber erst nach vorherigem Einweichen und *doppelter Fermentation*, denn auf diese Weise werden die Hülsenfrüchte gut genug vorverdaut, um von Menschen mit einem empfindlichen Verdauungssystem vertragen zu werden.

Doppelt fermentierte Bohnen

Bei diesem Rezept erfolgt zunächst eine Milchsäurefermentation und anschließend eine alkalische Fermentation. Milchsäurebakterien leben von Natur aus auf Hülsenfrüchten, weshalb sie nicht hinzugegeben werden müssen. Allerdings kann man ein wenig Kefir hinzufügen, um den Fermentationsprozess zu beschleunigen. Für die alkalische Fermentation wird *Bacillus subtilis* verwendet, der aus einem japanischen Gericht aus fermentierten Sojabohnen stammt, das *Nattō* heißt. Man benötigt frisches Nattō oder einen Nattō-Starter. Beides ist online oder in Fachgeschäften erhältlich. 2 bis 3 Esslöffel frisches Nattō sind ausreichend.

Getrocknete weiße Bohnen sind bei der GAPS-Diät erlaubt. Da jedoch bei diesem Rezept die doppelte Fermentation zum Einsatz kommt, kann jede beliebige Mischung aus Bohnen, Linsen oder getrockneten Erbsen verwendet werden. 1 Kilogramm der Hülsenfrüchte in eine große Schüssel geben und mit gefiltertem Wasser auffüllen. Die Hülsenfrüchte 24 Stunden lang einweichen lassen. Sie nehmen Wasser auf und werden größer. Dann abgießen und unter fließendem Wasser abspülen. Erneut frisches Wasser hinzufügen, sodass die Bohnen bzw. Hülsenfrüchte bedeckt sind, und 3 bis 4 Tage bei Zimmertemperatur fermentieren lassen. Zur Beschleunigung der Fermentation können ein paar Esslöffel Kefir oder Molke aus Kefir hinzugefügt werden. Das Wasser wird schaumig werden und leicht säuerlich riechen, da es sich um eine Milchsäurefermentation handelt. Das Wasser abgießen und die Bohnen erneut abspülen. Die Bohnen bzw. Hülsenfrüchte in einen großen Topf mit kochendem Wasser geben, abdecken und köcheln lassen, bis sie weich sind. Abgießen und abdecken, um sie warm zu halten.

Frisches Nattō oder Nattō-Starter in ein sauberes, großes, trockenes Gefäß (aus Glas oder glasiert) geben und ein wenig kochendes Wasser in dieses Gefäß gießen. Den Starter mit dem Wasser vermischen und in dem Gefäß verteilen. Sofort die heißen Bohnen in das Gefäß geben und gut mit dem Starter vermischen. Der Hitzeschock ist wichtig, damit der Bacillus subtilis aktiviert wird. Das Gefäß muss groß genug sein, um die Bohnen in einer dünnen Schicht (2 bis 3 cm dick) verteilen zu können. Das Gefäß mit Frischhaltefolie abdecken. Dabei darauf achten, dass die Folie die Bohnen nicht berührt, jedoch dafür sorgt, dass die Feuchtigkeit in dem Gefäß gehalten wird. Das Gefäß sollte bei 37 bis 45 °C an einen warmen, dunklen Ort gestellt werden. Dafür kommt ein Trockenschrank, eine Heizplatte oder ein anderes Gerät infrage. Es muss im Voraus daran gedacht werden, dass eine Möglichkeit bestehen muss, das Gefäß bei der erforderlichen Temperatur hinstellen zu können. Die Bohnen 2 bis 4 Tage in dem Gefäß fermentieren lassen und täglich kontrollieren. Die Bohnen müssen einen schleimigen Film entwickeln und stark nach Nattō riechen. In dieser Phase können die Bohnen in Portionen aufgeteilt, in kleine Beutel gefüllt und eingefroren werden. Die gefrorenen Bohnen können gleich zu Beginn des Kochvorgangs zu Suppen, Hackfleisch oder Gemüseeintopf hinzugegeben werden. Lassen Sie sich von dem Geruch und der Beschaffenheit der Bohnen nicht stören. Wenn das Gericht fertig zubereitet ist, ist der Geruch normalerweise kein Problem mehr. Achten Sie darauf, dem Gericht nur eine kleine Menge Bohnen (nicht mehr als 200 Gramm) hinzuzufügen und sie zusammen mit Gemüse, Fleisch, Salz, Pfeffer und Gewürzen zu kochen. Durch die doppelte Fermentierung der Bohnen wird sichergestellt, dass sie auch für empfindliche Menschen leicht verdaulich sind.

Zugegebenermaßen ist die Verarbeitung von Hülsenfrüchten auf diese Weise mühsam, und der Geschmack, der dabei herauskommt, ist vielleicht nicht jedermanns Sache. Einige GAPS-Patienten können auch niemals Hülsenfrüchte essen.

Ihr Verdauungssystem kommt mit dieser Gruppe pflanzlicher Produkte nicht zurecht, egal wie gut sie auch zubereitet und verarbeitet werden. Wenn Sie zu dieser Personengruppe gehören und unbedingt Hülsenfrüchte zu sich nehmen wollen, sollten Sie sich vielleicht etwas genauer mit den althergebrachten Methoden zur Herstellung von Miso, Nattō, Koji und Tempeh beschäftigen.[6]

› *Chili aus Fleisch, Gemüse und fermentierten Bohnen*

500 g Hackfleisch (Vollfett, am besten eine Mischung aus Schweine- und Rindfleisch)
1 Cup selbst gemachtes fermentiertes Gemüse (Kohl, Rote Bete, Sellerie, Karotten, etc.)
1 Cup doppelt fermentierte Hülsenfrüchte (können gefroren sein)
2-3 große Zwiebeln
2-3 rote/orange/grüne Paprikaschoten
2-3 Zucchini oder eine gleiche Menge frischer Kürbis
1-2 große Auberginen
1 Chilischote oder Chilipulver nach Belieben
6 EL gehackter frischer Knoblauch
3 EL Tomatenmark oder 200-300 ml passierte Tomaten; kann durch 4-5 frische, grob gehackte Tomaten ersetzt werden
Salz und schwarzer Pfeffer zum Abschmecken

Das Hackfleisch mit selbst gemachtem fermentierten Gemüse vermengen und bei Zimmertemperatur 2 bis 6 Stunden lang fermentieren lassen. Fleisch ist am besten verdaulich, wenn es vor dem Garen fermentiert wurde. Das gilt vor allem für Schweinefleisch.

Die Mischung aus Hackfleisch und fermentiertem Gemüse in einen großen Topf geben, mit reichlich Wasser bedecken (die doppelte Menge des Fleisches). Fermentierte Hülsenfrüchte, Salz und Pfeffer hinzugeben und zum Kochen bringen. Unter gelegentlichem Rühren ungefähr eine Stunde köcheln lassen, bis das Fleisch gar ist. Abschmecken und nachsalzen. Wenn das Fleisch nicht ausreichend Fett enthalten hat, zusätzliches tierisches Fett hinzugeben. Das Fett verleiht dem Gericht den besten Geschmack. Wenn das Wasser vollständig vom Fleisch und den Bohnen aufgenommen wurde, noch etwas mehr Wasser hinzugeben. Die Mischung sollte schön feucht sein und die Konsistenz eines Eintopfs haben. Das gesamte Gemüse, in große oder kleine Stücke geschnitten (nach Belieben), die

Chilischote und das Tomatenmark hinzufügen. Gut vermischen und köcheln lassen, bis das Gemüse weich ist und viel Fett und Wasser aufgenommen hat. Nochmals gut durchrühren und vom Herd nehmen. Gehackten Knoblauch und Petersilie hinzugeben. 15 Minuten ruhen lassen und servieren. Bei diesem Gericht handelt es sich um eine komplette Mahlzeit, zu der nichts anderes serviert werden muss. Im Kühlschrank ist das Gericht mindestens eine Woche haltbar.

Fermentierter Fisch

Das Fermentieren von Fisch hat in vielen Teilen der Welt Tradition: Eingelegter Hering in Holland, gesalzener Hering in Russland, Graved Lachs in Skandinavien, Räucherhering in England, und auch in Asien (Korea, Japan, China und Vietnam) und in Afrika gibt es viele verschiedene Fermentationsrezepte, die den Menschen, die dort leben, seit Tausenden von Jahren sehr gut schmecken. Wenn man Fisch fermentiert, anstatt ihn direkt zu kochen bzw. zu garen, bleiben wertvolle Nährstoffe erhalten, und der Fisch wird von Mikroben für uns vorverdaut. Ein Betroffener, der auf den Verzehr von Fisch reagiert hat, jedoch erneut ausprobieren möchte, ob er ihn inzwischen verträgt, sollte mit fermentiertem Fisch beginnen. In dieser Form zubereitet, wird frischer Fisch auch bei der GAPS-Einführungsdiät in die Kost eingeführt.

› *Fermentierter Hering oder fermentierte Makrele*

3-4 sehr frische große Heringe oder Makrelen
1 kleine weiße Zwiebel
1-2 EL Salz pro Liter Salzlake
1 EL Pfefferkörner
5-7 Lorbeerblätter
1 TL Koriandersamen
Frischer Dill oder einige Dillsamen
250 ml Kefir-Molke
Ein geeignetes Glasgefäß

Den Fisch enthäuten, große Gräten entfernen und in mundgerechte Stücke schneiden. Die Zwiebel schälen und in Scheiben schneiden. Die Fischstücke in das Glasgefäß geben und mit Pfefferkörnern, der geschnittenen weißen Zwiebel, Koriandersamen, Lorbeerblättern und Dillsamen oder Dillkraut vermengen. In einem separaten Gefäß 1 Esslöffel Meersalz in etwas Wasser auflösen und 125 ml der Kefir-Molke hinzufügen. Diese Lake in das Glas mit dem Fisch gießen, bis der Fisch vollständig bedeckt ist. Sollte der Fisch nicht bedeckt sein, einfach mehr Wasser zugeben. Das Glas fest verschließen und 3 bis 5 Tage bei Zimmertemperatur fermentieren lassen. Dann im Kühlschrank aufbewahren. Mit Eiern, Gemüse, frischem Dill, Frühlingszwiebeln und ein wenig hausgemachter Mayonnaise servieren. Innerhalb von 1 bis 3 Wochen verbrauchen.

› *Fermentierte Sardinen*

5-7 sehr frische Sardinen
1-2 EL Salz
1 EL Pfefferkörner
5-7 Lorbeerblätter
1 TL Koriandersamen
Frischer Dill oder einige Dillsamen
250 ml Kefir-Molke
Ein geeignetes Glasgefäß

Die Sardinen schuppen, ausnehmen und die Köpfe abschneiden. In ein Glasgefäß oder in ein glasiertes Gefäß geben. Alle anderen Zutaten dazugeben. Mit Wasser auffüllen, sodass der Fisch vollständig bedeckt ist. Wenn ein Topf oder eine Schale verwendet wird, einen kleinen Teller auf die Fische legen, damit sie in der Lake eingetaucht bleiben. Das Gefäß abdecken und den Fisch 3 bis 5 Tage bei Zimmertemperatur fermentieren lassen. Wenn der Fisch fertig ist, das Fischfleisch von den Gräten lösen, in mundgerechte Stücke schneiden und mit Eiern, frischem Dill und ein wenig gehackter roter Zwiebel servieren.

Fermentiertes Getreide und Pseudogetreide

Bitte lesen Sie das Kapitel *Beenden der GAPS-Diät*, bevor Sie dieses Rezept ausprobieren. Wenn ein Betroffener die Diät zwei Jahre oder länger befolgt hat und alle Verdauungsprobleme abgeklungen sind, ist er eventuell bereit, einige glutenfreie Getreidearten oder Pseudogetreidearten zu sich zu nehmen: Buchweizen, Hirse und Quinoa. Zunächst sollte das Getreide bzw. Pseudogetreide in fermentierter Form verzehrt werden, da es durch den Fermentationsprozess vorverdaut wird. Zum Fermentieren von Buchweizen, Hirse oder Quinoa das Getreide bzw. Pseudogetreide waschen, mit Wasser bedecken und 125 ml

Molke hinzugeben. Bei Zimmertemperatur einige Tage lang fermentieren lassen: Quinoa 1 bis 2 Tage, Buchweizen 2 bis 3 Tage, Hirse 5 bis 7 Tage. Wenn die Fermentation abgeschlossen ist, die Flüssigkeit abgießen und das Getreide bzw. Pseudogetreide in selbst gemachter Fleischbrühe oder in Wasser mit etwas Salz kochen (das Verhältnis von Getreide zu Wasser sollte 1:2 betragen). Die Fleischbrühe zum Kochen bringen und das Getreide hinzufügen, gut umrühren, aufkochen lassen, abdecken und die Hitze auf die niedrigste Stufe reduzieren. 20 bis 30 Minuten köcheln lassen, dabei gelegentlich umrühren. Wenn das Getreide gar ist, sollte es die Flüssigkeit vollständig aufgenommen haben und weich und locker sein. Mit Fleisch und Gemüse servieren oder anstelle von Mehl zum Backen verwenden. Getreide bzw. Pseudogetreide sollte langsam in die Kost eingeführt werden, beginnend mit 1 bis 2 Teelöffeln pro Tag, und man sollte auf etwaige Reaktionen achten. Denken Sie daran, Getreide bzw. Pseudogetreide immer mit reichlich natürlichem Fett zu servieren: Butter, Ghee, Olivenöl, Kokosöl oder jedes andere tierische Fett. Fett verlangsamt die Verdauung des Getreides und trägt dazu bei, den Blutzucker zu regulieren und auf einem normalen Niveau zu halten. Das ist besonders wichtig für Menschen, die vor der Befolgung des GAPS-Ernährungsprogramms Schwierigkeiten hatten, ihren Blutzuckerspiegel unter Kontrolle zu halten. Führen Sie immer eine Getreidesorte nach der anderen ein, langsam und schrittweise, beginnend mit Buchweizen oder Quinoa. Hirse ist für viele GAPS-Patienten am schwersten zu verdauen und sollte daher zuletzt probiert werden.

3. Fette zum Garen

Zum Kochen (Rösten, Braten, Backen usw.) sollten stabile natürliche Fette verwendet werden, weil diese ihre chemische Struktur nicht verändern, wenn sie erhitzt werden. Diese Fette sind: Schweineschmalz, Gänsefett, natürliches Rinderfett, Lammfett, Kokosöl, Butter und Ghee. Kokosöl kann auch zum Kochen und Backen verwendet werden. Besonders wertvoll ist das Fett aus dem Inneren des Körpers eines Tieres: das Fett, das Herz, Nieren, Därme und andere innere Organe umgibt. Es ist unter dem Namen Suet (zerkleinertes inneres Fett vom Rind oder vom Lamm) im Handel erhältlich und liefert, wenn es im Ofen geschmolzen wird, ein flüssiges Fett, das Talg genannt wird. Viele dieser Fette kann man im Handel kaufen, aber auch problemlos zu Hause herstellen. Das hat den Vorteil, dass man dann genau weiß, was sie enthalten. Ich möchte noch einmal betonen, dass es für einen GAPS- Patienten sehr wichtig ist, jeden Tag reichlich tierische Fette zu sich zu nehmen. Je mehr tierische Fette ein GAPS-Patient zum Frühstück, zum Mittag- und zum Abendessen zu sich nimmt, desto schneller wird er genesen. Detailliertere Informationen zu diesem Thema finden Sie im Kapitel *Fette: Die Guten und die Bösen.*

Ghee

Ghee ist geklärte Butter. Es wird in vielen Kulturen auf der ganzen Welt zum Kochen und Backen verwendet, genauso wie Butter. Kleine Mengen in der Butter enthaltene Molke verbrennen allerdings oft. Darüber hinaus enthält Molke Laktose und einige Milchproteine, die viele GAPS-Patienten im Anfangsstadium der Diät meiden müssen. Ghee hingegen enthält weder Molke noch Milchprotein noch Laktose, sondern nur Milchfett und brennt bei normalen Kochtemperaturen nicht an.

Für die Zubereitung von Ghee den Backofen auf ungefähr 100 bis 110 °C vorheizen. Ein großes Stück Bio-Butter, vorzugsweise ungesalzen, in eine Auflaufform geben und 25 bis 30 Minuten in den Ofen stellen. Das oben schwimmende goldgelbe Fett (Ghee) vorsichtig durch ein Seihtuch in Gläser gießen, dabei darauf achten, dass die weiße unten befindliche Flüssigkeit in der Auflaufform bleibt. Die weiße Flüssigkeit wegwerfen. Das Ghee in Gläsern im Kühlschrank aufbewahren. Alternativ kann man die Butter in einem Topf auf dem Herd schmelzen (darauf achten, dass sie nicht anbrennt) und dann durch ein Seihtuch filtern.

Bei einigen Buttersorten setzt sich die weiße Flüssigkeit an der Oberfläche ab. In diesem Fall die Auflaufform in den Kühlschrank stellen. Während des Abkühlens wird das Ghee fest und man kann die Flüssigkeit abgießen und den Rest mit Küchenpapier abwischen.

Gänse- oder Entenfett

Eine Gans oder Ente in der üblichen Weise im Backofen rösten. Die Gans oder die Ente herausnehmen und das Fett durch ein Seihtuch oder feines Metallsieb in Gläser abseihen. Die Gläser im Kühlschrank aufbewahren. Diese Fette können zum Kochen, Backen und Braten verwendet werden. Sie verleihen gebratenem Fleisch und vor allem Gemüse ein besonders leckeres Aroma. In großzügigen Mengen verwenden.

Schweine-, Lamm- oder Rinderfett

Diese Fette gewinnt man auf ähnliche Weise wie Enten- und Gänsefett. Besonders geeignet ist die innere Fettschicht, die der Fleischer häufig fast gratis abgibt. Sie werden erstaunt sein, wie viel Speisefett sich aus einem relativ kleinen Stück gewinnen lässt. Es empfiehlt sich, das Fett von Tieren aus Bio-Haltung zu verwenden, weil der Körper verschiedene Giftstoffe auf natürliche Weise im Fett ablagert. Ein- oder zweimal im Jahr ein kleines Stück Fett von einem Tier aus Bio-Haltung zu kaufen, kostet nicht viel und liefert ausreichend Speisefett für mehrere Monate.

Das Fett bei schwacher Hitze (120 bis 130 °C) je nach Größe 2-6 Stunden im Backofen erhitzen. Dann das ausgelassene Fett durch ein Seihtuch oder durch ein feines Metallsieb abseihen. In Gläser füllen und im Kühlschrank aufbewahren. In großzügigen Mengen zum Kochen, Backen und Braten verwenden.

Kokosöl wird in tropischen Ländern traditionell zum Kochen verwendet. Da es überwiegend gesättigte Fette enthält, ist es sehr stabil, und seine chemische Struktur ändert sich nicht, wenn es erhitzt wird. Achten Sie darauf, natürliches Bio-Kokosöl von guter Qualität zu kaufen.

Talg ist eines der heilsamsten Fette, die es in der Natur gibt! Aus Talg wird die beste Creme für trockene oder entzündete Haut (bei Ekzemen, Schuppenflechte oder Dermatitis jeglicher Art) hergestellt. Darüber hinaus entfaltet es eine sehr gesundheitsfördernde Wirkung auf unser Verdauungssystem und alle anderen Organe und Systeme. Für die Herstellung von Talg benötigt man inneres Fett von einem mit Gras gefütterten Tier, normalerweise vom Rind oder Lamm (inneres Fett aus dem Bereich, der das Herz, die Nieren und den Verdauungstrakt umgibt). Das innere Fett in Stücken für einige Stunden (oder über Nacht) bei ziemlich niedriger Temperatur im Ofen schmelzen: 100 bis 110 °C. Dabei schmilzt gelbes Fett heraus – das ist Talg. Durch ein Sieb in Gläser gießen und im Kühlschrank aufbewahren. Zum Kochen für alle Gerichte verwenden. Die Kruste, die im Backblech zurückbleibt, ist köstlich und sollte ebenfalls für die Zubereitung von Speisen verwendet werden. Sie kann in der Küchenmaschine zu einer Paste verarbeitet oder in kleinere Stücke geschnitten und im Kühlschrank aufbewahrt werden.

Talg-Hautcreme: Ein Glasgefäß zu 2/3 mit Talg füllen und auf lauwarme Temperatur abkühlen lassen. Das Glas mit Olivenöl auffüllen. 10 bis 15 Tropfen des bevorzugten ätherischen Öls hinzufügen (die meisten Menschen bevorzugen Lavendelöl). Gut vermischen und in den Kühlschrank stellen. Die Creme wird fest und kann bei Zimmertemperatur im Bad aufbewahrt und täglich verwendet werden. Sie hilft wunderbar bei gereizter oder entzündeter Haut und eignet sich sehr gut als Hautcreme für das Gesicht, die Hände und andere Körperpartien.

Salo (in der Küche Russlands, der Ukraine und Osteuropas) oder **Lardo** (in Italien).

Salo bzw. Lardo ist ein in Salz gereiftes Unterhaut-Schweinefett von selbst aufgezogenen Schweinen. Das Fett ist oft 10 bis 15 cm dick, und die Haut wird nicht entfernt. Nach der Reifung hält sich Salo ungefähr ein Jahr lang, ohne zu verderben, und wird traditionell roh verzehrt. Er kann aber auch zum Kochen verwendet werden, indem man ihn in mundgerechte Stücke schneidet und im Topf zergehen lässt. Man kann ihn zum Braten von Eiern und zum Garen von Gemüse oder zur Zubereitung von jedem Gericht mit Fleisch, Fisch, Eiern und Gemüse verwenden. Roh verzehrt ist Salo sehr gesundheitsfördernd, da er dem Körper unbehandeltes Fett zur Verfügung stellt. Die Ukrainer führen ihre gute Gesundheit und ihre körperliche Stärke auf den täglichen Verzehr von Salo zurück.

Dieses Rezept eignet sich für Personen, die ihre eigenen Schweine halten oder Zugang zu großen Stücken von frischem Unterhaut-Schweinefett haben. Die Muskeln vom Fett abtrennen. Ein großes Baumwolltuch auf eine Arbeitsplatte legen und mit Salz bedecken (etwa 1 bis 2 cm). Eine dicke Scheibe frisches rohes Schweinefett mit der Haut nach unten auf das Salz legen. Die Scheibe von allen Seiten mit Salz bedecken und 1 bis 2 cm Salz darauf verteilen. Eine zweite Scheibe Fett, mit der Haut nach oben, auf die erste legen. Von allen Seiten mit Salz bestreuen. Die Scheiben fest in das Tuch wickeln, damit das Salz darin bleibt, und in den Kühlschrank legen. Den Salo 2 Wochen lang jeden Tag wenden und im Kühlschrank aufbewahren. Danach kann der Salo verzehrt werden. Das Salz abbürsten (oder abspülen) und eine dünne Schicht von den Rändern abschneiden, um eventuell verfärbte oder ranzige Teile zu entfernen. Das Innere des Salos wird leicht rosa sein und köstlich schmecken. In Scheiben schneiden und genießen! Die Haut sollte, wenn sie weich ist, gut essbar sein, man kann sie aber auch abschneiden und für die Zubereitung von Suppen oder Eintöpfen verwenden.

Salo ist im Kühlschrank wochenlang haltbar. Achten Sie darauf, ihn in ein Baumwolltuch eingewickelt aufzubewahren. Er sollte nicht mit Plastik in Berührung kommen. Wenn Sie Salo länger aufbewahren möchten, sollten Sie ihn mit allem Drum und Dran (also mitsamt dem Tuch und dem Salz darin) in einen Plastikbeutel packen und in den Gefrierschrank legen. Auf diese Weise ist Salo ungefähr ein Jahr lang haltbar, ohne zu verderben.

4. Fleisch, Innereien und Fisch

Fleisch, Innereien und Fisch werden bei der GAPS-Diät täglich verzehrt. Sie liefern dem menschlichen Körper das am leichtesten zu verdauende und qualitativ höchstwertigste Protein sowie Fett, Vitamine, Mineralstoffe und sogar Kohlenhydrate.

Wie in dem Kapitel über Fleischbrühe bereits dargelegt, haben wir kein Interesse, *die reine Muskelmasse eines Tieres (mageres Steak)* zu verwenden. Vielmehr geht es darum, bindegewebsreiche Stücke zu verzehren, die viel Kollagen und Fett und wenig Muskelfasern enthalten. Solche Fleischstücke müssen lange gegart werden (langsam bei niedriger Temperatur), normalerweise mit etwas Wasser, um die Struktur des zähen Bindegewebes zu lockern, damit es weich und leicht zu kauen und zu verdauen ist. In traditionellen Kulturen weiß man seit Jahrhunderten, dass es ungesund ist, das magere Muskelfleisch eines Tieres ohne Fett und Bindegewebe zu essen.[4] Die moderne Ernährungswissenschaft verbreitet immer wieder die Botschaft: „Fleisch essen ist ungesund". Unter dem Wort „Fleisch" wird dabei das magere Muskelgewebe eines Tieres verstanden, und genau das verstehen auch die meisten Menschen in den westlichen Ländern darunter. In traditionellen Kulturen isst niemand nur die magere Muskelmasse. Die Muskelfasern wurden immer zusammen mit Fett und gut gekochtem Bindegewebe verzehrt. Wenn wir also im Rahmen des GAPS-Ernährungsprogramms das Wort „Fleisch" verwenden, meinen wir genau das: ein richtiges Stück Tierkörper mit allem Drum und Dran, also mit Bindegewebe, Muskeln, Fett, Knochen, Faszien, Nerven, Blutgefäßen, Haut und allen anderen Geweben, die zu diesem Stück des Tieres gehören. Nichts wird abgeschnitten, da jedes Gewebe im Hinblick auf den Nährwert etwas Einzigartiges beiträgt.

Innereien: Hirn, Leber, Niere, Milz, Herz, Zunge, Lunge, Magen, Darm und endokrine Drüsen eines Tiers sind um ein Vielfaches nahrhafter als die Muskeln eines Tiers.[2] Seit Jahrtausenden haben Menschen in traditionellen Kulturen die Innereien von Tieren mehr zu schätzen gewusst als Muskelfleisch. Innereien galten als Delikatesse und wurden zuerst verzehrt, wenn ein Tier geschlachtet wurde.[4,5] Die einfachste Art, Innereien zuzubereiten, ist, sie zu zerkleinern und miteinander zu vermischen. Herz, Lunge, Milz, Bauchspeicheldrüse, Speiseröhre, Zwerchfell und große Blutgefäße sollten mitsamt dem Fett klein gehackt werden, das einige dieser Organe (insbesondere das Herz) normalerweise umgibt. Sogar Magen und Därme können der Mischung hinzugegeben werden (beides muss allerdings gut gereinigt werden). Das resultierende Hackfleisch ist köstlich und reich an wertvollen Nährstoffen. Es kann für jedes Rezept verwendet werden, bei dem Hackfleisch benötigt wird. Man kann es auch einfrieren, um es später zu verwenden.

Nieren können am Ende des Kochvorgangs zu jedem Fleischgericht (einem Eintopf, einer Suppe oder einem Chili) oder gekochtem Gemüse hinzugegeben werden, da Nieren sehr schnell gar werden. Mit einer Schere kleine Stücke aus den weichen Teilen der Nieren schneiden und die zähen Teile zurücklassen, um sie später mit den restlichen Innereien zu zerkleinern. Die Nierenstückchen in ein beliebiges heißes Gericht geben, zum Köcheln bringen und vom Herd nehmen. Schon während dieser kurzen Zeit garen die Nierenstücke und verleihen dem Gericht einen angenehmen Geschmack.

Leber wurde in traditionellen Gemeinschaften oft von Kindern, schwangeren Frauen und anderen Menschen mit hohem Nährstoffbedarf gegessen, da Leber die beste Quelle für die meisten B-Vitamine, Vitamin A und andere fettlösliche Vitamine, Eisen, viele Aminosäuren und Proteine, Enzyme, viele andere Nährstoffe und sogar Vitamin C ist.[5] Jeder Mensch, der an Anämie leidet, muss täglich Leber essen, weil der Verzehr von Leber für diesen Menschen, das beste Heilmittel ist. Viele fragen sich, ob Leber giftig ist, weil die Leber Giftstoffe verarbeitet. Ja, die Leber verarbeitet Giftstoffe, aber sie speichert sie nicht! Wenn unsere Leber ein Speicherort für Giftstoffe wäre, würden wir wahrscheinlich nicht einmal die ersten Wochen unseres Lebens überstehen! Die Leber speichert keine Giftstoffe in ihrem Gewebe. Sie neutralisiert sie und leitet sie weiter an andere Stellen im Körper, wo sie gespeichert werden (oft im Unterhautfettgewebe). Der Verzehr von tierischer Leber ist also unbedenklich und insbesondere für GAPS-Patienten sehr wichtig!

Eine weitere Sorge, die Menschen im Hinblick auf den Verzehr von Leber haben, sind Parasiten. Die Leber kann einigen Parasiten ein natürliches Zuhause bieten, wobei ein gesundes Tier keine Probleme mit Parasiten haben sollte. Wenn man frische Leber mindestens zwei Wochen lang einfriert, werden eventuell vorhandene Parasiten abgetötet. Deshalb ist es empfehlenswert, nur Leber zuzubereiten, die zwei Wochen lang eingefroren war.

In traditionellen Gesellschaften gab es eine Regel: Wenn ein Organ in deinem Körper krank ist, musst du das gleiche Organ von Tieren essen, um gesund zu werden. Leidet man also an einer Nierenerkrankung, isst man Nieren von Tieren. Wenn die Bauchspeicheldrüse nicht in Ordnung ist, isst man Bauchspeicheldrüsen von Tieren. Ist das Herz angeschlagen, sollte man Tierherzen essen. In dieser traditionellen Herangehensweise steckt viel Weisheit. Das Tierorgan liefert das gesamte Spektrum an spezifischen Baustoffen, die erforderlich sind, um das erkrankte Organ zu heilen und zu regenerieren.

Geflügel: Der Verzehr von Huhn, Ente, Gans, Truthahn, Perlhuhn, Taube, Fasan usw. ist ein sehr wichtiger Bestandteil der GAPS-Diät. Auch hier gilt: *Wir essen nicht die magere Brust des Vogels (reines Muskelfleisch)*, sondern bevorzugen den gesamten Tierkörper, insbesondere das Bindegewebe und die Innereien. Im Hinblick auf den Nährwert sind die wertvollsten Teile eines Vogels Haut, Füße, Hals, Kopf, Flügel, Beine, Gelenke, Knorpel und Knochen. Diese Gewebestücke müssen einige Stunden lang in Wasser gekocht werden, damit sie weich und leicht verdaulich werden. Das magere Brustfleisch wird (vor allem bei handelsüblichen Hühnerrassen) trocken und zäh, wenn es zu lange gekocht wird. Ich empfehle daher, es vor der Zubereitung des Geflügels abzuschneiden und für Pfannengerichte oder andere Gerichte aufzubewahren. Die restlichen Teile des Vogels müssen einige Stunden lang mit ein wenig Salz, Pfeffer, Kräutern und Gemüse in Wasser gekocht werden, um eine köstliche Fleischbrühe zuzubereiten, die für ein empfindliches Verdauungssystem sehr wohltuend und heilend ist. Nach dem Kochen alle Weichteile von den Knochen lösen, in mundgerechte Stücke schneiden und in die Brühe zurückgeben, um eine reichhaltige, heilende Suppe zu erhalten. Organe (Innereien) sind im Hinblick auf den Nährwert sehr wertvoll und sollten bei der Zubereitung der Brühe immer mit in den Topf gegeben werden. Nach dem Kochen sollten auch sie in mundgerechte Stücke geschnitten und in die Brühe zurückgegeben werden.

Fisch und Meeresfrüchte sind ebenfalls ein wichtiger Bestandteil der GAPS-Diät. Die wertvollsten Gewebeteile von Fisch und Meeresfrüchten sind die Haut, Knorpel, Köpfe und andere Teile, die reich an Bindegewebe sind. Es ist wichtig, den Fisch vor dem Kochen zu schuppen, damit die Haut mitgegessen werden kann. Das Muskelfleisch des Fisches sollte nur sehr kurz gegart oder sogar roh verzehrt werden, da langes Garen es trocken und zäh werden lässt. In den meisten traditionellen Rezepten wird diesem Umstand Rechnung getragen und Fisch recht kurz gegart oder roh verzehrt (mariniert, gesalzen, getrocknet oder fermentiert). Fischbrühe ist sehr nahrhaft und heilsam und sollte aus der Haut, dem Kopf, dem Skelett, den Flossen und dem Schwanz von großen Fischen oder aus vielen kleinen Fischen (geschuppt und ausgenommen) zubereitet werden.

Wie jedes andere Nahrungsmittel ist auch Fleisch am besten verdaulich, wenn es vor dem Garen und vor dem Verzehr fermentiert wurde. Das gilt insbesondere für Schweinefleisch. In frischem Schweinefleisch ist irgendetwas enthalten, das negative Auswirkungen auf unseren Stoffwechsel haben kann. Wir verfügen noch nicht über ausreichend Forschungserkenntnisse, um sagen zu können, was genau in frischem Schweinefleisch enthalten ist, das für den menschlichen Körper eine schädliche Wirkung entfalten kann, aber wenn Schweinefleisch fermentiert wird, indem man es salzt und reifen lässt, verschwinden diese negativen Wirkungen.[3,7] Traditionelle Kulturen überall auf der Welt haben dies aufgrund von Erfahrungen herausgefunden, weshalb Schweinefleisch in vielen dieser Kulturen vor dem Verzehr fermentiert wird. Gute Beispiele sind traditionell hergestellte Schinken und Wurstwaren (Jamón und Chorizo in Spanien, Prosciutto in Italien, Przut in Dalmatien, gereifte Wurst in Frankreich, Polen, Russland und vielen anderen Ländern). Bei all diesen Arten der Zubereitung wird Schweinefleisch gesalzen und dann einige Zeit zum Fermentieren aufgehängt. Wenn das Fleisch richtig fermentiert ist, hält es sich jahrelang ungekühlt, sogar in der Sommerhitze der Mittelmeerländer. In Korea wird das meiste Fleisch vor dem Zubereiten fermentiert. Traditionell werden auch im englischsprachigen Raum Bacon, Schinken und Würstchen gesalzen und eine Zeit lang zum Fermentieren aufgehängt.[3]

In den Ländern der westlichen Welt wird anstelle von „Fermentieren“ oft das Wort „Marinieren“ verwendet. Wenn man Lebensmittel mariniert, gibt man diesen eine Mischung aus Salz, Kräutern, Gewürzen und Essig hinzu und lässt sie eine Zeit lang stehen. Während dieser Zeit werden die natürlichen Mikroben, die auf allen frischen, rohen Lebensmitteln leben, aktiv und fermentieren das Nahrungsmittel ein wenig, wodurch es für uns leichter zu verdauen ist. Vielen meiner Patienten fällt es schwer, frisches Fleisch zu verdauen, aber wenn sie es vor dem Zubereiten fermentieren, verschwindet dieses Problem. Durch die Fermentierung wird das Fleisch ein wenig vorverdaut, schmeckt besser und wird weicher und saftiger.

Und wie fermentiert man Fleisch zu Hause? Ganz einfach: Dem Fleisch etwas fermentiertes Gemüse hinzugeben und vor dem Zubereiten eine Weile stehen lassen. Besonders einfach gelingt dies mit Hackfleisch und klein geschnittenen Fleischstückchen. Einfach eine Handvoll fermentierte Möhren, Zwiebeln oder Paprika, fermentierten Knoblauch, Kürbis, Rettich oder Kohl oder jedes andere fermentierte Gemüse, das man zu Hause hat, nach Belieben etwas Salz (nicht zu viel, da fermentiertes Gemüse bereits salzig ist) und schwarzen Pfeffer zum Fleisch geben, vermengen und in einer Glas-, Ton- oder Holzschüssel stehen lassen. Keine Plastik- oder Metallschüsseln verwenden, da sich durch die Fermentation giftige

Stoffe herauslösen und in dem Fleisch landen. Darauf achten, das Fleisch zu komprimieren, indem so viel Luft wie möglich herausgedrückt wird, und mit einem Teller abdecken. Man kann es auch mit Olivenöl oder einem beliebigen tierischen Fett bedecken. Da es sich bei einer gesunden Fermentation in der Regel um einen anaeroben Prozess (ohne Sauerstoff) handelt, sollte das Fleisch in dem Gemisch aus fermentiertem Gemüse und Säften eingetaucht sein. Außerdem fördert der Kontakt mit Luft in dem Gemisch das Wachstum von Hefen, was für sich genommen nicht schädlich ist, jedoch die Textur und den Geschmack des Fleisches unvorteilhaft verändern kann. Wenn vor der Zubereitung des Fleisches nur wenige Stunden zur Verfügung stehen, bei Zimmertemperatur stehen lassen. Wenn man einige Tage Zeit hat, mit einem Teller abgedeckt im Kühlschrank ruhen lassen. Das Fleisch mitsamt dem fermentierten Gemüse nach dem gewünschten Rezept garen.

Ein Fleischstück, das gebraten werden soll, kann ebenfalls vorher fermentiert werden. Das Fleischstück in eine Glas-, Ton- oder Holzschüssel legen, die gerade so groß ist, dass es hineinpasst, mit fermentiertem Gemüse bedecken und mit Salzwasser (Lake) auffüllen, bis das Fleisch vollständig bedeckt ist. Damit das Fleisch eingetaucht bleibt, einen kleinen Teller auf das eingelegte Fleisch legen. Einige Tage im Kühlschrank oder für einige Stunden bei Zimmertemperatur stehen lassen. Wenn es zubereitet werden soll, aus der Lake nehmen und in den vorgeheizten Ofen schieben.

Das Schöne am Fermentieren ist, dass das Fleisch nicht verdirbt, selbst wenn Sie es vergessen und zu lange im Kühlschrank lassen. Die nützlichen Mikroben in dem fermentierten Gemüse sorgen dafür, dass keine pathogenen oder fäulniserregenden Mikroben gedeihen können, sodass das Fleisch gut konserviert bleibt.

Es gibt aus der ganzen Welt Hunderte tolle Rezepte für die Zubereitung von Fleisch, Fisch und Innereien. Im Folgenden eine kleine Auswahl:

Italienischer Schmortopf mit Fleisch

Dies ist eine alternative Möglichkeit, eine ausgezeichnete Fleischbrühe herzustellen und gleichzeitig eine leckere Mahlzeit für die ganze Familie zuzubereiten. Jede der folgenden Zutaten kann verwendet werden: Lammkeule oder -schulter, eine Schweinshaxe, Rinder- oder Hirschkeule, 2 Fasane, 2 bis 4 Tauben, 2 Wachteln, ein ganzes Huhn oder Putenkeulen. Für dieses Gericht wird ein großer Schmortopf mit Deckel benötigt. Die Fleischkeule oder den ganzen Vogel bzw. die ganzen Vögel in den Schmortopf geben, den Topf zu zwei Dritteln mit Wasser füllen, etwas Salz, schwarzen Pfeffer, Chilipfeffer, getrocknete Kräuter nach Belieben, Lorbeerblätter und einen Rosmarinzweig hinzugeben. Ich empfehle, zusätzlich eine Handvoll selbst fermentiertes Gemüse hinzuzufügen (Rosenkohl, Möhren, Kohl, grünes Blattgemüse, Sellerie usw.). Den Deckel auflegen und bei niedriger Temperatur (140 bis 160 °C) 5 bis 6 Stunden im Ofen garen. Wenn ausreichend Zeit zur Verfügung ist, den Schmortopf einige Stunden bei Zimmertemperatur stehen lassen, damit das Fleisch ein wenig fermentiert, bevor es in den Ofen geschoben wird. 40 bis 50 Minuten vor dem Essen verschiedene Gemüsesorten dazugeben: Brokkoli- und Blumenkohlröschen, geschälte kleine rote oder weiße Zwiebeln, Rosenkohl, Steck- oder Speiserübenstückchen und große Möhrenstücke. Nach der Garzeit das Fleisch und das Gemüse aus dem Topf nehmen und servieren. Die Fleischbrühe durch ein Sieb abseihen und in Suppentassen dazu reichen. Übrig gebliebene Fleischbrühe kann im Kühlschrank aufbewahrt und für die Zubereitung von Suppen oder als wärmendes, nahrhaftes Getränk verwendet werden.

› *Gefüllte Paprikaschoten*

6 große Paprikaschoten (eine Mischung aus grünen, roten, gelben und orangefarbenen)
500 g Hackfleisch (am besten vollfettes Schweine- und Rindfleisch, halb und halb gemischt)
2 mittelgroße Möhren
1 große Zwiebel
Salz, schwarzer Pfeffer, Chilischote und Gewürze nach Belieben
Eine Handvoll selbst fermentiertes Gemüse (Sellerie, Kohl, Möhren, Rote Bete, Kimchi, Blattgemüse usw.)
Frisch gehackte Petersilie zum Garnieren

Das Hackfleisch mit dem fermentierten Gemüse vermengen und bei Zimmertemperatur 2 bis 6 Stunden stehen lassen. Die Möhren raspeln oder in Scheiben schneiden und die Zwiebel hacken. Mit dem Fleisch vermischen und mit Salz, Pfeffer und Gewürzen abschmecken.

Die Deckel der Paprikaschoten abschneiden und die Samen herauslösen. Die Paprikaschoten mit der Mischung aus Fleisch und Gemüse füllen. Die gefüllten Paprikaschoten aufrecht in einen Topf stellen. Der Topf muss so groß sein, dass alle Paprikaschoten aufrecht darin stehen und sich gegenseitig stützen können. 750 bis 1000 ml Wasser in den Topf geben und den Deckel auflegen. Zum Kochen bringen, die Hitze auf eine sehr niedrige Stufe reduzieren und eine Stunde lang köcheln lassen. Eine Paprikaschote pro Person servieren und eine Schöpfkelle Brühe aus dem unteren Bereich des Topfes dazugeben (am besten in einer Suppentasse). Einen Esslöffel selbst gemachten, mit einer zerdrückten Knoblauchzehe vermischten Sauerrahm oder Joghurt dazugeben. Mit gehackter Petersilie garnieren.

› *Fleischbällchen*

500 g Hackfleisch (am besten vollfettes Schweine- und Rindfleisch, halb und halb gemischt)
Eine Handvoll selbst fermentiertes Gemüse (Sellerie, Kohl, Möhren, Rote Bete, Kimchi, Blattgemüse usw.)
1 große Zwiebel
1 rote Paprika
1 Zucchini
2 EL gehackter frischer Knoblauch
1 EL Tomatenmark
Salz, Pfeffer
2-3 Lorbeerblätter
Frisch gehackter Koriander oder Petersilie zum Garnieren

Das Hackfleisch mit dem fermentierten Gemüse vermengen und bei Zimmertemperatur 2 bis 6 Stunden stehen lassen. Für die Soße den Topf 3 bis 4 cm hoch mit Wasser füllen. Das Tomatenmark, das Salz und den Pfeffer in das Wasser rühren und zum Kochen bringen. Mit den Händen aus dem Hackfleisch Kugeln (ungefähr 4 cm Durchmesser) formen und nacheinander in die kochende Soße geben. Darauf achten, dass der Topf so groß ist, dass alle Fleischbällchen in einer Schicht hineinpassen. Den Deckel auflegen und bei schwacher Hitze 30 Minuten köcheln lassen.

In der Zwischenzeit das Gemüse vorbereiten: die Zwiebel und die rote Paprikaschote fein hacken, die Zucchini in kleine Würfel schneiden, den Knoblauch hacken.

Nach 30 Minuten die gehackte Zwiebel, die Paprikaschote und die Zucchini zu fertig gegarten Fleischbällchen hinzugeben und behutsam mit der Soße vermengen, damit die Fleischbällchen nicht auseinanderfallen. Zugedeckt weitere 25 Minuten köcheln lassen. Die Lorbeerblätter und den Knoblauch dazugeben. Zudecken und den Herd ausschalten. Vor dem Servieren 10 Minuten ruhen lassen. Mit fein gehacktem Koriander oder Petersilie bestreuen und mit gegartem Gemüse servieren.

› *Fleischschnitzel (Burger)*

500 g Vollfett-Schweinehackfleisch
500 g Vollfett-Hackfleisch vom Rind oder Lamm
Eine Handvoll hausgemachtes fermentiertes Gemüse (Sellerie, Kohl, Möhre, Rote Bete, Kimchi, Blattgemüse usw.)
1 große Zwiebel, fein gewürfelt
Salz, Pfeffer und Gewürze

Das Hackfleisch mit fermentiertem Gemüse vermengen und 2 bis 6 Stunden bei Zimmertemperatur stehen lassen. Alle Zutaten sorgfältig mit den Händen vermengen und ungefähr 4 bis 5 cm dicke ovale Schnitzel formen. Die Schnitzel auf ein zuvor eingefettetes Backblech legen (zum Einfetten ein beliebiges tierisches Fett verwenden) und im vorgeheizten Backofen bei 180 °C etwa 1 Stunde backen. Dazu gegartes Gemüse und einen Salat reichen.

› *Fischschnitzel*

2-3 relativ große Süßwasser- oder Meeresfische (eine Mischung verschiedener Fische funktioniert gut)
Eine Handvoll selbst fermentiertes Gemüse (Sellerie, Kohl, Möhren, Rote Bete, Kimchi, Blattgemüse usw.)
1 Ei
3-5 EL Butter (Ghee, Gänsefett, Entenfett, Schweineschmalz oder Kokosöl)
100-150 g Kokosraspeln
Salz und Pfeffer

Das gesamte Fleisch vom Fischskelett ablösen, die Haut und die großen Gräten entfernen. Die Gräten, die Köpfe und die Haut für die Zubereitung einer sehr nahrhaften Fischbrühe verwenden (Rezept unter *Fleischbrühe und Suppen*). Alternativ können fertige Fischfilets ohne Haut und ohne große Gräten verwendet werden.

Das Fischfleisch, das fermentierte Gemüse, ein Ei, Butter, Salz und Pfeffer nach Belieben in eine Küchenmaschine geben und zerkleinern. Wenn verfügbar, kann auch ein Fleischwolf verwendet werden. Das Ganze bei Zimmertemperatur 30 bis 60 Minuten stehen lassen. Anschließend mit den Händen gut durchkneten und ovale, flache, ungefähr 2 cm dicke Schnitzel formen. Die Schnitzel in den Kokosraspeln wälzen und auf ein großes eingefettetes Backblech legen. 100 ml Wasser hinzugeben und in den vorgeheizten Ofen schieben. Bei 160 °C 20 bis 30 Minuten backen.

› *Graved Lachs*

Lachsfilet ohne Haut und ohne Gräten
1 l Wasser mit Zimmertemperatur
1 1/2 EL Salz
1 EL Honig
Saft von 2 frisch gepressten Zitronen
Frischer Dill und grob gemahlener schwarzer Pfeffer

Der Fisch muss ganz frisch sein. Den Lachs in 0,5 cm dicke Scheiben schneiden und in eine tiefe Form legen (eine glasierte Auflaufform oder eine Auflaufform aus Glas). Mit fein gehacktem Dill und schwarzem Pfeffer bestreuen. Das Salz und den Honig in Wasser auflösen, um eine Salzlake herzustellen. Zitronensaft hinzugeben. Den Fisch mit der Lake bedecken und 1 bis 1 1/2 Stunden bei Zimmertemperatur stehen lassen. Den Fisch aus der Salzlake nehmen und mit etwas Salat, Avocado und Olivenöl servieren.

Für die Zubereitung dieses Gerichts eignet sich Wildlachs besonders gut. Da der Fisch nicht gegart wird, bleiben alle essenziellen Fettsäuren und andere Nährstoffe erhalten. Im Kühlschrank aufbewahren und innerhalb von zwei Tagen verzehren.

› *Marinierter Wildlachs – eine Variante des Graved Lachs*

6 grätenfreie Wildlachsfilets mit Haut (1 Filet pro Person) oder zwei Seiten eines großen Lachses mit Haut
3-4 große Zitronen
1 gehäufter TL naturbelassenes Meersalz
1 gehäufter TL körniger milder Senf
1/2 TL Dillsamen oder etwas frischer Dill, grob gehackt
Schwarzer Pfeffer nach Belieben

Der Fisch muss ganz frisch sein. Drei der Lachsfilets mit der Haut nach unten in eine glasierte Auflaufform oder eine Auflaufform aus Glas von passender Größe legen. Die Filets sollten die Form vollständig ausfüllen und eng aneinander liegen. In einer separaten Schüssel die Marinade zubereiten: die Zitronen halbieren, den Saft auspressen und das Fruchtfleisch mit einem Löffel in die Schüssel geben. Die übrigen Zutaten dazugeben und gut vermengen. Es ist kein Problem, wenn das Zitronenfleisch aus größeren Stückchen besteht. Den Fisch in der Form mit der gesamten Marinade bedecken und die anderen drei Fischfilets mit der Haut nach oben darauflegen. Die beiden Schichten Fisch mit einem schweren Gegenstand zusammendrücken, sodass die Marinade den Fisch vollständig bedeckt. Hierfür kann man eine zweite, mit einem Gegenstand beschwerte Auflaufform oder eine saubere Stein- bzw. Granitplatte verwenden. 24 Stunden lang in den Kühlschrank stellen und die Marinade durchziehen lassen. Herausnehmen und die Haut von dem Fisch abziehen; sie lässt sich relativ leicht ablösen. Den Fisch mit einer Schere in mundgerechte Stücke schneiden und mit Avocado und etwas Salat servieren. Die Marinade als Dressing verwenden. Dieses Gericht ist köstlich und leicht verdaulich. Da der Fisch nicht gegart wird, bleiben alle essenziellen Fettsäuren und andere Nährstoffe erhalten.

› *Gebackene Bohnen oder französisches Cassoulet*

500 g weiße Bohnen
1 ganze Ente
Eine Handvoll selbst fermentiertes Gemüse (Sellerie, Kohl, Möhren, Rote Bete, Kimchi, Blattgemüse usw.)
2 große Zwiebeln, gewürfelt
1 große Möhre, in Scheiben geschnitten
1 EL Salz
2 EL Tomatenpüree oder 500 ml reine Tomatenpassata
Cayennepfeffer und schwarzer Pfeffer
5-6 Lorbeerblättchen, ein Zweig Rosmarin, ein Teelöffel Thymian oder Oregano

Bohnen und andere Hülsenfrüchte sind im Allgemeinen schwer verdaulich, da sie viele Antinährstoffe enthalten. Durch das Einweichen und Fermentieren werden die Bohnen für die meisten Menschen leichter verdaulich, sogar für Betroffene mit einem empfindlichen Verdauungssystem.

Die Bohnen 12 bis 24 Stunden in Wasser einweichen, abgießen, mit kaltem Wasser gut abspülen und erneut abgießen. Die Bohnen mit kochendem Wasser übergießen, um ihre zähe Schale zu lösen, abkühlen lassen und dann 4 bis 5 Esslöffel selbst gemachte Molke oder selbst gemachten Kefir oder Joghurt hinzufügen. Darauf achten, dass die Bohnen vollständig mit Wasser bedeckt sind. 4 bis 6 Tage bei Zimmertemperatur fermentieren lassen. Abgießen und gut abspülen. Jetzt können die Bohnen gekocht werden.

Das Fleisch von der Ente ablösen und in einzelne Portionen schneiden: Ober- und Unterkeulen, Flügel und Bruststücke (die Knochen am Fleisch lassen). Die Innereien in kleine Stücke schneiden.

Die Bohnen, die Entenstücke und alle anderen Zutaten in einen großen Ton- oder Glastopf geben und vermengen. 1 bis 2 l Wasser hinzugeben. Wenn die Ente nicht fett genug ist, 300 bis 500 g Butter oder ein anderes tierisches Fett (Gänse-, Enten-, Lamm-, Rinder- oder Schweinefett) zugeben. Den Deckel auflegen und in den Ofen schieben. Bei 160 bis 180 °C 4 bis 5 Stunden garen. Gelegentlich nachsehen. Wenn die Bohnen zu trocken werden, mehr Wasser hinzufügen. Wenn das Gericht fertig ist, sollten die Bohnen und die Ente weich sein, und das Wasser sollte sich in eine dicke Soße verwandelt haben.

Ein wenig abkühlen lassen und heiß servieren. Übrig gebliebene Bohnen können lange im Kühlschrank aufbewahrt und als Beilage zu anderen Gerichten serviert werden.

Dieses Gericht kann auch ohne das Fleisch zubereitet werden. In diesem Fall sollte jedoch reichlich tierisches Fett hinzugegeben werden (Enten-, Schweine-, Gänse-, Rinder-, Lammfett, Ghee usw.). Dieses Gericht kann ungefähr ein Jahr lang aufbewahrt werden. Dazu muss es heiß in sterilisierte Gläser gefüllt und in den Kühlschrank gestellt werden. Zum Sterilisieren die Gläser und die Deckel (aus Metall oder Glas) in den kalten Backofen stellen, auf 120 °C erhitzen und ungefähr 30 bis 40 Minuten im Ofen lassen. Die Deckel zum Sterilisieren nicht auf die Gläser schrauben, sondern getrennt in den Backofen legen.

› *Putenschmortopf*

Putenkeulen, -flügel, -knochen und andere Teile mit Haut (keine hautlose Brust!)
1 l Wasser
1 gehäufter EL Tomatenmark
Eine Handvoll selbst fermentiertes Gemüse (Sellerie, Kohl, Möhre, Rote Bete, Kimchi, Suppengrün usw.)
1-2 TL Salz
6-10 Pfefferkörner, frisch zerstoßen
Cayennepfeffer nach Belieben
Frische oder getrocknete Kräuter: Oregano, Rosmarin, Lorbeerblätter
Eine Kombination aus verfügbarem Gemüse, zum Beispiel Möhren, Winterkürbis, Sommerkürbis, Zucchini, geschälte kleine/mittelgroße Zwiebeln, Blumenkohl, Brokkoli, Paprika, Aubergine und Rosenkohl
Frisch gehackte Petersilie und Knoblauch zum Garnieren

Das fermentierte Gemüse, Wasser, Salz, Tomatenmark, Pfefferkörner, Cayennepfeffer und Kräuter in einen großen Schmortopf geben. Die Putenstücke hinzufügen. Die Teile der Pute, die nicht von Wasser bedeckt sind, mit reichlich Gänsefett (oder Entenfett, Ghee, Schweinefett, Rinderfett oder Lammfett) bestreichen. Putenfleisch ist von Natur aus recht mager, daher reichlich tierisches Fett zugeben. Den Schmortopf nicht zudecken. In den Ofen stellen und bei einer Temperatur von 160 bis 180 °C 2 bis 2 1/2 Stunden garen. Ungefähr 50 Minuten vor dem Ende der Garzeit das Gemüse in große Würfel schneiden. Mit den Händen reichlich Fett auf den Gemüsestücken verteilen und in den Schmortopf geben. Sorgfältig in die Soße einrühren und garen lassen. Wenn das Gemüse sich leicht mit einem Messer zerteilen lässt, den Schmortopf aus dem Ofen nehmen. Das Fleisch und das Gemüse mit frisch gehackter Petersilie und Knoblauch servieren.

› *Einfache Leberpastete*

100 g Leber (Kalb, Schwein oder Lamm)
230 g selbst gemachter Sauerrahm (man kann auch handelsüblichen Sauerrahm oder Ghee verwenden)
Salz und Pfeffer zum Abschmecken
Eine große Handvoll geschälten Knoblauch

Die Leber waschen, trocknen und in mundgerechte Stücke schneiden. Anschließend unter ständigem Rühren in reichlich tierischem Fett mit Salz und schwarzem Pfeffer braten, bis sie halb durch ist (innen noch rosa, aber kein Blut tritt aus). Vom Herd nehmen und abkühlen lassen. Die Leber mit dem Sauerrahm und dem Knoblauch in einer Küchenmaschine zu einer feinen Paste verarbeiten. Abschmecken und mit Salz und Pfeffer nachwürzen; für dieses Rezept wird etwas mehr Salz und Pfeffer als sonst benötigt. Wenn die Pastete perfekt schmeckt, in Gläser oder tiefe Schalen füllen und zum Festwerden in den Kühlschrank stellen. Nach dem Festwerden etwas geschmolzene Butter oder Ghee darüber gießen (damit die Pastete nicht austrocknet). Statt Butter oder Ghee kann man auch gelatinereiche Fleischbrühe verwenden. Die Pastete hält sich im Kühlschrank eine Woche lang oder kann eingefroren werden. Sie schmeckt zu jeder Mahlzeit und kann Suppen, Eintöpfen, gekochtem Gemüse und Salaten hinzugegeben werden.

› *Leber im Tontopf*

100 g Leber (Kalb oder Lamm)
100 g Lammherzen

1 große Zwiebel
10 Trockenpflaumen mit Stein
1 große Portion Naturjoghurt oder Sauerrahm (man kann selbst gemachten Joghurt verwenden oder durch 125 g Butter oder Ghee ersetzen)
Piment, Salz und Pfeffer zum Abschmecken

Die Leber waschen, trocken tupfen und in mundgerechte Stücke schneiden. Die Lammherzen ebenfalls in mundgerechte Stücke schneiden. Die Leber, die Herzen, die fein gehackte Zwiebel und die Pflaumen in einen Tontopf geben. Den Sauerrahm oder Joghurt mit Salz, Pfeffer und Piment würzen und gut vermischen. In den Tontopf geben und mit dem Fleisch vermengen. 250 ml Wasser zugeben und verrühren. Den Topf mit einem Deckel oder Alufolie zudecken. Bei 160-180 °C ungefähr 1 Stunde im Backofen garen.

› *Schnelles Leberrezept*

100 g Leber
1 große Zwiebel
6-7 Knoblauchzehen
125 g Butter/Ghee (oder ein beliebiges tierisches Fett)
Frische Petersilie oder Dill
Salz und schwarzer Pfeffer zum Abschmecken

Die Leber waschen, trocken tupfen und in kleine Stücke schneiden. Die Butter oder das Ghee in einer Pfanne schmelzen, die in Scheiben geschnittene Zwiebel zugeben und leicht anschwitzen, bis die Zwiebel goldgelb wird. Die Leber und Salz und Pfeffer hinzugeben und unter Rühren 4-5 Minuten anbraten. Gehackten Knoblauch zugeben, schnell umrühren und vom Herd nehmen. Mit gehackter Petersilie oder Dill bestreuen und mit Olivenöl beträufeln. Sofort servieren.

› *Leberpudding für Babys und Kleinkinder*

100 g Leber (vom Rind, Schwein oder Lamm)
1 Ei
4-5 EL Butter (oder Ghee oder Gänse- oder Entenfett)
1 mittelgroße Zwiebel
Salz zum Abschmecken
Petersilie, fein gehackt

Die Leber waschen, mit Küchenpapier trocken tupfen und in der Küchenmaschine zu Mus pürieren. Durch ein Sieb gießen, um harte Stücke zu entfernen. Salz, Eigelb, Butter, fein gehackte Petersilie und fein gehackte Zwiebel hinzufügen. Das Eiweiß zu Eischnee schlagen und unter die Mischung heben. Die Masse in ein geeignetes Gefäß geben, mit Backpapier abdecken und dampfgaren. Dafür kann ein Dampfgarer oder ein großer Topf verwendet werden. Wenn ein Topf verwendet wird, etwas Wasser in den Topf gießen und das Gefäß in den Topf stellen. Darauf achten, dass nicht zu viel Wasser in dem Topf ist, damit es nicht in das Gefäß mit der Leber geraten kann. Den Deckel auflegen, auf den Herd stellen und ungefähr 1 Stunde dämpfen. Mit gebackenem Winterkürbis und reichlich Butter servieren. Zu diesem Gericht passt auch anderes gegartes Gemüse.

› *Ochsenzunge*

1 frische Ochsenzunge (nicht gesalzen oder anderweitig behandelt)
Salz und schwarzer Pfeffer nach Belieben.
2 l Wasser
Eine Handvoll frischer, gehackter Knoblauch und gehackte Petersilie

Die Zunge waschen, in einen Topf geben und mit Wasser bedecken. Zum Kochen bringen, den Deckel auflegen, die Hitze reduzieren und 1 bis 2 Stunden köcheln lassen, bis die Zunge so weich ist, dass ein Messer leicht durch sie hindurchgeht (wie durch weiche Butter). Wenn sie gar ist, die Zunge aus dem Wasser nehmen und so weit abkühlen lassen, dass man sie anfassen kann. Mit den Händen die Haut (die harte, weißliche Schicht, die die Zunge bedeckt) abziehen. Die Zunge darf nicht zu stark abkühlen, sonst lässt sich die Haut nur sehr schwer abziehen. Die Haut wegwerfen (oder sie Ihrem Hund oder Ihrer Katze geben). Die Zunge in 3 bis 4 cm dicke Stücke schneiden und in eine tiefe Auflaufform aus Glas (möglichst mit Deckel) legen. Frisch zerstoßenen schwarzen Pfeffer, Knoblauch und Petersilie hinzugeben. Die Brühe, die vom Kochen der Zunge übrig geblieben ist, salzen und abschmecken (die Brühe muss etwas salziger als normal sein). Die Brühe über die Zungenstücke gießen, sodass diese vollständig bedeckt sind. Zunge trocknet leicht aus, deshalb ist es wichtig, dass sie stets von der Brühe bedeckt bleibt. Abkühlen lassen und in den Kühlschrank stellen. Dieses Gericht ist eine absolute Delikatesse. Die meisten Menschen mögen es auf Anhieb! Mit Senf oder Meerrettich servieren.

› *Blutwurst*

1 kg frisches oder gefrorenes Blut
Salz, schwarzer Pfeffer, Gewürze und Kräuter
300 g Winterkürbis (ohne Kerne), im Ofen gegart und püriert
100 g säuerlich schmeckende Beeren, gefroren oder frisch (wahlweise Sanddorn, rote Johannisbeeren oder Himbeeren)
Eine Handvoll fermentiertes Gemüse (Sellerie, Rote Bete, Möhre oder Weißkohl)
2 große Zwiebeln, fein gewürfelt
500 g Salo (Lardo), Talg, Rinder-, Schweine- oder Gänsefett

Auf traditionellen Bauernhöfen wird frisches Blut gewonnen, wenn ein Tier geschlachtet wird. Im Hinblick auf den Nährwert ist das Blut sehr wertvoll und sollte nicht ungenutzt bleiben. Meistens wird es eingefroren, um später verwendet zu werden. Für dieses Rezept muss es aufgetaut werden.

Das Blut durch ein Sieb passieren, um eventuelle Verunreinigungen zu entfernen. Wenn das Blut geronnen ist, mit den Händen in kleine Teile brechen. Nach Belieben Salz, Pfeffer, Gewürze und Kräuter hinzugeben und gut mischen. Bei der Zubereitung von Blutwurst dürfen ruhig größere Mengen an Kräutern und Gewürzen verwendet werden, und es ist mehr Salz erforderlich als sonst. Gewürze, die sich sehr gut eignen, sind: schwarzer Pfeffer, Chili, Paprika, Koriandersamen, Dillsamen, Kümmel, Kurkuma, Fenchelsamen, Wacholderbeeren, getrockneter Oregano, frischer oder getrockneter Rosmarin, Piment, Muskatnuss, Zimt und Kümmel.

Gewürfelte Zwiebel und gekochten und pürierten Winterkürbis hinzufügen. Salo (S. 341) in mundgerechte Stücke schneiden und untermischen. Wenn kein Salo verfügbar ist, andere oben genannte Fette verwenden (schmelzen und unterrühren).

Ein tiefes Backblech einfetten und die Mischung hineingeben. Im Backofen bei 180 °C 40 Minuten lang garen. Mit einem trockenen Messer prüfen, ob die Blutwurst fertig ist; das Messer sollte leicht durchgehen und trocken herauskommen. Komplett abkühlen lassen. In viereckige ca. 10 bis 15 cm große Stücke schneiden, in einzelne Beutel füllen und einfrieren, damit sie lange haltbar sind.

Blutwurst ist Bestandteil eines traditionellen englischen Frühstücks. Sie kann außerdem zu jedem Gericht mit Fleisch oder Gemüse hinzugegeben werden, um den Nährwert zu erhöhen und den Geschmack zu verbessern.

5. Soßen

Die meisten frischen Salate können mit Olivenöl und frischem Zitronensaft, Joghurt, Kefir oder Sauerrahm angemacht werden. Nachfolgend eine Auswahl einiger weiterer etwas aufwendigerer Soßen bzw. Dressings.

› *Ketchup*

500 ml Tomatensaft
1-3 EL Weißweinessig
Honig nach Geschmack
1 Lorbeerblatt (nach Belieben)
Salz und Pfeffer zum Abschmecken

Bis auf den Honig alle Zutaten vermischen und auf dem Herd köcheln und eindicken lassen, dabei häufig umrühren, damit nichts anbrennt. Wenn die gewünschte Konsistenz erreicht ist, den Honig zufügen und fertig kochen. In sterilisierte Gläser füllen und sofort verschließen oder in kleine Behälter füllen und einfrieren. (Rezept mit freundlicher Genehmigung von Elaine Gottschall)

› *Guacamole*

2 reife Avocados
Saft von 1 Orange
1 Knoblauchzehe, zerdrückt
Etwas Wasser

Alle Zutaten in der Küchenmaschine mixen. Als Dip für Gemüse und als Beilage zu jedem Gericht verwenden. Es gibt viele Variationen dieses Rezepts. Man kann z. B. gehackte frische Tomaten und Zwiebeln, Blattgemüse, Kräuter und Olivenöl hinzufügen.

› *Mayonnaise*

1 Ei
250 ml oder etwas mehr Olivenöl
1 EL Weißweinessig oder frischer Zitronensaft
1/4 TL Senfpulver

Salz und Pfeffer nach Geschmack
Etwas Honig nach Geschmack

Das Ei, den Zitronensaft (oder Essig), das Senfpulver, Salz und Pfeffer und den Honig einige Sekunden in der Küchenmaschine verquirlen. Bei laufender Küchenmaschine in einem dünnen Strahl das Öl zugießen. Das Öl nicht zu schnell hinzufügen, es sollte mindestens 60 Sekunden dauern. Wenn die Mayonnaise dickflüssiger wird, wird das Geräusch der Küchenmaschine zusehends tiefer.

Vorschläge: Zum Andicken von Soßen: 2 EL Mayonnaise mit 250 ml Fleischbrühe unter ständigem Rühren 1 bis 2 Minuten leicht erhitzen.

Als Grundlage für eine Remouladensoße: 75 g klein geschnittene Dillgurken (ungesüßt) und 35 g gehackte Zwiebeln hinzugeben.

Als falsche Sauce-Hollandaise: geriebenen Cheddarkäse hinzugeben (wenn dieser gut vertragen wird). Über Gemüse wie gegarten Blumenkohl oder Brokkoli geben. Bedecken und im Backofen erhitzen.

Mit selbst gemachtem Joghurt vermischen (1 Teil Mayonnaise, 1 Teil Joghurt) und als Salatdressing verwenden.

(Rezept mit freundlicher Genehmigung von Elaine Gottschall)

› *Salsa*

4 mittelgroße Tomaten
1/2 Paprikaschote (grün, rot, orange oder gelb)
1 mittelgroße Zwiebel (weiß oder rot)
1-3 Knoblauchzehen
Dill und Petersilie
2-3 EL Kimchi oder ein anderes fermentiertes Gemüse
Olivenöl
Salz und Pfeffer zum Abschmecken

Alle Zutaten in die Küchenmaschine geben und grob hacken. Kann zusammen mit Fleisch und Gemüse serviert werden. Die Salsa kann man auch zum Garen von Fleisch verwenden. Dafür die Salsa zum Köcheln bringen, gewürfeltes Fleisch (Rindfleisch, Schweinefleisch, Lamm- oder Hühnerfleisch) und reichlich Butter (oder ein beliebiges tierisches Fett) hinzugeben, zudecken und 30 Minuten köcheln lassen.

› *Auberginen-Dip*

2 Auberginen
Salz
3 mittelgroße Tomaten
3-4 Knoblauchzehen
80 ml Olivenöl
Frischer Dill oder frische Petersilie

Die Auberginen in 1 cm dicke Scheiben schneiden, sorgfältig mit Salz und einem beliebigen tierischen Fett einreiben. Auf ein Backblech legen und 30 bis 40 Minuten bei 180 °C backen, bis sie weich sind. Alternativ kann man auch ganze Auberginen so lange backen, bis ein Messer leicht durch sie hindurchgeht. Abkühlen lassen.

Die gebackenen Auberginen, die Tomaten, den Knoblauch, die Kräuter und das Olivenöl in der Küchenmaschine mixen. Zusammen mit Fleisch oder Fisch oder als Dip zu Gemüse servieren.

› *Fruchtchutney*

1 kg Kochäpfel
500 g Pflaumen
1 kg getrocknete Datteln ohne Steine (und/oder getrocknete Feigen)
3 Paprikaschoten (grüne, rote oder gelbe)
3-4 mittelgroße Zwiebeln
500 ml Apfelessig
1 TL schwarze/grüne/rote Pfefferkörner, zerstoßen
1-2 TL aromatische Samen: Kreuzkümmel, Koriander, Dill, Fenchel usw.
1/2 TL Cayennepfeffer oder Chilipulver
1 TL naturbelassenes Salz

125 ml Wasser in einen großen Topf geben, die Datteln hinzufügen und langsam zum Kochen bringen. Wenn die Datteln weich sind, mit einem Kartoffelstampfer zerstampfen oder mit einem Pürierstab pürieren. Dann die entkernten und in grobe Stücke geschnittenen Äpfel, die entsteinten Pflaumen, die klein geschnittenen Paprikaschoten und die sehr fein gehackten Zwiebeln, den Essig und die restlichen Zutaten hinzugeben. Alles sorgfältig vermischen und unter gelegentlichem Rühren auf sehr niedriger Stufe 1 bis 1 1/2 Stunden

oder in einem Schongarer einige Stunden garen. Die weich gekochten Äpfel und Pflaumen zerfallen und verbinden sich mit den restlichen Zutaten zu einer groben Paste. Während das Chutney kocht, Einmachgläser und die Deckel (Metall oder Glas) zum Sterilisieren in den kalten Backofen stellen, auf 120 °C erhitzen und ungefähr 30 bis 40 Minuten im Ofen lassen. Die Deckel zum Sterilisieren nicht auf die Gläser schrauben, sondern getrennt in den Backofen legen.

Das heiße Chutney in die Gläser füllen und die Deckel fest verschließen. Die abgekühlten Gläser mit dem Chutney im Kühlschrank aufbewahren und zusammen mit Fleisch und Fisch servieren.

6. Salate

Salate sollten erst verzehrt werden, wenn der Durchfall abgeklungen ist.

Um den Nährwert von Salaten zu erhöhen, kann man grob gehackte Walnusskerne oder Samen (Sonnenblumenkerne, Kürbiskerne oder Sesamsamen) darüberstreuen. Kerne und Samen sollten vorher über Nacht in Wasser eingeweicht und anschließend 2 bis 3 Tage lang gekeimt werden. Auf diese Weise werden sie nahrhafter und leichter verdaulich.

› *Rote-Bete-Salat*

8 kleine oder 4 große Rote Beten
35 g ganze Walnüsse
4-6 Knoblauchzehen
8 Trockenpflaumen ohne Stein
Selbst gemachte Mayonnaise
1/3 TL Salz

Die Rote Bete waschen und so lange dämpfen, bis ein Messer leicht hindurchgeht. Alternativ kann man auch fertig gekochte Rote Bete (in Wasser, nicht in Essig!) verwenden. Die Rote Bete abkühlen lassen und grob reiben. Die Walnusskerne, den Knoblauch und die Pflaumen in einer Küchenmaschine zerkleinern, die geriebenen Roten Bete dazugeben und gut mixen. Salz und Mayonnaise hinzugeben und alles vermischen. Sehr lecker zu Fleisch und Gemüse.

› *Apfel-Kohl-Salat*

100 g Weißkohl
1 großer Apfel
125 g selbst gemachter Joghurt oder Sauerrahm
1 TL Honig
Eine Prise Salz
2 EL Rosinen

Den Kohl raspeln. Den Apfel schälen, das Kerngehäuse entfernen und den Apfel reiben. Die Rosinen leicht in Butter dünsten, damit sie weich werden. Den Joghurt mit Honig und Salz verrühren und dann alle Zutaten gut vermengen.

› *Salat mit Tomaten und Gurke*

2 Tomaten
1/3 einer Schlangengurke
1 Selleriestange
Frühlingszwiebel
Dill oder Petersilie
Salz

Die Gurke in 1/2 cm dicke Scheiben schneiden. Die Tomaten in mundgerechte Stücke und die Selleriestange in kleine Stücke schneiden. Mit Salz bestreuen. Die Zwiebeln, den Dill und/oder die Petersilie hacken. Alle Zutaten gut vermengen und mit kalt gepresstem nativem Olivenöl anmachen.

› *Russischer Salat*

1/2 Schlangengurke
1 große Möhre, gedünstet
100 g gekochtes Fleisch oder Würstchen (Reste sind gut geeignet)
1 Zwiebel
2 hart gekochte Eier
2 EL Sauerkraut oder Kimchi
Frischer Dill und/oder Petersilie
1/3 Teelöffel Salz
Mayonnaise
Joghurt oder Sauerrahm

Die Gurke und die Möhre in kleine Würfel schneiden. Das Fleisch und/oder die Würstchen in kleine Würfel schneiden. Die Zwiebel fein hacken. Die Eier pellen und in kleine Würfel schneiden. Den Dill und/oder die Petersilie fein hacken. In einer zweiten Schüssel die Mayonnaise und den Joghurt zu gleichen Teilen vermischen und salzen. Alle Zutaten gut vermengen.

› *Möhrensalat*

1 große Möhre
1 EL Rosinen
1 EL grob gehackte Walnüsse
Joghurt

Die Rosinen leicht in Butter dünsten, damit sie weich werden. Die Möhre fein reiben. Die Möhre mit den Rosinen, den Walnüssen und dem Joghurt mischen.

7. Gemüse

Gekochtes Gemüse ist nahrhaft, es wärmt und ist leicht verdaulich. Es schont die Darmschleimhaut und sollte fester Bestandteil der Kost sein. Gemüse kann gedämpft, kurz angebraten, gedünstet, geröstet, gegrillt oder als Suppe gekocht werden. Ich empfehle jedoch, Gemüse zu dämpfen und nicht zu kochen, weil beim Kochen viele Nährstoffe an das Wasser abgegeben werden und damit verloren gehen. Zum Dämpfen sind folgende Gemüsesorten am besten geeignet: Brokkoli, Blumenkohl, Rosenkohl, frische grüne Bohnen (Stangenbohnen, Schneidebohnen usw.), Möhren, Spargel, Artischocken und Rote Bete. Man kann Gemüse ohne Fleisch zubereiten, doch dann sollte reichlich Fett hinzugegeben werden! Erst das Fett bringt den Geschmack voll zur Geltung und extrahiert die wertvollen Nährstoffe aus dem Gemüse, da viele dieser Nährstoffe fettlöslich sind. Am besten eignet sich tierisches Fett: Speck, Schweineschmalz, Talg, Lammfett, Gänsefett, Butter und Ghee. Die Zufuhr von Fett ist für unseren Körper sehr wichtig, damit er Mineralstoffe, Vitamine, Proteine und viele andere Nährstoffe verwerten kann. Je mehr tierisches Fett Sie Ihrem Gemüsegericht hinzufügen, desto mehr Nährstoffe kann Ihr Körper daraus ziehen.

Falls betroffene Personen nicht an Durchfall leiden, sollte auch rohes Gemüse täglich auf dem Speiseplan stehen. Rohes Gemüse liefert viele aktive Enzyme, die

die Verdauung fördern. Möhren, Gurken, Tomaten, grünes Blattgemüse, Kohl, Zwiebeln, Knoblauch, Kopfsalat, junger Spinat, Staudensellerie und Blumenkohl können als Salat zubereitet oder als Röschen oder als Sticks mit einem Dip verzehrt werden (Mayonnaise, Guacamole, Leberpastete, Auberginendip usw.).

› *Eine schöne Zubereitungsart für Weißkohl*

½ Weißkohl, fein geschnitten
1 große Möhre, fein geschnitten
½ Zwiebel, fein gehackt
1 Tomate, fein gehackt
1 EL Knoblauch, gehackt
Salz und Pfeffer zum Abschmecken
Eine Handvoll fermentiertes Gemüse

Den Boden eines Topfes mit selbst gemachter Fleischbrühe bedecken, 3 bis 5 Esslöffel eines beliebigen tierischen Fettes hinzufügen und zum Kochen bringen. Weißkohl, Möhre, Zwiebel, Salz und Pfeffer hinzugeben. Zugedeckt 30 Minuten bei niedriger Hitze köcheln lassen. Gehackte Tomate und Knoblauch zugeben, umrühren, weitere 3 Minuten köcheln lassen und vom Herd nehmen. 125 Gramm selbst gemachten Kefir, Joghurt oder Sauerrahm einrühren. Mit Fleisch servieren.

› *Schnell zubereitetes gemischtes Gemüse*

2 Zucchini oder ¼ eines mittelgroßen Markkürbisses
1 große Zwiebel
10 Knoblauchzehen
1 Paprikaschote (rot, gelb oder grün oder eine Kombination)
1 EL Tomatenmark
Salz und Pfeffer
Eine Handvoll fermentiertes Gemüse
Dill oder Petersilie, frisch gehackt

In einer Pfanne ca. 50 bis 100 g Butter oder beliebiges tierisches Fett zerlassen. Klein geschnittene Zucchini oder Kürbis, Zwiebel, Knoblauch, klein geschnittene Paprika und Tomatenmark einrühren und mit Salz und Pfeffer würzen. Mit einem Deckel abdecken und 10 Minuten bei minimaler Hitze garen. Alternativ kann das Gemüse auch bei niedriger Hitze unter Rühren gebraten werden. Gut durchmischen und mit reichlich kalt gepresstem nativen Olivenöl und frisch gehacktem Dill oder Petersilie servieren. Zu Fleisch und Fisch genießen.

› *Blumenkohl-Püree*

1 großer Blumenkohl, in große Stücke geschnitten
60 g Butter oder 60 g selbst gemachter Joghurt oder Sauerrahm, Salz und Pfeffer nach Belieben
Petersilie und Paprika zum Garnieren

Den Blumenkohl kochen, bis er so gerade weich wird. Abgießen und im Standmixer oder in einer Küchenmaschine pürieren. Butter oder Joghurt sowie Salz und Pfeffer dazugeben und gründlich mixen. Vor dem Verzehr wieder aufwärmen. Zum Garnieren mit Petersilie und Paprikapulver bestreuen.

Für ein Gratin den pürierten Blumenkohl in eine Auflaufform geben, mit geriebenem Cheddarkäse bestreuen und dann im Ofen überbacken, bis der Käse schmilzt.

(Rezept mit freundlicher Genehmigung von Elaine Gottschall)

› *Gebackenes Gemüse*

Sie können jede beliebige Kombination der folgenden Gemüsesorten auf diese Weise zubereiten: Zwiebeln, weiße oder rote, oder Schalotten
Paprikaschoten, rot, gelb, orange oder grün
Rosenkohl
Zucchini oder eine andere Sorte Sommerkürbis
Winterkürbis
Große Pilze
Speiserüben und/oder Steckrüben
Auberginen

Die Zwiebeln schälen und halbieren oder vierteln. Schalotten können ungeschält gebacken werden.

Die Paprikaschoten vierteln und die Kerne herausnehmen. Vom Rosenkohl die äußeren Blätter entfernen.

Zucchini und Kürbis schälen und in grobe Würfel schneiden. Aus dem Kürbis die Kerne herausschaben. Zucchini und Kürbis mit Salz einreiben.

Winterkürbis schälen und in Scheiben schneiden, die Kerne entfernen. Die Speiserüben schälen und wie Pommes frites schneiden.

Die Aubergine in grobe Würfel schneiden und mit Salz einreiben.

Reichlich beliebiges tierisches Fett über das Gemüse geben, alles auf einem Backblech verteilen und im vorgeheizten Backofen bei 180 °C 20 bis 40 Minuten backen, bis sich das Gemüse leicht mit einem Messer einschneiden lässt. Wenn als Fett auch etwas Bratensaft verwendet wird, verleiht dies dem Gemüse einen besonders guten Geschmack. Zu Fleisch oder Fisch servieren.

8. Selbst Gebackenes

Bei der Befolgung der GAPS-Diät dürfen Nüsse, ölhaltige Samen und gekochte Bohnen für die Zubereitung von Brot, Kuchen, Muffins, Pfannkuchen, Waffeln und verschiedenen Desserts verwendet werden. Folgende Nüsse sind bei der Diät erlaubt: Mandeln, Walnüsse, Paranüsse, Pekannüsse, Haselnüsse, Pinienkerne, Cashewkerne und Kokosnüsse. Erdnüsse sind streng genommen keine Nüsse, sondern Hülsenfrüchte. Sie können aber auch verwendet werden. Folgende ölhaltige Samen sind erlaubt: Kürbiskerne, Sonnenblumenkerne und Sesamsamen. All diese Nüsse und Samen werden zu Mehl gemahlen und ersetzen aus Mehl hergestelltes Getreide. Doch bevor diese neuen „Mehle“ verwendet werden können, müssen die Nüsse, Samen und Hülsenfrüchte richtig präpariert werden.

Alle Nüsse, Hülsenfrüchte und Getreidekörner sind Samen. Pflanzen versehen ihre Samen mit speziellen Chemikalien, sogenannten Antinährstoffen, damit sie die Passage durch das Verdauungssystem eines Tieres überleben können. Wenn ein Tier die Samen ganz verzehrt, ohne sie zu beschädigen, passieren die Samen das Verdauungssystem unverändert und landen in perfektem Dünger (Tiermist oder Vogelkot) auf dem Boden. Diese Form der Verbreitung ist für viele Bäume, Gräser und Kräuter wichtig, um sich zu vermehren und sich auf neuen Territorien auszubreiten. Natürliche Samen sind deshalb überwiegend unverdaulich. Würde ein Tier die Samen vor dem Verschlucken kauen, würden sich die Antinährstoffe negativ auf sein Verdauungssystem auswirken und, wenn sie resorbiert werden, Schäden im Körper verursachen.

Der menschliche Darm ist besonders schlecht in der Lage, Samen und die zahlreichen in ihnen enthaltenen Antinährstoffe zu verdauen: Enzyminhibitoren, Lektine, Phytate, Oxalate, Salicylate und andere. In traditionellen

Kulturen haben die Menschen diese Tatsache im Laufe der Jahrtausende durch Erfahrungen gelernt und Methoden entwickelt, die Samen vor dem Verzehr so zuzubereiten, dass ihnen die Antinährstoffe entzogen und sie dadurch besser verdaulich werden. Bei diesen Methoden handelt es sich um das Einweichen, das Keimen lassen und das Fermentieren der Samen. An dieser Stelle liefere ich eine Zusammenfassung der verschiedenen Techniken. Ausführlich werden die Techniken unter anderem in dem Buch *The Complete Cooking Techniques for the GAPS Diet* von Monica Corrado beschrieben, dessen Lektüre ich wärmstens empfehle.

Mutter Natur hat Nüsse mit einer Schale versehen, um sie vor Oxidation, Licht, Schimmel und anderen schädlichen Einflüssen zu schützen. Deshalb ist es am besten, ganze Nüsse mit Schale zu kaufen. Am zweitbesten ist es, sie ohne Schale zu kaufen, aber in ganzer Form, nicht in Stücke gebrochen oder zu Mehl gemahlen. Walnüsse und Pekannüsse können nicht geknackt werden, ohne die Nuss in Stücke zu brechen, deshalb ist es am besten, diese Nüsse mit Schale zu kaufen und sie zu Hause zu knacken. Nüsse enthalten ungesättigte Fettsäuren, die ziemlich schnell oxidieren, was dazu führt, dass Nüsse ranzig riechen und schmecken können. Walnüsse, Paranüsse und Macadamianüsse sind besonders oxidationsempfindlich und sollten daher mit Schale gekauft werden. Am besten knackt man diese Nüsse erst kurz vor dem Verzehr zu Hause. Pinienkerne werden ebenfalls schnell ranzig, aber es ist zu mühsam, die Samen aus den Zapfen und den Schalen zu befreien. Deshalb können sie geschält gekauft werden, aber man sollte darauf achten, sie so frisch wie möglich zu bekommen.

Mandeln und Haselnüsse sind resistenter gegen Oxidation und können ohne Schale gekauft werden, solange sie ganz belassen und nicht in Stücke gebrochen wurden. Cashewkerne sind im rohen Zustand giftig und werden vor dem Verkauf mit Hitze behandelt. Alle im Handel erhältlichen Cashewkerne sind also vorgekocht und müssen zu Hause nicht mehr groß verarbeitet werden. In jedem Fall sollten Cashewkerne 1-3 Stunden (maximal 6 Stunden) eingeweicht werden, bevor man sie zum Backen oder zur Zubereitung von Desserts verwendet. Wenn Sie Mandelmehl oder aus anderen Nüssen hergestelltes Mehl kaufen, sollten Sie darauf achten, dass es frisch ist und tiefgekühlt aufbewahrt wurde. Leider sind viele solcher Mehle bereits zu einem gewissen Grad oxidiert, sodass man sie am besten meidet. Von handelsüblichem Kokosmehl rate ich ab: Es ist zu belastend für den Darm, und es gibt keine einheitliche Norm, wie das Mehl herzustellen ist. Kokosmehl ist einfach zu

Hause zuzubereiten, und selbst gemachtes Kokosmehl ist auch besser verdaulich. Einfach naturbelassene getrocknete Kokosnuss (Kokosraspeln) kaufen und in einer Küchenmaschine mahlen.

1. Am besten eignet sich bei der Befolgung der GAPS-Diät zum Backen und zur Zubereitung von Desserts selbst gemachtes Mehl aus frischen, zu Hause geknackten Nüssen. Nach dem Knacken gibt es zwei Möglichkeiten, die Nüsse zuzubereiten, bevor man sie für ein Rezept verwendet: Die Nüsse zu Mehl mahlen (vor allem wenn sie in Stücke gebrochen sind, zum Beispiel Walnüsse und Pekannüsse). 1/8 Liter Molke, Kefir oder Joghurt hinzufügen, mischen und etwas Wasser zugießen, um eine breiartige Konsistenz zu erhalten. Darauf achten, dass die Mischung an der Oberfläche nicht trocken ist, da eine Milchsäuregärung durchgeführt wird, die anaerob ist. Die Mischung mit einem Tuch abdecken und 5 bis 7 Tage lang fermentieren lassen. Täglich durchmischen und ggf. etwas mehr Wasser hinzufügen, damit die Oberfläche stets bedeckt bleibt.
2. Wenn ganze Nüsse wie Mandeln oder Haselnüsse verwendet werden, kann man diese einweichen und keimen lassen. Dazu die Nüsse 12 bis 24 Stunden einweichen, dann abspülen, abtropfen lassen, in ein Glasgefäß geben, mit einem Tuch abdecken und stehen lassen. Nach dem Einweichen sollten die faserigen braunen Häute von den Nüssen abgezogen werden. Das gilt vor allem für empfindliche Menschen. Die Nüsse jeden Tag erneut abspülen. Nach einigen Tagen erscheinen an der Keimstelle der Nuss kleine Sprossen. Wenn die Nüsse gekeimt sind, können sie zu einer Paste zermahlen und in dem gewünschten Rezept verwendet werden. Möglicherweise reicht das Keimen noch nicht aus, um die Nüsse verdaulich zu machen. In diesem Fall kann man sie nach dem Mahlen noch einige Tage fermentieren lassen (wie oben beschrieben).

Um ein paar trockene Nüsse zum Knabbern zu haben, die Schalen entfernen, einweichen, keimen oder fermentieren lassen. Abtropfen und in einem Dörrgerät oder auf der niedrigsten Stufe im Backofen trocknen. Wenn Sie in einem sonnigen, warmen Klima leben, können Sie die Nüsse vielleicht auch draußen in der Sonne trocknen.

Geschälte Sonnenblumenkerne können bei der Befolgung der GAPS-Diät sehr gut zum Backen verwendet werden. Wichtig ist, sie über Nacht in Wasser einzuweichen, abtropfen zu lassen und 1 bis 3 Tage lang keimen zu lassen (bis kleine Sprossen aus ihnen wachsen). Zu diesem Zeitpunkt können sie zu einer Paste gemahlen und sofort zum Backen verwendet werden (einige Rezepte folgen in diesem Kapitel). Gekeimte Sonnenblumenkerne können auch zu Salaten und anderen Gerichten hinzugegeben werden. Sie sind leicht verdaulich, haben eine knackige Konsistenz und schmecken köstlich. Geschälte Kürbiskerne lassen sich nur schwer keimen. Es ist einfacher, sie zu fermentieren. Dazu die Kerne zu Mehl mahlen, mit etwas warmem Wasser anrühren und ein wenig Molke, Kefir oder Joghurt hinzugeben. Die Mischung einige Tage lang fermentieren lassen und dann zum Backen verwenden.

Nuss- oder Samenbutter ist im Handel erhältlich und wird oft aus Haselnüssen, Mandeln, Erdnüssen, anderen Nüssen und Sesamsamen (Tahin) hergestellt. Genau wie bei handelsüblichem Nussmehl kann es sein, dass die Samen nicht richtig zubereitet wurden, bevor sie zu Butter gemahlen wurden (obwohl es inzwischen einige Anbieter gibt, die dies tun). Auch bei diesen Produkten besteht die Gefahr, dass sie ranzig werden. Einige Menschen können sie gut vertragen, aber empfindlichere Menschen machen Nuss- oder Samenbutter besser zu Hause selbst. Die Nüsse oder Samen müssen in Wasser eingeweicht werden, dann gekeimt oder fermentiert und mit einer Küchenmaschine zu Butter gemixt werden.

Erdnüsse, weiße Bohnen, Limabohnen und Linsen sind Hülsenfrüchte und können zum Backen verwendet werden. Sie sollten roh und unbehandelt gekauft werden. Um sie verdaulich zu machen – das gilt insbesondere für einen GAPS-Patienten –müssen sie zu Hause richtig zubereitet werden, indem sie eingeweicht, gekeimt und/oder fermentiert werden. Nach dem Fermentieren müssen Bohnen und Linsen gekocht und können dann anstelle von Mehl zum Backen verwendet werden.

Zur Vorbereitung von Bohnen und anderen Hülsenfrüchten diese 12-24 Stunden in Wasser einweichen, abgießen, gut mit kaltem Wasser abspülen und erneut abgießen. Die Bohnen mit kochendem Wasser bedecken, um ihre festen Häute aufzubrechen, abkühlen lassen und dann 1/4 Liter selbst gemachte Molke oder selbst gemachten Kefir oder Joghurt hinzufügen. Darauf achten, dass die Bohnen vollständig mit Wasser bedeckt sind. 4 bis 6 Tage bei Zimmertemperatur fermentieren lassen. Abgießen und gut abspülen. Einen großen Topf Wasser zum Kochen bringen und die Bohnen hineingeben, wieder zum Kochen bringen, die Hitze reduzieren und so lange köcheln lassen, bis die Bohnen richtig weich sind. Das kann bei unterschiedlichen Bohnen bzw. Hülsenfrüchten unterschiedlich lange dauern, von 30 Minuten (bei manchen Linsen) bis zu ein paar Stunden. Wenn die Bohnen richtig weich sind, das Wasser abgießen und die Bohnen abkühlen lassen. Nun können sie zu einer Paste gemahlen und für Backrezepte verwendet werden. Es empfiehlt sich, eine große Menge Bohnen auf diese Weise im Voraus zuzubereiten und sie dann in kleinen Beuteln für den späteren Gebrauch einzufrieren.

Bei allen Hülsenfrüchten sollte man im Hinterkopf behalten, dass viele GAPS-Patienten sie auch nach entsprechender Vorbereitung nicht verdauen können. Wenn Ihre Verdauungsbeschwerden zurückkehren, nachdem Sie versucht haben, Hülsenfrüchte in Ihre Kost einzuführen, müssen Sie sie möglicherweise ein weiteres Jahr oder länger meiden, bevor Sie Ihren Verzehr erneut ausprobieren. Empfindliche Menschen, die den Verzehr von Bohnen unbedingt ausprobieren möchten, sollten sich das Rezept *Doppelt fermentierte Bohnen* auf S. 333 ansehen.

Kakao (Schokolade, Kakaobohnen und Kakaopulver) ist während der Befolgung der GAPS-Diät nicht erlaubt. Schokolade erfreut sich auf der ganzen Welt großer Beliebtheit, und einige Betroffene führen sie zu einem späteren Zeitpunkt erfolgreich in ihre Kost ein, wenn die Verdauungsbeschwerden abgeklungen sind. Betroffene sollten sich vor dem Verzehr von Schokolade vergewissern, dass ihr Körper für diese Schlemmerei bereit ist, denn Kakao enthält viele Substanzen, die den Darm reizen und das Gleichgewicht des Blutzuckerspiegels und der Neurotransmitter im Gehirn stören können (was zu Migräne, Stimmungsschwankungen und Verhaltensauffälligkeiten führen kann). Unter Umständen muss Kakaopulver fermentiert werden, bevor es bei der Zubereitung der gewünschten Rezepte verwendet werden kann. Dafür das Kakaopulver mit dem Nussmehl (den zu Mehl gemahlenen Nüssen) und 1/4 Liter Molke, Kefir oder Joghurt mischen. Mit etwas Wasser zu einer breiartigen Konsistenz anrühren und eine Woche lang fermentieren lassen, bevor es für das gewünschte Rezept verwendet wird. Die Mischung einmal am Tag umrühren und darauf achten, dass sie immer mit etwas Wasser bedeckt ist (die Oberfläche der Mischung darf nicht trocken werden), da es sich bei dieser Fermentation um eine anaerobe Gärung handelt.

> Die Menschheit ist süchtig nach Brot! Dieser Sucht liegen zwei Faktoren zugrunde: ein physischer und ein psychischer Faktor. Indem Sie Ihr Brot

aus Nüssen und ölhaltigen Samen herstellen (statt aus Weizenmehl oder einem anderen Getreidemehl), entfällt der physische Faktor der Sucht, der aus dem Verlangen nach verarbeiteten Kohlenhydraten und Gluten besteht. Der psychische Faktor besteht jedoch fort: das angenehme Gefühl, ein Brot aufzuschneiden, etwas darauf zu schmieren, ein Toast oder ein Sandwich zuzubereiten und hineinzubeißen. Das ist leicht und lässt sich ohne Aufwand schnell machen. Man macht es unbewusst: Es geschieht regelrecht automatisch, ohne dass man darüber nachdenkt, was man isst und was der Körper braucht, um gut ernährt zu werden. Die meisten Menschen eignen sich diese Gewohnheit in der frühen Kindheit an. Aber hüten Sie sich vor dieser Sucht! Achten Sie mal auf Ihre Mitmenschen: Brot macht einen großen Teil ihrer täglichen Mahlzeiten aus. Anstatt sich eine Suppe zu kochen, ein paar Eier mit Speck zu braten oder Fleisch mit Gemüse zuzubereiten, ist es viel bequemer, einfach eine Scheibe Brot abzuschneiden. Wenn man normales Brot durch Brot ersetzt, das bei der Befolgung der GAPS-Diät verzehrt werden darf, kann es passieren, dass die Sucht nach Brot nicht überwunden werden kann und die Krankheit, von der man zu genesen versucht, bevor man es sich versieht, wieder ausbricht. Um von einer chronischen Krankheit zu genesen und danach gesund zu bleiben, muss man Süchte überwinden, insbesondere die Sucht nach Brot! Es ist entscheidend, sich darauf zu konzentrieren, seine Essgewohnheiten komplett zu ändern. Das bedeutet, dass das bei der GAPS-Diät erlaubte Brot nur gelegentlich als Leckerei genascht und nicht als täglicher Ersatz für richtige Mahlzeiten gegessen werden sollte.

Backwaren und Desserts sind eine willkommene Bereicherung des Speiseplans. Allerdings muss der Darm der Person, die diese Speisen zu sich nimmt, bereit sein, diese zu vertragen! Sogar richtig zubereitet können Samen und Nüsse schwer verdaulich sein und dafür sorgen, dass Beschwerden wieder zurückkehren, an deren Überwindung man hart gearbeitet hat. Deshalb empfehle ich, die Einführung dieser Nahrungsmittel nicht zu überstürzen. Außerdem sollte man sich vor Augen halten, dass ein übermäßiger Verzehr von Nüssen das Immunsystem aus dem Gleichgewicht bringen kann, was möglicherweise dazu führt, dass in unserem Körper siedelnde Viren (normale Bewohner unseres Körpers) aktiviert werden. Kakao (Schokolade, Kakaobohnen) kann in dieser Hinsicht ebenfalls eine starke Wirkung entfalten. Das erste Anzeichen für ein solches aus dem Gleichgewicht geratenes Immunsystem besteht in einer Aktivierung von Papillomaviren, was dazu führt, dass sich am Körper neue, juckende Warzen bilden (vor allem an warmen Stellen, an denen sich leicht Schweiß bildet, wie in den Achselhöhlen und in Hautfalten). Als Nächstes kann es zur Aktivierung von Herpesviren kommen, die an den Lippen oder an anderen Stellen des Körpers die Bildung von Bläschen auslösen. Wenn eines dieser Symptome auftritt, sollte man für eine Weile auf den Verzehr von Nüssen und Samen verzichten und stattdessen reichhaltige Suppen und Eintöpfe bevorzugen, um das Immunsystem wieder ins Gleichgewicht zu bringen und es ihm zu ermöglichen, die im Körper siedelnden Viren wieder unter Kontrolle zu bringen.

› *Grundrezept für Brot, Kuchen und Muffins*

250 g richtig vorbereitete Nüsse, Sonnenblumenkerne oder Kürbiskerne, zu einer Paste gemahlen
60 g weiche Butter (oder Kokosöl, Gänsefett, Entenfett oder ein anderes tierisches Fett, selbst gemachter Joghurt oder Sauerrahm)
3-6 Eier (je nach Konsistenz der Nusspaste)

So werden Nüsse für dieses Rezept richtig vorbereitet: Sie können Ihre bevorzugte Nusssorte oder eine Mischung aus verschiedenen Nüssen verwenden. Der Nussmischung können auch Kürbiskerne hinzugegeben werden. Die Nüsse mit Wasser bedecken und über Nacht einweichen lassen. Cashewnüsse stellen eine Ausnahme dar: Sie sollten nicht länger als 6 Stunden eingeweicht werden, am besten 1 bis 3 Stunden.

Am Morgen die Nüsse abgießen und entweder, so wie sie sind, fermentieren oder zu einer Paste mahlen und dann fermentieren. Dazu die Nüsse oder die Paste mit warmem Wasser bedecken und 1 Teelöffel Molke, Kefir oder Joghurt hinzufügen. Bei Zimmertemperatur 1-6 Tage lang fermentieren lassen. Darauf achten, ob sich an der Oberseite Schimmel bildet. Wenn Anzeichen von Schimmelbildung zu sehen sind, wurden die Nüsse lange genug fermentiert. Abtropfen lassen und für das Rezept verwenden.

Wenn Sie ganze Mandeln verwenden, können Sie diese vor dem Fermentieren ein wenig keimen lassen. Das ist ganz einfach: Nach dem Einweichen die Mandeln über Nacht abgießen und in einem Glasgefäß an einem hellen Ort zum Keimen stehen lassen. Darauf achten, dass die Mandeln feucht bleiben, also ein- oder zweimal am Tag abspülen. Nach zwei bis drei Tagen bilden sich in der

Regel kleine Triebe. Um Mandeln besser verdaulich zu machen, ist es empfehlenswert, die braune Haut nach dem Keimen zu entfernen. Danach können die Mandeln zu einer Paste zermahlen und in dem gewünschten Rezept verwendet werden. Wenn man sie noch bekömmlicher machen möchte, die Paste mit warmem Wasser bedecken, etwas Kefir oder Joghurt hinzugeben und 2 bis 3 Tage lang fermentieren lassen.

Alle Zutaten in einer Küchenmaschine vermischen. Nach Bedarf können mehr oder weniger Nusspaste und Eier zugegeben werden, um eine breiartige Konsistenz zu erhalten. Die Kuchen- oder Brotform mit Butter oder Ghee einfetten, mit Backpapier auslegen und die Teigmasse hineingeben. Den Backofen auf 170 °C vorheizen, die Form hineinschieben und ungefähr 40-60 Minuten backen. Zwischendurch gelegentlich mit einem sauberen Messer die Garprobe machen. Wenn kein Teig am Messer hängen bleibt, ist der Teig durchgebacken und das Brot fertig.

Durch die Zugabe von etwas Salz, Pfeffer, getrockneten Kräutern, Tomatenmark, geriebenem Cheddarkäse (wenn dieser vertragen wird), Trockenfrüchten, frischen oder gefrorenen Beeren, Stücken von Kochapfel, geriebener Möhre, geriebenem Kürbis oder Kürbisstücken (ohne Schale und Kerne) kann man unterschiedliche Variationen von diesem Brot zubereiten. Wenn dem Teig etwas Süße verliehen werden soll, 150 g getrocknete Früchte (Datteln, Aprikosen, Rosinen, Feigen) und/oder 2 reife Bananen hinzugeben. Sollten die getrockneten Früchte zu hart sein, empfiehlt es sich, sie vor der Verwendung einige Stunden in Wasser einzuweichen oder in etwas Wasser kurz aufzukochen.

Sie können auch improvisieren und Ihre eigenen Kreationen herstellen. Sie können diese Mischung verwenden, um daraus Brot, Kuchen oder, in kleinen Papierförmchen, Muffins zu backen oder einen Pizzaboden daraus zu fertigen. Der Teig ist wirklich sehr einfach zuzubereiten, selbst für die unerfahrensten Köche.

› *Sonnenblumenbrot*

150 g Bio-Sonnenblumenkerne ohne Schale
1 TL Salz
4-8 Eier

Sonnenblumenkerne mit Wasser übergießen und über Nacht einweichen. Am Morgen abgießen und in einem Glasgefäß an einem hellen Ort keimen lassen.

Darauf achten, dass die Kerne feucht bleiben, also ein- bis zweimal am Tag abspülen. Nach 2 bis 4 Tagen bilden sich kleine Sprossen. Jetzt können die Sonnenblumenkerne in einer Küchenmaschine mit Salz und Eiern zu einem dicken Brei verarbeitet werden. Abschmecken und nach Belieben nachsalzen. In einer mit eingefettetem Backpapier ausgelegten Brotbackform bei 170 °C 40 bis 60 Minuten backen. Gelegentlich mit einem trockenen, sauberen Messer die Garprobe machen. Wenn kein Teig am Messer hängen bleibt, ist der Teig durchgebacken und das Brot fertig.

Pizza

Den Teig nach dem weiter oben beschriebenen Rezept zubereiten und etwas Salz hinzufügen. Auf einem mit eingefettetem Backpapier ausgelegten Backblech etwa 2 cm dick verstreichen und ungefähr 30 Minuten backen. Zwischendurch mit einem trockenen Messer die Garprobe machen.

Nach dem Backen abkühlen lassen. Den Boden mit Tomatenmark bestreichen und Salz darüberstreuen.

Einen Belag Ihrer Wahl auf das Tomatenmark geben: rote, gelbe oder grüne Paprikascheiben, Champignons, gegarte Fleisch- oder Wurststücke, Tomatenscheiben, klein geschnittenes Blattgemüse, Sardellen, Fisch, Garnelen, Ananas usw.

Zum Schluss geriebenen Hartkäse (Parmesan und/oder Cheddar) über den Belag streuen, vorausgesetzt, der Betroffene befindet sich bereits in einem Stadium, in dem Käse vertragen wird. Wenn Käse noch nicht vertragen wird, kann dieser durch selbst gemachte Mayonnaise ersetzt werden. Einige Minuten backen oder grillen, bis der Käse geschmolzen ist.

9. Desserts

Es würde den Rahmen dieses Buches sprengen, eine große Auswahl an Rezepten vorzustellen. Im Folgenden finden Sie lediglich einige Anregungen. Es gibt verschiedene hervorragende Kochbücher mit einer großen Auswahl an GAPS-Rezepten, die Sie auf meiner Website www.gaps.me unter dem Stichwort *Quellen* finden.

› *Backäpfel*

Große Kochäpfel

2-3 entsteinte Datteln pro Apfel
1-2 EL Butter, Ghee oder ein anderes tierisches Fett pro Apfel
Eine Prise gemahlener Zimt pro Apfel; weitere Gewürze nach Belieben: Kardamom, Piment, Muskatnuss und Sternanis

Mit einem scharfen Messer das Kerngehäuse herausschneiden, dabei den Boden des Apfels intakt lassen.

Zur Zubereitung der Füllung die Datteln 20 Minuten lang in etwas heißes Wasser legen, damit sie weich werden. Die Datteln (zusammen mit dem Einweichwasser) in einer Küchenmaschine mit dem Fett und Zimt (und anderen Gewürzen, falls gewünscht) pürieren.

Jeden Apfel mit der Füllung füllen. Bei 160-180 °C 20 bis 25 Minuten oder so lange im Ofen backen, bis die Äpfel weich sind (ein Messer leicht hindurchgeht).

Crème Caramel

Zutaten für eine Person (für mehrere Personen einfach die Menge mit der entsprechenden Anzahl der Personen multiplizieren):
1 Ei
3 EL Wasser
1 TL Honig
Gemahlener Zimt

Alle Zutaten gut vermischen. Die Masse in flache Auflaufformen gießen, möglichst pro Person jeweils eine Form, und mit Zimt bestreuen. Den Backofen auf 150 °C vorheizen und die Mischung 30 bis 40 Minuten backen. Wenn Sie bei einer höheren Temperatur backen, empfiehlt es sich, die Auflaufformen in etwas Wasser zu stellen.

› *Apple Crumble*

4 große Kochäpfel
2 Eier
Fruchtfleischreste vom Entsaften von 1 kg Möhren oder 1/2 kg geriebene Möhren
10 getrocknete Aprikosen
135 g entsteinte Datteln, in etwas heißem Wasser eingeweicht

125 g ungesalzene Butter, Ghee, Talg oder ein anderes tierisches Fett

Die Äpfel in Stücke schneiden und auf dem Boden einer Auflaufform verteilen (Es muss kein Backpapier verwendet werden). Die getrockneten Aprikosen in kleine Stücke schneiden und über die Äpfel streuen. Das Einweichwasser der Datteln dazugeben.

In einer Küchenmaschine Eier, Butter, Möhrenfruchtfleisch und Datteln miteinander vermengen. Die Mischung über den Aprikosen und Äpfeln verteilen und leicht untermischen. Im Backofen bei 160 °C ca. 40 Minuten backen.

› *Apfelkuchen mit Johannisbeeren und Kürbis*

4 große Kochäpfel
Eine Handvoll Rosinen
100 g schwarze Johannisbeeren, frisch oder gefroren
250-375 g frischer Kürbis, geschält und fein gehackt
150-300 g getrocknete Datteln ohne Stein
ca. 150 g (1 Cup) entsprechend zubereitete Nüsse oder Samen
2-6 Eier

Die Datteln 2 bis 3 Stunden oder über Nacht in ½ Liter Wasser einweichen. Die Datteln abgießen und das Einweichwasser in eine Auflaufform füllen. Das Kerngehäuse der Äpfel entfernen, die Äpfel in Scheiben schneiden und zusammen mit Kürbisstücken, Rosinen und schwarzen Johannisbeeren in die Auflaufform geben.

Die Datteln, Eier und richtig vorbereitete Nüsse in einer Küchenmaschine vermengen. Die Anzahl der verwendeten Eier so anpassen, dass eine breiartige Konsistenz entsteht. Diese Mischung mit einem Löffel auf den Pie geben und gleichmäßig verteilen. Bei 150-170 °C eine Stunde lang backen.

› *Kuchen aus Winterkürbis*

6 Eier
250-350 g geriebener Winterkürbis mit süßlichem, orangefarbenem Fleisch (Buttercup-Kürbis, Butternusskürbis u.a.)
100 g Datteln, ohne Stein, eingeweicht in etwas heißem Wasser
75 g Butter (oder Ghee, Kokosfett, Gänsefett, Entenfett oder ein beliebiges anderes tierisches Fett)

300 g entsprechend vorbereitete Mandeln
3 mittelgroße Äpfel

Eine Backform einfetten, das Kerngehäuse der Äpfel entfernen, die Äpfel in Scheiben schneiden und auf dem Boden der Backform verteilen. Wenn das Verdauungssystem eines Betroffenen empfindlich ist, empfiehlt es sich, die Äpfel zu schälen, andernfalls können die Äpfel ungeschält verwendet werden.

Die restlichen Zutaten in einem Standmixer mixen und die Mischung über die Äpfel geben. Die Oberfläche glatt streichen und bei 150 bis 170 °C 40 bis 50 Minuten backen.

› *Russische Creme*

Für eine Portion:
2 Eigelb
½ bis 1 TL Honig
(Für mehr Portionen die angegebenen Zutaten mit der entsprechenden Personenzahl multiplizieren)

Die Russische Creme kann gut anstelle von Schlagsahne auf Früchten verwendet werden, schmeckt aber, bestreut mit gekeimten Sonnenblumenkernen oder Fruchtstücken, auch gut als Dessert. Darüber hinaus kann man sie bei Kuchen gut anstelle von Schlagsahne verwenden. Für die Zubereitung die Eier trennen und die Eigelbe mit dem Honig zu einer dicken, weißlichen Masse verquirlen. Die Creme ist nicht nur eine leckere Süßspeise, sondern zugleich sehr nahrhaft. Die Eier sollten aus einer vertrauenswürdigen Quelle stammen. Am besten sind Bio-Eier aus Freilandhaltung von nicht mit Soja gefütterten Hühnern.

› *Apfelsoße oder -püree*

5-6 große Kochäpfel
120 g Butter, Ghee, Kokosfett, Gänsefett, Entenfett oder ein anderes tierisches Fett
250-500 l Wasser
Honig zum Süßen

Die Äpfel schälen, das Kerngehäuse entfernen, in Stücke schneiden, in einen Topf mit dem Wasser geben und weich kochen. Vom Herd nehmen und die Butter oder ein anderes Fett zugeben. Abkühlen lassen, pürieren und nach Belieben mit dem Honig süßen.

Auf dieselbe Weise kann man auch Birnensoße zubereiten, allerdings benötigt man dazu keinen Honig, da Birnen von Natur aus sehr süß sind.

Die Soße hält sich gut im Kühlschrank und kann mit etwas Joghurt, gekeimten und gehackten Sonnenblumenkernen oder Mandeln, Russischer Creme oder auch pur serviert werden.

› *Bananeneis*

Einige sehr reife Bananen (mit braun gefleckter Schale) kaufen, die Schale abziehen, und die Bananen in den Gefrierschrank legen. Wenn das Bananeneis zubereitet werden soll, die gefrorenen Bananen aus dem Gefrierschrank nehmen und ungefähr 30 Minuten leicht auftauen lassen. Dann in einer Küchenmaschine pürieren, gegebenenfalls etwas Wasser zugeben, damit die Konsistenz schön cremig wird. Durch Zugabe einiger frischer oder gefrorener Beeren, Fruchtstücke, frischer oder getrockneter Kokosraspeln sowie grob gehackter Nüsse (richtig vorbereitet und getrocknet) lassen sich verschiedene Geschmacksvarianten kreieren.

› *Milcheis*

Dieses Eis kann zubereitet werden, wenn selbst gemachter Sauerrahm in die Kost eingeführt wurde. 1/2 Liter Sauerrahm nach Belieben mit Honig vermengen. 6 Eier trennen. Das Eiklar zu steifem Eischnee schlagen und die Eigelbe zu einer dicken, schaumigen, hellgelben Masse verquirlen. Den Sauerrahm mit der Eigelbmasse verrühren und nach Belieben Früchte, Beeren, Nüsse, Samen (richtig vorbereitet) und Gewürze hinzugeben. Alles gut mischen und dann behutsam den Eischnee unterheben. Die Masse in einen Kunststoffbehälter geben und sofort in den Gefrierschrank stellen.

› *Frische Kokosnuss*

Beim Kauf einer Kokosnuss sollte man darauf achten, dass die Schale keine Risse oder andere Beschädigungen aufweist. Die Nuss ans Ohr halten und schütteln. Wenn im Inneren das Kokoswasser plätschert, ist die Kokosnuss unversehrt. Wenn eine Kokosnuss beschädigt und Kokoswasser ausgelaufen ist, wird das Fruchtfleisch ranzig und ungenießbar.

Wenn man eine schöne Kokosnuss ausgewählt und mit nach Hause genommen hat, beginnt der Spaß. Man benötigt einen Schraubenzieher und einen Hammer. Auf der Oberseite der Kokosnuss befinden sich drei runde Aushöhlungen.

Mit dem Schraubenzieher in zwei dieser Aushöhlungen ein Loch bohren. Das Kokoswasser durch eines der beiden Löcher in ein Gefäß gießen, während das andere Loch dazu dient, Luft hineinzulassen. Das Kokoswasser ist sehr nahrhaft. Man kann es pur trinken oder zur Zubereitung von Speisen verwenden. Es sollte frisch und süßlich schmecken. Wenn das Kokoswasser ranzig schmeckt, braucht man die Kokosnuss gar nicht erst zu zerkleinern, da sie ungenießbar ist. Nach dem Abgießen des Kokoswassers kann die Schale mit dem Hammer zum Knacken gebracht und das Fruchtfleisch entnommen werden. Die Fruchtstücke mit Wasser abspülen, um mögliche Reste der Schale zu entfernen. Das Fruchtfleisch kann auf vielerlei Art verwertet werden: In mundgerechte Stücke geschnitten, genießt man das Fruchtfleisch einfach pur. Es hat einen sehr angenehmen, süßlichen Geschmack.

Man kann es in der Küchenmaschine zerkleinern und für die Zubereitung von Süßspeisen verwenden (siehe auch nächstes Rezept).

Im Entsafter ergibt das Fruchtfleisch eine dickflüssige Kokoscreme, aus der sich, mit Wasser verdünnt, eine leckere Kokosmilch zubereiten lässt. Sowohl die Creme als auch die Milch können für die Zubereitung von Speisen, als Dressing für Obst- und Gemüsesalate, als Sahne für Kuchen oder als Ersatz für Vanillesoße verwendet werden.

Zerkleinertes Fruchtfleisch kann als Zutat zum Backen, für selbst gemachtes Eis und andere Süßspeisen, für Suppen, Eintöpfe, Salate und Soßen verwendet werden.

Noch ein Hinweis für betroffene Kinder und Erwachsene, die unter Durchfall leiden. Kokosnuss ist sehr ballaststoffreich und kann den Durchfall möglicherweise verschlimmern. Deshalb empfiehlt es sich, das Kokosfleisch zunächst in einen Entsafter zu geben, sodass die Fasern vom Rest getrennt werden. Auf diese Weise können Betroffene frisch zubereitete Kokosmilch und Kokoscreme genießen und all die in der Kokosnuss enthaltenen guten Nährstoffe ohne die Fasern zu sich nehmen.

› *Kokosnuss-Leckerei*

1 mittelgroße Kokosnuss

ungefähr 150 g Trockenfrüchte (z.B. getrocknete Aprikosen, Feigen, Datteln, Rosinen oder eine Mischung daraus. Darauf achten, dass sie weder geschwefelt noch von Stärke umhüllt sind)

100 g Kokosraspeln

Die Trockenfrüchte 6-8 Stunden einweichen und anschließend abgießen.

Zwei Löcher in die Kokosnuss bohren und das enthaltene Kokoswasser durch ein feines Sieb in ein Gefäß abseihen und beiseitestellen.

Das Fruchtfleisch der Kokosnuss aus der Schale lösen und abspülen, um Schalenreste zu entfernen. Das Fruchtfleisch so klein schneiden, dass es mit einem Fleischwolf oder im Entsafter verarbeitet werden kann.

Das Fruchtfleisch zusammen mit den Trockenfrüchten zerkleinern. In der Küchenmaschine oder per Hand gründlich vermengen. Wenn die Mischung zu trocken ist, etwas von dem Kokoswasser hinzugeben.

Mit den Händen kleine Kugeln aus der Mischung formen und in den Kokosraspeln wälzen. Auf einen großen Teller legen und in den Kühlschrank stellen oder einfrieren.

10. Rezepte ohne Ei

Eier werden beim Backen als Bindemittel verwendet und sorgen dafür, alle anderen Zutaten zusammenzuhalten. Einige Menschen leiden unter einer echten Eierallergie und dürfen keine Eier verzehren. In dem Fall können beim Backen die folgenden Zutaten anstelle von Eiern als Bindemittel verwendet werden: Winter- und Sommerkürbis, gebacken und zerdrückt (verschiedene Sorten, z. B. Hokkaido, Butternuss-, Turban-, Spaghettikürbis usw.)

- Banane, zerdrückt
- Apfel, gebacken und zerdrückt oder zu Apfelsoße verarbeitet
- Birne, gebacken und zerdrückt oder zu Birnensoße verarbeitet
- Markkürbis oder Zucchini, gebacken, zerdrückt und abgetropft
- Gelatine, gut in etwas warmem Wasser aufgelöst

› *Eifreier Teig für Brot, Kuchen oder Muffins*

ungefähr 200 g richtig vorbereitete Nüsse (Mandeln, Cashewkerne, Walnüsse, Haselnüsse usw.)

3 EL Butter (oder Kokosöl, Ghee, Gänsefett, Entenfett oder ein anderes tierisches Fett)

500 g gekochter und zerdrückter Kürbis (Butternusskürbis, Hokkaido oder andere, weniger wässerige Sorten) oder alternativ Apfel- bzw. Birnensoße

Winterkürbisse können sehr schwer zu schneiden sein. Um den Arbeitsaufwand zu minimieren, kann man den ganzen Kürbis backen oder ihn halbieren, die Kerne entfernen, mit der Schnittfläche nach unten auf ein Backblech legen und im Backofen sehr weich backen (ein Messer sollte leicht hindurchgehen). Abkühlen lassen, das Fruchtfleisch herauslösen (oder die Schale entfernen) und mit einer Gabel zerdrücken.

Das Rezept lässt sich gut variieren, indem man zum Beispiel Trockenfrüchte, grob gehackte Nüsse (richtig vorbereitet und getrocknet), Kokosflocken, Beeren und Fruchtstücke hinzugibt.

Alle Zutaten gut vermischen. Die Masse in eine gut gefettete Backform geben und bei 150-175 °C 45-60 Minuten backen. Zwischendurch mit einem trockenen Messer die Garprobe machen (am Messer sollte nichts mehr haften bleiben).

Durch die Zugabe von 2 EL Tomatenmark (pur, ohne jegliche Zusatzstoffe) und etwas Salz und Pfeffer kann aus derselben Mischung ein Pizzaboden zubereitet werden. Die Mischung einfach auf Backpapier verteilen und mit einem Löffel glatt streichen. Experimentieren Sie mit eigenen Variationen, indem Sie Zutaten aus der Liste der erlaubten Produkte verwenden.

11. Getränke

› *Nuss- bzw. Samenmilch*

Milch kann man aus Mandeln, Sonnenblumenkernen, Sesamsamen, Pinienkernen oder einer Nuss-Samen-Mischung herstellen. Die beste Milch lässt sich aus Mandeln machen. Man kann 1 TL Leinsamen hinzugeben, um die Milch anzudicken. Die Kerne oder Samen 12-24 Stunden in Wasser einweichen und anschließend abgießen. Danach werden die Kerne in der Küchenmaschine mit Wasser püriert: Auf 1 Tasse Nüsse oder Samen kommen 2 bis 3 Tassen Wasser. Mit einem guten Entsafter lassen sich die Kerne zu einer Paste zerkleinern, die dann mit Wasser verdünnt werden kann. Alles gut mixen, durch ein Seihtuch oder ein feines Sieb abgießen, und fertig ist die Milch. Zum Süßen kann man beim Mixen ein paar eingeweichte Datteln oder Rosinen hinzugeben. Wenn die Milch zu gehaltvoll erscheint, einfach etwas mehr Wasser hinzufügen. Es kann auch etwas frisch gepresster Apfelsaft oder Möhrensaft hinzugegeben werden. Auf diese Weise erhält man ein sehr leckeres und nahrhaftes Getränk.

› *Kokosmilch*

100 g ungesüßte Kokosraspeln mit gut 250 ml Wasser zum Kochen bringen. Abkühlen lassen und in der Küchenmaschine fein pürieren. Durch ein Seihtuch oder ein feines Sieb abseihen.

› *Ingwertee*

1 EL frisch geriebener Ingwer
Kochendes Wasser

Die geriebene Ingwerwurzel in eine Teekanne geben und mit kochendem Wasser übergießen. Zudecken und 5 Minuten ziehen lassen. Durch ein feines Sieb abseihen. Ingwertee ist ein wärmendes und verdauungsförderndes Getränk.

Frisch gepresste Säfte und GAPS-Shake

Für die Zubereitung selbst gemachter Säfte sollte nur Bio-Obst und Bio-Gemüse verwendet werden. Obst und Gemüse waschen und schadhafte Stellen herausschneiden, aber nicht schälen und nicht die Samen entfernen.

Die heilsamsten Säfte – die aus grünen Kräutern und Gemüse – schmecken leider nicht besonders gut. Damit sie besser schmecken und angenehm zu trinken sind, empfehle ich, verschiedene Früchte und Gemüsesorten miteinander zu kombinieren. Man kann nach Lust und Laune kombinieren, sollte sich aber an folgende Grundregel halten:

- 50 % besonders gesunde Zutaten: Möhre, etwas Rote Bete (nicht mehr als 5 % der Saftmischung), Staudensellerie, Weiß- und Rotkohl, Kopfsalat, grünes Gemüse und Kräuter (Spinat, Petersilie, Dill, Basilikum, frische Brennnesselblätter, Rote-Bete-Blätter und Möhrengrün).
- 50 % geschmacklich angenehme Zutaten, um den Geschmack der heilsamen Zutaten abzumildern: Ananas, Apfel, Orange, Grapefruit, Weintrauben, Mango usw.

Betroffene können diese Säfte pur trinken oder mit etwas Wasser verdünnt. Zunächst mit einer Drittel Tasse Saft pro Tag beginnen. Bei einem kleinen Kind oder einem sehr empfindlichen Erwachsenen sollte mit einer sehr geringen Menge begonnen werden, zum Beispiel mit 1 Teelöffel pro Tag. Die tägliche Menge allmählich steigern, bis ein Betroffener 2 Tassen frisch gepresste Säfte am Tag zu sich nimmt. Die Säfte sollten auf nüchternen Magen getrunken werden, am besten also gleich als Erstes am Morgen und dann noch einmal am Nachmittag.

Aus diesen Säften lässt sich leicht Wassereis zubereiten. Dazu einfach Eisförmchen mit frisch gepresstem Saft füllen und einfrieren.

Man kann aus den Säften auch Eiswürfel machen, mit denen man bei heißem Wetter schnell ein kaltes, erfrischendes Getränk zubereiten kann. Dazu einfach ein paar dieser Eiswürfel in ein Glas geben und mit Wasser (mit oder ohne Kohlensäure) aufgießen.

Die beim Entsaften von Möhren anfallenden Fruchtfleischreste können zusammen mit gemahlenen Nüssen oder als Ersatz für gemahlene Nüsse für Backmischungen verwertet werden. Je nach Belieben ist es möglich, auch die beim Saftpressen anfallenden Reste von anderem Gemüse und Obst zu verwenden.

Wie bereits im Kapitel *Die Leber und die Lunge* dargelegt, ist es für viele GAPS-Betroffene am besten, Säfte in Form von GAPS-Shakes in die Kost einzuführen.

› *GAPS-Shake-Rezept:*

Einen Saft aus 1 Möhre + 2 bis 3 Äpfeln (oder einer gleichen Menge Ananas) + 1 Stange Sellerie + einem kleinen Stück Rote Bete + einem kleinen Stück Weiß- oder Rotkohl zubereiten. Man kann auch ein wenig Zitrone und grünes Blattgemüse hinzufügen. Diesem Saft 1 bis 2 rohe Eier (das Eigelb und das Eiklar) und 4 bis 5 Esslöffel selbst gemachten Sauerrahm aus Rohmilch hinzugeben. Wenn Sauerrahm noch nicht in die Kost eingeführt wurde, eine ähnliche Menge Rohmilchbutter oder Ghee, bei Zimmertemperatur erwärmt, oder rohes Kokosöl zugeben. Sie können auch beliebige tierische Fette ausprobieren, z. B. Talg, Schweinefett, Lammfett oder Gänsefett. Olivenöl kann ebenfalls verwendet werden. Im Standmixer oder mit einem Pürierstab pürieren. Dieser „Shake" ist köstlich und liefert dem Körper hervorragende rohe Nährstoffe, einschließlich Fettsäuren und Cholesterin. Sie können diesem Smoothie auch Lebertran beifügen, denn er überdeckt den Lebertrangeschmack sehr gut. Man sollte zunächst mit einer geringen Menge des GAPS-Shakes beginnen, zum Beispiel 1 bis 2 Esslöffel pro Tag (1 bis 2 Teelöffel für ein Kind). Wenn ein Glas gut vertragen wird, kann die Menge allmählich auf 2 Gläser pro Tag erhöht werden. Der Smoothie sollte langsam zwischen den Mahlzeiten getrunken und jeder Mundvoll „gekaut" werden. Die Shakes sollten auf nüchternen Magen getrunken werden, also am besten gleich morgens und am Nachmittag. So können sie dazu beitragen, Gallen- und

Bauchspeicheldrüsensteine langsam zu entfernen und die Verdauung von Fetten und anderen Nährstoffen zu fördern. Die Eier und der Sauerrahm im GAPS-Shake gleichen den natürlichen im Obst und Gemüse enthaltenen Zucker aus und erhöhen dadurch die positive physiologische Wirkung dieser Säfte. Das ist vor allem für Menschen gut, die ihren Blutzuckerspiegel schlecht unter Kontrolle haben.

Frucht-Smoothies

Frucht-Smoothies sind einfach zuzubereiten, wenn man frisch gepresste Säfte zur Hand hat. Es lassen sich alle erdenklichen Kombinationen kreieren. Indem man eine reife Avocado zu dem Saft in den Mixer gibt, lässt sich jeder Saft in einen Smoothie verwandeln. Durch die Zugabe von selbst gemachtem Sauerrahm, Joghurt oder Kefir wird der Fett- und Proteingehalt des Smoothies erhöht. Wer ihn süßer haben möchte, kann eine reife Banane oder etwas Honig hinzugeben.

Vegetarismus

Schau dir die Natur ganz genau an und dann wirst du alles besser verstehen.
Albert Einstein

Grundsätzlich ist es für einen Menschen, der unter dem GAP-Syndrom leidet, nicht empfehlenswert, sich für eine pflanzenbasierte Ernährungsweise zu entscheiden. Allerdings ist jeder Mensch einzigartig und benötigt eine einzigartige, speziell auf ihn zugeschnittene Auswahl an Nährstoffen, um sich bester Gesundheit zu erfreuen. Es gibt Menschen, deren Körper aufgrund ihrer Konstitution die Zufuhr von mehr Kohlenhydraten mit der Nahrung benötigen, damit diese Menschen sich wohl fühlen, und nur pflanzliche Nahrungsmittel können diese Kohlenhydrate liefern. Befassen wir uns etwas detaillierter mit diesem Thema.

Ich habe viele dramatische Situationen erlebt, die dadurch verursacht wurden, dass irregeleiteter Vegetarismus bei Menschen psychische und chronische degenerative Krankheiten ausgelöst hat. Einige dieser Fälle habe ich in meinem Buch *Vegetarianism Explained: Making an Informed Decision*[1] beschrieben. Ich empfehle die Lektüre dieses Buches, um zu verstehen, was eine pflanzenbasierte Lebensweise für die menschliche Gesundheit und die Gesundheit unseres schönen Planeten bedeutet.

Mutter Natur hat Milliarden Jahre gebraucht, um unseren Körper zu konstruieren, während sie gleichzeitig alle Nahrungsmittel geschaffen hat, die unser Körper verwerten kann. Die Natur hat uns zwei Gruppen von Nahrungsmitteln zur Verfügung gestellt: *pflanzliche Nahrungsmittel* (Getreide, Hülsenfrüchte, Nüsse, Gemüse, Obst, Kräuter usw.) und *tierische Nahrungsmittel* (Fleisch, Fisch, Eier und Milchprodukte). Diese beiden Gruppen von Nahrungsmitteln wirken unterschiedlich im menschlichen Körper, und es ist wichtig, beide zu verzehren. Menschen sind Allesfresser: Unsere Vorfahren haben sich im Laufe der Evolution auf diesem Planeten entwickelt, indem sie alles gegessen haben, was sie in ihrer unmittelbaren Umgebung sowohl aus dem Pflanzen- als auch aus dem Tierreich an Essbarem auftreiben konnten. Sehen wir uns diese beiden Gruppen natürlicher Nahrungsmittel genauer an.

Alle Energie auf unserem Planeten wird recycelt, während neue Energie von der Sonne geliefert wird. Um die Sonnenenergie einzufangen und sie in feste Materie umzuwandeln, hat Mutter Natur Pflanzen geschaffen. Pflanzen wandeln die Lichtenergie der Sonne mithilfe des Prozesses der Photosynthese und des von ihnen gebildeten Chlorophylls in biochemische Energie um, die für den Aufbau pflanzlicher Substanz verwendet wird.[2]

Pflanzenfressende Tiere nehmen Energie aus der Sonne auf, indem sie Pflanzen fressen. Damit pflanzenfressende Tiere Pflanzen verdauen und Nährstoffe aus ihnen herausholen können, hat Mutter Natur sie mit einem ganz besonderen, langen Verdauungssystem ausgestattet, das aus mehreren Mägen besteht, zu denen auch der sogenannte Pansen gehört. Die Mägen sind von unzähligen speziellen Mikroorganismen besiedelt, die die Pflanzen zersetzen. Es ist somit nicht die Kuh (oder ein anderes pflanzenfressendes Tier), die das Gras verdaut, sondern die in ihren Mägen und in ihrem Pansen siedelnden Mikroorganismen.[3,4]

Raubtiere und Allesfresser beziehen Sonnenenergie durch den Verzehr pflanzenfressender Tiere. Wölfe, Löwen, Tiger, Füchse und andere Raubtiere können keine pflanzlichen Stoffe verdauen, weil sie mit einem ganz anderen Verdauungssystem ausgestattet sind.[5]

Das menschliche Verdauungssystem ähnelt demjenigen von Raubtieren. Genau wie Raubtiere haben wir nur einen kleinen Magen, der so gut wie gar nicht von Mikroben besiedelt ist. Der menschliche Magen ist so konstruiert, Salzsäure und Pepsin zu produzieren, Substanzen, die nur Fleisch, Fisch, Milch und Eier effektiv aufspalten können.[6,7] Nachdem diese Nahrungsmittel im Magen verdaut wurden, werden sie in den Darm transportiert, wo dem Nahrungsbrei zur Vervollständigung des Verdauungsprozesses Bauchspeicheldrüsensäfte und Galle hinzugefügt werden und wo die Nährstoffe resorbiert werden. Unser Verdauungssystem ist so konstruiert, dass es die für uns besten Nährstoffe aus tierischen Lebensmitteln bezieht! Das wissen die Menschen schon seit Jahrtausenden. Deshalb haben alle traditionellen Kulturen schon immer große Anstrengungen auf die Jagd, den Fischfang und das Halten von Haustieren verwendet.[8]

Wie sieht es mit Pflanzen aus?

In populären Ernährungsbüchern werden zahlreiche Untersuchungen angeführt, die belegen, dass Pflanzen voller Nährstoffe sind. Wenn diverse pflanzliche Nahrungsmittel in einem Labor analysiert werden, weisen sie in der Tat beträchtliche Mengen an Vitaminen, Proteinen, Fetten und Mineralstoffen auf. Diese Informationen werden dann in populären Ernährungsbüchern veröffentlicht und sorgen für Verwirrung. Warum? Weil im Labor alle möglichen Methoden und Chemikalien eingesetzt werden können, um Nährstoffe aus Pflanzen zu extrahieren – Methoden, über die das menschliche Verdauungssystem jedoch nicht verfügt. Im Laufe der Menschheitsgeschichte haben die Menschen durch Erfahrungen gelernt, dass pflanzliche Nahrungsmittel für sie schwer verdaulich sind. In rohem Zustand sind Pflanzen für den menschlichen Darm so gut wie unverdaulich.[6,8] Deshalb haben alle traditionellen Kulturen Methoden entwickelt, pflanzliche Nahrungsmittel so zuzubereiten, dass mehr von den in ihnen enthaltenen Nährstoffe aufgenommen werden können, um sie damit besser verdaulich zu machen: die Fermentation, das Mälzen, das Keimen und das Garen.[9] In unserer modernen Welt sind viele dieser Methoden leider in Vergessenheit geraten und durch Arten der Zubereitung ersetzt worden, die vor allem den Profitinteressen der Lebensmittelindustrie dienen.

Wenn man pflanzliche Lebensmittel richtig kocht und zubereitet – kann man sich dann nicht von ihnen ernähren? Die Antwort lautet leider ganz klar: nein! Der menschliche Körper besteht (abgesehen von Wasser) zum größten Teil aus Protein und Fett (fast je zur Hälfte).[6] Diese beiden Nährstoffe sind die „Backsteine" und der „Mörtel", aus denen Knochen, Muskeln, Gehirn, Herz, Lunge, Leber und alle anderen Organe bestehen. Laboranalysen von Nahrungsmitteln pflanzlichen und tierischen Ursprungs zeigen, dass die besten für die menschliche Anatomie und Physiologie geeigneten Proteine und Fette in tierischen Nahrungsmitteln enthalten sind. Das Aminosäureprofil von tierischem Protein ist für den menschlichen Körper passend, während das Aminosäureprofil von pflanzlichen Proteinen unvollständig und für die menschliche Physiologie ungeeignet ist.[10,11] Dasselbe gilt für Fett: Tierisches Fett hat die richtige Fettsäurezusammensetzung für den menschlichen Körper, damit dieser sich bester Gesundheit erfreuen kann, wohingegen die Fettsäurezusammensetzung pflanzlicher Öle weniger geeignet ist.[10-12] Wenn es also darum geht, seinen Körper zu ERNÄHREN und Körpergewebe und -strukturen AUFZUBAUEN, sind Nahrungsmittel tierischen Ursprungs die besten und die einzigen wirklich geeigneten.

Der menschliche Körper ist mit einem wunderbaren Mechanismus ausgestattet, der vom Moment der Empfängnis bis zum Tod funktioniert und *Zellregeneration* genannt wird.[7] Die Zellen im Körper (in allen Organen und Geweben) altern kontinuierlich, sterben ab und werden durch neu gebildete Zellen ersetzt. Auf diese Weise erhält sich der Körper selbst, verjüngt sich und heilt alle Schäden. Damit unser Körper Billionen neuer Zellen bilden und die alten Zellen ersetzen kann, benötigt er Baumaterialien: Proteine und Fette. Die besten Baustoffe für die Zellregeneration stammen aus tierischen Nahrungsmitteln: aus Fleisch, Fisch,

Eiern und Milchprodukten.[11] Kinder in der Wachstumsphase benötigen große Mengen an Baustoffen für ihren Körper, nicht nur für die Zellregeneration, sondern auch, damit sie wachsen können. Deshalb sollten Nahrungsmittel tierischen Ursprungs einen sehr wichtigen Bestandteil ihrer Kost ausmachen. Abgesehen davon, dass tierische Produkte den Körper nähren, liefern sie ihm Energie. Es ist eine biochemische Tatsache, dass die bevorzugte Energiequelle für die meisten Zellen im Körper Fett ist.[11,12,13]

Eines der hungrigsten Organe im menschlichen Körper ist das Gehirn: Es „saugt" einen großen Anteil aller im Blut fließenden Nährstoffe auf. Der Körper betreibt viel Aufwand, um das Gehirn 24 Stunden am Tag zu ernähren, und das jeden Tag.[7,12] Entgegen der landläufigen Meinung benötigt das Gehirn viel mehr als nur Energie in Form von Glucose! Das Gehirn ist ein Organ des Körpers und benötigt für seine Zellregenerationsprozesse die Zufuhr von hochwertigem Protein und Fett. Darüber hinaus werden im Gehirn Neurotransmitter, Hormone, Enzyme und Hunderte anderer aktiver Moleküle gebildet, die überwiegend aus Proteinen bestehen. Das Gehirn benötigt Baumaterialien, um all diese Stoffe bilden zu können. Auch hier gilt: Die besten Baustoffe, um das Gehirn zu versorgen, stammen aus tierischen Nahrungsmitteln.[7,13] Das Gehirn ist ein sehr fettreiches Organ, und sein Gewebe enthält große Mengen an Cholesterin.[12] Es benötigt viel hochwertiges Fett und Cholesterin, um richtig versorgt zu werden und seine physische Struktur erhalten zu können. Der menschliche Körper bildet selbst Cholesterin, aber die zugeführte Nahrung kann für die Versorgung des Körpers mit dieser lebenswichtigen Substanz ebenfalls eine sehr wichtige Rolle spielen.[12,13] In pflanzlichen Nahrungsmitteln ist kein Cholesterin enthalten. Es kann ausschließlich durch den Verzehr tierischer Lebensmittel aufgenommen werden. Im klinischen Alltag lässt sich bei Menschen, die sich rein pflanzlich (vegan) ernähren, eine Degeneration der Hirnfunktionen beobachten. Als Erstes verschwindet der Sinn für Humor, die Person beginnt in „Schwarz-Weiß"-Kategorien zu denken und sich entsprechend zu verhalten, die Persönlichkeit verändert sich, die Schärfe des Verstands und die kognitiven Fähigkeiten verringern sich, das Gedächtnis leidet, Depressionen setzen ein und oft folgen weitere psychische Probleme. Das sind alles Anzeichen dafür, dass das Gehirn ausgehungert ist! Je länger sich ein Mensch rein pflanzlich ernährt, desto weniger ist er in der Lage wahrzunehmen, was mit ihm geschieht. Trotz offensichtlicher Anzeichen von Mangelernährung, die für die Menschen im Umfeld der betroffenen Person deutlich erkennbar sind (Anämie, schlechte Ausdauer, Verdauungsprobleme, mangelnde oder fehlende

Libido, Muskelabbau, Schilddrüsenunterfunktion und andere gesundheitliche Probleme), ist die Person selbst oft überzeugt, vollkommen gesund zu sein.

Der Erfolg der pflanzenfreien GAPS-Diät ist ein klinischer Beweis, dass Menschen sich ausschließlich von Lebensmitteln tierischen Ursprungs ernähren können, ohne überhaupt pflanzliche Nahrung zu sich zu nehmen. Bei dieser Variante der GAPS-Diät ernähren sich die Betroffenen von Fleisch, einschließlich Innereien, tierischen Fetten, Fleisch- und Knochenbrühe, Fisch (einschließlich Meeresfrüchten und Weichtieren), Fischbrühe, frischen Eiern und fermentierten Rohmilchprodukten – Kefir, Sauerrahm, Ghee, Butter, Käse und Joghurt. Die pflanzenfreie GAPS-Diät wurde im vorherigen Kapitel vorgestellt. In schweren Fällen von Colitis ulcerosa und Morbus Crohn, FPIES (Food Protein Induced Enterocolitis Syndrom), bei schweren psychischen Erkrankungen und anderen schweren Störungen ist dies die einzige Ernährungsweise, die es den Betroffenen ermöglicht, gesund zu werden, alle Medikamente abzusetzen, ihr normales Körpergewicht zu erreichen, alle Verdauungsbeschwerden loszuwerden und ihre volle Leistungsfähigkeit zu erreichen. In einigen Fällen von bipolarer Störung, Schizophrenie und anderen psychischen Erkrankungen kann die pflanzenfreie GAPS-Diät die Rettung sein. Einige Patienten ernähren sich mehrere Jahre lang auf diese Weise und verspüren nicht das Bedürfnis, ihre Essgewohnheiten zu ändern, weil diese Diät für sie funktioniert. Einige haben versucht, ihrer Kost ein wenig Gemüse oder Obst hinzuzufügen, und festgestellt, dass die Beschwerden, unter denen sie gelitten hatten, erneut auftraten, sodass sie wieder aufhören mussten, Obst und Gemüse zu essen. Diese klinischen Erfahrungen zeigen, dass Menschen sehr gesund sein können, ohne irgendwelche pflanzlichen Nahrungsmittel zu sich zu nehmen. Ohne den Verzehr von Nahrungsmitteln tierischen Ursprungs können wir hingegen nicht leben! Die physische Degeneration, die Langzeit-Veganer erleiden, ist ein klarer Beweis dafür.

Aber was ist mit all den pflanzenbasierten Diäten, die angeblich nachgewiesenermaßen bei chronischen Krankheiten helfen?[14-19] Warum sind hochwertige kalt gepresste Pflanzenöle nachweislich vorteilhaft zur Behandlung degenerativer Erkrankungen? Der Verzehr dieser Öle wird sowohl von der Schulmedizin als auch von der Alternativmedizin empfohlen. Was ist mit Antioxidantien, Enzymen, Vitaminen, Mineralstoffen, Bioflavonoiden und anderen in Pflanzen enthaltenen Substanzen, die nachweislich vorteilhaft für die Gesundheit sind? Kein Monat vergeht, ohne dass die Wissenschaft neue Erkenntnisse darüber liefert, dass Brokkoli krebshemmende Wirkstoffe enthält, dass Kohl Substanzen enthält, die das

Verdauungssystem heilen, dass Nüsse das Immunsystem stärken usw.[14-18] Hier kommen wir zu dem eigentlichen Grund, aus dem wir pflanzliche Nahrungsmittel essen: Sie sind vor allem REINIGER. Während sie zwar nicht nennenswert dazu beitragen, die physische Struktur unseres Körpers aufrechtzuerhalten, sind sie hervorragend geeignet, das Innere unseres Körpers rein zu halten. Pflanzen liefern dem Körper zwar Energie in Form von Glucose und Cofaktoren in Form von Vitaminen und Mineralstoffen, aber der Hauptzweck ihres Verzehrs ist es, den Körper sauber und frei von Giftstoffen zu halten! Pflanzen enthalten in der Tat starke entgiftende Substanzen, die verschiedene von Menschen hergestellte Chemikalien, die Umwelt verschmutzende Substanzen und andere Gifte, die sich in unserem Körper ansammeln, abbauen können. Die reinigenden Wirkungen pflanzlicher Nahrungsmittel entfalten sich am stärksten, wenn sie roh verzehrt werden.[19] Ihre Säfte werden in den oberen Teilen des Verdauungssystems absorbiert und liefern eine Fülle an entgiftenden Substanzen und Cofaktoren. Das Entsaften von rohem grünem Blattgemüse, Gemüse und Obst ist ein wichtiger Bestandteil vieler Behandlungspläne. Das gilt auch für das GAPS-Ernährungsprogramm.

Wenn pflanzliche Stoffe in die unteren Bereiche des Verdauungstrakts weitertransportiert werden, nähren sie die Darmflora.[20] Der menschliche Darm ist das Pendant zu dem aus mehreren Mägen und dem Pansen bestehenden Verdauungssystem pflanzenfressender Tiere. Er ist von einer vielfältigen Mikrobenpopulation besiedelt, die einige pflanzliche Ballaststoffe und Stärke in wertvolle Nährstoffe für den menschlichen Körper umwandeln kann, zum Beispiel in kurzkettige Fettsäuren. Das Problem von Ballaststoffen und Stärke ist jedoch, dass diese sowohl die „schlechten" als auch die „guten" im Darm siedelnden Mikroorganismen ernähren. Bei einer gesunden Darmflora entfalten Ballaststoffe und Stärke eine für die Gesundheit positive Wirkung. Wenn die Darmflora jedoch gestört ist, nähren die pflanzlichen Substanzen die pathogenen im Darm lebenden Mikroorganismen, die dann gedeihen, Giftstoffe produzieren und viel Schaden anrichten. GAPS-Patienten haben eine abnorme Darmflora, deshalb müssen sie Stärke und Ballaststoffe über einen ausreichend langen Zeitraum aus ihrer Kost streichen, damit sich die Zusammensetzung ihrer Darmflora verändert und ihre Darmwand heilt.

Wenn wir pflanzliche Lebensmittel garen, reduzieren wir ihre Reinigungsfähigkeit, machen sie aber besser verdaulich, sodass sie dem Körper einige Baustoffe liefern, die dieser verwerten kann. Leider sind diese Baustoffe nicht geeignet, den Körper in nennenswertem Maß aufzubauen, da es sich überwiegend um Kohlenhydrate handelt, die der Körper für die Energiegewinnung nutzen kann. Jeglicher Überschuss wird in Form von Fett gespeichert. Wenn pflanzliche Nahrungsmittel (vor allem Getreide) stark verarbeitet werden, liefern sie dem Körper die falschen Baustoffe und verursachen Krankheiten. Der Verzehr von Produkten aus Mehl, pflanzlichen Ölen und Zucker, einschließlich Maissirup mit hohem Fructosegehalt und anderen pflanzlichen Süßungsmitteln, ist eine der Hauptursachen für die meisten degenerativen Erkrankungen, die uns in unserer heutigen modernen Welt zu schaffen machen: Gewichtszunahme, Diabetes, Fettleibigkeit, Herzkrankheiten, Krebs, Alzheimer, psychische und neurologische Probleme bei Kindern und Erwachsenen, Unfruchtbarkeit, hormonelle Probleme, Störungen des Immunsystems usw.[13,21]

Ein reinerer Körper fühlt sich immer besser an als ein kontaminierter. Das ist der Grund, aus dem sich einige Menschen in den ersten Wochen einer pflanzenbasierten Ernährungsweise gut fühlen. In Büchern über vegane und vegetarische Ernährung kann man darüber einige begeisterte Erfahrungsberichte lesen. Aber sobald der Körper die Reinigung abgeschlossen hat, wird er signalisieren, dass man anfangen sollte, ihn mit der Zufuhr tierischer Lebensmittel zu versorgen. Dieses Signal äußert sich in Form eines starken Verlangens nach einem Stück Fleisch, einem Becher Sahne, Speck, Brathähnchen oder einem anderen tierischen Lebensmittel. Bedauerlicherweise entscheiden sich viele Veganer und Vegetarier aus emotionalen, religiösen und politischen Gründen für die Beibehaltung einer Ernährungsweise ohne den Verzehr tierischer Produkte. Sie hören nicht auf ihren Körper, missachten seine Signale und zwingen ihn, die Reinigung fortzusetzen, wenn er in Wahrheit Nahrung benötigt. Ab diesem Punkt beginnt der Körper jedoch zu hungern und sein Zustand verschlechtert sich.

Veganer ernähren sich rein pflanzlich, das heißt, sie verzehren absolut keine Nahrungsmittel, die dem Reich der Tiere entstammen. Bei dieser Ernährungsweise wird der Körper nicht richtig ernährt, dafür aber stark gereinigt. Während das Verdauungssystem intensiv damit beschäftigt ist, pflanzliche Stoffe zu verarbeiten (sodass man keinen Hunger verspürt), werden dem Körper durch diese Art der Ernährung große Mengen an reinigenden Substanzen geliefert. Krebspatienten leiden am stärksten unter einer Belastung mit toxischen Substanzen, weshalb sie die Zufuhr einer großen Menge an reinigenden Substanzen benötigen.[19] Aus diesem Grund gibt es Ernährungstherapien für Krebspatienten, die auf einer veganen Ernährungsweise basieren. Eine vegane Ernährungsweise ist keine Diät.

Sie ist eine Form des Fastens. Man kann nicht ewig fasten. Deshalb eignet sich eine vegane Ernährungsweise nur für eine Phase der Reinigung. Man sollte sich niemals dauerhaft vegan ernähren! Sobald der Körper den Reinigungsprozess abgeschlossen hat, benötigt er Nahrung, und das ist der Zeitpunkt, zu dem tierische Nahrungsmittel in die Kost eingeführt werden müssen. Ansonsten fehlt dem Körper Nahrung. Er beginnt auszuhungern und sich selbst zu verzehren, indem er Muskeln und Knochen abbaut, um wichtigere Organe (wie das Herz, das Gehirn, die Leber usw.) zu versorgen. Das führt zur Entstehung gesundheitlicher Probleme.

Bei einer Reise nach Indien traf ich einige Hindu-Pilger, die auf dem Weg zu ihren heiligen religiösen Stätten waren. Ein Bestandteil ihrer Pilgerreise ist ein 41-tägiges Fasten, das sie als „sehr anstrengend" beschrieben. Während dieses Fastens dürfen sie überhaupt keine tierischen Lebensmittel essen und ernähren sich ausschließlich von pflanzlichen Produkten – Gemüse, Obst, Reis, Linsen, Nüsse und Bohnen, pflanzliche Öle und Brot – was genau der westlichen veganen „Ernährungsweise" entspricht. Wenn man also von einer rein pflanzlichen Kost redet, sollte man das Wort „Ernährungsweise" nicht verwenden, sondern man sollte diese Art der Ernährung als *veganes Fasten* bezeichnen.

Eine Fähigkeit, die bei langfristigem veganen Fasten normalerweise verloren geht, ist die Fortpflanzungsfähigkeit. Ein Mann kann sich durch veganes Fasten praktisch in einen Eunuchen verwandeln, und bei Frauen kann die Menstruation ausbleiben und damit die Möglichkeit, schwanger zu werden, verloren gehen.[22,23] Um Kinder zeugen zu können, benötigen wir Sexualhormone, und diese Hormone werden vom Körper aus Cholesterin gebildet. Cholesterin ist nur in tierischen Lebensmitteln enthalten.[23] Unser Körper kann zwar selbst Cholesterin bilden, aber für die Bildung von Cholesterin und Sexualhormonen werden viele andere Nährstoffe benötigt, die wir durch den Verzehr tierischer Lebensmittel zu uns nehmen (tierisches Protein, Fettsäuren, Zink, fettlösliche Vitamine, B-Vitamine und andere). Sexualhormone werden nicht nur in unseren Geschlechtsdrüsen, sondern auch in einigen anderen Geweben im Körper produziert.[13,24] Während bei einer Kastration nur die Geschlechtsdrüsen entfernt werden, wird beim veganen Fasten allen Zellen im Körper, die Sexualhormone produzieren, das Baumaterial zur Herstellung dieser Hormone entzogen. Dadurch geht nicht nur die Fruchtbarkeit verloren, sondern oft auch das Interesse am anderen Geschlecht. Die meisten Langzeit-Veganer haben keinen Lebenspartner und gründen keine glücklichen Familien. Dieser Umstand wird seit Jahrhunderten von religiösen Orden ausgenutzt, die Nonnen und Mönchen den Kontakt mit dem anderen Geschlecht verbieten.[22] Sexuelle Energie war ein Problem und man suchte einen Weg, diese zu reduzieren. Durch Experimente fand man heraus, dass eine vegane Kost sehr gut dafür sorgte, sexuelle Bedürfnisse zu zügeln.

Vegetarische Ernährungsweisen, die auch den Verzehr einiger tierischer Nahrungsmittel beinhalten, können als langfristige Alternative zum veganen Fasten dienen. Es ist möglich, ein gesunder Vegetarier zu sein, solange man weiterhin einige tierische Lebensmittel wie Eier und Vollfettmilchprodukte zu sich nimmt, um dem Körper Nähr- und Baustoffe zur Verfügung zu stellen. Natürlich müssen alle verarbeiteten Lebensmittel aus der Kost gestrichen werden, und man muss sich als Vegetarier natürlich ernähren und viele fermentierte Lebensmittel zu sich nehmen. Sich auf solche Weise vegetarisch ernährende Kulturen gibt es in Indien. Die Menschen dort wissen, wie wertvoll tierische Lebensmittel für sie sind. Deshalb gilt die Kuh als heiliges Tier. Sie liefert Milch, Butter, Käse und Ghee. Abgesehen von Kühen halten die Menschen in Indien auch Ziegen und schätzen ihre Milch sehr. Vegetarier in Indien halten auch Hühner und Enten und essen viele frische Eier. Und viele Inder essen auch Fleisch und Fisch, wenn sie etwas davon auftreiben können. In Indien wurde die traditionelle vegetarische Ernährungsweise aus der Not heraus geboren, weil es kaum tierische Nahrungsmittel gab, pflanzliche Produkte hingegen in Hülle und Fülle gediehen. Der politisch motivierte Veganismus aus dem Westen kam ungefähr vor hundert Jahren nach Indien, hat sich in einigen Gegenden etabliert und Verwirrung gestiftet. Zum Glück haben sich nicht viele Inder dieser politisch motivierten veganen Bewegung angeschlossen.[26,27]

Es gibt viele Formen traditioneller vegetarischer Ernährungsweisen: Die einen essen Fisch, die anderen Eier und Milchprodukte, wieder andere erlauben den gelegentlichen Verzehr von Fleisch. Problematisch wird es für diejenigen, die sich entscheiden, kein Fleisch mehr zu essen und sich überwiegend von verarbeiteten Lebensmitteln ernähren. Diese Menschen werden sehr schnell krank. Sie sind besonders anfällig für Diabetes, Fettleibigkeit, Herzkrankheiten und Krebs.[22,28] Eine andere Gruppe von Menschen, die Probleme bekommen, ist diejenige, die eine fettarme vegetarische Ernährungsweise befolgt. Menschen können nicht ohne die Aufnahme von Fetten leben! Mutter Natur hat sich Milliarden von Jahren Zeit genommen, unsere Nahrungsmittel zu erschaffen, und alles, was sie in sie hineingetan hat, ist essenziell, auch Fett.[24,30] Jeder Bestandteil eines natürlichen Nahrungsmittels befindet sich im Gleichgewicht mit allen anderen

Bestandteilen, sie funktionieren als Ganzes. Einem natürlichen Lebensmittel Fett zu entziehen, bedeutet, es unvollständig und unausgewogen zu machen. Der menschliche Körper kann sich durch den Verzehr eines solchen „Lebensmittels" nicht bester Gesundheit erfreuen. Eine fettarme vegetarische Ernährungsweise führt in der Regel zu degenerativen Erkrankungen des Nervensystems und des Immunsystems.[29,30]

Traditionelle vegetarische Ernährungseisen gibt es nur in den heißen Klimazonen der Welt, weil der Körper bei heißem Wetter mehr Reinigungsarbeit leisten muss und weniger Nähr- und Baustoffe benötigt. Je kälter das Klima, desto mehr sind die Menschen darauf angewiesen, tierische Nahrungsmittel zu sich zu nehmen, und desto höher muss der Fettgehalt der verzehrten Nahrung sein, denn tierisches Protein und Fett sind für uns essenziell, um bei kalten Temperaturen überleben und gesund sein zu können.[30,31] Wenn Menschen aus heißen Klimazonen, deren Vorfahren sich vegetarisch ernährt haben, in eine Gegend ziehen, in der ein kaltes Klima herrscht, müssen sie mehr tierische Lebensmittel zu sich nehmen, um sich wohl zu fühlen. Und umgekehrt haben Menschen aus kälteren Klimazonen, die in einem tropischen Land Urlaub machen, keinen Appetit auf große Mengen an tierischen Nahrungsmitteln und essen lieber mehr Obst und Rohkostsalate. Das Wetter hat also einen starken Einfluss darauf, was unser Körper benötigt. Doch abgesehen vom Wetter gibt es viele andere Parameter, die unseren täglichen Nährstoffbedarf bestimmen. Jeder Mensch ist einzigartig und benötigt jeden Tag ein anderes Verhältnis von nahrhaften und reinigenden Lebensmitteln. Bitte lesen Sie das Kapitel *Des einen Freud ist des anderen Leid*, um zu verstehen, was es mit der Bio-Individualität auf sich hat und wie Sie feststellen können, was für Sie richtig ist.

Zusammenfassung

Es gibt zwei Gruppen von natürlichen Lebensmitteln auf unserem Planeten und beide haben ihre jeweils eigene Funktion im Hinblick auf die menschliche Physiologie.

Lebensmittel tierischen Ursprungs – Fleisch, Fisch, Eier und Milchprodukte – sind in erster Linie aufbauende/nährende Nahrungsmittel. Sie unterstützen die Zellregeneration im Körper und ermöglichen es ihm, seine normale physische Struktur und seine chemische Zusammensetzung zu erhalten. Mit anderen Worten: Tierische Lebensmittel liefern die „Backsteine und den Mörtel", aus denen der Körper besteht. Mit der Befolgung des GAPS-Ernährungsprogramms arbeiten wir intensiv daran, die Darmwand zu heilen und zu versiegeln, die Immunfunktion wiederherzustellen und den ganzen Körper neu aufzubauen. Unser Körper kann kranke Zellen nicht „retten". Er kann sie nur entsorgen und durch neu gebildete gesunde Zellen ersetzen. Die Zellregeneration in der Darmwand und die Zellgeneration des Immunsystems gehören zu den aktivsten Prozessen der Zellerneuerung, die im Körper stattfinden. Um Billionen neuer gesunder Darm- und Immunzellen zu bilden, benötigt der Körper Baumaterialien, und Lebensmittel tierischen Ursprungs liefern ihm diese in Hülle und Fülle. Der Körper von GAPS-Patienten ist häufig aus minderwertigen Baumaterialien aufgebaut, die durch menschengemachte Giftstoffe stark verunreinigt und geschädigt sind. Durch die Befolgung des GAPS-Ernährungsprogramms bauen Sie Ihren Körper quasi neu auf, deshalb müssen Sie Ihrem Körper große Mengen an hochwertigen Baumaterialien zur Verfügung stellen, die er dafür verwenden kann. Fleischbrühe, Suppen, Innereien, gelatinöses Fleisch, Fischbrühe (aus Häuten, Gräten und Köpfen von frischem Fisch), frische Eier, fermentierte Milchprodukte und reichlich tierische Fette ermöglichen es Ihrem Körper, sich aus hochwertigen Baumaterialien neu aufzubauen und eine starke und robuste Struktur zu erschaffen – einen schönen gesunden Körper, in dem Sie gut leben können.

Lebensmittel pflanzlichen Ursprungs – Getreide, Bohnen, Obst, Gemüse, Kräuter, Nüsse und Samen – sind überwiegend reinigende/entgiftende Nahrungsmittel und nähren den Körper in ihrem natürlichen Zustand nicht nennenswert. Stattdessen halten sie den Körper von innen rein, indem sie ihn dabei unterstützen, Giftstoffe und Abfallprodukte (und mit diesen Giftstoffen einhergehende Parasiten) auszuscheiden. Pflanzliche Lebensmittel liefern dem Körper Energie in Form von Glucose. Sie stellen dem Körper auch Mikro-Substanzen zur Verfügung, die er verwenden kann: Mineralstoffe, Vitamine, Phytonährstoffe und Cofaktoren. Allerdings sind pflanzliche Nahrungsmittel schwer verdaulich, vor allem für GAPS-Patienten! Wir müssen große Sorgfalt dabei walten lassen, welche Pflanzen wir essen, wie wir sie kochen und zubereiten und in welcher Reihenfolge wir sie in die Kost einführen. In pflanzlichen Nahrungsmitteln enthaltene unverdauliche Ballaststoffe und Stärke nähren im Darm siedelnde pathogene Mikroben und strapazieren die bereits geschädigte Darmwand von GAPS-Patienten noch zusätzlich. Pflanzen enthalten viele Antinährstoffe (Lektine, Gluten und andere Pflanzenproteine, Phenole, Salicylate, Phytate und andere), die den menschlichen Körper sehr ernsthaft schädigen können, selbst bei Menschen, die nicht unter

Verdauungsproblemen leiden. Bei GAPS-Patienten ist das Problem besonders gravierend. Deshalb ist eine vegetarische Ernährungsweise für diese Gruppe von Menschen ungeeignet! Die GAPS-Patienten, die unter besonders schweren Symptomen leiden, müssen sogar die pflanzenfreie GAPS-Diät durchlaufen (bei der gar keine pflanzlichen Nahrungsmittel erlaubt sind!), um es der Darmwand und dem Rest des Körpers zu ermöglichen, mit der Selbstheilung zu beginnen. Danach steigen diese GAPS-Patienten auf die GAPS-Einführungsdiät um, damit weitere Heilungsprozesse in Gang gesetzt werden, und führen behutsam Schritt für Schritt pflanzliche Nahrungsmittel in ihre Kost ein, wobei mit den am leichtesten verdaulichen pflanzlichen Produkten begonnen wird und dann nach und nach die schwerer verdaulichen eingeführt werden. Wir kochen und fermentieren pflanzliche Lebensmittel sorgfältig, um sie besser verdaulich zu machen. Während der GAPS-Einführungsdiät und der GAPS-Volldiät beginnen wir, frisch gepresste Säfte, die wir zu Hause aus Bio-Gemüse, grünem Bio-Blattgemüse und Bio-Obst zubereiten, in die Kost einzuführen. Dabei machen wir uns die reinigende Wirkung der pflanzlichen Produkte zunutze, um den Körper bei der Ausscheidung von Giftstoffen zu unterstützen. Gleichzeitig bewahren wir den Darm durch das Entsaften vor Ballaststoffen, da den verwendeten pflanzlichen Produkten durch das Entsaften die meisten Ballaststoffe entzogen werden.

Natürlich ist die Unterteilung von tierischen und pflanzlichen Nahrungsmitteln in aufbauende und reinigende Nahrungsmittel nicht in einer Schwarz-Weiß-Sichtweise zu betrachten. Nahrungsmittel tierischen Ursprungs, vor allem in roher Form, haben eine beträchtliche reinigende Wirkung, während gegarte und fermentierte pflanzliche Nahrungsmittel den Körper auch mit Nährstoffen versorgen. Die Kunst liegt darin zu wissen, wann und wie wir sie einsetzen, um unseren Körper zu heilen, wiederaufzubauen und wieder ganz gesund zu machen. Jeder Mensch ist einzigartig, deshalb müssen Sie herausfinden, welches Verhältnis von tierischen zu pflanzlichen Nahrungsmitteln speziell für Sie persönlich das richtige ist. Im Hinblick auf ihren Stoffwechsel und ihre Nährstoffbedürfnisse sind Menschen auf wunderbare Weise verschieden. Einige essen nur sehr wenige pflanzliche Produkte, nehmen überwiegend tierische Nahrungsmittel zu sich und sind kerngesund. Andere benötigen viel weniger tierische Lebensmittel, nehmen mehr pflanzliche Produkte zu sich und erfreuen sich ebenfalls bester Gesundheit. Wenn Ihre Vorfahren einer vegetarischen Kultur entstammen und Sie das Gefühl haben, mehr Kohlenhydrate zu sich nehmen zu müssen, sollten Sie sich mit der pflanzenreicheren GAPS-Diät befassen, um das für Sie persönlich richtige Verhältnis von tierischen zu pflanzlichen Nahrungsmitteln zu finden. Doch bevor Sie dieses für Sie richtige Verhältnis finden, müssen Sie möglicherweise erst einmal durch die Befolgung der GAPS-Einführungsdiät daran arbeiten, Ihre Darmwand zu heilen.

In unserer modernen Gesellschaft entscheiden sich viele Menschen aus ethischen Gründen für eine vegetarische Ernährungsweise und glauben, dass sie dadurch dazu beitragen, „den Planeten zu retten". Es würde den Rahmen dieses Buches sprengen, sich ausgiebig mit diesem Thema zu befassen. Bitte lesen Sie mein Buch *Vegetarianism Explained*, um all die durch wirtschaftliche Interessen motivierten Fehlinformationen über eine pflanzenbasierte Ernährungsweise zu verstehen und zu erfahren, was sie in Wahrheit für unseren Planeten bedeutet.

Des einen Freud ist des anderen Leid

Ein Mensch sollte danach suchen, was ist, und nicht danach, was seiner Meinung nach sein sollte.
Albert Einstein

Alle Menschen sind unterschiedlich, jeder von uns ist ein einzigartiges Individuum. Wir unterscheiden uns nicht nur äußerlich voneinander, wir unterscheiden uns auch im Hinblick auf unseren Stoffwechsel, auf die in unserem Körper stattfindenden biochemischen Vorgänge und sogar auf unsere innere Anatomie. Irgendetwas, das für alle funktioniert, existiert also nicht! Deshalb gibt es so eine verwirrende Vielzahl empfohlener Ernährungsweisen: kohlenhydratreiche/kohlenhydratarme, fettreiche/fettarme, proteinreiche/proteinarme, nur Rohkost, nur Gegartes usw. Das Interessante daran ist, dass jede dieser Ernährungsweisen für einige Menschen geeignet ist und für andere nicht. Warum ist das so? Weil, wie es so schön heißt, „immer zwei dazugehören", was in diesem Fall bedeutet, dass es so etwas wie eine per se „schlechte" oder per se „gute" Ernährungsweise nicht gibt, wenn man nicht einen sehr wichtigen Faktor berücksichtigt: *wer* sich auf eine bestimmte Weise ernährt. Und nicht nur *wer*, sondern auch in welchem gesundheitlichen Zustand sich diese Person befindet.

Versuchen wir das zu verstehen, indem wir es genauer betrachten.

Wir sind alle mit unterschiedlichen Erbanlagen ausgestattet und verfügen alle über eine individuelle körperliche Konstitution. Wenn Ihre Vorfahren Wikinger oder Eskimos waren, ist es eher wahrscheinlich, dass der Bedarf Ihres Körper nach der Zufuhr von viel fettem Fisch, rotem Fleisch, vollfetten Milchprodukten und tierischen Fetten groß ist.[1] Wenn Ihre Vorfahren hingegen aus einer mediterranen Kultur oder einer tropischen Region der Welt stammen, benötigt Ihr Körper wahrscheinlich mehr mit der Nahrung zugeführte Kohlenhydrate.[1] In traditionellen Kulturen haben die Menschen dies über Jahrhunderte hinweg aufgrund von Erfahrungen verstanden. In der alten chinesischen und ayurvedischen Medizin hat man versucht, die Menschen nach verschiedenen Konstitutionstypen zu klassifizieren. Man würde, ohne zu wissen, mit welchem Konstitutionstyp man es bei einem zu behandelnden Menschen zu tun hat, nicht im Traum auf die Idee kommen, eine bestimmte Diät oder bestimmte Kräuter anzuwenden, da verschiedene Konstitutionstypen sehr unterschiedlicher Herangehensweisen bedürfen.[2,3] Ein Nahrungsmittel, das den einen Menschen gesund machen und dazu beitragen kann, dass er sich wohl fühlt, kann einen anderen Menschen krank machen. Ein Kraut, das bei dem einen Menschen Wunder bewirkt, kann bei einem anderen nutzlos oder sogar schädlich sein. Jeder Mensch besitzt eine vererbte Bio-Individualität und reagiert in einzigartiger Weise auf Nahrungsmittel, Kräuter, Nahrungsergänzungsmittel und andere Einflüsse.

In der westlichen Welt hat das Konzept der Bio-Individualität in den vergangenen hundert Jahren allmählich Fuß gefasst, ausgehend von der Arbeit des bemerkenswerten amerikanischen Zahnarztes Weston A. Price, der zu Beginn des 20. Jahrhunderts durch die ganze Welt reiste, um indigene Kulturen zu erforschen. Damals existierten solche Kulturen noch auf unserem Planeten: Menschen, die so lebten, wie ihre Vorfahren jahrtausendelang gelebt hatten, und deren Lebensweise noch nicht durch die moderne industrielle Zivilisation verändert worden war. Weston A. Price fand heraus, dass all diese isoliert lebenden Kulturen sehr gesund waren. Sie litten an keiner der Krankheiten, die die Bevölkerungen Europas, der USA und anderer westlich geprägter Länder plagten.[1] Vor allem aber entdeckte er, dass jede indigene Kultur sich auf eine andere Weise ernährte, die von den in ihrer unmittelbaren Umgebung herrschenden Bedingungen vorgegeben wurde. Menschen, die in heißen Umgebungen lebten, verzehrten in der Regel viel pflanzliche Nahrung (Getreide, stärkehaltiges Gemüse, Obst und Hülsenfrüchte), die sie durch regional verfügbare tierische Nahrungsmittel (Fleisch, Fisch, Eier und Milchprodukte) ergänzten, während Menschen, die in kalten Umgebungen wohnten, von fettigem Fisch, fettreichen Milchprodukten und fettem Fleisch lebten und viel weniger pflanzliche Nahrung zu sich nahmen. Jeder dieser isoliert lebenden Volksstämme war einzigartig. Sie entwickelten sich im Einklang mit ihrer einzigartigen unmittelbaren Umgebung, dem dort herrschenden Klima, der zur Verfügung stehenden Nahrung und den erforderlichen körperlichen Aktivitäten. Man könnte sie als einzigartige genetische Abstammungslinien betrachten, bei denen Generationen von Menschen sich auf die gleiche Weise ernährten, in der gleichen Weise lebten und sich dabei bester Gesundheit erfreuten.

Seit diesen Forschungsarbeiten ist fast ein Jahrhundert vergangen und die Dinge haben sich geändert. Heute haben die meisten der indigenen Stämme, die von Weston A. Price erforscht wurden, moderne, industrialisierte Ernährungsweisen angenommen und leiden an den mit diesen Ernährungsweisen einhergehenden Krankheiten. Vor allem aber ist es nahezu unmöglich, noch charakteristische genetische Abstammungslinien zu finden. Die Welt ist ein genetischer Schmelztiegel geworden, da Menschen umziehen, reisen und sich miteinander vermischen. In unserer modernen Welt können die meisten Familien darauf verweisen, dass es unter ihren Vorfahren etliche verschiedene genetische Abstammungslinien aus Europa, Asien, Afrika, Amerika und anderswo gibt. Jede dieser genetischen Linien steuert ein eigenes kleines Quäntchen Bio-Individualität bei und macht jeden einzelnen Menschen im Hinblick auf die Stoffwechselbedürfnisse und die geeigneten Nahrungsmittel, um diese Bedürfnisse zu befriedigen, einzigartig. Selbst bei Geschwistern können sich die Erbanlagen auf sehr unterschiedliche Weise vermischen und auswirken. Die Gültigkeit dieses Konzepts wurde von dem renommierten amerikanischen Biochemiker Roger Williams bestätigt, der im Jahr 1956 ein Buch mit dem Titel *Biochemical Individuality* schrieb.[4] Seine Forschungsergebnisse belegen, dass jeder Mensch in biochemischer Hinsicht einzigartig ist und einzigartige Ernährungsbedürfnisse hat. Wenn diese Bedürfnisse nicht durch die Zufuhr der richtigen Nahrung befriedigt werden, wird der Mensch krank. Er schlug vor, Menschen nach „Stoffwechselprofilen" zu klassifizieren, um Krankheiten vorzubeugen und diese behandeln zu können. In den nachfolgenden Jahren begann Dr. William Donald Kelley, an diesem „Profiling" zu arbeiten.[5] Basierend auf der Erforschung des autonomen Nervensystems durch Dr. Francis Pottenger und Royal Lee in den 1930er- und 1940er-Jahren, entwickelte Dr. Kelley ein komplexes Protokoll zur Klassifizierung von Menschen in „sympathikusdominant" oder „parasympathikusdominant" und gab für jede Gruppe sehr spezifische Ernährungsempfehlungen. Seine Arbeit wurde von seinem Kollegen, dem klinischen Forscher William Wolcott, fortgesetzt und vertieft. Wolcott ergänzte Dr. Kelleys Beobachtungen um Erkenntnisse anderer Wissenschaftler, zum Beispiel um George Watsons Untersuchungen zur zellulären Oxidation und Emanuel Revicis Erforschung des katabolen/anabolen Gleichgewichts. Unter Berücksichtigung aller verfügbaren Informationen entwickelte William Wolcott das Konzept der *metabolischen Typisierung*, das in dem im Jahr 2000 erschienenen Buch *The Metabolic Typing Diet* ausführlich beschrieben wird.[6] Es besteht kein Zweifel, dass dieses Konzept unvollständig ist. Im Laufe der Zeit werden andere Forscher dem Puzzle weitere Teile hinzufügen. Aber werfen wir einen Blick auf den aktuellen Wissensstand.

Nach William Wolcott kann man Menschen in drei Stoffwechseltypen einteilen: den Protein-Typ, den Kohlenhydrat-Typ und den Misch-Typ.

Protein-Typen werden als Menschen mit großem Appetit beschrieben, die regelmäßige Mahlzeiten zu sich nehmen müssen. Sie lieben salzige und fettige

Speisen und haben eine niedrige Toleranz gegenüber Zucker und Kohlenhydraten. Deshalb können zucker- und kohlenhydratreiche Lebensmittel bei dieser Personengruppe schnell eine Nahrungsmittelsucht auslösen und zu Heißhungerattacken und Abhängigkeiten führen. Alkohol besitzt für diese Personengruppe ebenfalls ein hohes Suchtpotenzial und kann zusammen mit Zucker und verarbeiteten Kohlenhydraten zu Fettleibigkeit, Diabetes, Herzerkrankungen und anderen Symptomen des metabolischen Syndroms führen. Wenn diese Menschen sich nicht richtig ernähren, kann ihr Energielevel unbeständig sein und zwischen hyperaktiv und lethargisch schwanken. Gleichzeitig können Stimmungsschwankungen auftreten. In heißen Klimazonen fühlen sie sich in der Regel nicht wohl. Für sie ist es am besten, in kälteren Gefilden zu leben.

Protein-Typen sollten viel tierisches Protein zu sich nehmen, das reich an Purinen ist: Innereien (insbesondere Leber), rotes Fleisch, fetten Fisch mit dunklerem Fleisch, Meeresfrüchte, fettreiche Milchprodukte und Eier. Sie müssen reichlich tierische Fette und viel naturbelassenes Salz zu sich nehmen. Stärke und Zucker stellen für diese Gruppe von Menschen eine echte Gefahr dar. Sie tun gut daran, auf Getreide und stärkehaltiges Gemüse ganz zu verzichten oder diese Produkte nur gelegentlich zu verzehren. Auch Obst ist nicht ihr Freund. Sie können einige Beeren der Saison essen und gelegentlich kleine Mengen anderer lokaler Obstsorten der Saison, aber immer in Kombination mit etwas Fett und Protein.

Kohlenhydrat-Typen zeichnen sich durch geringen Appetit aus (manchmal haben sie überhaupt keinen Appetit). Essen scheint für sie nicht wichtig zu sein, und sie können sich von Zwischenmahlzeiten ernähren und über lange Zeiträume nichts zu sich nehmen. Sie scheinen Getreide, Stärke und sogar verarbeitete Kohlenhydrate recht gut zu vertragen. Normalerweise sind sie eher schlank, aber wenn sie es mit dem Verzehr von verarbeiteten Kohlenhydraten übertreiben, können sie übergewichtig und sogar fettleibig werden. Ihr Körper kann Kohlenhydrate gut verbrennen, wodurch sie stets mit Energie versorgt werden, doch einige Kohlenhydrat-Typen können nur über eine begrenzte Ausdauer verfügen und nehmen viele koffeinhaltige Getränke und Zucker zu sich, um durch den Tag zu kommen. Im Allgemeinen können sie gut in wärmeren Klimazonen leben und mögen keine Kälte.

In dem Buch über die metabolische Typisierung wird den Kohlenhydrat-Typen empfohlen, mehr Kohlenhydrate als alles andere zu essen: Vollkornprodukte, stärkehaltiges Gemüse und Obst. Ihr Körper benötigt geringere Mengen an Protein, das überwiegend aus purinarmen Nahrungsquellen wie Hühner- oder

Putenbrust, weißem Fisch und einigen Milchprodukten stammen sollte. Fleisch und Fisch mit hohem Puringehalt sind für Kohlenhydrat-Typen offenbar schwer zu verdauen und zu verstoffwechseln. Menschen, die dieser Personengruppe angehören, müssen auch den Verzehr von Fetten beschränken, da sie diese nur schwer verstoffwechseln können. Sie können kleine Mengen Butter oder Ghee zu sich nehmen, sollten jedoch überwiegend pflanzliche Öle bevorzugen, zum Beispiel Kokosöl, Olivenöl und kalt gepresste hochwertige Öle aus anderen Pflanzen. Diese Personengruppe kann sich erfolgreich vegetarisch ernähren, solange einige tierische Proteine verzehrt werden (zum Beispiel Milchprodukte und Eier). Sollten Sie sich als Kohlenhydrat-Typ identifizieren, befassen Sie sich bitte mit der pflanzenreicheren GAPS-Diät.

Der „Protein"- und der „Kohlenhydrat"-Typ sind zwei Extreme, doch nicht viele Menschen passen genau in eine dieser beiden Gruppen. Die meisten Menschen gehören dem *Misch-Typ* an, bei dem es unzählige Variationen gibt. Einige sind eher dem Protein-Typ zuzuordnen, andere eher dem Kohlenhydrat-Typ und wieder andere befinden sich genau in der Mitte. An dieser Stelle kann die metabolische Typisierung kompliziert werden. Deshalb empfiehlt es sich, einen langen Online-Fragebogen auszufüllen, um herauszufinden, wie das ideale Verhältnis der aufzunehmenden Nährstoffe für einen persönlich sein sollte.[6] Es wurde viel wissenschaftliches Know-how in die Entwicklung dieses Fragebogens gesteckt, aber wie bei allen wissenschaftlichen Ansätzen gilt auch hier, dass sie nie vollkommen sind und nie für jeden gelten. Unabhängig davon, welcher Stoffwechseltyp man ist, wird empfohlen, dass jeder mit der Befolgung einer neuen Ernährungsweise auf die gleiche Weise beginnt und seine Kost zunächst auf eine Ernährung im Stil der GAPS-Diät umstellt; nach und nach sollte man versuchen, Kohlenhydrate einzuführen, wobei mit nicht stärkehaltigem Gemüse begonnen werden sollte.

Es besteht kein Zweifel, dass das Konzept der *metabolischen Typisierung* ein wichtiges Konzept der Ernährungswissenschaft ist. Seinen vererbten Stoffwechseltyp zu kennen, ist vor allem für diejenigen aufbauend und wichtig, die sich mit der Befolgung vieler Diäten abgemüht haben, ohne dabei rundum erfolgreich zu sein. Doch wie bei jeder Humanwissenschaft gibt es auch hier Probleme und Grenzen. Viele Menschen haben versucht, sich entsprechend ihres „Stoffwechseltyps" zu ernähren, und sind trotzdem nicht von ihren chronischen Krankheiten genesen. Und Menschen, die süchtig nach verarbeiteten Kohlenhydraten sind (wie ein typischer GAPS-Patient), können sich durch ihre Sucht leicht zu der Annahme verleiten lassen, dass sie zum „Kohlenhydrat-Typ" gehören. Es gibt noch andere moderne Ansätze, Menschen in Stoffwechselgruppen einzuteilen, z. B. solche, die auf der Blutgruppe der Person basieren. Klinische Erfahrungen zeigen, dass all diese Ansätze ihre Grenzen haben und nicht bei jedem funktionieren.

Aber das Hauptproblem ist, dass die Natur niemals stillsteht! Unsere Körperfunktionen passen sich ständig an die Veränderungen unserer inneren und äußeren Umgebung, unseres Alters, unserer Aktivität, unserer Stimmungen, unserer Gedanken und einer endlosen Liste anderer Variablen an. Selbst wenn man seinen Stoffwechseltyp richtig identifiziert hat, gibt es keine perfekte wissenschaftliche Methode, um seine Ernährung auf den Bedarf des Stoffwechsels und die täglich stattfindenden Veränderungen abzustimmen, mit anderen Worten, auf das normale menschliche Leben. Sehen wir uns nur einige Parameter an, die sich ständig ändern.

Im Laufe unseres Lebens durchläuft unser Körper *anabole und katabole Zyklen*, also Zyklen des Aufbaus und der Reinigung. Es gibt einen täglich stattfindenden Aufbau- und Reinigungszyklus, einen jahreszeitlichen und einen „nach Bedarf", der jederzeit erfolgen kann. Für den Aufbau braucht der Körper ganz andere Nährstoffe als für die Reinigung (Lebensmittel tierischen Ursprungs wirken im Allgemeinen aufbauend, während pflanzliche Lebensmittel im Allgemeinen reinigend wirken).[7] Nur Ihr Körper weiß, was er in jedem einzelnen Moment Ihres Lebens gerade benötigt.

Je nachdem, was Ihr Körper gerade leistet, und je nach Jahreszeit, Wetter und Stresslevel, kann Ihr Körper zwischen verschiedenen Arten der *Energiegewinnung* hin und her wechseln: Er kann zum Beispiel mehr Glucose verwenden oder mehr Fette oder mehr Proteine.[8] Allein Ihr Körper weiß, was in einem bestimmten Moment Ihres Lebens die richtige Vorgehensweise ist, und für verschiedene Arten der Energiegewinnung benötigt er sehr unterschiedliche Nährstoffe.

Wir haben bereits das *autonome Nervensystem* erwähnt, das für alle „Autopilot"-Funktionen des Körpers zuständig ist: dafür, dass Ihr Herz schlägt, dass Ihr Blut zirkuliert, dass Ihr Verdauungssystem Sie mit Nährstoffen versorgt usw. Das autonome Nervensystem besteht aus zwei Bereichen: dem sympathischen Nervensystem und dem parasympathischen Nervensystem. Diese beiden Systeme wirken im Körper meistens als Gegenspieler und sorgen im Hinblick auf alle Funktionen des Körpers für ein sehr komplexes Gleichgewicht.[9] Wiederum abhängig von unzählig vielen Faktoren (vom täglichen Aktivitäts- und Schlafzyklus, der Jahreszeit, dem Wetter, Stress, vorliegenden Infektionen, Aufbau-/Reinigungsphase, der momentanen Tätigkeit und sogar den Gefühlen) wechselt man zwischen „sympathikusdominant“ und „parasympathikusdominant“. Dieser Wechsel kann mehrmals am Tag, alle paar Tage und jahreszeitlich bedingt stattfinden und je nach Alter und Geschlecht variieren.[9] Das Entscheidende ist, dass diese beiden Bereiche unseres Nervensystems sehr unterschiedliche Arten von Nährstoffen benötigen: Der Parasympathikus bevorzugt im Allgemeinen Fleisch und Fett, wohingegen man annimmt, dass der Sympathikus mehr Kohlenhydrate benötigt.[6,10] Nur Ihr Körper weiß, welches Verhältnis von Protein, Fett und Kohlenhydraten er zu einem bestimmten Zeitpunkt in Ihrem Leben benötigt. Kein Labor oder Wissenschaftler wird das für Sie berechnen können.

Dann ist da noch das *Säure-Basen-Gleichgewicht* im Körper, das sich ebenfalls ständig und jeden Tag, abhängig von vielen Faktoren, ändert. In Kreisen von Ernährungswissenschaftlern kursiert der Mythos, „übersäuert zu sein, ist schlecht“, und dass wir alle danach streben müssen, immer basisch zu sein. Verschiedene Nahrungsmittel werden als „alkalisierend“ (zum Beispiel Obst und Gemüse) oder „säurebildend“ (zum Beispiel Getreide und Fleisch) eingestuft.[11] Dieser Mythos entspricht schlicht und einfach nicht der Wahrheit. Der Körper wechselt ständig zwischen basischen und sauren Zuständen, und das hängt von vielen Faktoren ab: der Aktivität des autonomen Nervensystems, der Art der Energiegewinnung zu einem bestimmten Zeitpunkt, dem hormonellen Profil zu einem bestimmten Zeitpunkt, der Atmung und der Nierenfunktion. Viele dieser Faktoren und Zustände wiederum ändern sich je nach Tageszyklus, Jahreszeit, Wetter und persönlicher Aktivität.[12] Abhängig von all diesen Faktoren kann zum Beispiel ein Apfel, der als „alkalisierendes“ Nahrungsmittel gilt, den Körper sauer machen, und umgekehrt kann ein Stück Fleisch, das als „säurebildend“ gilt, den Körper basisch machen. Nur Ihr Körper weiß, wie er ein bestimmtes Nahrungsmittel zu einem bestimmten Zeitpunkt Ihres Lebens verwertet. Nur Ihr Körper verfügt über die innere Intelligenz, diese unfassbar komplexen Berechnungen anzustellen.

Als ob das nicht schon genug wäre, kommt auch noch der *Wasser- und Elektrolythaushalt* im Körper hinzu, der sich ebenfalls, abhängig von vielen Faktoren, ständig verändert. Die Schulmedizin hat Salz als schädlich eingestuft und empfiehlt, den Salzkonsum zu reduzieren. Verarbeitetes Salz sollte man tatsächlich nicht zu sich nehmen, genauso wie man überhaupt keine verarbeiteten Lebensmittel verzehren sollte.[12,13] Naturbelassenes, unverarbeitetes Salz aus Salzbergwerken oder aus dem Meer enthält jedoch mehr als 90 Mineralstoffe und Spurenelemente. Es ist nicht nur gut für uns, sondern von entscheidender

Bedeutung für die Aufrechterhaltung des richtigen Wasser-Elektrolyt-Gleichgewichts in unserem Körper. Unser inneres Milieu enthält alle diese Mineralstoffe und Spurenelemente in ähnlichen Anteilen wie die Ozeane.[12,13] Dann ist da noch der Mythos, der besagt, dass wir jeden Tag viel Wasser trinken müssen. In einigen Veröffentlichungen werden sogar unterschiedliche Litermengen pro Tag vorgeschrieben. Diesem Rat blind zu folgen, kann große Probleme bescheren, nämlich dann, wenn der Körper unter einem Mangel an Elektrolyten leidet und statt Wasser Salz benötigt. Beobachten Sie mal Touristengruppen, wenn Sie sich das nächste Mal an einem Urlaubsort in einem heißen Klima aufhalten. Sie werden feststellen, dass viele der Touristen geschwollene Knöchel und Beine haben und eine Flasche Wasser mit sich herumtragen. Schwitzen entzieht dem Körper eine Menge Salz, was die Nierenfunktion beeinträchtigen und Wassereinlagerungen verursachen kann.[8,15] Indigene Stämme, die in heißem Klima leben (z. B. Wüstenvölker im Nahen Osten), schränken ihren Wasserkonsum traditionell ein und achten darauf, täglich Salz zu sich zu nehmen.[16] Dieses Wissen ist in unserer heutigen Mainstream-Ernährungswissenschaft, die jedem rät, den ganzen Tag über viel Wasser zu trinken, was den Salzmangel noch verstärkt, irgendwie abhanden gekommen. Viele Menschen, die diesen Rat befolgen, bekommen bei Aufenthalten in einem heißen Klima Ödeme, Bluthochdruck und Kopfschmerzen, weil sie zu wenig Salz zu sich nehmen und ihr Körper Wasser einlagert.

Egal für wie schlau wir uns halten mögen – unsere Wissenschaftler können nicht berechnen, wie viel Salz oder Wasser wir zu einem bestimmten Zeitpunkt zu uns nehmen sollten. Das weiß nur Ihr Körper, und er hat ausgezeichnete Möglichkeiten, Ihnen zu signalisieren, was er braucht: Durst auf Wasser, Verlangen nach Salz oder nach einem bestimmten Lebensmittel, das vielleicht die richtige Mineralstoffzusammensetzung hat. Lassen Sie sich nicht in die Irre führen, Ihr Körper kennt die Nährstoffzusammensetzung der Nahrungsmittel, die es auf unserem Planeten gibt!

Dies sind nur einige Aspekte, die Ihnen zeigen sollen, dass kein Labor, kein schlauer Arzt oder Wissenschaftler und kein schlaues Buch für Sie ausrechnen kann, was Sie um 8 Uhr morgens oder um 13 Uhr oder um 18 Uhr oder in der Zeit dazwischen zu sich nehmen sollten. Nur Ihr Körper verfügt über die einzigartige Intelligenz herauszufinden, was er zu einem bestimmten Zeitpunkt Ihres Lebens benötigt, denn seine Nährstoffbedürfnisse ändern sich ständig: jede Minute, jede Stunde und jeden Tag.

Was also können wir tun? *Wie ernähren wir uns richtig*? Die Antwort lautet: Nehmen Sie Kontakt zu der inneren Intelligenz Ihres Körpers auf. Denken Sie mal nach: Wenn Ihr Körper genau jetzt so und so viel Protein + so und so viel Fett + so und so viel Kohlenhydrate + so und so viel von bestimmten Vitaminen und bestimmten Mineralstoffen benötigt – wie würde er Ihnen mitteilen, dass er diese spezielle Zusammensetzung von Nährstoffen benötigt? Und selbst wenn Ihr Körper eine Möglichkeit hätte, Ihnen all diese Dinge mitzuteilen – wie würden Sie ihm diese spezielle Mischung von Nährstoffen zur Verfügung stellen? Wie sollen Sie all diese Faktoren berechnen und Ihrem Körper die richtigen Mengen liefern? Mutter Natur ist nett und verlangt nicht von uns, so etwas Kompliziertes zu tun. Stattdessen hat sie uns mit unserem GERUCHSSINN, unserem GESCHMACKSSINN, unserem VERLANGEN nach einem bestimmten Nahrungsmittel und dem Gefühl der BEFRIEDIGUNG nach dem Verzehr dieses Nahrungsmittels ausgestattet. Wenn Ihr Körper eine bestimmte Zusammensetzung von Nährstoffen benötigt, wird er ein Verlangen nach einem bestimmten Nahrungsmittel hervorrufen, das genau diese Zusammensetzung enthält. Dieses bestimmte Nahrungsmittel wird für Sie göttlich riechen und ausgezeichnet schmecken, und nachdem Sie es zu sich genommen haben, werden Sie ein Gefühl der Befriedigung verspüren. Aber nach ein oder zwei Stunden werden sich die Bedürfnisse Ihres Körpers ändern, und dieses spezielle Nahrungsmittel wird Sie nicht mehr ansprechen. Stattdessen werden Sie Verlangen nach einem anderen Lebensmittel verspüren, das in diesem speziellen Moment Ihres Lebens die Nährstoffbedürfnisse Ihres Körpers befriedigt.

Die einzige Möglichkeit, über die wir verfügen, unserem Körper die richtige, von ihm benötigte Nahrung zur Verfügung zu stellen, besteht darin, voll und ganz in Verbindung mit unseren Sinnen zu sein!

Sehen wir uns das Ganze etwas genauer an.

Das VERLANGEN nach einem bestimmten Nahrungsmittel

Für viele Menschen hat das Wort „Verlangen“ aufgrund der über Jahrhunderte erfolgten religiösen und politischen Konditionierung ein eher negatives Image. Verlangen wird als etwas angesehen, dem wir „widerstehen“ müssen und dem wir nicht „erliegen“ dürfen. Dabei ist das Verlangen nach bestimmten Nahrungsmitteln die wichtigste Art und Weise, auf die unser Körper uns mitteilt, was er zu einem bestimmten Zeitpunkt an Nährstoffen benötigt. Wenn Sie also Hunger bekommen, halten Sie inne und fragen Sie sich: „Was würde ich jetzt am liebsten essen? Welche Speise spricht mich in diesem Moment am meisten an?“ Vergessen Sie all die Bücher, die Sie gelesen haben, vergessen Sie all die Ernährungsmantras, die einem sagen, was man zu einer bestimmten Tageszeit essen sollte, und stellen Sie sich einfach diese Frage. Sie werden die Antwort sofort bekommen, und allein der Gedanke an dieses bestimmte Nahrungsmittel oder Gericht wird dafür sorgen, dass Ihnen das Wasser im Mund zusammenläuft. Akzeptieren Sie Ihr Verlangen! Ihr Verlangen ist die Form, in der die innere Intelligenz Ihres Körpers zu Ihnen spricht und Sie wissen lässt, was er braucht, damit Sie gesund, energiegeladen und glücklich bleiben. Wenn Sie jedes Mal, wenn Sie essen, auf Ihr Verlangen achten, werden Sie das Essen gut verdauen können, und es wird Ihnen nur guttun, weil Sie es zur richtigen Zeit zu sich genommen haben, nämlich genau in dem Moment, in dem Ihr Körper danach verlangt hat.

Das Problem ist, dass das Verlangen der Menschen nach bestimmten Nahrungsmitteln in unserer modernen und kommerziell geprägten Welt durch den Einsatz süchtig machender und geschmacksverändernder Chemikalien in verarbeiteten Lebensmitteln manipuliert wurde. Ja, viele verarbeitete sogenannte „Lebensmittel“ enthalten Chemikalien, die speziell entwickelt wurden, damit sie süchtig machen.[17,18] Die Empfehlung, auf sein Verlangen zu hören, gilt nur für natürliche Nahrungsmittel – Nahrungsmittel, die Mutter Natur hervorgebracht hat. Hören Sie auf, verarbeitete Lebensmittel zu essen, dann wird Ihr normales Verlangen nach Nahrung zurückkehren.

Der Geruchssinn

Haben Sie schon mal Tiere beobachtet? Sie nehmen nie etwas in ihr Maul, ohne es vorher gründlich zu beschnuppern. Und warum? Weil wilde Tiere im vollkommenen Einklang mit ihren Instinkten sind – der inneren Intelligenz ihres Körpers. Der Geruchssinn liefert dem Körper viele Informationen über Nahrungsmittel: Kann man sie bedenkenlos zu sich nehmen? Sind sie durch Chemikalien oder Mikroben verunreinigt? Sind sie frisch und was am wichtigsten ist, sind sie in einem bestimmten Moment geeignet, die Bedürfnisse Ihres Körpers zu befriedigen? Riechen Sie also an allem, bevor Sie es in den Mund stecken. Wenn das Nahrungsmittel in dem Moment das Richtige für Sie ist, wird es sehr ansprechend riechen. Wenn es nicht das Richtige ist, wird es unangenehm riechen. Vertrauen Sie auf Ihren Geruchssinn und hören Sie auf ihn.

Das Problem ist, dass viele Menschen in unserer modernen Welt infolge der Verwendung synthetischer Duftstoffe einen geschädigten Geruchssinn haben.

Alle duftenden, künstlich hergestellten Chemikalien wie Waschmittel, Haushaltsreiniger, sogenannte Lufterfrischer und Parfüms blockieren die olfaktorischen Rezeptoren (die Geruchsrezeptoren) in der Nase.[19] Ihre Nase verfügt über eine bestimmte Anzahl von Geruchsrezeptoren. Sobald diese durch eine Chemikalie blockiert sind, haben neue Moleküle dieser Chemikalie nichts mehr, woran sie anhaften können, sodass Sie die Chemikalie nicht mehr riechen können.[20] Wir alle kennen Menschen, die wie eine wandelnde Parfümfabrik duften, sich aber selbst gar nicht dessen bewusst sind, wie exzessiv sie ihr Parfüm auftragen. Das Gleiche gilt für gängige Waschmittel, bei deren Herstellung sehr starke Duftstoffe verwendet werden, um den unangenehmen Geruch des Waschmittels selbst zu überdecken. Menschen, die regelmäßig parfümierte Waschmittel verwenden, können diese nicht riechen, weil sie dem Geruch an ihrer Kleidung, ihren Handtüchern und ihrer Bettwäsche ständig ausgesetzt sind. Auch ihr Essen können sie nicht mehr richtig riechen, weil ihre Geruchsrezeptoren in der Nase permanent durch den Duft des Waschmittels beansprucht werden. Um Ihren Geruchssinn wiederherzustellen, sollten Sie alle parfümierten Chemikalien aus Ihrer Umgebung verbannen. Ersetzen Sie Ihr Waschmittel durch ein nicht parfümiertes natürliches und verwenden Sie keine Parfüms, keine parfümierten Körperpflegeprodukte und keine „Lufterfrischer“. In einigen Wochen werden sich Ihre Geruchsrezeptoren selbst reinigen, und Ihr Geruchssinn wird zurückkehren.

Der Geschmackssinn

Die Freude am Essen gehört zu den höchsten Genüssen des Lebens, und so soll es auch sein! Wenn Ihnen eine Speise nicht schmeckt, dann ist sie in diesem Moment die falsche für Sie, egal wie „gesund“ sie auch sein mag! Hören Sie also auf Ihren Geschmackssinn und respektieren Sie ihn! Er ist Ihr Freund, denn er ist einer der Kommunikationskanäle zwischen der inneren Intelligenz Ihres Körpers und Ihrem Bewusstsein. Wie sonst sollte Ihr Körper Ihnen mitteilen, dass er eine bestimmte Mischung von Nährstoffen benötigt, als dadurch, dass er Ihnen genussvolles Vergnügen beschert, wenn Sie diese Nährstoffe zu sich nehmen?

Das Problem ist, dass viele Menschen aufgrund ihres regelmäßigen Verzehrs von verarbeiteten Lebensmitteln einen veränderten oder abgestumpften Geschmackssinn haben. Viele verarbeitete Lebensmittel enthalten geschmacksverändernde Chemikalien, die den „Lebensmitteln“ bewusst zugesetzt werden.[21] Diese Chemikalien sind nicht nur giftig, sondern sie können Ihre Geschmackswahrnehmung für lange Zeit verändern. Deshalb ist es unerlässlich, auf den Verzehr von verarbeiteten Lebensmitteln zu verzichten, um den normalen Geschmackssinn wiederzuerlangen. Auch einige Nährstoffmängel können die Geschmackswahrnehmung verändern (Zink- und Proteinmangel sind dafür besonders bekannt).[22] Wenn Sie beginnen, sich auf natürliche Weise vollwertig zu ernähren, werden sich die Nährstoffmängel, unter denen Sie möglicherweise leiden, verringern, und Ihr Geschmackssinn wird zurückkehren. Giftstoffe in Ihrem Mund können Ihre Geschmackswahrnehmung ebenfalls verändern.[23] Putzen Sie sich die Zähne mit kalt gepresstem Olivenöl (oder einem anderen kalt gepressten Öl) anstelle von Zahnpasta. Dieses ayurvedische Verfahren hat sich zur Entgiftung des Mundes bewährt.[24] Es ist sehr wichtig, einen Zahnarzt aufzusuchen, der eine ganzheitliche Behandlung durchführt, weil viele zahnmedizinische Materialien im Mund giftig wirken können und den Geschmackssinn verändern.[25]

Das Gefühl der BEFRIEDIGUNG nach dem Essen

Wenn Sie eine Mahlzeit zu sich genommen haben, die den aktuellen Nährstoffbedarf Ihres Körpers befriedigt, werden Sie ein Gefühl tiefer Befriedigung verspüren. Sie werden keinen Heißhunger auf etwas anderes haben, sondern nur ein angenehmes Gefühl der Befriedigung haben, das es Ihnen erlaubt, sich anderen Dingen in Ihrem Leben zu widmen und eine Zeit lang nicht mehr an Essen zu denken.

Es ist wichtig, nicht zu viel zu essen, damit Sie sich nicht „vollgestopft“ fühlen. Wenn Sie auf Ihr Genussempfinden und Ihr Gefühl der Befriedigung achten, werden Sie aufhören zu essen, sobald das Essen Ihnen keinen Genuss mehr bereitet. Genussempfinden vorhanden/Genussempfinden nicht vorhanden – das ist das Signal, das Ihr Körper Ihnen sendet, um Ihnen mitzuteilen, was er benötigt. Ihr Genussempfinden sorgt dafür, dass Sie so lange essen, wie Ihr Körper die in einem bestimmten Lebensmittel enthaltenen Nährstoffe noch benötigt. Sobald Ihr Körper von diesen Nährstoffen genug bekommen hat, bereitet der Verzehr der Speise Ihnen keinen Genuss mehr.

Heißhunger auf Süßspeisen kommt bei GAPS-Patienten aufgrund instabiler Blutzuckerwerte häufig vor. Es dauert seine Zeit, bis sich der Blutzuckerspiegel normalisiert, und die wirksamste Art, das Problem in den Griff zu bekommen, ist, die Fettaufnahme zu erhöhen (tierische Fette, Olivenöl, Kokosöl oder andere hochwertige Pflanzenöle – natürlich innerhalb der persönlichen Genusszone). Um den Heißhunger auf Zucker (und Schokolade) zu bezwingen, sollten Sie mit Ihren Mahlzeiten reichlich Fette zu sich nehmen. Damit Sie den Blutzuckerspiegel zwischen den Mahlzeiten auf einem stabilen Niveau halten können, empfehle ich, eine Mischung aus roher Butter (oder Kokosöl) und rohem Honig (nach Belieben) zuzubereiten, in ein Glasgefäß zu geben, dieses bei sich zu haben und über den Tag verteilt alle 20 bis 30 Minuten einige Löffel davon zu essen. Diese Maßnahme kann in der Anfangsphase der Behandlung sehr hilfreich sein. Sobald sich Ihre Blutzuckerwerte durch die Befolgung des GAPS-Ernährungsprogramms normalisiert haben, können Sie den Verzehr der Butter-Honig-Mischung allmählich reduzieren und schließlich aufhören, die Mischung zu sich zu nehmen.

Wie können wir diese Erkenntnisse im Rahmen der GAPS-Diät anwenden?

Die GAPS-Diät ist nicht in Stein gemeißelt. Man muss sie an seinen einzigartigen Körper und an dessen spezielle individuelle tägliche Bedürfnisse anpassen. Im Rahmen der GAPS-Diät wird eine Liste von Nahrungsmitteln vorgegeben, die verwendet werden können. **Wann** Sie diese verschiedenen Nahrungsmittel zu sich nehmen und in **welchen Mengenverhältnissen**, bleibt Ihnen überlassen. Achten Sie auf die Bedürfnisse Ihres Körpers, die dieser Ihnen durch Ihre Sinne – Verlangen, Geruch, Geschmack und Befriedigung – signalisiert. Es kann zum Beispiel sein, dass Sie an einem Tag zum Frühstück nur Lust auf einen Apfel haben, am nächsten Tag aber Appetit auf ein großes warmes Frühstück aus Eiern, Speck, Würstchen und gegartem Gemüse. Oder dass Sie an einem Tag damit zufrieden waren, einfach nur etwas Fleischbrühe zu trinken und ein bisschen gekochtes Huhn zu essen, am nächsten Tag jedoch gar keinen Appetit auf Fleisch oder Fleischbrühe haben und Ihnen der Sinn nach Gemüse und Joghurt steht. Ihr Körper wird Ihnen bei jeder Mahlzeit mitteilen, welchen Bedarf an Protein, Fett und Kohlenhydraten er gerade hat. Wie er das mitteilt? Indem er Ihnen durch Ihr Verlangen signalisiert, dass Sie Appetit auf bestimmte Lebensmittel haben. Wenn Sie sich zu einer Familienmahlzeit hinsetzen, essen Sie nur das, wonach *Ihnen* gerade der Sinn steht, und zwar in den Mengen, die Ihnen behagen.

Wenn man die GAPS-Diät befolgt, ist es wichtig, auf das Verlangen des Körpers zu hören. Ihr Verlangen nach bestimmten Nahrungsmitteln wird Sie auch wissen lassen, wie schnell Sie die einzelnen Phasen der Einführungsdiät durchlaufen, wie viel Salz und schwarzen Pfeffer Sie bei der Zubereitung Ihrer Mahlzeiten verwenden und in welchen Proportionen Sie jeweils an jedem Tag Fleisch und Gemüse verzehren sollten. Zum Beispiel benötigt jemand, der großem Stress ausgesetzt ist, vielleicht deutlich mehr Salz und Fett in seinen Gerichten als eine

Person, deren Leben eher in ruhigen Bahnen verläuft. Der Unterschied kann ziemlich ausgeprägt sein. Die Menge Salz, die einer Fleischbrühe hinzugegeben werden muss, damit eine gestresste Person sie als lecker empfindet, kann für einen anderen Menschen so hoch sein, dass sie für diesen ungenießbar ist. Ein „Kohlenhydrat-Typ", der die GAPS-Einführungsdiät durchführt, möchte seine Fleischbrühe vielleicht mit viel gekochtem Gemüse essen und den größten Teil des Fleisches und des Fetts, mit dem die Brühe zubereitet wurde, jemand anderem überlassen, wohingegen ein „Protein-Typ" gut auf Gemüse verzichten kann (oder mit einer kleinen Menge zufrieden ist) und zusammen mit seiner Fleischbrühe viel Fleisch und Fett essen möchte.

Es kann passieren, dass Sie während einer bestimmten Phase der GAPS-Einführungsdiät ein starkes Verlangen nach einem bestimmten Nahrungsmittel haben, dessen Verzehr in dieser Phase eigentlich nicht erlaubt ist. Dann müssen Sie es essen, denn Ihr Körper benötigt dieses Nahrungsmittel zu diesem Zeitpunkt, und das müssen Sie respektieren. Sie sind einzigartig und niemand kann Ihnen die richtige Reihenfolge, in der Sie bestimmte Nahrungsmittel in Ihre Kost einführen, vorschreiben. Wenn Sie die erste oder zweite Phase der GAPS-Einführungsdiät gewissenhaft befolgen und sich gut fühlen, dann aber eines Tages einen unbändigen Heißhunger auf, sagen wir zum Beispiel, rohe Tomaten bekommen (die im Diätplan nicht vorgesehen sind), dann geben Sie diesem Verlangen nach! Ihr Körper signalisiert Ihnen, dass er in diesem Moment bestimmte Nährstoffe benötigt, und rohe Tomaten liefern ihm diese Nährstoffe, vor allem, wenn sie gerade in Ihrem eigenen Garten gereift sind. Wenn Sie Ihrem Körper die Befriedigung dieses Bedürfnisses verweigern, handeln Sie sich möglicherweise gesundheitliche Probleme ein. Ihr Elektrolythaushalt könnte aus dem Gleichgewicht geraten, Ihr Hormonhaushalt könnte durcheinanderkommen, oder irgendetwas anderes in Ihrem Körper könnte nicht richtig funktionieren. Ja, Sie hätten bei der Diät „gemogelt", indem Sie rohe Tomaten gegessen haben, aber wenn Sie dieses spezielle Bedürfnis Ihres Körpers befriedigt haben, können Sie damit fortfahren, die Diät strikt zu befolgen. Jeder Fortschritt funktioniert nach dem Prinzip: zwei Schritte vorwärts, einen Schritt zurück. Beim Heilungsprozess ist das nicht anders. Machen Sie sich also keine Sorgen, wenn Sie bei der Diät manchmal „mogeln", wenn Ihr Körper wirklich danach verlangt. Das ist nämlich gar kein Mogeln. Es bedeutet, dass Sie mit Ihrem Körper zusammenarbeiten und ihn respektieren. Vergessen Sie nicht, dass Ihr Körper unendlich viel mehr über sich selbst weiß, als wir mit all unserer Intelligenz und unseren wissenschaftlichen Erkenntnissen jemals wissen werden! Dieses „Mogeln" gilt natürlich nur für natürliche Nahrungsmittel und nicht für verarbeitete, industriell hergestellte Produkte.

Halten Sie sich auch vor Augen, dass sich der Nährstoffbedarf Ihres Körpers ständig ändert. Deshalb wird auch Ihr Verlangen nach bestimmten Nahrungsmitteln ständig variieren. Was Ihnen zum Frühstück köstlich geschmeckt hat, finden Sie vielleicht zum Mittagessen nicht mehr so verlockend, und was Ihnen am Nachmittag als eine Leckerei erschienen ist, kann Ihnen zur Abendessenszeit zuwider sein. All diese Empfindungen haben ihre Berechtigung und sollten beachtet werden! Sie sind ein einzigartiges Individuum. Was also dem einen Esser am Tisch zusagt, sagt Ihnen vielleicht überhaupt nicht zu. Lassen Sie sich beim Essen davon leiten, worauf Sie Appetit haben, und Sie werden richtig liegen!

Wie wenden wir diese Erkenntnisse bei Kindern an, die die GAPS-Diät befolgen?

Als Eltern müssen wir Entscheidungen für unsere Kinder treffen. GAPS-Kinder haben einen veränderten Geruchs- und Geschmackssinn, ein verändertes Verlangen nach Nahrungsmitteln, und sie können starken Heißhunger und Süchte nach genau den Nahrungsmitteln entwickeln, die ihnen schaden. Bei diesen Heißhungerattacken und Süchten geht es meistens um das Verlangen nach industriell verarbeiteten Lebensmitteln. Zu Beginn der Befolgung des GAPS-Ernährungsprogramms werden alle verarbeiteten Lebensmittel aus dem Speiseplan verbannt, was dazu führen kann, dass Ihr Kind eine Entzugsphase durchmacht, die von allen möglichen Symptomen begleitet sein kann (Verhaltensstörungen und physische Symptome). Es ist wichtig, dass die Eltern dies verstehen, um dem Kind helfen zu können, diese schwierige Zeit durchzustehen. Der Körper Ihres Kindes befindet sich in einem kranken Stoffwechselzustand und verlangt deshalb nach besonders ungesunden Lebensmitteln, um diesen Zustand aufrechtzuerhalten. Wenn wir diesen kranken Stoffwechselzustand also nicht aufrechterhalten wollen, können wir dem Kind nicht erlauben, diese ungesunden Nahrungsmittel zu sich zu nehmen. Den Körper des Kindes so umzustellen, dass sein Stoffwechselzustand gesund wird, erfordert Zeit und Mühe. Die Befolgung des GAPS-Ernährungsprogramms wird dafür sorgen, dass diese Umstellung stattfindet. Halten Sie sich also an die Liste der bei der GAPS-Diät erlaubten Nahrungsmittel. Achten Sie jedoch darauf, Ihrem Kind von dieser Liste eine ausreichend große Vielfalt an Nahrungsmitteln anzubieten, sodass es wählen kann, was es zu sich nehmen möchte. Es ist wichtig, dass Ihr Kind beginnt, seine Sinne zu benutzen, also seinem Verlangen, seinem

Geruchs- und Geschmackssinn und seinem Gefühl der Befriedigung Beachtung zu schenken. Ihr Kind wird Zeit brauchen zu lernen, diese Sinne zu gebrauchen und sie überhaupt erst zu entdecken, da diese Sinne bei einem kranken Stoffwechselzustand unterdrückt und die Empfindungen verzerrt sind.

Es ist für jedes Kind (egal ob es sich um ein GAPS-Kind oder um ein gesundes, sich „normal" entwickelndes Kind handelt) wichtig, vom Beginn seines Lebens an eine gesunde Beziehung zu Nahrungsmitteln zu entwickeln. Leider geschieht das in der westlichen Welt in vielen Fällen nicht. Es ist erschütternd zu sehen, wie einige Eltern intensiv darauf achten, dass ihre Kinder gute Tischmanieren lernen, sich jedoch gleichzeitig nicht die geringste Mühe geben, vernünftige Kindermahlzeiten zuzubereiten (und ihnen stattdessen Fertiggerichte aus der Mikrowelle vorsetzen). Wenn während des Verzehrs minderwertiger Gerichte auch noch starker Druck ausgeübt wird, auf gute Tischmanieren zu achten, kann das jedem Kind das Essen verleiden, erst recht, wenn es sich um ein kleines Kind handelt! Damit ein Kind im Hinblick auf Nahrungsmittel normale Sinne entwickeln kann, benötigt es natürliche, selbst gemachte, gesunde Nahrungsmittel voller Geschmack und Aroma, und das Kind muss die Möglichkeit erhalten, diese Nahrungsmittel und Gerichte gemäß seinen eigenen Bedürfnissen zu erkunden. Tischmanieren können später erlernt werden, wenn das Kind seine natürlichen Sinne entwickelt hat: das Verlangen nach Essen, den Geruchs- und Geschmackssinn und das Gefühl der Befriedigung durch Essen. All das wird Ihrem Kind für den Rest seines Lebens sehr zugutekommen.

Was müssen wir tun, um dem Kind dabei zu helfen, eine Verbindung zu seiner inneren Intelligenz herzustellen?

Babys und Kleinkinder verbringen die ersten Jahre ihres Lebens damit, ihre Umwelt kennenzulernen, und Nahrung ist ein wichtiger Teil dieser Umwelt.[26] In den ersten Lebensjahren, und zwar ab der erstmaligen Einführung von fester Nahrung, müssen Kinder eine positive BEZIEHUNG ZUM ESSEN entwickeln. Es ist extrem wichtig, dass das in dieser Phase ihres Lebens geschieht, denn wenn es versäumt wird, kann das viele Probleme nach sich ziehen – nicht nur Ernährungsprobleme, sondern auch Probleme im Hinblick auf ihr Verhalten, ihre Lebenseinstellung, ihre Gefühle und sogar ihre Lernfähigkeit![27]

Denken Sie bei der Einführung der ersten festen Nahrung für Ihr Baby daran, dass *alle Sinne des Kindes in den Prozess einbezogen werden müssen*: der Tastsinn, die visuelle Wahrnehmung, der Geruch, der Geschmack usw. Babys müssen die

Nahrung anfassen, um die Temperatur und die Konsistenz der Nahrung mit den Fingern zu spüren und das Aroma und das Aussehen der Nahrung zu empfinden. Anschließend müssen sie die Bewegungsrezeptoren in ihren Muskeln nutzen, um die Nahrung zu ihrem Mund zu befördern. Das muss freiwillig und aus eigenem Antrieb geschehen. Das ist sehr wichtig! Dann müssen sie an ihrem Essen riechen und es kosten, danach kauen und herunterschlucken. Anschließend erhalten sie von ihrem Körper und ihrem Magen eine Rückmeldung darüber, wie sich diese Nahrung auf ihr Inneres und auf ihren gesamten Organismus auswirkt. Das macht die Erfahrung komplett! Es ist eine sehr komplexe Mischung von Sinneseindrücken, die ihr kleines Gehirn zum ersten Mal verarbeiten muss, und diese Erfahrung ist für das Kind ungeheuer wichtig, damit es sich normal entwickeln kann. Während dieses Prozesses werden im Gehirn des Kindes neue Rezeptoren, Verbindungen und Zentren gebildet, die sein emotionales Profil, seine Persönlichkeit und seine Einstellung zum Leben tiefgreifend beeinflussen.[27,28]

Damit dieser Prozess auf natürliche Weise ablaufen kann, ist es *sehr wichtig, Babys und Kleinkinder mit den Händen essen zu lassen!* In dieser Phase darauf zu bestehen, dass das Kind mit Besteck isst, und zu sehr darauf bedacht zu sein, dass alles „sauber“ bleibt, ist schädlich für die Entwicklung des Kindes. Diese Phase ist sehr kurz, und die Zeit des „ordentlichen“ Essens mit guten Manieren wird früh genug kommen. Doch in den ersten Lebensjahren ist es das Beste für Ihr Kind, ihm zu erlauben, „unordentlich“ und ein bisschen „schmutzig“ zu sein! Geben Sie Ihrem Kleinkind auf jeden Fall einen Löffel, und benutzen Sie selbst einen anderen Löffel, um es zu füttern, aber das Essen sollte vor dem Kind stehen, seine Hände sollten in der Speise stecken, und es sollte intensiv daran beteiligt sein, das Essen zu verzehren. Wenn das Kind von jemand anderem gefüttert wird und ihm nicht ermöglicht wird, voll in den Prozess einbezogen zu sein, entwickelt sich das Gehirn des Kindes nicht so, wie es sollte, weil es einen begrenzten sensorischen Input erhält.[26-29] Es muss eine *freiwillige* Erfahrung für das Kind sein, eine Handlung, an der es stark beteiligt ist, damit sein Gehirn neue Rezeptoren entwickelt und neue Zentren aktiviert werden. Wenn man die gleiche Speise auf andere Weise zubereitet, macht das Kind eine neue Erfahrung. Zum Beispiel ist ein weich gekochtes Ei etwas ganz anderes als ein Omelett oder ein Spiegelei. Verschiedene Zubereitungsarten desselben Nahrungsmittels können unterschiedlich wahrgenommen werden. Deshalb muss das Kind mit verschiedenen Zubereitungsarten von Speisen vertraut gemacht und nach und nach an sie herangeführt werden.

Viele Menschen sind sich nicht dessen bewusst, was für einen großen Teil unseres Lebens das Essen ausmacht! Und was Babys angeht, so ist die Nahrungsaufnahme ein *extrem wichtiger Bestandteil* ihrer Einführung in ihr Leben auf diesem Planeten und dafür, dass sie sich harmonisch entwickeln können. Diese Entwicklungsphase wird sich auf die Art und Weise auswirken, wie sich ihr ganzes Leben weiterentwickeln wird, denn in dieser Phase wird ihr emotionales Profil und ihre Persönlichkeit geformt.[27-29] Wenn Sie sich in dieser Entwicklungsphase Ihres Kindes schon sehr früh bemühen, alles richtig zu machen, wird Ihr Kinder für den Rest seines Lebens davon profitieren! Kinder, denen es ermöglicht wurde, ein gesundes Verhältnis zum Essen zu entwickeln, entwickeln meistens eher optimistische und fröhliche Persönlichkeiten. Kinder, die ihr Essen nicht anfassen und gemäß ihren eigenen Bedürfnissen erkunden durften, werden in ihrer Entwicklung unterdrückt. Das Resultat ist, dass sie eine verkorkste Einstellung zur Welt und eine falsche Beziehung zum Essen entwickeln, was oft zu pingeligem, wählerischem Essverhalten, Essstörungen und Gesundheitsproblemen führt.[27-29] Leider betrifft dies viele ältere Kinder und Erwachsene in der westlichen Welt, denen es in ihrer frühen Kindheit nicht ermöglicht wurde, eine richtige Beziehung zum Essen aufzubauen.

Um eine gesunde Beziehung zum Essen zu entwickeln, empfehle ich allen GAPS-Patienten (Kindern und Erwachsenen gleichermaßen) dringend eine einfache therapeutische Maßnahme: Essen Sie so oft wie möglich mit den Fingern, vor allem im ersten Jahr der Behandlung. Wenn Sie in einem Restaurant in Gegenwart von Fremden essen, sollten Sie natürlich Besteck benutzen und Ihre Tischmanieren wahren. Aber wenn Sie zu Hause sind und keiner Sie sehen kann, *sollten Sie kein Besteck benutzen, sondern alles mit den Händen essen.* Wenn Sie diesen einfachen Rat lange genug befolgen, werden Sie irgendwann merken, wie viel intensiver Ihre Verbindung zum Essen ist und wie viel besser Sie wahrnehmen, welche Wirkung die von Ihnen aufgenommene Nahrung in Ihrem Körper entfaltet. Ihre Hände werden Sie instinktiv zu den für *Sie* besten Nahrungsmitteln führen. All die Aufgaben, die das Essen in Ihrer frühen Kindheit für die Entwicklung Ihres Gehirns hätte erfüllen sollen, werden nun nach und nach nachträglich erfüllt. Sie werden das zurückfordern, was Ihnen als Baby vielleicht vorenthalten wurde! Wenn Sie versuchen, dafür zu sorgen, dass ein Kind eines beliebigen Alters gesund wird, kann es möglicherweise das Beste sein, wenn die ganze Familie mit den Händen isst, damit das Kind sich nicht als Außenseiter fühlt. Von dieser therapeutischen Maßnahme profitiert die ganze Familie, denn mit den Händen zu essen, ist für Menschen in physiologischer Hinsicht viel natürlicher, als mit Besteck zu essen. Besteck stellt eine Barriere zwischen der inneren Intelligenz unseres Körpers und der Nahrung dar. Es verhindert, dass wir die Nahrung, die wir zu uns nehmen, sensorisch in vollem Umfang wahrnehmen können. Wenn uns Gesundheit, Heilung und Genesung wichtig sind, sollten wir nicht zulassen, dass diese Barriere uns daran hindert, eine gesunde Beziehung zum Essen zu entwickeln. Und ohne diese Beziehung kann es keine vollständige Genesung von einer chronischen Krankheit geben!

Lassen Sie es mich noch einmal betonen: Um im Hinblick auf die Nahrung, die wir zu uns nehmen, normale Sinne zu entwickeln, benötigen wir natürliche, gesunde Nahrungsmittel voll Aroma und Geschmack, die gehaltvoll sind, sättigen und deren Verzehr uns ein Gefühl von Befriedigung verschafft. Die Speisen müssen aus frischen, natürlichen Zutaten selbst zubereitet werden!

Zusammengefasst: Mutter Natur hat sich Milliarden von Jahren genommen, um den menschlichen Körper zu konstruieren. Und der menschliche Körper ist eine unglaublich intelligente Schöpfung! Weil die natürlichen Nahrungsmittel auf diesem Planeten in der gleichen Zeit entstanden sind, weiß die innere Intelligenz Ihres Körpers, wie diese Nahrungsmittel zusammengesetzt sind und welche Nahrungsmittel zu wählen sind, um einen bestimmten Bedarf zu befriedigen. Alles, was wir tun müssen, ist, diese Intelligenz mit Respekt zu behandeln. Lassen Sie sich bei Ihren Entscheidungen von Ihren Sinnen leiten: wann Sie essen, was Sie essen und in was für Kombinationen Sie bestimmte Nahrungsmittel zu sich nehmen. Und halten Sie sich immer vor Augen, dass Sie einzigartig sind. Was für Ihren Nachbarn geeignet ist, muss für Sie keinesfalls geeignet sein.

Nahrungsergänzung für Menschen mit GAP-Syndrom

Die Natur hat unseren Körper so konstruiert, dass er Nährstoffe aus Nahrungsmitteln erhält, nicht in Form von Pillen. Eine Befolgung der GAPS-Diät muss die wichtigste Maßnahme sein, um erfolgreich eine gute Ernährung von GAPS-Kindern und -Erwachsenen zu gewährleisten. Keine Pille der Welt wird im Hinblick auf den Gesundheitszustand Ihres Körpers auch nur annähernd so eine Wirkung entfalten wie richtige Nahrungsmittel. Vor allem wenn es um die Behandlung von Verdauungsstörungen geht, und beim GAP-Syndrom handelt es sich im Wesentlichen um eine Verdauungsstörung, ist große Vorsicht geboten, was man in den Darm einführt. Warum? Weil viele Nahrungsergänzungsmittel eine bereits entzündete und geschädigte Darmschleimhaut reizen und den Heilungsprozess stören können. Schließlich wollen wir uns nicht große Mühe geben, um die GAPS-Diät zu befolgen, und den ganzen Prozess dann durch die Einnahme einer Pille zunichtemachen.

Viele Menschen, die unter dem GAP-Syndrom leiden, sind von ihrer Erkrankung genesen, indem sie einfach nur die GAPS-Diät befolgt haben. Doch einige Nahrungsergänzungsmittel können hilfreich und nützlich sein. Der Nahrungsergänzungsplan sollte individuell auf die betroffene Person zugeschnitten sein und idealerweise von einem erfahrenen Arzt oder Ernährungsexperten ausgearbeitet werden. Im Folgenden befassen wir uns mit den nützlichsten und hilfreichsten Nahrungsergänzungsmitteln. Bei den meisten Betroffenen verbessert sich ihr Gesundheitszustand sehr deutlich, wenn sie die GAPS-Diät befolgen und die Nahrungsergänzungsmittel einnehmen, die auf der folgenden kurzen Liste aufgeführt sind, ohne noch irgendetwas anderes hinzuzufügen.

Die wichtigsten Nahrungsergänzungsmittel für GAPS-Patienten:

1. Ein therapeutisch wirksames Probiotikum
2. Essenzielle Fettsäuren
3. Lebertran

4. Verdauungsenzyme
5. Vitamine und Mineralstoffpräparate

Sehen wir uns jedes dieser Nahrungsergänzungsmittel etwas genauer an.

1. Probiotika

Probiotika sind nützliche Bakterien in Form eines Nahrungsergänzungsmittels oder eines fermentierten Nahrungsmittels, die eingenommen werden können, um eine geschädigte körpereigene Darmflora zu ersetzen oder zu bereichern. Im Gegensatz zu antibiotisch, was so viel bedeutet wie „gegen das Leben", bedeutet probiotisch „pro Leben" oder „für das Leben."[1]

Die Verwendung probiotischer Bakterien in Form von fermentierten Nahrungsmitteln reicht weit in die Geschichte der Menschheit zurück. Seit Tausenden von Jahren fermentieren die Menschen Milch, Früchte, Gemüse, Bohnen, Fisch, Fleisch und Getreide. Das Fermentieren von Nahrungsmitteln verbessert deren Geschmack, macht sie leichter verdaulich und zudem haltbarer. In vielen Kulturen überall auf der Welt sind nützliche Bakterien in fermentierten Nahrungsmitteln auch heute noch ein fester Bestandteil des Speiseplans: Sauerkraut – fermentierter Kohl (Russland, Deutschland und Osteuropa), Tafeloliven und Salumi, aus Schweinefleisch hergestellte Wurstwaren (Mittelmeerländer), Kefir (Russland), Mazun (Armenien), Kumys (Russland und Asien), Lassi (Indien), Gioddu (Sardinien), Joghurt und Käse (weltweit), fermentierter Fisch (Korea, Schweden, Japan, Russland), fermentiertes Getreide (Afrika) und fermentierte Sojabohnen (Asien).[2,3]

Zu Beginn des 20. Jahrhunderts stellte der russische Wissenschaftler Ilia Metchnikoff das Thema Probiotika auf eine wissenschaftliche Basis.[4] Metchnikoff fiel auf, dass Landbewohner in Bulgarien regelmäßig fermentierte Milchprodukte konsumierten und bei guter Gesundheit außergewöhnlich alt wurden. Er isolierte ein Bakterium, das er „Bazillus bulgaricus" nannte, und führte damit wissenschaftliche Versuche durch. Heute ist dieses Bakterium als *Lactobacillus bulgaricus* bekannt und findet breite Verwendung bei der Herstellung von handelsüblichen probiotischen Nahrungsergänzungsmitteln und von Joghurt. Nach der Entdeckung dieses Bakteriums wurde *Lactobacillus bulgaricus* in den Ländern Europas als ein beliebtes gesundheitsförderndes Nahrungsergänzungsmittel verwendet. Als dann die Antibiotika entdeckt wurden und schnell Verbreitung fanden, gerieten Probiotika in den westlichen Ländern weitgehend in Vergessenheit. Doch die Forschung über Probiotika wurde nach Metchnikoffs Tod im Jahr 1916 in verschiedenen Ländern der Welt fortgesetzt. In Russland, Skandinavien und Japan werden Menschen schon seit Jahrzehnten mit probiotischen Bakterien behandelt.[14] In westlichen Ländern wurden Probiotika während der meisten Zeit des 20. Jahrhunderts vor allem dem Futter von Nutztieren beigemischt, und es wurden viele Daten über die gesundheitsfördernden Wirkungen gesammelt, die Probiotika bei Tieren entfalten. In jüngerer Zeit begann die westliche Wissenschaft, die Wirkung der Verwendung von Probiotika bei Menschen zu erforschen, und inzwischen gibt es eine große Anzahl von wissenschaftlichen Publikationen zu diesem Thema. Das Spektrum der Erkrankungen, bei denen Probiotika erfolgreich als ein Bestandteil der Behandlung eingesetzt wurden, wächst schnell.

Naturgemäß kommen Probiotika am häufigsten bei der Behandlung von Störungen des Magen-Darm-Trakts zum Einsatz.

- Virusinfektionen des Verdauungstrakts[5,6]
- Nekrotisierende Enterokolitis bei Kleinindern[7]
- Intraktable Diarrhö im Kindesalter[8]
- Pseudomembranöse Kolitis[7-9]
- Reisediarrhö[8-13]
- Enterokolitis durch *Clostridium difficile*[10,33]
- *Helicobacter*-Infektion[35-37]
- Enteropathogene *E. coli*-Infektion[9,13]
- Chronisch entzündliche Darmerkrankungen: Morbus Crohn, Colitis ulcerosa und Chronische Pouchitis[12]
- Reizdarmsyndrom[14,15]
- Laktoseintoleranz[6,9,10,16]
- Vorbeugung von Darmkrebs in Laborstudien[6,9,10,16]
- Säuglingskoliken[18,19]

In vielen Fällen verbesserte die zusätzliche Gabe von Probiotika nicht nur das klinische Krankheitsbild, sondern heilte die Krankheit sogar.

Und es hat sich gezeigt, dass der Einsatz von Probiotika nicht nur bei der Behandlung von Verdauungsstörungen positive Wirkungen entfaltet, sondern auch bei der Behandlung vieler anderer gesundheitlicher Probleme:

- Allergien, einschließlich Nahrungsmittelallergie, Asthma, Ekzem, Atopie[20-27]
- Autismus, Schizophrenie und andere psychische Erkrankungen[28,29]
- Infektionen verschiedener Arten[30-32]
- Hepatitis, Leberzirrhose und Gallenwegserkrankungen[34-36]
- Meningitis[35,36]
- Malignität[41,42]
- Arthritis[43]
- Diabetes[38,39]
- Fettleibigkeit[44]
- Verbrennungen unterschiedlichen Grades[35,36]
- Perioperative Betreuung und intensivmedizinische Versorgung von Patienten nach chirurgischen Eingriffen und von Patienten mit hohem Blutverlust[34,40]
- Autoimmunerkrankungen[17,30]
- endokrine und neurologische Erkrankungen[35,36]

Das sind lediglich die Krankheitsbilder, zu denen wissenschaftliche Arbeiten vorliegen. Spricht man jedoch mit Ärzten oder Fachleuten, die Erfahrung auf dem Gebiet der Behandlung mit Probiotika haben, wird diese Liste noch sehr viel länger.

Es gibt zwei Gruppen von Probiotika, die erhältlich sind:

1. Im Labor gezüchtete Arten von Mikroorganismen. Dabei werden isolierte Arten verschiedener Mikroben unter kontrollierten Bedingungen in Laboratorien gezüchtet. Diese Spezies werden für die Herstellung eines probiotischen Nahrungsergänzungsmittels zusammengemischt, und die einzelnen in dem Präparat enthaltenen Arten von Mikroorganismen werden auf dem Etikett aufgeführt. Die meisten im Handel erhältlichen probiotischen Nahrungsergänzungsmittel gehören zu dieser Kategorie.
2. Wild fermentierte Probiotika. Dies sind wilde Mischungen von Mikroorganismen, die in einem natürlichen Medium gezüchtet und anschließend gewonnen, getrocknet und in Kapseln abgefüllt werden. Oft können nicht einmal sämtliche Spezies der Mikroben durch Tests nachgewiesen werden, die in solchen Mischungen enthalten sind. Deshalb sind auf den Etiketten nur die Arten von Mikroorganismen aufgeführt, die durch Tests nachgewiesen werden können. Diese Probiotika sind ziemlich selten, einige Präparate tauchen auf dem Markt auf und verschwinden wieder. Dennoch können sie sehr wirksam

und hilfreich sein, und ihre therapeutische Wirkung kann viel stärker sein als die von im Labor gezüchteten Mikroben.

Welche Mikroorganismen finden wir also typischerweise in handelsüblichen Probiotika, die aus im Labor gezüchteten Spezies von Mikroben hergestellt wurden?

3. ***Lactobacilli.*** Dabei handelt es sich um eine große Familie von Bakterien, die Milchsäure produzieren – daher auch ihr Name. Die bekanntesten Arten dieser Familie sind *L. acidophilus, L. bulgaricus, L. rhamnosus, L. plantarum, L. salivarius, L. reuteri, L. johnsonii, L. casei und L. delbrueskii. Lactobacilli* sind normale und für unseren Organismus lebenswichtige Bewohner des menschlichen Darms, der Schleimhäute des Mundes, des Rachens, der Nase, der oberen Atemwege, der Vagina und des Genitalbereichs.[45-47] Sie sind in großen Mengen in Muttermilch zu finden.[48] Einige dieser Bakterien besiedeln bereits das Verdauungssystems eines Babys, wenn es geboren wird. In den ersten Tagen nach der Geburt siedeln *Lactobacilli* sich im Körper eines Neugeborenen fest an und bilden für den Rest seines oder ihres Lebens eine komplexe Beziehung mit ihrem Wirt. Durch die Produktion von Milchsäure sorgen sie auf den Schleimhäuten für ein gleichbleibend saures Milieu (pH 5,5-5,6) und verhindern damit das Wachstum von Krankheitserregern.[45] Neben Milchsäure produzieren sie eine Fülle aktiver Substanzen, unter anderem Wasserstoffperoxid, ein starkes Antiseptikum, sowie antibakterielle, antivirale und antimykotische Wirkstoffe, die die Ansiedelung von Krankheitserregern verhindern. *Lactobacilli* regen das Immunsystem an und stimulieren die Aktivität der Neutrophile und der Makrophagen sowie die Synthese der Immunglobuline, der Alpha- und Beta-Interferone, des Interleukin-1 und des Tumor-Nekrose-Faktors.[46] Darüber hinaus sind sie an der Organisation des Zellerneuerungsprozesses im Darm beteiligt, indem sie die Darmschleimhaut gesund und intakt erhalten. Sie sind die zahlreichsten Bewohner des Magens und des Darms und gelten als die wichtigsten schützenden Faktoren in diesen Teilen des Verdauungssystems.[45-48] *Lactobacilli* waren die ersten probiotischen Bakterien, die wissenschaftlich untersucht und als gesundheitsfördernde Nahrungsergänzungsmittel verwendet wurden. Tatsächlich sind *Lactobacilli* in handelsüblichen probiotischen Nahrungsergänzungsmitteln die am häufigsten vorkommenden Bakterien.
4. ***Bifidobakterien.*** Die bekanntesten Arten sind *B. bifidum, B. breve, B. longum und B. infantis*, allerdings wurden auch viele andere Arten identifiziert. Es handelt sich hierbei um eine große Familie probiotischer Bakterien, die beim Menschen

besonders häufig im Darm sowie im Vaginal- und Analbereich vorkommen.[49] Bei den allermeisten Bakterien, die im Darm eines gesunden Babys siedeln, handelt es sich um *Bifidobakterien.*[48,49] Im Darm eines Erwachsenen sind sie etwa siebenmal so zahlreich wie die *Lactobacilli* und erfüllen dort viele nützliche Funktionen.[49] Sie bilden zum einen verschiedene antibiotikaartige Substanzen, die den Darm vor Krankheitserregern schützen, das Immunsystem anregen und für die Unversehrtheit und Gesundheit des Darms sorgen, und fungieren darüber hinaus auch noch als eine Nahrungsquelle für den Körper. *Bifidobakterien* synthetisieren aktiv Aminosäuren, Proteine, organische Säuren, Vitamin K, Pantothensäure, Vitamin B1 (Thiamin), Vitamin B2 (Riboflavin), Vitamin B3 (Niacin), Folsäure, Vitamin B6 (Pyridoxin) sowie Vitamin B12 (Cobalamin) und fördern die Resorption von Kalzium, Eisen und Vitamin D.[48-52] *Bifidobakterien* stellen die Bakterienfamilie dar, die in handelsüblichen probiotischen Nahrungsergänzungsmitteln am zweithäufigsten anzutreffen ist.

5. ***Physiologische Stämme von Escherichia coli bzw. E. coli.*** E. coli stellt eine große Familie von Bakterien dar. Pathogene Mitglieder dieser Familie können schwere Infektionen verursachen.[53] Aber es gibt auch physiologische Stämme von *E. coli*, die ganz gewöhnliche und häufige Bewohner eines gesunden menschlichen Darms sind.[54] Normalerweise besiedeln sie bestimmte Bereiche des Verdauungssystems – den Darm, vor allem dessen unteren Bereich – und sollten in anderen Körperbereichen nicht vorhanden sein. Werden Sie im Mund, im Magen oder im Zwölffingerdarm gefunden, ist das ein Hinweis auf eine Störung der Bakterienflora im Darm, einer sogenannten Dysbakterie.[54] Physiologische Stämme der *E. coli* erfüllen eine Reihe nützlicher Funktionen im Körper: Sie verdauen Laktose, bilden Vitamine (Vitamin K und Vitamine der B-Gruppe) und Aminosäuren sowie antibiotikaartige, Colicine genannte Substanzen und haben einen starken stimulierenden Einfluss auf die lokale und die systemische Immunabwehr. Sie sind sehr aktiv gegen verschiedene Krankheitserreger, einschließlich pathogener Mitglieder ihrer eigenen Spezies.[54,55] Tatsächlich ist eine Besiedlung des Darms mit physiologischen Stämmen der *E. coli* die beste Versicherung gegen eine Erkrankung durch pathogene *E. coli*-Stämme. Genau das entdeckte der Arzt Alfred Nissle im Jahr 1917, als er versuchte herauszufinden, warum einige Soldaten während des Ersten Weltkriegs nicht an Typhus erkrankten, während die meisten ihrer Kameraden krank wurden. Er entdeckte im Stuhl dieser Soldaten einen bestimmten Stamm der E. coli, der nach ihrem Entdecker Stamm Nissle 1917

genannt wird.[56] Er züchtete dieses Bakterium und schloss es in Gelatinekapseln ein. Nachdem er dieses Produkt zunächst an sich selbst ausprobiert hatte, begann er, es unter dem Namen Mutaflor herzustellen. Mutaflor ist heute noch im Handel erhältlich.[57] Auch einige andere physiologische Stämme von E. coli wurden untersucht und werden überall auf der Welt in einigen handelsüblichen probiotischen Präparaten verwendet.

6. ***Enterococcus faecium* oder *Streptococcus faecalis*.** Wie der Name schon andeutet, wurde dieses Bakterium, wie viele andere Probiotika auch, aus dem menschlichen Stuhl isoliert. Diese Bakterien siedeln normalerweise im Darm und halten dort Krankheitserreger in Schach, indem sie Wasserstoffperoxid produzieren und den pH-Wert auf 5,5 senken. Sie bauen Proteine ab und fermentieren Kohlenhydrate. Es gibt eine Reihe klinischer Studien, die zeigen, dass sie bei der Behandlung verschiedener Formen der Diarrhö wirksam sind.[58] Diese Bakterien sind recht häufig in probiotischen Präparaten zu finden, die im Handel erhältlich sind.
7. ***Bacillus subtilis* und andere sporenbildende Bazillen.** Der *Bacillus subtilis* ist ein im Boden lebender Mikroorganismus. Er wurde erstmals während des Zweiten Weltkriegs von deutschen Mikrobiologen entdeckt und verwendet, um deutsche Soldaten vor Ruhr und Typhus zu schützen. Nach dem Krieg wurde der *Bacillus subtilis* in Deutschland, Russland, Italien, Finnland, Osteuropa, China und Vietnam intensiv erforscht.[59,60] Es wurden etliche Subspezies identifiziert: *B. licheniformis, B. cereus, B. brevis, B. mesentericus, B. pumilis* usw. Bei den meisten dieser Subspezies konnte zunächst bei Tieren und später auch bei Menschen eine therapeutische Wirkung nachgewiesen werden. Das führte dazu, dass etliche Produkte unter Verwendung von *B. subtilis* entwickelt wurden, die man bei Tieren einsetzte. Jahrzehntelang wurden von Ärzten in Russland, Deutschland, Italien, in osteuropäischen Ländern, in Japan, Vietnam und China auch bei Menschen zahlreiche *B. subtilis* enthaltende Präparate eingesetzt. In Japan verwendet man *B. subtilis* traditionell zur Herstellung von Nattō – einem fermentierten Sojaprodukt –, das sehr reich an Vitaminen, Aminosäuren und anderen Nährstoffen ist.[62] *B. subtilis*, seine zahlreichen Subspezies und andere sporenbildende Bazillen können sich vermehren, indem sie Sporen bilden: winzige widerstandsfähige Fortpflanzungszellen, die gegen Magensäure, die meisten Antibiotika, extreme Temperaturschwankungen, Austrocknung, sterilisierende Chemikalien und andere Einflüsse resistent sind. Durch ihre Sporenform sind Bazillen konser-

viert und geschützt, sodass sie selbst starke Veränderungen ihrer Umgebung verkraften und viele Jahre lang überstehen können. Lange Zeit dachte man, dass *B. subtilis* nur im Boden vorkommt, doch neuere Forschungen haben ergeben, dass diese sporenbildende Mikrobe eine normale Bewohnerin der menschlichen Darmflora und des Pansens pflanzenfressender Tiere ist.[59] Dieser Mikroorganismus ist in hohem Maße pleomorph, was bedeutet, dass er sich an Veränderungen seiner Umgebung anpassen kann, indem er seine Form und seine Funktion verändert, und das bis zu einem Punkt, an dem sein ursprüngliches Erscheinungsbild nicht mehr wiederzuerkennen ist. Die gesundheitsfördernden Eigenschaften von *B. subtilis* werden schon seit einiger Zeit erforscht. *B. subtilis* hat stark immunstimulierende Eigenschaften und gilt als besonders wirksam bei Allergien und Autoimmunerkrankungen. Die Mikrobe produziert eine ganze Reihe Verdauungsenzyme sowie antivirale, antifungale, antibakterielle Wirkstoffe und andere aktive Substanzen und ist ein hervorragender Abfallverwerter, der unseren Darm sauber hält.[59-61] Subspezies von *B. subtilis* werden seit Jahrzehnten in der industriellen Abfallwirtschaft eingesetzt, weil sie über eine ausgeprägte Eigenschaft verfügen, verwesende Stoffe abzubauen und Fäulnisbakterien zu verdrängen. Indem sie alte faulende Schlacken im Darm beseitigen, können sporenbildende Bazillen möglicherweise den Grundstein für einen Wiederaufbau einer normalen Darmflora bilden. Meiner Erfahrung nach gehören Probiotika, die diese Gruppe von Mikroben enthalten, zu den wirksamsten erhältlichen Probiotika.

8. ***Saccharomyces boulardii und andere gesundheitsfördernde Pilze.*** *S. boulardii* ist eine Hefe, die erstmals im Jahr 1920 von dem französischen Wissenschaftler H. Boulard entdeckt wurde.[63] Er beobachtete, dass Durchfall in China mit einem Extrakt aus Litschifrucht behandelt wurde. In diesem Extrakt konnte er die Hefe nachweisen, die den Namen *Saccharomyces boulardii* erhielt. Eine Nahrungsergänzung mit dieser Hefe hat sich bei der Behandlung verschiedener Formen der Diarrhö bei Kindern und Erwachsenen als wirksam erwiesen.[63,64] In jüngster Zeit stieg das Interesse daran, *S. boulardii* als ein Gegenmittel gegen die pathogene Hefe *Candida albicans* zu verwenden. Seitdem wurden andere nützliche Pilze entdeckt, und inzwischen erkundet die medizinische Gemeinschaft auch die Verwendung größerer Pilze – Speisepilze – zur Wiederherstellung des Gleichgewichts der Darmflora.[65] Sie stimulieren unser Immunsystem, erhalten Epithelschichten im Darm, produzieren Enzyme, Vitamine und Aminosäuren und erfüllen viele andere für uns nützli-

che Funktionen. Pilze sind das Fundament jeder mikrobiellen Gemeinschaft in der Natur, sie bilden das Myzel-Netzwerk, die Matrix, die als Lebensgrundlage für kleine Mikroben dient. Die Erforschung probiotischer Mikroorganismen steckt noch in den Kinderschuhen, und bisher galt den Bakterien die größte Aufmerksamkeit. Es wird jedoch die Zeit kommen, in der Pilze mehr in den Focus des Interesses rücken und wir entdecken werden, wie wichtig sie für uns sind.

Die meisten wirksamsten Probiotika, die im Rahmen der GAPS-Diät Verwendung finden, werden in Form fermentierter Nahrungsmittel verzehrt. Im Kapitel *Was wir essen sollen und warum, einige Rezepte* erfahren Sie, wie man fermentiertes Gemüse, Milchprodukte und andere fermentierte Nahrungsmittel zubereitet. Indem Sie diese Nahrungsmittel zu einem regelmäßigen Bestandteil Ihrer Kost machen, sorgen Sie dafür, preisgünstig eine vielfältige Gemeinschaft lebender und aktiver gesundheitsfördernder Mikroorganismen zu sich zu nehmen. Überall auf der Welt sind Menschen von chronischen Krankheiten genesen, indem sie selbst gemachte fermentierte Nahrungsmittel zu sich genommen haben, ohne je auf im Handel erhältliche Probiotika zurückzugreifen. Einige Menschen verwenden beides, andere müssen handelsübliche Probiotika zu sich nehmen, weil sie aus unterschiedlichen Gründen keine fermentierten Nahrungsmittel vertragen.

Sehen wir uns die im Handel erhältlichen probiotischen Nahrungsergänzungsmittel näher an. Auf dem Markt ist eine breite Palette an probiotischen Produkten erhältlich – von probiotischen Getränken über Probiotika in Pulverform bis hin zu probiotischen Tabletten und Kapseln. Leider sind viele von ihnen nicht wirksam genug oder enthalten keine Bakterienspezies, die ausreichend wirksam sind, um von therapeutischem Nutzen zu sein. Wie wählt man also ein gutes Probiotikum aus? Es ist immer sinnvoll, einen qualifizierten Arzt oder Ernährungsberater zurate zu ziehen, der Erfahrung mit der Verwendung von Probiotika hat und helfen kann, gute, hochwertige Nahrungsergänzungsmittel auszuwählen. Wenn Sie auf eigene Faust ein geeignetes Probiotikum finden möchten, gibt es einige allgemeine Richtlinien, die Sie dabei beachten sollten.

1. Ein gutes Probiotikum sollte so viele unterschiedliche nützliche Bakterien enthalten wie möglich. Der menschliche Darm beherbergt unzählige Spezies verschiedener Bakterien, Pilze und anderer Mikroorganismen. Wir sollten versuchen, dieser Vielfalt so nahe wie möglich zu kommen. Unterschiedli-

che Spezies probiotischer Mikroorganismen verfügen über unterschiedliche Stärken und Schwächen. Wenn wir darauf achten, eine breite Mischung dieser Spezies zu uns zu nehmen, erhöht sich die Chance, den größtmöglichen Nutzen aus ihnen ziehen zu können.

2. Ein Probiotikum, das eine Mischung von Stämmen verschiedener Gruppen probiotischer Bakterien enthält, ist vorteilhafter als eins, das nur eine Gruppe enthält. Zum Beispiel enthalten viele im Handel erhältliche Probiotika ausschließlich *Lactobacilli*. Dabei wäre eine Kombination aus Vertretern der drei Hauptgruppen – *Lactobacilli, Bifidobakterien und sporenbildenden Bazillen* – in der Regel die beste Wahl. Eine Zugabe nützlicher Pilze macht das Produkt noch effektiver.
3. Der Hersteller des Probiotikums sollte die Wirksamkeit und die mikrobielle Zusammensetzung jeder Charge testen und bereit sein, die Ergebnisse der Tests zu veröffentlichen.
4. Ein gutes Probiotikum sollte konzentrierte Mengen an Bakterien enthalten: mindestens 8 Milliarden Bakterien pro Gramm. Probiotische Bakterien müssen in ausreichend hohen Mengen aufgenommen werden, um eine Verbesserung des gesundheitlichen Zustands zu bewirken. Doch probiotische Präparate mit der höchsten Bakterienzahl sind nicht immer die besten, da Probiotika „Absterbereaktionen" verursachen können. Sehen wir uns etwas genauer an, was es damit auf sich hat.

Ein gutes Probiotikum, das eine therapeutische Wirkung entfaltet, wird immer zu einer sogenannten **„Absterbereaktion"** führen. Was ist das? Wenn probiotische Bakterien in ein Verdauungssystem eingeführt werden, beginnen diese, pathogene Bakterien, Viren und Pilze zu vernichten. Wenn diese pathogenen Mikroorganismen absterben, setzen sie Toxine frei. Diese Toxine verursachen bei den betroffenen Patienten die jeweils speziellen Symptome, unter denen diese leiden. Egal unter welchen Symptomen ein Patient also leidet – sie werden sich möglicherweise erst einmal verschlimmern. Der Betroffene kann sich noch müder und unwohler fühlen, noch blasser sein, Kopfschmerzen, Hautausschlag, Rückenschmerzen oder eine Blasenentzündung bekommen oder unter emotionaler Instabilität und Schlafproblemen leiden. Es handelt sich um eine vorübergehende Reaktion, die je nach Betroffenem zwischen einigen Tagen und einigen Wochen andauern kann. Um die Reaktion so mild wie möglich ausfallen zu lassen, sollten Sie mit einer niedrigen Dosis des von Ihnen gewählten Probiotikums beginnen und diese allmählich erhöhen. Beginnen Sie mit einer sehr geringen Menge. Achten Sie darauf, ob irgendwelche Absterbereaktions-Symptome auftreten. Wenn das nicht der Fall ist, erhöhen Sie die Menge. Wenn eine Reaktion auftritt, sollte bei der Menge geblieben werden, bis die Absterbereaktions-Symptome abklingen. Anschließend kann die Menge erhöht und zunächst beibehalten werden. Auf diese Weise kann die Dosis allmählich immer weiter erhöht werden, bis sie so hoch ist, dass sie therapeutische Wirkung entfaltet. Die Phase der allmählichen Erhöhung der Dosis kann je nach Betroffenem zwischen einigen Wochen und einigen Monaten dauern. Die Dauer dieser Phase ist sehr individuell und hängt davon ab, wie stark die übermäßige Vermehrung pathogener Mikroorganismen im Darm des Betroffenen ist. Es besteht kein Anlass, die Absterbereaktion zu fürchten! Wenn sie eintritt, ist das eine gute Nachricht. Es bedeutet, dass die Mikroben, die die Erkrankung verursacht haben, absterben. Einige Absterbereaktions-Symptome müssen also als ein Bestandteil der Behandlung in Kauf genommen werden, aber es empfiehlt sich, die Intensität dieser Symptome unter Kontrolle zu halten, um sicherzustellen, dass der Betroffene nicht zu stark geschwächt wird.

Die therapeutische Dosis von Probiotika hängt individuell von dem Betroffenen ab. Ihr Arzt sollte Ihnen dabei helfen können, diese zu bestimmen. Für wild fermentierte Probiotika gibt es keine allgemeingültigen Standarddosen, weshalb wir uns an die Empfehlungen des Herstellers halten müssen. Für im Labor gezüchtete Spezies von Mikroben lassen sich therapeutische Standarddosen vorschlagen, die für die meisten im Handel erhältlichen probiotischen Nahrungsergänzungsmittel gelten. Doch es kann auch Probiotika geben, bei denen diese Standardmaße nicht gelten. Ziehen Sie also den Hersteller oder Ihren Arzt zurate.

Im Folgenden die allgemein gültigen Richtlinien für Probiotika, die aus im Labor gezüchteten Mikroorganismen hergestellt wurden:

Ein Erwachsener sollte ungefähr 15 bis 20 Milliarden Bakterienzellen pro Tag zu sich nehmen.

Ein bis zu 12 Monate alter Säugling kann 1 bis 2 Milliarden Bakterien pro Tag zu sich nehmen.

Ein 1 bis 2 Jahre altes Kleinkind kann 2 bis 4 Milliarden Bakterien pro Tag zu sich nehmen.

Ein 2 bis 4 Jahre altes Kind kann 4 bis 8 Milliarden Bakterien pro Tag zu sich nehmen.

Ein 4 bis 10 Jahre altes Kind kann 8 bis 12 Milliarden Bakterien pro Tag zu sich nehmen.

Bei einem Teenager im Alter von 12 bis 16 Jahren kann die Dosis auf 12 bis 15 Milliarden Bakterien pro Tag erhöht werden.
Wenn die Dosis des eingenommenen Präparats ein Niveau erreicht hat, bei dem sie eine therapeutische Wirkung entfaltet, sollte der Betroffene diese Dosis im Durchschnitt ungefähr sechs Monate lang beibehalten. So lange dauert es mindestens, bis die pathogene Flora beseitigt ist und mit dem Wiederaufbau einer normalen Darmflora begonnen werden kann. Während dieser Phase ist es von entscheidender Bedeutung, die GAPS-Diät strikt zu befolgen. Wenn Sie die Krankheitserreger in Ihrem Darm weiter mit Zucker und industriell verarbeiteten Kohlenhydraten füttern, hat das Probiotikum kaum eine Chance, Ihnen zu helfen.

Wenn die therapeutische Phase beendet ist, kann die Dosis des Probiotikums auf eine Erhaltungsdosis reduziert werden, die der Betroffene dann einige Jahre lang einnehmen muss. Es ist wichtig, die Dosis so allmählich zu reduzieren, wie sie zuvor erhöht wurde. Achten Sie während der Phase, in der Sie die Dosis reduzieren, auf etwaige Reaktionen. Die Erhaltungsdosis ist individuell sehr unterschiedlich. Normalerweise beträgt sie die Hälfte der therapeutischen Dosis. In einigen Fällen ist die Erhaltungsdosis, die der Betroffene zu sich nehmen muss, genauso hoch wie die therapeutische Dosis.

Warum müssen wir nach der Beendigung der therapeutischen Phase weiterhin probiotische Mikroorganismen zu uns nehmen? Die Antwort lautet: Der menschliche Körper ist von Natur aus so konzipiert, diese Mikroorganismen täglich mit jedem Bissen und jedem Schluck aufzunehmen. Doch wir haben unsere Umgebung, unser Wasser und unsere Nahrung so stark verändert, dass wir unserem Körper diese lebenswichtigen Mikroorganismen vorenthalten. Für Menschen, deren Darm mit einer gesunden, ausgewogenen Flora besiedelt ist, mag das kein großes Problem darstellen. Doch für Menschen, die unter dem GAP-Syndrom leiden, ist es ein großes Problem. Für GAPS-Patienten ist es besonders wichtig, lebenslang jeden Tag probiotische Mikroben zu sich zu nehmen, weil ihr Körper nicht über ausreichend eigene Mikroorganismen verfügt. Ihr Darm wurde von krankheitserregenden Mikroorganismen besiedelt, anstatt von nützlichen, und diese pathogenen Mikroben sind extrem schwer zu beseitigen. Leider siedeln sich die meisten in Nahrungsergänzungsmitteln enthaltenen Probiotika nicht an der Darmwand an und kolonisieren diese. Sie verrichten ihre Funktion im Darmlumen und werden dann ausgeschieden. Wir haben noch keinen Weg gefunden, die pathogenen Mikroorganismen, die die Darmwand besiedeln, durch nützliche zu ersetzen. Deshalb müssen Patienten, die unter dem GAP-Syndrom leiden, weiterhin ihr Leben lang probiotische Mikroben zu sich nehmen. Der beste Weg, dies zu tun, ist der tägliche Verzehr selbst gemachter fermentierter Nahrungsmittel. Um die Erhaltungsdosis des erforderlichen Probiotikums zu gewährleisten, müssen Sie nicht dauerhaft auf im Handel erhältliche Präparate zurückgreifen. Sie können Ihre Kost durch fermentierte Lebensmittel in Form von selbst gemachtem Joghurt, Kefir, Sauerkraut und anderen selbst gemachten fermentierten Lebensmitteln bereichern.

Eine Sorge, die im Zusammenhang mit der Einnahme probiotischer Bakterien häufig vorgebracht wird, lautet, dass viele die Magensäure nicht überleben. Da der Magensäuregehalt von Patienten mit GAP-Syndrom normalerweise eher niedrig ist, stellt das für diese jedoch kein großes Problem dar. Aber um sicherzustellen, dass das eingenommene Probiotikum die Magensäure übersteht, sollte man dieses grundsätzlich zusammen mit einer Mahlzeit oder kurz danach einnehmen, wenn der Großteil der Magensäure an Nahrungspartikel gebunden ist. Einige Hersteller überziehen ihre Probiotikakapseln mit einer magensaftresistenten Schicht, um sie vor der Magensäure zu schützen. Ich halte aus zwei Gründen nicht viel von dieser Praxis. Erstens spielen probiotische Bakterien für den Magen genauso eine wichtige Rolle wie für jeden anderen Bereich des Verdauungssystems. In einem Magen, in dem ein niedriger Magensäuregehalt herrscht, gedeihen an den Magenwänden alle Arten von Krankheitserregern. Wir brauchen Probiotika, um mit diesen Krankheitserregern fertigzuwerden. Zweitens ist das Verdauungssystem von Patienten, die unter Verdauungsstörungen leiden, oft nicht in der Lage, die magensaftresistente Schicht auf den Kapseln aufzuspalten. Somit können die Kapseln den Körper nahezu unverändert wieder verlassen, ohne irgendetwas bewirkt zu haben.

Vielleicht überleben nicht alle Bakterienspezies, die in dem von Ihnen eingenommenen Probiotikum enthalten sind, die Magensäure. Aber in diesem Zusammenhang ist es wichtig zu wissen, dass sogar abgestorbene probiotische Bakterien im Darm eine Menge Gutes bewirken können.[66] Die Zellwände dieser Bakterien enthalten Substanzen, die die Immunantwort stimulieren, und sie absorbieren Toxine und sorgen dafür, dass diese aus dem Körper ausgeschieden werden. Einige Lebensmittelhersteller machen sich diese Tatsache zunutze und fügen verschiedenen Lebensmitteln abgestorbene probiotische Bakterien hinzu.

Zusammenfassend lässt sich feststellen, dass die Einnahme probiotischer Nahrungsergänzungsmittel unerlässlich ist, um eine GAPS-Erkrankung zu behandeln, egal durch welche Symptome diese sich manifestiert. Die probiotischen Mikroorganismen sollten in Form von selbst gemachten fermentierten Nahrungsmitteln aufgenommen werden. Bei vielen Menschen ist der Verzehr fermentierter Lebensmittel völlig ausreichend und eine zusätzliche Einnahme von im Handel erhältlichen probiotischen Nahrungsergänzungsmitteln nicht erforderlich. Bei anderen Menschen erweist es sich als sehr hilfreich, handelsübliche Probiotika mit fermentierten Lebensmitteln zu kombinieren. In der heutigen Zeit herrscht auf dem Markt für probiotische Nahrungsergänzungsmittel ein enormer Wettbewerb. Dieser Wettbewerb wird zum Teil auch von der durch die Schulmedizin verbreiteten Vorstellung begleitet, dass „Probiotika nicht funktionieren". Die klinische Erfahrung und Tausende veröffentlichter Studien zeugen davon, dass das Gegenteil der Fall ist.

2. Fette: Die guten und die bösen

Unüberlegter Respekt vor Autorität ist der größte Feind der Wahrheit.
Albert Einstein

Ungefähr die Hälfte des Trockengewichts des menschlichen Körpers besteht aus Fett.[1] Egal ob Sie schlank oder übergewichtig sind – ein großer Teil der physischen Struktur Ihres Körpers besteht aus Fetten, und diese Körperstruktur wird ständig erneuert. Damit der Körper seine physische Struktur aufrechterhalten bzw. erneuern kann, werden Baumaterialien benötigt, und bei einem großen Anteil dieser Baumaterialien muss es sich um Fette handeln. Aus diesem Grund hat Mutter Natur dafür gesorgt, dass jedes auf diesem Planeten vorkommende Nahrungsmittel Fette enthält. Ein menschliches Gehirn besteht zu etwa 60 Prozent aus Fett (Trockengewicht).[1,2] Jede Membran, jede Zelle im menschlichen Körper und jede Organelle innerhalb dieser Zellen besteht zum größten Teil aus Fetten. Viele Hormone, Neurotransmitter und andere aktive Substanzen im Körper werden aus Fetten gebildet. Ungefähr 70 Prozent unserer Knochen und unseres Knochenmarks bestehen aus Fett. Dort werden unsere Blutzellen, Immunzellen, Knochenzellen und viele andere lebenswichtige Zellen gebildet.[1,2] Unsere inneren Organe sind von ihren eigenen Fettspeichern umhüllt, die sie isolieren, schützen und mit Energie versorgen. Unser kompletter Körper ist in eine Schicht aus Unterhautfettgewebe gehüllt, die diesen wie ein Mantel schützt und viele wichtige Funktionen erfüllt.[1,2]

Was das Thema Fette angeht, kursieren in den Ländern der westlichen Welt sehr viele widersprüchliche und falsche Informationen. Fette wurden in unserer modernen Gesellschaft als Bösewichte gebrandmarkt, und die Nahrungsmittelindustrie ist dazu übergegangen, eine Unmenge an fettarmen und fettfreien Produkten zu produzieren. Tierische Fette, einschließlich der in Fleisch, Butter und Eiern enthaltenen, wurden für alle möglichen Krankheiten verantwortlich gemacht, weshalb die Industrie wiederum schnell reagiert und uns alle möglichen synthetischen Ersatzstoffe, Buttersatz und Brotaufstriche zur Verfügung gestellt hat. Ganzen Generationen von Menschen wurde eingeredet, dass pflanzliche Öle gesund seien, und so wurde dazu übergegangen, eine ganze Palette verschiedener pflanzlicher Öle zum Kochen und Braten zu verwenden, anstatt traditionell mit Schweine-, Gänse-, Enten-, Lamm- und Rinderfett oder Butterschmalz zu braten und zu kochen. Was der Öffentlichkeit nicht gesagt wurde, ist, wie all diese verarbeiteten Öle und Fette hergestellt werden, was genau sie enthalten und wie sie sich auf die menschliche Gesundheit auswirken.

Verarbeitete Fette

Pflanzenöle, Speiseöle, Margarine, Buttersatz, streichfähige Butter, hydrierte Öle, Backfette und alle anderen künstliche Fette sind industriell verarbeitete Fette. Sie sind der menschlichen Physiologie fremd und sollten von niemandem verzehrt werden, schon gar nicht von GAPS-Patienten.[2-8] Verarbeitete Fette und Öle sind in den meisten industriell hergestellten Nahrungsmitteln enthalten, unter anderem in: Brot und Backwaren, Fertiggerichten, Kartoffelchips, Snacks, Schokolade, Eiscreme, Keksen, Kuchen, Essen zum Mitnehmen, Soßen, Mayonnaise usw. Die Grundlage der meisten verarbeiteten Fette sind Pflanzenöle, die aus Samen und pflanzlichen Stoffen (Mais, Soja, Sonnenblumenkernen, Rapssamen usw.) gewonnen werden. Sie sind billig zu produzieren und für die Nahrungsmittelindustrie sehr profitabel.[3] In ihrem natürlichen Zustand verfügen diese Öle über sehr instabile ungesättigte Fettsäuren, die durch Erhitzen, Sauerstoff, Druck und Licht leicht geschädigt werden können. Beim Prozess der Extraktion zur Gewinnung dieser Öle werden sehr hohe Temperaturen, Druck und verschiedene Chemikalien eingesetzt. All dies verändert die chemische Struktur der empfindlichen Fettsäuren in den natürlichen Samen und Pflanzen und sorgt auf diese Weise für die Bildung einer Fülle an unnatürlichen, schädlichen Fettsäuren.[2,3] Diese Öle werden dann als Speiseöle in Supermärkten verkauft. Jahrzehntelange unermüdliche Kampagnen und Werbung für diese

Öle haben dafür gesorgt, dass die natürlichen tierischen Fette, mit denen die Menschen jahrtausendelang gekocht und gebraten haben, durch pflanzliche Öle ersetzt wurden.

Um Pflanzenöle zu verfestigen und länger haltbar zu machen, werden sie hydriert. Beim Verfahren der Hydrierung werden unter hohem Druck, einer hohen Temperatur und in Anwesenheit und unter der Einwirkung toxischer Metalle Wasserstoffmoleküle an die chemische Struktur der Öle angelagert. Reste dieser Metalle (Nickel, Aluminium und andere) verbleiben in den hydrierten Ölen. Sowohl Nickel als auch Aluminium sind toxische Metalle, die die toxische Gesamtbelastung, die der Körper bereits unter großen Anstrengungen bewältigen muss, noch erhöhen. Toxische Metalle werden mit vielen Erkrankungen in Verbindung gebracht, unter anderem mit psychischen Erkrankungen, Autoimmunerkrankungen und anderen chronischen Krankheiten.[2,5]

Die Verarbeitung verändert die chemische Struktur des natürlichen Öls und sorgt für die Bildung einer Fülle äußerst schädlicher Fette. Viele dieser veränderten Fette wurden noch nicht sehr gut erforscht, deshalb wissen wir nicht, was für Schäden sie im Körper anrichten können. Doch eine Gruppe dieser Fette, die sogenannten Transfette, rückten besonders stark in den Fokus der Aufmerksamkeit. Dabei handelt es sich um ungesättigte Fettsäuren, die in ihrem natürlichen Zustand nützlich für uns sind, deren chemische Struktur jedoch durch die Verarbeitung verändert wurde. Transfettsäuren sind in ihrer Struktur den natürlichen Fettsäuren sehr ähnlich, jedoch in gewisser Weise „falsch gepolt". Aufgrund ihrer Ähnlichkeit nehmen sie im Körper den Platz essenzieller Fettsäuren ein, sind jedoch nicht in der Lage, deren Aufgaben zu erfüllen und stören dadurch die Funktion der Zellen. Davon sind letztlich alle Organe und Gewebe im Körper betroffen. Zum Beispiel haben Transfettsäuren stark immunsuppressive Eigenschaften und spielen bei vielen unterschiedlichen Funktionen des Immunsystems eine schädliche Rolle.[5-8] Sie wurden mit Diabetes, Atherosklerose, Krebs sowie mit neurologischen und psychischen Erkrankungen in Verbindung gebracht.[2,4,8] Sie stören die Schwangerschaft, die normale Hormonproduktion, die Insulinreaktion auf Glucose, die Fähigkeit von Enzymen und anderen aktiven Substanzen, ihre Funktionen richtig zu erfüllen, und schädigen die Leber und die Nieren.[2,5] Wenn eine stillende Mutter eine Portion eines „gesunden" Butterersatzes zu sich genommen hat, enthält ihre Milch schon kurz darauf Transfettsäuren.[2,6] Das Gehirn eines Säuglings weist einen hohen Anteil ungesättigter Fettsäuren auf.[2] Transfettsäuren können deren Platz einnehmen und die Entwicklung des Gehirns dadurch beeinträchtigen. Transfettsäuren sind so schädlich, dass einfach kein sicherer Grenzwert für sie festgelegt wurde. Dennoch enthält eine Packung Kartoffelchips ungefähr 6 Gramm Transfette, eine Snack-Packung verarbeiteten Käses oder ein Tütchen Käsecracker 8 Gramm Transfette, ein Esslöffel einer handelsüblichen Margarine 4 bis 6 Gramm und eine Portion in Pflanzenöl frittierte Pommes frites ungefähr 8 bis 9 Gramm Transfette.[2-8] Es wird geschätzt, dass die westliche Ernährungsweise zu einer durchschnittlichen Aufnahme von Transfettsäuren von bis zu 50 Gramm pro Tag führen kann. Angesichts ihrer Fähigkeit, die Körperfunktionen auf der elementarsten biochemischen Ebene zu beeinträchtigen, besteht kein Zweifel, dass die Rolle, die Transfette bei den heutigen, sich epidemieartig ausbreitenden degenerativen Krankheiten spielen, stark unterschätzt wird. Transfettsäuren stellen nur ein Problem verarbeiteter pflanzlicher Öle dar. Es gibt viele andere Probleme, die pflanzliche Öle zu einem der ungesündesten Nahrungsmittel machen.

Ich möchte an dieser Stelle noch einmal betonen, dass in der GAPS-Diät keine verarbeiteten Fette erlaubt sind; das betrifft also alle handelsüblichen Speise- und Pflanzenöle, hydrierte Öle, Margarine, Aufstriche, vegetarische Fette, Backfette, Butterersatz und streichfähige Butter. Das wiederum bedeutet, dass alle industriell verarbeiteten Nahrungsmittel tabu sind, weil verarbeitete Fette einer der Hauptbestandteile verarbeiteter Nahrungsmittel sind.

Welche Fette sind gut für GAPS-Patienten?

Die wichtigsten Fette für GAPS-Patienten, die täglich verzehrt werden und den Großteil der gesamten Fettaufnahme ausmachen sollten, sind tierische Fette: in frischem Fleisch enthaltene Fette, aus Fleisch ausgelassene Fette, Milchfette (Butter, Sahne und Ghee) und in Eigelb enthaltene Fette.

Ich kann fast hören, wie Sie eine Reihe sehr häufig gestellter Fragen stellen: Was ist mit den „todbringenden“ gesättigten Fettsäuren? Verursachen sie nicht Herzerkrankungen? Enthalten nicht alle tierischen Fette gesättigte Fettsäuren? Genau diese Fragen sind das Ergebnis der unermüdlichen Anstrengungen der Nahrungsmittelindustrie, ihre Konkurrenz zu bekämpfen. Wer ist ihre Konkurrenz? Ganz klar: die natürlichen Fette. Mit natürlichen Fetten lassen sich keine großen Gewinne erzielen, wohingegen verarbeitete Öle und Fette sehr profitabel sind. Somit hat die Nahrungsmittelindustrie ein Interesse daran, alle davon zu überzeugen, dass natürliche Fette angeblich schädlich für die Gesundheit sind, während die von ihnen produzierten verarbeiteten Fette, die hydrierten Öle und die Speiseöle angeblich gut für uns sind. Da wir diesem Trommelfeuer der Werbung mittlerweile seit fast einem Jahrhundert ausgesetzt sind, ist es kein Wunder, dass viele von uns ihm erlegen sind.

Vor allem gesättigte Fettsäuren gerieten ins Visier der Nahrungsmittelindustrie. Wie kam es dazu? Die verstorbene Dr. Mary Enig, eine international angesehene Expertin auf dem Gebiet der Biochemie und der Lipide, schrieb dazu: „In den späten 1950er-Jahren verkündete der amerikanische Forscher Ancel Keys, dass die epidemieartige Zunahme von Herzerkrankungen auf hydrierte Pflanzenfette zurückzuführen sei. Zuvor hatte genau dieser Forscher die Position vertreten, gesättigte Fettsäuren seien dafür verantwortlich zu machen. Die Speiseölindustrie reagierte umgehend auf die sich abzeichnende Bedrohung für ihre Produkte und startete eine Werbekampagne, die die Überzeugung verbreiten sollte, dass es nur die Komponente der gesättigten Fettsäure in den hydrierten Ölen sei, die das Problem verursache ... Von dem Moment an förderte die Speisefett- und Speiseölindustrie einerseits die Vorstellung, gesättigte Fettsäuren (und zwar tierische Fette und Milchfette) seien problematisch, und andererseits die Auffassung, mehrfach ungesättigte Fettsäuren (vor allem Maisöl, später dann Sojaöl) seien gesundheitsfördernd."[2]

Die reichen Nahrungsmittelgiganten geben Milliarden dafür aus, eine ganze Armee von „Wissenschaftlern" zu beschäftigen, die ihnen „wissenschaftliche Beweise" für ihre Behauptungen liefern sollen. Währenddessen stellte und stellt die echte Wissenschaft uns die Wahrheit zur Verfügung. Doch die Nahrungsmittelkonzerne verfügen über das nötige Geld, um ihre „wissenschaftliche" Sicht in den Massenmedien zu verbreiten. Die echte Wissenschaft verfügt über zu wenige finanzielle Mittel, um für solche Zwecke Geld auszugeben. Die Folge ist, dass die Menschen nur die Botschaft empfangen, die sie im Interesse der mächtigen Nahrungsmittelindustriegiganten empfangen sollen.

Wie lautet also die Wahrheit? Was sagt uns die echte Wissenschaft?

1. Verarbeitete Fette, hydrierte Fette und pflanzliche Speiseöle verursachen Atherosklerose, Herzerkrankungen und Krebs.[5,9] Das ist eine Tatsache, für die die echte, ehrliche Wissenschaft erdrückende Beweise geliefert hat.
2. Frische, unverarbeitete tierische Fette verursachen keine Herzerkrankungen, Atherosklerose oder Krebs, sondern beugen diesen Erkrankungen in Wahrheit sogar vor. Die menschliche Physiologie braucht diese Fette. Sie sind wichtig für uns, und wir sollten sie täglich zu uns nehmen.[9]

3. Gesättigte Fettsäuren schützen das Herz: Sie senken das Lp(a) im Blut (Lp(a) ist eine sehr schädliche Substanz, die in den Blutgefäßen die Entstehung von Atherosklerose auslöst), reduzieren die Kalziumablagerung in den Arterien und sind die bevorzugte Energiequelle des Herzmuskels.[10] Gesättigte Fettsäuren stärken das Immunsystem, schützen vor Infektionen und spielen für die Fähigkeit des Körpers, ungesättigte Omega-3- und Omega-6-Fettsäuren verwerten zu können, eine entscheidende Rolle.[9,10] Koskosöl ist eines der Fette mit dem höchsten Anteil an gesättigten Fettsäuren, das die Natur zu bieten hat. Kokosöl hat sich bei der Behandlung degenerativer Erkrankungen als wunderbar heilsam und therapeutisch wirksam erwiesen.
4. Tierische Fette enthalten eine Vielfalt unterschiedlicher Fettsäuren, nicht nur gesättigte (M. G. Enig, 2000).[10] Schweinefett enthält 45 Prozent einfach ungesättigte Fettsäuren, 11 Prozent mehrfach ungesättigte Fettsäuren und 44 Prozent gesättigte Fettsäuren. Lammfett enthält 38 Prozent einfach ungesättigte Fettsäuren, 2 Prozent mehrfach ungesättigte Fettsäuren und 58 Prozent gesättigte Fettsäuren. Rinderfett enthält 47 Prozent einfach ungesättigte Fettsäuren, 4 Prozent mehrfach ungesättigte Fettsäuren und 49 Prozent gesättigte Fettsäuren. Butter enthält 30 Prozent einfach ungesättigte Fettsäuren, 4 Prozent mehrfach ungesättigte Fettsäuren und 52 Prozent gesättigte Fettsäuren. Das ist die natürliche Zusammensetzung tierischer Fette, und unser Körper verwertet diese komplett, einschließlich der gesättigten Fettsäuren. Um zu verstehen, wie wichtig jeder noch so kleine Bestandteil tierischen Fettes für uns ist, ist es hilfreich, sich die Zusammensetzung von Muttermilch vor Augen zu führen. Der Fettanteil von Muttermilch besteht zu 48 Prozent aus gesättigten Fettsäuren, zu 33 Prozent aus einfach ungesättigten Fettsäuren und zu 16 Prozent aus mehrfach ungesättigten Fettsäuren.[10] Der Verzehr von Muttermilch lässt unsere Babys prächtig gedeihen, und der größte Teil der in Muttermilch enthaltenen Fettsäuren besteht aus gesättigten Fettsäuren.
5. Unser Körper benötigt sämtliche in natürlichen Nahrungsmitteln enthaltenen Fettsäuren, und der größte Teil unserer Fettaufnahme sollte aus gesättigten und einfach ungesättigten Fettsäuren bestehen.
6. Die schlichte Vorstellung, dass der Verzehr von Fett dick macht, ist völlig falsch. Der Verzehr verarbeiteter Kohlenhydrate verursacht Fettleibigkeit.[11,12] Nahrungsfette landen in der Struktur des Körpers: im Gehirn, den Knochen, den Muskeln, dem Immunsystem usw. Jede Körperzelle besteht zu einem großen Teil aus Fettsäuren.[13]

Das sind die Fakten, die auf den bisher gewonnenen Erkenntnissen der seriösen Wissenschaft beruhen. Wie bereits erwähnt, erfahren die meisten von uns nichts darüber. In der heutigen Welt kostet die Verbreitung von Informationen Geld. Also erhält die breite Bevölkerung meistens Informationen, die irgendjemandem zugutekommen, der über eine dicke Brieftasche verfügt. Wenn wir die echten, wahren Informationen zu irgendeinem Thema bekommen wollen, müssen wir eigene Recherchen anstellen, anstatt uns auf die „Nachrichten" und „wissenschaftlichen Durchbrüche" zu verlassen, die uns von den Massenmedien aufgetischt werden.

Ich möchte Ihre Aufmerksamkeit noch einmal auf die Fettzusammensetzung menschlicher Muttermilch lenken: 48 Prozent gesättigte Fettsäuren, 33 Prozent einfach ungesättigte Fettsäuren und 16 Prozent mehrfach ungesättigte Fettsäuren.[10] Mutter Natur tut nichts ohne guten Grund! Muttermilch ist die beste und einzige geeignete Nahrung für einen Säugling. Darüber hinaus gibt es historische Überlieferungen über ihre heilenden Eigenschaften für Erwachsene und ältere Menschen. Die menschliche Physiologie verändert sich nicht grundlegend, wenn wir heranwachsen, reifen und altern. Das bedeutet, dass der Bedarf unseres Körpers nach einer bestimmten Fettzusammensetzung der Nahrungsmittel, die wir zu uns nehmen, während unseres gesamten Lebens mehr oder weniger gleichbleibt.[13] Die einzigen Nahrungsmittel, die uns diese Fettzusammensetzung liefern, sind tierische Produkte: Fleisch, Eier und Milchprodukte. Und genau diese Nahrungsmittel sollten uns den Großteil der Fette liefern, die wir zu uns nehmen.

Was ist mit pflanzlichen Ölen? Alle Pflanzen enthalten Fettsäuren, doch die Fettsäurezusammensetzung pflanzlicher Fette unterscheidet sich stark von derjenigen tierischer Fette. Pflanzliche Fette enthalten überwiegend mehrfach ungesättigte Fettsäuren. Mehrfach ungesättigte Fettsäuren sind sehr empfindlich und werden durch Hitze, Licht und Sauerstoff leicht geschädigt.[5,10,13] Aus diesem Grund hat Mutter Natur sie in die komplexe Zellstruktur der jeweiligen Pflanze eingeschlossen, wo sie gut geschützt sind. Wenn wir frische Pflanzen in ihrem natürlichen Zustand verzehren, nehmen wir diese Fettsäuren in ihrem natürlichen Zustand zu uns – unverändert. In diesem Zustand sind sie gut für unsere Gesundheit. Wenn jedoch in großen Fabrikanlagen Öle aus Pflanzen extrahiert werden, werden die empfindlichen mehrfach ungesättigten Fettsäuren beschädigt, und in diesem Zustand sind sie schädlich für unsere Gesundheit. Der wichtigste Punkt ist jedoch: Wenn wir ganze natürliche pflanzliche Produkte verzehren, nehmen wir die in ihnen enthaltenen mehrfach ungesättigten Fettsäuren *in kleinen Men-*

gen zu uns, das heißt in Mengen, die den Bedürfnissen unserer menschlichen Physiologie entsprechen.[10] Unser Körper benötigt keine großen Mengen mehrfach ungesättigter Fettsäuren. Der Großteil des von uns verzehrten Fetts sollte aus gesättigten und einfach ungesättigten Fettsäuren bestehen. Beim Verzehr industriell hergestellter pflanzlicher Öle und Speiseöle nehmen wir zu viele der in ihnen enthaltenen mehrfach ungesättigten Fettsäuren auf – viel zu viele, als für die menschliche Physiologie gesund ist. Die Aufnahme übermäßiger Mengen von in pflanzlichen Ölen und Speiseölen enthaltenen mehrfach ungesättigten Omega-6-Fettsäuren ist zu einem großen Teil für die epidemieartige Ausbreitung entzündlicher degenerativer Erkrankungen von Herzerkrankungen über verschiedene Autoimmunerkrankungen bis hin zu Krebs verantwortlich.[4-11]

Wie sieht es mit Cholesterin aus?

Wenn wir über tierische Fette sprechen, kommt unweigerlich die Frage nach Cholesterin auf, weil jeder schon einmal gehört hat, dass Cholesterin, „die Arterien verstopft" und „Herzerkrankungen verursacht". Diese Vorstellung geht auf die **Diät-Herz-Hypothese** zurück, die erstmals im Jahr 1953 aufgestellt wurde.[9] Seitdem haben Hunderte wissenschaftlicher Studien nachgewiesen, dass diese Hypothese komplett falsch ist. Der angesehene US-amerikanische Arzt und Wissenschaftler George Mann bezeichnete die Diät-Herz-Hypothese als die „größte wissenschaftliche Täuschung dieses Jahrhunderts und vielleicht sogar aller Zeiten."[9,15] Warum? Aus dem folgenden Grund: Während die Wissenschaft noch daran arbeitete, diese Hypothese zu widerlegen, hielten die etablierten medizinischen, politischen und wissenschaftlichen Institutionen voll und ganz an ihr fest und tun dies nach wie vor. Zuzugeben, dass sie falsch lagen, würde ihrem Ruf zu sehr schaden, weshalb sie es nicht besonders eilig haben, ihren Irrtum einzuräumen. In der Zwischenzeit gaben die geschlossenen Reihen des Establishments der Nahrungsmittelindustrie freie Hand, die Diät-Herz-Hypothese zu ihrem eigenen Vorteil auszuschlachten. Deren unablässige Werbung in den Massenmedien sorgt dafür, dass die falsche Diät-Herz-Hypothese noch lange in den Köpfen der Menschen hängen bleiben wird. Detailliertere Informationen zu diesem Thema finden Sie in meinem Buch *Put your heart in your mouth. What really causes heart disease and how to prevent and even reverse it.*[14]

Dank der Verfechter der Diät-Herz-Hypothese „weiß" heute jeder, dass Cholesterin „böse" ist und auf Schritt und Tritt bekämpft werden muss. Wenn man den Massenmedien glaubt, könnte man den Eindruck gewinnen, dass der Cholesterinspiegel nicht niedrig genug sein kann. Und der Berufsstand, der dem Trommelfeuer dieser Werbung am stärksten ausgesetzt ist, ist natürlich die Ärzteschaft. Der Kampf gegen Cholesterin ist zum modernen Dogma und zur Religion der Schulmedizin geworden.

Die Wahrheit ist jedoch, dass wir Menschen nicht ohne Cholesterin leben können. Sehen wir uns einmal an, warum das so ist.

Jede einzelne Zelle eines jeden Organs in unserem Körper enthält Cholesterin als Baustein. Cholesterin ist ein integraler und sehr wichtiger Bestandteil unserer Zellmembranen – jener Membranen, die die Zellwände und die Wände aller Organellen innerhalb der Zellen bilden.[16] Und wir reden hier nicht von einigen wenigen Cholesterinmolekülen hier und da. In vielen Zellen wird fast die Hälfte der Zellwand aus Cholesterin gebildet.[16,17] Verschiedene Zelltypen im Körper benötigen, abhängig von ihrer Funktion und ihrer Aufgabe, unterschiedliche Mengen an Cholesterin.[17] Das menschliche Gehirn ist das cholesterinreichste Organ im Körper. Ungefähr 25 Prozent des gesamten im Körper vorhandenen Cholesterins befinden sich im Gehirn.[18,19] Jede Zelle und jede Struktur im Gehirn und in den sonstigen Bereichen unseres Nervensystems benötigt Cholesterin, und zwar nicht nur für den Erhalt und die Neubildung der Zellen und Strukturen, sondern auch damit diese ihre vielfältigen Funktionen erfüllen können. Das sich entwickelnde Gehirn und die Augen eines Fötus und eines Neugeborenen benötigen große Mengen an Cholesterin.[18,20] Wenn der Fötus während seiner Entwicklung nicht ausreichend Cholesterin zugeführt bekommt, kann das Kind mit einer Zyklopie (Einäugigkeit) genannten angeborenen Missbildung auf die Welt kommen.[20] Muttermilch versorgt den Säugling mit reichlich Cholesterin.[19] Darüber hinaus liefert sie auch ein spezielles Enzym, das dafür sorgt, dass der Verdauungstrakt des Babys dieses Cholesterin zu fast 100 Prozent resorbieren kann, weil das sich entwickelnde Gehirn, die Augen sowie alle anderen Organe und Systeme eines Kindes große Mengen davon benötigen. Kinder, die im Säuglingsalter nicht ausreichend Cholesterin erhalten, leiden später möglicherweise an einer Sehschwäche und eingeschränkter Gehirnfunktion.[21,22] Hersteller von Säuglingsnahrung sind sich dieser Tatsache sehr wohl bewusst, doch dem Anti-Cholesterin-Dogma folgend, produzieren sie Säuglingsnahrung, die praktisch kein Cholesterin enthält.

Einer der im Gehirn und in den anderen Bereichen unseres Nervensystems am häufigsten vorkommenden Stoffe ist die fettreiche Substanz Myelin. Myelin umhüllt jede Nervenzelle und jede Nervenfaser wie eine Isolierung, die ein elektrisches Kabel schützt.[19,21] Neben der Isolierung nährt und schützt Myelin zudem jede noch so kleine Struktur in unserem Gehirn und den anderen Bereichen unseres Nervensystems. Tja, und Myelin besteht zu 20 Prozent aus Cholesterin.[19] Wer anfängt, die Cholesterinversorgung seines Körpers zu stören, setzt die ureigene Struktur seines Gehirns und seines Nervensystems einer Bedrohung aus. Die Myelinsynthese im Gehirn ist eng mit der Cholesterinsynthese verknüpft.[21] Menschen, die beginnen, Myelin zu verlieren, entwickeln eine demyelinisierende Erkrankung, z. B. Multiple Sklerose. Bei Menschen mit GAP-Syndrom werden häufig die gleichen Antikörper gegen Myelin festgestellt wie bei Patienten mit Multipler Sklerose. Aufgrund dieser Antikörper kommt es bei beiden Patientengruppen zu einer anhaltenden Schädigung des Myelins im Gehirn und in den anderen Bereichen des Nervensystems. Um wieder Myelin aufzubauen, benötigt der Körper betroffener Menschen sehr viel Cholesterin. Meiner klinischen Erfahrung nach sind Nahrungsmittel mit hohem Cholesteringehalt, die reich an tierischem Fett sind, ein unentbehrliches Heilmittel zur Behandlung von Menschen, die unter Multipler Sklerose oder irgendeiner anderen Myelinstörung leiden.

Eine der wunderbarsten Fähigkeiten, mit denen wir Menschen gesegnet sind, ist unsere Fähigkeit, uns an Dinge zu erinnern: unser Gedächtnis. Wie entstehen Erinnerungen? Dadurch, dass unsere Gehirnzellen untereinander Verbindungen aufbauen, die sogenannten Synapsen.[23] Je mehr gesunde Synapsen das Gehirn eines Menschen bilden kann, desto intelligenter ist dieser Mensch und desto höher seine geistige Leistungsfähigkeit. Wissenschaftler haben herausgefunden, dass die Synapsenbildung nahezu ausschließlich von Cholesterin abhängt, das von den Gehirnzellen in Form von Apolipoprotein E gebildet wird. Ohne das Vorhandensein dieses Proteins können wir keine Synapsen bilden und wären folglich nicht in der Lage zu lernen oder uns an irgendetwas zu erinnern.[24] Gedächtnisschwund ist eine der Hauptnebenwirkungen cholesterinsenkender Medikamente.[25-27] Dr. Duane Graveline, MD, ein ehemaliger NASA-Wissenschaftler und Astronaut, litt an Gedächtnisverlust, während er seine „Cholesterinsenker" einnahm. Er schaffte es, sein Gedächtnis zu bewahren, indem er die Medikamente absetzte und sich cholesterinreich ernährte. Seine Erfahrungen beschrieb er in seinem Buch *Lipitor – Thief of Memory, Statin Drugs and the Misguided War on Cholesterol.*[25] Wissenschaftliche Studien haben gezeigt, dass sich das in frischen Eiern und anderen cholesterinreichen Nahrungsmitteln enthaltene Cholesterin positiv auf das Gedächtnis älterer Menschen auswirkt.[26-28] Nach meiner klinischen Erfahrung muss jeder Mensch, der unter Gedächtnisschwund oder Lernschwierigkeiten leidet, täglich viele cholesterinreiche Nahrungsmittel zu sich nehmen, um diese Probleme zu überwinden.

Werfen wir einen Blick darauf, welche Nahrungsmittel reich an Cholesterin sind.

1. Gehirne von Tieren können 1 bis 3 g Cholesterin pro 100 g liefern.[29,30] Was den Cholesteringehalt angeht, unterscheidet sich das menschliche Gehirn nicht besonders stark von dem von Tieren! Überall auf der Welt werden Gerichte aus dem Gehirn von Tieren in den meisten traditionellen Kulturen als Delikatessen geschätzt, die gut für die Gesundheit sind, insbesondere für die geistige Gesundheit.
2. Innereien sind reich an Cholesterin. Kalbsniere liefert bis zu 791 mg Cholesterin pro 100 g, Hühnerleber 563 mg pro 100 g. Leber und Nieren von anderen Tieren sowie Herz, Zunge, Kutteln, Pankreas und auch Innereien von Geflügel liefern ordentliche Mengen Cholesterin.[26,27,29] Innereien gelten überall auf der Welt in traditionellen Kulturen seit jeher als gesunde und heilige Nahrungsmittel.[31]
3. Was den Cholesteringehalt angeht, kommt als Nahrungsquelle gleich danach Kaviar mit 588 mg Cholesterin pro 100 g.[29,30]
4. Dicht darauf folgt Lebertran mit 570 mg Cholesterin pro 100 g. Es steht außer Zweifel, dass der hohe Cholesteringehalt von Lebertran im Hinblick auf die gesundheitsfördernden Eigenschaften dieses altbewährten, gesundheitsfördernden Nahrungsmittels eine wichtige Rolle spielt.[31]
5. Auf dem nächsten Rang der Cholesteringehaltsliste steht frisches Eigelb mit 424 mg Cholesterin pro 100 g. [27-31] Wohlgemerkt frisches Eigelb, nicht etwa chemisch verändertes Eipulver (das chemisch verändertes Cholesterin enthält)! Bei nahezu allen durchgeführten Studien an Tieren über die „schädlichen“ Wirkungen von Cholesterin wurden die im Rahmen dieser Studie untersuchten Tiere mit chemisch verändertem Cholesterin gefüttert, weshalb die Aussagekraft dieser Studien absolut unzuverlässig ist.[27]
6. Butter liefert immerhin 218 mg Cholesterin pro 100 g. Wir reden von natürlicher Butter, nicht von Butterersatz.[27-31]
7. Kaltwasserfisch und Meeresfrüchte, also etwa Lachs, Sardinen, Makrelen und Garnelen, liefern ordentliche Mengen Cholesterin, die zwischen 173 mg und 81 mg pro 100 g liegen.[27] Die Verfechter einer cholesterinarmen Ernährung empfehlen, Fleisch durch Fisch zu ersetzen. Offensichtlich sind sie sich nicht

der Tatsache bewusst, dass Fisch fast doppelt so viel Cholesterin enthalten kann wie Fleisch.

8. Schmalz liefert 94 mg Cholesterin pro 100 g.[27-31] Auf den nächsten Plätzen der Cholesteringehaltliste folgen andere tierische Fette.

Diese Nahrungsmittel unterstützen den Körper, indem sie ihm Cholesterin liefern. Infolgedessen muss er nicht so hart arbeiten, um selbst welches zu bilden.

Viele Menschen sind sich nicht darüber im Klaren, dass der Großteil des im Körper vorhandenen Cholesterins nicht aus Nahrungsmitteln stammt![26,27] Ein gesunder menschlicher Körper produziert Cholesterin nach Bedarf. Cholesterin ist so ein wichtiger Bestandteil der menschlichen Physiologie, dass der Körper über sehr effiziente Mechanismen verfügt, um den Cholesterinspiegel im Blut in jedem Moment des Lebens auf dem erforderlichen Level zu halten. Wenn wir mehr Cholesterin zu uns nehmen, produziert unser Körper weniger, wenn wir weniger zu uns nehmen, produziert er mehr.[26] Doch mit cholesterinsenkenden Medikamenten verhält es sich ganz anders! Sie stören die Fähigkeit des Körpers, Cholesterin zu bilden und sorgen somit dafür, dass dem Körper weniger Cholesterin zur Verfügung steht.[25,26,28] Solange wir keine cholesterinsenkenden Medikamente einnehmen, müssen sich die meisten von uns um Cholesterin keine Sorgen machen. Bei GAPS-Patienten sieht das jedoch anders aus. Aufgrund der Belastung mit Giftstoffen und durch Nährstoffdefizite ist ihr Körper nicht imstande, ausreichend Cholesterin zu bilden.[26,32] Forschungsergebnisse zeigen, dass Menschen, deren Körper nicht in der Lage ist, ausreichend Cholesterin zu produzieren, anfällig für emotionale Instabilität und Verhaltensauffälligkeiten sind. Bei Straftätern, die einen Mord oder andere Gewaltverbrechen begangen haben, bei Menschen mit aggressiven und gewalttätigen Neigungen, bei Menschen, die zu Selbstmordgedanken neigen, und solchen mit aggressivem Sozialverhalten und geringer Selbstkontrolle wurde immer wieder ein niedriger Cholesterinspiegel im Blut festgestellt.[33-35] Der verstorbene Professor David Horrobin, der an der Universität Oxford lehrte und die Verabreichung von Statinen (cholesterinsenkenden Tabletten) kritisierte, stellte in diesem Zusammenhang fest: „Eine Senkung des Cholesterinspiegels eines großen Teils der Bevölkerung könnte eine allgemeine Veränderung der Verhaltensmuster zur Folge haben – hin zu mehr Gewalt. Ein Großteil dieser vermehrten Gewalt würde zwar nicht zu Taten mit Todesfolge führen, jedoch erhöhte Aggressivität am Arbeitsplatz und in der Familie, vermehrten Kindesmissbrauch, vermehrte häusliche Gewalt gegenüber der Ehefrau und ganz allgemein mehr Unzufriedenheit nach sich ziehen."[33] Menschen, deren Körper nicht imstande sind, ausreichend Cholesterin zu bilden, müssen sehr viele cholesterinreiche Nahrungsmittel zu sich nehmen, um ihren Organen diese lebenswichtige Substanz zu liefern.

Wofür benötigt unser Körper sonst noch Cholesterin?

Nach unserem Gehirn sind die Hormondrüsen die Organe, die am meisten Cholesterin benötigen: die Nebennieren und die Sexualdrüsen, die Steroidhormone produzieren. Körpereigene Steroidhormone werden aus Cholesterin gebildet: Testosteron, Progesteron, Pregnenolon, Androsteron, Estron, Estradiol, Corticosteron, Aldosteron, Cortisol und andere.[36,37] Diese Hormone erfüllen im Körper eine Vielzahl von Funktionen, von der Regulierung des Stoffwechsels, der Energieerzeugung, der Verwertung von Mineralstoffen, der Gehirn-, Muskel- und Knochenbildung bis hin zur Steuerung des Verhaltens, von Emotionen und der Fortpflanzung. Ein Mangel an mit der Nahrung zugeführtem Cholesterin oder eine mangelnde Fähigkeit des Körpers, ausreichend Cholesterin zu bilden, kann bei all diesen lebenswichtigen Funktionen Probleme verursachen. Unfruchtbarkeit ist in den Ländern der westlichen Welt ein großes Problem, und Cholesterinmangel im Körper (aufgrund der Einnahme verschriebener Statine oder cholesterinarmer Ernährungsweisen) ist eine der Ursachen von Unfruchtbarkeit.[26,27,38] Unser heutiges stressiges Leben sorgt dafür, dass eine Menge Stresshormone gebildet werden, und das führt zu einer Erkrankung, die „Nebennierenerschöpfung" genannt wird. Dieses Krankheitsbild wird von Ärzten und Heilpraktikern häufig diagnostiziert und ist unter GAPS-Patienten weit verbreitet. Im Handel sind zwar einige pflanzliche Präparate zur Behandlung von Nebennierenerschöpfung erhältlich, die wichtigste therapeutische Maßnahme besteht jedoch darin, den Nebennieren durch die aufgenommene Nahrung reichlich Cholesterin zu liefern, um diese in die Lage zu versetzen, große Mengen an Steroidhormonen zu produzieren, damit der Körper den Stress bewältigen kann.[38,39] Unfruchtbarkeit und Nebennierenerschöpfung sind nur zwei Formen, in denen sich die mangelnde Fähigkeit des Körpers äußert, ausreichend Steroidhormone zu erzeugen. Es gibt noch viele andere.

Cholesterin ist für ein reibungsloses Funktionieren unseres Immunsystems unerlässlich. Studien an Tieren und Humanstudien haben gezeigt, dass Immunzellen auf Cholesterin angewiesen sind, um Infektionen bekämpfen und sich anschließend wieder regenerieren zu können.[40] Es wurde festgestellt, dass Menschen mit *hohem* Cholesterinspiegel vor Infektionen geschützt sind: Sie haben ein viermal geringeres Risiko, sich mit HIV zu infizieren und an AIDS zu erkranken, sie sind seltener erkältet und genesen schneller von Infektionen als Menschen mit „normalem" oder niedrigem Cholesterinspiegel.[40-47] Des Weiteren wurde festgestellt, dass eine cholesterinreiche Ernährung die Fähigkeit dieser Menschen, von Infektionen zu genesen, fördert. Jeder, der an einer akuten oder chronischen Infektion leidet, sollte also cholesterinreiche Nahrungsmittel zu sich nehmen, um gesund zu werden.[40-47] Lebertran, eine der reichhaltigsten Nahrungsquellen für Cholesterin, wird seit Langem als eines der besten Mittel zur Stärkung des Immunsystems gepriesen.[31] Alle, die mit alter medizinischer Fachliteratur vertraut sind, wissen zu berichten, dass Tuberkulose in Zeiten, in denen es noch keine Antibiotika gab, mit einer täglichen Gabe einer Mischung aus rohem Eigelb und frischer Sahne (reich an Cholesterin) behandelt wurde.[48] Die allgegenwärtige Verschreibung von Statinen (cholesterinsenkenden Medikamenten) in unseren Krankenhäusern ist eine wichtige Ursache von Krankenhausinfektionen! Statine schwächen das Immunsystem der Patienten und machen sie anfällig für Infektionen.[40-47]

Wir haben uns einige Funktionen von Cholesterin im Körper angesehen. Doch für Menschen, die unter dem GAP-Syndrom leiden, gilt: In ihrem Körper kann ohne das Vorhandensein großer Mengen von Cholesterin keine Heilung stattfinden![38,39] Ein GAPS-Patient versucht, von einer chronischen Erkrankung zu genesen. Für die Heilung benötigt der Körper Baumaterialien, um neue gesunde Zellen und neues gesundes Gewebe bilden zu können. Eines dieser Baumaterialien ist Cholesterin.

Zusammenfassung: Cholesterin ist eine der wichtigsten Substanzen im Körper. Ohne Cholesterin können wir nicht leben, geschweige denn gut funktionieren. GAPS-Patienten haben einen besonders hohen Bedarf an Cholesterin. Aus diesem Grund liefert die GAPS-Diät jede Menge davon.

Essenzielle Fettsäuren

Viele Fettsäuren kann der Körper selbt bilden. Doch wissenschaftlichen Erkenntnissen zufolge gibt es eine Gruppe von Fettsäuren, die unser Körper nicht selbst herstellen kann. Diese Fettsäuren müssen wir mit der Nahrung aufnehmen. Sie werden essenzielle Fettsäuren genannt, und die am besten erforschten essenziellen Fettsäuren sind **Omega-3**-Fettsäure und **Omega-6**-Fettsäure.[49] Wir benötigen kleine Mengen essenzieller Fettsäuren, und wenn wir natürliche, unverarbeitete Nahrungsmittel zu uns nehmen, liefern wir unserem Körper reichlich davon.

Leider ernähren sich viele Menschen in der heutigen Zeit von industriell verarbeiteten Lebensmitteln und nehmen infolgedessen mit ihrer Kost nicht genug essenzielle Fettsäuren, insbesondere nicht ausreichend Omega-3-Fettsäuren auf. Stattdessen sind es jede Menge schädliche Transfettsäuren und chemisch veränderte Fettsäuren. Die GAPS-Diät liefert die erforderlichen richtigen Anteile an Fettsäuren, einschließlich der essenziellen Fettsäuren. Doch einige Menschen, die unter dem GAP-Syndrom leiden, finden es hilfreich, am Anfang der Befolgung der GAPS-Diät essenzielle Fettsäuren in Form von Nahrungsergänzungsmitteln zu sich zu nehmen. Befassen wir uns also etwas eingehender mit diesem Thema.

Es gibt zwei essenzielle Fettsäuren, aus denen alle anderen gebildet werden:

Omega-3: Alpha-Linolensäure oder kurz ALA und
Omega-6: Linolsäure oder kurz LA.

Die Hauptquellen für ALA (Omega-3) sind Leinsamenöl (Leinöl), Hanföl sowie einige exotische Öle aus Kukuinuss (Lichtnusskerne) und Chia-Samen. In kleineren Mengen ist diese Fettsäure in Walnusskernen, Sojabohnen, Kürbiskernen, dunkelgrünem Blattgemüse, Eigelb, tierischen Fetten (insbesondere von grasgefütterten Nutztieren und Wildtieren), roher Tiermilch und in Muttermilch enthalten.[49]

Die reichhaltigsten Quellen für LA (Omega-6) sind Nachtkerzenöl, Färberdistel-, Sonnenblumen-, Walnuss- und Hanföl sowie so ziemlich alle frischen, unverarbeiteten Samen und Nüsse. In kleineren Mengen ist LA in Eigelb, Milch und menschlicher Muttermilch enthalten.[49]

ALA und LA werden als die „Stammfettsäuren“ bezeichnet. Aus diesen beiden Fettsäuren kann der gesunde menschliche Körper andere Fette herstellen.

Omega-3-Fettsäuren

Aus ALA (Alpha-Linolensäure) werden zwei sehr wichtige Omega-3-Fettsäuren gebildet: **EPA** (Eicosapentaensäure) und **DHA** (Docosahexaensäure). EPA und DHA spielen für viele Funktionen im Körper eine sehr wichtige Rolle. Sie finden sich in großen Mengen in Gehirnzellen, Nervensynapsen, visuellen Rezeptoren, in den Nebennieren und in den Sexualdrüsen.[49,50] Damit der Körper jedoch in der Lage ist, aus Alpha-Linolensäure EPA und DHA zu bilden, müssen ihm in ausreichender Menge einige Nährstoffe geliefert werden, unter anderem: die Vitamine C, B3 und B6, Magnesium, Zink sowie einige Enzyme. Umweltgifte können die Umwandlung von Stammfettsäuren in EPA und DHA unterbinden.[50] GAPS-Patienten mangelt es fast immer an den für die Umwandlung erforderlichen Nährstoffen und sie reichern Giftstoffe an, sodass ihr Körper häufig nicht dazu imstande ist, die Stammfettsäure Omega-3 (ALA) – zum Beispiel durch den Verzehr von Leinöl – in EPA und DHA umzuwandeln. Folglich ist die einfache Einnahme von LNA in Form eines Nahrungsergänzungsmittels, zum Beispiel durch den Verzehr von Leinöl oder irgendeinem anderen pflanzlichen Öl, für diese Patienten nicht ausreichend. Sie müssen EPA und DHA in Form bereits gebildeter Fettsäuren zu sich nehmen. Die besten Quellen für diese beiden Fettsäuren sind Kaltwasserfische wie Lachs, Sardinen, Makrelen, Forellen oder Aal.[49,50] Die GAPS-Diät hält Menschen, die diesen Ernährungsplan befolgen, dazu an, viel fettreichen Fisch zu essen. Das in diesen Fischen enthaltene Fett und Öl ist auch als Nahrungsergänzungsmittel erhältlich. Meeres- und Süßwasseralgen sowie Phytoplankton sind ebenfalls reich an diesen Fettsäuren. Das sind genau die Quellen, aus denen Kaltwasserfische ihre Omega-3-Fettsäuren beziehen. Geringere Mengen von EPA und DHA sind in Robbenfett, Walfett, Hecht, Karpfen, Hering und Schellfisch enthalten.[50] Lebertran ist eine gute Quelle für DHA und EPA und eines der ältesten verwendeten Nahrungsergänzungsmittel, um dem Körper diese essenziellen Fettsäuren zu liefern. Doch abgesehen davon ist Lebertran auch eine gute Quelle für die natürlichen Vitamine A und D und für Cholesterin.[49] Und wenn man einfach Fisch isst? Mindestens zweimal in der Woche frischen, fettreichen Fisch zu essen, ist sowohl für gesunde Menschen als auch für viele GAPS-Patienten die beste Art, ausreichend EPA und DHA aufzunehmen. Doch für einige GAPS-Kinder und -Erwachsene reicht das aufgrund der mangelnden Fähigkeit ihrer Körper, Nahrungsmittel richtig zu verdauen, möglicherweise nicht aus. Bis ihre Verdauung sich normalisiert hat, kann es für diese Menschen hilfreich sein, EPA und DHA in Form von Lebertran und natürlichen Fischölen zu sich zu nehmen.[51] Es gibt auch Nahrungsergänzungsmittel, die synthetisch hergestellte EPA und DHA enthalten. Solche Nahrungsergänzungsmittel empfehle ich nicht.

Omega-6-Fettsäuren

Linolsäure (LA) ist eine Stammfettsäure für **GLA** (Gamma-Linolensäure), **DGLA** (Dihomogammalinolensäure) und **AA** (Arachidonsäure). Diese Fettsäuren spielen für die Struktur und die Funktion des Gehirns, für die Funktion des Immunsystems und des Hormonstoffwechsels, für die Regulierung von Entzündungen und der Blutgerinnung sowie für viele andere Körperfunktionen eine wichtige Rolle.[50]

Omega-6-Fettsäuren können sehr gut durch den regelmäßigen Verzehr von Nüssen (Walnüssen, Haselnüssen, Pekannüssen, Pinienkernen, Paranüssen usw.) und ölreichen Samen (Sonnenblumen-, Sesam- und Kürbiskerne) geliefert werden, insbesondere wenn diese richtig zubereitet werden. Die GAPS-Diät beinhaltet eine Fülle dieser Nahrungsmittel, deshalb dürfte die Einnahme von Nahrungsergänzungsmitteln, die diese Fettsäuren enthalten, für die meisten GAPS-Patienten nicht erforderlich sein. Doch einige Betroffene profitieren von der Einnahme solcher Präparate, vor allem am Anfang der Befolgung des Ernährungsprogramms. Sehen wir uns diese Nahrungsergänzungsmittel also etwas genauer an.

Genauso wie bei der Umwandlung von Omega-3-Fettsäuren benötigt der Körper für die Umwandlung der Stammfettsäure AA in ihre Derivate GLA, DGAL und AA Magnesium, Zink, die Vitamine B3, B6, C und andere Nährstoffe, an denen ein GAPS-Patient möglicherweise einen Mangel aufweist. Viele Umweltgifte können diese Umwandlung blockieren.[49] Infolgedessen können GAPS-Patienten ein Problem mit dieser Umwandlung haben, was bedeutet, dass sie die Derivate genauso wie die Stammfettsäure LA in Form von Nahrungsergänzungsmitteln zu sich nehmen müssen. Die beiden Derivate GLA und DGLA sind in Nachtkerzenöl (9 %), Borretschöl (24 %), schwarzem Johannisbeerkernöl (18 %), Hanföl (2 %) und einigen anderen Ölen enthalten. Das dritte Derivat, **Arachidonsäure (AA),** verdient im Hinblick auf eine vorliegende GAPS-Erkrankung besondere Aufmerksamkeit. AA ist ein essenzieller Bestandteil jeder Zellmembran im Körper und erfüllt viele sehr wichtige Funktionen, unter anderem für das Zellwachstum und die Proliferation, für das Immunsystem und die Entgiftung sowie für viele andere. Besonders reichlich findet sich AA im Gehirn, in der Leber und in den Muskeln.[49,53,54] GAPS-Patienten weisen oft einen Mangel an dieser essenziellen Fettsäure auf. Es gibt Enzyme, die AA aus den Zellmembranen freisetzen, und bei GAPS-Patienten können diese Enzyme (PLA2, PLC und andere) aufgrund der in ihrem Körper andauernden Entzündungen und der angereicherten Toxizität überaktiv sein. Aufgrund dieses Umstands verlieren GAPS-Patienten ständig AA aus ihrem Körpergewebe, weshalb es für sie sehr wichtig ist, die Vorräte an dieser essenziellen Fettsäure aufzufüllen. Aus welchen Nahrungsmitteln beziehen wir AA? AA ist in frischem Fleisch, Eiern und Milchprodukten enthalten.[49,53,54] Es gibt keine anderen Nahrungsquellen! Die GAPS-Diät beinhaltet eine Fülle dieser Nahrungsmittel und liefert große Mengen AA, die für GAPS-Patienten so wichtig sind. Es gibt Nahrungsergänzungsmittel, die AA enthalten, aber keines von ihnen kann mit natürlichen Nahrungsmitteln mithalten, die reich an dieser essenziellen Fettsäure sind.

Alle Nahrungsmittel, die es auf unserem Planeten gibt, enthalten Fettsäuren! Alle rohen pflanzlichen Produkte liefern uns Omega-3- und Omega-6-Fettsäuren sowie andere Omega-Fettsäuren (7, 9, usw.): u. a. Gemüse, Obst, Beeren, Nüsse und ölhaltige Samen. Wenn wir diese pflanzlichen Produkte roh in ihrer natürlichen Form zu uns nehmen, können wir ausreichend essenzielle Fettsäuren aus ihnen beziehen. Die meisten tierischen Produkte, insbesondere solche, die von auf Weiden gehaltenen Tieren stammen, enthalten ebenfalls diese Fettsäuren.[49] Für viele Menschen, die unter dem GAP-Syndrom leiden, reicht es also aus, einfach nur die GAPS-Diät zu befolgen, um ihrem Körper die richtigen Anteile aller erforderlichen Fettsäuren, einschließlich der essenziellen Fettsäuren, zu liefern. Denken Sie bitte daran, dass wir essenzielle Fettsäuren in *kleinen* Mengen benötigen, und für uns alle gilt, dass wir den Großteil unserer Fettaufnahme in Form von tierischen Fetten zu uns nehmen sollten!

Ein Teil der Betroffenen, die unter dem GAP-Syndrom leiden, profitiert jedoch davon, essenzielle Fettsäuren in Form von Nahrungsergänzungsmitteln aufzunehmen, vor allem zu Beginn der Befolgung des Ernährungsprogramms, um jahrelange Schäden zu beheben, die durch den Verzehr verarbeiteter Fette verursacht wurden. Man geht davon aus, dass Menschen mit der Nahrung mehr Omega-3-Fettsäuren als Omega-6-Fettsäuren zu sich nehmen sollten. Das ideale Mischungsverhältnis ist umstritten, da es wahrscheinlich individuell sehr unterschiedlich ist, aber generell sagt man, dass ein Verhältnis von Omega-3-Fettsäuren zu Omega-6-Fettsäuren von 2:1 das richtige Mischungsverhältnis ist.[52] Ein guter Plan für die Einnahme von Nahrungsergänzungsmitteln sollte vorsehen, dass dem Körper nicht nur Stammfettsäuren (ALA und LA), sondern auch ihre Derivate (EPA, DHA und GLA) geliefert werden. Deshalb ist es wichtig, nicht nur Samen und Nussöle zu sich zu nehmen, sondern auch Fischöle.

Im Handel sind gute Mischungen aus Samen- und Nussölen erhältlich, bei denen Leinöl als Hauptquelle für die Omega-3- Stammfettsäure ALA verwendet wird und Nachtkerzenöl als Hauptquelle für die Omega-6-Fettsäuren LA und GLA. Halten Sie nach Produkten Ausschau, die mehr Omega-3- als Omega-6-Fettsäuren enthalten. Achten Sie darauf, dass die Produkte hochwertige Öle enthalten, die weder raffiniert noch desodoriert oder auf irgendeine andere Art verändert wurden.[55] Hitze, Licht und Sauerstoff schädigen Nuss- oder Samenöle sehr schnell, deshalb müssen die Öle kalt extrahiert worden sein, in dunklen Flaschen geliefert und durchgängig gekühlt werden. Verwenden Sie diese Öle nie zum Kochen. Sie können kalten oder warmen Speisen hinzugegeben und von einem GAPS-Kind oder -Erwachsenen als Nahrungsergänzungsmittel verzehrt werden.

Menschen, denen die Einnahme von Samen- und Nussölen guttut, profitieren auch davon, EPA und DHA in Form von hochwertigem Lebertran oder Fischöl zu sich zu nehmen. Diese Öle sind sehr leicht verderblich und sollten gekühlt und vor Licht und Sauerstoff geschützt werden.

Menschen, die an Epilepsie leiden, empfehle ich, mindestens im ersten Jahr der Behandlung kein Öl (pflanzliches Öl oder Fischöl) als Nahrungsergänzungsmittel zu sich zu nehmen. Es hat sich gezeigt, dass die Einnahme von Nahrungsergänzungsmitteln in Form von Ölen bei einigen dieser Patienten epileptische Anfälle auslösen kann, und wir wissen nicht, warum das so ist. Diese Patienten müssen den Fokus darauf legen, als Teil ihrer GAPS-Diät reichlich tierische Fette zu verzehren. Wenn die epileptischen Anfälle seit mindestens sechs Monaten oder länger aufgehört haben, kann ein Betroffener, der anfällig für Erkältungen ist, erwägen, während der Erkältungsperiode zur Stärkung des Immunsystems Lebertran als Nahrungsergänzungsmittel zu sich zu nehmen. Dabei sollte immer mit einer kleinen Dosis begonnen und diese allmählich erhöht werden, um unerwünschte Reaktionen zu vermeiden.

Zusammengefasst: Die meisten GAPS-Patienten benötigen keine Nahrungsergänzungsmittel in Form von pflanzlichen Ölen oder Fischölen, da diese ausreichend in der Kost enthalten sind, wenn sie die GAPS-Diät befolgen. Doch einige Betroffene profitieren davon, essenzielle Fettsäuren in Form von Nahrungsergänzungsmitteln zu sich zu nehmen, vor allem zu Beginn der Behandlung.

1. Eine **gute Samen-/Nussölmischung** mit einem Verhältnis von Omega-3- zu Omega-6-Fettsäuren von 2:1. Achten Sie darauf, dass das Öl von hoher Qualität ist, in einer dunklen Flasche geliefert und gekühlt gelagert wird. GAPS-Erwachsene sollten mit 1 TL pro Tag beginnen und die Menge allmählich auf 4 bis 5 EL pro Tag erhöhen. Bei Kindern, die älter sind als 12 Monate, sollte mit einem Tropfen pro Tag (zusammen mit einer Speise) begonnen und die Dosis allmählich auf 1 bis 2 TL pro Tag erhöht werden. Bei älteren Kindern kann die Dosis höher sein. Ich empfehle, diese Öle stufenweise einzuführen, um

unerwünschte Reaktionen zu vermeiden, die bei Menschen, die unter einem schwerwiegenden Mangel an Fettsäuren leiden, durchaus auftreten können.

2. **Lebertran** liefert EPA, DHA, Vitamin A und Vitamin D. Weitere Informationen über Lebertran finden Sie im nächsten Kapitel.
3. **Fischöl.** Beginnen Sie mit einer kleinen Menge, die Sie Ihrer (nicht heißen) Speise hinzugeben, und erhöhen Sie die Dosis allmählich auf 1 bis 3 TL pro Tag für ein Kind (bis zu 1 TL für Kinder unter 24 Monate). Ein Erwachsener sollte mit einer kleinen Menge beginnen und diese allmählich auf 3 bis 4 TL pro Tag erhöhen. Fischöl liefert kein Vitamin A und kein Vitamin D, sondern nur EPA und DHA. Deshalb muss zusätzlich zu Fischöl Lebertran als Nahrungsergänzungsmittel eingenommen werden.

Nach einigen Ölen erkundigen Patienten sich am häufigsten, weil diese Öle in beträchtlichen Mengen sowohl Omega-3- als auch Omega-6-Fettsäuren enthalten. Dabei handelt es sich um Hanföl und Leinöl.

Hanföl enthält Omega-3-Fettsäuren und Omega-6-Fettsäuren im Verhältnis von 1:3. Es enthält einen zu hohen Anteil an Omega-6-Fettsäuren und sollte daher nicht als einziges Nahrungsergänzungsmittel genommen werden.

Leinöl ist zu reich an der Omega-3-Stammfettsäure LNA. Das Öl enthält viermal so viele Omega-3-Fettsäuren wie Omega-6-Fettsäuren und sollte ebenfalls nicht als einziges Nahrungsergänzungsmittel genommen werden.

Kalt gepresstes Olivenöl ist ein altbewährtes, gesundheitsförderndes Nahrungsmittel, das im Mittelmeerraum seit Jahrhunderten verwendet wird. Die lange Liste gesundheitlicher Vorzüge, die dem Verzehr von kalt gepresstem Olivenöl zugeschrieben werden, umfasst unter anderem: ein vermindertes Herzerkrankungsrisiko, heilende und entzündungshemmende Wirkung, Anregung des Gallenflusses, Aktivierung von Leberenzymen, antioxidative Wirkungen, Stimulierung der Bauchspeicheldrüsenenzyme, krebshemmende Wirkung, antibakterielle und antivirale Aktivität, Membranaufbau, Zellbildung und Zelldifferenzierung. Es wurde festgestellt, dass natives kalt gepresstes Olivenöl die Reifung und die Funktion der Gehirnzellen verbessert.[56] Und doch hat es kaum essenzielle Fettsäuren, was deutlich macht, dass wir sehr viel mehr benötigen als nur Omega-3- und Omega-6-Fettsäuren (auch wenn es mehr Omega-6-Fettsäuren enthält als Omega-3-Fettsäuren)[49]. Olivenöl ist eine reichhaltige Quelle für Ölsäure (Omega-9) – eine einfach ungesättigte Fettsäure mit einer stärkenden Wirkung für den TH-1-abhängigen Zweig des Immunsystems. Doch die wichtigsten in Olivenöl enthaltenen Substanzen sind seine in kleineren Mengen vorkommenden Bestandteile: Beta-Carotin, Vitamin E, Chlorophyll, Squalen, Phytosterole, Triterpene, Polyphenole und noch viel mehr. Viele gesundheitsfördernde Eigenschaften des Olivenöls sind vermutlich auf diese in kleinen Mengen vorkommenden Bestandteile zurückzuführen. Allerdings werden diese wichtigen Substanzen durch Hitze, Desodorierung, Raffination, Entschleimung und andere Arten der Verarbeitung zerstört und gehen verloren. Deshalb ist es sehr wichtig, beim Kauf auf die Bezeichnung „natives Olivenöl extra, erste Güteklasse" zu achten. „Nativ" bedeutet, dass das Öl aus ganzen, unbeschädigten Oliven extrahiert und nicht raffiniert wurde. Wenn auf dem Etikett der Flasche nicht das Wort „nativ" aufgeführt ist, bedeutet das, dass es sich um raffiniertes Öl handelt. Es gibt keinen länderübergreifend festgelegten Standard für die Kaltpressung von Ölen, was bedeutet, dass unterschiedliche Hersteller etwas Unterschiedliches meinen, wenn sie ihr Öl als „kalt gepresst" deklarieren. Es gibt jedoch einen deutlichen Geschmacksunterschied zwischen nativem Olivenöl extra und einfachem nativem Olivenöl. Ich empfehle deshalb, nur ein absolut hochwertiges Olivenöl der ersten Güteklasse zu kaufen und es fertigen Speisen und Salaten hinzuzugeben. Man sollte es jedoch nicht zum Kochen verwenden, weil die Hitze die in geringeren Mengen vorkommenden Bestandteile zerstört und die ungesättigten Fettsäuren in schädliche Transfettsäuren umwandelt. Zum Kochen sollten stabile Fette verwendet werden: Ghee (geklärte Butter), Butter, Kokosöl, Gänse-, Enten-, Schweine-, Lamm- und Rinderfett, weil diese Fette ihre chemische Struktur nicht verändern, wenn sie erhitzt werden, und gut für die Gesundheit sind.

Kokosöl ist eine reichhaltige Quelle für gesättigte Fettsäuren.[49] Aus diesem Grund waren die Kokosnuss und Kokosprodukte (Kokosöl, Kokosbutter, Kokosmilch, Kokossahne usw.) in den westlichen Ländern jahrzehntelang in Ungnade gefallen. Doch in jüngerer Zeit sind diese Produkte sehr beliebt geworden. Bei ungefähr 50 Prozent der in Kokosnuss enthaltenen Fettsäuren handelt es sich um Laurinsäure. Forschungsergebnissen zufolge wird Laurinsäure im Körper in eine hochwirksame antivirale, antibakterielle und antimykotische Substanz umgewandelt, die Monolaurin heißt.[57] Krankheitserreger wie *Candida albicans, Helicobacter pylori, das HIV-Virus, das Masernvirus, das Herpesvirus, das Cytomegalovirus, das Epstein-Barr-Virus, Influenza* und viele andere reagieren empfindlich gegenüber Monolaurin. Laurinsäure ist außerdem einer der natürlichen Bestandteile der Muttermilch, der den Säugling vor Infektionen schützt.[49] Weitere im Kokosfleisch vorkommende Fettsäuren sind Caprylsäure und Myristinsäure, die ebenfalls über ausgeprägte anitivirale, antibakterielle und antimykotische Eigenschaften verfügen. Caprylsäure wird zum Beispiel seit Jahrzehnten in Form von Kapseln und Tabletten als antimykotisches Nahrungsergänzungsmittel zur Behandlung von *Candida albicans* eingesetzt.

GAPS-Patienten sollten regelmäßig Kokosprodukte zu sich nehmen, weil diese den Betroffenen eine natürliche Quelle für antimykotische, antibakterielle und antivirale Substanzen liefern und darüber hinaus auch noch viele andere durch Nährstoffe ausgelöste Faktoren. Die Frage ist – in welcher Form?

In den tropischen Ländern verwenden die Menschen die Kokosnuss in ihrem natürlichen Zustand. Das Kokosfleisch und das Kokoswasser sind reich an gesättigten Fetten, Ballaststoffen, Vitaminen, Mineralstoffen, Vitamin E, Tocotrienolen, Carotinen und vielen anderen Mikronährstoffen.[50] Frisches natives Kokosöl ist sehr geschmackvoll, enthält viele der genannten gesundheitsfördernden Substanzen und wird in tropischen Ländern ausgiebig zum Braten und Kochen verwendet. Es bleibt stabil, wenn es erhitzt wird. Beim Kauf ist es wichtig, darauf zu achten, hochwertiges natives Kokosöl zu erhalten, das nicht hydriert oder unter Einsatz von Lösungsmitteln oder anderen Chemikalien verarbeitet wurde.

Wie immer ist es das Beste, sich auf Mutter Natur zu verlassen und Kokosnüsse in ihrer natürlichen Form zu verzehren. Frische Kokosnüsse sind in den meisten Supermärkten erhältlich. Viele Hersteller produzieren inzwischen natives Kokosöl, Kokosmilch und Kokossahne von guter Qualität. GAPS-Patienten können auch getrocknete Kokosraspeln und Kokosmehl verwenden. Achten Sie darauf, dass diese Produkte keinerlei Zusatzstoffe enthalten. Einige Rezepte mit Kokosnuss finden Sie in dem Kapitel *Was wir essen sollen und warum, einige Rezepte.*

Zusammengefasst

Wir sollten **natürliche** Fette in ihrem **natürlichen** Zustand zu uns nehmen. Es sind die industriell verarbeiteten Nahrungsmittel, die massenhaft unnatürliche, veränderte Fettsäuren enthalten, die für die vielfältigen Gesundheitsprobleme verantwortlich gemacht werden sollten, die uns in der heutigen Zeit zu schaffen machen: Kartoffelchips und Pommes frites, Margarine und Butterersatz, Brot und Gebäck, Kekse und Kuchen, Süßigkeiten und Schokolade, Fertiggerichte für die Mikrowelle und andere vorgefertigte Mahlzeiten für Kochfaule, Essen zum Mitnehmen, Speiseöle und -fette, Salatdressings und

Mayonnaise, Snacks und Soßen und so weiter und so fort. Wenn Sie Fette in der Form verzehren, in der die Natur sie uns zur Verfügung stellt, können Sie nichts falsch machen.

GAPS-Patienten sollten vor allem tierische Fette zu sich nehmen: Schweinefett, Gänsefett, Lammfett, Rinderfett, Entenfett, Hühnerfett, Ghee, Butter usw. Diese Fette weisen das für den menschlichen Körper am besten geeignete physiologische Fettsäurenprofil auf und sind die natürlichsten Fette. Sie sollten den Großteil aller Fette ausmachen, die ein GAPS-Patient konsumiert. Abgesehen davon, Fleisch mit einem hohen Fettanteil zu verzehren, sollte man diese Fette auch zu Hause auslassen und in großzügigen Mengen zum Kochen, Backen und Braten verwenden. Anleitungen zum Auslassen von Fett finden Sie im Kapitel *Was wir essen sollen und warum, einige Rezepte.*

Ich möchte an dieser Stelle noch einmal betonen, dass GAPS-Kinder und -Erwachsene einen hohen Bedarf an natürlichen Fetten haben. Sie sollten das Fett am Fleisch, die Geflügelhaut und die Haut fetthaltiger Fische mitessen, ihren fertigen Mahlzeiten reichlich natives Olivenöl extra hinzugeben und zum Backen und Kochen hochwertiges Kokosöl verwenden. Einigen Menschen, die unter dem GAP-Syndrom leiden, hilft es, zusätzlich zu ihrer Kost täglich Nahrungsergänzungsmittel in Form von hochwertigem Lebertran, Fischöl und kleinen Mengen hochwertiger Mischungen aus kalt gepressten Nuss- und Samenölen mit einem Verhältnis von Omega-3- zu Omega-6-Fettsäuren (ALA, LA, GLA) von 2:1 einzunehmen. Wie Olivenöl können Sie diese Öle auch als Dressing auf Salaten verwenden oder sie fertigen Gerichte hinzugeben. Entgegen der weit verbreiteten Meinung ist Fett im menschlichen Körper eine bevorzugte Energiequelle. Halten Sie sich vor Augen, dass Fett ein wichtiges Strukturelement unseres Körpers ist; ihm dieses Element in der richtigen Form und in ausreichenden Mengen zu liefern, legt eine solide Grundlage für gute Gesundheit und die Heilung von jeder Erkrankung.

Darüber hinaus profitieren GAPS-Patienten auch noch in anderer Weise davon, wenn sie reichlich natürliche, unverarbeitete Fette zu sich nehmen. Je mehr natürliche Fette GAPS-Betroffene zu den Mahlzeiten verzehren, desto weniger Heißhunger haben sie auf Süßes und auf verarbeitete Kohlenhydrate, und das wiederum erleichtert es ihnen, diese schädlichen Nahrungsmittel aus ihrer Kost zu streichen. Und wenn man verarbeitete Lebensmittel vom Speiseplan verbannt, verbannt man automatisch auch den Großteil schädlicher verarbeiteter Fette und Transfette.

Eine gute Versorgung mit natürlichen Nahrungsfetten hat einen weiteren für GAPS-Patienten wichtigen Vorteil. Die Aufnahme von Fetten regt die Produktion von Galle an. Die Ausscheidung von Galle ist die natürliche Methode der Leber, Giftstoffe zu entsorgen. Der Körper von GAPS-Kindern und -Erwachsenen ist stark mit Giftstoffen belastet. Der Großteil der Entgiftung im Körper findet in der Leber statt. Es der Leber zu ermöglichen, sich durch die Ausscheidung von Gallenflüssigkeit regelmäßig von Giftstoffen zu reinigen, hilft Betroffenen, schneller zu entgiften.

Wir leben in einer Welt der Fettphobie, einer Phobie, die durch kommerzielle Interessen erzeugt wurde und deren Aufrechterhaltung von diesen Interessen finanziell gefördert wird. Fette bilden einen großen Teil der Struktur unseres Körpers und spielen für viele Funktionen eine wichtige Rolle. Aus diesem Grund kann jedes Gesundheitsproblem mit einer unausgewogenen Fettaufnahme in Verbindung gebracht werden, also der Aufnahme von vielen unnatürlichen Fetten einerseits und der mangelnden Aufnahme von natürlichen Fetten andererseits. GAPS-Patienten sollten sich an die natürlichen Fette halten und darauf achten, reichlich davon zu sich zu nehmen. Dann wird das Resultat nicht lange auf sich warten lassen!

3. Lebertran

Lebertran wird schon sehr lange verwendet. Jahrhundertelang haben die Menschen in nördlichen Ländern wie Russland, Skandinavien, Island, Schottland, Grönland und Kanada Leber und Innereien von Fischen fermentiert und das durch den Fermentationsprozess gewonnene Öl verzehrt.[1,2] Im römischen Reich wurde durch das Fermentieren von Fischleber und Fischinnereien ein Produkt namens *Garum* hergestellt und sowohl als Nahrungsmittel als auch als Heilmittel verwendet. Seit dem 18. Jahrhundert begannen Ärzte in Europa, Lebertran als Heilmittel einzusetzen, eine Praxis, die sich bis weit in das 20. Jahrhundert hielt. Viele ältere Menschen werden sich noch daran erinnern, von ihren Eltern jeden Tag einen Löffel Lebertran verabreicht bekommen zu haben, der dafür sorgen sollte, dass sie stark und gesund blieben. Auf Tahiti und anderen Inseln in der südlichen Hemisphäre wird bei der Fermentierung von Haifischlebern gewonnenes Öl noch heute als Heilmittel verwendet.[3]

Neben seinen gesundheitsfördernden Eigenschaften liefert Lebertran auch essenzielle Omega-3-Fettsäuren (DHA und EPA), Cholesterin, Vitamin A und Vitamin D. Auf Omega-3-Fettsäuren und Cholesterin sind wir im vorangegangenen Kapitel eingegangen. Werfen wir nun einen Blick auf die Vitamine A und D.

Vitamin A

Vitamin A ist ein fettlösliches Vitamin, das in vielen biochemischen Formen vorkommt. Das voll funktionsfähige Vitamin wird Retinol genannt. Gute Nahrungsquellen für Vitamin A sind Innereien wie Leber und Nieren, Milchprodukte, Eier und fettreicher Fisch. Die reichhaltigsten Quellen sind Leberöle von Meeresfischen wie Kabeljau, Heilbutt und Hai sowie von Meeressäugern.[2,4] Das am leichtesten verfügbare Leberöl ist der Lebertran vom Kabeljau (Dorsch).

Lebertran enthält Vitamin A in seiner natürlichen biochemischen Form. Aufgrund ihrer Verdauungsprobleme können GAPS-Kinder und -Erwachsene andere Formen von Vitamin A wie Retinylpalmitat, Retinylacetat und andere, die häufig in Nahrungsergänzungsmitteln enthalten sind, in der Regel nicht resorbieren oder verwerten. Für diese Patienten ist eine natürliche Form von Vitamin A, wie sie in tierischen Produkten, fettreichem Fisch und Lebertran vorkommt, am besten geeignet.

Aber warum benötigen GAPS-Patienten eine Nahrungsergänzung mit Vitamin A?

Vitamin-A-Mangel ist in den weniger entwickelten Ländern der Welt ein großes Problem. Doch in den Ländern der westlichen Welt gilt ein Mangel an diesem Vitamin als selten, da dort reichlich Fleisch, Milchprodukte und Eier verzehrt werden. Zudem verfügt der Körper über eine gute Fähigkeit, ausreichend Vitamin A zu speichern, vor allem in der Leber, sodass die Vorräte mindestens drei Monate lang reichen.[4,2] Darüber hinaus kann der Körper theoretisch aus einer großen Gruppe sekundärer Pflanzenstoffe, den sogenannten Carotinoiden, selbst Vitamin A bilden. In der Natur kommen ungefähr 600 verschiedene Carotinoide vor (in grünem, blattreichem und farbenfrohem Gemüse und Obst), von denen 50 als Provitamin A gelten und somit theoretisch in Vitamin A umgewandelt werden können. Auf der Grundlage dieser Tatsache wird eine Nahrungsergänzung mit Vitamin A in den Ländern der westlichen Welt grundsätzlich nicht empfohlen, da durch die in Obst und Gemüse enthaltenen Carotinoide ausreichende Mengen von Vitamin A gebildet werden können.[2] Das mag zwar für einige gesunde Menschen mit einem sehr gesunden Verdauungssystem und einem gesunden Stoffwechsel tatsächlich zutreffen, doch für die meisten Menschen in den Ländern des Westens stellt die Umwandlung von Carotinoiden in Vitamin A ein großes Problem dar. Für Menschen mit Verdauungsproblemen, wie zum Beispiel GAPS-Kinder und -Erwachsene, ist es nahezu unmöglich, Vitamin A aus Obst und Gemüse zu beziehen. Bei diesen

Menschen kann die Resorptionsrate von Carotinoiden weniger als 5 betragen, was zur Folge hat, dass sie als Vitamin-A-Quelle nahezu wertlos sind.[1,4] Außerdem benötigt der Körper für die Umwandlung von Carotinoiden in Vitamin A Magnesium, Zink, viele Aminosäuren und andere wichtige Nährstoffe, an denen es Menschen mit einer schlechten Verdauung immer mangelt. Diverse Toxine verfügen über die Eigenschaft, die Umwandlung von Carotinoiden in Vitamin A zu blockieren, und GAPS-Patienten leiden unter einer sehr starken toxischen Belastung.[5] Um Retinol (vorgeformtes Vitamin A) aus Milchprodukten, Leber, Eiern und anderen Nahrungsmitteln aufnehmen zu können, ist eine reichliche Versorgung mit Gallenflüssigkeit und Bauchspeicheldrüsenenzymen erforderlich.[2,5] Viele GAPS-Patienten haben einen weißlichen Stuhl, was auf eine sehr schlechte Gallenproduktion und Fettverdauung hindeutet. In der klinischen Praxis zeigt sich, dass Patienten, die Fette nicht verdauen können, immer einen Vitamin-A-Mangel aufweisen.[5]

Bei einem gestörten Verdauungssystem und einem Vitamin-A-Mangel verhält es sich wie bei der bekannten Frage, wer zuerst da war, die Henne oder das Ei. Wie bereits dargelegt, verursacht eine schlechte Verdauung einen Vitamin-A-Mangel. Allerdings kann ein Vitamin-A-Mangel auch zu Verdauungsproblemen führen.[6,7] Tatsächlich ist eine Darmerkrankung eines der Symptome eines Vitamin-A-Mangels, denn die Darmschleimhaut ist einer der Bereiche im Körper, der am stärksten an der Bildung, dem Wachstum und der Differenzierung von Zellen beteiligt ist. Keiner dieser Prozesse kann reibungslos ablaufen, wenn dafür nicht ausreichend Vitamin A zur Verfügung steht. Ein durchlässiger Darm und Malabsorption sind die typischen Folgen eines Vitamin-A-Mangels.

In den Ländern des Westens weisen stillende Mütter und Säuglinge der WHO zufolge das höchste Risiko auf, unter einem Vitamin-A-Mangel zu leiden.[8] Stillende Mütter müssen viel mehr Vitamin A mit der Kost zu sich nehmen als der Rest der Bevölkerung.[1,2,4,5] In der heutigen Zeit verfügen Frauen möglicherweise nur über geringe Vitamin-A-Reserven, was bedeutet, dass viele Säuglinge in den ersten Lebensmonaten nicht ausreichend mit Vitamin A versorgt werden.[9] Das wiederum führt dazu, dass ihr Verdauungssystem später im Leben anfällig für Erkrankungen wird. Wie immer gilt: Die Gesundheit des Babys beginnt mit der Gesundheit der Mutter.

Nicht nur das Verdauungssystem leidet unter einer unzureichenden Versorgung mit Vitamin A. Dieses Vitamin erfüllt im Körper vielfältige Funktionen, die so ziemlich jeden Aspekt der Gesundheit betreffen.[5-7] Es spielt eine wichtige Rolle für das Funktionieren des Immunsystems, für die Entwicklung des Gehirns, die Sehkraft, die Zelldifferenzierung, die Embryogenese, die Fortpflanzung, das Wachstum und für viele andere Prozesse.

Eine der Funktionen von Vitamin A ist seine Rolle, die es für die Immunabwehr spielt. Tatsächlich lautete die erste Bezeichnung für Vitamin A „Anti-Infektions-Vitamin".[2,5] Bei einem Vitamin-A-Mangel sind sowohl die spezifische als auch die unspezifische Immunabwehr beeinträchtigt. Das betrifft die humorale Immunantwort auf Infektionen durch Bakterien, Parasiten und Viren, die zellvermittelte Immunreaktion, die natürliche Aktivität von Fresszellen sowie die Phagozytose. Bei Kindern führt eine Verabreichung von Vitamin A in Form von Nahrungsergänzungsmitteln zu einer Vermehrung normaler B- und T-Zellen sowie zu einer verbesserten Immunantwort auf Antigene.[10] Ein akuter Mangel an Vitamin A, der Nachtblindheit und Xerophthalmie zur Folge hat, tritt in westlichen Ländern zwar in der Tat eher selten auf, doch eine unzureichende Versorgung mit Vitamin A ist alles andere als selten. Menschen, deren Körper nicht ausreichend mit Vitamin A versorgt ist, weisen keine der für einen akuten Mangel typischen Sehstörungen auf. Allerdings sind sie sehr anfällig für Infektionen, da ihr Immunsystem nicht richtig funktioniert. Infektionen, insbesondere solche, die von hohem Fieber begleitet werden, zerstören im Körper sehr viel Vitamin A. In der klinischen Praxis benötigen Patienten, die unter fieberhaften Erkrankungen leiden, eine Supplementierung mit Vitamin A.[10,11] GAPS-Kinder und Erwachsene leiden unter Entzündungen im Verdauungssystem und in anderen Bereichen des Körpers, wodurch ihre Vitamin-A-Reserven reduziert sind und sie anfällig für Infektionen werden.

Ob ein Patient einen Vitamin-A-Mangel aufweist, lässt sich natürlich am besten durch einen Test feststellen. Aber schon allein aufgrund einer einfachen Analyse des klinischen Bildes und der Krankheitsgeschichte würde ich sagen, dass bei den meisten Menschen, die unter dem GAP-Syndrom leiden, eine Supplementierung mit einer **natürlichen** Form von Vitamin A erforderlich ist, wofür die beste Quelle Lebertran ist. Wie immer gilt, dass die Natur es am besten weiß. Die klinische Erfahrung zeigt, dass synthetische Formen von in Nahrungsergänzungsmitteln enthaltenem Vitamin A (Retinylpalmitat, Retinylacetat, Etretinat, Isotretionin und andere) bei diesen Patienten nicht geeignet sind.[5]

Viele Menschen haben die Sorge, zu viel Vitamin A aufzunehmen, und in der Tat kann eine Überdosierung von diesem Vitamin toxisch wirken.[11] Um toxische Konzentrationen zu erreichen, müsste man allerdings Wochen und Jahre lang mehr als das Zehnfache der täglich empfohlenen Menge zu sich nehmen. Bei einem Erwachsenen wären das über Wochen oder Jahre 20 Teelöffel Lebertran täglich und bei einem kleinen Kind 10 Teelöffel pro Tag. Ich kann mir nicht vorstellen, dass irgendjemand regelmäßig so viel Lebertran auf einmal zu sich nehmen würde. Um eine akute Vergiftung zu verursachen, müsste ein Erwachsener das Hundertfache der empfohlenen Tagesdosis aufnehmen und ein Kind das Zwanzigfache,[11] was bei einem Dreijährigen 20 Teelöffeln Lebertran entsprechen würde. Die Einnahme von einem Teelöffel Lebertran pro Tag führt also nicht zu einer Überdosierung von Vitamin A. Es sind die synthetischen Formen dieses Vitamins, welche häufig industriell verarbeiteten Nahrungsmitteln zugesetzt werden, die eine Überdosierung verursachen können.

Während der zurückliegenden Jahrzehnte wurden in den Ländern der westlichen Welt viele industriell verarbeitete Lebensmittel mit synthetischem Vitamin A angereichert, und das in einem Ausmaß, das bei Menschen durchaus gesundheitliche Probleme verursachen kann.[11,12] Besonders gefährlich ist dies während der Schwangerschaft, weil es den sich entwickelnden Fötus schädigen kann.[13] Doch anstatt schwangeren Frauen zu empfehlen, auf den Verzehr industriell verarbeiteter Nahrungsmittel zu verzichten, rät die Schulmedizin ihnen, keine natürlichen Lebensmittel zu essen, die reich an Vitamin A sind, insbesondere keine Leber und keinen Lebertran. Leber liefert natürliches Vitamin A (das nicht mit synthetischem verglichen werden kann) in Kombination mit anderen fettlöslichen Vitaminen, dem gesamten Spektrum der B-Vitamine, Vitamin C, Protein und einer Fülle anderer Nährstoffe, die für einen sich entwickelnden Fötus absolut essenziell sind. In den meisten traditionellen Kulturen überall auf der Welt war der tägliche Verzehr von Leber für schwangere Frauen eine Pflicht.[14,15] Keine Leber zu essen, war für schwangere Frauen keine Option, denn sie wussten aus Erfahrung, dass der Verzehr von Leber dafür sorgen würde, dass ihr Baby gesund auf die Welt kommen würde. Ein Mangel an echtem, natürlichem Vitamin A, das in Leber, fettreichem Fleisch, Eiern, fettreichen Milchprodukten und fettreichem Fisch enthalten ist, kann im Körper eines Babys viele Probleme verursachen und unter anderem die richtige Entwicklung der Knochen, des Nervensystems, des Immunsystems und des Bindegewebes beeinträchtigen.[7,11]

Vitamin D

Der wichtigste Baustein für Vitamin D ist Cholesterin. Vitamin D wird in der Haut, wenn diese dem Sonnenlicht ausgesetzt wird, aus einem Vorläufer von Cholesterin gebildet.[16] Die neuerdings weitverbreitete Angst vor der Sonne und das Meiden cholesterinreicher Nahrungsmittel haben in den Ländern der westlichen Welt zu einem sich epidemieartig ausbreitenden Vitamin-D-Mangel geführt.[17]

Sonnenlicht ist die bei Weitem wichtigste Quelle für Vitamin D, da die typische Kost als Quelle für Vitamin D nur eine geringe Rolle spielt.[11] Deshalb tut ein Sonnenbad uns nicht nur gut, sondern ist sogar lebenswichtig. Hautkrebs, dessen Entstehung der Sonneneinstrahlung zugeschrieben wird, wird nicht durch die Sonne verursacht.[19-31,33] Es würde den Rahmen dieses Buches sprengen, im Detail auf dieses Thema einzugehen, aber es ist eine Tatsache, dass Hautkrebs (genau wie jede andere Krebserkrankung auch) durch die heute gängigen verarbeiteten Nahrungsmittel und unsere moderne toxische Lebensweise verursacht wird.[17,19] Eine besondere Schuld daran haben Transfettsäuren aus pflanzlichen Ölen und Margarine und andere in der Haut gespeicherte toxische Stoffe.[16] Hinzu kommt, dass einige Sonnenschutzmittel chemische Substanzen enthalten, die sich als krebserregend erwiesen haben.[29,30] Genau wie im Fall von Cholesterin wurde eine falsche Vorstellung (in diesem Fall die Vorstellung, dass Sonnenlicht Krebs verursacht) von Vertretern wirtschaftlicher Interessen aufgegriffen und zu „Allgemeinwissen" gemacht. Millionen Jahre haben Menschen unter freiem Himmel im Licht der Sonne gelebt, bevor sie dazu übergegangen sind, sich vor der Sonne zu verstecken. Immer wenn wir uns dem Sonnenlicht aussetzen, sogar bei schlechtem Wetter, produziert unser Körper Vitamin D. In den eher lichtarmen Monaten, in denen die Sonne nicht so häufig scheint, sinkt die Vitamin-D-Produktion. Während dieser Zeit ist es also besonders wichtig, auf seine Ernährung zu achten und dafür zu sorgen, viele Nahrungsmittel mit einem hohen Vitamin-D-Gehalt zu sich zu nehmen. Dazu gehören unter anderen: Lebertran, fettreicher Fisch, Eier, Butter und Leber.

Die in den westlichen Ländern empfohlene Tagesdosis an Vitamin D ist minimal und wurde nur festgelegt, um der Entstehung von Rachitis oder Osteomalazie (Knochenerweichung) vorzubeugen.[11,34] Um sich optimaler Gesundheit zu erfreuen, brauchen die meisten Menschen mehr Vitamin D pro Tag als die empfohlene Tagesdosis.[16,17] GAPS-Patienten benötigen aufgrund ihrer beeinträchtigten Verdauung und der hohen Belastung ihrer Körper mit Giftstoffen deutlich mehr Vitamin D als die empfohlene Tagesdosis. Aufenthalte im Sonnenlicht und Sonnenbäder sind die beste Methode, seinen Körper mit Vitamin D zu versorgen.[33,34] Im Winter, wenn sich die Sonne rarmacht, ist der Verzehr von reichlich fettreichem Fisch oder die Einnahme von Lebertran eine gute Möglichkeit, seinen Körper ausreichend mit Vitamin D zu versorgen. Das ist auch der Grund, aus dem Menschen in traditionellen Kulturen, je weiter entfernt sie vom Äquator lebten, seit jeher fettreichen Fisch und die Leber von Fischen und anderen polaren Tieren sehr zu schätzen wussten und reichlich verzehrten, insbesondere im Winter.[15,16]

Was bedeutet ein Mangel an Vitamin D für unseren Körper? Die Liste der durch einen Vitamin-D-Mangel verursachten Leiden ist lang:[31-35]

- Diabetes, da Vitamin D bei der Regulierung des Blutzuckerspiegels eine wichtige Rolle spielt[36]
- Herzerkrankungen[37,38]
- Psychische Erkrankungen[39]
- Autoimmunerkrankungen wie rheumatoide Arthritis, Lupus erythematodes, entzündliche Darmerkrankungen, Multiple Sklerose und andere[40]
- Fettleibigkeit[41]
- Arthrose[42]
- Rachitis und Osteomalazie[43]
- Muskelschwäche und schlechte neuromuskuläre Koordination[44]
- Bluthochdruck[45]
- Krebs[46-48]
- Chronische Schmerzen[49]
- Schwaches Immunsystem und Anfälligkeit für Infektionen[50]
- Schilddrüsenunterfunktion, die sich in Form von Osteoporose, Nierensteinen, Depression, Schmerzen, chronischer Erschöpfung, Muskelschwäche und Verdauungsstörungen äußert.[51]

Leider gibt es, abgesehen von Sonnenlicht und cholesterinreichen Nahrungsmitteln, keine weitere geeignete Möglichkeit, Vitamin D zu beziehen. Natürlich gibt es Nahrungsergänzungsmittel, aber die klinische Erfahrung zeigt, dass kein Präparat mit natürlichen Nahrungsmitteln mithalten kann. Synthetisch hergestelltes Vitamin D ist nicht dasselbe wie natürliches Vitamin D.[35] Es wirkt nicht so effektiv, und man kann leicht eine toxische Menge davon aufnehmen. Bei natürlichem Vitamin D, das durch Sonnenlicht gebildet oder durch den Verzehr cholesterinreicher Lebensmittel aufgenommen wurde, ist es unmöglich, eine toxische Überdosis zu erhalten, weil der Körper mit natürlichem Vitamin D umzugehen weiß.

Vitamin A und D sind Partner!

Vitamin D ist so konstruiert, mit Vitamin A im Team zusammenzuarbeiten.[34-36] Eines der beiden Vitamine funktioniert ohne das andere nicht richtig, und ein Mangel an dem einen Vitamin erzeugt einen Überschuss an dem anderen (bis hin zu dem Punkt, an dem dieser Überschuss toxisch wird). In den vergangenen Jahrzehnten wurden in den westlichen Ländern viele industriell verarbeitete Nahrungsmittel mit synthetischem Vitamin A angereichert (ohne dass daran gedacht wurde, auch Vitamin D zuzusetzen).[52] Aufgrund des verbreiteten Vitamin-D-Mangels wird dieses synthetische Vitamin A im Körper toxisch und verursacht verschiedene Gesundheitsprobleme. Das ist nur ein weiteres Beispiel dafür, welchem Risiko wir uns aussetzen, wenn wir industriell verarbeitete Nahrungsmittel zu uns nehmen!

Vor Kurzem durchgeführte Tests haben ergeben, dass ein großer Teil der Bevölkerung der westlichen Länder aufgrund der Anreicherung industriell verarbeiteter Nahrungsmittel mit Vitamin A „zu viel" Vitamin A im Körper gespeichert hat.[53,54] Wenn Vitamin A und Vitamin D in den richtigen Mengen im Körper vorhanden sind, lassen sie einander nicht außer Kontrolle geraten. Hat jemand zu viel Vitamin A gespeichert, bedeutet das, dass diese Person einen Mangel an Vitamin D aufweist. Und tatsächlich ist genau dies bei den meisten Menschen in den westlichen Ländern der Fall – Vitamin-D-Mangel ist weit verbreitet.[41,53] Infolge dieser Erkenntnisse geriet Lebertran in Verruf, weil er mehr Vitamin A als Vitamin D liefert. Wie so oft in der Ernährungswissenschaft erfolgte sofort in einer reflexartigen Reaktion der Rat, gar keinen Lebertran mehr zu essen! Da die zuständigen Institutionen den Menschen nach wie vor einreden, Sonnenlicht und cholesterinreiche Nahrungsmittel zu meiden, bleibt ihnen keine andere Wahl, als die Einnahme von synthetischem Vitamin D in Form von Nahrungsergänzungsmitteln zu empfehlen.

Vitamin A und Vitamin D sind Partner – sie sind so konstruiert, dass sie sich gegenseitig ergänzen. Und wer hat sie auf diese Weise konstruiert? Mutter Natur! Das erklärt auch, warum natürliche Lebensmittel, die reich an dem einen der beiden Vitamine sind, normalerweise auch reich an dem anderen sind. Indem wir Lebertran zu uns nehmen, können wir unserem Körper beide Vitamine gleichzeitig liefern.

Wie viel Lebertran sollten wir zu uns nehmen?

Bevor wir über die Dosierung reden, müssen wir uns mit der Qualität befassen. Leider unterscheidet sich der in heutigen Zeiten in Massen produzierte Lebertran stark von dem, den unsere Großeltern noch zu sich genommen haben. Bei dem heutigen industriellen Prozess der Ölextraktion werden Hitze, Druck, Lösungsmittel, Entsäuerung (Neutralisation mit Alkali), Bleichung, Desodorierung usw. eingesetzt.[55] Abgesehen von einigen kleinen überall auf der Welt verstreuten traditionellen Kulturen und einigen wenigen Herstellern in westlichen Ländern, die auf altbewährte Verfahren setzen, greift kein Produzent mehr auf die traditionelle Fermentierung oder andere traditionelle Verfahren zur Herstellung von Lebertran zurück.[55] Bei der industriellen Herstellung wird der Großteil der Vitamine A und D in dem Öl zerstört, weshalb anschließend die synthetischen Formen der Vitamine in unterschiedlichen Mengen wieder zugegeben werden. Einige Hersteller geben dem Öl natürliches Vitamin A und D hinzu, aber das ist zunehmend seltener der Fall, da die synthetischen Vitamine billiger sind. Für GAPS-Patienten ist es wichtig, hochwertigen Lebertran aufzutreiben, um diesen als Nahrungsergänzungsmittel zu sich zu nehmen, und der beste Lebertran wird unter Einsatz der traditionellen Verfahren hergestellt. GAPS-Patienten, die keinen hochwertigen Lebertran erwerben können, sollten nach einer Marke Ausschau halten, bei der dem Lebertran natürliches Vitamin A und D zugegeben wird. Vom Verzehr synthetischer Vitamine rate ich generell ab.

Es ist schwierig, die genauen Mengen von Vitamin A und Vitamin D in mit natürlichen Verfahren hergestelltem Lebertran zu bestimmen, weil diese beiden Vitamine in der Natur in vielen verschiedenen Formen vorkommen.[55] Die Testmethoden werden zwar immer genauer, aber gegenwärtig kann man sich noch nicht völlig darauf verlassen. Auf den Etiketten des Lebertrans, den Sie in Ihrer Apotheke oder in Ihrem Supermarkt vor Ort kaufen können, finden sich genaue Angaben über die in ihm enthaltenen Mengen an den Vitaminen A und D, weil die Hersteller genau wissen, wie viel von diesen Vitaminen dem Öl zugesetzt wurde, nachdem es raffiniert und desodoriert wurde. Das Problem ist, dass es sich bei diesen Vitaminen aller Wahrscheinlichkeit nach um synthetische Formen der Vitamine handelt, was es schwierig macht vorherzusagen, wie viel Gutes sie letztlich tatsächlich im Körper bewirken werden. Darüber hinaus ist die Tatsache zu berücksichtigen, dass jeder Mensch anders ist. Jeder Mensch hat seinen ganz individuellen Stoffwechsel, und der körperliche Zustand jedes Menschen wird durch ganz spezielle individuelle Umstände bestimmt, die wiederum den Bedarf an Nährstoffen generieren. Zudem verändert sich unser Nährstoffbedarf auch ständig – am Tag ist er anders als in der Nacht, im Winter anders als im Sommer, wenn wir gestresst und überarbeitet sind anders, als wenn wir entspannt sind usw. Die Bestimmung der individuell erforderlichen Dosis jedes einzelnen Nährstoffs, und das gilt auch für Lebertran, ist also eher eine Kunst als eine exakte Wissenschaft.

Generell empfehle ich für Erwachsene ungefähr einen Teelöffel Lebertran am Tag, für schwangere Frauen und stillende Mütter die doppelte Dosis und für Kinder die Hälfte. Meiner klinischen Erfahrung nach ist es möglich, diese Dosierung zu Beginn der Befolgung des Ernährungsprogramms bedenkenlos einige Wochen lang zu verdoppeln, weil GAPS-Patienten einen besonders hohen Bedarf an all jenen Nährstoffen haben, die in fermentiertem Lebertran enthalten sind. Bei Babys und sehr kleinen Kindern kann man die Haut mit Lebertran einreiben (der Windelbereich eignet sich dafür besonders gut), da die Haut nur aufnimmt, was der Körper benötigt.

Wenn handelsüblicher Lebertran verwendet wird (dem natürliche Vitamine zugesetzt wurden), ist es generell empfehlenswert, nach einem Öl Ausschau zu halten, bei dem das Verhältnis zwischen Vitamin A und Vitamin D ungefähr 10:1 beträgt. Da alle Hersteller ihrem Lebertran unterschiedliche Mengen an Vitaminen zufügen, ist es ratsam, die genaue Dosierung beim Hersteller zu erfragen. Die üblichen empfohlenen Tagesdosen lauten: für Erwachsene 1 Teelöffel, für Kinder einen halben Teelöffel und für Babys und sehr kleine Kinder einen Drittel Teelöffel. Stillende Mütter und schwangere Frauen können pro Tag 1,5 bis 2 Teelöffel pro Tag einnehmen.

Eine regelmäßige Einnahme dieser Mengen an Lebertran trägt mit der Zeit dazu bei, einen Mangel an Vitamin A und D allmählich zu beheben. Und man braucht sich auch nicht zu sehr auf das exakte Verhältnis dieser Vitamine in dem eingenommenen Öl zu konzentrieren, da Lebertran ja *nicht* die einzige Nahrungsquelle ist, durch die ein GAPS-Patient diese Vitamine bezieht. Die GAPS-Diät ist die wichtigste Quelle für die Zufuhr von Vitamin A und zugleich eine gute Quelle für Vitamin D. Der Aufenthalt in der Sonne liefert das restliche Vitamin D, das der Körper benötigt. Achten Sie also darauf, jeden Tag viel Zeit an der frischen Luft zu verbringen. Halten Sie sich vor Augen, dass die Einnahme von Lebertran nur dem Zweck dient, die Spitze des Eisbergs des Mangels an Vitaminen zu beheben. Um einen vorliegenden Vitaminmangel auszugleichen, sollte eine Veränderung der Ernährung und der Lebensweise an erster Stelle stehen. In der kalten Jahreszeit halte ich eine Nahrungsergänzung in Form von Lebertran für sinnvoll, wohingegen dies für die meisten Menschen im Sommer nicht erforderlich ist, sofern sie es zulassen, dass die Sonne die Arbeit der Vitaminbildung übernimmt.

4. Verdauungsenzyme

1. Magensäure-Booster

Menschen, die unter einer abnormalen Darmflora leiden, weisen nahezu ausnahmslos eine gestörte Magensäureproduktion auf. Durch eine übermäßige Vermehrung von pathogenen Mikroben produzierte Giftstoffe verfügen in einem hohen Maße über die Eigenschaft, die Ausschüttung von Magensäure zu reduzieren. Ein solcher Zustand wird *Hypochlorhydrie* (verminderte Bildung von Magensäure) genannt.[1] Leider ist es auch in der Schulmedizin gängige Routine, Medikamente zu verschreiben, die die Magensäureproduktion reduzieren sollen (bei Gastritis und vielen anderen Magenproblemen). Diese Medikamente (Protonenpumpeninhibitoren, abgekürzt PPIs, und andere), die üblicherweise über lange Zeiträume hinweg eingenommen werden, verursachen schwere chronische Hypochlorhydrie.[2]

Was bedeutet es, wenn man wenig Magensäure produziert, und warum ist das wichtig?

Der Magen ist der Ort, an dem die Eiweißverdauung beginnt. Von der Magenschleimhaut produzierte Salzsäure aktiviert proteinverdauende Enzyme (zum Beispiel Pepsin), die die Aufspaltung der sehr komplexen Struktur von Nahrungsproteinen zu Peptiden und Aminosäuren in Gang setzen. Damit Pepsin diese Aufgabe richtig erfüllen kann, muss der pH-Wert im Magen bei 3 oder darunter liegen. Bei einer vorliegenden Hypochlorhydrie wird nicht ausreichend Säure gebildet, sodass der pH-Wert im Magen nicht niedrig genug ist, damit Pepsin seine Aufgabe richtig erfüllen kann. Die im Zusammenhang mit einer vorliegenden Hypochlorhydrie am besten erforschten Proteine sind Gluten und Kasein. Bei GAPS-Patienten wandelt das Verdauungssystem diese Proteine in opiatartige Substanzen um, die Kasomorphin und Gliadorphin heißen. Es wird vermutet, dass diese Substanzen einen Weg in das Nervensystem des Patienten finden und dessen normale Aktivität stören.[3] Bei einer vorliegenden *Hypochlorhydrie* verlassen nicht nur Kasein und Gluten den Magen nicht richtig verdaut, sondern auch alle anderen Proteine werden in einem nur teilweise verdauten Zustand resorbiert, was im Körper viele Probleme verursacht.[1-3]

Infolge einer geringen Magensäureproduktion läuft der gesamte Prozess der Proteinverdauung im Körper von Anfang an (im Magen) schief. Das unzureichend verdaute Protein gelangt anschließend in den Dünndarm. Die Darmwand und die Bauchspeicheldrüsenenzyme, die weitere Schritte der Proteinverdauung vollziehen, erwarten, dass das Protein in einer bestimmten Form aus dem Magen eintrifft, um ihre Aufgabe richtig erfüllen zu können. Das Ganze ähnelt einem Fließband in einer Fabrik. Wenn an der ersten Station am Band schlechte Arbeit geleistet wird, ist es ganz egal, wie gut alle anderen Arbeiter ihren Job erledigen – das Endprodukt wird wahrscheinlich von schlechter Qualität sein. Allerdings ist das, was im Körper passiert, noch viel schlimmer. Das Problem ist, dass im Körper „alle anderen Arbeiter an dem Fließband" auch nicht richtig arbeiten können, weil ihre Arbeit durch den „ersten Arbeiter" gesteuert wird. Dieser „erste Arbeiter" ist die Magensäure. Der Säuregehalt des Magens ist der wichtigste Regulator im Hinblick auf die Fähigkeit der Bauchspeicheldrüse und der Leber, auf eintreffenden Nahrungsbrei zu reagieren.[4] Unter normalen Umständen muss der aus dem Magen in den Zwölffingerdarm gelangende Nahrungsbrei einen pH-Wert von 2 oder niedriger haben, um die Produktion zweier sehr wichtiger Akteure im gesamten Verdauungsprozess anzuregen. Es handelt sich um zwei von den Wänden des Zwölffingerdarms produzierte Hormone, die vom Blut aufgenommen und zur Bauchspeicheldrüse, zur Leber, zum Magen und zu vielen anderen Organen im Körper transportiert werden – **Sekretin** und **Cholecystokinin**.[4] Das erste der beiden Hormone, Sekretin, signalisiert dem Magen, die Produktion seiner Säfte einzustellen, regt die Leber an, Galle zu bilden, und lässt die Darmschleimhaut wissen, dass bald Nahrungsbrei eintrifft, damit diese zu ihrem eigenen Schutz ausreichend Schleim bildet. Doch die wichtigste Funktion dieses Hormons besteht darin, die Bauchspeicheldrüse zur Produktion von alkalischer Bicarbonatlösung anzuregen, die dafür sorgt, die in dem soeben aus dem Magen eingetroffenen Speisebrei enthaltene Säure zu neutralisieren. Das ist sehr wichtig, weil der pH-Wert im Zwölffingerdarm und im übrigen Dünndarm deutlich höher sein muss, damit die Bauchspeicheldrüsenenzyme und die Galle ihre Aufgabe, Proteine, Fette und Kohlenhydrate zu verdauen, richtig erfüllen können.[5]

Um die Verdauungsenzyme zu produzieren, benötigt die Bauchspeicheldrüse das Signal des zweiten Hormons: Cholecystokinin. Wenn die Wände des Dünndarms kein Cholecystokinin produzieren (weil mit dem Nahrungsbrei aus dem Magen zu wenig Säure ankommt), bildet die Bauchspeicheldrüse die alkalischen Säfte nicht richtig, die erforderlich sind, dass die eintreffende Nahrung korrekt weiterverarbeitet werden kann. Darüber hinaus signalisiert Cholecystokinin dem Magen, seine Aktivität einzustellen, veranlasst die Gallenblase, die Galle in den für die Fettverdauung bereiten Zwölffingerdarm auszuscheiden und öffnet den Pankreassekreten die Schleusen, damit sie fließen und die Verdauung des eintreffenden Nahrungsbreis in Gang setzen können.[4]

Diese beiden Hormone spielen bei der normalen Verdauung von Nahrung eine so wichtige Rolle, dass eine Verdauung ohne sie schlicht und einfach nicht stattfinden kann. Und leider ist genau das bei einer Person, die zu wenig Magensäure bildet, der Fall. Der aus dem Magen kommende Nahrungsbrei ist nicht sauer genug, um die Produktion von Sekretin und Cholecystokinin auszulösen. Infolgedessen bildet die Bauchspeicheldrüse keine Sekrete, und es wird keine Gallenflüssigkeit zur Verarbeitung der Fette ausgeschieden. Die Folge sind Maldigestion und Malabsorption – eine verminderte Verwertung zugeführter Nährstoffe. Es entstehen nur teilweise verdaute Proteine wie Kasomorphin, Gliadorphin und viele andere, die durch die geschädigte, durchlässige Darmwand resorbiert werden und im Körper wie Opioide wirken. Andere unvollständig verdaute Proteine verursachen Allergien und Autoimmunreaktionen. Viele essenzielle Vitamine, Aminosäuren und Mineralstoffe werden nicht resorbiert, was Nährstoffmängel zur Folge hat. Unzulänglich verdaute Kohlenhydrate bieten einen Nährboden für eine krankhafte Darmflora, sodass diese Kohlenhydrate in Alkohol, Azetaldehyd und zahlreiche andere Giftstoffe umgewandelt werden.[6] Da Fette nicht richtig verdaut werden, entsteht beim Betroffenen ein Mangel an den extrem wichtigen fettlöslichen Vitaminen A, D, E und K sowie an essenziellen Fettsäuren. Die Folgen sind blasser, schwimmender Stuhl oder Durchfall (Steatorrhoe). Unverdaute Nahrung verrottet einfach im Verdauungstrakt und vergiftet den ganzen Körper.

In dem Kapitel *Die Leber und die Lunge* haben wir bereits über die Bildung von Gallensteinen gesprochen. Unzureichende Magensäure spielt bei diesem Problem eine Rolle. Darüber hinaus kann eine zu geringe Produktion von Magensäure dazu führen, dass sich auch in der Bauchspeicheldrüse Steine bilden. Der Mangel an Sekretin und Cholecystokinin hat eine niedrige Produktion von alkalischer Lösung in der Bauchspeicheldrüse zur Folge, was dazu führt, dass Proteine in ihrem Saft ausgefällt werden und Pfropfen bilden.[7] Diese Pfropfen verkalken mit der Zeit und bilden Pankreassteine, die den Fluss der Pankreassäfte behindern. Die Ansammlung von Pankreas-Enzymen hinter der Blockade schädigt die Bauchspeicheldrüse, was zu einer *Pankreatitis* (akut oder chronisch) oder zu einer milderen Erkrankung, einer sogenannten *Pankreasinsuffizienz*, führen kann.[8] Dies sind normalerweise schmerzhafte Erkrankungen, weil die Bauchspeicheldrüse sich in der Nähe des Solarplexus (eines der größten Nervenzentren im Bauch) befindet. Wenn dieser Zustand lange anhält, kann die Bauchspeicheldrüse schwer geschädigt werden, was die Entstehung von Diabetes mellitus und/oder Bauchspeicheldrüsenkrebs verursachen kann. Ein Mangel an Bicarbonatlösung im Pankreassaft schafft ein günstiges Milieu für verschiedene Mikroben und Darmwürmer, die sich daraufhin in der Bauchspeicheldrüse ansiedeln. Diese Lebewesen entfalten ihre eigene schädliche Wirkung und können in der Bauchspeicheldrüse eine Infektion oder die Entstehung von Krebs verursachen.[9]

Abgesehen davon, dass ein Säuremangel im Magen den gesamten Verdauungsprozess komplett durcheinanderbringt und zur Bildung von Pankreassteinen und Gallensteinen führt, hat ein solcher Mangel auch noch weitere schwerwiegende Folgen. Die Magensäure ist für eine Vielzahl von Mikroorganismen, die mit jedem Bissen und jedem Schluck, den wir zu uns nehmen, in unseren Körper gelangen, die erste Barriere. Wenn das Milieu im Magen nicht sauer genug ist, haben diese Mikroorganismen eine gute Chance, in den Darm zu gelangen, wo sie sich dann ansiedeln und Probleme verursachen (wie zum Beispiel SIBO – Small Intestinal Bacterial Overgrowth). Sie beginnen sogar, sich im Magen zu vermehren.[10] Normalerweise ist der Magen aufgrund seines extrem sauren Milieus der Bereich des Verdauungssystems, in dem die wenigsten Mikroorganismen siedeln. Bei einem Menschen, der unter Hypochlorhydrie leidet, können jedoch alle möglichen pathogenen und opportunistischen Bakterien und Pilze auf der Magenwand gedeihen, unter anderem *Helicobacter pylori, Campylobacter pylori, Enterobakterien, Candida, Salmonellen, E. coli, Streptokokken.* Bei den meisten Forschungsarbeiten, die auf diesem Gebiet durchgeführt wurden, standen Magenkrebspatienten im Mittelpunkt, und wie sich zeigte, wiesen die meisten dieser Patienten eine geringe Magensäureproduktion auf.[10,11] Mikroorganismen, die sich in einem nicht ausreichend sauren Magenmilieu ansiedeln, spielen bei der Entstehung von Magenkrebs, Geschwüren und Gastritis eine wichtige Rolle. Detailliertere Informationen zu diesem Thema finden Sie im Kapitel *A-Z* unter dem Stichwort *Magenprobleme.*

Die meisten dieser Mikroorganismen ernähren sich natürlich am liebsten von Kohlenhydraten, bevorzugt von solchen aus verarbeiteten Produkten. Die Verdauung von Kohlenhydraten beginnt im Mund mit der Aktivität des Speichels. Die Magensäure stoppt diesen Verdauungsprozess normalerweise, sodass die Kohlenhydrate warten müssen, bis sie in den Zwölffingerdarm gelangen, um verdaut zu werden. Wenn das Magenmilieu jedoch nicht sauer genug ist, beginnen die sich im Magen übermäßig vermehrenden Mikroorganismen, die Kohlenhydrate aus der Nahrung einem Gärprozess zu unterziehen, bei dem häufig verschiedene Giftstoffe und Gase gebildet werden.[11] Sich im Körper ansammelnde Gase verursachen vermehrtes Aufstoßen. Darüber hinaus gedeihen in dem Bereich, der den oberen Schließmuskel des Magens umgibt, Krankheitserreger. Dieser runde Muskel trennt normalerweise den Magen von der Speiseröhre und verhindert, dass der Nahrungsbrei zurückfließen kann. Die in diesem Bereich gedeihenden Krankheitserreger und die Toxine, die diese pathogenen Mikroorganismen produzieren, können den Schließmuskel teilweise lähmen. Die Folge ist Reflux – ein Rückfluss der Nahrung in die Speiseröhre.[12] Selbst wenn der Magen nur wenig Magensäure produziert, enthält die aufgestoßene Nahrung etwas Säure, die die Wände der Speiseröhre reizt, und das führt dann zu den typischen Symptomen des „sauren Aufstoßens“ bzw. zu Sodbrennen. Gegen Sodbrennen und Reflux werden normalerweise Antazida verschrieben, die die unmittelbaren Symptome zwar lindern mögen, die ganze Situation jedoch langfristig verschlimmern, da ihre Wirkung darin besteht, die Magensäureproduktion noch stärker zu verringern.

Was sollen wir also tun?

Ich glaube, dass viele GAPS-Patienten Magensäure in Form von Nahrungsergänzungsmitteln zu sich nehmen sollten. Das physiologisch am besten geeignete Präparat auf dem Markt sind Betain-HCl-Kapseln mit zugesetztem Pepsin. Eine Kapsel enthält in der Regel 200 bis 300 mg Betain-HCl und 100 mg Pepsin. Die Kapsel sollte jeweils zu Beginn einer Mahlzeit eingenommen werden. Normalerweise enthalten die Kapseln eine für Erwachsene geeignete Dosis. Ich stelle jedoch immer wieder fest, dass auch Kinder ab acht Jahren diese Dosis problemlos vertragen. Viele Patienten berichten, dass sich schon wenige Tage nach Beginn der Einnahme von Betain-HCl mit zugesetztem Pepsin deutliche Verbesserungen im Hinblick auf ihren Reflux, ihre Blähungen und ihren Stuhl einstellten. Achten Sie darauf, mit Betain-HCl nicht gleichzeitig probiotische Nahrungsergänzungsmittel einzunehmen, da die in Betain-HCI enthaltene Säure die probiotischen Bakterien wahrscheinlich schädigt. Nehmen Sie das probiotische Nahrungsergänzungsmittel gleich morgens als Erstes, zwischen den Mahlzeiten oder nach einer Mahlzeit ein, wenn der Magensäuregehalt am niedrigsten ist. Das gilt nicht für fermentierte Nahrungsmittel, die Sie zusammen mit den Mahlzeiten zu sich nehmen, weil die probiotischen Bakterien sich in diesem Fall in Nahrungspartikeln befinden und dort geschützt sind. Wenn Sie vergessen haben, Ihr Betain-HCI-Nahrungsergänzungsmittel zu Beginn einer Mahlzeit einzunehmen und nach der Mahlzeit unter Verdauungsbeschwerden leiden, gibt es auch Präparate, die reine Salzsäure (nicht gepuffert wie Betain-HCI) enthalten, und zwar sowohl mit zugesetztem Pepsin als auch ohne. Diese Präparate wirken schneller und sorgen dafür, dass der Magensäuregehalt in Ihrem Magen sehr schnell erhöht wird, sodass Ihre Mahlzeit gut verdaut wird.

Abgesehen von der Einnahme von Magensäure in Form von Nahrungsergänzungsmitteln gibt es auch natürliche Methoden, um den Körper zur Bildung eigener Magensäure anzuregen. Kohlsaft (frisch und fermentiert) ist eines der stärksten Stimulanzien zur Bildung von Magensäure. Bereits wenige Löffel Kohlsaft oder ein kleiner Kohlsalat vor einer Mahlzeit helfen, diese Mahlzeit zu verdauen. Noch stärker wirken Sauerkraut und Sauerkrautsaft. Eine kleine Portion Sauerkraut oder einige Löffel Sauerkrautsaft bereiten den Magen auf die eintreffende Nahrung vor. Es ist auch gut, etwas Sauerkraut zu einem frischen Krautsalat oder zu einem anderen Salat hinzuzugeben. Eine Tasse selbst gemachte Fleischbrühe zu einer Mahlzeit trägt ebenfalls dazu bei, die Produktion von Magensäure zu erhöhen. Kindern gibt man am besten eine Tasse selbst gemachte Fleischbrühe mit einigen hinzugegebenen Löffeln Sauerkrautsaft oder Kohlsaft. Bittere Kräuter (wie Artischocke, Löwenzahn, Enzian, Benediktenkraut und andere) verfügen über eine gute Fähigkeit, die Bildung von Magensäure anzuregen, und werden überall auf der Welt seit Jahrhunderten in traditionellen *Magenbittern* verwendet. Heute sind im Handel eine Reihe von Magenbittern erhältlich. Einige Tropfen dieser Präparate in etwas Wasser oder Fleischbrühe helfen dem Magen, sich auf die Ankunft von Nahrung vorzubereiten. Es ist wichtig, den bitteren Geschmack dieser Kräuter zu schmecken, damit sie ihre Funktion erfüllen können. Aus diesem Grund können sie nicht in Form von Kapseln oder Tabletten eingenommen werden.

2. Bauchspeicheldrüsenenzyme

Das sind die Enzyme, die die Leute meinen, wenn sie von Verdauungsenzymen reden. Sie umfassen üblicherweise eine Mischung aus Proteasen, Peptidasen, Lipasen, Amylasen, Laktase und Cellulase, die im Normalfall dafür sorgen, die Nahrung im Dünndarm aufzuspalten. In einem gesunden Verdauungstrakt werden die meisten dieser Enzyme von der Bauchspeicheldrüse gebildet. Wenn es gelingt, den Magensäurespiegel wieder zu normalisieren, sollte diese Phase der Verdauung problemlos ablaufen, weil die Magensäure die Bauchspeicheldrüse anregt, ihre eigenen Enzyme zu bilden. Aus diesem Grund halte ich die Normalisierung des Magensäurespiegels für viel wichtiger als die Einnahme von Bauchspeicheldrüsenenzymen in Form von Nahrungsergänzungsmitteln.

Einige Menschen versuchen, Bauchspeicheldrüsenenzyme in Form von Nahrungsergänzungsmitteln einzunehmen, anstatt ihre Ernährungsweise zu ändern, weil sie hoffen, dass die Enzyme dafür sorgen, die Verdauung der verarbeiteten Lebensmittel zu bewältigen, die sie weiter essen wollen. Es überrascht nicht, dass diese Herangehensweise bei den meisten Menschen nicht funktioniert, weil die Einnahme von Nahrungsergänzungsmitteln eine richtige Ernährung niemals ersetzen kann. Die in diesem Buch beschriebene Ernährungsweise ist darauf angelegt, dass der Darm heilt und sich wieder eine gesunde Darmflora aufbaut. Das schafft kein Enzym!

Generell beobachte ich in meinem klinischen Alltag, dass die Einnahme von Magensäure in Form von Nahrungsergänzungsmitteln oder die Anregung der Produktion von Magensäure bei den Betroffenen zu deutlichen Verbesserungen führt. Die Einnahme von Bauchspeicheldrüsenenzymen in Form von Nahrungsergänzungsmitteln bewirkt meinen Erfahrungen zufolge hingegen nicht viel. Wenn ein Patient den Eindruck hat, dass sie wirklich helfen, spricht nichts dagegen, solche Präparate einzunehmen, vorausgesetzt, das Nahrungsergänzungsmittel enthält keine Füllstoffe, Bindemittel oder andere Zutaten, die die Heilungsprozesse im Darm stören könnten. Meiner Erfahrung nach ist die Einnahme von Magensäure in Form von Nahrungsergänzungsmitteln bei den meisten Patienten völlig ausreichend, weil diese durch Sekretin und Cholecystokinin die Produktion körpereigener Bauchspeicheldrüsenenzyme anregt und darüber hinaus die Sekretion von Galle und die Aktivität anderer am Verdauungsprozess beteiligten Akteure stimuliert, was den ganzen Prozess viel natürlicher macht.

Verdauungsenzyme müssen nicht dauerhaft eingenommen werden. Wenn der Darm zu heilen beginnt, kann der Betroffene die Supplementierung mit Magensäure und/oder Bauchspeicheldrüsenenzymen langsam reduzieren und das Präparat nur noch nach einer schweren Mahlzeit einnehmen oder wenn Dinge verzehrt wurden, die gemäß dem Ernährungsplan nicht erlaubt sind. Langfristig ist es viel natürlicher und praktischer, Magenbitter und fermentierte Lebensmittel zu verzehren, insbesondere solche, die fermentierten Kohl enthalten, um dafür zu sorgen, dass der Darm normale Mengen an Verdauungsenzymen produziert. Insbesondere für Kinder empfehle ich, zunächst auf Kohlsaft und natürliche wie Magenbitter wirkende Speisen und Getränke zu setzen, bevor die Verabreichung von Präparaten zur Stimulierung der Magensäureproduktion in Betracht gezogen wird.

5. Supplementierung von Vitaminen und Mineralstoffen

Viele GAPS-Patienten leiden unter zahlreichen Nährstoffdefiziten und wünschen sich natürlich, diese zu beseitigen. Die Frage ist nur: Wie?

Geht es einfach nur darum zu testen, wie groß zum Beispiel der Mangel an Magnesium ist, den ein Betroffener aufweist, und diesen dann in Form eines Nahrungsergänzungsmittels auszugleichen? Oder geht es darum, ein speziell auf den Gesundheitszustand des Betroffenen „zugeschnittenes" Nahrungsergänzungsmittel einzunehmen? Oder sollte man einfach Megadosen sämtlicher Nährstoffe verabreichen, an denen es einem Betroffenen mangelt, und hoffen, dass der Körper dann alle Mängel ausgleicht?

Viele Ärzte und Heilpraktiker setzen Tests ein, um Nährstoffdefizite zu bestimmen. Für jeden Nährstoff gibt es optimale Tests, die für die Bestimmung eines speziellen Nährstoffs als besonders zuverlässig gelten, aber es gibt auch weniger optimale Tests, deren Ergebnisse ziemlich irreführend sein können. Zu versuchen, für jeden einzelnen Nährstoff jeweils den besten Test einzusetzen, ist nicht praktikabel und kann zudem sehr teuer werden. Aus diesem Grund werden normalerweise ein oder zwei Tests durchgeführt, mit denen die Werte für alle Nährstoffe gleichzeitig bestimmt werden, was jedoch kein korrektes Gesamtbild ergibt. Daher beruht der Versuch, auf der Grundlage solcher Tests einen Plan für die Verabreichung von Nahrungsergänzungsmitteln auszuarbeiten, von Anfang an auf einer eher ungesicherten Datenbasis.

Darüber hinaus haben viele auf dem Markt erhältliche Nahrungsergänzungsmittel eine sehr niedrige Resorptionsrate, die teilweise nur bei ungefähr 9 Prozent liegt, sodass die Menge eines bestimmten Nährstoffs, die vom Körper des Patienten tatsächlich aufgenommen wird, weit unter dem Wert liegt, der auf der Packung angegeben ist.[1] Aber natürlich würde kaum ein Hersteller auf der Verpackung angeben, wie niedrig die Resorptionsrate des von ihm produzierten Nahrungsergänzungsmittels ist, selbst wenn er es wüsste. Somit kann die Auswahl des richtigen Nahrungsergänzungsmittels ziemlich schwierig sein.

Die Resorption von Nahrungsergänzungsmitteln ist ein komplizierter Vorgang, der nicht nur von der Qualität des Präparats abhängt, sondern auch vom Zustand des Verdauungssystems des Patienten. Zwei unterschiedliche Menschen können aus ein und demselben Präparat ganz unterschiedliche Mengen an Nährstoffen aufnehmen. Bei Menschen, die unter dem GAP-Syndrom leiden, ist das Verdauungssystem normalerweise in keinem guten Zustand und resorbiert möglicherweise keinen der in einem eingenommenen Präparat enthaltenen Nährstoffe besonders gut.

Noch komplizierter wird das Ganze dadurch, dass viele Nährstoffe um die Resorptionsorte im Darm konkurrieren. Wenn wir also zum Beispiel zu viel Kalzium zu uns nehmen, könnte das die Resorption anderer Nährstoffe wie Magnesium, Zink, Kupfer, Eisen, diverser Aminosäuren usw. beeinträchtigen und einen Mangel an diesen Nährstoffen verursachen.[2]

Es handelt sich bei diesem Thema um ein sehr kompliziertes Gebiet der Ernährung. In Wahrheit weiß niemand so ganz genau, wie Vitamine und Mineralstoffe am besten verordnet werden sollten, weil auf diesem Gebiet weder ausreichende Forschungserkenntnisse noch genug Erfahrungen vorliegen. Jeder Ernährungsberater und jeder Arzt hat seine ganz persönliche Auswahl an bevorzugten Nahrungsergänzungsmitteln, und die meisten dieser Präparate werden nach dem Prinzip der Trial-and-Error-Methode verordnet.

Die Einnahme von Vitaminen und Mineralstoffen in Form von Nahrungsergänzungsmitteln ist inzwischen sehr verbreitet und das nicht nur, weil viele Menschen gerne „Gesundheitspillen“ schlucken, sondern auch, weil viele handelsübliche Nahrungsmittel mit Vitaminen und Mineralstoffen angereichert sind, die den durch die Verarbeitung dieser Produkte verursachten Verlust an Nährstoffen wieder ausgleichen sollen. Zudem werden viele Produkte auch mittels Techniken der intensiven Landwirtschaft erzeugt, was dafür sorgt, dass sie sowieso sehr nährstoffarm sind. Leider sind viele der zugefügten Nährstoffe synthetisch. Der menschliche Körper ist so konstruiert, die Nährstoffe in ihrer natürlichen Form zu verwerten und erkennt die synthetischen Formen oft gar nicht oder weiß nicht, was er mit diesen tun soll. Zum Beispiel gibt es immer mehr Anhaltspunkte dafür, dass viele Fälle der Bildung von Nierensteinen durch die Einnahme synthetischer Formen von Vitamin C verursacht werden.[3]

Es gibt die vielfach publizierte Ansicht, dass wir in der heutigen Zeit nicht gesund sein können, wenn wir keine Nahrungsergänzungsmittel einnehmen, weil die Kost, die wir verzehren, uns nicht mit den optimalen Mengen an Nährstoffen versorgt. Wenn Ihr Frühstück aus Cerealien und Toast besteht, Ihr Mittagessen aus Sandwiches und bei Ihnen abends ein Standardessen auf den Tisch kommt, liefern Sie Ihrem Körper in der Tat keine optimalen Mengen an Nährstoffen, und in dem Fall sollten Sie tatsächlich Nahrungsergänzungsmittel zu sich nehmen. Die in diesem Buch beschriebene Ernährungsweise versorgt Ihren Körper mit konzentrierten Nährstoffen in natürlicher Form, die der Körper erkennt und von denen er weiß, was er damit zu tun hat. Frische Säfte liefern zusätzliche konzentrierte Mengen an Vitaminen, Mineralstoffen und anderen für die Gesundheit vorteilhaften Inhaltsstoffen. Ein gutes Probiotikum erhöht die Resorptionsrate der mit der Nahrung aufgenommenen Nährstoffen im Durchschnitt um 50 Prozent oder sogar noch stärker.[4] Darüber hinaus gelten probiotische Bakterien als wichtigste Quelle für die Vitamine der Gruppe B, für Vitamin K2, Biotin, biologische Amine und viele andere Stoffe im Körper.[5] Normalerweise verschwindet ein Mangel an genau diesen Nährstoffen als Erstes, wenn der Betroffene beginnt, fermentierte Nahrungsmittel zu verzehren und therapeutisch wirksame Dosen eines starken Probiotikums einzunehmen. Die entsprechende Ernährung und die Einnahme des Probiotikums sorgen dafür, dass die Heilung des Verdauungssystems beginnt, sodass der Patient die Nährstoffe aus der Nahrung nach und nach immer besser aufnehmen kann.

Ein weiterer wichtiger Faktor, den wir beachten müssen, wenn es um GAPS-Patienten geht, ist, dass deren Verdauungssystem entzündet und geschädigt ist. Die Einnahme vieler synthetischer Nährstoffe, Füllstoffe und Bindemittel in Form von Tabletten und Kapseln reizt und schädigt die bei einem vorliegenden GAP-Syndrom sowieso schon empfindliche Darmschleimhaut zusätzlich und stört den Heilungsprozess. Ich habe viele Patienten erlebt, die sich sehr viel Mühe gegeben haben, die GAPS-Diät gewissenhaft zu befolgen, jedoch erst dann wirklich Resultate erzielten, nachdem sie die meisten der Nahrungsergänzungsmittel, die sie zu sich nahmen, abgesetzt hatten.

Aus diesem Grund empfehle ich grundsätzlich, zu Beginn der Befolgung des Ernährungsprogramms keine Vitamine oder Mineralstoffe in Form von Nahrungsergänzungsmitteln einzunehmen. Meine Empfehlung lautet, zunächst die größten Anstrengungen darauf zu verwenden, die GAPS-Diät zu befolgen und den Heilungsprozess im Darm in Gang zu setzen. Wenn das Verdauungssystem beginnt, richtig zu funktionieren, verschwinden Nährstoffmängel möglicherweise, ohne dass dafür Nahrungsergänzungsmittel eingenommen werden müssen.

Natürlich ist die Situation bei jedem Patienten anders, und bei einigen ist eine gezielte Supplementierung erforderlich. Aber das ist eine Angelegenheit, über die ein erfahrener Experte entscheiden sollte. Im Folgenden einige wichtige Aspekte, die zu berücksichtigen sind:

- Wählen Sie Nahrungsergänzungsmittel, die keine Zusatzstoffe enthalten, welche den Zustand des Darms möglicherweise verschlimmern. Nahrungsergänzungsmittel in flüssiger Form sind besser als solche in Form von Pulver, Tabletten oder Kapseln. Die Präparate sollten zudem keine Substanzen enthalten, die während der Befolgung der GAPS-Diät nicht erlaubt sind.
- Wählen Sie Nahrungsergänzungsmittel mit einer hohen Resorptionsrate, zum Beispiel Vitamin- und Mineralstoffpräparate, die *Fulvosäure* enthalten. Fulvosäure (nicht zu verwechseln mit Folsäure) wird von Bakterien im Boden produziert. Fulvosäure kann auf natürliche Weise für eine höhere Resorptionsrate eines Nahrungsergänzungsmittels sorgen. Darüber hinaus verfügt sie über gute chelatbildende Eigenschaften zur Ausleitung toxischer Metalle.[6] Im gewählten Probiotikum enthaltene Bodenbakterien liefern dem Darm diese Säure.
- Die Einnahme von Nahrungsergänzungsmitteln sollte auf ein absolutes Minimum beschränkt werden!

Entgiftung für Menschen, die unter GAPS leiden

Alle chronischen und degenerativen Erkrankungen werden einzig und allein von zwei Hauptproblemen verursacht: Toxizität und Mangel.
Charlotte Gerson

Wir leben in einer verschmutzten Welt.[1,2] Wir atmen Tag für Tag Auto- und Industrieabgase ein. Wir essen Nahrungsmittel, die mit Pestiziden, Herbiziden und anderen in der Landwirtschaft eingesetzten Chemikalien belastet sind. Wir trinken Milch und essen Fleisch und Eier von Tieren, denen regelmäßig Antibiotika, Steroide und andere Medikamente verabreicht werden. Durch den Verzehr industriell verarbeiteter Lebensmittel nehmen wir Unmengen chemischer Substanzen zu uns. Wir verwenden Körperpflegeprodukte, die voll chemischer Substanzen sind, die nachgewiesenermaßen krebserregend und insgesamt für Menschen giftig sind.[1] Unsere modernen energiesparenden Häuser, Wohnungen und Büros sind zu giftigen Orten geworden. Moderne Baumaterialien, Dämmstoffe, Farben, Haushaltsreinigungsmittel und Brandschutzmittel geben giftige Substanzen ab, die wir tagein tagaus einatmen. In Krankenhäusern und Einkaufszentren ist die Luft stark mit hohen Schadstoffkonzentrationen belastet, was erklärt, warum sich viele Menschen nach einem Einkaufsbummel oder einem längeren Besuch im Krankenhaus so müde und ausgelaugt fühlen. Wir leben in einer Welt, die immer stärker durch von elektrischen Geräten erzeugtem Elektrosmog belastet ist, und diese Verschmutzung wird immer schlimmer.[3] Unsere Mobiltelefone, drahtlose Technologien und andere elektronischen Erfindungen füllen unsere Häuser, Wohnungen, Büros und andere Räume mit unsichtbarer Strahlung, die nachgewiesenermaßen Krebs, Unfruchtbarkeit, neurologische und endokrine Erkrankungen und Herzprobleme verursacht.[3,4] Und als ob das nicht alles schon schlimm genug wäre, nehmen wir auch noch regelmäßig verschreibungspflichtige Medikamente ein, trinken Alkohol und rauchen.

Wie schaffen wir es nur, trotzdem zu überleben? Wie schaffen wir es, unser Leben zu leben, arbeiten zu gehen und Kinder zu bekommen und großzuziehen, ohne gleich nach dem ersten Atemzug im allmorgendlichen Stau tot umzufallen?

Wir überleben dank eines sehr wichtigen Systems in unserem Körper - einem System, über das wir bis vor Kurzem nicht viel wussten: dem ENTGIFTUNGSSYSTEM.[5,6] Dieses System funktioniert wie eine Reinigungskraft im Körper. Es entsorgt unentwegt alle Giftstoffe, die durch den normalen Stoffwechsel entstehen, sowie all die Gifte, die von außen in den Körper gelangen. Das Hauptquartier dieses Systems befindet sich in der Leber und verfügt in jeder Zelle des Körpers über Außenabteilungen. Es ist so komplex und perfekt, dass es selbst den versiertesten Biochemikern die Sprache verschlägt. Wir wissen noch lange nicht genau, wie dieses System es schafft, so effizient zu funktionieren.[6] Was wir jedoch wissen, ist, dass dieses System, um gut funktionieren zu können, auf eine konstante Versorgung mit bestimmten Nährstoffen angewiesen ist. Dazu gehören unter anderem hochwertige Proteine und Fette, fettlösliche Vitamine, Mineralstoffe und Spurenelemente, Enzyme, Vitamine usw. – genau all jene Stoffe also, an denen es GAPS-Kindern und -Erwachsenen normalerweise mangelt. Aufgrund dieser Mangelerscheinungen kann das Entgiftungssystem bei einem GAPS-Patienten nicht optimal funktionieren. Gleichzeitig ist das System überlastet, weil GAPS-Patienten eine sehr hohe toxische Belastung aufweisen. Stellen Sie sich einen Arbeiter vor, dem man nichts zu essen und nichts zu trinken gibt, dem man jedoch gleichzeitig immer mehr Arbeit aufbürdet. Wie soll er das schaffen? Er wird einen Großteil seiner Arbeit hintanstellen und hoffen, dass bessere Zeiten kommen werden, in denen er in der Lage sein wird, die liegen gebliebene Arbeit nachzuholen. Genauso verhält sich das Entgiftungssystem eines GAPS-Patienten: Es speichert verschiedene Giftstoffe in verschiedenen Geweben des Körpers, um sich später um sie zu kümmern. Aus diesem Grund fallen Tests auf toxische Metalle, Petrochemikalien und andere Giftstoffe immer positiv aus.[7] Leider haben viele dieser chemischen Substanzen eine Vorliebe für Fette und werden daher im Körperfett gespeichert.[8] Die Gewebe des Gehirns, des übrigen Nervensystems, des endokrinen Systems, des Knochenmarks und vieler anderer lebenswichtiger Organe weisen einen hohen Fettanteil auf und werden somit zu Ablagerungsorten für diese Toxine. Mit Giftstoffen vollgestopfte Organe können nicht gut funktionieren. Wenn sich die Lage zuspitzt, bricht das Entgiftungssystem zusammen, sodass der Körper des Betroffenen nicht mehr imstande ist, weiterhin Giftstoffe zu bewältigen. Man sieht dies sehr deutlich bei GAPS-Patienten, die unter chronischem Erschöpfungssyndrom, multipler chemischer Sensitivität, Fibromyalgie, myalgischer Enzephalomyelitis, schweren psychischen Erkrankungen, neurologischen und endokrinen Erkrankungen, chronischen Infektionen (wie Lyme-Borreliose und chronische Virusinfektionen) und vielen anderen Erkrankungen leiden.[5-7]

Was können wir also tun? Wie befreien wir den Körper von GAPS-Patienten von dieser toxischen Belastung, damit er richtig funktionieren kann? Wie reparieren wir ihr geschädigtes Entgiftungssystem? Dieses leistungsfähige System verfügt über Mittel, Methoden und Wege, Giftstoffe aus unserem Körper zu befördern, die unsere Wissenschaft noch nicht entdeckt hat! Keine noch so ausgeklügelte von Menschen erdachte „Entgiftungs"-Maßnahme kann je mit den Fähigkeiten unseres eigenen natürlichen Entgiftungssystems mithalten, wenn dieses richtig funktioniert. Um von irgendeiner Erkrankung zu genesen, ist es von entscheidender Bedeutung, dieses System zu reparieren, damit es seine Aufgabe wieder so erfüllen kann, wie es von der Natur vorgesehen ist.

Unabhängig davon, wie stark die Belastung durch Giftstoffe aus der Umwelt ist, denen ein Betroffener, der unter dem GAP-Syndrom leidet, ausgesetzt ist, ist die Hauptquelle für Toxizität im Körper der Darm. Die erste und offensichtlichste Maßnahme muss also darin bestehen, diese Hauptquelle für Giftstoffe zum Versiegen zu bringen und das bedeutet, das Verdauungssystem zu reinigen und zu heilen. Die Hauptbehandlung besteht also darin, das GAPS-Ernährungsprogramm zu befolgen! Bei vielen Patienten reicht die Befolgung des GAPS-Ernährungsprogramms schon aus, um das Problem zu beheben, doch bei einigen ist es möglicherweise nicht ausreichend, die Hauptquelle für Giftstoffe zum Versiegen zu bringen. Was machen wir mit all den Giftstoffen, die sich im Laufe der Jahre im Körper dieser Patienten angereichert haben? Was machen wir mit den toxischen Metallen und den menschengemachten Chemikalien? All diese akkumulierte Toxizität bildet einen perfekten Nährboden für das Gedeihen von Parasiten in Geweben und Organen. Diese Parasiten produzieren ihrerseits Substanzen, die in unserem Körper toxisch wirken und mit denen ein bereits überlastetes Immunsystem fertig werden muss.

Es gibt eine Reihe von Dingen, die wir im Rahmen der Befolgung des GAPS-Ernährungsprogramms tun müssen, um dem Körper zu helfen, Giftstoffe zu entsorgen und zu heilen. Sehen wir uns einige dieser Dinge etwas genauer an – beginnen wir jedoch mit den grundsätzlichsten Aspekten.

1. Reduzieren Sie Ihre allgemeine toxische Belastung

Die Befolgung der GAPS-Diät ist die wichtigste Maßnahme, die wir durchführen können, um die volle Funktionsfähigkeit unseres Immunsystems wiederherzustellen.

Das Immunsystem ist ein hungriges Organ, und es benötigt hochwertige Nahrung. Doch während wir versuchen, dieses Organ mit der richtigen Nahrung zu versorgen, ist es wichtig, ihm nicht auch noch zusätzliche Arbeit aufzubürden. Deshalb ist eine Reduzierung der allgemeinen toxischen Belastung, die das Entgiftungssystem eines Betroffenen bewältigen muss, ein wichtiger Teil der Behandlung.

Was ist die allgemeine toxische Belastung?

Jegliche Giftstoffe, die wir mit der Nahrung zu uns nehmen, einatmen, berühren oder auf unsere Haut auftragen, werden von unserem Körper sehr schnell aufgenommen und belasten unser Entgiftungssystem stark.[1,2] Da das Entgiftungssystem eines GAPS-Patienten sowieso bereits geschädigt ist, ist es unvernünftig, ihm noch mehr abzuverlangen, indem der Betroffene sich toxischen Substanzen aus der Umwelt aussetzt. Von welchen Substanzen reden wir?

Das *Leitungswasser* enthält in den meisten modernen Häusern Chlor, Agrochemikalien, Medikamentenreste, Fluorid und andere Schadstoffe. Es ist wichtig, dieses Wasser zu filtern, bevor man es trinkt oder damit kocht. Im Handel sind viele Wasserfilter erhältlich. Ich empfehle keine Umkehrosmosefilter oder die Verwendung von destilliertem Wasser, weil diese Methoden der Reinigung die energetischen bio-physikalischen Eigenschaften des Wassers beeinträchtigen.[9] Sie erzeugen „totes" Wasser, dessen Konsum für uns nicht gesund ist. Natürliches Wasser hat eine hexagonale physikalische Struktur, bei der die Wassermoleküle in einem bestimmten Muster miteinander verbunden sind. Es ist wichtig für uns, Wasser in diesem Zustand zu uns zu nehmen.[10] Ich empfehle die Verwendung eines einfachen Kohlefilters, um den größten Teil der menschengemachten Verunreinigungen zu entfernen. Diese Art von Filter ist für die meisten Menschen erschwinglich und sollte die biophysikalische Struktur des Wassers nicht beeinträchtigen. Nach meiner klinischen Erfahrung ist es nicht erforderlich, sich etliche teure Geräte anzuschaffen, um zu Hause Leitungswasser von einer akzeptablen Qualität zur Verfügung zu haben. Im Handel werden zum Beispiel diverse Geräte für die Energetisierung von Wasser angeboten, die ich nicht unbedingt als notwendig erachte. Einem Glas Wasser ein wenig frische Zitrone, Bio-Apfelessig, etwas Saft aus gemischtem fermentiertem Gemüse oder einen Esslöffel Kombucha hinzuzugeben, reicht völlig aus, um dessen energetisches Muster zu ändern und seine gesundheitsfördernden Eigenschaften zu steigern.

Geschirrspülmittel, insbesondere solche, die in Geschirrspülern verwendet werden, bleiben auf dem Geschirr und am Besteck haften und lassen es glänzend aussehen. Wenn wir Geschirr und Besteck mit einem Schwamm oder einer Bürste spülen, wird es richtig sauber, ohne dass chemische Rückstände haften bleiben. Eine Spülmaschine kann das Geschirr nicht abreiben, sondern reinigt es mit Wasserstrahlen, weshalb starke Reinigungsmittel eingesetzt werden müssen, damit es richtig sauber wird. Wir nehmen die in diesen Reinigungsmitteln enthaltenen giftigen Chemikalien mit jeder Mahlzeit zu uns, und für jemanden, der unter dem GAP-Syndrom leidet, ist die Aufnahme dieser Toxizität absolut inakzeptabel. Deshalb empfehle ich, insbesondere zu Beginn der Befolgung des Programms, das Geschirr mit heißem Wasser und Senfpulver, Essig oder Natron mit der Hand zu spülen. Senfpulver war das am häufigsten verwendete „Reinigungsmittel" zum Spülen von Geschirr, bevor die Chemieindustrie es durch lukrativere Alternativen ersetzt hat.[11] Es ist preiswert und entfernt Fett und Speisereste sehr effektiv, ohne auf dem Geschirr und auf dem Besteck giftige oder unnatürliche Rückstände zu hinterlassen. 3 bis 4 Esslöffel Senfpulver in 2 l heißem Wasser auflösen, das Geschirr darin mit der Hand abwaschen und mit klarem Wasser abspülen.

Die *Wohnung oder das Haus* eines Betroffenen sollte so chemiefrei wie möglich gehalten werden, indem keine Haushaltsreinigungsmittel, Farben, Teppichreiniger, Pestizide zur Behandlung von Teppichen, „Lufterfrischer" und andere menschengemachte Chemikalien verwendet werden. Alle in handelsüblichen Haushaltsreinigungsmitteln verwendeten Chemikalien sind toxisch. Ob Badreiniger, Bodenreiniger, Polituren usw. – bei ihrer Verwendung bleiben immer Spuren davon in der Luft oder auf den gereinigten Oberflächen zurück und tragen zur allgemeinen toxischen Belastung des Entgiftungssystems des Patienten bei. Toxische Haushaltschemikalien können problemlos durch sanftere, biologisch abbaubare Alternativen verschiedener umweltbewusster Hersteller ersetzt werden. Doch auch bei diesen Produkten gilt, dass man grundsätzlich versuchen sollte, so wenig wie möglich davon zu verwenden. Die meisten Dinge im Haushalt können mit Wasser gereinigt werden, dem man ein wenig Essig, Zitronensaft, Natron oder Olivenöl hinzugibt. Holzböden sind mit starkem Tee zu reinigen. Als Möbelpolitur kann man eine Mischung aus Olivenöl und weißem Essig im Verhältnis 4:1 verwenden. Fenster und Gläser lassen sich mit Essig reinigen. Um Rotweinflecken aus einem Teppich zu entfernen, können Sie etwas Weißwein darauf gießen. Es gibt viele natürliche Mittel, um im Haushalt sauber zu machen. Suchen Sie online nach weiteren Informationen oder konsultieren Sie Bücher, die sich mit diesem Thema befassen.

Ein Betroffener sollte *nicht* das Haus oder die Wohnung renovieren oder neu ausstatten und keine neuen Teppiche oder Möbel kaufen, während er versucht, sich zu entgiften und zu genesen. Farben, moderne Baumaterialien, neue Teppiche, Vorhänge und neue Möbel dünsten eine Fülle extrem toxischer Chemikalien aus, die wir über die Lunge, die Haut und die Schleimhäute aufnehmen.[1,2] Ein neuer Teppich kann über mehrere Jahre hinweg beträchtliche Mengen an hochgradig krebserregendem Formaldehyd ausdünsten. Neue Möbel enthalten jede Menge Brandschutzmittel, die in hohem Maße zur Anreicherung von toxischen Metallen und anderen Giften in unseren Körpersystemen beitragen. Frische Wandfarben geben mindestens sechs Monate lang Dutzende extrem giftiger Chemikalien an die Luft ab. Es dauert mindestens ein Jahr, bis sich das Entgiftungssystem eines Betroffenen vollständig erholt hat. Deshalb empfehle ich, mindestens ein Jahr lang nicht zu renovieren oder die Wohnung oder das Haus neu auszustatten.

Waschmittel tragen in vielen modernen Haushalten in hohem Maße zu einer Belastung mit starken Giftstoffen bei.[1,2] Rückstände von Waschmitteln als Pulver oder in flüssiger Form bleiben im Stoff unserer Kleidung, unserer Bettwäsche und unserer Handtücher haften, weshalb wir sie rund um die Uhr über die Haut und über die Lunge aufnehmen und unserem Entgiftungssystem eine weitere schwere Last aufbürden. Es ist wichtig, diese Quelle von Toxizität zum Versiegen zu bringen! Halten Sie Ausschau nach sichereren, umweltfreundlicheren Alternativen. Meiden Sie alle Produkte, die duften. Moderne Duftstoffe und synthetische Parfüme, die Waschmitteln und anderen Haushaltsreinigern beigesetzt werden, sind giftig und können nachgewiesenermaßen Krebs und andere Krankheiten verursachen.[12]

Lüften Sie bei sich zu Hause regelmäßig durch Öffnen der Fenster. Ihr Haus oder Ihre Wohnung sollte frei von künstlichen Düften sein. Sogenannte Lufterfrischer sind nichts anderes als künstliche Chemikalien, die in Ihr Zuhause gepumpt werden. Wenn Sie in einer Gegend mit hoher Luftverschmutzung wohnen, sollten Sie einen Umzug in Betracht ziehen, doch bis es so weit ist, legen Sie sich vielleicht einen Luftreiniger zu.

Wenn es darum geht, die Luft in unseren Häusern frei von Giftstoffen zu halten, sind Zimmerpflanzen unsere besten Freunde. Sie nehmen giftige Gase auf und ersetzen diese durch Sauerstoff und andere für die Gesundheit vorteilhafte Substanzen. Füllen Sie Ihr Haus mit Geranien, Efeu, Grünlilien, Aloe vera, Ficus und anderen Arten von Zimmerpflanzen. Je mehr, desto besser, vor allem in den Schlafzimmern! Pflegen Sie Ihre Zimmerpflanzen gut, und achten Sie darauf, dass sie gesund bleiben. Lassen Sie sie nicht moderig und schimmelig werden, denn einige GAPS-Patienten reagieren womöglich auf Schimmel. Wenn Sie Ihre Zimmerpflanzen mit Resten von Kaffee oder Tee gießen oder mit Wasser, mit dem Sie rohes Fleisch (vor allem Leber!) gewaschen haben, werden diese es Ihnen mit kräftigem Wachstum und prachtvoller Schönheit danken.

Auch Kosmetika, Hygieneartikel, Parfüme, Make-up, Haarfärbemittel und andere *Körperpflegeprodukte* tragen in einem hohen Maße zur allgemeinen toxischen Überlastung im Körper bei.[12-14] Die Produzenten von Kosmetik- und Körperpflegeartikeln legen ihre Regulierungen weitgehend selbst fest. Bei der Herstellung von Shampoos, Seifen, Zahnpasta, Kosmetika, Parfümen, Cremes, Deodorants usw. werden Tausende von krebserregenden und toxischen Chemikalien verwendet. Die früher geltende Ansicht, die Haut sei eine Barriere, die keine Giftstoffe durchlasse, hat sich als völlig falsch erwiesen. Giftstoffe, die durch das Verdauungssystem in den Körper gelangen, müssen die Leber passieren, wo ein Großteil von ihnen abgebaut und unschädlich gemacht wird. Die menschliche Haut nimmt die meisten Substanzen aus der Umwelt hingegen sehr effizient auf. Aus diesem Grund ist die Pharmaindustrie dazu übergegangen, immer mehr Medikamente herzustellen, die mithilfe eines auf die Haut geklebten Pflasters verabreicht werden, weil die Haut die Wirkstoffe besser aufnimmt als das Verdauungssystem und diese direkt ins Blut gelangen, ohne zuvor die Barriere passieren zu müssen, die die Leber darstellt.[15]

Die umfangreiche Verwendung von Körperpflegeprodukten trägt in hohem Maße zu der epidemieartigen Ausbreitung von Krebs bei.[13] Kinder, Frauen und Männer setzen sich unbewusst großen Mengen krebserregender Substanzen aus, die sie auf ihre Haut auftragen. Ein gutes Beispiel ist Brustkrebs. In vielen Fällen weisen Zellen, die von Krebs befallenem Brustgewebe entnommen wurden, einen hohen Gehalt an Aluminium auf – einem toxischen Metall.[13,16] Wo kommt dieses Aluminium her? Aus Deodorants, die durch die Haut der Achselhöhlen der betroffenen Frau absorbiert werden.[17] Neuere Studien über toxische Metalle haben ergeben, dass sich bei trächtigen Tieren, die diesen Metallen ausgesetzt werden, große Mengen dieser Metalle im Fötus anreichern.[13,14,18] Aus diesem Grund müssen schwangere Frauen oder stillende Mütter besonders genau darauf achten, welche Kosmetika und Körperpflegeprodukte sie für Haut, Gesicht und Haare verwenden. In diesem Buch können wir nicht detailliert auf alle Toxine eingehen, die in unseren Hygieneartikeln und Kosmetika enthalten sind. Sehen wir uns jedoch einige der am häufigsten verwendeten an:[19,20]

- Talk oder Talkumpuder kann Eierstockkrebs verursachen. Verwenden Sie es nicht, schon gar nicht für Babys!
- Natriumlaurylsulfat bzw. heute vermehrt Natriumlaurylethersulfat – ein hochgiftiges Reinigungsmittel, das in den meisten Shampoos, Seifen und Zahnpasten enthalten ist.
- Fluorid – ein schreckliches Gift für jedes System im Körper. Es findet breite Verwendung in Zahnpasta und anderen Zahnpflegeprodukten, wird jedoch manchmal auch dem Trinkwasser zugesetzt und Babys in Form von Tropfen verabreicht. Wenn Sie mit der Giftigkeit von Fluorid nicht vertraut sind, rate ich Ihnen dringend, sich zu informieren und es wie die Pest zu meiden.
- Titandioxid – krebserregend
- Triethanolamin (TEA) und Diethanolamin (DEA) bilden krebserregende Nitrosamine.
- Lanolin, eigentlich eine nicht giftige, natürliche Substanz, die oft mit DDT und anderen krebserregenden Pestiziden belastet ist.
- Dioxane werden eingeatmet und von der Haut aufgenommen – stark krebserregend
- Saccharin – krebserregend
- Formaldehyd – eine toxische und krebserregende Substanz
- Propylenglycol – krebserregend
- Blei, Aluminium und andere toxische Metalle sind in vielen Körperpflegeprodukten enthalten, vor allem in Deodorants und Make-up.

Patienten mit GAP-Syndrom sollten die Verwendung von Körperpflegeprodukten auf ein absolutes Minimum reduzieren oder ganz darauf verzichten. Je schlechter der Gesundheitszustand des Betroffenen ist, desto strikter sollte er sein. Generell gilt: *Wenn Sie es nicht essen oder trinken können, sollten Sie es auch nicht auf Ihre Haut, Ihren Kopf oder Ihre Zähne auftragen!* Nur essbare oder trinkbare Dinge sind zu verwenden! Wir können uns die Zähne mit Olivenöl putzen. Diese ayurvedische Methode gilt als gut geeignet, den Mund zu reinigen, den Zustand der Zähne und des Zahnfleischs zu verbessern und die allgemeine toxische Belastung im Körper zu reduzieren (um Näheres darüber zu erfahren, recherchieren Sie bitte zu dem Thema *Ölziehen).* Tunken Sie Ihre Zahnbürste in Zeolith-Pulver oder Bentonit-Ton und putzen Sie sich die Zähne. Das ist eine weitere Reinigungsmethode für Ihren Mund und macht Ihre Zähen strahlend weiß. Hin und wieder können wir unsere Zähne auch mit Aktivkohle oder mit Natron putzen, um sie zu weißen. Unsere Haare können wir mit rohem Eigelb waschen. Trennen Sie einfach das Eigelb vom Eiweiß und verwenden Sie es wie ein Shampoo (wenn Sie lange Haare haben, nehmen Sie mehrere Eigelbe). Auf diese Weise haben die Menschen sich jahrhundertelang die Haare gewaschen, bevor Shampoos erfunden wurden. Als Feuchtigkeitsspender für die Haut können wir jedes Speisefett verwenden: Kokosöl, Olivenöl und jedes andere kalt gepresste natürliche Öl. Aber eine echte Medizin für trockene Haut und jede Form von Dermatitis ist Talg (wie man Talg auslassen und daraus eine Hautcreme herstellen kann, erfahren Sie im Kapitel *Was wir essen sollen und warum, einige Rezepte*). Unsere Haut muss nicht mit Seifen, Duschgels oder Schaumbädern gewaschen werden. Diese unter Verwendung aller möglichen Chemikalien zusammengemixten Produkte tragen nicht nur zur allgemeinen toxischen Überlastung bei, sondern waschen auch wichtige Öle ab, die die Haut vor Infektionen und Austrocknung schützen und den Lebensraum für die mikrobielle Hautflora bilden. Sich mit Wasser und einem Schwamm zu waschen, reicht für Menschen völlig aus, erst recht für Kinder und Babys! Das beste Deodorant ist ein wenig Saft einer frisch ausgepressten Zitrone. Der Zitronensaft beseitigt jeglichen Geruch, unterdrückt jedoch nicht das Schwitzen. Das Schwitzen erfüllt eine sehr wichtige Reinigungsfunktion. Mit Schweiß scheidet der Körper viele Giftstoffe aus.[21] Chemische Deodorants unterdrücken die Schweißproduktion und erhöhen die allgemeine toxische Belastung im Körper, indem sie der bereits bestehenden Belastung weitere toxische Chemikalien hinzufügen.

Inzwischen gibt es viele Unternehmen, die unbedenkliche Körperpflegeprodukte herstellen, die keine schädlichen Substanzen enthalten. Typischerweise handelt es sich dabei um kleine Unternehmen, die von Menschen gegründet wurden, die unter Allergien und Hautproblemen litten und bei der Suche nach Lösungen herausfanden, dass für die Anwendung auf dem menschlichen Körper nur natürliche, nicht verarbeitete Inhaltsstoffe verwendet werden können.

Die Reduzierung unserer Exposition gegenüber menschengemachten Chemikalien sollte ein wichtiger Bestandteil jedes Heilplans sein. Die Menschen haben Jahrtausende auf diesem Planeten gelebt, ohne irgendwelche dieser giftigen Chemikalien zu verwenden. Wir brauchen sie nicht! Schlimmer noch – sie schädigen unseren Körper und verursachen Krankheiten.

Wir modernen Menschen haben uns ein Dasein geschaffen, das von allen möglichen gefährlichen, menschengemachten Dingen geprägt ist, die unsere Gesundheit schädigen und unseren Körper zerstören. Viele dieser Dinge können wir nicht meiden. Ganz egal, was wir auch tun – wir sind ihnen ausgesetzt. Luftverschmutzung, Wasserverschmutzung, giftige Baumaterialien, giftige Chemikalien, Elektrosmog und andere Gefahren – all das ist überall. Aber die Tatsache, dass all diese Gefahren überall sind, bedeutet nicht, dass wir uns ihnen jederzeit bedenkenlos aussetzen sollten. Wir können Maßnahmen ergreifen, um unsere Exposition gegenüber all diesen schädlichen Dingen zu reduzieren und sicherzustellen, dass wir gut ernährt und stark genug sind, diesem Ansturm standzuhalten und ihn zu überleben.

Moderne Impfungen für Kinder und Erwachsene stellen eine dieser Gefahren da. Ob Sie für oder gegen Impfungen sind – es ist eine Tatsache, dass Impfungen überall auf der Welt die Gesundheit vieler Menschen schädigen und zerstören.[22-26] In vielen westlichen Ländern sind bestimmte Impfungen verpflichtend. Wenn eine Impfung für Sie oder Ihr Kind unabdingbar ist, ist es sinnvoll, einige Maßnahmen zu ergreifen und auf einige Dinge zu achten, um Ihren Körper oder den Ihres Kindes vor Schäden zu schützen.

Im Folgenden ein paar einfache Dinge, die Sie berücksichtigen sollten:

- Stellen Sie sicher, dass Sie zum Zeitpunkt der Impfung absolut gesund und fit sind. Das bedeutet: keine Erkältung, keine laufende Nase, keine Entzündung irgendwo im Körper, keine Medikamenteneinnahme, kein außergewöhnlicher Stress, keine außergewöhnliche Belastung, kein Schlafmangel. Es ist wichtig, nicht unter Nährstoffmängeln zu leiden, vor allem nicht an einem Mangel an tierischem Protein, tierischem Fett und fettlöslichen Vitaminen (A, D, E und K). Achten Sie also vor und nach der Impfung darauf, reichlich hochwertige, fettreiche tierische Nahrungsmittel zu sich zu nehmen, einschließlich gelatinereicher Fleischbrühe. All das gilt natürlich auch für Ihre Kinder.
- Bestehen Sie auf Einzelimpfungen! Die Injektion mehrerer Impfstoffe gegen diverse schwere Infektionskrankheiten mit einer Spritze mag für die Impfstoffhersteller und für die Ärzte praktisch und vorteilhaft sein, aber es ist ganz sicher nicht in Ihrem Interesse oder im Interesse Ihres Babys. Es gibt Einzelimpfstoffe. Jeder Arzt kann sie auf Ihren Wunsch besorgen. Und Sie haben das Recht, darauf zu bestehen.[27]
- Legen Sie Impfungen so weit wie möglich auseinander, und verschaffen Sie Ihrem Körper oder dem Körper Ihres Kindes dadurch Zeit, sich von der vorherigen Impfung zu erholen, bevor Sie ihm die nächste zumuten. Die zeitlichen Abstände ermöglichen es Ihnen auch, Ihr Kind oder Ihren Körper daraufhin zu beobachten, ob die vorangegangene Impfung möglicherweise

irgendwelche gesundheitlichen Schäden verursacht hat. Gerade bei kleinen Kindern können Veränderungen nur sehr schwach ausgeprägt sein, und nur ein zeitlicher Abstand zwischen den Impfungen ermöglicht es den Eltern zu erkennen, was vor sich geht. Entwickelt sich Ihr Kind normal? Ist der Blickkontakt zwischen Ihnen und Ihrem Kind noch gut? Isst das Kind noch gut, wächst es normal und sieht es gesund aus?

- Für Säuglinge ist es sehr wichtig, dass sie während der Impfungsphasen gestillt werden. Wenn die Mutter nicht stillen kann, ist es wichtig, vor Ort eine Amme zu finden. Es gibt auf der ganzen Welt keine synthetische Babynahrung, die auch nur annähernd an die Qualität von frischer Muttermilch einer gesunden Frau herankommt. Mehr über dieses Thema finden sie im Kapitel *A-Z* unter dem Stichwort *Stillen durch eine Amme.*

2. Tägliche Bäder vor dem Schlafengehen

Bäder in natürlichem Mineralwasser sind eine sehr alte traditionelle Heilmethode. In Europa, Asien, Amerika und anderen Regionen der Welt badeten die Menschen in Naturbädern und heißen Quellen, um von chronischen Krankheiten zu genesen und Gesundheitsproblemen vorzubeugen.[28] Ich empfehle dringend, solche Orte aufzusuchen, wenn man die Gelegenheit dazu hat, aber in der Zwischenzeit kann man auch zu Hause von den gesundheitlichen Vorzügen eines Bades profitieren. Um die Ausscheidung von Giftstoffen zu unterstützen, empfehle ich, es sich zur Gewohnheit zu machen, vor dem Schlafengehen täglich ein warmes therapeutisches Bad mit einer der folgenden in dem Wasser aufgelösten Substanzen zu nehmen:

- eine Tasse Bittersalz
- eine Tasse Apfelessig
- eine Tasse Meeresalgenpulver
- eine Tasse Natursalz
- eine Tasse Natron

Diese Bäder sorgen auf sanfte Weise dafür, Giftstoffe über die Haut auszuscheiden, während der Körper gleichzeitig einige wertvolle Mineralien aufnehmen kann, solange Sie im Wasser sind. Die entgiftende Wirkung dieser Bäder ist möglicherweise ziemlich stark. Bei einer stark von Giftstoffen belasteten Person kann so ein Bad eine sogenannte „Entgiftungsreaktion“ hervorrufen, bei der der Betroffene

Kopfschmerzen und Herzrasen bekommt und sich schwindelig und benommen fühlt. Um die Möglichkeit einer solchen Reaktion zu minimieren, empfehle ich, mit einer stärker verdünnten Lösung zu beginnen (nur einen Teelöffel der oben genannten Substanzen in das Bad zu geben), das Badewasser nicht so heiß zu machen und nur einige Minuten in dem Bad zu verbringen. Je nachdem, wie Ihr Körper auf die ersten Bäder reagiert, können Sie die Wassertemperatur nach und nach steigern, die Konzentration der zugegebenen Substanzen erhöhen und länger im Wasser bleiben. Diese Bäder werden Ihrem Körper auf sanfte Weise helfen zu entgiften und Sie gleichzeitig entspannen und darauf vorbereiten, gut schlafen zu können.

3. Schwimmen und Barfußgehen

Schwimmbäder sind stark mit Giftstoffen belastete Orte.[20, 29] Einige Menschen glauben, dass ein Schwimmbadbesuch gut für die Gesundheit sei. Weit gefehlt! Abgesehen von einigen wenigen Schwimmbädern, in denen das Wasser unter Verwendung von Ozon aufbereitet wird, wird das Wasser in den meisten Schwimmbädern mit chlorhaltigen Chemikalien gereinigt. Chlor ist ein Gift, das auf jedes System im Körper Wirkungen entfaltet. Das gilt vor allem für das Immunsystem und die Leber. Chlor wird ziemlich gut durch die Haut resorbiert. Darüber hinaus schwebt über dem Badewasser eine dicke Schicht Chlor, das wir beim Schwimmen einatmen. Eingeatmetes Chlor wird von der Lunge sehr gut aufgenommen und gelangt ins Blut. GAPS-Patienten sind ohnehin stark mit Giftstoffen belastet. In gechlortem Wasser zu schwimmen, würde diese Belastung noch erhöhen.

Jeder (und das gilt vor allem für Menschen, die unter dem GAP-Syndrom leiden) sollte nur in natürlichen Gewässern wie Seen, Flüssen und Meeren schwimmen! Natürliche Gewässer sind voll Leben und biologischer Energie aus Pflanzen, verschiedenen Lebewesen, Mineralstoffen, Enzymen und vielen anderen nützlichen Substanzen. Das Baden und Schwimmen in natürlichen, von Leben erfüllten Gewässern wird seit Jahrhunderten für viele Gesundheitsprobleme als Therapie geschätzt. Natürlich muss man darauf achten, dass das Wasser, in dem man schwimmt, so weit wie nur irgend möglich von Quellen industrieller Verschmutzung entfernt ist.

Für alle Menschen ist es wichtig, so oft wie möglich barfuß zu laufen! Unser Körper kann als eine elektromagnetische Maschine betrachtet werden, die sich mit dem größten Magneten – unserem Planeten Erde – verbinden muss. Forschungsergebnisse auf diesem Gebiet zeigen, dass wir die elektromagnetischen Eigenschaften unseres Körpers wieder ins Gleichgewicht bringen, wenn wir barfuß laufen, und das ist für eine gute Gesundheit unerlässlich.[30] Natürlich ist es wichtig, darauf zu achten, dass der Boden, auf dem man barfuß geht, nicht durch industrielle Giftstoffe kontaminiert ist (verlassen Sie also die Stadt und begeben Sie sich in eine natürliche Umgebung). Unsere Fußsohlen sind ein wichtiges Entgiftungsorgan des Körpers. Wenn wir barfuß auf Gras, Sand oder Erde laufen, werden über die Fußsohlen Giftstoffe abgegeben und für die Gesundheit vorteilhafte Substanzen aufgenommen. Besonders heilsam ist es, am Strand entlangzulaufen oder durch sauberes, seichtes Wasser des Meeres oder von Flüssen oder Seen zu gehen. Auf der Grundlage dieser Erkenntnis sind im Handel entgiftende Mittel wie zum Beispiel Fußpflaster und Fußbäder erhältlich, die einige Menschen als hilfreich empfinden.

4. Sonnenbaden

Es ist doch erstaunlich, was ein einziger Sonnenstrahl mit der Seele eines Menschen machen kann!

Fjodor Dostojewski

Im Laufe unserer evolutionären Entwicklung haben wir Menschen auf diesem wunderbaren Planeten die meiste Zeit unseres Daseins im Freien und nur minimal bekleidet verbracht. Sich täglich dem Sonnenlicht auszusetzen und Sonnenbäder zu nehmen, ist also in unseren Körper einprogrammiert und nichts, was wir tun oder lassen können! Über die Vitamin-D-Produktion der Haut durch den Einfluss von Sonnenlicht haben wir (in dem Abschnitt über Lebertran) bereits gesprochen. Um reichlich von diesem lebenswichtigen Vitamin zu produzieren, das aus Cholesterinmolekülen in der Haut gebildet wird, müssen wir unseren ganzen Körper dem Sonnenlicht aussetzen. Inzwischen weiß man, dass beim Sonnenbaden etwas noch Erstaunlicheres passiert: Neu gebildetes Vitamin D und Cholesterin in der Haut werden sulfatiert, wodurch sie wasserlöslich werden![31] Warum ist das wichtig? Weil Cholesterin und Vitamin D nicht wasserlöslich sind und der Körper sie deshalb entsprechend verpacken muss, um sie dorthin zu bringen, wo sie benötigt werden, und das kostet Zeit. Weil sulfatiertes Vitamin D und Cholesterin wasserlöslich sind, gelangen sie in Sekundenschnelle ins Blut und können leicht im Körper verteilt werden. Neuere Forschungsarbeiten haben ergeben, dass diese Moleküle zu den stärksten entgiftenden und krebszerstörenden Substanzen gehören, die der Wissenschaft bekannt sind.[31] Wenn wir ein Sonnenbad nehmen, entgiften wir also und sorgen für die Entfernung von Krebszellen aus unserem Körper!

Die in jüngster Zeit verbreitete falsche Angst vor Sonnenstrahlung hat in den Ländern der westlichen Welt einen epidemieartigen Vitamin-D-Mangel verursacht. Inzwischen gilt ein Mangel an Vitamin D als eine anerkannte Ursache für viele chronische Krankheiten. Es gibt keine handfesten wissenschaftlichen Beweise dafür, dass es einen Zusammenhang zwischen der Entstehung von Hautkrebs und der Exposition gegenüber Sonnenlicht gibt.[32-43] Dennoch haben wirtschaftliche Interessenvertreter, die vom Verkauf von Sonnenschutzmitteln profitieren, milliardenschwere Werbekampagnen durchgeführt, die leider auch die Ärzteschaft beeinflusst haben.[42] Diese Werbekampagnen lösten in der Bevölkerung eine regelrechte Sonnenphobie aus. Übrigens enthalten viele Sonnenschutzmittel Chemikalien, die nachweislich Hautkrebs verursachen.[42,43] Ich rate davon ab, irgendeines dieser Sonnenschutzmittel zu verwenden! Um keinen Sonnenbrand zu bekommen, ist es wichtig, die Zeitspanne, in der man sich der Sonne aussetzt, ganz allmählich zu verlängern, während sich in der Haut die braunen Pigmente (Sonnenbräune) bilden. Wenn die Haut braun wird, ist man besser vor Sonnenbrand geschützt. Natürlich ist es wichtig, beim Sonnenbaden Vernunft walten zu lassen, vor allem in tropischen und anderen heißen Regionen der Welt. An solchen Orten sollte man sich am frühen Morgen und am späten Nachmittag sonnen, jedoch mitten am Tag, wenn die Sonne am stärksten ist, im Schatten bleiben (so verhalten sich normalerweise die Einheimischen!). In kühleren Regionen müssen wir uns mitten am Tag sonnen, um überhaupt braun zu werden und dafür zu sorgen, dass in der Haut Vitamin D gebildet wird. Wenn Sie sich einen Sonnenbrand zugezogen haben, tragen Sie an den verbrannten Stellen Sauerrahm, Joghurt mit lebenden Kulturen oder Kefir, selbst gemachten Talg, Kokosöl oder ätherisches Lavendelöl auf die Haut auf und meiden Sie ein paar Tage die Sonne.

Vernünftiges Sonnenbaden ist für uns Menschen nicht nur natürlich, sondern absolut unverzichtbar. Eine mangelnde Exposition gegenüber Sonnenlicht und ein daraus resultierender Vitamin-D-Mangel liefern eine Erklärung für die Tatsache, dass Menschen mit einer dunkleren Hautfarbe, die in kältere Länder umsiedeln, besonders anfällig für Herzerkrankungen, Diabetes, Krebs und andere gesundheitliche Probleme sind.[44] Die Pigmentierung dunkelhäutiger Menschen sorgt dafür, dass nicht ausreichend Sonnenlicht durchkommt, das für die Bildung von Vitamin D erforderlich ist. Wenn dunkelhäutige Menschen in Ländern mit starker Sonneneinstrahlung leben, haben sie dieses Problem nicht. Somit ist es für Menschen dunkler Hautfarbe, die in kälteren Ländern leben, besonders wichtig, jede sich bietende Gelegenheit für ein Sonnenbad zu nutzen.

Immer mehr Menschen in der westlichen Welt entwickeln ein gesundheitliches Problem namens Lichtempfindlichkeit. Sie bekommen einen juckenden Hautausschlag, wenn sie sich sonnen.[45] Unsere Haut ist ein Ort, an dem viele in Medikamenten enthaltene Substanzen und andere Giftstoffe gespeichert werden, vor allem chemisch veränderte Fettsäuren aus Pflanzen- und Speiseölen (Transfettsäuren). Sonnenbaden setzt die Ausscheidung toxischer Chemikalien aus der Haut und anderen Bereichen des Körpers in Gang, und dieser Prozess verursacht bei mit Giftstoffen belasteten Menschen den juckenden Hautausschlag.[45] Diesen Menschen empfehle ich, vor dem Beginn der Sonnenbad-Saison Maßnahmen zur Entgiftung ihrer Haut durchzuführen. Eine natürliche entgiftende Substanz, Beta-Carotin genannt, entfaltet ihre Wirkung in der Haut und kann Sie innerhalb weniger Monate auf das Sonnenbaden vorbereiten. Täglich frisch gepressten Möhrensaft (und grüne Säfte) zu trinken sowie Beta-Carotin in Form von Nahrungsergänzungsmitteln zu sich zu nehmen, haben sich als gute Mittel gegen Lichtempfindlichkeit erwiesen.[46] Die Befolgung des GAPS-Ernährungsprogramms sorgt für eine allmähliche Reinigung der Haut und aller sonstigen Bereiche des Körpers und somit für ein dauerhaftes Verschwinden von Lichtempfindlichkeit.

Eine Sonnenunverträglichkeit tritt auch bei Menschen mit roten Haaren, Sommersprossen und heller Haut (den sogenannten Wikinger-Nachfahren) häufig auf. Die Wikinger ernährten sich im Laufe ihrer evolutionsgeschichtlichen Entwicklung täglich von Lachs und anderem fettreichen Fisch, fettreicher Milch von Kühen nördlicher Rassen (Highland-Kuh, Shetland-Kuh und andere seltene Rassen) und fettreichem Lammfleisch. Heute leben die meisten dieser Wikinger-Nachfahren von Brot, Zucker, pflanzlichen Ölen und anderen modernen „Nahrungsmitteln", anstatt von der Kost ihrer Vorfahren. Mit einigen dieser Menschen hatte ich klinische Erfahrungen. Sie konnten überhaupt keine Sonne vertragen, bevor sie begannen, das GAPS-Ernährungsprogramm zu befolgen. Ungefähr ein Jahr nach Beginn der Befolgung des Programms stellten sie fest, dass sie sich sonnen konnten, ohne zu verbrennen, und sogar schön braun wurden.

Wenn wir draußen Zeit in der Sonne verbringen, passieren viele wunderbare Dinge, selbst wenn es kalt ist und wir uns warm anziehen müssen. Es ist zum Beispiel wichtig, dass wir während des Tages ausreichend Sonnenlicht bekommen, um nachts gut schlafen zu können. Das Hormon Melatonin spielt für guten Schlaf und viele andere wichtige Funktionen im Körper eine entscheidende Rolle. Das Gehirn kann nur Melatonin produzieren, wenn es während des Tages über die Augen ausreichend Sonnenlicht zugeführt bekommen hat.[47] Wenn Sie Ihre Tage in Innenräumen in künstlichem Licht verbringen, insbesondere vor Computer- und Fernsehbildschirmen, kann dies dazu führen, dass Ihre Melatoninproduktion gestört wird. Das kann viele gesundheitliche Probleme zur Folge haben, unter anderem schlechten Schlaf, ein schwaches Immunsystem, eine schlechte Gehirnfunktion sowie eine Anfälligkeit für die Entwicklung von Autoimmunkrankheiten und Krebs.[48] Das regelmäßige Tragen einer Sonnenbrille ist in unserer heutigen Zeit eine der Hauptursachen für Melatoninmangel – eine sehr ungesunde Angewohnheit![49] Menschen, die regelmäßig eine Sonnenbrille tragen, können eine Empfindlichkeit gegenüber Tageslicht entwickeln. Ohne Sonnenbrille ertragen sie kein noch so schwaches Sonnenlicht, nicht einmal an einem bewölkten Tag. Das kann auch bei Menschen der Fall sein, die unter einem Vitamin-A-Mangel leiden. Die GAPS-Diät behebt einen Vitamin-A-Mangel ziemlich schnell. Bis ein solcher Mangel behoben ist, empfehle ich, sich jeden Tag mit geschlossenen Augen (ohne irgendeine Brille!) mit der Sonne zugewandtem Gesicht in die Sonne zu setzen. Beginnen Sie mit einer beliebigen Zeitspanne, die Sie gut täglich tolerieren können, und erhöhen Sie diese Zeitspanne auf mindestens eine Stunde pro Tag. Das Sonnenlicht scheint durch Ihre geschlossenen Augenlider und trainiert Ihre Augen allmählich, genügend Vitamin A und andere Nährstoffe anzureichern, um helles Tageslicht problemlos vertragen zu können. Diese Methode kann auch die Sehkraft verbessern und hat nach meiner klinischen Erfahrung in Verbindung mit der Befolgung der GAPS-Diät bei vielen Kindern und Erwachsenen chronische Augenprobleme behoben.

Sonnenbaden ist für Menschen nichts, was sie tun oder auch lassen können! Wenn Sie ein Sonnenbad nehmen (wobei Sie am besten den ganzen Körper ohne Kleidung dem Sonnenlicht aussetzen), durchdringen verschiedene Teile des Spektrums des Sonnenlichts Ihren Körper, reduzieren die Vermehrung pathogener Mikroben und Parasiten, eliminieren Krebszellen und stellen Ihr physiologisches Gleichgewicht auf der bio-physikalischen Ebene (auf der Ebene der elektromagnetischen Eigenschaften der Atome und Moleküle) wieder her.[50] Die physikalischen Eigenschaften des in Ihrem Körper vorhandenen Wassers ändern sich, wenn Sie dem Sonnenlicht ausgesetzt sind. Ihr Immunsystem wird neu ausbalanciert und gestärkt, Ihr Hormonhaushalt normalisiert sich, Ihr Nervensystem verbessert seine Funktionen, und der ganze Körper gerät in einen Zustand der Harmonie mit der Umwelt und mit sich selbst. Gute Gesundheit bedeutet Harmonie! Die Sonne ist unsere Freundin. Sie war schon immer unsere Freundin. Sie ist die Quelle allen Lebens auf unserem Planeten, und ohne sie kann es keine gute Gesundheit geben! Menschen, die unter dem GAP-Syndrom leiden, müssen so viel Zeit wie möglich im Freien im Sonnenlicht verbringen. Nur so können sie von irgendeiner chronischen Krankheit genesen.

5. Entsaften

Entsaften und Safttrinken ist eine bewährte Methode zur Entgiftung, die dazu beiträgt, ohne Nebenwirkungen oder schädliche Komplikationen verschiedene Gifte aus dem Körper auszuscheiden.[51] Und zudem auch noch eine sehr gut schmeckende Methode, die vor allem von Kindern geliebt wird! Tausende von Menschen rund um den Globus befreien sich mit der Methode des Entsaftens und Safttrinkens von tödlichen Krankheiten. Über dieses Thema sind Dutzende Bücher erschienen, die voll sind von Erfahrungsberichten und wunderbaren Rezepten. Einige bedeutende Vertreter der Naturheilkunde haben die Methode des Entsaftens und Safttrinkens vehement verfochten und aktiv zur Behandlung ihrer Patienten eingesetzt, unter anderem Dr. Gerson und Dr. Norman Walker. Über die gesundheitlichen Vorzüge von frischem, rohem Obst und Gemüse wurden Hunderte wissenschaftliche Studien veröffentlicht. Säfte liefern alle in diesem Obst und Gemüse enthaltenen Vorzüge für die Gesundheit in konzentrierter Form und in großen Mengen. Für ein Glas Möhrensaft benötigt man ungefähr ein halbes Kilogramm Möhren. Niemand kann ein halbes Kilogramm Möhren auf einmal essen, aber indem man den Saft trinkt, nimmt man alle in den Möhren enthaltenen Nährstoffe und reinigenden Wirkstoffe auf. Darüber hinaus werden durch das Entsaften die Fasern entfernt, die die Resorption vieler in Obst und Gemüse enthaltener Nährstoffe beeinträchtigen und den Zustand des bei einem GAPS-Patienten ohnehin empfindlichen Verdauungssystems verschlimmern. Bei der Verdauung von Säften muss das Verdauungssystem praktisch keine Arbeit leisten. Sie sind in 20 bis 25 Minuten resorbiert.[51] Das Trinken von mindestens zwei Gläsern frisch gepressten Saftes liefert einem betroffenen Patienten viele reinigende Substanzen und für die Gesundheit vorteilhafte Nährstoffe. Eine Saftgemisch aus Ananas, Kohl, Möhre und ein wenig Roter Bete am Morgen regt die Produktion von Magensäure und Bauchspeicheldrüsenenzymen an und bereitet das Verdauungssystem auf die im Laufe des Tages noch kommenden Mahlzeiten vor. Eine Mischung aus Möhre, Apfel, Staudensellerie, grünem Blattgemüse und Roter Bete hat eine wunderbare leberreinigende Wirkung. Grüne Säfte aus Blattgemüse (Spinat, Kopfsalat, Petersilie, Dill, Möhrengrün und Rote-Bete-Blättern), ein wenig Tomate und Zitrone sind hervorragende Quellen für Magnesium. Saft aus Kohl, Apfel und Staudensellerie regt die Produktion von Verdauungsenzymen an und hat eine ausgezeichnete nierenreinigende Wirkung. Es gibt eine endlose Anzahl an gesunden und köstlichen Variationen, die Sie aus jedem Obst und Gemüse, das Sie zu Hause zur Verfügung haben, zubereiten können. Damit der Saft gut schmeckt, was vor allem für Kinder wichtig ist, empfiehlt sich generell eine Mischung aus 50 Prozent der weniger schmackhaften, dafür aber sehr heilsamen Zutaten wie Möhren, kleine Mengen Roter Bete (die nicht mehr als 5 Prozent der Saftmischung ausmachen sollten), Staudensellerie, Kohl, Kopfsalat, grünem Blattgemüse wie Spinat, Petersilie, Dill, Basilikum, frischen Brennnesselblättern, frischen Löwenzahnblättern, Rote-Bete-Blättern, Möhrengrün, Weiß- und Rotkohl und 50 Prozent beliebiger, schmackhafter Zutaten, um den Geschmack der anderen Zutaten etwas zu mildern, wie Ananas, Apfel, Orange, Grapefruit, Weintrauben, Mango usw. (detailliertere Informationen finden Sie in dem Kapitel *Was wir essen sollen und warum, einige Rezepte*).

Es ist wichtig, für die Entsaftung nur chemiefreies Gemüse, Obst und grünes Blattgemüse zu verwenden. Die Standards für Bio-Obst und -Gemüse wurden zwar aufgeweicht, aber es ist trotzdem besser, Bio-Produkte zu kaufen als konventionell erzeugte. Die beste Quelle für Gemüse und Obst ist Ihr eigener Garten oder der Garten von jemand anderem, der beim Anbau seiner Produkte keine Chemikalien einsetzt.

Wie sieht es mit Ballaststoffen aus? Frische Säfte zu trinken, bedeutet nicht, dass ein Betroffener aufhört, frisches Obst und Gemüse zu essen, vorausgesetzt, er leidet nicht unter Durchfall und sein Verdauungssystem ist bereit, Ballaststoffe zu verkraften. Betrachten Sie die Säfte als eine Art Nahrungsergänzungsmittel, das konzentrierte Mengen an Nährstoffen in einem einzigen Glas enthält. Der Saft sollte auf nüchternen Magen ungefähr 20 bis 25 Minuten vor dem Frühstück und 2 bis 2½ Stunden nach einer Mahlzeit getrunken werden.

Aber können wir nicht einfach in Geschäften fertige Säfte kaufen? Die Antwort auf diese Frage lautet ganz klar NEIN! Fertige in Geschäften verkaufte Säfte sind verarbeitet und pasteurisiert, wodurch alle Enzyme sowie die meisten Vitamine und Phytonährstoffe zerstört werden. Sie sind eine Quelle für verarbeiteten

Zucker, von dem sich ungesunde Bakterien und Pilze im Darm ernähren. In frisch gepressten Säften steht der natürliche Zucker in einem ausgewogenen Verhältnis zu aktiven Enzymen und anderen Substanzen, die es dem Körper ermöglichen, den Saft auf eine gesunde Weise zu nutzen. Wenn Sie Ihren eigenen Saft zubereiten, wissen Sie, was Sie hineingeben, Sie wissen, dass die Zutaten frisch, nicht mit Schadstoffen belastet und nicht oxidiert sind. Darüber hinaus kann es großen Spaß machen, verschiedene Obst- und Gemüsesorten zu mischen und immer wieder neue köstliche Kombinationen zu kreieren. Zum Thema Entsaften gibt es jede Menge Bücher mit tollen Rezepten für jedes Gesundheitsproblem und jede Gelegenheit.

Im Rahmen des GAPS-Ernährungsprogramms machen wir aus Säften oft ***GAPS-Shakes***, indem wir 1 bis 2 rohe Eier und 1 bis 4 Esslöffel selbst gemachten rohen Sauerrahm oder Kokosöl in ein Glas frisch gepressten Saft geben. Das verleiht dem Saft die Konsistenz eines Milchshakes, was die meisten Menschen köstlich finden. Säfte haben einen hohen Gehalt an natürlichen Zuckern. Die Zugabe von Fett in Form von Sauerrahm oder Kokosöl und Protein in Form von rohen Eiern gleicht den im Saft enthaltenen Zucker aus und liefert eine umfassende Mischung von Nährstoffen, die für die Reinigung und die Ernährung des Körpers erforderlich sind. Zudem trägt das regelmäßige Trinken von GAPS-Shakes in wirkungsvoller Weise dazu bei, Gallensteine aus der Leber zu entfernen (weitere Informationen über dieses Thema finden Sie im Kapitel *Die Leber und die Lunge*). Einige Menschen ersetzen ihr Frühstück durch einen GAPS-Shake, vor allem dann, wenn sie morgens wenig Zeit haben.

Die Eier müssen frisch sein, von auf Weiden gehaltenen Hühnern stammen. Wir verwenden sowohl das Eigelb als auch das Eiweiß, es sei denn, die betroffene Person reagiert anaphylaktisch, also stark allergisch auf Eier. Die meisten Menschen, die unter einer Eierallergie leiden, reagieren empfindlich auf das Eiweiß, jedoch nicht auf das Eigelb (wobei es durchaus möglich ist, gegen beides allergisch zu sein). Wenn ein Betroffener kein Eiweiß vertragen kann, sollte bei diesem Rezept nur rohes Eigelb verwendet werden (sorgfältig getrennt von dem Eiweiß). In traditionellen Kulturen wird rohes Eiweiß verwendet, um toxische Metalle und andere Gifte aus dem Körper zu entfernen. Man nimmt an, dass das Garen von Eiern diese Fähigkeit beeinträchtigt oder ganz unterbindet. Denken Sie daran, dass wir im Rahmen des GAPS-Ernährungsprogramms nur auf anaphylaktische Allergie-Reaktionen Rücksicht nehmen (die gefährliche Art von Allergien). Nicht anaphylaktische Reaktionen sind auf die geschädigte Darmwand zurückzuführen, und wir arbeiten daran, die Darmwand mithilfe der GAPS-Diät zu heilen und zu versiegeln, um diese Art von Allergien in den Griff zu bekommen. Wenn Sie auf Eier sofort und sehr stark reagieren, meiden Sie Eier zunächst und befolgen Sie die GAPS-Einführungsdiät. Wenn der Heilungsprozess in Ihrem Verdauungssystem ausreichend fortgeschritten ist, können Sie vielleicht dazu übergehen, rohe Eier allmählich und schrittweise in Ihre Kost einzuführen.

Wie jede andere Entgiftungsmethode sollte das Entsaften und Safttrinken sowie das Trinken von GAPS-Shakes erst dann erfolgen, wenn das Verdauungssystem des Betroffenen bereit ist, Säfte und Shakes zu vertragen. Beginnen Sie mit einigen Esslöffeln in Wasser verdünntem Saft am Tag und achten Sie darauf, wie er Ihnen bekommt. In dem Maße, in dem Sie Säfte und GAPS-Shakes besser vertragen, können Sie die tägliche Trinkmenge schrittweise auf maximal zwei Gläser erhöhen.

Entsaften und Safttrinken funktioniert als Teil des GAPS-Ernährungsprogramms wie eine sanfte Methode der Entgiftung. Ich möchte darauf hinweisen, dass ein Betroffener, der sich dieser Methode bedient, ansonsten zu allen Zeiten des Tages strikt die GAPS-Diät befolgen muss. Die bei der Befolgung dieser Diät aufgenommenen tierischen Proteine und Fette sorgen dafür, dass der Körper den in den Säften enthaltenen Zucker richtig verarbeiten kann. Menschen, die versuchen, sich über lange Zeiträume hinweg ausschließlich von Säften zu ernähren, können ein gesundheitliches Problem entwickeln, das Fettleber (nicht-alkoholische Fettleber) genannt wird und dadurch gekennzeichnet ist, dass der Zucker aus Säften in der Leber gespeichert wird.[52] Die Hauptursache für dieses Problem ist der Verzehr von verarbeiteten Kohlenhydraten, Zucker und Softdrinks, die Maissirup mit hohem Fruchtzuckergehalt enthalten; doch wenn man sich über einen langen Zeitraum hinweg ausschließlich von Fruchtsäften ernährt, kann das die gleichen Folgen haben.

Falls Sie aus Ihrem Saft ein wirkungsvolles Mittel zur Stärkung Ihres Immunsystems machen wollen, sollten Sie erwägen, *schwarze Holunderbeeren* hinzuzugeben. Schwarzer Holunder ist ein kleiner Baum, der so ziemlich überall wächst, sowohl in kühleren Regionen als auch in sehr warmen. Im Frühling trägt der Baum große Büschel winziger weißlicher Blüten, die sich zum Ende des Sommers hin in kleine saftige schwarze Beeren verwandeln. Die Heilkräfte dieser Pflanze werden seit Jahrhunderten geschätzt. Die Blüten, die Beeren, die Blätter und die Rinde des Schwarzen Holunders wurden traditionell zur Behandlung von Erkältungen, Lungenentzündung, Grippe, Halsschmerzen, Heuschnupfen, Wunden,

Augenentzündungen und vielen anderen Leiden verwendet. In England macht man aus den Beeren noch heute Holunderwein, in Skandinavien wird aus den Blüten Holunderblütensirup hergestellt. Schwarze Holunderbeeren haben starke, das Immunsystem stärkende Eigenschaften und sind eines der wirksamsten antiviralen Heilmittel.[53] Für die Verwendung dieser Pflanze muss man kein Kräuterkundler sein. Viele Menschen haben diesen Baum in ihrem Garten, weil er schön aussieht. Ernten Sie am Ende des Sommers die Beerenbüschel. Achten Sie darauf, dass die Beeren reif sind – reife Beeren sind sehr schwarz und weich. Zu Hause trennen Sie die Beeren dann mit einer Gabel von den kleinen Zweigen. Wenn Sie mit dem Entsaften beginnen, machen Sie es sich vor allem in der kalten Jahreszeit zur Gewohnheit, abends vor dem Schlafengehen 1 bis 2 Esslöffel Beeren aus dem Gefrierschrank zu nehmen. Am nächsten Morgen entsaften Sie die Beeren dann zusammen mit dem für Ihren Saft vorgesehenen Obst und Gemüse. Während der kalten Jahreszeit werden diese Beeren zusammen mit der Befolgung der GAPS-Diät helfen, das Erkältungsrisiko für Ihre Familie zu reduzieren.

Im Frühling kann man auch die Blüten sammeln und einfrieren. Im Winter lässt sich daraus ein sehr angenehmer aromatischer Tee zubereiten, oder Sie können die Blüten auch einfach im gefrorenen Zustand mit der Hand zerdrücken und über Salate streuen. Die Blüten verfügen ebenfalls über starke, das Immunsystem stimulierende Eigenschaften. Als Tee zubereitet, eignen die Blüten sich als Mittel gegen Erkältungen, Grippe und Fieber. Derselbe Tee kann auch äußerlich bei Verletzungen, Schürfwunden, Sonnenbrand, Frostbeulen und brennenden Augen verwendet werden. Darüber hinaus gilt Holunderblütentee auch bei Heuschnupfen als ein bewährtes Heilmittel.[54]

Zusammengefasst: Die Reduzierung der Belastung durch Umweltgifte und natürliche Methoden zur Ausleitung von Giftstoffen aus dem Körper sind ein wichtiger Bestandteil des GAPS-Ernährungsprogramms. Der menschliche Körper ist ein Teil der Natur! Je näher wir der Natur und all ihren Wundern kommen können, desto gesünder wird unser Körper sein. Eine Normalisierung der Darmflora, eine adäquate nährstoffreiche Kost, Sonnenbaden, Schwimmen in natürlichen Gewässern, Barfußgehen, Entsaften und Safttrinken sowie das Meiden der Exposition gegenüber Giftstoffen sind natürliche Maßnahmen, die keine Nebenwirkungen haben. Sie ermöglichen es Ihrem Entgiftungssystem, sich zu erholen und wieder richtig zu funktionieren! Dieses System ist sehr leistungsfähig und perfekt konstruiert, um mit den Giftstoffen, denen Sie täglich ausgesetzt sind, fertigzuwerden.

Bei den meisten Menschen, die unter dem GAP-Syndrom leiden, reicht die Befolgung der in diesem Kapitel beschriebenen Maßnahmen aus. Doch bei einigen Betroffenen, die besonders schwer erkrankt sind, möglicherweise nicht. Werfen wir den Blick auf ein spezielles Problem, das heutzutage vielen Menschen zu schaffen macht: die Belastung des Körpers mit toxischen Metallen.

Toxische Metalle

Unsere Umwelt setzt uns immer höheren Mengen vieler toxischer Metalle aus.[55-58] Einige dieser Metalle werden aufgrund ihres hohen Molekulargewichts und ihrer hohen Dichte Schwermetalle genannt. Dazu gehören unter anderem Quecksilber (Hg), Blei (Pb), Arsen (As), Cadmium (Cd), Chrom (Cr) und Thallium (Tl). Andere Metalle hingegen sind leicht, zum Beispiel Aluminium (Al). Deshalb ist es treffender, bei diesen Metallen nicht von Schwermetallen zu reden, sondern von toxischen Metallen. Die Toxizität dieser Metalle für alles Leben auf unserem Planeten ist gut dokumentiert.[55] Viele chronische degenerative Erkrankungen werden mit der Anreicherung toxischer Metalle im Körper in Verbindung gebracht: Lernstörungen, psychische Erkrankungen, Autoimmunkrankheiten, neurologische Erkrankungen, endokrine Störungen, Allergien, chronische Erschöpfung, Fibromyalgie, multiple Chemikaliensensibilität, Schimmelpilzallergie, Lyme-Borreliose, andere chronische Infektionen und Krebs.[59] Die sich zunehmend verbreitende Erkenntnis, dass aus Amalgamfüllungen in Zähnen toxisches Quecksilber freigesetzt wird, hat dazu geführt, dass dieses Thema im Laufe der zurückliegenden Jahrzehnte zunehmend in den Fokus der Öffentlichkeit und der Ärzteschaft gerückt ist. Die Mainstream-Zahnmedizin geriet unter starken Druck, diese giftigen Füllungen nicht mehr zu verwenden, und in einigen Ländern wurde die Verwendung von Amalgamfüllungen verboten. Zahnfüllungen aus Amalgam sind nur ein Beispiel dafür, in welchem Maße wir in unserer modernen Welt der Belastung durch giftige Metalle ausgesetzt sind, aber die Umwelt, in der wir leben, konfrontiert uns mit vielen anderen Quellen für giftige Metalle, die sich im Körper anreichern und seine Gesundheit und Widerstandsfähigkeit beeinträchtigen.[55-59]

Viele Menschen versuchen, toxische Metalle aus ihrem Körper zu entfernen, um von einer Krankheit, unter der sie leiden, zu genesen.[60] Eine Ausleitung toxischer Metalle aus dem Körper wird *Chelat-Therapie* genannt. Der Begriff Chelat ist aus dem griechischen Wort chēlḗ abgeleitet, was übersetzt Krebsschere heißt und im therapeutischen Sinn so viel bedeutet wie „umklammern“. Im Laufe der

Jahre wurden verschiedene chelatbildende Chemikalien (Chelatoren) entwickelt. Ursprünglich setzte das Militär diese Gruppe von Medikamenten ein, um akute Vergiftungen durch Schwermetalle oder andere toxische Substanzen zu behandeln. Seit der epidemieartigen Häufung von Fällen von Autismus in den westlichen Ländern haben viele Ärzte versucht, diese Medikamente bei Kindern zu verwenden, die unter Lernstörungen leiden. Einige Ärzte haben begonnen, sie zur Behandlung von Herzerkrankungen, Multipler Sklerose und anderen Krankheiten einzusetzen. Es wurden durchaus positive Erfahrungsberichte veröffentlicht, denen zufolge eine solche Behandlung zu Erfolgen geführt hat, doch es ist nicht klar, bei wie vielen Menschen sich der Gesundheitszustand verbessert und bei wie vielen sich keine Verbesserung einstellt oder ihr Gesundheitszustand sich sogar verschlechtert.[60] Wenn eine Chelat-Therapie bei einer akuten Belastung durch toxische Metalle zum Einsatz kommt, können die Resultate sehr gut sein. Doch bei einer chronischen Exposition gegenüber toxischen Metallen ist weniger klar, wie gut die Resultate sind.[61]

1. Im Laufe der Jahre wurden viele Behandlungsverfahren und -methoden entwickelt, um toxische Metalle mithilfe der Chelat-Therapie auszuleiten, wobei viele dieser Methoden unter der Ärzteschaft ernsthafte Bedenken aufgeworfen haben. Chelatbildner sind Medikamente. Und wie es bei jedem Medikament der Fall ist, kann ihre Einnahme Nebenwirkungen hervorrufen und zu Komplikationen führen. Es handelt sich nicht um harmlose Substanzen. Sehen wir uns einige der bekannten Probleme an, die mit ihrer Einnahme verbunden sind: Chelatbildner verursachen eine dosierungsabhängige Myelosuppression (Knochenmarksdepression), die sich als Neutropenie und Thrombozytopenie manifestiert, was die Blutgerinnung und die Immunantwort des Blutes auf Infektionen und andere Giftstoffe beeinträchtigen kann.[61,62] Bei Patienten, die sich einer Chelat-Therapie unterziehen, muss die Zusammensetzung des Bluts regelmäßig kontrolliert werden. Bei einigen Kindern und Erwachsenen kann diese Reaktion sehr schwerwiegend sein.
2. Chelatbildner lösen eine explosionsartige Vermehrung pathogener Pilze und Bakterien im Darm und in anderen Bereichen des Körpers aus.[61,62] Aus diesem Grund empfehlen Ärzte, die die Chelat-Therapie durchführen, ihren Patienten, zunächst ihre Dysbiose zu behandeln, bevor sie die Chelat-Therapie ausprobieren. Jeder, der etwas Erfahrung mit der Behandlung von Dysbiose hat, weiß, wie schwierig es ist, diese in den Griff zu bekommen. Bei

GAPS-Patienten gehört die Dysbiose zum grundlegenden und vorrangigen Krankheitsbild, und trotz der vielen Erfahrungen, die bei der Behandlung von Dysbiose inzwischen gemacht wurden, wissen wir immer noch nicht, ob sie vollständig zu beseitigen ist.

3. Chelatbildner binden nicht nur toxische Metalle, sondern auch essenzielle Mineralstoffe und scheiden sie aus dem Körper aus. Aus diesem Grund werden die meisten Chelat-Therapien von einer Einnahme hoch dosierter Nahrungsergänzungsmittel begleitet, die verschiedene Nährstoffe enthalten.[60-62]
4. Das Blut von Patienten, die Chelatbildner einnehmen, weist große Mengen von Enzymen auf, die Transaminasen heißen. Ein hoher Wert für diese Enzyme ist ein Hinweis auf eine Schädigung der Leber.[62-64]
5. Bei Menschen, die unter Nierenproblemen leiden, ist die Einnahme von Chelatbildnern kontraindiziert, da diese eine schädigende Wirkung auf die Nieren haben. Während einer Chelat-Therapie müssen die Nierenfunktion und die Leberfunktion regelmäßig kontrolliert werden.[62-64]
6. Es gibt eine lange Liste von Nebenwirkungen, über deren Auftreten während einer Chelat-Therapie berichtet wurde: Rückschritte bei der Behandlung psychischer Symptome, Magersucht, Müdigkeit, Reizbarkeit, Übelkeit, Schlafstörungen, Durchfall, Blähungen und Hautausschlag. In einigen Fällen haben Ärzte schwerwiegende Komplikationen beobachtet, unter anderem das Stevens-Johnson-Syndrom (schwere toxische Reaktion mit hohem Fieber, Durchfall, Polyarthritis, erosivem Hautausschlag, Myalgie und Pneumonitis – üblicherweise mit Steroiden behandelt), Hämolyse (Zerstörung der roten Blutkörperchen), schwere Neutropenie (geringe Anzahl von Blutzellen, genannt Neutrophile, die an der Immunantwort beteiligt sind) und Thrombozytopenie (niedrige Anzahl an Thrombozyten, jenen Blutzellen, die vor allem für die Blutgerinnung zuständig sind).[62,63]
7. Bei vielen Menschen verbessert sich ihr Gesundheitszustand, während sie standardmäßig verschriebene Chelatbildner einnehmen, aber sobald sie die Einnahme absetzen, fallen sie in den Zustand zurück, in dem sie sich vor der Chelat-Therapie befanden.[64-66] Eine Erklärung für dieses Phänomen könnte sein, dass sich nach der Beendigung der Therapie wieder toxische Metalle aus der Umwelt in ihrem Körper anreichern, weil ihr Entgiftungssystem nicht in der Lage ist, mit diesen Metallen fertigzuwerden.

Meine klinische Erfahrung hat mich jahrelang veranlasst, im Hinblick auf eine Chelat-Therapie zur Ausleitung toxischer Metalle große Vorsicht walten zu lassen.

Eines der größten Bedenken ist, dass chelatbildende Chemikalien womöglich dafür sorgen, toxische Metalle im ganzen Körper umzuverteilen, indem sie sie aus relativ sicheren Speicherorten (zum Beispiel dem Fett unter der Haut) herauslösen und ins Gehirn und andere wichtige Organe transportieren.[61,62,64] Auf dieses Phänomen zielt vor allem das sogenannte *Andrew-Cutler-Protokoll.*[61,64] Der inzwischen verstorbene Andrew Hall Cutler war ein Chemiker, der speziell auf dem Gebiet der Pharmakokinetik ausgebildet war (der Wissenschaft, die sich damit befasst, wie Medikamente sich im menschlichen Körper verhalten, wie sie miteinander und mit unseren Organen interagieren und wie sie aus dem Körper ausgeschieden werden). Nachdem er eine durch Amalgamfüllungen in seinen Zähnen verursachte schwere Quecksilbervergiftung erlitten hatte, nutzte Andrew Cutler seine professionellen Kenntnisse, um für sich selbst ein sicheres Verfahren zu entwickeln, toxische Metalle mittels einer Chelat-Therapie auszuleiten. Er half vielen anderen Menschen, das Gleiche zu tun, und schrieb zwei Bücher zu diesem Thema: *Amalgam Illness: Diagnosis and Treatment* und *Hair Test Interpretation: Finding Hidden Toxicities.*[61] Andrew Cutler fügte dem Puzzle des schwierigen Themas der Chelat-Therapie ein großes Teil hinzu, indem er mit chelatbildenden Chemikalien auf der Basis ihrer Halbwertszeit arbeitete. Die Halbwertszeit einer Chemikalie gibt an, wie lange es dauert, bis sie die Hälfte ihrer ursprünglichen Stärke und Wirkung entfaltenden Eigenschaften verliert. Wenn wir eine chelatbildende Substanz einnehmen, bindet diese sich an Quecksilber oder an ein anderes toxisches Metall und beginnt, es durch den Körper zu transportieren. Wenn die Halbwertzeit dieser Chemikalie erreicht ist, wird sie schwächer und ist nicht mehr in der Lage, das Quecksilbermolekül zu binden; sie gibt es dort im Körper ab, wo auch immer sie sich befindet, wenn dieser Zeitpunkt erreicht ist. Wenn unser Körper über einen langen Zeitraum Quecksilber, Blei oder irgendein anderes toxisches Metall anreichert, arbeitet er hart daran, dieses Gift an sicheren Orten zu speichern, indem er es in Fettzellen verpackt oder anderswohin befördert, wo es keinen Schaden anrichten kann. Chelatbildende Chemikalien holen toxische Metalle aus diesen sicheren Speicherorten und transportieren sie im Körper herum. Wenn die Halbwertszeit der verwendeten chelatbildenden Chemikalie erreicht ist, gibt sie das toxische Metall womöglich in wichtigen Organen und Geweben ab, wo es viel mehr Schaden anrichten kann als an dem Ort, an dem es vorher gespeichert war. Chelatbildende Medikamente sind dafür bekannt, Quecksilber und andere toxische Metalle im Gehirn, in den anderen Bereichen des Nervensystems, im Knochenmark und in anderen wichtigen Organen wieder abzulagern, was viele Symptome verursachen und sogar eine neue Krankheit auslösen kann.[61,62,64] Aus diesem Grund ist es laut Andrew Cutler sehr wichtig, eine neue Dosis der verwendeten chelatbildenden Substanz einzunehmen, sobald diese ihre Halbwertszeit erreicht hat – in der Hoffnung, dass diese neue Dosis das Quecksilber und die anderen toxischen Metalle aufnimmt, die von der vorherigen Dosis abgegeben wurden.

Andrew Cutler verwendete drei Chelatbildner: *Alpha-Liponsäure* (ALA), basierend auf ihrer Halbwertszeit von drei Stunden, *Dimercaptobernsteinsäure* (DMSA) mit einer Halbwertszeit von vier Stunden und *Dimercaptopropansulfonsäure* (DMPS) mit einer Halbwertszeit von acht Stunden. Basierend auf seinen Chemiekenntnissen empfahl er, keine anderen Chelatbildner zu verwenden und warnte ausdrücklich vor der Einnahme vieler der verbreiteten Chelatbildner, einschließlich natürlicher wie Koriander und Chlorella.

Er wies darauf hin, dass Ärzte häufig ALA (*Alpha-Liponsäure*) als Antioxidans verschreiben, ohne zu wissen, dass ALA ein starker Chelatbildner ist, der giftige Metalle, die an sicheren Orten im Körper gespeichert sind, nach drei Stunden (der Halbwertszeit von ALA) in lebenswichtige Organe transportiert und dort ablagert. Leider empfehlen Schulmediziner oft, ALA ein- oder zweimal täglich in einer recht hohen Dosis einzunehmen. Andrew Cutler zufolge dürfen chelatbildende Chemikalien in sehr geringen Dosen und nur während eines kurzen Zeitraums eingenommen werden, normalerweise über drei Tage. Danach muss der Betroffene eine mindestens viertägige Pause einlegen, bevor er erneut drei Tage Chelatbildner einnimmt (also „eine Chelat-Therapie-Runde" absolviert). Während dieser drei Tage muss der oder die Betroffene einen Wecker stellen, um sicherzustellen, dass er oder sie Tag und Nacht alle drei Stunden ALA, alle vier Stunden DMSA und alle acht Stunden DMPS zu sich nimmt. Dieses Protokoll wird zwei Jahre oder länger befolgt, um zu versuchen, toxische Metalle langsam und schonend auszuscheiden.[64]

ALA (*Alpha-Liponsäure*) produziert der Körper auf natürliche Weise. ALA ist als Nahrungsergänzungsmittel rezeptfrei erhältlich und vielleicht der sicherste Chelatbildner, der im Rahmen des Cutler-Protokolls verwendet wird. ALA ist fettlöslich und gelangt in alle Organe und Gewebe. DMSA (*Dimercaptobernsteinsäure*) und DMPS (*Dimercaptopropansulfonsäure*) sind hingegen nicht fettlöslich und können nicht ins Innere der Zellen gelangen, in viele Organe auch nicht. Bei beiden Präparaten handelt es sich um synthetische Medikamente, die in den Ländern der westlichen Welt verschreibungspflichtig sind. Sie haben viele

Nebenwirkungen und negative Effekte für den Körper. Erfahrene Biochemiker begegnen ihnen mit Bedenken. Sie glauben, dass ihre Wirksamkeit im Hinblick auf die Bindung toxischer Metalle nur begrenzt ist.[66] Aus diesem Grunde verwenden viele Menschen, die das Cutler-Protokoll befolgen, ausschließlich ALA als Chelatbildner.

Im Internet gibt es positive Erfahrungsberichte über das Andrew-Cutler-Protokoll, aber bisher wurden keine wissenschaftlichen Untersuchungen durchgeführt. Es würde den Rahmen dieses Buches sprengen, im Detail auf dieses Protokoll einzugehen. Wenn Sie mehr darüber erfahren wollen, empfehle ich die Lektüre des hilfreichen Buches von Rebecca Rust Lee und Andrew Hall Cutler: *The Mercury Detoxification Manual. A Guide to Mercury Chelation.*[64]

Ich verfüge nur über begrenzte klinische Erfahrung mit der Verwendung von Alpha-Liponsäure (ALA) gemäß dem Andrew-Cutler-Protokoll. Basierend auf dieser Erfahrung möchte ich einige Empfehlungen geben. Der problematische Zeitpunkt ist der Moment, in dem Sie die Einnahme der chelatbildenden Substanz beenden. Wenn die letzte Dosis des Chelatbildners aus dem Körper ausgeschieden wird, werden die toxischen Metalle, die dieser gebunden hat, dort im Körper abgelagert, wo sie in dem Moment gerade sind. Es ist sehr wichtig, dafür zu sorgen, dass der Körper sich in einem Topzustand befindet, um mit der Menge der zu diesem Zeitpunkt anfallenden toxischen Metalle fertigzuwerden. Und es ist wichtig, dem Körper zu helfen, diese toxischen Metalle so schnell wie möglich loszuwerden. Im Folgenden meine Empfehlungen:

1. Um Ihren Körper stark zu halten, befolgen Sie nach Beendigung einer Chelat-Therapie-Runde 2 bis 3 Tage lang die zweite oder dritte Phase der GAPS-Einführungsdiät. Meiden Sie jegliches Obst, Nüsse und kalte Salate. Bevorzugen Sie stattdessen warme Suppen, Eintöpfe und in reichlich tierischem Fett gegartes Gemüse. Fordern Sie Ihr Verdauungssystem nicht durch das Trinken kalter Getränke oder den Verzehr kalter Speisen heraus, da Kälte die Verdauung beeinträchtigen kann. Es ist wichtig, während dieser Zeit fermentierte Nahrungsmittel zu sich zu nehmen, insbesondere fermentierte Rohmilchprodukte (Sauerrahm, Kefir, Joghurt und Molke). Darüber hinaus können Sie Ihren Speisen fermentiertes Gemüse hinzufügen. Probiotische Mikroben gehören zu den stärksten Chelatbildnern, die wir kennen. Sie binden in Ihrem Verdauungssystem lose toxische Metalle, die Sie mit dem Stuhl ausscheiden.[67-69] Der Körper entledigt sich über den Darm auf natürliche Weise der toxischen

Metalle, deshalb müssen Sie Ihr Verdauungssystem unterstützen, diesen Job so gut wie möglich zu erledigen.

2. Während der Chelat-Therapie und bei Beendigung einer Chelat-Therapie-Runde greift der Körper auf den Darm zurück, um toxische Metalle mit dem Stuhl auszuscheiden. Zuzulassen, dass der toxische Stuhl im Darm verweilt, kann dazu führen, dass einige toxische Metalle wieder ins Blut reabsorbiert werden. Im Darm siedelnde Mikroben können toxische Metalle in ihre organische Form umwandeln, die für den menschlichen Körper sehr giftig ist (zum Beispiel in Methylquecksilber).[69] Die Reabsorption dieser Metalle zwingt den Körper dazu, sich zu schützen, indem er größere Pilzkolonien gedeihen lässt, die die toxischen Metalle binden. Die übermäßige Vermehrung der Pilze kann dazu führen, dass Sie sich sehr krank fühlen und unter Müdigkeit, Kopfschmerzen, Konzentrationsunfähigkeit („Gehirnnebel“), Gedächtnislücken, schmerzenden Muskeln und Gelenken, Ekzemen, Soor und anderen unangenehmen Symptomen leiden. Aus diesem Grund empfehle ich dringend, während der Chelat-Therapie-Runden und einen Tag oder zwei Tage nach Beendigung der Einnahme chelatbildender Substanzen Einläufe durchzuführen. Die Einläufe sorgen dafür, dass Giftstoffe ausgespült werden, sobald sie sich im Stuhl angesammelt haben. Es ist wichtig, dass der Darm während dieser Zeit meistens leer ist - machen Sie also einen Einlauf, sobald Sie spüren, dass Ihr unterer Darm sich füllt. Normalerweise sollten Sie gleich am Morgen mit einem Einlauf starten. Es ist wichtig, dem verwendeten Wasser bei jedem Einlauf Probiotika hinzuzufügen, damit diese lose toxische Metalle binden und verhindern, dass sie ins Blut absorbiert werden. Am besten eignen sich als Probiotikum selbst gemachte rohe Molke sowie selbst gemachter Kefir, Joghurt oder Sauerrahm. Wenn Sie unter einer anaphylaktischen Allergie gegen Milchprodukte leiden, müssen Sie handelsübliche milchfreie probiotische Pulver verwenden. Ein Erwachsener tut gut daran, dem Einlauf etwas Kaffee hinzuzufügen, in dem ein Teelöffel natürliches Salz aufgelöst wurde (wie man einen Kaffee-Einlauf durchführt, erfahren Sie im Kapitel *Darmpflege*). Geben Sie pro 1 Liter Kaffee immer eine Tasse Molke oder 1/3 Tasse Sauerrahm, Kefir oder Joghurt hinzu. Der Kaffee kann mit Wasser beliebig verdünnt werden und sollte nicht für längere Zeit im Darm verweilen. Wir verwenden ihn, um den Darm auszuspülen. Kaffee regt den Darm an, sich schnell zu entleeren. Einige der in dem Kaffee enthaltenen reinigenden Substanzen werden schnell absorbiert und animieren die Leber, sich zu reinigen.

Wenn Sie handelsübliches probiotisches Pulver verwenden müssen, versuchen Sie pro 1 Liter Kaffee 40 bis 50 Milliarden lebende Zellen hinzuzugeben. Bei einem Kind können wir warmes Wasser oder Kamillentee verwenden, in dem ein wenig natürliches Salz aufgelöst wurde (1 Teelöffel pro 1 Liter Wasser). Geben Sie pro 1 Liter Wasser immer eine Tasse Molke (oder 1/3 Tasse Sauerrahm, Kefir oder Joghurt) hinzu. Wenn bei dem Kind eine anaphylaktische Allergie gegen Milchprodukte vorliegt und Sie handelsübliches probiotisches Pulver verwenden müssen, versuchen Sie pro 1 Liter Einlaufwasser 40 bis 50 Milliarden lebende Zellen hinzuzugeben. Diese Lösung ist für Kinder jeden Alters geeignet, doch bei Kindern, die älter als 14 Jahre sind, kann wie bei Erwachsenen verdünnter Kaffee verwendet werden. Detaillierte Erklärungen über Einläufe finden Sie im Kapitel *Darmpflege.*

3. Bei einer Befolgung des Andrew-Cutler-Protokolls ist während der Chelat-Therapie die Einnahme zahlreicher Nahrungsergänzungsmittel vorgesehen, da die meisten Menschen, die dieses Protokoll befolgen, die standardmäßige westliche Kost zu sich nehmen und möglicherweise Nährstoffmängel aufweisen. Die GAPS-Diät ist sehr nährstoffreich und liefert dem Körper alle notwendigen Nährstoffe in Hülle und Fülle. Deshalb ist es meiner Erfahrung nach nicht erforderlich, zusätzlich Nahrungsergänzungsmittel einzunehmen, es sei denn, es besteht ein spezifischer individueller Bedarf an einem oder mehreren Nährstoffen.

Wenn Sie über einen langen Zeitraum hinweg einer chronischen Belastung durch toxische Metalle ausgesetzt waren, empfehle ich, es mit der Chelat-Therapie nicht zu überstürzen. Bei einer chronischen Exposition gegenüber toxischen Metallen sollten GAPS-Patienten erst einmal ein Jahr lang an der Heilung ihres Darms arbeiten, bevor sie eine Chelat-Therapie durchführen. Wenn der Körper auf das Verdauungssystem zurückgreift, um toxische Metalle auszuscheiden, schädigt das dessen Unversehrtheit und die Zusammensetzung der Darmflora. Es ist also wichtig, dafür zu sorgen, dass der Darm stark genug ist, um eine Chelat-Therapie verkraften zu können. Damit eine Chelat-Therapie möglichst wirksam sein kann, benötigen wir auch ein voll funktionsfähiges Entgiftungssystem. Bei einem Betroffenen, der unter dem GAP-Syndrom leidet, kann es erforderlich sein, ein Jahr lang das GAPS-Ernährungsprogramm zu befolgen, bis dieses überaus wichtige System wieder richtig funktioniert. Wenn Sie einer chronischen Belastung durch toxische Metalle ausgesetzt waren, hat Ihr Körper Maßnahmen ergriffen, toxische Metalle an sicheren Orten zu speichern. Ihr Entgiftungssystem und Ihr Darm müssen bereit sein, mit den toxischen Metallen fertigzuwerden, wenn die chelatbildenden Substanzen beginnen, diese durch den Körper zu transportieren, damit sie sich nicht in wichtigen Organen anreichern.

Wenn Sie einer akuten Belastung durch toxische Metalle ausgesetzt waren (zum Beispiel durch neu eingesetzte oder vor Kurzem entfernte Amalgamfüllungen), sollten Sie vielleicht erwägen, das Andrew-Cutler-Protokoll so schnell wie möglich zu befolgen. Tatsächlich sind es Menschen, die einer akuten Belastung durch toxische Metalle ausgesetzt waren, die eine Chelat-Therapie zur Ausleitung toxischer Metalle als am hilfsreichsten empfinden. Befolgen Sie einfach strikt die GAPS-Diät und führen Sie Einläufe durch, um toxische Metalle aus dem Darm zu entfernen, bevor sie Schäden anrichten können.

Unser Entgiftungssystem ist sehr stark und in der Lage, alle Arten von Giftstoffen aus dem Körper auszuscheiden. Leider ist dieses System bei GAPS-Patienten oft gestört oder funktioniert nicht besonders gut, weshalb sich im Körper dieser Betroffenen toxische Metalle und andere Giftstoffe anreichern. Das GAPS-Ernährungsprogramm wird Ihr Entgiftungssystem wiederherstellen, sodass es beginnt, wieder vernünftig zu arbeiten. Es ist wichtig, als Erstes dafür zu sorgen, dass es wieder richtig funktioniert, bevor man versucht, durch eine chronische Belastung angereicherte toxische Metalle auszuleiten. Ich habe in meiner Klinik Kinder behandelt, die eine sehr hohe Quecksilber- und Bleibelastung aufwiesen, bevor sie damit begannen, das GAPS-Ernährungsprogramm zu befolgen. Nachdem sie das Ernährungsprogramm ein Jahr lang befolgt hatten, ergaben neue Tests, dass die Belastung durch diese Metalle verschwunden war, ohne dass irgendwelche zusätzlichen besonderen Maßnahmen ergriffen worden waren. Offenbar hatte sich das Entgiftungssystem der Kinder erholt und war auf natürliche Weise mit der Bewältigung der Metalle fertiggeworden. Das kann bei jedem passieren, egal ob es sich um ein Kind oder um einen Erwachsenen handelt. Doch einige Menschen, die schwer chronisch erkrankt sind, müssen möglicherweise trotzdem erwägen, zu einem späteren Zeitpunkt während der Befolgung des GAPS-Ernährungsprogramms eine Chelat-Therapie durchzuführen. Das gilt insbesondere für Menschen, die unter Multipler Sklerose, amyotropher Lateralsklerose, Parkinson-Krankheit, chronischem Erschöpfungssyndrom und anderen schweren chronischen degenerativen Erkrankungen leiden. Viele toxische Metalle sind fettlöslich und reichern sich oft in fettreichen Geweben an, zum Beispiel im Gewebe des Nervensystems.[66] Vor einigen Jahren änderte die Dental-Industrie die Zusammensetzung von Amalgamfüllungen. Konkret bedeutet dies, dass der Kupferanteil erhöht wurde. Leider gaben diese neuen stark kupferhaltigen Amalgamfüllungen täglich mehr Quecksilber an den Körper der behandelten Menschen ab als die Amalgamfüllungen, die zuvor verwendet worden waren. Als diese neuen Füllungen zum Industriestandard wurden, kam es zu einem rapiden Anstieg der Anzahl von Menschen, die Multiple Sklerose entwickelten.[70] Nach meiner Erfahrung liegt bei den meisten (wenn nicht bei allen) Patienten, die unter dieser furchtbaren Krankheit (und vielen anderen degenerativen neurologischen Erkrankungen) leiden, eine Anreicherung toxischer Metalle im Gehirn und in den anderen Bereichen des Nervensystems vor. Ich empfehle diesen Patienten dennoch, ein Jahr oder länger das GAPS-Ernährungsprogramm zu befolgen, bevor sie erwägen, eine Chelat-Therapie zur Ausleitung der toxischen Metalle durchzuführen. Es ist wichtig, dass eine betroffene Person ihren Darm heilt, die Zusammensetzung ihrer Darmflora verbessert und ihr Entgiftungssystem wiederherstellt, bevor sie versucht, toxische Metalle mithilfe einer Chelat-Therapie auszuleiten.

In unserer modernen Welt ist es unmöglich, sich eines absolut unbelasteten Körpers zu erfreuen. Wir sind alle durch menschengemachte Chemikalien belastet, und dazu gehören auch toxische Metalle. Doch einige Menschen reagieren auf diese Giftstoffe und andere nicht. Viele Mediziner werden Ihnen sagen, dass einige Patienten bei Tests hohe Belastungen durch Giftstoffe und toxische Metalle aufweisen und dennoch keinerlei klinische Symptome einer Vergiftung zeigen, während die Tests bei anderen Patienten mehr oder weniger gar keine Belastung ergeben, diese jedoch „total krank“ sind. Manchmal treffen wir ältere Menschen, die seit Jahrzehnten 7 bis 10 Amalgamfüllungen haben und dennoch kein Anzeichen einer Quecksilberbelastung aufweisen. Warum ist das so? Weil ein gesunder menschlicher Körper über eine gute Fähigkeit verfügt, toxische Metalle zu binden, zu neutralisieren und einzusperren, was konkret bedeutet, sie irgendwo im Fettgewebe abzulagern, wo sie keinen Schaden anrichten. In der modernen Welt, in der wir heute leben, befinden sich wahrscheinlich bei jedem von uns diese Giftspeicher im Körper und bleiben dort während der meisten Zeit unseres Lebens. Solange unser Entgiftungssystem und unser Immunsystem gut funktionieren, können diese Systeme die Giftspeicher unter Kontrolle halten. Bei GAPS-Patienten funktionieren diese Systeme nicht gut und das Entgiftungssystem ist normalerweise stark beeinträchtigt. Infolgedessen werden neu aufgenommene Giftstoffe nicht richtig gebunden und neutralisiert. Sie verursachen dann zahlreiche Symptome und können die betroffene Person sehr krank machen. Standardtests ergeben womöglich, dass sich im Körper der betroffenen Person keine großen Speicher für toxische Metalle (oder andere Giftstoffe) befinden. Die Testergebnisse sehen womöglich ziemlich „gut" aus, während der Betroffene gleichzeitig stark leidet. Ein gutes Beispiel dafür, warum so ein Phänomen auftreten kann, ist die *Haarmineralanalyse.* Sie kann ergeben, dass nur sehr wenige toxische Metalle im Haar gespeichert sind, aber das hat nur wenig Aussagekraft. Auf der Grundlage seiner Kenntnisse und Erfahrung hat Andrew Cutler ein Buch darüber geschrieben, wie eine Haarmineralanalyse im Hinblick auf Metalltoxizität zu interpretieren ist, und die Interpretation kann sehr kompliziert sein.[71] Seiner Interpretationsweise zufolge kann ein „gut aussehendes" Testergebnis in Wahrheit bedeuten, dass der Körper schwer mit toxischen Metallen belastet ist.

Die wirklich interessante Frage lautet also nicht, *wie viele* Giftstoffe im Körper eines bestimmten Menschen gespeichert sind, sondern ob der Körper ein Problem mit diesen Giftstoffen hat, also ob er richtig mit diesen Giftstoffen umgegangen ist und sie unschädlich gemacht hat, oder ob er zugelassen hat, dass sie Schaden anrichten. Bevor man also in Betracht zieht, eine Chelat-Therapie durchzuführen, ist es hilfreich herauszufinden, ob der Körper ein Problem mit Metallen hat. Der MELISA-Test *(Memory Lymphocyte Immunostimulation Assay)* ist ziemlich teuer, und man muss normalerweise ein Labor aufsuchen, um ihn durchzuführen.[72] Er eignet sich jedoch gut dafür herauszufinden, ob der Körper in pathologischer Weise auf toxische Metalle reagiert. Der Test liefert zwei Ergebnisse. Er sagt aus, ob eine Allergie gegen Metall und ob eine toxische Reaktion vorliegt. Eine vorliegende Allergie gegen ein Metall bedeutet, dass der Körper stark und in übertriebener Weise auf das Metall reagiert und die betroffene Person krank macht. Eine toxische Reaktion ist jedoch noch schlimmer. Sie bedeutet, dass die weißen Blutkörperchen bei einem Kontakt mit dem Metall, das eine toxische Reaktion verursacht, absterben. Betroffene, die unter einer toxischen Reaktion auf Metalle leiden, weisen normalerweise konstant eine niedrige Anzahl weißer Blutkörperchen auf.[73] Der MELISA-Test wird häufig von ganzheitlich ausgerichteten Ärzten und Zahnärzten eingesetzt, wobei Letztere den Test durchführen, bevor sie entscheiden, welche Materialien sie für die Füllungen ihrer Patienten verwenden.

Ich wäre gerne in der Lage, dem Leser klare Empfehlungen zu geben, wie mit Metalltoxizität umzugehen ist. Aber die Wahrheit ist, dass wir immer noch dabei sind, über die Wirkung chelatbildender Chemikalien im menschlichen Körper zu lernen und nicht wirklich über absolut unbedenkliche, sichere und effektive

Methoden verfügen, toxische Metalle aus dem Körper auszuleiten. Andrew Cutler hat diesem Puzzle ein wichtiges Teil hinzugefügt, aber viele Teile fehlen noch. Wir benötigen weitere Forschung über die Ausleitung toxischer Metalle mittels chelatbildender Substanzen und über die Entfernung anderer menschengemachter Giftstoffe aus dem menschlichen Körper. Die überwiegende Mehrheit der Bevölkerung der westlichen Länder ist mit diesen Giften belastet. Die Liebesbeziehung der Menschen zu Quecksilber ist noch nicht beendet. Quecksilber ist immer noch in vielen Medikamenten enthalten, unter anderem in einigen Impfstoffen, Körperpflegeprodukten, in der Zahnmedizin verwendeten Materialien, Haushaltschemikalien und anderen von Menschen hergestellten Produkten.[74,75] Blei ist in Körperpflegeprodukten, Farben und Farbstoffen, verarbeiteten Lebensmitteln und vielen in der Industrie und in Haushalten verwendeten chemischen Produkten zu finden.[74] Der größte Teil des weltweit produzierten Reises ist stark mit Arsen belastet, das aus in der Landwirtschaft verwendeten Chemikalien stammt.[76] Das sind nur einige Beispiele, aber es gibt noch weitere giftige Metalle, die regelmäßig ihren Weg in unseren Körper finden. Ein Mann gibt die Gifte mit dem Sperma an seine Frau weiter.[77] Der Körper einer Mutter gibt die Gifte während der Schwangerschaft an den Körper ihres ungeborenen Babys weiter. In unserer modernen Welt sind die kleinen Körper der meisten Babys schon bei ihrer Geburt mit beträchtlichen Mengen an toxischen Chemikalien belastet.

Die Umwelt, die wir Menschen auf unserem Planeten geschaffen haben, macht es unmöglich, dass irgendjemand von uns „frei" von diesen Chemikalien bleibt. Wir sind alle belastet. Der einzige Weg, es unserem Körper zu ermöglichen, mit dieser Situation fertigzuwerden, besteht darin, sich richtig zu ernähren und sich um eine natürliche Lebensweise zu bemühen. Beides trägt dazu bei, dass das Entgiftungssystem stark bleibt und in der Lage ist, täglich mit Giftstoffen umzugehen und fertigzuwerden. Wenn dieses System einen bestimmten Giftstoff nicht aus dem Körper ausscheiden kann, verfügt es über eine hervorragende Fähigkeit, diesen unschädlich zu machen, indem es ihn an einem sicheren Ort „einsperrt", wo er für den Rest Ihres Lebens bleiben kann, ohne Ihrer Gesundheit zu schaden, solange Sie ihn nicht durch einen unsachgemäßen Einsatz chelatbildender Substanzen oder „Detox"-Methoden stören, die von Menschen entwickelt wurden. Das GAPS-Ernährungsprogramm ist natürlich, es beruht auf den Regeln von Mutter Natur. Infolgedessen hat sich immer wieder bewiesen, dass eine Befolgung dieses Programms dafür sorgen kann, das Entgiftungssystem eines Menschen wiederherzustellen und in Topform zu halten. Mutter Natur hat unseren Körper mit jedem Werkzeug ausgestattet, das er benötigt, um stark und gesund zu bleiben. Das Einzige, was wir tun müssen, ist nicht vom Pfad der Natur abzuweichen und zu glauben, dass wir „schlauer“ sind. Je natürlicher Ihre Lebensweise und Ihre Ernährung sind, desto größer ist die Chance, dass Sie gesund bleiben und sich gut fühlen, ganz egal wie viele Giftstoffe sich in Ihrem Körper angesammelt haben mögen.

Um diesen Punkt zu verdeutlichen, sehen wir uns zwei klinische Beispiel an:

Fallbeispiel 1: Bei Melanie (der Name wurde geändert), 48 Jahre alt, wurden an einem Tag drei große Amalgamfüllungen aus ihren Zähnen entfernt. Das Ganze wurde von einem schulmedizinisch ausgerichteten Zahnarzt ohne eine spezielle Vorbereitung und ohne Schutzmaßnahmen durchgeführt. Vor diesem Eingriff befolgte Melanie bereits seit vielen Jahren das GAPS-Ernährungsprogramm und war zu jenem Zeitpunkt gesund und stark. In den Wochen nach der Entfernung der Amalgamfüllungen begann Melanie, unter starkem Aufstoßen zu leiden. In den oberen Bereichen ihres Verdauungssystem bildeten sich Tag und Nacht große Mengen Gas, und sie war gezwungen, dieses Gas alle paar Minuten entweichen zu lassen. Das störte auch ihren Schlaf, da sie im Laufe der Nacht mehrmals aufwachte, um das Gas aus ihrem Magen loszuwerden. Darüber hinaus bekam sie losen Stuhl, und wenn Ihr Darm voll war, hatte sie Muskelkrämpfe in den Beinen und Füßen. Die Entleerung des Darms führte immer dazu, dass die Krämpfe aufhörten. Abgesehen von einer Entzündung in ihrem Magen ergaben die von schulmedizinisch ausgerichteten Ärzten durchgeführten Untersuchungen keinerlei Hinweise darauf, dass mit Melanies Körper etwas nicht stimmte.

Sehen wir uns an, was mit Melanie passiert ist. Durch die Entfernung der Amalgamfüllungen wurden in ihrem Mund eine große Menge Quecksilber freigesetzt, das schließlich in ihrem Magen landete. Um sich vor dieser Überflutung mit Quecksilber zu schützen, ließ ihr Magen eine große Kolonie von Pilzen gedeihen, damit diese das Quecksilber absorbierten und Melanies Körper vor dessen giftigen Wirkungen schützten. Durch die übermäßige Vermehrung der Pilze kam es zu enormen Mengen an Gas in ihrem Magen, was zu Aufstoßen führte. Der Körper versuchte, soviel Quecksilber und Pilze wie möglich mit dem Stuhl auszuscheiden. Der toxische Stuhl verursachte, sobald er im Darm war, Muskelkrämpfe, weil der untere Darm Wasser und enthaltene Substanzen aus dem Stuhl absorbiert. Aus Melanies Stuhl wurde soviel Quecksilber absorbiert, dass Krämpfe entstanden, die aufhörten, wenn sie den Darm entleerte. Quecksilber schädigt das periphere

Nervensystem, was sich durch Muskelkrämpfe, sensorische und neurologische Störungen äußern kann.

Zum Glück befolgte Melanie weiter strikt die GAPS-Diät, weshalb die einzigen Probleme, die ihr die Entfernung der Amalgamfüllungen bereitete, Aufstoßen und gelegentliche Muskelkrämpfe waren. Insgesamt blieb sie gesund, wohlauf und energiegeladen und konnte ihr Leben uneingeschränkt weiterleben.

Das nächste Fallbeispiel zeigt, was nach einer Entfernung von Amalgamfüllungen durch einen schulmedizinisch ausgerichteten Zahnarzt passieren kann, wenn diese bei einem Menschen durchgeführt wird, der nicht über so einen starken Körper verfügt wie Melanie.

Fallbeispiel 2: Bei Debra (der Name wurde geändert), 40 Jahre alt, wurden von einem schulmedizinisch ausgerichteten Zahnarzt zwei Amalgamfüllungen entfernt, ohne dass man geeignete Vorbereitungs- und Schutzmaßnahmen durchführte. In den Wochen danach bekam Debra schwere Depressionen, und sie litt unter schweren Gedächtnisstörungen und Panikattacken. Sie konnte sich auf nichts mehr länger als ein paar Sekunden lang konzentrieren, vergaß ständig Dinge und war schon bald nicht mehr in der Lage zu arbeiten und sich um ihre Familie zu kümmern. Sie litt am ganzen Körper unter Muskelkrämpfen, die so schlimm waren, dass sie nachts nicht schlafen konnte. Darüber hinaus entwickelten sich Anomalien ihres Muskeltonus, ein Sensibilitätsverlust in den Gliedmaßen und andere neurologische Probleme. Deborah hatte sich während ihres gesamten Lebens einer durchschnittlich guten Gesundheit erfreut und ernährte sich zum Zeitpunkt der Entfernung ihrer Amalgamfüllungen nicht auf eine spezielle Weise. Ihr Zustand verschlechterte sich so sehr, dass sie in eine psychiatrische Einrichtung eingewiesen und medikamentös behandelt wurde. Gleichzeitig überwies man sie an einen Neurologen, der Multiple Sklerose bei ihr diagnostizierte und ihr weitere Medikamente verschrieb.

Was war mit Debra passiert? Aus ihren Amalgamfüllungen wurde Quecksilber freigesetzt, das in ihr Gehirn gelangte und psychische Erkrankungen verursachte. Quecksilber gelangte auch in die übrigen Bereiche ihres Nervensystems und verursachte neurologische Erkrankungen. Ihr Körper war unfähig, mit dieser Quecksilberüberflutung fertigzuwerden und ließ zu, dass es in ihre lebenswichtigen Organe gelangte.

Von schulmedizinisch ausgerichteten Zahnärzten eingesetzte und entfernte Amalgamfüllungen sind heute die Hauptursache für akute Quecksilbervergiftungen.[78] Ganzheitlich ausgerichtete Zahnärzte verwenden grundsätzlich keine Amalgamfüllungen und sind speziell darin geschult, wie man diese sicher entfernt. Allerdings ist es schwer, einen ganzheitlich ausgerichteten Zahnarzt zu finden, und ihre Dienste sind teuer. Deshalb werden die allermeisten Amalgamfüllungen von schulmedizinisch ausgerichteten Zahnärzten entfernt, die nicht darin geschult sind, wie man das sicher macht. Wie Sie dem oben beschriebenen Beispiel entnehmen können, wurde Debra infolge einer akuten Quecksilbervergiftung viel kränker als Melanie. Der Grund dafür ist, dass Melanie vor der Entfernung ihrer Amalgamfüllungen jahrelang das GAPS-Ernährungsprogramm befolgt hatte und es auch danach weiter strikt befolgte. Infolgedessen funktionierte ihr Entgiftungssystem richtig. Ihr Körper war stark und konnte verhindern, dass Quecksilber in ihr Nervensystem oder lebenswichtige Organe gelangte. In einem gesunden menschlichen Magen leben von Natur aus einige Arten von Pilzen, und Melanies Körper griff auf diese Pilze zurück, um die Belastung durch das Quecksilber zu bewältigen. Dazu ließ der Körper zu, dass sich diese Pilze in Melanies oberem Verdauungssystem vermehrten. Pilze sind Meister darin, Gas zu bilden. Aufstoßen ist nicht angenehm, aber viel besser auszuhalten, als die psychischen und neurologischen Erkrankungen, die Debra entwickelte.

Um dieses Kapitel über toxische Metalle abzuschließen, möchte ich meine Leser ermutigen, ihrem Körper zu vertrauen. Der menschliche Körper ist eine wunderbare Schöpfung und weiß in jedem Moment unserer Existenz, was er tut! Was auch immer für Umstände wir unserem Körper bereiten – er wird den besten Weg finden, mit der Situation klarzukommen. Jeder von uns hat toxische Metalle im Körper! Wenn es bei Ihnen vor Kurzem ein Ereignis gab, das eine akute Metallvergiftung ausgelöst hat, müssen Sie Maßnahmen ergreifen, Ihrem Körper zu helfen, mit der Situation fertigzuwerden. In diesem Fall kann eine Chelat-Therapie zwingend erforderlich sein und sollte so schnell wie möglich durchgeführt werden. Wenn Sie jedoch chronisch toxischen Metallen ausgesetzt waren oder vor langer Zeit, besteht kein Grund zur Eile für die Durchführung einer Chelat-Therapie. Bereiten Sie Ihren Körper zunächst auf einen solchen Eingriff vor, indem Sie das GAPS-Ernährungsprogramm befolgen. Für einige Menschen ist die gute Nachricht, dass sie, nachdem sie das GAPS-Ernährungsprogramm ein Jahr lang befolgt haben, feststellen, dass Metalle im Körper kein Problem mehr für sie darstellen! Andere Menschen, die unter schwerwiegenderen gesundheitlichen Problemen leiden, können während späterer Phasen des Programms, wenn der Körper stärker ist, eine Chelat-Therapie durchführen.

Für jeden von uns besteht das Ziel darin, einen Punkt zu erreichen, an dem wir stark und gesund sind und uns gut genug fühlen, unser Leben zu leben, ohne uns Gedanken darüber machen zu müssen, wie viele Giftstoffe möglicherweise in unserem Körper gespeichert sind. Diese Aufgabe können wir an unseren Körper delegieren und darauf vertrauen, dass er sich in der für uns bestmöglichen Art und Weise um Giftstoffe kümmert, solange wir ihn gut ernähren und uns liebevoll und respektvoll um ihn kümmern.

Darmpflege

Eine gut funktionierende, ausgeglichene Darmflora spielt eine wichtige Rolle dabei, dass normaler Stuhl gebildet wird und der Darm sich geschmeidig und regelmäßig bewegt. GAPS-Patienten haben eine gestörte Darmflora. Infolgedessen ist ihr Stuhlgang häufig ebenfalls gestört. Einige leiden unter chronischem Durchfall oder losem Stuhl, manche unter Verstopfung, bei anderen liegen verschiedene Kombinationen von Durchfall und Verstopfung vor. Sehen wir uns einige der am häufigsten auftretenden Probleme etwas genauer an:

Durchfall

Durchfall ist eine natürliche Reinigungsreaktion des Körpers, weshalb man sich grundsätzlich erst einmal keine Sorgen machen. Viele Giftstoffe werden über den Darm aus dem Körper ausgeschieden und Durchfall ist die natürliche Methode des Darmes, diese Giftstoffe herauszuspülen. Wenn man zum Beispiel eine Lebensmittelvergiftung hat oder sich eine „Magen-Darm-Grippe" eingefangen hat, ist kurz anhaltender Durchfall ein wichtiger Teil des Heilungsprozesses. Wenn Durchfall jedoch chronisch wird, kann er für sich genommen ein Problem darstellen, weil dem Körper Nährstoffe entzogen werden und der Betroffene infolgedessen einen Nährstoffmangel hat und geschwächt wird. Viele GAPS-Kinder und -Erwachsene leiden unter chronischem Durchfall.

Die Hauptbehandlung bei Durchfall – egal ob es sich um akuten oder chronischen Durchfall handelt – besteht in einer Befolgung der ersten und zweiten Phase der GAPS-Einführungsdiät. In Fällen von lange anhaltendem wässrigen Durchfall müssen eine Zeit lang alle pflanzlichen Nahrungsmittel aus der Kost gestrichen werden. Die betroffene Person muss die pflanzenlose GAPS-Diät befolgen. Wenn sich der Stuhl normalisiert, kann allmählich gut gegartes Gemüse in die Kost eingeführt werden. Fermentierte Milchprodukte mit hohem Proteingehalt – selbst gemachter Joghurt und Kefir sowie selbst gemachte Molke – sind in den meisten Fällen sehr effektiv bei der Behandlung von Durchfall. Fermentierte Milchprodukte sollten sehr bald nach Beginn der Befolgung des Ernährungsprogramms täglich in reichlichen Mengen in die Kost eingeführt werden. Betroffene sollten so viel zu sich nehmen, wie sie problemlos vertragen können. Am besten gibt man das fermentierte Milchprodukt zur Fleischbrühe hinzu und nimmt stündlich eine

Tasse dieser Mischung zu sich. Das lindert den Durchfall und alle durch diesen verursachten Probleme ziemlich schnell.

Wenn die betroffene Person unter einer anaphylaktischen Allergie gegen Milchprodukte leidet, müssen diese natürlich gemieden werden. In dem Fall empfehle ich die Einführung von Lake von fermentiertem Gemüse und von in Salzlake fermentiertem gemischten Gemüse (s. S. 325). Eine nicht-anaphylaktische Milchallergie oder -unverträglichkeit muss bei der auf diese Weise durchgeführten Behandlung von Durchfall nicht berücksichtigt werden. Betroffenen, die unter einer nicht-anaphylaktischen Milchallergie leiden, empfehle ich, mit einem Teelöffel Molke (aus selbst gemachtem rohen Joghurt oder Kefir gewonnen) zu jeder Mahlzeit zu beginnen und die tägliche Menge so schnell wie möglich zu erhöhen. Sobald Molke vertragen wird, kann man versuchen, diese durch Kefir oder Joghurt zu ersetzen. Es ist zu empfehlen, für die Zubereitung von selbst gemachtem Joghurt oder Kefir Ziegenmilch, Schafsmilch, Kamelmilch oder eine andere weniger verarbeitete Milchsorte zu verwenden, da diese Milchsorten von empfindlichen Personen oft besser vertragen werden. Leider ist die Produktion von Kuhmilch in den Ländern der westlichen Welt im höchsten Maße industrialisiert, weshalb diese Milch bei Menschen stärkere Reaktionen hervorruft als die Milch von Tieren, deren Haltung weniger stark industrialisiert ist.

Menschen, die unter Colitis ulcerosa, Morbus Crohn und anderen entzündlichen Verdauungserkrankungen leiden, bei denen der Durchfall chronisch ist und der Stuhl Blut enthalten kann, sollten die pflanzenlose GAPS-Diät so lange befolgen, bis der Durchfall abgeklungen ist. Wenn der Stuhl sich normalisiert und die Entzündungsmarker sinken oder darauf hinweisen, dass keine Entzündung mehr vorliegt, kann der Betroffene versuchen, zur ersten Phase der GAPS-Einführungsdiät überzugehen. Ihr Arzt kann die Entzündungsmarker anhand Ihrer Blutwerte bestimmen. Das GAPS-Flüssigkeitsfasten durchzuführen, bei dem gar keine feste Nahrung aufgenommen wird, kann für diese Gruppe von Menschen ebenfalls hilfreich sein.

Wenn der Durchfall während der ersten und zweiten Phase der GAPS-Einführungsdiät vollständig abklingt, kann dazu übergegangen werden, die anderen Phasen der Einführungsdiät Phase für Phase zu befolgen.

Koprostase (Kotstauung) mit Over-spill-Syndrom

Bei einigen GAPS-Patienten sind chronisch loser Stuhl und sogar chronischer Durchfall die Folge einer Koprostase, auch Kotstauung genannt, infolge einer fäkalen Verdichtung.[1,2] Was ist das? Es ist ein Zustand, in dem der Darm mit alten, harten Kotballen gefüllt ist, die an der Darmwand „kleben", sodass der Stuhl sich an diesen Ballen vorbeiquetscht und als Durchfall herauskommt. Er läuft sozusagen über. Der Stuhl kann auch lose oder weich sein und seltsame Formen aufweisen, was darauf zurückzuführen ist, dass er sich an den harten Ballen vorbeiquetschen muss. Manchmal kann es auch dazu kommen, dass der Stuhl in geringen Mengen ausläuft und im Laufe des Tages die Unterwäsche der betroffenen Person verschmutzt.[3] Dieser Zustand kann als eine Kombination aus Verstopfung und Durchfall gesehen werden und ist die Ursache für die Entstehung vieler chronischer degenerativer Erkrankungen, von Autismus, Schizophrenie und anderen psychischen Erkrankungen bis hin zu Autoimmunkrankheiten, neurologischen Erkrankungen und Fibromyalgie. Die verdichteten alten Fäkalien produzieren starke Toxine, die ins Blut gelangen und überall im Körper schwere Symptome verursachen. Der sich vorbeiquetschende Stuhl drückt die verhärteten Kotballen normalerweise nicht weiter und sorgt nicht für eine Entleerung des Darms. Kinder und Erwachsene, die unter diesem Problem leiden, verbringen oft lange Zeit auf der Toilette, weil sie das Gefühl haben, dass etwas im Darm verbleibt und die Entleerung nicht vollständig war. Die Befolgung des GAPS-Ernährungsprogramms führt mit der Zeit zu einer Behebung dieses Problems. Die Durchführung täglicher Einläufe (in Kombination mit der Befolgung der GAPS-Diät) trägt dazu bei, verdichtete Kotballen im Darm schneller und vollständiger auszuscheiden. Deshalb empfehle ich Betroffenen mit Kotstau dringend, Einläufe durchzuführen.

Verstopfung

Viele GAPS-Patienten leiden unter Verstopfung, die chronisch sein oder periodisch auftreten kann. Die abnorme Darmflora ermöglicht es dem Darm nicht, normalen Stuhl zu bilden und diesen problemlos auszuscheiden. Viele Betroffene, die unter chronischer Verstopfung leiden, müssen große Mengen an Ballaststoffen zu sich nehmen, um überhaupt Stuhlgang zu haben. Diesen Menschen empfehle ich, mit der GAPS-Volldiät zu beginnen und viel ballaststoffreiches Gemüse und grünes Blattgemüse zu essen. Für einen Betroffenen, der unter chronischer Verstopfung leidet und dessen Körper daran gewöhnt ist, viele Ballaststoffe zugeführt zu bekommen, ist es keine gute Idee, das Ernährungsprogramm mit der GAPS-Einführungsdiät zu beginnen, weil diese ballaststoffarm ist und ihre

Befolgung wahrscheinlich dazu führen würde, dass sich die Verstopfung noch verschlimmert. Sobald die Verstopfung behoben ist, kann der Betroffene die Einführungsdiät befolgen, wenn sein Körper dafür bereit ist und eine Befolgung dieser Diät geboten scheint.

Verstopfung ist immer ein Anzeichen für eine gestörte Darmflora. Die nützlichen Mikroben, die normalerweise den Darm besiedeln, spielen eine wichtige Rolle, dass der Stuhl richtig gebildet und ausgeschieden werden kann. Diese Mikroben produzieren eine ganze Reihe von Enzymen und anderen aktiven Substanzen, deren Aktivität bei der Bildung von normalem Stuhl unerlässlich ist. Sie regen die Darmwand an, Schleim zu produzieren, der den Stuhl schmiert und ihn ausscheidebereit. Ein gesunder Mensch sollte ein- bis zweimal am Tag Stuhlgang haben. Eine Befolgung des GAPS-Ernährungsprogramms stellt die normale mikrobielle Population im Darm wieder her und normalisiert den Stuhlgang. Dieser Prozess braucht jedoch Zeit, aber kein Kind und kein Erwachsener sollte unter Verstopfung leiden. Chronische Verstopfung ist für den ganzen Körper außerordentlich schädlich. Sie legt den Grundstein für alle möglichen Verdauungsstörungen, einschließlich Darmkrebs, und sie sorgt dafür, dass jede Menge verschiedene Giftstoffe produziert werden, die den ganzen Körper vergiften.[4] Als Soforthilfe bei Verstopfung gibt es kein wirksameres Mittel als einen Einlauf. Ein Betroffener, der unter hartnäckiger fortdauernder Verstopfung leidet, sollte jeden Abend vor dem Schlafengehen einen Einlauf durchführen und danach ein warmes Bad nehmen und einen der folgenden Zusätze in dem Wasser auflösen: ½ bis 1 Tasse Bittersalz, Algenpulver, Apfelessig, Natron oder Meersalz. Nach dem Bad die Haut im Bauchbereich mit etwas Udo's-Choice-Öl, Hanföl, kalt gepresstem Sonnenblumenöl, Rizinusöl oder kalt gepresstem nativen Olivenöl einreiben. Diese Öle werden sehr gut durch die Haut aufgenommen und helfen, die Verstopfung langfristig zu lindern. Die komplette Prozedur sollte jeden Abend vor dem Schlafengehen wiederholt werden, bis sich der Stuhlgang des Betroffenen normalisiert hat, ohne dass dafür irgendwelche Hilfsmittel eingesetzt werden müssen.

Einläufe sorgen für sofortige Abhilfe bei Verstopfung und reduzieren schnell und effektiv die toxische Belastung im Körper. Eine langfristige Abhilfe von Verstopfung zu erreichen, kann schwieriger sein. Bei vielen Menschen genügt schon die Befolgung der GAPS-Diät und die Einnahme von Probiotika, aber bei anderen kann mehr Hilfe erforderlich sein. Jeder Mensch ist anders, und eine langfristige Überwindung von Verstopfung kann unterschiedlich viel Zeit in Anspruch nehmen.

Im Folgenden einige Maßnahmen, die meiner Erfahrung nach bei hartnäckiger Verstopfung funktionieren: Eine gestörte Gallenproduktion ist eine Hauptursache für Verstopfung. Wenn die Leber nicht ausreichend Galle in den Zwölffingerdarm ausscheidet, werden die aufgenommenen Fette nicht richtig verdaut. Stattdessen verbinden sie sich mit alkalischen Salzen und bilden im Darm eine Art klebrige „Seife", sodass aufgenommene Nahrung verklumpt, was dann dazu führt, dass die betroffene Person unter Verstopfung leidet. Die häufigste Ursache für eine zu geringe Gallenproduktion sind Gallensteine. Detailliertere Information zu diesem Thema finden Sie im Kapitel *Die Leber und die Lunge,* in dem ausführlich erklärt wird, wie Gallensteine entstehen und Maßnahmen beschrieben werden, die man ergreifen kann, um mit Gallensteinen fertigzuwerden. Eine dieser Maßnahmen ist das regelmäßige Trinken von GAPS-Shakes. Diese Shakes enthalten eine ausgewogene Mischung aus frisch gepressten Säften, Rohprotein und Fett, was die Gallenproduktion anregt, die Leber reinigt und es ihr ermöglicht, Galle und Gallensteine auszuspülen. Viele Menschen geben den GAPS-Shakes täglich eine Dosis Lebertran oder andere Nahrungsergänzungsmittel hinzu, da eine solche Zugabe den Geschmack des Shakes verbessert, was vor allem wichtig ist, wenn man sie Kindern verabreicht. Ich empfehle jedem Betroffenen, der unter chronischer Verstopfung leidet, von Beginn der Befolgung des Ernährungsprogramms an nach und nach GAPS-Shakes in die Kost einzuführen. Kaffee-Einläufe helfen ebenfalls, die Blockaden in den Gallengängen in der Leber zu lösen. Dadurch fließt die Galle besser und chronische Verstopfung wird überwunden. Mehr über Kaffee-Einläufe erfahren Sie im weiteren Verlauf dieses Buches.

1. Milchprodukte aus der Kost zu streichen, kann hilfreich sein, weil es das Milchprotein zu sein scheint, das bei einigen Menschen Verstopfung verursacht. Das gilt nicht für Ghee und Butter. Beides besteht nahezu ausschließlich aus purem Fett und hilft, Verstopfung zu lindern. Bei vielen Menschen reicht es, Joghurt und Kefir (proteinreiche Milchprodukte) durch Sauerrahm (fettreiches Milchprodukt) zu ersetzen. Es ist wichtig, den Sauerrahm durch Fermentieren von frischer Bio-Sahne (vorzugsweise Rohrahm) zu Hause selbst zu machen. Der tägliche Verzehr von Sauerrahm hilft ebenfalls bei der Entfernung von Gallensteinen und verbessert den Gallenfluss.
2. In manchen Fällen ist es hilfreich, über den Tag verteilt mehr Wasser zu trinken. Selbst gemachten Kwass zu sich zu nehmen, hilft noch besser, da Kwass neben Wasser auch Probiotika und Enzyme liefert, die für eine bessere Ver-

dauung sorgen und eine normale Produktion von Verdauungssäften anregen. Kwass kann aus Roter Bete, Kohl und anderem Gemüse sowie aus Obst und Beeren gemacht werden. Einige Anregungen dazu, wie Sie Kwass machen können, finden Sie im Kapitel *Was wir essen sollen und warum, einige Rezepte.*

3. Bei einigen Menschen können Muskelfleischfasern eine Verstopfung verschlimmern. Deshalb ist es für diese Betroffenen wichtig, den Verzehr von Muskelfleisch (insbesondere magerem Muskelfleisch!) zu reduzieren und durch gallertartiges Fleisch zu ersetzen: weiches Gelenke und Knochen umgebendes Gewebe, Haut von Geflügel oder Schweinefleisch, Knochenmark, Zunge und Füße. Diese Fleischprodukte stellen im Rahmen der GAPS-Diät Grundnahrungsmittel dar und sollten täglich verzehrt werden.
4. Zu jeder Mahlzeit mehr tierische Fette zu sich zu nehmen, hilft in vielen Fällen (weil dies unter anderem dazu beiträgt, dass die Galle besser fließt). Wenn es Ihnen schwerfällt, Fette zu verdauen, führen Sie diese nach und nach in Ihre Kost ein, und nehmen Sie zu jeder Mahlzeit ein Nahrungsergänzungsmittel ein, das Rindergalle enthält, um die Fettverdauung zu unterstützen.
5. Die Einnahme von Magnesium in Form eines Nahrungsergänzungsmittels kann helfen. Verwenden Sie Magnesium in Form von Aminosäurechelaten (Magnesiumglycinat, Magnesiummalat und andere) und nehmen Sie es täglich ein. Als Abführmittel kann eine betroffene Person gelegentlich Magnesiumoxid verwenden, um sich eine schnelle Erleichterung zu verschaffen. Von einer regelmäßigen Einnahme von Magnesiumoxid ist jedoch abzuraten, weil es die Darmschleimhaut reizen und den Heilungsprozess beeinträchtigen kann.
6. Die Nahrungsergänzungsmittel Spirulina, Blaualgen, Chlorella oder Dunaliella können als Abführmittel verwendet werden, vor allem bei Kindern. Befolgen Sie die Dosierungsanweisungen des Herstellers. Eine Schilddrüsenunterfunktion kann eine Ursache von Verstopfung sein, und die Einnahme von Jod kann helfen, die Schilddrüsenfunktion zu verbessern. Verwenden Sie Jodfarbe, um zu sehen, ob Ihr Körper mehr Jod benötigt. Mehr über dieses Thema erfahren Sie im Kapitel *Hormone.*
7. Rizinusöl-Anwendungen helfen bei Verstopfung, vor allem bei Kindern. Vor dem Schlafengehen eine Handvoll Rizinusöl auf den Bauch auftragen und mit sanften Bewegungen im Uhrzeigersinn gut einmassieren (entlang der natürlichen Darmperistaltik von der rechten Hüfte aufwärts, über den Bauch und hinunter zur linken Hüfte). Anschließend ein Geschirrtuch auf den Bauch legen, eine Wärmflasche darauflegen und dann schlafen. Das Öl wird während

der Nacht von der Haut aufgenommen und hilft am Morgen dabei, den Darm zu lockern. Es können auch andere kalt gepresste Öle verwendet werden: Olivenöl, Kokosöl, Avocadoöl, Hanföl oder eine Mischung verschiedener Öle.

8. Gelegentlich kann Rizinusöl auch als Abführmittel eingenommen werden, um für eine schnelle Erleichterung zu sorgen.
9. Um den Darm bequem zu entleeren, ist es wichtig, auf der Toilette die richtige Position einzunehmen. Während der meisten Zeit unserer Existenz auf diesem Planeten haben die Menschen ihren Darm entleert, indem sie sich auf den Boden gehockt haben. Das ist die richtige Position. Moderne Toiletten wurden erst vor relativ kurzer Zeit erfunden und ermöglichen es dem Körper nicht, in die richtige Position zu gelangen. Viele Menschen kommen damit problemlos klar, aber für eine Person, die unter Verstopfung leidet, kann die Nutzung einer modernen Toilette ein Hindernis darstellen. Für Betroffene ist es wichtig, die Position des Hockens auf dem Boden für die Entleerung des Darms so gut wie möglich nachzuempfinden. Der Abstand zwischen dem Bauch und den Knien muss so gering wie möglich sein. Man kann die Füße auf einen kleinen Hocker stellen oder sich einfach nach vorne beugen und den Brustkorb nahe an die Knie bringen. Das sorgt dafür, dass sich alle Organe im Inneren des Körpers in der Position befinden, die für eine Entleerung des Darms am geeignetsten ist.

Wer unter chronischer Verstopfung leidet, ist gut beraten, alle oben beschriebenen Maßnahmen – oder zumindest die meisten – gleichzeitig durchzuführen. Ich rate davon ab, herkömmliche Abführmittel zu nehmen. Das gilt sowohl für Abführmittel in Form von Medikamenten als auch für pflanzliche Produkte, weil sie für den Darm schädlich sein können und viele dieser Präparate pathogene Mikroben nähren.

Während der Behebung der physischen Ursachen einer Verstopfung ist es wichtig, sich darüber im Klaren zu sein, dass das Einschalten und die Beteiligung des bewussten Denkens bei der Entleerung des Darms eine wichtige Ursache von chronischer Verstopfung sein können. Um den Stuhl normal und bequem auszuscheiden, ist es notwendig, den bewussten Verstand *auszuschalten,* wenn es um die Darmtätigkeit geht. Natürlich müssen Sie Ihren bewussten Verstand einsetzen, um sich an einen Ort zu begeben, an dem es sozial akzeptiert ist, seinen Darm zu entleeren. Aber sobald Sie auf der Toilette sitzen, sollten sich Ihre Gedanken mit etwas anderem befassen als mit Ihrer Darmtätigkeit. Die Darmentleerung muss ein weitgehend unbewusster Vorgang sein, der komplett vom autonomen Nervensystem gesteuert wird. Sich anzustrengen und sich in Gedanken damit zu befassen, kann die Darmtätigkeit stören. Das autonome System Ihres Körpers wird diesen Job problemlos für Sie erledigen, wenn Sie es ihm gestatten, sich ohne irgendwelche Einmischungen „von oben" damit zu befassen. Sagen Sie sich also, dass Ihr Darm schon weiß, was er tut und sich bequem und perfekt von allein entleeren wird. Und wenn Sie sich das gesagt haben, beschäftigen Sie Ihre Gedanken mit etwas, das nichts mit Ihrem Darm zu tun hat. Lesen Sie ein interessantes Buch, sehen Sie sich auf einem tragbaren elektronischen Gerät eine Komödie an oder tun Sie etwas anderes, das dafür sorgt, dass Ihre Gedanken sich mit etwas Angenehmem und Entspannendem befassen. Und es ist wichtig, dass die Ablenkung angenehm und entspannend ist! Versuchen Sie nicht, Arbeit zu erledigen oder irgendetwas zu tun, das Sie anspannt oder stresst, denn das stimuliert Bereiche Ihres Nervensystems, die Ihren Darm möglicherweise daran hindern, sich zu öffnen. Damit sich Ihr Darm bequem entleeren kann, muss sich Ihr Körper in einem parasympathischen Zustand befinden. Er muss glücklich und entspannt sein.

Einläufe

In den Ländern der westlichen Welt finden viele Menschen das Thema Einläufe abstoßend. Und doch ist diese sichere und sehr wirksame Methode vermutlich so alt wie die Menschheit selbst. In der sogenannten *Gemeinderegel*, einer antiken jüdischen Schrift, die als Teil der vor zweitausend Jahren verfassten *Schriftrollen vom Toten Meer* gefunden wurde, befasst sich ein ganzes Kapitel mit diesem Thema und beschreibt in allen Einzelheiten, wie ein Einlauf durchgeführt wird und wie vorteilhaft er für die Gesundheit ist.[5,6] In einem anderen Manuskript, dem *Friedens-Evangelium der Essener* aus dem 3. Jahrhundert, das in den Archiven des Vatikans wiederentdeckt wurde, wird genau beschrieben, wie ein Einlauf vorgenommen werden muss, und seine Durchführung wird als „heilige Taufe durch den Engel des Wassers" nachdrücklich empfohlen.[5,6] Der im 11. Jahrhundert lebende berühmte persische Arzt Ibn Sina Avicenna empfahl in seinem zeitlosen Werk *Kanon der Medizin*, regelmäßig Einläufe durchzuführen, „um den Körper und die Seele zu reinigen".[5] Regelmäßige Einläufe sind ein integraler Bestandteil vieler natürlicher Behandlungsprogramme für so schwerwiegende Krankheiten wie Krebs, psychische Erkrankungen und Autoimmunkrankheiten. Ein Klistier ist in etlichen Ländern des Ostens in den Badezimmern vieler Familien ein übliches Utensil, und Einläufe werden sowohl bei Kindern als auch bei Erwachsenen ohne ärztlichen Beistand und ohne ärztliche Verordnung durchgeführt.

Betroffenen, die Durchfall haben und deren Stuhl Blut und Schleim aufweist, rate ich davon ab, Einläufe durchzuführen! Diese Menschen leiden unter Colitis ulcerosa, Morbus Crohn oder anderen entzündlichen Darmerkrankungen. Bei diesen Patienten wird der Durchfall häufig von Bauchschmerzen und anderen Symptomen einer schweren Entzündung im Verdauungssystem begleitet. In dem Fall muss zuerst daran gearbeitet werden, die Darmwand zu heilen und die Schädigungen zu lindern, indem die GAPS-Einführungsdiät oder sogar die pflanzenfreie GAPS-Diät oder das GAPS-Flüssigkeitsfasten befolgt wird. Betroffene, die zu dieser Gruppe gehören, können ungefähr nach einem Jahr Befolgung der entsprechenden GAPS-Diät, wenn die Darmwand ausreichend geheilt ist, erwägen, Einläufe durchzuführen.

Bei anderen GAPS-Patienten sind Einläufe sicher und unbedenklich und können dazu beitragen, die toxische Belastung im Körper zu reduzieren, Verstopfungsbeschwerden zu lindern, Kotstauungen im Darm zu entfernen, Probiotika direkt in den Darm einzuführen, die Leber zu reinigen, Hämorrhoiden zu heilen und viele andere Probleme zu beheben. All das gilt auch für Babys und Kleinkinder. Betroffene, die nicht bereit sind, die Durchführung von Einläufen selbst zu machen, können an eine örtliche Klinik überwiesen werden, in der Darmspülungen durchgeführt werden. Eine Darmspülung kann sehr hilfreich sein, ist jedoch recht kostspielig. Ein Klistier-Set hingegen ist preiswert und leistet viele Jahre gute Dienste. Einläufe zu Hause zu erledigen, verschafft einem zudem die Kontrolle über die Prozedur, und nach den ersten selbst durchgeführten Einläufen haben viele Menschen das Gefühl, gut damit klarzukommen. Wenn es Ihnen unangenehm ist, den ersten Einlauf selbst zu machen, können Sie eine Krankenschwester oder einen Colon-Hydrotherapeuten hinzuziehen und bitten, Ihnen zu helfen.

Ein Einlaufgerät können Sie in Apotheken und Gesundheitsläden oder bei Onlineanbietern für Gesundheitsartikel beziehen. Es gibt Sets mit Behälter für das Badezimmer und kleinere Sets für Reisen. Jeder GAPS-Patient, der länger als ein paar Tage auf Reisen ist, sollte ein Klistier-Reiseset mitnehmen. Damit lassen sich Verstopfungen, Lebensmittelvergiftungen, Migräne-Anfälle, Hämorrhoiden und andere Probleme behandeln, die während einer Reise auftreten können.

Was ist die richtige Temperatur für die Einlauflösung? Wenn Sie den Einlauf durchführen, um den Darm zu reinigen, sollte die Temperatur der Lösung etwas niedriger sein als die Körpertemperatur. Wenn die Lösung eine Zeit lang im Darm verbleiben soll, sollte die Temperatur etwas höher sein als die Körpertemperatur. Einläufe können bei Babys, Kindern und Erwachsenen durchgeführt werden.

Einläufe bei Kindern

Bei Babys und kleinen Kindern (bis zu einem Alter von zwei Jahren) sollten Einläufe zur Behandlung von Verstopfung nur durchgeführt werden, wenn das Kind zwei Tage oder länger keinen Stuhl ausgeschieden hat.

> Eine Ausnahme von dieser Regel kann es nur für gestillte Säuglinge geben. Manchmal können sie einige Tage lang keinen Stuhlgang haben, ohne dass dies für die Gesundheit eine schädliche Wirkung hat. Muttermilch ist die Nahrung, die für ein Baby am besten geeignet ist. Sie muss kaum verdaut werden und kann vollständig absorbiert werden, ohne dass dabei viele Abfallprodukte entstehen. Es ist wichtig, ein Baby in diesem Fall genau zu beobachten und sich zu vergewissern, dass es keine Beschwerden hat und sich rundum wohl fühlt. Die Kost der Mutter spielt für die Verdauungstätigkeit des Babys eine wichtige Rolle, denn alles, was die Mutter isst und verdaut, landet in irgendeiner Form in ihrem Blut und in ihrer Milch. Eine stillende Mutter sollte die GAPS-Volldiät befolgen und darauf achten, reichlich tierische Fette und Leber zu sich zu nehmen.

Bei Kindern in dieser Altersgruppe verwenden wir eine Klistierspritze. Klistierspritzen gibt es üblicherweise in den Größen 50 ml oder 100 ml. Etwas Wasser kochen und auf Körpertemperatur abkühlen lassen. Eine Prise Natursalz darin auflösen, damit das Wasser eher einer physiologischen Lösung entspricht. Die Klistierspritze mit diesem Wasser füllen, die Spitze der Klistierspritze und den Afterbereich des Babys mit selbst gemachtem Sauerrahm, Kokosöl, Olivenöl oder Ghee, Butter oder einem anderen tierischen Fett einreiben, die Spitze der Klistierspritze in den After einführen und sanft den Gummiballon drücken, sodass das Wasser in den Darm gespritzt wird. Die Spitze entfernen, den After zudrücken, und dabei sanft eine Minute oder zwei Minuten den Bauch des Kindes massieren. Ihm dann eine Windel anlegen und das Kind den Darm entleeren lassen. Nur gefiltertes oder abgefülltes Wasser verwenden (kein Wasser aus dem Wasserhahn). Bei Kindern dieser Altersgruppe empfehle ich, dem Wasser außer einer Prise Natursalz nichts hinzuzugeben. Wenn die Klistierspritze neu ist, diese vor der Verwendung gründlich mit heißem Wasser ausspülen.

Bei Kindern im Alter von drei bis fünf Jahren verwendet man eine Klistierspritze oder ein Einlaufgerät mit Behälter für Erwachsene. Bei dieser Altersgruppe kann dem Einlaufwasser ein wenig von einem Probiotikum hinzugefügt werden – ungefähr 1 bis 2 Milliarden lebende Zellen pro Einlauf, vorzugsweise aus der Gruppe der Bifidobakterien, aber *Lactobacilli* sind ebenfalls möglich. Statt im Handel erhältlicher Probiotika können auch einige Teelöffel selbst gemachte Molke verwendet werden. Es ist wichtig, dem Wasser etwas natürliches Salz hinzuzugeben, damit es eher einer physiologischen Lösung entspricht. Normalerweise ist 1 gestrichener Teelöffel pro 1 l Wasser ausreichend.

Bei Kindern, die älter als fünf Jahre sind, muss man ein Einlaufgerät mit Behälter verwenden, weil in eine Klistierspritze nicht ausreichend Wasser hineinpasst. Dem Einlaufwasser kann ein Probiotikum hinzugefügt werden: etwas selbst gemachte Molke oder ein im Handel erhältliches Probiotikum (ungefähr 3 bis 4 Milliarden lebende Zellen pro Einlauf), vorzugsweise aus der Gruppe der Bifidobakterien, aber *Lactobacilli* sind möglich. Darüber hinaus kann auch 1 gestrichener Teelöffel natürliches Salz pro Liter verwendetem Einlaufwasser zugegeben werden.

Der erste Einlauf spielt eine entscheidende Rolle dafür, dass das Kind mit der Prozedur vertraut gemacht wird und sich dabei wohlfühlt. Deshalb ist es sehr wichtig, dass die Durchführung dieses Einlaufs für das Kind so entspannt und angenehm wie möglich ist. Verläuft der erste Einlauf gut, wird das Kind den nächsten bereitwillig durchführen lassen, ohne davor Angst zu haben.

Wenn in der Familie noch nie ein Familienmitglied einen Einlauf durchführt hat, ist es wichtig, dass die Mutter oder der Vater erst einmal selbst einige Einläufe macht, bevor sie/er es bei ihrem/seinem Kind versucht! Auf diese Weise können Erfahrungen gesammelt und es kann sichergestellt werden, dass man nicht nervös ist, wenn der erste Einlauf bei dem Kind durchgeführt wird. Kinder spüren immer die Nervosität der Eltern und werden selbst nervös. Möglicherweise verweigern sie sogar die Durchführung des Einlaufs und bringen sich dadurch um diese wertvolle Hilfe. Stellen Sie sicher, dass ein erwachsener Helfer anwesend ist, der entweder den Einlauf macht oder das Kind ablenkt. Die Prozedur muss für das Kind so angenehm wie möglich gestaltet werden. Man sollte einen angenehmen Platz mit einer weichen Unterlage vorbereiten, an dem das Kind sich hinlegen kann – unterhalb des Einlaufbehälters und nicht weit von der Toilette entfernt, oder man hält ein Töpfchen bereit. Geben Sie dem Kind einige Lieblingsspielzeuge und Bücher oder spielen Sie ein Video ab, um es abzulenken. Das Kind auf die rechte Seite legen, mit gebeugten, zur Brust hochgezogenen Knien oder es in den Armen halten. Die Spitze des Klistiers und den Afterbereich des Kindes mit Olivenöl, Sauerrahm, Kokosöl oder einem anderen Speisefett als Gleitmittel einreiben. Es ist ratsam, die Spitze des Klistiers vor dem Einlauf durch Eintunken in warmes Wasser aufzuwärmen. Die Spitze des Klistiers 1 bis 2 Zentimeter tief in den After des Kindes einführen und den Hahn am Schlauch öffnen. Da der Klistierbehälter mindestens einen Meter über dem Kind positioniert wurde, folgt das Wasser der Schwerkraft und fließt durch den Klistierschlauch in den Mastdarm. Anfangs können 100 ml Wasser im Klistierbehälter ausreichend sein, später kann mehr Wasser verwendet werden (bis zu 1 Liter). Je mehr Wasser problemlos in den Darm des Kindes eingeleitet werden kann, desto effektiver ist die stattfindende Reinigung. Das Kind wird Sie wissen lassen, wenn genug Wasser in seinen Darm geflossen ist. Dann den Klistierhahn schließen und die Spitze aus dem After des Kindes herausziehen. Versuchen Sie, Ihr Kind zu ermutigen, das Wasser so lange im Darm zu lassen, wie es sich wohl fühlt. Je länger das Kind das Wasser im Darm behält, desto besser ist die Reinigung. Das Kind wird Ihnen mitteilen, wenn es bereit ist, auf die Toilette zu gehen oder sich aufs Töpfchen zu setzen. Das Kind mindestens 10 bis 15 Minuten auf der Toilette sitzen lassen, damit es seinen Darm vollständig entleeren kann. Lenken Sie es mit Spielzeug, Büchern, Videos oder irgendetwas anderem ab, das dazu beiträgt, das Erlebnis möglichst angenehm zu gestalten. Die Linderung der chronischen Symptome, die das Kind infolge des ersten Einlaufs möglicherweise verspürt, wird es ermuntern, erneut nach einem Einlauf zu verlangen. Kinder, die unter chronischer Verstopfung oder verdichteten Ansammlungen im Darm leiden, finden häufig Gefallen an der Einlaufprozedur und bitten darum, wenn sie das Gefühl haben, einen Einlauf zu benötigen.

Einläufe bei Erwachsenen

Bei Erwachsenen verwendet man als Basis-Einlauflösung eine Mischung aus 1 l warmem Wasser, in dem 1 Teelöffel Natursalz und 1 Teelöffel Natron aufgelöst werden. Diese Lösung kann auch bei Kindern ab einem Alter von 5 Jahren verwendet werden. Für Einläufe eignet sich nur gefiltertes oder abgefülltes Wasser, kein Leitungswasser. Etwas Wasser zum Kochen bringen (1 Tasse ist ausreichend).

Natron in einen Glaskrug oder in eine Schüssel geben und das kochende Wasser dazugießen. Dadurch wird aus dem Gemisch Gas freigesetzt. Anschließend Salz und genügend kaltes Wasser hinzugeben, um die Lösung auf Körpertemperatur zu bringen. Das Salz sorgt dafür, den Mineraliengehalt des Wassers in ein für den menschlichen Körper natürlicheres Gleichgewicht zu bringen. Das Natron ist für einen alkalischen pH-Wert verantwortlich, der im Darm natürlicherweise herrscht, und kann dazu beitragen, eine übermäßige Vermehrung von Hefen zu reduzieren. Das ist die Basis-Einlauflösung, die bei Erwachsenen und älteren Kindern verwendet werden sollte. Bei Erwachsenen empfehle ich neben reinigenden Einläufen mit der Basis-Einlauflösung auch die Durchführung von Kaffee-Einläufen. Wenn ein Einlauf bei einem Erwachsenen zur Behandlung einer Verstopfung durchgeführt wird, rate ich, den Darm zunächst unter Verwendung der Basislösung zu entleeren und den Reinigungsprozess anschließend mit einem Kaffee-Einlauf zu beenden. Bei Kindern empfehle ich die Durchführung von Kaffee-Einläufen nicht, wobei sie bei älteren Kindern (ab 14 Jahren) bedenkenlos durchgeführt werden können und bei Hämorrhoiden, Kopfschmerzen und chronischer Verstopfung hilfreich sein können.

Kaffee-Einläufe werden seit gut 100 Jahren als Heilmethode durchgeführt. Sie sind vor allem als Teil der Gerson-Therapie zur Behandlung von Krebs bekannt.[6] Kaffee-Einläufe gelten als eines der besten Mittel, die Leber zu reinigen und die Entgiftungsprozesse im Körper zu beschleunigen. Bei Hämorrhoiden können sie als Soforthilfe sehr wirksam sein (mehr zu diesem Thema erfahren Sie im Kapitel *A-Z*). Viele Menschen berichten auch über gute Erfahrungen mit Kaffee-Einläufen zur Linderung von Schmerzen.

Der Mechanismus, durch den die Kaffee-Einläufe ihre Wirkung entfalten, ist nicht bekannt, aber es wird angenommen, dass verschiedene Substanzen, die im Kaffee enthalten sind, vom reichhaltigen Kapillarbett des Rektums absorbiert werden und in die Pfortader gelangen, die direkt zur Leber führt. Diese Substanzen verbessern die Leberfunktionen signifikant und sorgen bei vielen Menschen im Hinblick auf verschiedene Symptome für Linderung.[6,7] Menschen, die unter Schilddrüsenüberfunktion leiden, insbesondere unter Morbus Basedow, sollten gar keinen Kaffee zu sich nehmen, egal in welcher Form, das gilt auch für Kaffee-Einläufe. Das Gleiche gilt für Menschen, die unter Bluthochdruck, transitorischen ischämischen Attacken, anaphylaktischen Allergiereaktionen und anderen lebensbedrohlichen Reaktionen auf Kaffee leiden. Im Zweifelsfall sollten Sie ärztlichen Rat einholen, bevor Sie erwägen, Kaffee-Einläufe durchzuführen.

Im Rahmen der Gerson-Therapie werden jeden Tag vier Kaffee-Einläufe gemacht.[7] So viele Kaffee-Einläufe muss ein GAPS-Patient nicht durchführen. Ich empfehle immer dann einen Kaffee-Einlauf, wenn es erforderlich ist. Das kann einmal am Tag sein, einmal alle paar Tage oder nur hin und wieder. Über folgende Erfahrungen berichten meine Patienten nach der Durchführung von Kaffee-Einläufen: Migräne-Anfälle verschwinden; sie fühlen sich besser, klarer und energiegeladener; Übelkeit verschwindet oder wird stark gelindert; Schmerzen werden gelindert (überall im Körper); die Stimmung bessert sich; Akne verschwindet; andere Hautprobleme verschwinden; weniger Reflux; besserer Schlaf; sie fühlen sich „weniger toxisch belastet", und Hämorrhoiden verschwinden. Wer einmal einen Kaffee-Einlauf durchgeführt und seine Wirkung erlebt hat, weiß normalerweise, wann er erneut einen benötigt.

Damit der Kaffee-Einlauf seine volle Wirkung entfalten kann, muss man den Kaffee ungefähr 15 Minuten lang im Darm behalten. Im Rahmen der Gerson-Therapie führt man vier Einläufe pro Tag durch, sodass der Darm mehr oder weniger ständig leer ist. Jemandem, der nur gelegentlich Einläufe durchführt, kann es sehr schwerfallen, den Kaffee 15 Minuten im Darm zu behalten, weil der Darm voll ist. Deshalb empfehle ich, den Darm vor der Durchführung eines Kaffee-Einlaufs zunächst mit einigen reinigenden Einläufen zu entleeren.

Rezept für einen Kaffee-Einlauf

1 l Wasser zum Kochen bringen, 3 gehäufte Esslöffel gemahlenen Bio-Kaffee (mittlere Röstung) hinzugeben, 2 Minuten kochen, dann die Hitze auf ein Minimum reduzieren, den Topf mit einem gut schließenden Deckel abdecken und weitere 10 Minuten köcheln lassen. Auf 40 bis 42 °C abkühlen lassen und abseihen. Der Kaffee muss angenehm warm sein, wenn er in den Darm eingeführt wird. Planen Sie die gesamte Prozedur so, dass der Kaffee die richtige Temperatur hat, wenn Sie bereit sind, den Einlauf durchzuführen. Es ist empfehlenswert, der Mischung kurz vor dem Einlauf etwas selbst gemachten Sauerrahm oder selbst gemachte Molke hinzuzugeben (normalerweise reicht für einen Kaffee-Einlauf eine viertel Tasse). Dadurch werden sowohl probiotische Mikroben als auch nützliche Nährstoffe in den Darm eingebracht, die die Heilung der Darmwand fördern. Falls eine anaphylaktische Reaktion auf Milchprodukte vorliegt, können dem Kaffee statt des Sauerrahms oder der Molke handelsübliche Probiotika (ungefähr 10 Milliarden lebende Zellen) hinzugefügt werden.

Durchführung eines Kaffee-Einlaufs

Vor dem Kaffee-Einlauf ist es wichtig, einen guten Reinigungseinlauf mit der Basis-Einlauflösung durchzuführen.

Man legt sich auf die rechte Seite, die Knie zum Bauch hochgezogen (oder auf die linke Seite, wenn man das als bequemer empfindet), oder man begibt sich in eine Knie- und Ellbogenposition (sodass sich der Darmausgang höher befindet als andere Teile des Darms und das Wasser hineinfließen kann). 0,5 bis 1,5 Liter der Basis-Einlauflösung in den Darm hineinfließen lassen, die Klistierspritze aus dem After nehmen, einige Sekunden lang sanft den Bauch massieren und dann den Darm entleeren. Diese Prozedur sollte 2- bis 4-mal wiederholt werden, bis das aus dem Darm kommende Wasser einigermaßen sauber aussieht (und keine festen Bestandteile mehr enthält). Das zeigt an, dass der Darm mehr oder weniger leer ist. Legen Sie sich anschließend einige Minuten lang auf den Rücken und entspannen Sie sich. Das ermöglicht es den noch verbliebenen Stuhlresten (weiter oben im Darm), sich den Darm entlangzubewegen, um ausgeschieden zu werden (sog. „Ileumspülung").

Wenn der Darm leer ist, langsam den Kaffee einlaufen lassen. Es wird empfohlen, auf der linken Seite zu liegen, aber es funktioniert in jeder Position, die bequem ist. Es ist erstrebenswert, den Kaffee 15 Minuten lang im Darm zu behalten, damit er absorbiert und vom Portalsystem aufgenommen werden kann. Um den Kaffee so lange im Darm behalten zu können, empfehle ich, den Schlauch im Rektum verbleiben zu lassen (nachdem der Kaffee hineingeflossen ist), damit die Gase entweichen können. Im Darm befindet sich immer etwas Gas, und wenn eine Gasblase in den Rektalbereich gelangt, kann diese den Drang verursachen, den Darm zu schnell zu entleeren. Ein Wechsel der Position hilft ebenfalls, den Kaffee länger im Darm behalten zu können. Wenn Sie also den Drang verspüren, sich zu schnell entleeren zu wollen, versuchen Sie, sich auf die andere Seite oder auf den Rücken zu drehen, oder nehmen Sie eine Knie- und Ellbogen-Position ein. Machen Sie sich keine Sorgen, wenn Sie den Kaffee nicht 15 Minuten lang im Darm behalten konnten. Die Prozedur funktioniert auch, wenn Sie den Darm früher entleeren müssen.

Die gesamte Prozedur dauert ungefähr zwei Stunden, planen Sie also viel Zeit ein und haben Sie ein gutes Buch zur Hand.

Wie bereits erwähnt, ist es hilfreich, sich nach dem Einlauf ein schönes warmes Bad zu gönnen und im Wasser Meersalz, Bittersalz, Algenpulver oder Natron aufzulösen (1 Tasse von einer dieser Substanzen pro Bad). Wenn Sie vorhaben, sich in der Badewanne die Haare zu waschen, empfehle ich, dem Wasser stattdessen eine halbe Tasse Apfelessig hinzuzufügen.

Einläufe zur Behandlung häufig auftretender Würmer

Bei einem Befall mit Madenwürmern oder anderen häufig auftretenden Würmern kann es sowohl bei Kindern als auch bei Erwachsenen dazu kommen, dass der Anus juckt, vor allem nachts. Darüber hinaus kann der Betroffene während des Schlafs mit den Zähnen knirschen. Manchmal finden Eltern winzige weiße Würmer in der Unterwäsche ihres Kindes. Das geschlechtsreife Weibchen (bei Madenwürmern und anderen Würmern) kommt aus dem Anus heraus und legt in der Leistengegend Eier ab, was einen starken Juckreiz verursacht. Die betroffene Person kratzt sich an der juckenden Stelle, was dafür sorgt, dass sich unter den Fingernägeln mikroskopisch kleine Eier ablagern. Am Morgen werden dann viele dieser Eier mit der Nahrung verschluckt. Auf diese Weise sorgt der schlaue Wurm dafür, dass seine Nachkommen im oberen Verdauungstrakt landen und dieser erneut befallen wird. Dieser Befall lässt sich leicht mit einem einfachen Knoblaucheinlauf behandeln. Würmer werden bei Vollmond und kurz davor aktiv. Deshalb ist es hilfreich, den Mondzyklus zu berücksichtigen, wenn man Einläufe zur Entfernung von Würmern plant.

Das Knoblaucheinlauf-Rezept für Erwachsene und Kinder. 1 bis 2 frische Knoblauchzehen zerdrücken und in 1 l warmes Wasser (40 bis 45 °C) geben, vermischen, einige Minuten stehen lassen und dann abseihen. Dieses Wasser für die Durchführung eines Einlaufs verwenden. Die Prozedur 4 bis 5 Tage lang vor dem Schlafengehen wiederholen, bis der Juckreiz aufhört. Die ganze Kur während des nächsten Vollmonds wiederholen. Knoblauchlösung kann das Rektum reizen, deshalb empfehle ich, den Anus nach dem Einlauf mit selbst gemachtem Sauerrahm einzureiben.

Bei einem kleinen Kind, das Milch gut verträgt, gibt es einen *bewährten Milch-Knoblauch-Einlauf*, der weniger reizend für den Mastdarm ist. Dazu eine mittelgroße Knoblauchknolle in 1 Liter frische Milch geben, zum Kochen bringen und 5 Minuten lang köcheln lassen. Abseihen und auf Körpertemperatur abkühlen lassen. Dieses Gemisch für den Einlauf verwenden. Die Prozedur 4 bis 5 Tage lang vor dem Schlafengehen wiederholen, bis der Juckreiz aufhört. Die ganze Kur während des nächsten Vollmonds wiederholen.

Bei Erwachsenen ist die *Basis-Einlauflösung* (Wasser mit etwas Salz und Natron) ein gutes Mittel zur Entfernung von Würmern, da Würmer diese Lösung als unangenehm empfinden. Würmer im Darm werden immer von Pilzen wie zum Beispiel Candida begleitet, die um den Wurm herum wachsen und ihn von der Umgebung abschirmen. Natron ist für Pilze tödlich. Es setzt den Wurm der salzigen, alkalischen Lösung aus, was dafür sorgt, dass er die Darmwand verlässt. Die alkalische Einlauflösung schwemmt ihn weg und aus dem Darm heraus. Ich besitze faszinierende Fotos von verschiedenen Lebewesen, die meine Patienten während der Durchführung von Einläufen aus ihrem Darm entfernt haben.

Es gibt weitere Rezepte für die Entfernung von Würmern und Parasiten mithilfe von Einläufen. Doch es würde den Rahmen dieses Buches sprengen, auf sämtliche Rezepte einzugehen. Bitte informieren Sie sich ausführlicher über dieses Thema, wenn Ihre persönliche Situation es erfordert.

Einläufe können bei allen möglichen Arten von Beschwerden verwendet werden.

- Ein Gemisch aus warmer Fleischbrühe, Sauerrahm, Molke oder Kefir und warmem Wasser kann zur Linderung und Heilung eines gereizten oder entzündeten unteren Darms verwendet werden. Frische selbst gemachte Molke ist für eine gereizte Darmwand besonders wohltuend und heilend. Zudem ist sie, sowohl in Form eines Einlaufs verwendet als auch als Nahrung aufgenommen, ein wirksames Mittel gegen chronischen Durchfall.
- Menschen, die aus irgendeinem Grund nicht essen können (zum Beispiel nach einer Zahnbehandlung oder nach einer Gesichtsoperation), können ihrem Körper mithilfe der Durchführung von Fleischbrühe-Einläufen Nahrung zuführen. Darauf achten, der Brühe immer reichlich tierisches Fett und etwas Molke, Kefir oder Sauerrahm hinzuzufügen. Der Brühe kann auch rohes Eigelb hinzugegeben werden, das einer Person, die unter Nährstoffmangel leidet, wertvolle Nährstoffe liefert. Daran denken, den Darm zunächst mit der Durchführung eines Einlaufs mit der Basis-Einlauflösung zu reinigen. Die Brühe dann langsam einlaufen lassen und so lange wie möglich im Darm behalten. Je wärmer die Brühe ist, desto mehr Nährstoffe nimmt der Darm von ihr auf (sie sollte wärmer sein als die Körpertemperatur).
- Dehydrierung und Elektrolytmangel lassen sich sehr schnell durch einen Einlauf mit warmem Wasser, in dem Natursalz und etwas Natron aufgelöst wurde, beheben. Das kann vor allem bei starkem Erbrechen hilfreich sein, wenn die betroffene Person viel Wasser und Salz verliert. Wenn das Erbrechen von Durchfall begleitet wird, 1 Liter warme Fleischbrühe unter Zugabe einer

Tasse Molke verwenden. Diese Einläufe alle 30 Minuten wiederholen, bis die Dehydrierung überwunden ist. Die Fleischbrühe sollte aus gelatinösem Fleisch zubereitet und das Salz immer zu Beginn zugegeben werden.

- Die Basis-Einlauflösung kann bei metabolischer Azidose wahre Wunder bewirken. Diese ernste stoffwechselbedingte Übersäuerung des Blutes kann aufgrund von Nieren- und Leberproblemen, Alkoholismus, Vergiftungen durch Drogen und Chemikalien, Lebensmittelvergiftungen, durch übermäßiges Schwitzen oder Erbrechen, übermäßige körperliche Anstrengung sowie bei Krebspatienten und während eines Schocks entstehen.[8] Ein Einlauf mit warmer Basis-Einlauflösung verbessert möglicherweise den physischen Zustand der betroffenen Person ziemlich schnell. Auch sehr hohe Körpertemperaturen können mit der Durchführung eines Einlaufs mit der Basis-Einlauflösung bedenkenlos gesenkt werden (die Lösung sollte etwas kälter sein als die normale Körpertemperatur).

Zum Abschluss dieses Kapitels möchte ich noch einmal betonen, dass der Darm die größte Quelle für Toxizität im Körper sein kann. Es ist wichtig, sich dieser Tatsache bewusst zu sein und seinen Darm zu pflegen, um den Körper vor Giften zu schützen. In unserer hektischen Welt haben die Menschen oft keine Zeit, auf die Signale des Darms zu achten, was zu chronischer Verstopfung, hartem Stuhl, Durchfall, Energielosigkeit, Kopfschmerzen und anderen Problemen führen kann. Es ist wichtig, eine tägliche Routine zu etablieren, bei der die Entleerung des Darms einen wichtigen Platz einnimmt.

Heilung

Der Heiler, den du gesucht hast, ist dein eigener Mut, dich selbst vollständig zu kennen und zu lieben.
Yung Pueblo

Der Heilungsprozess verläuft in Phasen. Er ist vergleichbar mit dem Schälen einer Zwiebel: Der Körper schält die äußere Schicht der Krankheit ab, und man beginnt, sich besser zu fühlen als vorher. Dann sammelt der Körper ausreichend Ressourcen an, um die nächste Schicht der Krankheit abzuschälen, und man beginnt, sich wieder krank zu fühlen. Sobald diese Schicht der Krankheit entfernt ist, fühlt man sich wieder besser – bis der Körper beschließt, die nächste Schicht abzuschälen. Bitte verstehen Sie, dass es Ihr Körper ist, der sich selbst heilt, nicht der Arzt, nicht die Ernährungsweise, nicht die Medizin oder die Nahrungsergänzungsmittel.

Im Körper der Menschen, die in den Ländern der westlichen Welt leben, sammeln sich heute unzählige menschengemachte Giftstoffe an, die allesamt Schäden verursachen, die sich in Form aller mögliche Krankheiten äußern.[1] Wenn Sie anfangen, das GAPS-Ernährungsprogramm zu befolgen, beginnt Ihr Körper, die Gifte auszuscheiden und die Schäden zu beheben. Aber er kann nicht mit allen Schäden auf einmal fertig werden, denn dazu müsste er über sehr viele Ressourcen verfügen, die Ihr Körper möglicherweise nicht hat. Um all die Schäden zu bewältigen, muss Ihr Körper Prioritäten setzen: Welcher Teil der Krankheit muss zuerst angegangen werden und was muss noch eine Weile warten? Sobald der erste Teil bewältigt ist, wendet der Körper sich der zweiten Priorisierungsstufe zu. Je nachdem, wie krank Sie sind und wie viel Heilungsarbeit Ihr Körper zu leisten hat, kann die Liste der Prioritäten, mit denen sich Ihr Körper beschäftigen muss, ziemlich lang sein. Seien Sie also nicht entmutigt, wenn ein bestimmtes Symptom ein oder zwei Jahre lang nicht verschwindet. Achten Sie auf die Symptome, die *nachlassen* oder bereits *verschwunden sind.*

Ein Beispiel: Eine übergewichtige Person beginnt, das GAPS-Ernährungsprogramm zu befolgen, und hat nach zwei Jahren immer noch nicht abgenommen. Allerdings sind die Migräneanfälle, die Schuppenflechte und das polyzystische Ovarialsyndrom verschwunden, die Colitis ulcerosa ist ebenfalls verschwunden und die Depression auch. Der Körper hat die Behebung dieser gesundheitlichen

Probleme für vorrangiger befunden als das Übergewicht. Geben Sie Ihrem Körper Zeit, und er wird sich dieser speziellen Schicht der „Zwiebel“ widmen, wenn er so weit ist. Überschüssiges Körperfett speichert viele Giftstoffe. Der Körper muss bereit sein, die Bewältigung dieser Giftstoffe anzugehen und sie in der richtigen Weise abzubauen.

Ein häufiges Phänomen während dieses „Zwiebelschälprozesses“ ist das Auftreten einer sogenannte Histaminintoleranz, einer Mastzellenstörung oder anderer „allergieartiger Reaktionen“ (ausführlich besprochen im Kapitel *Immunsystem*). Nach einer ziemlich langen Phase, in der es Betroffenen, die das GAPS-Ernährungsprogramm befolgt haben, besser geht, können sie auf einmal das Gefühl bekommen, dass ihr ganzer Körper entzündet ist, und sie beginnen, auf verschiedene Nahrungsmittel, Chemikalien und sogar auf Emotionen zu regieren. Sehr oft wird bei diesen Menschen diagnostiziert, dass ihr Immunsystem eine Ganzkörper-Entzündung ausgelöst hat. So unangenehm das auch ist, wir müssen verstehen, dass die Entzündung unser Freund ist! Eine Entzündung ist die beste Methode, derer sich der Körper bedienen kann, um infektiöse Krankheitserreger abzutöten und Giftstoffe zu neutralisieren und auszuscheiden. Wenn Sie sich während der Befolgung der GAPS-Diät ziemlich lange gut gefühlt haben und dann auf einmal eine systemische Entzündung entwickeln, bedeutet das, dass Ihr Körper entschieden hat, dass er jetzt stark genug ist, mit einer neuen Phase des Heilungsprozesses zu beginnen. Er verfügt nun über ausreichend Ressourcen, um pathogene Mikroben zu bekämpfen und Giftstoffe auszuscheiden, wofür er bis dahin nicht stark genug war. Ihr Körper wendet sich der „nächsten Schicht der Zwiebel“ zu. Die Entzündung aktiviert das Komplementsystem und flutet den Körper mit Histamin, Prostaglandinen, Leukotrienen, Kininen und vielen anderen hochwirksamen Molekülen, die dafür sorgen, dass wir uns sehr unwohl fühlen. Wir reagieren auf einmal auf verschiedene Lebensmittel, die wir vorher vertragen haben, unsere Muskeln und Gelenke schmerzen und wir leiden unter Kopfschmerzen, Übelkeit, Hautausschlägen und diversen anderen unangenehmen Symptomen. Dieser Zustand wird sehr oft als Histaminintoleranz diagnostiziert, denn das ist das, was unsere Wissenschaft bisher herausgefunden hat, und das ist die Information, die die Menschen diesbezüglich finden. Die Wirkung, die Histamin entfaltet, ist ein Teil der Entzündungsreaktion, aber es wirkt nicht allein. Aus diesem Grund sind viele Menschen der Ansicht, dass das Meiden „histaminreicher Nahrungsmittel“ das Problem nicht behebt. Denn wenn eine systemische Entzündung ausgelöst wird, sind neben Histamin noch viele andere wirkungsvolle

Substanzen aktiv. Warum löst der Körper eine systemische Entzündung aus? Weil das die beste Methode des Körpers ist, mit einer bestimmten Menge an in ihm gespeicherten Giftstoffen (und mit den Parasiten, die mit diesen Giftstoffen assoziiert sind) fertigzuwerden. Diese Giftstoffe und Parasiten sind systemisch (sie befinden sich überall in Ihren Geweben und Organen). Vertrauen Sie Ihrem Körper! Er weiß zu jedem Zeitpunkt Ihres Lebens, was er tut.

Auf dieser Welt gibt es für jede Art der Heilung einen Platz! Die meisten Menschen suchen als Erstes einen Schulmediziner auf, wenn sie irgendein gesundheitliches Problem haben. Die Schulmedizin ist sehr gut ausgestattet, um mit Notfällen und lebensbedrohlichen Situationen fertigzuwerden. Wenn es jedoch um chronische Krankheiten geht, ist die Schulmedizin nicht in der Lage, die Ursache des Problems anzugehen. Sie vermag vielleicht, dafür zu sorgen, dass es Betroffenen ein bisschen besser geht, indem sie Mittel verordnet, die Schmerzen, Entzündungen und andere Symptome unterdrücken. Aber sie verfügt nicht über das Know-how, wie sie mit Ihrem Körper zusammenarbeiten kann, um diesem zu helfen, sich selbst zu heilen. Die Symptome sind die Art und Weise, in der Ihr Körper Ihnen mitteilt, dass etwas nicht in Ordnung ist und dass Sie Ihren Lebensstil ändern müssen, denn es ist genau dieser Lebensstil, der den Körper schädigt und die Krankheit verursacht. Symptome sind das Mittel Ihres Körpers, einen Hilferuf auszusenden. Die Unterdrückung von Symptomen mit von der Schulmedizin verschriebenen Medikamenten sendet Ihrem Körper die Botschaft, dass er aufhören soll, nach Hilfe zu rufen und stattdessen still leiden soll, während Sie ihn weiter zerstören. Wenn Sie also unter einer chronischen Krankheit leiden, ist ein Schulmediziner vielleicht die letzte Person, an die Sie sich auf der Suche nach Hilfe wenden sollten. Sie brauchen einen Heilpraktiker, der es versteht, mit dem Körper zusammenzuarbeiten und ihn zu unterstützen, sich selbst zu heilen. Es gibt viele Ausübende alternativer Heilmethoden, die Ihnen helfen können: Naturheilkundler, Akupunkteure, Osteopathen, Homöopathen, Energieheiler, Kräuterkundler, Geist-Körper-Praktiker, Meditations-Anleiter und andere. Aber zuallererst müssen Sie sich um Ihre Ernährung kümmern! Wir essen mindestens dreimal am Tag, manchmal auch öfter. Jeder Bissen, den Sie sich in den Mund stecken, verändert Ihren Stoffwechsel, Ihren Hormonhaushalt, Ihre Energieproduktion, die Funktion Ihres Immunsystems und jede Menge anderer für die Gesundheit relevanter Parameter. Nahrungsmittel spielen eine ungeheuer wichtige Rolle, wenn es um die Gesundheit geht! Ein paar Änderungen Ihrer Ernährungsweise können zu Verbesserungen Ihrer Gesundheit führen, die Sie nie für möglich gehalten hätten.

Was muss, abgesehen von der Ernährung, noch geändert werden? Stress hat einen großen Einfluss auf die Gesundheit und auf Heilungsprozesse. Sehen wir uns also etwas genauer an, was es mit Stress auf sich hat.

Welchen Stresspegel haben Sie?

Jeder von uns lebt mit einem bestimmten Stresspegel, der einen sehr starken Einfluss auf die Fähigkeit des Körpers hat, sich selbst zu heilen. Seitdem der kanadische Forscher Hans Selye (1907-1982) das Phänomen Stress erstmals beschrieb, haben sich Generationen von Forschern damit beschäftigt. Selye definierte Stress als eine „unspezifische Reaktion des Körpers auf jegliche Anforderung".[2] Jegliche Anforderung! Selbst positive Dinge im Leben können Stress verursachen. Und ein Heilungsprozess ist da keine Ausnahme.

Die Menschheit befasst sich nun seit mehr als hundert Jahren mit Stress. Sehen wir uns also an, was wir bisher herausgefunden haben.[3,4] Stellen Sie sich vor, dass Ihr Körper über ein Gebäude verfügt, das wir das „Stresshaus" nennen wollen. Dieses Gebäude hat vier Etagen, und jeder von uns verbringt einige Zeit auf der einen oder anderen Etage. Das ist das „Haus", in dem wir unser ganzes Leben verbringen, also müssen wir es kennen.

Das Erdgeschoss Ihres Stresshauses

Dies ist die Etage, in der wir keine Aufgaben oder Verpflichtungen haben. Dort leben wir in Frieden. In dieser Etage leben kleine gesunde Kinder, und wir alle besuchen sie manchmal, wenn wir im Urlaub und glücklich, sorglos und ausgeruht sind. Sie wachen morgens auf und es gibt nichts, was Sie heute tun „sollten" oder „müssen"! In dieser Etage nimmt der Körper die Nahrung, die ihm zugeführt wird, behaglich auf und verdaut und absorbiert sie gut. Er heilt sich selbst, behebt jegliche Schäden und repariert sich. Ihr Körper befindet sich in einem anabolen Zustand, in dem er seine physische Struktur aufbaut und einige gesunde Fettreserven für „schlechte Zeiten" anlegen kann. Das Immunsystem ist stark und bewältigt alle Bedrohungen schnell und effizient. Sie sind entspannt, nehmen neue Informationen, geleitet von Ihren Interessen, gemächlich und intensiv auf, und das Leben ist ruhig. So fühlen Sie sich vielleicht, wenn Sie gerade Ihren Schulabschluss gemacht haben und bereits von einem College oder einer Universität angenommen wurden. Das Studium beginnt erst im September, und Sie haben den ganzen Sommer vor sich, in dem Sie tun und lassen können, was Ihr Herz begehrt. So fühlt sich das Erdgeschoss an.

Der erste Stock des Stresshauses

Auf dieser Etage geht es aktiver und zielgerichteter zu. Stellen Sie sich vor, der Sommer ist vorbei, und das Studium an der Hochschule hat begonnen! Sie haben noch keine speziellen Aufgaben oder Verpflichtungen. Sie haben sich während des Sommers gut erholt und genießen Ihr neues Studentendasein in vollen Zügen. Sie lernen, erreichen etwas, schließen neue Freundschaften und das Leben ist schön. Ihr Körper befindet sich in einem guten Gleichgewicht, weder im anabolen (aufbauenden) noch im katabolen (abbauenden) Zustand, sodass sie Ihr Gewicht stabil halten. Sie sind aktiv und zielstrebig, machen gute Fortschritte bei dem, was Sie tun, während Ihr Körper die Nahrung, die ihm zugeführt wird, gut aufnimmt, verdaut und absorbiert und alle Heilungs- und Aufbauprozesse im Griff hat. Sie schlafen gut, haben viel Energie zum Arbeiten und zum Spielen, und Sie lernen konzentriert und viel schneller als im Erdgeschoss.

Der zweite Stock Ihres Stresshauses

Sie hatten ein kurzweiliges Jahr an der Uni, aber jetzt stehen die Prüfungen an. Sie haben nur noch wenig Zeit, sich vorzubereiten. Der Stresspegel steigt und Ihr Körper hat nun ein bestimmtes kurzfristiges Ziel zu erreichen (die Prüfungen zu bestehen). Um dieses Ziel zu erreichen, setzt der Körper seine Ressourcen gezielt ein, was für ihn mit „Kosten" verbunden ist. Ihre gesamte Energie fließt jetzt in die Vorbereitung auf die Prüfungen, während die Funktionen der Heilung, der Reparatur, der Absorbierung von Nahrung und der Aufrechterhaltung des Gleichgewichts zurückgestellt werden. Ihr Immunsystem wird vorübergehend heruntergefahren, weil Sie keine Zeit dafür haben, Infektionen zu bekämpfen, und Ihr Verdauungssystem arbeitet nicht effizient. Ihr Körper bewegt sich auf einen katabolen Zustand zu (Abbau von Stoffen zur Energiegewinnung), sodass Sie möglicherweise etwas an Gewicht verlieren. Die Ausschüttung von Stresshormonen ist hoch, liegt aber im normalen Bereich. Mental sind Sie hellwach und in Alarmbereitschaft, weshalb es sein kann, dass Sie aufbrausend, ungeduldig und aggressiv sein können. Ihr Schlaf ist leicht, und Sie sind sehr fokussiert.

Dieser Zustand ist gesund, solange er nur kurz anhält! Es ist wie bei einem Sprint, bei dem ein Sportler alles daransetzen kann, so schnell wie möglich bis zur Ziellinie zu rennen; aber wenn er das Ziel erreicht hat, muss er stehen bleiben und sich ausruhen. Stellen Sie sich vor, dass die Ziellinie nie kommt? Dieser Zustand wird sehr ungesund und schädlich, wenn er lange anhält oder zu einem grundlegenden Merkmal des Lebensstils wird. Leider verbringen in unserer modernen

Welt viele Menschen die meiste Zeit ihres Lebens in diesem Zustand. Sie arbeiten hart, klammern sich besorgt, einen Haufen Schulden abbezahlen zu müssen, an einen stressigen Job, halten stressige Beziehungen aufrecht und treiben ihre Kinder an, das stressgeplagte Dasein von Überfliegern zu leben. Wenn sie mal Pause haben, füllen sie diese mit lauter Musik und nervtötenden Fernsehsendungen oder Partys und bilden sich ein, sich zu „entspannen". In diesem Zustand ist der Körper nicht in der Lage, sich selbst zu heilen, Schäden zu reparieren, Nahrung gut zu verdauen und zu absorbieren, sich vor Infektionen zu schützen oder irgendein Gleichgewicht aufrechtzuhalten. Wenn Sie sich zu lange in dieser zweiten Etage Ihres Stresshauses sind, sind Sie auf bestem Weg, krank zu werden. Wenn Sie bereits an einer chronischen Erkrankung leiden, wird der Aufenthalt in dieser Etage es Ihnen nicht ermöglichen zu genesen, egal was Sie tun, welche Behandlungsmethoden Sie einsetzen oder welche Medikamente Sie nehmen. Stattdessen wird die Krankheit chronisch, und es treten immer neue Symptome auf.

Die oberste Etage Ihres Stresshauses

Das ist die Etage, die Hans Selye 1936 in seiner Definition von STRESS beschrieben hat.[2] Er setzte Tiere Stress verursachenden Einflüssen aus (extremen Temperaturen, Schmerzen, lautem Lärm sowie negativen Emotionen) und untersuchte die Reaktion des Körpers auf diese Einflüsse. Diese Etage ist für Situationen vorgesehen, in denen es um Leben und Tod geht, ums nackte Überleben, wenn der Körper alle ihm zur Verfügung stehenden Ressourcen mobilisieren muss. Der Aufenthalt auf dieser Etage ist immer sehr schädlich für den Körper. Hans Selye beschrieb Magengeschwüre, Vergrößerungen der Nebennieren sowie ein Schwinden des lymphatischen Gewebes (ein Anzeichen für ein heruntergefahrenes Immunsystem) als typische Reaktionen seiner Versuchstiere auf einen *kurzen* Aufenthalt in dieser Etage. Wenn die Tiere den stressigen Einflüssen über einen längeren Zeitraum ausgesetzt wurden, erlitten sie Schlaganfälle, Herzinfarkte, Autoimmunerkrankungen oder starben. Nach Selye haben Generationen von Forschern die Reaktion des Körpers auf Stress genauer untersucht und beschrieben: Das Immunsystem und die Verdauung werden heruntergefahren, Heilungs- und Reparaturprozesse kommen zum Stillstand, der Schlaf und die Fähigkeit zu lernen oder zu arbeiten sind stark beeinträchtigt, und der Körper befindet sich in einem katabolen Zustand (er baut wertvolles Gewebe zur Energiegewinnung ab, um zu überleben).[3,4] Gelegentlich stellt uns das Leben vor Situationen, in denen wir die oberste Etage unseres Stresshauses aufsuchen müssen, um zu überleben, aber es ist nicht möglich, sich dauerhaft in dieser Etage einzurichten, und es ist keine gute Idee, ihr allzu häufig einen Besuch abzustatten.

Unsere Reaktionen auf stressige Ereignisse werden von Stresshormonen gesteuert, die vor allem von den Nebennieren, jedoch auch vom Darm produziert werden. Das Hormon, das bei chronischem Stress als größter Problemverursacher gilt, ist Cortisol. Cortisol ist ein sehr wichtiges Hormon, das im Körper viele bedeutende Funktionen erfüllt, unter anderem die Regulierung des Blutzuckerspiegels, der Immunabwehr, der mentalen Funktion, des Blutdrucks und vieler anderer Vorgänge. In der zweiten und obersten Etage des Stresshauses kann es jedoch dazu kommen, dass die Cortisolausschüttung fehlgesteuert ist und viel zu viel Cortisol ausgeschüttet wird. Hormone sind die Herrscher über unseren Stoffwechsel und beeinflussen alles im Körper. *Deshalb ziehen abnormale Cortisolspiegel alle möglichen Folgen für unsere Gesundheit nach sich.*[2,4,5]

- Hoher Blutdruck, hoher Puls und eine erhöhte Belastung für das Herz. Gleichzeitig erhöht sich die Blutgerinnung. Dadurch entsteht im Körper ein Zustand, der leicht zu einem Schlaganfall oder Herzinfarkt führen kann.[2,4,5]
- Cortisol verändert die Art und Weise, wie wir atmen: Die Atmung wird flach und schnell (man hechelt wie ein Hund), wodurch zu viel Kohlendioxid aus dem Körper ausgeschieden wird, was zu Hyperventilation führt. Dieser Zustand verursacht viele unangenehme Symptome: Herzklopfen, Angstzustände, Schwindel, Bauchschmerzen, Übelkeit, Kopfschmerzen, Asthma, verschwommenes Sehen, Muskelverspannungen und vieles mehr.[2,4,5]
- Cortisol erhöht chronisch den Blutzuckerspiegel. Das führt zur Entstehung des metabolischen Syndroms im Körper und legt den Grundstein für die Entwicklung von Diabetes Typ 2, Fettleibigkeit, Herzerkrankungen, Alzheimer und Krebs.[1,2,4,5]
- Eine abnorme Cortisolproduktion führt zu einer Fehlsteuerung des Immunsystems, was eine Anfälligkeit für Infektionen, chronische Entzündungen, Allergien und Autoimmunität nach sich zieht.[4]
- Eine fehlgesteuerte Cortisolproduktion hat Auswirkungen auf die Produktion und Funktion anderer Hormone im Körper (Schilddrüsenhormone, Sexualhormone und alle anderen).[2,4,5] Cortisol reduziert die Schilddrüsenfunktion und verlangsamt den Stoffwechsel, was zu Gewichtszunahme, Schwierigkeiten, die zugelegten Pfunde wieder abzunehmen, sowie zu Depressionen und vielen anderen Problemen führen kann. Vor allem kann es dazu führen, dass Heilungsprozesse langsam und ineffizient verlaufen. Die Produktion

von Sexualhormonen ist in der Regel gering und unausgewogen, wenn der Cortisolspiegel hoch ist, was viele Störungen in diesem Bereich zur Folge hat. Die Nebenniere produziert ein weiteres Hormon, das sogenannte Aldosteron, das für die Regulierung eines normalen Mineralstoffwechsels und des Blutdrucks verantwortlich ist. Bei einem hohen Cortisolspiegel wird die Produktion von Aldosteron fehlgesteuert. Infolgedessen scheidet man mit dem Schweiß und dem Urin möglicherweise übermäßig viele Mineralstoffe aus, und der Blutdruck kann aus dem Ruder laufen. Leckt Ihr Hund besonders gerne an Ihren Füßen oder an Ihren Händen? Wenn die Antwort Ja lautet, scheiden Sie mit dem Schweiß zu viel Natrium, Magnesium, Kalium und andere Mineralstoffe aus.

- Cortisol erhöht den Blutfluss zu den Muskeln (damit Sie vor einer Gefahr weglaufen können), während die Blutzufuhr zu vielen anderen Organen und Geweben im Körper gleichzeitig reduziert wird: zum Verdauungssystem, dem Immunsystem, den Nieren und anderen Organen, die nicht an der Bewältigung einer Kampf-und-Flucht-Situation beteiligt sind. Das hat zur Folge, dass die Verdauung nicht sehr gut funktioniert! Sie können die besten Nahrungsmittel der Welt zu sich nehmen, aber Ihr Verdauungssystem kann diese nicht richtig verdauen oder absorbieren. Durch das Herunterfahren der Nierenfunktion und der Urinproduktion kann Cortisol eine Anfälligkeit für häufige Harnwegsinfektionen verursachen.[4,5]
- Cortisol ist ein kataboles Hormon: Es fördert den Abbau von Muskelgewebe, indem es dafür sorgt, dass für die Energiegewinnung Proteine in Glucose umgewandelt werden.[2,4,5] Normalerweise verwendet der Körper für die Energiegewinnung lieber Fett. Fett ist eine sehr effiziente Energiequelle, die nachhaltig über einen langen Zeitraum verfügbar ist. Cortisol ist schuld, dass der Körper für die Energieproduktion statt auf Fett vor allem auf Glucose zurückgreift. Infolgedessen beginnt man, Muskelmasse zu verlieren, was eine zunehmende körperliche Schwäche nach sich ziehen kann. Ein großer Anteil der aus Muskelproteinen gebildeten Glucose kann nicht für die Energiegewinnung genutzt werden und wird sofort in Fett umgewandelt. Dieses spezielle Fett wird um den Bauch herum abgelagert. Menschen, die ständig unter Stress stehen, haben oft schlanke Arme und Beine (aufgrund des Verlusts von Muskelmasse) und sind um die Körpermitte herum beleibt. Für jemanden, der ständig in der zweiten oder obersten Etage seines Stresshauses lebt, ist es sehr schwierig oder sogar unmöglich, Gewicht zu verlieren.

- Schlechter Schlaf.[3,5,6] Eine normale Produktion von Cortisol richtet sich bei gesunden Menschen nach dem Stand der Sonne: Sie nimmt um den Zeitpunkt des Sonnenuntergangs herum ab, damit man sich entspannen und einschlafen kann. Wenn die Sonne in den frühen Morgenstunden aufgeht und steigt, steigt auch die Cortisolproduktion und erreicht am Morgen einen Höchststand, der es uns ermöglicht, aufzuwachen und den Tag anzugehen. Dieser Prozess wird auch durch die Jahreszeiten gesteuert: Im Winter sind die Tage kürzer, im Sommer länger. Deshalb sollten wir im Winter mehr schlafen und früher zu Bett gehen als im Sommer. Um tief und erholsam schlafen zu können, muss unser Cortisolspiegel niedrig sein. Menschen, die sich abends mit einer Tasse Kaffee, Fernsehen, lauter Musik oder einer stressigen Tätigkeit stimulieren, zwingen ihren Körper, zu einem ungünstigen Zeitpunkt mehr Cortisol als normal zu produzieren. Sie bringen sich nicht nur um die Gelegenheit, richtig schlafen zu können, sondern versetzen sich selbst in einen Zustand von chronischem Stress. Um von irgendeiner Krankheit zu genesen, ist gesunder Schlaf unerlässlich! Gerade während des Tiefschlafs repariert der Körper beschädigtes Gewebe, entsorgt Giftstoffe, bringt das Nervensystem und das Immunsystem wieder ins Gleichgewicht, verjüngt sich und erledigt unglaublich viele wichtige Aufgaben. Schlaf ist keine „nutzlose“ Zeit, die der „produktiven“ täglichen Aktivität weggenommen wird, sondern genau das Gegenteil! Während des Schlafs ist unser Gehirn zum Beispiel damit beschäftigt, die am Tag aufgenommenen Informationen zu verarbeiten. Wenn dieser Prozess bis zum Morgen nicht abgeschlossen ist, kann die Fähigkeit, weitere Informationen aufzunehmen, darunter leiden. Langfristig führt so ein Zustand zu einer schlechten Lernfähigkeit, Problemen mit dem Kurzzeitgedächtnis und Depressionen.[6]

Stress wirkt sich sehr stark und ziemlich schnell auf die Körperflora aus. Seit den 1960er-Jahren hat die Forschung an Tieren herausgefunden, dass Stresssituationen die Hautflora verändern. Wenn das Tier unter starkem Stress steht, verschwinden gesunde Mikroben, die normalerweise auf der Haut leben, und werden schnell durch pathogene Spezies ersetzt, die „quasi aus dem Nichts“ auftauchen.[3] Ähnliche Veränderungen wurden im Blut von Tieren beobachtet. Normalerweise ist Blutplasma bakterizid, aber unter schwerem Stress verliert es diese Fähigkeit und wird zu einer perfekten Nahrung für pathogene Mikroben.[3] Neuere Forschungsergebnisse haben diese Erkenntnisse nicht nur bestätigt, sondern noch vertieft. Wir wissen jetzt, dass Stress sich auch stark auf die Darmflora auswirkt. Sie wird aus ihrem normalen Gleichgewicht gebracht, ihre normale Zusammensetzung wird gestört und es bilden sich verschiedene Arten pathogener Mikroben.[7] Die Veränderungen sind in der Regel sehr individuell – bei jedem Menschen anders.

Täglicher Stress muss also sehr ernst genommen werden, denn er wirkt sich stark auf die Fähigkeit unseres Körpers aus, von einer Krankheit zu genesen. Um noch einmal auf den Vergleich mit dem Stresshaus zurückzukommen: HEILUNG FINDET NUR IN DEN BEIDEN UNTEREN ETAGEN STATT! Wenn Sie unter einer chronischen Krankheit leiden und versuchen, von alleine zu genesen, müssen Sie während des gesamten Heilungsprozesses in diesen beiden Etagen bleiben und dürfen sich nicht erlauben, in eine der oberen Etagen zu steigen. Für einige Menschen bedeutet das, schwierige Entscheidungen zu treffen: den Job zu wechseln, eine belastende Beziehung zu beenden oder umzuziehen. Sie müssen Ihre täglichen Verpflichtungen und Verantwortlichkeiten neu bewerten: Was weniger wichtig ist, sollten Sie streichen, sodass nur die wirklich wichtigen Dinge übrig bleiben. Wenn Sie Hilfe brauchen, sollten Sie nach Möglichkeiten Ausschau halten, diese Hilfe zu bekommen. Die mentale Einstellung muss berücksichtigt werden (mehr dazu finden Sie im Kapitel *Der Geist ist stärker als der Körper*).

Die Befolgung des GAPS-Ernährungsprogramms wird Ihnen helfen, sowohl körperlich als auch mental stärker zu werden und besser mit Stresssituationen umgehen zu können, ohne „in die nächste Etage Ihres Stresshauses zu steigen". Nahrungsmittel sind eine wirkungsvolle Medizin! Abgesehen von der Ernährung gibt es viele andere Methoden, um den Cortisolspiegel zu senken und in die ersten beiden Etagen Ihres Stresshauses herunterzukommen. Zu diesen Methoden gehören unter anderem Meditation, EFT (Emotional Freedom Technique), Atemübungen, Yoga, Homöopathie, Bachblüten-Therapie, Massagen, Energiemedizin, Gebete, Affirmationen oder Spiritualität. Darüber hinaus gibt es natürliche Heilmittel (Kräuter und Pilze), sogenannte Adaptogene, die helfen können, Reaktionen auf Stress zu normalisieren: Ashwagandha, Astragalus, Brahmi, Ginseng, Rosenwurz, Reishi, Chaga, Cordyceps und andere.[3,8] Aus diesen Pflanzen kann man Tee zubereiten oder sie in Form eines Nahrungsergänzungsmittels zu sich nehmen. *Es ist wichtig, die erste Dosis eines Adaptogens gleich früh am Morgen noch vor dem Aufstehen einzunehmen!* Bereiten Sie Ihre morgendliche Dosis Adaptogene also schon am Abend vor und stellen Sie sie mit einem Glas Wasser auf Ihrem Nachttisch bereit, sodass Sie die erste Dosis noch im Bett einnehmen können. Das ermöglicht es Ihrem Körper, den Tag in der richtigen Etage Ihres Stresshauses zu beginnen.

Das Wichtigste ist jedoch, den Lebensstil zu ändern! Schaffen Sie in Ihrem Lebensalltag so viel Zeit der Stille, wie Sie können. Nehmen Sie sich jeden Tag ein wenig Zeit, während der sie weder Musik hören noch den Fernseher einschalten noch den Computer oder andere heute gebräuchliche Medien nutzen, sondern einfach nur der Natur oder Ihren eigenen Gedanken lauschen! Der Kontakt mit der Natur und mit Tieren wirkt Wunder für unsere Gesundheit. Einige Minuten lang ein flauschiges Haustier zu streicheln, senkt nachweislich den Cortisolspiegel und hohen Blutdruck.[9] Wenn Sie sich bewegen wollen, seien Sie nur mäßig körperlich aktiv, also machen Sie zum Beispiel Spaziergänge in der Natur (ohne Kopfhörer!), weil anstrengende körperliche Aktivitäten selbst eine Quelle von Stress sind und den Cortisolspiegel erhöhen.[5] Gehen Sie spätestens um 21 Uhr ins Bett, um wirklich gut zu schlafen, und gönnen Sie sich vielleicht sogar ein Nachmittagsschläfchen. Und natürlich sind unsere Beziehungen zu anderen Menschen sehr wichtig! Liebevolle, fürsorgliche Beziehungen tragen dazu bei, Hormone zu produzieren, die dem Cortisol entgegenwirken und dessen Wirkungen auf den Körper reduzieren (Oxytocin, Progesteron, Dopamin, Endorphine und andere).[10]

Die gute Nachricht ist, dass Stress die *Reaktion* des Körpers auf einen stressauslösenden Reiz ist, es ist nicht der Reiz selbst! Das ist der Grund, warum verschiedene Menschen auf dieselbe Stresssituation sehr unterschiedlich reagieren können: Einem Menschen macht die Situation kaum etwas aus, während ein anderer regelrecht zusammenbrechen kann. Das hängt davon ab, als wie bedrohlich die Person eine bestimmte Situation empfindet. Jede Etage Ihres Stresshauses ist also sehr individuell, es sind einzig und allein die Etagen Ihres Stresshauses. Das Leben kann unvorhersehbar sein, und es ist nicht möglich, Stresssituationen zu vermeiden. Die Tatsache, dass Stress nicht die Situation selbst ist, sondern unsere Reaktion auf diese Situation, ist eine gute Nachricht! Wir können die Ereignisse und Situationen, mit denen wir in unserem Leben konfrontiert sind, nicht immer kontrollieren, aber wir können beeinflussen, wie wir auf diese Ereignisse und Situationen reagieren.

Zum Abschluss dieses Kapitels kann ich nicht stark genug betonen, dass es Ihr eigener Körper ist, der die Heilung vornimmt. Mutter Natur hat sich Milliarden von Jahren Zeit genommen, um den menschlichen Körper zu konstruieren. Er ist eine erstaunliche Schöpfung! Alle Heilungs- und Reparaturprozesse und alles, was für die Aufrechterhaltung eines gesunden Gleichgewichts erforderlich ist, ist in Ihrem Körper einprogrammiert. Ihrem Körper zu ermöglichen, die Arbeit zu machen, auf ihn zu hören, zu respektieren, was er tut, und ihn auf richtige Weise zu unterstützen, ist der *einzige* Weg, von einer chronischen Krankheit zu genesen! Die Natur kennt keine schnellen Lösungen. Nur die Menschen geben sich der törichten Idee hin, dass es schnelle Lösungen geben könnte. Heilung braucht Zeit. Heilung erfordert eine Änderung des Bewusstseins und der Einstellung zum Leben als Ganzes. Wenn Sie wirklich von einer chronischen Krankheit genesen wollen, müssen Sie sich ändern!

Ihre Einstellung zum Leben insgesamt zu ändern, ist ein wichtiger Teil des Heilungsprozesses. Sich Zeit zu nehmen, über Ihre Prioritäten nachzudenken und darüber, was Ihnen wirklich wichtig ist, ist von entscheidender Bedeutung. Einige werden sagen, dass es nichts Zufälliges im Leben gibt und die Krankheit, unter der Sie leiden, einen Zweck erfüllt. Vielleicht haben Sie sich in Ihrem Leben verrannt und müssen eine neue Richtung einschlagen? Vielleicht gibt es einige ungesunde Verhaltensweisen und Lebenseinstellungen, die geändert werden müssen? Eine schwere Krankheit kann Sie dazu zwingen, Ihr Leben, Ihre Einstellungen, Ihre Gewohnheiten und Ihre Beziehungen neu zu bewerten und die richtigen Veränderungen vorzunehmen: die Veränderungen, die Ihnen wahres Glück bringen können. Heilung ist eine Reise der Entdeckungen, wunderbarer Veränderungen, gewaltiger Lernkurven und stolz machender Errungenschaften. Es ist eine Reise, auf der der Mensch, der in Ihnen steckt, wächst – eine Reise fürs Leben!

Der Geist ist stärker als der Körper

Das ist der größte Fehler bei der Behandlung von Krankheiten, dass es Ärzte für den Körper und Ärzte für die Seele gibt, wo beides doch nicht getrennt werden kann.
Plato, 428-348 v. Chr.

Ich werde nie einen meiner Patienten vergessen, den ich behandelt habe, als ich als eine junge Neurologin in einem der größten Krankenhäuser in Moskau arbeitete – einen gut aussehenden jungen Mann im Alter von 22 Jahren aus der Ukraine, der seine Verwandten in Moskau besuchte. Er war sein ganzes Leben lang fit und gesund gewesen. Kurz vor seinem Heimflug war er plötzlich von der Hüfte abwärts gelähmt und wurde mit einem Krankenwagen in unser Krankenhaus gebracht. Wir führten verschiedene Tests, Computertomografien und Untersuchungen durch, konnten jedoch keinen körperlichen Grund für das Problem finden, unter dem der junge Mann litt. Ich sprach mit einem Kollegen in der psychosomatischen Abteilung, und er empfahl, ein bestimmtes Medikament auszuprobieren. Dieses Medikament unterbricht vorübergehend die Verbindung zwischen den äußeren Bereichen des Gehirns und seinen unteren, älteren Bereichen. Diese unteren, tieferen Bereiche steuern unseren Autopiloten, der dafür sorgt, dass alle Organe ohne unser bewusstes Zutun funktionieren: Das Herz schlägt, ohne dass wir darüber nachdenken müssen, unsere Leber und Nieren verrichten ihre sehr komplizierte Arbeit, ohne dass wir etwas davon mitbekommen, und unsere Muskeln wissen, wie sie arbeiten müssen und führen jede Bewegung präzise aus, ohne dass wir darüber nachdenken müssen, was jede Muskelfaser tun soll. Die äußeren Bereiche sind für unseren bewussten Verstand zuständig. Dieses Medikament konnte den Einfluss des Verstandes auf den Körper also vorübergehend ausschalten. Dem Patienten wurde dieses Medikament injiziert, und nach zwanzig Minuten stand er aus seinem Rollstuhl auf und ging zügig die Treppe vom ersten in den vierten Stock hinauf. Seine Lähmung verschwand komplett, während das Medikament in seinem System war. Am nächsten Morgen hatten wir eine Erklärung: Die Verwandten des Patienten kamen zu Besuch, und es stellte sich heraus, dass der junge Mann in ein von einer Bande begangenes Verbrechen verwickelt gewesen war. Aus Angst vor Bestrafung war er nach Moskau zu seinen Verwandten geflohen. In der Nacht vor seinem Rückflug hatte er mit einem seiner Freunde in der Heimat telefoniert, der ihm erzählt hatte, dass die Polizei nach ihm suche. Er konnte nicht länger bei seinen Verwandten bleiben und hatte kein Geld, sich irgendwo anders einen Unterschlupf zu suchen. Natürlich hatte er Angst davor, nach Hause zurückzukehren. Der Verstand des jungen Mannes fand keinen anderen Ausweg aus dieser für ihn bedrohlichen Situation, als eine schwere Krankheit in seinem Körper auszulösen, die seine Rückkehr nach Hause verzögern würde. Dieser Patient hatte sich nicht verstellt, man kann eine Lähmung nicht simulieren. Die Lähmung wurde von seinem Unterbewusstsein erzeugt. Als der Einfluss des Verstandes durch das Medikament unterdrückt wurde, verschwand die Lähmung. Im Laufe der nachfolgenden Wochen genas der Patient vollständig, nachdem er begriffen hatte, was mit ihm geschehen war. Er musste wieder nach Hause in die Ukraine zurückkehren und sich seiner Verantwortung stellen.

Dieses Beispiel zeigt, wie mächtig unser Geist ist! Unsere Überzeugungen, Einstellungen und Emotionen haben einen sehr starken Einfluss auf unseren körperlichen Zustand.[1-3] Furcht, Sorgen, Ängste, Verzweiflung, Frustration, Hass, Eifersucht, Verbitterung oder Selbstsucht können schwerste körperliche Probleme verursachen. Die Forschung auf diesem Gebiet zeigt, dass positive Emotionen den Körper mit Hormonen und anderen aktiven Substanzen fluten, die Heilung und Genesung fördern, wohingegen negative Emotionen genau das Gegenteil bewirken: Sie fluten den Körper mit schädlichen Hormonen und Substanzen, die Entzündungen auslösen und die Entstehung von Krankheiten begünstigen.[3]

Negative Emotionen, Überzeugungen und Einstellungen können selbst bei den gesündesten Menschen schwere Krankheiten verursachen. Bei jemandem, der bereits krank ist, sind negative Denkmuster schlicht und einfach unvereinbar mit der Genesung. Sie können und werden jede Anstrengung, die man unternimmt, um gesund zu werden, zunichtemachen. Wenn Sie also unter einer chronischen Krankheit leiden und gesund werden wollen, haben Sie einfach keine andere Wahl, als negative Einstellungen durch positive Emotionen zu ersetzen. Und ich muss Ihnen leider sagen: Das ist keine Option. Es ist ein Muss!

Natürlich sind Furcht, Sorgen, Ängste, Frustration, Hass, Neid und Missgunst sehr menschlich, und diese Gefühle loszuwerden, ist leichter gesagt als getan. Ich gebe zu, dass das nicht einfach ist, aber wir leben in einer Welt, in der jeder Zugang zu einer Menge leicht verfügbarer Informationen hat, sodass Sie immer Hilfe finden können, wenn Sie welche suchen. Es gibt sehr gute Bücher, in denen Sie Anleitungen finden, wie Sie negative Emotionen überwinden können, zum Beispiel die Bücher des guten alten Dale Carnegie oder die Bücher von Louise Hay.[4,5] Die Lektüre dieser Bücher wird Sie zu vielen weiteren Informationsquellen führen, die Ihr Wissen auf diesem Gebiet vertiefen und Ihnen weiterhelfen können. Wenn Sie ein besonders schwieriges emotionales Problem zu bewältigen haben, könnte es für Sie hilfreich sein, mit einem Hypnotherapeuten, einem Psychologen, einem Energieheiler oder einem Geistheiler zusammenzuarbeiten. Verschiedene Entspannungstechniken, Meditation, Yoga, EFT (Emotional Freedom Technique) und leichte körperliche Bewegung, vor allem an der frischen Luft, können ebenfalls helfen. Aber einfach nur mit einem guten Freund zu reden, kann auch sehr heilsam sein und kostet nichts. Haustiere können ebenfalls sehr hilfreich sein, um zu einer positiven Gemütsverfassung beizutragen. Ihre bedingungslose Liebe kann in schwierigen Zeiten ein echter Trost sein. Veröffentlichte Studien haben ergeben, dass schon das 10- bis 15-minütige Streicheln einer Katze oder eines Hundes hohen Blutdruck senken, den Puls normalisieren und Ängste reduzieren kann.[6] Der Kontakt mit der Natur spielt eine sehr wichtige Rolle, um von einer Krankheit zu genesen! Deshalb wurden Orte der Heilung in traditionellen Gesellschaften immer in einer unberührten natürlichen Umgebung errichtet.

Der menschliche Geist verfügt über eine enorme Kraft. Das haben Philosophen, Wissenschaftler und Ärzte im Laufe der Jahrhunderte immer wieder bestätigt. Wenn Sie nicht daran *glauben*, gesund zu werden, werden Sie es auch nicht, egal was Sie tun![7] So einfach ist das! Suchen Sie jede Hilfe, die Sie finden können, um den festen Glauben in Ihren Kopf zu pflanzen, dass Sie wieder gesund werden. Suchen Sie die Gesellschaft von Menschen, die Ihnen helfen, diesen Glauben aufzubauen, und meiden Sie Menschen, die versuchen, diesen Glauben zu untergraben, wie die Pest. Wenn Sie an Gott glauben, beten Sie, um zu genesen. Es gibt Fälle, in denen Menschen allein durch Gebete von „unheilbaren" Krankheiten genesen sind. Suchen Sie die Gesellschaft von Menschen, die Sie zum Lachen bringen und Ihnen helfen, optimistisch zu sein. Meiden Sie Menschen, die pessimistisch sind oder dazu beitragen, dass Sie sich unzulänglich oder hoffnungslos fühlen. In jedem von uns Menschen auf diesem Planeten steckt wahrscheinlich ungefähr gleich viel „Gutes" wie „Schlechtes". Wenn Sie sich strikt weigern, das Schlechte in einem Menschen zu sehen und sich nur auf seine guten Seiten konzentrieren, ist das die Seite, die dieser Mensch Ihnen wahrscheinlich zeigen wird und die Sie in ihm sehen. Bedienen Sie sich dieser Methode bei Menschen, deren Gesellschaft Sie nicht meiden können, zum Beispiel bei Mitgliedern Ihrer Familie. Vielleicht entdecken Sie so, wie wunderbar Ihre Familie tatsächlich ist! Sehen Sie sich nur Komödien und „Wohlfühl"-Filme an, meiden Sie Thriller, Horrorfilme und Filme über Verbrechen. Das Gleiche gilt für Bücher und Radiosendungen. Lesen Sie keine Zeitungen und schalten Sie nicht die Nachrichten im Fernsehen ein, denn die dort verbreiteten Nachrichten sind überwiegend negativ und erzeugen negative Emotionen, die im Körper für eine destruktive Biochemie sorgen und Ihre Genesung beeinträchtigen. Sagen Sie sich jeden Morgen beim Aufwachen: *Was für ein großartiger Tag bricht gerade an, und ich werde das Beste aus diesem Tag machen!* Dann verbringen Sie den Tag in dieser Gemütsverfassung. Wenn es draußen regnet, denken Sie an all die Pflanzen in Ihrem Garten, die von diesem Regen genährt werden, denken Sie daran, dass jeder Regentropfen Schmutz aus der Luft aufnimmt, was dafür sorgt, dass Sie saubere Luft atmen können. Konzentrieren Sie sich darauf, Ihre Gedanken unter Kontrolle zu behalten. Seien Sie optimistisch, freudig, glücklich und dankbar! Lassen Sie nicht zu, dass Ihr Geist träge wird und in etwas Negatives abgleitet. Denken Sie daran, dass Negativität und Pessimismus Ihre Genesung untergraben.

Wenn Sie versuchen, einem Kind zu helfen zu genesen, ist es sehr wichtig, dass Sie Ihr Bestes tun, damit Ihr Kind in einer positiven Gemütsverfassung ist. Es zu kritisieren, mit ihm zu schimpfen, es zu tadeln, zu bestrafen und es zu unterlassen, es zu loben, kann die körperliche Genesung Ihres Kindes beeinträchtigen. Ihrem Kind bedingungslose Liebe entgegenzubringen, es so zu akzeptieren, wie es ist, und jeden noch so kleinen Erfolg und jede Leistung mit aufrichtigem Lob zu würdigen, kann Wunder bewirken. Es ist ein bekanntes psychologisches Phänomen, dass ein Mensch sich selbst krank machen und krank bleiben kann, nur um Aufmerksamkeit und bedingungslose Liebe entgegengebracht zu bekommen.[3] Dieses Phänomen kann sowohl bei Erwachsenen als auch bei Kindern auftreten. Bieten Sie Ihrem Kind keinen Anlass, ein aufmerksamkeitsheischendes Verhalten zu entwickeln. Schenken Sie ihm reichlich liebevolle, positive Aufmerksamkeit, lachen Sie mit ihm, haben Sie Spaß mit ihm, suchen Sie aktiv nach Dingen, die Sie loben und gutheißen können, und spielen Sie alle Fehler und Missgeschicke herunter. Wenn Ihr Kind zum Beispiel etwas kaputt macht, sagen Sie nicht: „Du hast es kaputt gemacht!" Versuchen Sie stattdessen zu sagen: „Es ist kaputtgegangen!" Diese subtile Änderung der Formulierung macht den Unterschied zwischen Tadel und der einfachen Feststellung einer Tatsache aus.

Beziehen Sie Ihr Kind in die Hausarbeit mit ein. Das trägt dazu bei, dass es sich nützlich und wertvoll fühlt, verleiht ihm Selbstwertgefühl und gibt ihm gute Gründe, wieder gesund zu werden. Selbst jemand, der bettlägerig ist, kann im Haushalt einige nützliche Dinge tun. Vergessen Sie nicht, eine gut erledigte Arbeit zu loben. Ein Kind muss das Gefühl haben, ein nützliches Mitglied der Familie zu sein, und zwar ein Mitglied, das dringend benötigt wird. Wir Eltern sind für unsere Kinder wie Götter. Unsere Worte und Taten haben eine starke Wirkung auf ihr Gemüt, und je jünger das Kind ist, desto stärker ist die Wirkung. Wir müssen also darauf achten, wie wir unsere Gedanken formulieren, wenn wir mit ihnen sprechen. Abgesehen davon, dass Sie Ihrem Kind keine psychologischen Gründe geben sollten, eine Krankheit aufrechtzuerhalten, sorgen Sie dafür, dass es viele Gründe hat, vollständig zu genesen, und motivieren Sie es, gesund zu werden. Sagen Sie ihm je nach Alter und nach den Interessen Ihres Kindes immer wieder Dinge wie: „Wenn du wieder gesund bist, kannst du Fahrrad fahren, auf einem Trampolin springen, mit Freunden eine Party feiern, Paintball spielen, Ski fahren, schnorcheln, tauchen usw." Träumen Sie gemeinsam von zukünftigem Spaß. Sorgen Sie dafür, dass die Gedanken Ihres Kindes sich mit positiven Plänen befassen, damit es die Krankheit vergessen kann. Achten Sie unbedingt darauf, Ihrem Kind nicht die Vorstellung zu vermitteln, dass es unheilbar krank ist, und lassen Sie nicht zu, dass jemand anderes das tut, auch nicht Ihr Arzt. Egal wie schlimm die Diagnose auch sein mag, nehmen Sie Ihrem Kind nicht die Hoffnung, dass es wieder gesund wird. In unserem prozessfreudigen Medizinbetrieb gibt es ein neues Phänomen, das auf dem Konzept beruht, „keine falsche Hoffnung zu machen". Einige Ärzte haben sogar ihre Approbation verloren, weil ihnen vorgeworfen wurde, „falsche Hoffnung" gemacht zu haben. Wie kann Hoffnung falsch sein? Hoffnung ist keine Wissenschaft. Hoffnung kann nicht durch eine Formel definiert werden! Menschen genesen von Krebs im Endstadium, von den schrecklichsten Traumata und Verletzungen, und das einfach nur, weil sie Hoffnung haben. Lassen Sie niemals zu, dass jemand Ihnen oder Ihrem Kind die Hoffnung nimmt! Die Tatsache, dass Ihr Schulmediziner nicht weiß, wie er Ihnen helfen kann, bedeutet nicht, dass das Wissen nicht anderswo vorhanden ist! Bedanken Sie sich einfach bei diesem Arzt und machen Sie weiter. Suchen Sie weiter nach einer Lösung, die für Sie oder Ihr Kind die richtige ist.

Apropos positive Gemütsverfassungen – es ist wichtig, auf eine sehr alte Angewohnheit der Menschen zu sprechen zu kommen, nämlich das Klagen. Beobachten Sie sich selbst und notieren Sie, wie viel Zeit Ihres Tages Sie damit verbracht haben, über etwas zu klagen. Menschen klagen über das Wetter, über die Politik, über Nachbarn, über Familienmitglieder, über ihre Gesundheit, ihre Ärzte, ihr Leben im Allgemeinen und über alles Mögliche andere. Jedes Mal, wenn wir über etwas klagen, fokussieren wir uns auf das Negative. Schlimmer noch, wir machen uns selbst zu Opfern. Wenn wir über etwas klagen, bringen wir uns selbst in die Position des Opfers dessen, worüber auch immer wir klagen. Egal wie verlockend es sich auch anfühlen mag, darüber zu jammern, dass man „schlecht behandelt wurde" und was für ein „armes, unglückliches Ding" man ist – ein Opfer zu sein, ist sehr gefährlich! Die Energie eines Opfers zieht immer eine entgegengesetzte Energie an, nämlich die eines Missetäters. Indem Sie sich entscheiden, ein Opfer zu sein, ziehen Sie Menschen und Ereignisse an, die Ihnen schaden werden. Gleichzeitig wird Ihr Unterbewusstsein, das immer anwesend ist und zuhört, sein Bestes tun, um Sie wirklich zu einem Opfer zu machen. Die Krankheit, über die Sie klagen, kann durch Ihr Unterbewusstsein noch viel schlimmer gemacht werden, egal wie schlimm sie bereits ist.[1-3] Wenn Sie wirklich von einer chronischen Krankheit genesen wollen, müssen Sie aufhören zu jammern und zu klagen! Mit dem Klagen aufzuhören, ist eine schwer zu überwindende Angewohnheit, aber es muss sein.

Worauf auch immer wir uns konzentrieren, dem widmen wir unsere Energie, sodass das, worauf wir uns konzentrieren, wichtiger wird und in unserem Leben eine größere Rolle spielt. Als Mutter Teresa gefragt wurde, ob sie bereit sei, an einer Antikriegsdemonstration teilzunehmen, sagte sie Nein. Aber sie stellte klar, dass sie, wenn jemand eine Demonstration für den Frieden organisieren würde, gerne daran teilnehmen würde. Sehen Sie den Unterschied zwischen der einen und der anderen Demonstration? Je stärker wir uns auf den Krieg konzentrieren, desto mehr Energie widmen wir ihm – selbst wenn wir gegen ihn demonstrieren. Und für desto mehr Krieg sorgen wir. Wenn wir Frieden wollen, müssen wir uns auf Frieden konzentrieren. Je stärker wir Krankheiten bekämpfen, desto mehr Krankheiten bekommen wir. Warum konzentrieren wir uns stattdessen nicht darauf, dass in unserem Körper alles gesund ist? Unsere Mainstream-Medizin konzentriert sich darauf, „Krankheiten zu bekämpfen". Die Folge ist, dass die Medizin in unserer modernen Welt Schätzungen zufolge selbst eine der Hauptursachen für die Entstehung von Krankheiten ist.[8,9] Wenn Sie gesund sein wollen, müssen Sie sich auf GESUNDHEIT konzentrieren, und zwar immer. Wenn Sie unter einer Erkrankung leiden, denken Sie möglichst wenig an die Krankheit und die Symptome. Konzentrieren Sie sich stattdessen auf die allgemeine Gesundheit Ihres Körpers (egal in welchem Gesundheitszustand Ihr Körper sich auch gerade befinden mag). Konzentrieren Sie sich auf die guten Dinge in Ihrem Leben, auf neue, spannende Pläne und Projekte. Konzentrieren Sie sich darauf, Ihr Leben in vollen Zügen zu genießen und ein glückliches und erfülltes Leben zu leben. Machen Sie sich bewusst, wofür Sie täglich Ihre Energie aufwenden, worauf Sie sich konzentrieren und was dadurch wichtiger wird und in Ihrem Leben eine größere Rolle spielt.

Sie verfügen über eine mächtige mentale Kraft: Wenn Sie diese mentale Kraft positiv ausrichten und positiv ausgerichtet lassen, kann sie für Sie Wunder vollbringen! Es würde den Rahmen dieses Buches sprengen, im Detail auf die zahlreichen Methoden einzugehen, mit deren Hilfe Sie Ihre Lebenseinstellung verändern und dafür sorgen können, dass diese optimistischer wird. Es gibt Hunderte von hervorragenden Büchern über dieses Thema, die von sehr sachkundigen Menschen verfasst wurden. Es gibt Audiokurse, Videokurse und E-Books. Es gibt Therapeuten, die Ihnen das Ganze in Einzelstunden näherbringen. Hören Sie nie auf zu lernen! Alles in unserem Leben geschieht aus irgendeinem Grund. Vielleicht sind Sie krank geworden, um etwas sehr Wichtiges zu lernen?

Ich möchte dieses Kapitel mit einem wunderbaren Zitat von Mahatma Gandhi abschließen:

„Halte deine Gedanken positiv, denn deine Gedanken werden zu deinen Worten.

Halte deine Worte positiv, denn deine Worte werden zu deinem Verhalten.

Halte dein Verhalten positiv, denn dein Verhalten wird zu deinen Gewohnheiten.

Halte deine Gewohnheiten positiv, denn deine Gewohnheiten werden zu deinen Werten.

Halte deine Werte positiv, denn deine Werte werden zu deinem Schicksal.“[10]

Ein paar letzte Anmerkungen

Alles ist mit allem anderen verbunden durch eine Kraft, deren Macht unendlich ist und die unglaublich sanft ist, jedoch unerschütterlich.
David R. Hawkins

Liebe Leserin, lieber Leser! Ich hoffe, dieses Buch war hilfreich für Sie. Das GAPS-Ernährungsprogramm gibt es seit fast 20 Jahren, und es hat vielen Menschen auf der ganzen Welt geholfen. Es ist kein Programm, das einfach zu befolgen ist, aber für Menschen, die unter schweren chronischen Krankheiten leiden, ist es einfacher, es zu befolgen, als es nicht zu befolgen. Es wird Ihr Leben verändern, und es wird Sie verändern, wie es bei so vielen Menschen der Fall gewesen ist, die das Programm befolgt haben. Zum Abschluss dieses Buches möchte ich Ihnen noch ein paar letzte Anregungen mit auf den Weg geben.

Das Genesen von einer chronischen Krankheit muss mit spiritueller Arbeit einhergehen!

Haben Sie sich je gefragt, warum alles, was der Mensch erschafft, irgendwann zerfällt? Egal wie glänzend und schön es im Moment der Herstellung war, alles, was wir Menschen herstellen, zerfällt, geht kaputt und löst sich irgendwann auf. Die Kleidung, die Sie kaufen, wird alt, abgetragen und zerfetzt irgendwann. Ihr neues Auto beginnt sich von dem Moment an, in dem es die Fabrik verlässt, langsam abzunutzen, und Sie müssen es ständig reparieren. Unsere Häuser, Möbel, Werkzeuge, Elektrogeräte, Maschinen, Straßen, Schiffe, Flugzeuge, Brücken, Städte und Dörfer – alles verkommt und verfällt, wenn wir es nicht ständig instand halten. Natürlich gibt es Verschleiß, aber von Menschen hergestellte Dinge fallen selbst dann auseinander, wenn sie nicht benutzt werden. Und warum? Aufgrund eines universellen Phänomens, das ENTROPIE genannt wird. Nach dem zweiten Hauptsatz der Thermodynamik ist jedes Teilchen, jedes Molekül und jedes Atom ständig in Bewegung, dreht sich und ruckelt. Diese Bewegung erzeugt Wärme, die nicht nutzbar gemacht werden kann und verloren geht.[1] Dieser Energieverlust wird als Entropie bezeichnet und ist in unserer physikalischen Welt allgegenwärtig und sorgt dafür, dass unsere technischen Erzeugnisse in Unordnung geraten und letztendlich der Zerstörung unterliegen. Dieses Gesetz der Physik gilt nur für nicht lebende Objekte. Sie können der Entropie nicht entrinnen. Lebende Dinge halten der Entropie nicht nur stand, sie nutzen sie sogar zu ihrem Vorteil.[2] Was ist also der Unterschied zwischen lebenden und nicht lebenden Dingen? Über diese Frage zerbrechen sich Wissenschaftler seit Langem den Kopf und haben bisher keine Antwort gefunden. Die grundlegendste aller Fragen lautet: WAS IST LEBEN? Was haben Mikroben, Pflanzen, Insekten, Fische, Tiere und Menschen an sich, das sie lebendig und anders macht als nicht-lebende Objekte?

Um das zu verstehen, müssen wir uns vielleicht mit dem Tod befassen. Sehen wir uns an, was mit den Körpern von Menschen, Tieren, Fischen, Pflanzen und allen anderen Lebewesen passiert, wenn sie sterben. Eine Minute vor dem Tod eines Tieres ist dessen Körper warm, in ihm findet ein aktiver Stoffwechsel statt, und es ist keine Entropie vorhanden. Eine Minute nach dem Tod ist es immer noch derselbe Körper (er sieht gleich aus, ist immer noch warm und biochemisch genauso zusammengesetzt wie der lebende Körper), doch jetzt hat die Kraft der Entropie Einzug gehalten, und der Zerfall beginnt. Je nach Temperatur kann der Körper in wenigen Tagen verfallen. Was hat die Entropie vor dem Tod ferngehalten? Was hat den Körper in seinem lebendigen, funktionierenden Zustand gehalten? Warum kann ein Baum Hunderte von Jahre leben, immer größer und stattlicher werden, aber keine Anzeichen von Entropie aufweisen? In dem Moment, in dem dieser Baum stirbt, hält Entropie Einzug und der Baum verfällt schnell. Welche Kraft hat den Baum im Moment des Todes verlassen? Welche Kraft hat den lebenden Körper des Baums vor der Entropie geschützt? Im Laufe der Jahrtausende haben sich die Menschen für diese Kraft viele Bezeichnungen ausgedacht: Gott, Geist, Seele, Lebenskraft und andere. Egal welchen Namen wir dieser Kraft geben, es gibt keinen Zweifel, dass sie existiert, und sie ist die einzige Kraft der Welt, die der Entropie standhalten kann! Solange ein Körper von dieser lebenden Kraft bewohnt wird, gedeiht er, wächst er, entwickelt er sich, liebt, pflanzt sich fort, atmet, isst, fühlt und zeigt keine Anzeichen des Zerfalls. Das sollte nicht mit dem Prozess des Alterns verwechselt werden, der nichts mit Entropie zu tun hat. Vom Moment der Empfängnis an durchläuft der menschliche Körper ein komplexes hormonelles Programm: Er entwickelt sich von der Eizelle zu einem Baby, vom Baby zum heranwachsenden Kind, vom Kind zum reifen, fortpflanzungsfähigen Erwachsenen, wird zu einem älteren Menschen, wenn die Fortpflanzung abgeschlossen ist, und lebt als älterer Erwachsener weiter, solange die Lebenskraft anwesend ist. Egal wie alt ein Mensch ist, solange die Lebenskraft im Körper noch anwesend ist, lebt der Mensch weiter und hält der Entropie stand.

Wenn die Lebenskraft den Körper verlässt, stirbt er und unterliegt sofort der Entropie. Aber was passiert, wenn die Lebenskraft den Körper nicht verlassen hat, aber geschwächt ist? Je schwächer die Lebenskraft ist, desto größer ist die Gelegenheit für Entropie, schleichend Einzug zu halten. Ob das vielleicht die Ursache für die Entstehung chronischer Krankheiten ist? Was kann die Lebenskraft, den Geist, die Seele, Gott oder was auch immer in einem schwächen?

Um das zu verstehen, betrachten Sie am besten einfach die Natur. Nehmen Sie irgendein Blatt oder ein Stück Gras in die Hand, beobachten Sie einen Vogel, ein Insekt oder ein Säugetier und Sie werden erkennen, wie perfekt sie sind! Wie unendlich komplex ihr Aufbau und ihre Funktionen sind, wie sinnvoll, wie durchdacht und wie schön! Nach den fundamentalen Gesetzen der Physik ist Materie gleich Energie. Energie verfestigt sich zu Materie. Welche nur erdenkliche Energie könnte die Vollkommenheit der Natur erschaffen haben? Es gibt nur eine Energie, die sich verfestigt haben könnte, um auf der Erde Leben zu erschaffen – die Energie der LIEBE. Das ist für jeden offensichtlich, der sehen, denken und fühlen kann. Der menschliche Körper ist Teil der Natur, wurde aus der gleichen Energie geschaffen und es ist diese, die ihn in seinem perfekten Zustand aufrechterhält. Tatsächlich sind die wenigen Menschen, die nur diese Energie besitzen, die keine andere Energie in ihr Dasein lassen, schön, gesund und wohlauf.

Jeder von uns kann die Energie anderer Menschen spüren. Diese Fähigkeit scheint in uns einprogrammiert worden zu sein. Jahrelange klinische Erfahrung hat mich zu der Erkenntnis kommen lassen, dass eine vollständige Genesung von einer Krankheit nicht möglich ist, ohne die folgenden Fragen zu klären: Welche Energie ist die vorherrschende Energie in dem Menschen, der unter der Krankheit leidet? Welche Art von Seele steckt in ihm?

- Ist es die Energie des Opferseins? Opfer zu sein, scheint eine Lieblingsbeschäftigung der Menschheit zu sein. Ganze Nationen gehen ihr freudig nach. Wie gerne klagen wir darüber, zu kurz zu kommen! Wie wohltuend sind die Aufmerksamkeit und das Mitleid der anderen, wenn wir jammern und klagen! Ich habe genug Menschen gesehen, die krank werden, nur um diese Aufmerksamkeit zu bekommen. Wenn der betroffene Mensch auf keine andere Weise Aufmerksamkeit bekommen kann, wie groß ist dann seine Chance, von einer chronischen Krankheit zu genesen? Sehr gering! Die Krankheit aufrechtzuerhalten, ist für diesen Menschen viel wichtiger, als zu genesen. Was auch immer wir tun – dieser Mensch wird krank bleiben, bis er die bewusste Entscheidung trifft, kein Opfer mehr sein zu wollen.

- Angst ist eine weitere beliebte Energie der Menschheit. Einige Menschen scheinen sich vor etwas fürchten zu wollen und suchen den ganzen Tag aktiv nach etwas, vor dem sie Angst haben können. Sie lassen die Angst untereinander hin und her springen, holen sich aus den Fernsehnachrichten und den Zeitungen, von Regierungen, Nachbarn usw. mehr davon. Angst ist niemandes Freund! Sie verursacht Krankheiten und es ist nicht möglich, von einer Krankheit zu genesen, solange man in Angst lebt.
- Scham und Schuldgefühle gehen mit sehr schlechten Emotionen einher. Menschen, deren Gewissen nicht rein ist, befinden sich in einem selbstzerstörerischen Modus. Wenn die betroffene Person es ernst meint, von einer Krankheit genesen zu wollen, muss sie sich dem, was sie getan hat, stellen und ihr Bestes tun, um es wieder gut zu machen. Eine Entschuldigung ist das Mindeste. Erst dann ist es möglich, sich selbst zu vergeben. Und erst danach kann die Suche nach der Energie der LIEBE beginnen. Ohne diese Energie kann man nicht von einer chronischen Krankheit genesen.
- Mit Groll, Stolz, Trauer, Apathie, Unehrlichkeit, Gier oder anderen negativen Gefühlen zu leben, verursacht Krankheit und verhindert Heilung und Genesung.

Wir reden hier über die vorherrschende Energie der betreffenden Person, nicht über die vorübergehenden Emotionen, die jeder von uns hin und wieder verspürt. Diese vorherrschende Energie beeinflusst jeden Aspekt unseres Lebens, nicht nur unsere Gesundheit, sondern auch unsere Beziehungen, unsere Arbeit, unsere Hobbys und unser Verhalten – sie beeinflusst die eigentliche Essenz dessen, was uns ausmacht. Heilung und Genesung muss mit spiritueller Arbeit einhergehen, die darin besteht, eine Verbindung zu dem herzustellen, was einen wirklich ausmacht, es erforscht, es versteht und die Energie näher an die Energie der LIEBE heranführt. Es würde den Rahmen dieses Buches sprengen, auf dieses Thema im Detail einzugehen. Zum Glück gibt es jede Menge verfügbare Hilfe: gute Bücher, Meditation und Lehren spiritueller Lehrer. Jeder kann Informationen finden, die zur eigenen persönlichen Situation passen.

Chronische Krankheiten ereilen uns, wenn wir auf spiritueller Ebene etwas Wichtiges lernen müssen, wenn wir uns spirituell weiterentwickeln müssen! Eine Krankheit ist Ihre spirituelle Lektion. Diese Lektion zu leugnen und nicht anzugehen, verhindert nicht nur die vollständige Genesung Ihres Körpers, sondern auch das spirituelle Wachsen, das diese Lektion mit sich bringt. Ihr Geist möchte wachsen, aber Ihr Ego und Ihr Verstand haben vielleicht eine andere Agenda. Die Lektion ist schmerzhaft, sie vollständig zu absolvieren, ist sehr harte Arbeit, also bieten Ihr Ego und Ihr Verstand Ihnen vielleicht einen leichteren Weg an. Jeder Mensch muss Entscheidungen treffen, wie er sein Leben leben will. Vielleicht entscheiden Sie sich dafür, den Mainstream-Weg zu gehen und Medikamente zu nehmen, um die Symptome zu unterdrücken. Das wird dafür sorgen, dass Sie sich körperlich besser fühlen, während sich der gesundheitliche Zustand Ihres Körpers weiter verschlechtert. Die komplette Ernährung umzustellen, ist nicht einfach: Sie müssen sich Ihren Lebensmittelsüchten stellen und Absterbe- und Entgiftungsreaktionen Ihres Körpers über sich ergehen lassen und durchstehen, ganz zu schweigen von all dem mit einer Ernährungsumstellung verbundenen Kochen, Einkaufen und Reinigen. Um diesen Prozess durchzustehen, brauchen Sie Unterstützung und Hilfe Ihrer Familie und Freunde, eine Unterstützung, die Sie vielleicht nicht bekommen. Und die Genesung von einer chronischen Krankheit kann Sie der zusätzlichen Aufmerksamkeit und des Mitgefühls dieser Menschen berauben, einer Aufmerksamkeit und eines Mitgefühls, die für Ihr Ego vielleicht sehr wichtig sind. Das Leben stellt uns oft vor schwere Entscheidungen und es ist wichtig, dass Sie gründlich darüber nachdenken, was Sie tun wollen: Wollen Sie vollständig von Ihrer Krankheit genesen (und all die harte Arbeit auf sich nehmen, die damit verbunden ist), oder wollen Sie für den Rest Ihres Lebens mit dieser Krankheit leben? Wollen Sie die spirituelle Lektion, die diese Krankheit mit sich bringt, lernen oder sind Sie nicht daran interessiert, diese Gelegenheit wahrzunehmen? Niemand kann diese Entscheidung für Sie treffen. Es ist Ihr Leben und Ihre Wahl. Und niemand hat das Recht, Sie nach den Entscheidungen zu beurteilen, die Sie treffen.

Wenn Sie sich dazu entscheiden, vollständig von Ihrer Krankheit genesen zu wollen, unternehmen Sie den ersten Schritt, eine aufregende Reise anzutreten und das Abenteuer Ihres Lebens zu erleben – eine Reise des spirituellen Wachsens durch die Heilung Ihres Körpers! Es ist das Streben nach etwas, wonach sich jeder Mensch sehnt – nach universeller, bedingungsloser Liebe. Jeder Mensch, der unter einer chronischen Krankheit leidet, muss in sich gehen, sein Inneres ergründen und versuchen zu verstehen, was ihn daran hindert, die Energie der LIEBE zu erlangen – die Liebe zu sich selbst und die Liebe zu jedem Lebewesen, das ihn umgibt.

Einige Menschen fragen: Wie liebt man sich selbst? Die folgenden Dinge mögen vielleicht helfen, damit erfolgreich zu beginnen:

Seine Ernährung auf selbst zubereitete, qualitativ hochwertige Nahrungsmittel umzustellen bedeutet, sich selbst Liebe zu erweisen.

Sich vor menschengemachten Giftstoffen zu schützen bedeutet, sich selbst Liebe zu erweisen.

Offen und ehrlich zu sich selbst und zu anderen zu sein bedeutet, sich selbst Liebe zu erweisen.

Anderen Menschen mit Liebe zu begegnen bedeutet, sich selbst Liebe zu erweisen.

Unserem wunderbaren Planeten mit Liebe zu begegnen bedeutet, sich selbst Liebe zu erweisen.

Das Befolgen des GAPS-Ernährungsprogramms wird Sie auf eine Reise der Heilung, des Genesens und des Lernens führen, auf der Sie viele gute Menschen kennenlernen und lebenslange Freundschaften schließen werden. Es wird Sie als Menschen verändern und Ihr Leben komplett umstellen! Ihre Prioritäten und die Entscheidungen, die Sie treffen, werden sich ändern. Einige Menschen aus Ihrem Umfeld werden vielleicht nichts mehr mit Ihnen zu tun haben, weil ihr Lebensweg nicht mehr mit Ihrem Lebensweg vereinbar ist. Aber andere Menschen werden sich zu Ihnen hingezogen fühlen – Menschen, die sich auf einer ähnlichen Reise befinden und Ihnen echte Gesellschaft leisten und Ihnen Freude bringen werden. Es wird Höhen und Tiefen geben und Tränen und Lachen, der Mensch, der in Ihnen steckt, wird wachsen, und auch Ihre spirituelle Essenz wird wachsen. Und darüber hinaus wird Ihr Leben natürlich geprägt sein vom häufigen Zubereiten köstlicher Gerichte und dem Verspeisen derselben sowie von Sonnenbaden, Gartenarbeit, Schwimmen in Seen, Flüssen und im Meer, Barfußlaufen und Verbundenheit mit der Natur!

Unsere Gesundung muss mit der Wiederverbindung mit unserem Planeten einhergehen!

Unser Planet Erde ist lebendig, und wir Menschen haben eine tiefe Verbindung zu ihm. Unser Körper ist ein integraler Bestandteil des Ökosystems der Erde. Unser Körper ist aus den Ressourcen des Planeten Erde zusammengesetzt, und wenn er stirbt, gibt er diese wieder an ihn zurück. Während unseres Lebens stellt der Planet uns eine optimale Umgebung zur Verfügung, in der wir leben können. Die Erde ist unser Zuhause, unsere Quelle für alles, was wir benötigen, um zu gedeihen und uns bester Gesundheit zu erfreuen. Sie ist wie ein liebevoller Elternteil, der großzügig gibt, ohne dafür im Gegenzug etwas zu verlangen! Bis vor Kurzem haben die Menschen die Verbindung zwischen sich und dem Planeten verstanden. Erst in jüngster Zeit begann der moderne Mensch, sich von der Natur abzuwenden und zu entfernen. Je weiter wir uns von Mutter Natur entfernen, desto störungsanfälliger wird unser Körper, desto ungesünder werden wir und desto rücksichtsloser und ausbeuterischer verhalten wir uns gegenüber unserem Planeten. Die harmonischen und gesunden Gesellschaften haben immer in enger Verbundenheit mit der Natur gelebt und hatten eine tiefe Ehrfurcht vor ihr. Um von einer chronischen Krankheit zu genesen, ist es unerlässlich, wieder in Verbindung mit dieser Quelle des Lebens, der Schönheit und der Göttlichkeit zu treten. Zu gärtnern, etwas zu pflanzen und anzubauen oder sich um Tiere zu kümmern sind wunderschöne, Freude machende Aktivitäten, denn sie bringen uns wieder in Kontakt mit der Energie, die die vorherrschende Energie unseres Planeten ist – der Energie der LIEBE. All diese Aktivitäten bringen uns an die frische Luft und ins Licht der Sonne, sie verbessern unsere Stimmung und entfalten auf jeder Ebene eine heilende Wirkung – körperlich, mental und spirituell. Viele meiner ehemaligen Patienten, die das GAPS-Ernährungsprogramm befolgten, haben sich ein Stück Land gekauft und Bauernhöfe im kleinen Stil angelegt. Aus Stadtbewohnern wurden Bauern, und sie könnten nicht glücklicher sein! Einige halten Hühner, andere haben Milchziegen, manche sogar eine Hauskuh und alle haben Gemüse- und Obstgärten angelegt. Seine eigenen natürlichen, chemiefreien Nahrungsmittel zu produzieren macht großen Spaß und ist sehr befriedigend. Diesen Nahrungsmitteln kann man hundertprozentig vertrauen, weil man sie selbst angebaut hat. Ich bin selbst eine dieser Landwirtinnen und betreibe regenerative Landwirtschaft. Das Ziel dieser Art von Landwirtschaft ist nicht nur, Nahrungsmittel von bester Qualität zu erzeugen, sondern darüber hinaus auch zur Regeneration unseres Planeten beizutragen.

Eine der zerstörerischsten menschlichen Aktivitäten war schon immer der Ackerbau. Pflügen, den Boden bestellen, Graben und andere traditionelle Methoden des Ackerbaus zerstören den Mutterboden und sorgen mit der Zeit für die Entstehung von Wüsten. Der Boden unter Ihren Füßen ist der kostbarste Teil der Natur: Alles Leben beginnt und endet im Boden. Ein gesunder Boden ist

Heimstatt für eine komplexe mikrobielle Gemeinschaft und zugleich der größte Kohlenstoffspeicher der Erde. Dieser Kohlenstoff wird in Form von Humus gespeichert – einem stabilen Kohlenstoffpolymer, das den Kohlenstoff für Hunderte von Jahren im Boden speichern kann. Humus absorbiert auch sehr große Mengen an Wasser, hält die Feuchtigkeit im Boden und beugt Überschwemmungen vor. Ackerbau zerstört den Humus und tötet die mikrobielle Gemeinschaft im Boden. Dieser Prozess der Zerstörung des Bodens und der Tötung der mikrobiellen Gemeinschaft hat sich seit der Einführung von Agrarchemikalien noch verschlimmert. Ein großer Anteil des Kohlenstoffs, der sich in unserer Atmosphäre anreichert (und die globale Erwärmung verursacht), ist zerstörter Humus, der überall auf der Welt in Form von Kohlendioxid aus den Böden von den Ackerflächen freigesetzt wird. Toter Boden kann weder Pflanzen nähren noch Wasser speichern. Infolgedessen läuft das Regenwasser von den Feldern ab, nimmt den toten Boden mit und überflutet flussabwärts die Dörfer. Der Wissenschaft zufolge sind alle Wüsten der Welt durch menschliche Aktivitäten entstanden.[7] Heutzutage werden in den Ländern der entwickelten Welt durch den industriellen Anbau von Getreide, Soja, Zuckerrüben, Baumwolle, Mais und anderen Nutzpflanzen schwindelerregende Mengen an Mutterboden in Wüste verwandelt. Es wird geschätzt, dass jedes Jahr weltweit 24 Milliarden Tonnen fruchtbarer Boden verloren gehen. Das entspricht pro Person 3,4 Tonnen.[3]

Nicht viele Menschen wissen, dass die industrielle Landwirtschaft für eine Überproduktion von Getreide sorgt.[4,5,6] Um einen Markt für dieses Getreide zu schaffen und Profit machen zu können, werden Tiere in Massentierhaltungsanlagen eingesperrt, in denen sie mit diesem überproduzierten Getreide gefüttert werden. Dabei ist Getreide kein für Nutztiere geeignetes Futter. Die Tiere werden krank, wenn sie zu viel Getreide fressen. Mutter Natur hat sie für ein Leben auf der Weide geschaffen. Kühe, Ziegen und Schafe sollten auf natürlichen Weiden leben und nur Gras und andere dort wachsende Pflanzen fressen. Hühner, Truthähne und anderes Geflügel fressen eine Menge Gras und Kräuter und finden auf Weiden auch von ihnen vertragenes Fleisch (Würmer, Insekten und Larven). Schweine sollten in einem Wald leben, wo sie ihr Futter finden, und auch sie fressen viel Gras und andere Pflanzen. Mutter Natur hat die Nutztiere so ausgestattet, auf diese Weise zu leben und sich zu ernähren, und nur dann können sie gesund und glücklich sein! Aber die industrielle Landwirtschaft macht ihren Profit mit der Überproduktion von Getreide und Soja. Wenn diese Überproduktion erst einmal vorhanden ist, müssen das Getreide und das Soja verkauft werden. Also werden die Tiere und das Geflügel in Massentierhaltungsbetriebe eingesperrt und mit diesem Getreide und Soja gefüttert, was sie krank macht.

Der in den Massentierhaltungsanlagen anfallende Tiermist wird in die lokalen Gewässer gespült, vergiftet alles in diesen Gewässern existierende Leben und produziert Treibhausgase. Auf Weiden ist der Mist von Tieren ein wertvoller Dünger für den Boden, aber die industrielle Landwirtschaft hat dafür gesorgt, dass die Massen an anfallendem Tiermist zu einem Problem geworden sind. Die industrielle Landwirtschaft wurde nur mit einem einzigen Ziel geschaffen – Profit zu machen! Sie ist eine Abscheulichkeit, die unseren Planeten zerstört und krankmachende „Lebensmittel" produziert, mit denen die Regale in unseren Supermärkten gefüllt werden. Wenn wir dafür sorgen wollen, dass unser Planet sich wieder erholt, und wenn wir Menschen auch selbst gesund sein wollen, muss diese Form der Landwirtschaft abgeschafft werden.

Regenerative Landwirtschaft trägt dazu bei, dass wieder gesunder Boden gebildet wird, und Tiere leisten einen wichtigen Beitrag zu diesem Prozess. Die Ausscheidungen und die Aktivitäten der Tiere auf dem Land sorgen für die Bildung einer reichhaltigen mikrobiellen Gemeinschaft im Boden, die die Voraussetzung und Grundlage allen Lebens auf dem Planeten ist. Je mehr natürliche, regenerative Bauernhöfe es gibt, egal wie klein diese auch sein mögen, desto mehr Chancen hat unser schöner Planet zu überleben und wieder zu dem Garten Eden zu werden, der er einst war. Wir verfügen bereits über viel Wissen, wie es gelingen kann, den Planeten zu regenerieren und gleichzeitig reichlich gute Nahrungsmittel für die Menschheit zu produzieren. Das Problem ist, dass die wirtschaftlichen und politischen Mächte dieser Welt kein Interesse daran haben, dass dieses Wissen in die Tat umgesetzt wird. Somit ist es also an jedem Einzelnen, sich zu entscheiden, diese Aufgabe selbst in die Hand zu nehmen, wo auch immer dies möglich ist. Und dafür ist kein Maßstab zu klein!

Wir Menschen haben unserem Planeten unermesslichen Schaden zugefügt. Es gibt einen naiven Denkansatz, der davon ausgeht, dass degeneriertes Land sich von alleine erholt, wenn wir Menschen uns aus einem geschädigten Gebiet zurückziehen und es „der Natur zurückgeben". Die Forschung auf diesem Gebiet zeigt jedoch, dass das ganz und gar nicht der Fall ist.[7] Sie zeigt, dass wir es viel besser machen können, wenn wir mit degeneriertem Land rücksichtsvoll umgehen und die Erkenntnisse umsetzen, über die wir bereits verfügen. Das *Allan Savory Institute* hat das am Beispiel von Millionen von Hektar Grasland auf der ganzen Welt nachgewiesen.[8] Wenn das Grasland auf die richtige Weise von großen Tierherden beweidet wird, können riesige Flächen degenerierten Landes in üppige Weiden verwandelt werden! Es gibt erstaunliche Projekte, deren Umsetzung dazu beiträgt, Wüsten in fruchtbare Gärten und Wälder zu verwandeln.[9-13] Für die Realisierung dieser Projekte sind große Mengen an Biomasse aus abgestorbener Vegetation erforderlich. Anstatt die Abholzung zuzulassen, die sich derzeit im Amazonas-Regenwald vollzieht, könnte man den Einheimischen ein Geschäftsmodell anbieten, das darin besteht, in nachhaltiger Weise tote Vegetation aus ihrer Umgebung zu verwerten. Diese Biomasse könnte in Wüsten transportiert werden, wo sie dazu beitragen würde, diese zu regenerieren. Gleichzeitig könnte die Brandrodung in Amazonien gestoppt werden, und die Menschen vor Ort hätten die Möglichkeit, ein Einkommen zu erzielen, von dem sie leben können. Regenwälder sind leicht zu zerstören. Sie sind fragile, empfindliche ausgeglichene Ökosysteme. Wenn sie einmal zerstört sind, kann es unmöglich sein, sie zu regenerieren. Es gibt einen Weg, sie zu erhalten und gleichzeitig andere geschädigte Gebiete auf diesem Planeten zu regenerieren! Das sind nur ein paar Beispiele dafür, was möglich ist. Es gibt viele andere.

Indem wir das GAPS Ernährungsprogramm befolgen, hören wir auf, die industrielle Landwirtschaft zu unterstützen, weil wir die Nutzpflanzen, die sie produziert, nicht verwenden: Getreide, Soja, Zuckerrüben, Zuckerrohr, Raps und Mais. Die Produktion dieser Nutzpflanzen in industriellem Maßstab entfaltet auf unserem Planten eine große zerstörerische Kraft. Wir bemühen uns nach Kräften, unsere Nahrungsmittel von Bio-Bauern zu kaufen, die ihr Land, den Boden und die Tiere liebevoll und rücksichtsvoll behandeln. Wir unterstützen artgerechte Tierhaltung, die sich dadurch auszeichnet, dass die Tiere auf naturbelassenen Weiden leben und ein gesundes glückliches Dasein führen. Wir tun unser Bestes, um unser eigenes Gemüse, unser eigenes Obst und unsere eigenen Kräuter anzubauen. Und wir werfen keine Nahrungsmittel weg, weil wir uns auf jeder Ebene der Verbindung mit ihnen bewusst sind – vom Boden, in dem sie wachsen, bis zum Esstisch, auf dem sie zubereitet vor uns stehen. Indem wir uns auf diese Weise ernähren, tragen wir dazu bei, unseren Planeten zu regenerieren – mit jeder einzelnen Mahlzeit.

Um von einer chronischen Krankheit zu genesen, ist Vorsicht gegenüber der Wissenschaft geboten!

Ich empfehle meinen Patienten dringend, nicht zu wissenschaftsgläubig zu sein. Meine klinische Erfahrung hat mich eine harte Lektion gelehrt: Wenn Sie vom richtigen Weg abkommen wollen, folgen Sie der Wissenschaft! Verwechseln wir nicht Technik mit Naturwissenschaften. Technologie – der Umgang mit nicht-lebenden Objekten – hat uns große Fortschritte verschafft und unser Leben verändert. Wenn es jedoch um Lebewesen geht, ist unsere Wissenschaft nicht in der Lage, diese richtig zu verstehen, und noch weniger vermag sie es, in sie einzugreifen, ohne Schaden anzurichten. Warum? Weil sie versucht, LEBEN genauso zu behandeln wie nicht-lebende Objekte und dieselben Methoden einzusetzen, die in der Technik verwendet werden.

Mutter Natur hat Milliarden von Jahren gebraucht, um das Leben auf der Erde zu entwickeln, unter anderem unseren Körper. Unsere Wissenschaft hingegen werkelt gerade mal seit ein paar Jahrzehnten in ihren Labors herum. Für jede Studie, die uns in medizinischer oder ernährungswissenschaftlicher Hinsicht irgendwelche Erkenntnisse liefert, gibt es eine gleiche Anzahl von Studien, die genau zu den gegenteiligen Erkenntnissen kommen. Warum ist unsere Wissenschaft so unzulänglich? Weil sie den spirituellen Aspekt des Lebens auf der Erde leugnet und nicht imstande ist, ihn zu ergründen. Die moderne Wissenschaft ist rein materialistisch ausgerichtet. Sie glaubt wirklich, dass es in der Welt nicht mehr gibt als die physische Realität, die wir mit unseren Sinnen wahrnehmen können. Das physisch Existierende und der menschliche Verstand sind die zwei Dimensionen, die ein Mainstream-Wissenschaftler versteht. Die dritte Dimension – die spirituelle – wird hartnäckig geleugnet. Jeder, der versucht, diese dritte Dimension in die Wissenschaft einzuführen, wird als „Vitalist" abgestempelt und umgehend abgetan. Solange die Wissenschaft hartnäckig an ihrer materialistischen Ausrichtung festhält, wird sie unfähig sein, die unendliche Komplexität des Lebens auf der Erde zu erklären oder auch nur zu verstehen. Zum Glück gilt das nur für die Mainstream-Wissenschaft. Jenseits der Mainstream-Wissenschaft wird die spirituelle Seite des Lebens seit Jahrzehnten erforscht, und diese Forschung hat bereits interessante Ergebnisse hervorgebracht. Im Kapitel *Empfohlene Lektüre* finden Sie einige faszinierende Bücher zu diesem Thema. Jeder wirklich große Wissenschaftler, den es in der Geschichte der Menschheit gegeben hat, hat den spirituellen Aspekt des Lebens auf der Erde akzeptiert und betont. Das gilt unter anderem auch für Isaac Newton und Albert Einstein. Es besteht kein Zweifel daran, dass die Mainstream-Wissenschaft eines Tages das Gleiche tun wird, denn ohne die spirituelle Seite von allem Lebenden zu akzeptieren, und ohne diese Seite zu untersuchen, hat diese Form der Wissenschaft keine Zukunft.[14] Bis es so weit ist, können wir keine wissenschaftliche Studie für bare Münze nehmen, geschweige denn versuchen, ihre Erkenntnisse in der klinischen Praxis anzuwenden, egal wie durchdacht die Studie auch erscheinen mag. Mehr über dieses Thema erfahren Sie in meinem ersten GAPS-Buch *Gut and Psychology Syndrome* im Kapitel „*Die Erbanlagen*".

Ihr eigener Körper, Ihr Geist und Ihre Seele sind Ihre Heiler.

Vertrauen Sie ihnen! Unterstützen Sie sie! Lieben Sie sie!

Auf diesen Punkt, liebe Leserinnen und Leser, habe ich in diesem Buch schon mehrfach hingewiesen. Ich möchte ihn noch einmal besonders betonen. Die Macht, sich selbst zu heilen, ist in Ihren Körper einprogrammiert. Treten Sie diese Macht nicht an andere ab! In Notfällen müssen Sie anderen vertrauen, damit diese Ihnen helfen, Ihren Körper zu reparieren, aber wenn die grundlegenden Reparaturen abgeschlossen sind, ist die Genesung Ihres ganzen Wesens einzig und allein Ihre Aufgabe. Sie können Hilfe und Rat suchen, und es gibt viel Hilfe und ausgezeichnete Informationen, die Ihnen zur Verfügung stehen. Die Befolgung des GAPS-Ernährungsprogamms wird Ihnen helfen, eine solide Grundlage zu schaffen, um von einer chronischen Krankheit zu genesen, denn dieses Programm ermöglicht es Ihnen, Ihren Körper mit hochwertigen Baustoffen neu aufzubauen, sodass er stark, robust und in der Lage sein wird, jeglichen Schädigungen und Erkrankungen zu widerstehen. Aber jeder Mensch ist einzigartig und braucht seinen eigenen Zugang zu seinem Geist und seiner Seele. In diesen Gefilden müssen Sie Ihrer Intuition und Ihren Gefühlen folgen, um den richtigen Weg zu finden. Es gibt viele Methoden, sich mit diesen nicht greifbaren Teilen von uns zu verbinden, unter anderem verschiedene Formen der Meditation, Gebete, Psychotherapie oder einfach ein Gespräch mit einem Freund. Aber die beste Methode ist vielleicht das Gespräch mit sich selbst. Als junge Ärztin hatte ich das Glück, mit einer brillanten Professorin für Neurologie zusammenzuarbeiten, die schon ziemlich alt war. Sie murmelte immer etwas vor sich hin, und eines Tages fragte eine Kollegin sie, mit wem sie denn spreche. Sie antwortete: „Ich spreche mit einer sehr klugen Person und bekomme all die richtigen Antworten!"

Sie sind der klügste Mensch, mit dem Sie in Ihrem Leben zu tun haben! Sprechen Sie so oft wie möglich mit diesem Menschen, verbringen Sie Zeit mit ihm allein und hören Sie, was er Ihnen zu sagen hat. Seien Sie zu diesem Menschen brutal ehrlich! Stellen Sie ihm immer wieder Fragen. Wahrscheinlich werden Sie die richtigen Antworten bekommen! Die gute Nachricht ist, dass wir nicht die Einzigen sind, die das tun. Vor uns haben schon andere Menschen diesen Weg beschritten und teilen ihre Erfahrungen bereitwillig anderen mit. Lesen Sie weiter Bücher, hören Sie nicht auf zu lernen. Die richtigen Menschen und die richtigen Bücher werden im richtigen Moment Ihren Weg kreuzen. Seien Sie einfach bereit, sie willkommen zu heißen und ihnen Aufmerksamkeit zu schenken. Und sprechen Sie weiter mit der wichtigsten Autoritätsperson, die es in Ihrem Leben gibt: mit sich selbst!

Abschließend möchte ich Ihnen sagen, dass die Genesung von einer chronischen Krankheit eine wunderbare Reise ist – eine Reise voller Offenbarungen, wichtiger Lektionen und Errungenschaften, die einen mit Stolz erfüllen. Es ist eine Gelegenheit, als MENSCH zu wachsen, weiser zu werden, gütiger, tiefgründiger und liebevoller. Bevor Sie sich versehen, helfen Sie auch schon anderen Menschen zu genesen, und das wird Ihnen noch mehr Freude bereiten. Indem Sie anderen helfen, werden Sie neue Dinge entdecken, die Ihnen wiederum auf Ihrer Reise der Genesung helfen werden. Für jede Reise gilt: Je härter die Widrigkeiten, die Sie überwinden müssen, desto süßer der Erfolg und desto lohnender die Reise.

Bon voyage!

Von A bis Z: GAPS-Erkrankungen in alphabetischer Reihenfolge

Es ist unmöglich, alle gesundheitlichen Probleme aufzuführen, die durch eine Befolgung des GAPS-Ernährungsprogramms behandelt werden können. Im Folgenden finden Sie eine kleine Auswahl der häufigsten chronischen Erkrankungen, bei denen Betroffene dieses Programm als hilfreich empfinden. Viele andere Gesundheitsprobleme sind bereits in anderen Kapiteln angesprochen worden.

Inhalt

1. Abhängigkeit (bitte lesen Sie das Kapitel *Nahrungsmittelsüchte*)
2. Alkoholismus
3. Allergien (bitte lesen Sie das Kapitel *Immunsystem*)
4. Alopecia Areata (kreisrunder Haarausfall)
5. Alzheimer-Krankheit (siehe *Metabolisches Syndrom* in diesem Kapitel)
6. Amyotrophe Lateralsklerose (ALS, Lou-Gehrig-Krankheit), andere Motoneuronenerkrankungen (MNDs)
7. Anämie (lesen Sie bitte das Kapitel *Was der Darm für uns tut*)
8. Arthritis (bitte lesen Sie im Kapitel *Kollagenstörungen* nach)
9. Asthma und andere Lungenerkrankungen
10. Autoimmunerkrankung (siehe *Immunsystem*)
11. Bauspeicheldrüsenprobleme
12. Bettnässen, Blasenentzündung und andere Harnprobleme
13. Bluthochdruck (siehe *Metabolisches Syndrom*)
14. Borreliose, MSIDS (infektionsbedingte Multisystemerkrankung) und andere Infektionen
15. Colitis ulcerosa (siehe *Morbus Crohn und Colitis ulcerosa*)
16. Diabetes, Typ 1
17. Diabetes, Typ 2 (siehe auch *Metabolisches Syndrom*)
18. Dünndarmfehlbesiedelung (SIBO - Small Intestinal Bacterial Overgrowth)
19. Ekzeme
20. Fettleibigkeit (siehe *Metabolisches Syndrom*)
21. FPIES (Food Protein Induced Enterocolitis Syndrom – durch Nahrungsmittelprotein verursachtes Syndrom entzündeter Dünn- und Dickdarmschleimhäute)

22. Gedeihstörung
23. Gicht
24. Hämorrhoiden
25. Heißhunger auf Zucker, Heißhunger auf Schokolade
26. Herzkrankheiten (siehe *Metabolisches Syndrom*)
27. Heuschnupfen
28. Kollagenosen (rheumatoide Arthritis, systemischer Lupus erythematodes, systemische Sklerose, EDL - Ehlers-Danlos-Syndrom, Alport-Syndrom und viele andere)
29. Kopfschmerzen (Migräne, Spannungskopfschmerzen und andere)
30. Körpergeruch
31. Krebs (siehe *Metabolisches Syndrom*)
32. Lebensmittelvergiftung
33. Magenbeschwerden
34. Metabolisches Syndrom: Fettleibigkeit, Diabetes, Herzkrankheiten, Bluthochdruck, Krebs, Alzheimer und mehr
35. Morbus Crohn und Colitis ulcerosa
36. Müdigkeit (chronisches Erschöpfungssyndrom, Fibromyalgie, Myalgische Enzephalomyelitis (ME) und andere Erkrankungen, die von starker Müdigkeit begleitet werden)
37. Mundbeschwerden
38. Myelin- und demyelinisierende Krankheiten (Multiple Sklerose (MS), Neuropathien, Leukodystrophien, Myelopathien, Charcot-Marie-Tooth-Erkrankung, Guillain-Barre-Syndrom und andere)
39. Nasennebenhöhlenentzündung, chronisch (Sinusitis)
40. Nierenprobleme
41. Ohrinfektionen
42. Osteoporose (lesen Sie bitte das Kapitel *Knochen und Zähne*)
43. PANDAS (Pädiatrische autoimmune neuropsychiatrische Störungen im Zusammenhang mit Streptokokken-Infektionen)
44. Parasiten und Würmer
45. Polyzystische Ovarien (PCO-Syndrom), PMS (Prämenstruelles Syndrom) und andere Frauenprobleme (siehe das Kapitel *Hormone*)
46. Reizdarmsyndrom
47. Rheumatoide Arthritis (siehe *Immunsystem*)
48. Rückenschmerzen, chronische

49. Schimmelpilzempfindlichkeit/-allergie, Multiple Chemikalien-Sensitivität
50. Schuppenflechte
51. Speiseröhrenbeschwerden
52. Spondylitis ankylosans
53. Stillen durch eine Amme
54. Stottern
55. Unfruchtbarkeit
56. Vitiligo (Weißfleckenkrankheit)
57. Wiederkehrendes oder zyklisches Erbrechen (siehe *Magenprobleme*)
58. Würmer (siehe *Parasiten und Würmer*)
59. Zerebralparese
60. Zöliakie
61. Zwölffingerdarm, Probleme

Alkoholismus

Bitte lesen Sie das Kapitel *Nahrungsmittelsüchte.* Alkoholismus beginnt in der Kindheit durch eine Abhängigkeit von Zucker und anderen verarbeiteten Kohlenhydraten. Die Behandlung der Krankheit sollte damit beginnen, die Ernährung der betroffenen Person umzustellen! Alle anderen Methoden, Alkoholikern zu helfen (einschließlich medizinischer, psychologischer und spiritueller Behandlungen), sind zweitrangig und werden viel besser und schneller funktionieren, wenn der Darm geheilt ist und die Nahrungsmittelsüchte der Vergangenheit angehören. Es kann für einen Alkoholiker gefährlich sein, abrupt mit dem Trinken aufzuhören. Stattdessen sollte der Focus auf die Umstellung der Ernährung gelegt werden, während der Alkoholkonsum schrittweise reduziert wird. Alkohol- und Zuckersucht sind zwei Seiten der gleichen Medaille. Um eine Abhängigkeit sowohl von Zucker als auch von Alkohol zu überwinden, benötigen wir Fett, viel Fett! Frühstück, Mittag- und Abendessen sollten jeweils eine große Portion tierischer Fette enthalten. Einem Alkoholiker fällt es möglicherweise schwer, Fette zu verdauen. Deshalb muss daran gearbeitet werden, den Gallenfluss der betroffenen Person zu verbessern (siehe *Die Leber und die Lunge*), während der Darm durch eine Befolgung des GAPS-Ernährungsprogramms geheilt wird. Sobald die Diät strikt befolgt und eingehalten wird, ist es nach meiner klinischen Erfahrung nahezu einfach, den Alkoholkonsum einzustellen! Wenn die alkoholabhängige Person „trocken" geworden ist, muss sie die GAPS-Diät für den Rest ihres Lebens befolgen. Es ist wichtig, weil der Körper eines Alkoholabhängigen jederzeit bereit ist, erneut von Zucker, anderen verarbeiteten Kohlenhydraten und Alkohol abhängig zu werden, wenn diese Dinge wieder in die Kost eingeführt werden.

Alopecia Areata (kreisrunder Haarausfall)

Jedes Haar wächst aus einer Wurzel mit eigener Blut- und Nervenversorgung und eigenem Lymphsystem. Unser Haar ist ein Speicherort für lebenswichtige Nährstoffe wie Mineralstoffe und Spurenelemente. Es ist aber auch ein Ort, an dem sich Giftstoffe ansammeln.[1] Wenn sich Giftstoffe in der Haarwurzel sammeln, ziehen sie die Aufmerksamkeit des Immunsystems auf sich, das versuchen wird, den Bereich mithilfe von Entzündungen und einer Autoimmunreaktion zu reinigen. Alopezie – Haarausfall – wird durch Schäden an den Haarwurzeln verursacht. Sie gilt als Autoimmunerkrankung und wird mit anderen Autoimmunerkrankungen wie rheumatoider Arthritis, Zöliakie und Diabetes Typ 1 assoziiert.[2] Alle Formen von Autoimmunität entstehen im Darm, und eine Befolgung des GAPS-Ernährungsprogramms hat eine gute Erfolgsbilanz, wenn es darum geht, Menschen mit Haarausfall zu helfen, diesen zu stoppen oder rückgängig zu machen. Detaillierte Information über Autoimmunität finden Sie in dem Kapitel über das Immunsystem. Es dauert seine Zeit, von einer Autoimmunerkrankung zu genesen. Wir müssen die Darmflora wiederherstellen, den Darm heilen und das Immunsystem wieder ins Gleichgewicht bringen. Währenddessen ist es sehr wichtig, Haut- und Kopfhautkontakt mit allen künstlichen Chemikalien zu vermeiden. Patienten dürfen keine Shampoos, Duschgels oder Seifen, Haarspülungen oder andere chemische Präparate verwenden. Auf der Haut und der Kopfhaut dürfen nur natürliche Dinge verwendet werden, die man verzehren kann. Die Haare können sich Betroffene mit rohem Eigelb, Kräutertees oder einfachem Wasser waschen. Eine Haarwäsche in einem natürlichen See oder Fluss (nur mit Wasser) hat eine therapeutische Wirkung. Das Gleiche gilt für eine Haarwäsche im Meer. Wenn Sie regelmäßig selbst gemachten Kefir auf die gesamte Kopfhaut (oder jede andere Hautpartie, die von Alopecia betroffen ist) auftragen, wird die Haut von nützlichen Mikroben besiedelt, die helfen, die Giftstoffe zu entfernen. Den Kefir 10 bis 15 Minuten lang in die Kopfhaut einmassieren, bevor die Haare mit rohem Eigelb gewaschen werden. Die Haare mit etwas schwarzem oder grünem Tee oder einem beliebigen selbst gemachten Kräutertee spülen. Es gibt einige pflanzliche Heilmittel, die sich bei Menschen mit Haarausfall bewährt haben, zum

Beispiel Öle und Tee aus Sandelholz, Lavendel, Rosmarin und Thymian.[2] Wenn die Giftstoffe entfernt sind und die Autoimmunreaktion nachlässt, werden sich viele Haarwurzeln erholen und die Haare wieder wachsen.

Amyotrophe Lateralsklerose (Lou-Gehrig-Krankheit) und andere Motoneuronenerkrankungen (MNDs)

Ich habe keine klinische Erfahrung mit der Behandlung dieser Gruppe von Erkrankungen. Doch aufgrund meiner Erfahrung, dass das GAPS-Ernährungsprogramm bei der Behandlung vieler anderer sehr ernster und „unheilbarer" Krankheiten erfolgreich eingesetzt werden kann, würde ich es in jedem Fall einmal ausprobieren. Betroffene müssen die GAPS-Einführungsdiät mehrmals durchlaufen und dazwischen Phasen einlegen, in denen sie die GAPS-Volldiät befolgen. Es gibt Anzeichen dafür, dass toxische Metalle (insbesondere Blei) bei dieser Gruppe von Erkrankungen eine Rolle spielen können.[3] Nach einem Jahr Befolgung der Diät kann es also sinnvoll sein, mindestens zwei Jahre lang eine Chelat-Therapie zur Ausleitung giftiger Metalle gemäß dem Andy-Cutler-Protokoll durchzuführen, während die GAPS-Diät fortgesetzt wird. In der Landwirtschaft verwendete Chemikalien, Pharmazeutika, Strahlung und Elektrosmog spielen bei dieser Gruppe von Erkrankungen ebenfalls eine Rolle; deshalb ist es wichtig, die toxische Belastung im Körper zu reduzieren.[2,4] Die Befolgung des GAPS-Ernährungsprogramms sorgt dafür, dass der Darm geheilt, das Immunsystem wieder ins Gleichgewicht gebracht und das Entgiftungssystem wieder aktiviert werden. Sobald diese Dinge geschehen, genesen Betroffene von allen möglichen Krankheiten.

Asthma und andere Lungenerkrankungen

Bitte lesen Sie das Kapitel *Die Leber und die Lunge*, um zu verstehen, wie und warum Lungenkrankheiten entstehen. Sie können zwar mit der GAPS-Volldiät beginnen, aber früher oder später wird es sehr hilfreich sein, die GAPS-Einführungsdiät zu durchlaufen. Sie bewirkt eine tiefergehende Heilung in der Darmwand und in der Lunge. Diejenigen, die bereit sind, die Behandlung mit der Befolgung der Einführungsdiät zu beginnen, sollten dies tun. Wenn die Einführungsdiät beendet ist, sollten Sie zur GAPS-Volldiät übergehen und diese viele Jahre lang befolgen. Wenn Sie vollständig genesen sind, werden Sie feststellen, dass Sie gelegentlich Lebensmittel essen können, die im Rahmen der Diät nicht erlaubt sind, ohne dass Ihr Asthma oder eine andere Lungenerkrankung zurückkehrt. Die Lunge liebt tierische Fette, insbesondere rohes Fett! Wenn Sie also an Husten oder einer anderen chronischen Lungenerkrankung leiden, sollten Sie darauf achten, täglich *Salo (Lardo)* zu sich zu nehmen und Ihren Mahlzeiten reichlich tierische Fette hinzuzugeben. Das Rezept für die Zubereitung von Salo finden Sie in dem Kapitel *Was wir essen sollen und warum, einige Rezepte.*

Bauchspeicheldrüsenprobleme

Die Bauchspeicheldrüse (Pankreas) ist ein wichtiges Verdauungsorgan.[53] Sie produziert ungefähr 1,5 l basischen Pankreassaft pro Tag, der reich an Enzymen ist, die unser Körper für die Aufspaltung der von uns aufgenommenen Nahrung benötigt. Pankreasenzyme werden in einer inaktiven Form (Zymogene oder Proenzyme genannt) in den Zwölffingerdarm abgegeben. Die Zellen, die die Zwölffingerdarmwand auskleiden, bilden Bürstensaumenzyme. Eines dieser Enzyme heißt Enteropeptidase (oder Enterokinase). Dieses Enzym aktiviert die Pankreassäfte, sodass sie mit der Verdauung der Nahrung beginnen können.[53] Bei einer Person mit einer gestörten Darmflora ist die Zwölffingerdarmwand in der Regel nicht in der Lage, genügend Bürstensaumenzyme, einschließlich Enteropeptidase, zu bilden. Infolgedessen können die Pankreassäfte möglicherweise nicht vollständig aktiviert werden.

In dem Abschnitt *Verdauungsenzyme* haben wir über Pankreassteine gesprochen. Diese Steine bilden sich bei vielen GAPS-Patienten als Folge eines niedrigen Säuregehalts im Magen. Wenn der Magen nicht genug Säure produziert, produziert die Bauchspeicheldrüse nicht ausreichend basische Lösung. Das führt zur Fällung von Proteinen in den Pankreasgängen und zur Bildung von Pankreassteinen, die die Gänge verstopfen.[54] Starke Enzyme, die sich hinter der Verstopfung ansammeln, schädigen die Bauchspeicheldrüse, was zu akuter oder chronischer *Pankreatitis, Pankreasinsuffizienz und Bauchspeicheldrüsenkrebs* führen kann.[55] Wenn das Gewebe der Bauchspeicheldrüse geschädigt ist, kann der Betroffene Diabetes (sowohl Typ 1 als auch Typ 2) entwickeln, weil die Bauchspeicheldrüse nicht in der Lage ist, ausreichend Insulin zu produzieren.

Die Bauchspeicheldrüse verfügt über eine eigene mikrobielle Gemeinschaft, die in den Gängen der Bauchspeicheldrüse lebt.[56] Die alkalischen Pankreassäfte sorgen für eine bestimmte Zusammensetzung dieser Gemeinschaft. Wenn der von der Bauchspeicheldrüse produzierte Pankreassaft nicht genügend Bicarbonat enthält, verändert sich diese mikrobielle Gemeinschaft. Alle möglichen pathogenen Mikroben, Parasiten und Darmwürmer gelangen ins Innere der Bauchspeicheldrüse und können in diesem Organ eine Infektion oder sogar Krebs verursachen. Es ist wichtig, das gesamte Verdauungssystem zu heilen, um die Bauchspeicheldrüse heilen zu können. Der Säuregehalt des Magens ist das erste Problem, das angegangen werden muss. Dieser Säuregehalt ist wichtig, damit die Bauchspeicheldrüse ausreichend Bicarbonat produziert, um einen normalen gesunden Pankreassaft herzustellen. Ohne diesen Saft ist die Bauchspeicheldrüse nicht imstande, sich von Parasiten, Infektionen, Steinen oder anderen krankmachenden Faktoren freizuhalten. Das Organ kann nicht mehr richtig funktionieren und das ist nie gesund! Durch den Mangel an Bicarbonat kann der pH-Wert in der Bauchspeicheldrüse saurer werden, was die Vermehrung von Pilzen wie Candida begünstigt. Die Vermehrung von Pilzen ist ein wichtiger Faktor bei der Entstehung von Krebs, das gilt auch für Bauchspeicheldrüsenkrebs. Darüber hinaus wird das Gewebe der Bauchspeicheldrüse durch Pankreasenzyme geschädigt, wenn die Gänge verstopft sind und das Organ sie nicht ausspülen kann. In jedem geschädigten Gewebe wachsen Mikroben, sodass es unvermeidlich ist, dass sich dort auch Pilze ansiedeln.

Die Bauchspeicheldrüse befindet sich tief in unserem Bauch in der Nähe des Solarplexus – einer sehr komplizierten Anordnung peripherer Nerven. Deshalb ist jeder ungesunde Zustand der Bauchspeicheldrüse schmerzhaft, und der Schmerz kann in den Rücken ausstrahlen und sich in andere Teile des Bauches ausbreiten. Die Schmerzen können ziemlich stark sein und werden in der Regel durch Essen verschlimmert. Bei einem akuten Verlauf kann es zu Übelkeit und Erbrechen kommen, die Betroffenen haben hohes Fieber und fühlen sich sehr schlecht. Bei chronischer Pankreatitis kommt es häufig zu Durchfall mit Fett im Stuhl (Steatorrhoe), weil Fette nicht richtig verdaut werden.[55]

Basischer Pankreassaft ist für eine richtige Verdauung der Nahrung im Dünndarm unerlässlich. Bei einer Person mit niedrigem Magensäuregehalt fließen die Pankreassäfte nicht besonders gut. Das bedeutet, dass das Verdauungssystem die Nahrung ohne die Hilfe der Bauchspeicheldrüse verdauen muss, was jedoch nicht möglich ist. Betroffene entwickeln eine Malabsorption und Nährstoffmangel, verbunden mit Gewichtsverlust, Anämie und Gedeihstörungen. Viele Zöliakiepatienten leiden in unterschiedlichem Ausmaß unter diesem Problem, und das Gleiche gilt für Menschen, die mit anderen Verdauungsstörungen zu kämpfen haben. Unverdaute Nahrung, die durch den Darm wandert, nährt Mikroben, was zu einer übermäßigen Vermehrung pathogener Mikroben im Darm führt.

Im Kapitel *Die Leber und die Lunge* haben wir uns mit Gallensteinen beschäftigt und wie man sie sanft und sicher entfernen kann. Meiner klinischen Erfahrung nach hilft die gleiche Methode, um Steine aus der Bauchspeicheldrüse zu entfernen und den Fluss des Pankreassaftes zu verbessern. GAPS-Shakes und Kaffee-Einläufe unterstützen die Genesung, auch wenn es einige Zeit dauern kann, bis das Problem vollständig behoben ist. Bei jedem Problem mit der Bauchspeicheldrüse ist es unerlässlich, die GAPS-Diät zu befolgen. Bei akuten Problemen sollte zunächst die erste und zweite Phase der GAPS-Einführungsdiät durchgeführt werden. Während der Tage mit den schlimmsten Symptomen finden es einige Betroffene hilfreich, das *GAPS-Flüssigkeitsfasten* durchzuführen, bevor mit der Einführungsdiät begonnen wird. Beim GAPS-Fasten trinkt ein Betroffener nur selbst gemachte Fleischbrühe, Molke, Säfte und Lake von fermentiertem Gemüse, warmes Wasser und Kräutertees. Wenn der Schmerz nachlässt, können diese Betroffenen mit der Einführungsdiät beginnen. Zur Linderung von Schmerzen und zur Entfernung von Steinen sollten täglich Kaffee-Einläufe durchgeführt werden. Ich rate davon ab, während einer akuten Pankreatitis Präparate einzunehmen, die die Bildung von Magensäure fördern. Stattdessen empfehle ich, kleine Mengen Sauerkrautsaft, Gemüsesud, Salzlake von fermentiertem Gemüse oder frischen Kohlsaft zu trinken, um die Produktion von Magensäure anzuregen. Auch natürliche Magenbitter können verwendet werden. Wenn die akuten Probleme abgeklungen sind, können Sie die verbleibenden Phasen der Einführungsdiät befolgen und dann zur *GAPS-Volldiät* übergehen. Wenn Sie die GAPS-Volldiät befolgen, können Sie bei Bedarf beginnen, Präparate einzunehmen, die die Bildung von Magensäure fördern.

Es gibt eine interessante Tatsache: Die höchste Konzentration von Vitamin K2 im menschlichen Körper wurde in der Bauchspeicheldrüse festgestellt![57] Die Natur tut nichts ohne guten Grund! Offenbar benötigt die Bauchspeicheldrüse große Mengen Vitamin K2. Deshalb kann die Einnahme von Nahrungsergänzungsmitteln in Form von fermentiertem Lebertran, hochwertigem Emu-Öl oder Butteröl (reich an Vitamin K2 sowie anderen fettlöslichen Vitaminen, vor allem D und A) für Menschen, die unter akuten oder chronischen Bauchspeicheldrüsenproblemen leiden, sehr hilfreich sein. Das sind die einzigen Nahrungsergänzungsmittel, die ich bei akuter Bauchspeicheldrüsenentzündung empfehlen würde. Falls zunächst gar keine oral aufgenommene Menge Fett vertragen wird, kann man sich den Bauch mit einem dieser Öle einreiben, den Bauch mit einem Handtuch bedecken und eine Wärmflasche auf das Handtuch legen. Wenn diese Behandlung täglich durchgeführt wird, kann man dem Körper eine gewisse Menge an fettlöslichen Vitaminen zuführen, die für die Heilung der Bauchspeicheldrüse unerlässlich sind. Eine andere wirksame Methode, dem Körper diese Öle zuzuführen, ist die Durchführung von Einläufen.

Die gute Nachricht ist, dass die Bauchspeicheldrüse über eine erstaunliche Regenerationsfähigkeit verfügt! Zu verstehen, was vor sich geht, ist entscheidend, um die richtigen Maßnahmen ergreifen, damit die Bauchspeicheldrüse heilen kann. Sie ist ein Teamplayer: Die Bauchspeicheldrüse ist ein Bestandteil des gesamten Verdauungssystems. Man kann sie nicht heilen, ohne den gesamten Darm zu heilen!

Bettnässen, Blasenentzündung und andere Harnprobleme

Bitte lesen Sie das Kapitel *Unterleibsprobleme.* Giftstoffe werden unter anderem mit dem Urin aus dem Körper ausgeschieden. Eine gestörte Darmflora produziert eine Menge Giftstoffe, die mit dem Urin ausgeschieden werden. Der toxische Urin reizt die Blasenschleimhaut und verursacht eine schwach ausgeprägte Entzündung, was dazu führt, dass Betroffene Symptome einer chronischen Blasenentzündung entwickeln. Die Blase wird durch kleine Mengen des toxischen Urins gereizt, sodass der Betroffene sie häufig entleeren muss. Wenn ein Kind (oder ein Erwachsener), der unter dieser Erkrankung leidet, tief und fest schläft, kann sich die Blase entleeren, ohne dass der Betroffene es merkt und aufwacht, also ist Bettnässen die Folge. Absterbereaktionen erhöhen die Belastung des Körpers mit Giftstoffen noch zusätzlich, was dazu führt, dass der Urin noch toxischer wird und das Problem weiter verschlimmert.

Die Befolgung des GAPS-Ernährungsprogramms wird dieses Problem langfristig eliminieren, weil die Ursache beseitigt wird. Bis es so weit ist, tun Betroffene am besten das, was hilft: viel Wasser trinken und Nahrungsergänzungsmittel in Form von Cranberries und Mannose einnehmen, um die Entzündung in der Blase zu lindern. Das tägliche Auftragen von selbst gemachtem Kefir oder Joghurt auf die Leistengegend trägt dazu bei, die Harnröhre mit einer für die Gesundheit vorteilhaften Flora zu besiedeln. Um einem Kind beizubringen, in der Nacht auf die Toilette zu gehen, können Sie verschiedene mechanische Wecker und Vorrichtungen verwenden, die gegen das Einnässen entwickelt wurden. Sie können Ihr Kind aber auch einfach ein paar Mal in der Nacht aufwecken und mit ihm zur Toilette gehen und so in Verbindung mit der Befolgung der GAPS-Diät innerhalb weniger Wochen gute Ergebnisse erzielen.

Borreliose, MSIDS (infektionsbedingte Multisystemerkrankung) und andere Infektionen

Bitte lesen Sie zu diesem Thema auch das Kapitel *Toxine und Parasiten*. Mehr als 300 chronische degenerative Erkrankungen wurden bereits mit Borreliose in Verbindung gebracht, und die Liste wird immer länger. Dazu gehören unter anderem: chronisches Erschöpfungssyndrom, Fibromyalgie, ME, MS, ALS, Demenz, Parkinson-Krankheit, Herzrhythmusstörungen und viele andere chronische degenerative Erkrankungen. Ein Bakterium namens *Borrelia burgdorferi* (Bb) wird für die Lyme-Borreliose verantwortlich gemacht. Allerdings haben Untersuchungen ergeben, dass Borrelien nicht alleine agieren, sondern zusammen mit einer wachsenden Anzahl anderer pathogener Mikroben: Rickettsien, Babesien, Bartonellen, Ehrlichien/Anaplasmen, Chlamydien, Mykoplasmen, Prionen, Pilze, Würmer, Egel und einer ganzen Reihe von Viren (Coxsackie-Virus, Viren der Herpes-Familie, CMV, EBV, VZV usw.).[26] All diese Organismen können in vielfältigen pleomorphen Formen vorkommen: spiralförmig, geradlinig, körnig, zystisch, als Sporen, Myzelien, zellwanddefizient usw. Inzwischen ist für diese Erkrankung eine neue Diagnose entwickelt worden: MSIDS (Multiple Systemic Infectious Diseases Syndrome: infektionsbedingte Multisystemerkrankung).[27]

Sehr viele der Mikroben, die im Körper leben, bilden in verschiedenen Geweben gemischte Biofilme, wodurch die Mikroben vor dem Immunsystem verborgen werden. Standardtests für Borreliose und andere chronische Infektionen sind ziemlich unzuverlässig und ergeben viele falsch-negative und falsch-positive Ergebnisse. Es wurden zwar alternative Tests entwickelt, die etwas zuverlässiger sind (z. B. EliSpot oder Enzyme-linked Immunospot Assay), aber keiner dieser Tests liefert ein hundertprozentig genaues Ergebnis.[27] Die gängige Herangehensweise, Borreliose mit starken Antibiotika zu behandeln (die oft zwei Jahre lang oder noch länger verabreicht werden!), erweist sich bei einem Teil der Patienten nur bedingt als hilfreich. Bei den meisten der auf diese Weise behandelten Patienten beseitigen Antibiotika die Infektion nicht, sondern sorgen stattdessen dafür, dass im Körper der Betroffenen vermehrt zellwanddefiziente Mikroben, systemische Pilzinfektionen und eine Reihe anderer schwächender körperlicher Beeinträchtigungen auftreten. Am Ende der Behandlung kann es sein, dass bei Tests keine *Borrelia burgdorferi* mehr nachgewiesen werden, es dem Patienten aber schlechter geht als vorher. Alternative Herangehensweisen führen zu besseren Ergebnissen (wie zum Beispiel das Cowden Support Program zur Behandlung von Borreliose), aber sie sind sehr teuer und für viele Menschen unerschwinglich.[28]

Es gibt überall auf der Welt viele andere chronische Infektionen, bei deren Behandlung betroffene Patienten durch die Einnahme von Antibiotika, antiviralen Medikamenten oder die Durchführung anderer in der Schulmedizin üblicher Behandlungsmethoden keine zufriedenstellenden Ergebnisse erzielen. Dazu gehören unter anderem: Golfkriegssyndrom, chronisches Erschöpfungssyndrom, chronische Virusinfektionen (Epstein Barr und andere Viren der Herpesfamilie, Hepatitis B und C, Retroviren und andere Virusinfektionen), Mykoplasmen, HIV/AIDS, chronische Atemwegsinfektionen und Infektionen des Verdauungssystems, anhaltendes leichtes Fieber, chronische schmerzhafte Gelenk- und Muskelschwellungen, psychische Erkrankungen usw. Je eingehender chronische degenerative Erkrankungen erforscht werden, desto häufiger wird festgestellt, dass diese Erkrankungen durch chronische Infektionen ausgelöst werden. Das gilt unter anderem für: Alzheimer, Parkinson, Autismus, Schizophrenie, Epilepsie und das gesamte Spektrum der Autoimmunerkrankungen. In den meisten Fällen stoßen wir auf eine Gemeinschaft von Mikroben, die gemeinsam agieren, genau wie bei der Borreliose. Und in den meisten Fällen sind auch Würmer und Parasiten beteiligt, sowohl große als auch kleine. Die Schulmedizin versucht, alle identifizierten Lebewesen abzutöten, aber die dadurch erzielten Resultate sind nicht gut. Die mikrobielle Gemeinschaft verändert sich nur und passt sich an die neue Umgebung an, wodurch es den Betroffenen noch schlechter geht. Bei akuten Infektionen können Antibiotika lebensrettend sein. Aber es ist an der Zeit zu verstehen, dass wir in Fällen chronischer Infektionen nicht dadurch gesund werden, dass wir etwas abtöten! Ein großer Teil des menschlichen Körpers ist von Mikroben besiedelt. Wenn wir Krieg gegen sie führen, werden wir verlieren! Wir können nur dann Gesundheit und Wohlbefinden erlangen, wenn wir unseren Körper aus hochwertigen, sauberen Baustoffen, die nicht durch menschengemachte Verunreinigungen und Gifte belastet sind, wiederaufbauen und die in uns siedelnde mikrobielle Gemeinschaft wieder ins Gleichgewicht bringen.

Die Befolgung des GAPS-Ernährungsprogramms ermöglicht es Ihrem Körper, sich zu reinigen und sein Mikrobiom wieder ins Gleichgewicht zu bringen. Es ermöglicht Ihnen, ein starkes Immunsystem und ein leistungsfähiges Entgiftungssystem aufzubauen. Diese beiden Systeme spielen eine entscheidende Rolle für die Fähigkeit des Körpers, sich selbst zu reinigen und Infektionen zu bekämpfen. Bei vielen Menschen hilft schon die Befolgung des GAPS-Ernährungsprogramms, um Borreliose und andere chronische Infektionen in den Griff zu bekommen, sodass die Betroffenen in die Lage versetzt werden, sich einer guten Lebensqualität zu erfreuen, ohne Antibiotika einnehmen oder sich anderen Behandlungen unterziehen zu müssen.

Nachfolgend ein Brief der Mutter der 23-jährigen Emili, bei der Borreliose diagnostiziert wurde und die mithilfe der GAPS-Diät nicht nur wieder gesund, sondern auch schwanger wurde und ein gesundes, wunderbares Baby zur Welt brachte.

Emili hatte in ihrem Leben schon viele Antibiotika bekommen. Zu Hause hielt sie die GAPS-Diät ein und fühlte sich gut. Nachdem sie mit 23 Jahren heiratete, verließ sie ihr Elternhaus und achtete nicht mehr auf ihre Ernährung. Sie fing an, über Depressionen und Energielosigkeit zu klagen und war unfähig, negative Gedanken zu kontrollieren. Sie brach ihr Studium ab und fühlte sich die meiste Zeit krank. Bei ihr wurde Lyme-Borreliose diagnostiziert und durch einen Labortest bestätigt. Emili wurde sehr krank und zog wieder bei ihren Eltern ein, wo ihre Mutter wieder dafür sorgte, dass sie die GAPS-Diät einhielt. Ich habe Tag und Nacht gekocht! Meine Tochter blieb fast sechs Wochen bei mir. Ihr Ehemann besuchte uns an den Wochenenden und es brach mir das Herz, ihn ohne seine Frau wieder wegfahren zu sehen, obwohl sie doch noch so jung waren und ihr Eheleben gerade erst begonnen hatte. Aber ich glaube, er freute sich darüber, dass es ihr von Tag zu Tag besser ging. Ich konnte es kaum glauben, dass sie innerhalb von etwas mehr als einem Monat an Gewicht zulegte, wieder mehr Energie hatte und ihr Allgemeinbefinden sich verbesserte. Sie hatte wieder Farbe auf den Wangen und ein Glänzen in den Augen! Schließlich konnte sie mit ihrem Mann nach Hause fahren und ihr Eheleben wieder aufnehmen. Sie befolgte die GAPS-Diät weiterhin. Ich war sehr stolz auf sie, alles lief großartig! Im Dezember machte mir Emili eines der schönsten Weihnachtsgeschenke: Sie war schwanger! Wir beschlossen, mit dem fortzufahren, was bereits funktionierte – der GAPS-Diät. Wir befolgten die Anweisungen in dem Kapitel „Ein neues Baby in der GAPS-Familie" in dem Buch „GAPS Gut and Psychology Syndrome". Ergänzend zur GAPS-Diät begann sie mit der Einnahme von Rinderleberkapseln, da sie den Geschmack von Leber nicht ausstehen konnte. Außerdem nahm sie fermentierten Lebertran ein. Emili hatte eine tolle Schwangerschaft und besuchte uns jeden Monat. Während der Schwangerschaft musste Emili noch einige Male bei ihrer Mutter wohnen, weil sie zu erschöpft war, um für sich selbst zu kochen, und anfing, Gewicht zu verlieren. „Ich habe Tag und Nacht gekocht, und kaum war ich fertig, hat Emili es auch schon verputzt! Es gab nichts, was ich ihr servierte, das sie nicht innerhalb weniger Minuten verschlang, und dann verlangte sie auch noch nach einem Nachschlag! Uns war klar, dass Emili NAHRUNG und Ruhe brauchte. Das ist tatsächlich das, was jede schwangere Frau bekommen sollte! Es ist erstaunlich, wie gut ihr Körper reagiert hat und allein durch die Zuführung der richtigen Nahrung „aufzuwachen" schien. Sie war wieder energiegeladen, schlief gut und freute sich darauf, sich auf die Geburt des Babys vorzubereiten. Ihr Körper funktionierte, wie er sollte, und nach 38 Wochen und 5 Tagen brachte Emili ein vollkommen gesundes Mädchen zur Welt! Die Geburt verlief normal, ruhig und schnell. Emilis Körper war stark und leistete das, was er leisten sollte. Nach der Geburt blieb Emili noch zwei Wochen bei mir und wissen Sie was: Ich kochte noch einmal zwei Wochen lang nonstop, und Emili aß quasi nonstop. Ich stellte nachts Suppe für sie bereit, und sie aß sie in den frühen Morgenstunden, wenn sie aufwachte, um ihr Baby zu stillen. Als ich mich um meine schwangere Tochter kümmerte und erlebte, wie sie sogar mit Borreliose ein völlig gesundes Baby zur Welt brachte, und wusste, dass das Einzige, was sie brauchte, eine richtige Art der Ernährung war, wollte ich der Welt entgegenrufen: „Leute! Unser Körper braucht Nahrung! Richtig zubereitete Nahrung! Echtes Essen!" Heute ist meine Enkelin fast drei Monate alt und entwickelt sich weiterhin normal. Sie wird gestillt und nimmt bereits Kefir, Sauerkrautsaft, fermentiertes Knoblauchwasser, Rübenkwass und ein gekauftes Probiotikum zu sich. Sie schläft gut, ist sehr aufgeweckt und lächelt! Ich empfinde große Dankbarkeit dafür, dass ich daran teilhaben durfte, dass meine Enkelin entstanden ist und sich so gut entwickelt! Vor Kurzem habe ich meinen Abschluss als Ernährungstherapeutin gemacht, zusammen mit meiner 20-jährigen Tochter Carolina. Emili war während meiner Ausbildung meine Patientin, und jetzt absolviert auch sie die Ausbildung zur Ernährungstherapeutin und überlegt, zertifizierte GAPS-Praktikerin zu werden! Wir waren eine GAPS-Familie, und jetzt werden wir eine Familie von zertifizierten GAPS-Praktikerinnen sein!"

Liliane Widmer, November 2017

Diabetes, Typ 1

Diabetes Typ 1 gilt als eine Autoimmunerkrankung, bei der der Körper die insulinproduzierenden Zellen in der Bauchspeicheldrüse angreift und zerstört. Unsere Bauchspeicheldrüse verfügt jedoch über eine ausgezeichnete Fähigkeit, sich zu regenerieren, also sich selbst wiederaufzubauen, wenn sie nicht mehr angegriffen wird. Alle Formen von Autoimmunität haben ihren Ursprung im Darm. Eine Befolgung des GAPS-Ernährungsprogramms sorgt dafür, dass der Darm geheilt und das Immunsystem wieder ins Gleichgewicht gebracht wird. Meiner Erfahrung nach können einige betroffene Patienten, die die GAPS-Diät befolgen, die Insulindosis an einem gewissen Punkt allmählich reduzieren und die Insulininjektionen in einigen Fällen sogar ganz absetzen. Es braucht Zeit und Geduld, um von Diabetes Typ 1 zu genesen. Bevor der Körper sich der Insulinproduktion widmen kann, muss zunächst die Darmschleimhaut geheilt werden, was viel Zeit in Anspruch nehmen kann. Ein betroffener Patient sollte keine kurzfristigen Veränderungen der Blutzuckerregulierung erwarten und auch nicht davon ausgehen, die Insulindosierung schon nach kurzer Zeit ändern zu können, sondern einfach weiter an der Heilung seines Darms arbeiten. Erst wenn sich die Darmwand versiegelt hat und der Darm beginnt, Nahrung richtig zu verdauen, bevor sie resorbiert wird, kann das Immunsystem seine Autoimmunaktivität in der Bauchspeicheldrüse herunterregulieren. Und erst dann kann sich die Bauchspeicheldrüse regenerieren und mit der Produktion ihres eigenen Insulins beginnen. Einige Betroffene stellen fest, dass es hilfreich ist, eine Zeit lang auf alle Milchprodukte zu verzichten, um von Diabetes Typ 1 zu genesen. Dies trifft nicht auf jeden Betroffenen zu, aber es lohnt sich, es bei Beginn der Befolgung des GAPS-Ernährungsprogrammes einmal auszuprobieren.

Diabetes, Typ 2

Diabetes Typ 2 wird dadurch verursacht, dass der Körper aufgrund eines langjährigen Verzehrs verarbeiteter Kohlenhydrate insulinresistent wird. Bitte lesen Sie den Abschnitt über das *Metabolische Syndrom*. Bei der Befolgung der GAPS-Diät werden alle verarbeiteten Kohlenhydrate aus der Kost entfernt, sodass der Körper den Schaden heilen kann und der Diabetes überwunden werden kann. Der Fortschritt der Genesung hängt davon ab, wie lange der Betroffene schon an dieser Krankheit leidet und wie groß der Schaden ist, den der Diabetes dem Körper zugefügt hat. Wenn die Erkrankung überwunden ist und der Betroffene lebenslang die GAPS-Diät befolgt, sollte der Diabetes nicht mehr zurückkehren.

Die GAPS-Diät ist sehr gut für Menschen, die unter Diabetes Typ 2, Fettleibigkeit und anderen Formen der Insulinresistenz (metabolisches Syndrom) leiden, da komplexe Kohlenhydrate gemieden werden. Menschen, die mit diesen Problemen zu kämpfen haben, müssen ihre Kohlenhydrataufnahme reduzieren und sollten sich bei dem Verzehr von Honig oder Desserts zurückhalten. Es ist wichtig, reichlich tierische Fette zu sich zu nehmen, um den Blutzucker auf dem richtigen Niveau zu halten. Menschen mit instabilem Blutzuckerspiegel rate ich, über den Tag verteilt jede halbe Stunde ein paar Esslöffel Kokosöl, Rohmilchbutter oder selbst gemachten Sauerrahm zu sich zu nehmen. Frisch gepresste Säfte enthalten viel Zucker, deshalb empfehle ich sie nicht für Menschen mit Diabetes. Falls Ihr Blutzuckerspiegel normal und stabil ist, können Sie versuchen, GAPS-Shakes zu trinken, in denen der enthaltene Zucker mit Fett und Protein ausgeglichen wird, indem wir dem Saft 1 bis 2 rohe Eier und 1 bis 2 Esslöffel selbst gemachten Sauerrahm oder Rohmilchbutter oder Kokosöl (pro Person) beimischen. Wenn der Saft mit Eiern und Fett vermengt ist, müssen Sie sich keine Sorgen machen, mit dem Saft zu viel Zucker zu sich zu nehmen.

Heißhunger auf Zucker und Schokolade tritt bei Menschen mit Diabetes sehr häufig auf und kann es den Betroffenen sehr schwer machen, irgendeine Diät zu befolgen. Es empfiehlt sich, schon im Voraus eine Mischung aus Rohmilchbutter oder Kokosöl und etwas rohem Honig zuzubereiten und davon über den Tag verteilt immer mal wieder ein wenig zu essen. Diese Mischung hilft, Heißhunger auf Kohlenhydrate zu überwinden und die ersten Phasen der Behandlung zu überstehen. Wenn der Heißhunger auf Zucker verschwunden ist, werden Sie in der Lage sein, Ihren Blutzuckerspiegel zwischen den Mahlzeiten auf einem normalen Niveau zu halten, ohne etwas essen zu müssen. Weitere Einzelheiten zu diesem Thema finden Sie in diesem Kapitel unter dem Schlagwort *Heißhunger auf Zucker, Heißhunger auf Schokolade*.

Dünndarmfehlbesiedelung (SIBO - Small Intestinal Bacterial Overgrowth)

Die Dünndarmfehlbesiedelung (SIBO) entwickelt sich zu einer häufig auftretenden Erkrankung.[66] Es sind nicht nur Bakterien, die sich im Darm übermäßig vermehren, sondern auch viele andere Mikroben und größere Lebewesen (Egel und Würmer). Ein gesunder Darm hat seine eigene mikrobielle Flora, die durch einen normalen Magensäuregehalt geschützt ist. Die Magensäure ist eine Barriere, die schädliche Mikroben und Parasiten, die sich in Nahrung und Wasser befinden, abwehrt. Bei einem niedrigen Magensäuregehalt kommen diese Lebewesen durch und siedeln sich sowohl im Magen als auch weiter unten im Darm an. Unser Darm ist der Ort, an dem die Nahrung, die wir zu uns nehmen, absorbiert wird. Wenn die Darmwand von einer pathogenen Flora besiedelt wird, entzündet sie sich und wird wund und kann ihre Aufgaben nicht mehr erfüllen. Betroffene entwickeln viele unangenehme Symptome: Völlegefühl, Bauchschmerzen oder Unwohlsein, Durchfall oder Verstopfung. Die Nahrung wird nicht mehr richtig verdaut und absorbiert, es kommt zu Mangelernährung und vielfachen Nährstoffmängeln. Die Darmwand wird geschädigt porös und durchlässig, was zu Nahrungsmittelunverträglichkeiten und Allergien führt. Viele im Darm siedelnde pathogene Mikroben produzieren Histamin und andere biogene Amine, was Symptome von HIT (Histaminintoleranz) zur Folge hat. Bei einigen Betroffenen lähmen die von den pathogenen Mikroben produzierten Giftstoffe die Muskeln in der Darmwand, wodurch diese träge werden und der Transport der Nahrung durch den Darm verlangsamt wird, was zu chronischer Verstopfung führt. Bei anderen wird die Muskulatur hyperaktiv, sodass der Nahrungsmitteltransport zu schnell erfolgt, was Durchfall und Mangelernährung nach sich zieht.

Die gängige Herangehensweise der Behandlung einer Dünndarmfehlbesiedelung sieht – wie üblich – so aus, dass man versucht, die Mikroben abzutöten. Also werden Antibiotika verschrieben. Heilpraktiker versuchen, Antibiotika durch natürliche antimikrobielle Substanzen zu ersetzen und folgen damit im Wesentlichen dem gleichen Ansatz. Entscheidend ist jedoch, die Magensäureproduktion zu verbessern und die Heilung der Darmschleimhaut zu fördern. Bei dieser Erkrankung ist es wichtig, die GAPS-Einführungsdiät zu befolgen und reichlich fermentierte Lebensmittel zu essen. Während der Magen heilt, ist es empfehlenswert, vor den Mahlzeiten zusätzlich Magensäure in Form von Nahrungsergänzungsmitteln zu sich zu nehmen (Betain HCl oder HCL & Pepsin).

Ekzeme

Ekzeme und viele andere Hautausschläge sind GAPS-Erkrankungen. Das betroffene Kind oder der betroffene Erwachsene hat eine anormale Darmflora, die viele Giftstoffe produziert. Gleichzeitig ist die Darmwand geschädigt und porös, so dass unverdaute Nahrung hindurchgelassen wird und Nahrungsmittelallergien und -unverträglichkeiten entstehen. Unsere Haut ist ein wichtiges Entgiftungsorgan. Viele Giftstoffe werden mit dem Schweiß aus dem Körper ausgeschieden. Wenn diese Giftstoffe über die Haut ausgeschieden werden, verursachen sie auf dem Weg dorthin Schäden. Unsere Haut wird von einer Gemeinschaft von Mikroben besiedelt, die mit den im Schweiß enthaltenen Giftstoffen interagieren und oft noch mehr Schaden anrichten. Das Immunsystem reagiert auf diese Schäden mit Entzündungen. Diese Entzündungen treten in Form von Ausschlag auf, der oft juckt. Um also ein Ekzem oder einen anderen Ausschlag *langfristig* zu heilen, müssen wir die toxische Belastung im Körper reduzieren. Da die meisten Giftstoffe aus dem Darm kommen, ist dies der Ort, den wir mithilfe der Befolgung des GAPS-Ernährungsprogramms heilen müssen.

Kurzfristig helfen Bäder mit Natron (1/2 Tasse pro Bad) oder Haferflocken (ungekochte Haferflocken in einen Baumwollbeutel geben und das Wasser, mit dem die Badewanne gefüllt wird, durch den Beutel laufen lassen). Solche Wannenbäder wirken beruhigend auf die entzündete Haut. Zur Feuchtigkeitspflege kann jedes kalt gepresste Speiseöl auf die Ekzemstellen aufgetragen werden. Man kann auch Rohmilchbutter, Sauerrahm, Talg oder pürierte reife Avocado verwenden.

Sehr schlimme Ekzeme (nasse und rissige Haut) bessern sich deutlich, wenn über Nacht roher Honig oder Meeresalgen aufgetragen werden. Am besten trägt man beides abwechselnd auf: eine Nacht Honig, die nächste Nacht Algen. Man sollte heimischen rohen Honig verwenden, am besten Bio-Honig. Wenn Algenpulver verwendet wird, etwas heißes Wasser hinzugeben und zu einer Paste vermischen. Nach dem Auftragen des Honigs oder der Algenpaste auf die betroffenen Stellen den Bereich mit einigen frischen Blättern bedecken, zum Beispiel mit Klettenwurzel-, Kohl-, Salbei-, Wegerich- oder Kopfsalatblättern. Natürliche Blätter sind an sich schon heilend. Wenn keine Blätter verfügbar sind, kann Frischhaltefolie oder Pergamentpapier verwendet werden. Die Stelle mit einem Baumwolltuch umwickeln. Den Honig oder die Algen am Morgen abspülen und ein beliebiges Speiseöl oder tierisches Fett auftragen.

Denken Sie an *die Faustregel, die für die Haut gilt*: WAS MAN NICHT ESSEN KANN, SOLLTE MAN NICHT AUF DIE HAUT AUFTRAGEN! Die Haut absorbiert die meisten Dinge, mit der sie in Berührung kommt. Ein Betroffener, der unter Ekzemen oder anderen Hautproblemen leidet, sollte also niemals Seifen, Shampoos, Feuchtigkeitscremes oder andere künstliche Chemikalien auf der Haut verwenden. Die Haut mit klarem Wasser waschen. Zur Feuchtigkeitspflege nur Speiseöle und tierische Fette verwenden: Kokosöl, Olivenöl, Hanföl, pürierte reife Avocado, Ghee, Butter oder jedes andere tierische Fett und Talg. Talg ist besonders heilungsfördernd für die Haut! Ein Rezept, wie man aus Talg eine Hautcreme herstellen kann, finden Sie im Kapitel *Was wir essen sollen und warum, einige Rezepte.*

Untersuchungen haben gezeigt, dass Kleidung aus superfeiner Merinowolle für Menschen mit Ekzemen heilsam ist.[15] Die Wolle sorgt dafür, dass die Haut keine Feuchtigkeit verliert und fühlt sich auf der Haut sehr sanft an. Entscheidend ist die Verarbeitung. Bei der industrieüblichen Verarbeitung von Wolle werden viele giftige Chemikalien verwendet, die im Endprodukt verbleiben. Es sind diese Chemikalien, die eine Reaktion hervorrufen, nicht die Wolle selbst oder das darin enthaltene Lanolin. Wegen dieser Chemikalien hat Wolle den Ruf, die Haut zu reizen. In Wahrheit gehört Wolle zu den natürlichsten und gesündesten Materialien, die man in der Nähe seiner Haut haben sollte. Einige Unternehmen verarbeiten Wolle auf natürlichere Weise, und die Produkte dieser Anbieter – von Kleidung bis hin zu Matratzen, Bettdecken und Kissen – sind wunderbar. Menschen mit Hautproblemen sollten unbedingt alle synthetischen Materialien und sogar konventionelle Baumwolle (die oft gentechnisch verändert und mit giftigen Chemikalien behandelt wird) meiden.

FPIES (Food Protein Induced Enterocolitis Syndrom – durch Nahrungsmittelprotein verursachtes Syndrom entzündeter Dünn- und Dickdarmschleimhäute)

Mehr über diese Erkrankung erfahren Sie in dem Kapitel *Die pflanzenfreie GAPS-Diät*. Es handelt sich um eine relativ neue Diagnose, die immer häufiger gestellt wird.[18] Normalerweise wird die Krankheit bei Säuglingen und Kleinkindern diagnostiziert, aber in letzter Zeit erhalten auch immer mehr Erwachsene diese Diagnose.[19] Bitte befolgen Sie langsam und geduldig die *pflanzenfreie GAPS-Diät.* Weltweit genesen immer mehr Kinder durch eine Befolgung dieser Form der GAPS-Diät vollständig von der Krankheit. Zudem gibt es online Elterngruppen, die Hilfe und Unterstützung anbieten.

Gedeihstörung

Im ersten GAPS-Buch (*Gut and Psychology Syndrome*) gibt es ein ausführliches Kapitel zu diesem Thema.[14] Bitte lesen Sie dazu auch die Informationen in diesem Kapitel unter dem Schlagwort *FPIES*.

Gicht

Gicht ist eine sehr schmerzhafte Erkrankung, bei der sich Harnsäurekristalle in den Gelenken ansammeln und eine akute Entzündung verursachen. Meistens sind die Gelenke der großen Zehen oder der Daumen betroffen, aber jedes Gelenk kann leiden. Ich bin davon überzeugt, dass Gicht durch bestimmte Mikroben verursacht wird, die den Darm des Betroffenen besiedeln, und neuere Forschungserkenntnisse über das Mikrobiom stützen diese These.[20] Man hat festgestellt, dass Menschen, die unter Gicht leiden, eine signifikant andere Darmflora aufweisen als Menschen, die nicht von dieser Krankheit betroffen sind. Bestimmte Bakterienarten sind nämlich im Darm an Gicht erkrankter Menschen vorherrschend (zum Beispiel Bacteroides caccae und Bacteroides xylanisolvens).[20] Diese Mikroben produzieren Toxine, die in den normalen Purin-Stoffwechsel im Körper eingreifen und so die Entstehung von Harnsäurekristallen verursachen. Die Befolgung des GAPS-Ernährungsprogramms funktioniert bei diesen Patienten sehr gut! Sie verändert die Darmflora der Betroffenen, bringt die Gicht verursachenden Mikroben unter Kontrolle und beugt Gichtanfällen dadurch langfristig vor.

Weil Harnsäure im Körper aus Purinen gebildet wird, lautet die gängige Auffassung der Schulmedizin, dass diese für Gicht verantwortlich sind. Betroffenen wird geraten, kein Fleisch zu essen. Die meisten Purine stammen jedoch aus unserem normalen Körperstoffwechsel, nicht aus der Nahrung. Die wahren Übeltäter sind verarbeitete Kohlenhydrate, Zucker, Maissirup mit hohem Fructosegehalt und Bier. Bier zu trinken, ist für Menschen, die unter Gicht leiden, ein besonderes Problem! Wenn Sie zu Gicht neigen, müssen Sie sich für den Rest Ihres Lebens von Bier verabschieden. Bier verursacht auf zwei Arten Gicht: Erstens ist Bier sehr stärkehaltig und enthält auch andere Kohlenhydrate, die die Gicht verursachenden pathogenen Mikroben nähren, was dazu führt, dass diese die von ihnen produzierten Giftstoffe freisetzen. Zweitens hält Alkohol die Leber auf Trab und hindert sie daran, sich um andere Toxine zu kümmern. Übermäßiger Alkoholkonsum (auch von Wein) kann einen Gichtanfall auslösen, weil die Leber zu sehr damit befasst ist, den Alkohol zu verarbeiten und die Gicht auslösenden Giftstoffe nicht ausscheiden kann.

Während eines Gichtanfalls ist es am besten, nichts zu essen und nur Wasser zu trinken. Eine Darmreinigung mit mehreren Wassereinläufen entfernt eine große Menge an Giftstoffen aus dem Körper und beschleunigt die Genesung. Achten Sie darauf, dass sich nach dem Durchführen der Einläufe keine festen Rückstände mehr in Ihrem Darm befinden. Führen Sie die Einläufe zweimal am Tag durch, da weitere Feststoffe in den Darm gelangen und die Gicht verursachenden Mikroben nähren. Wenn die festen Substanzen ausgeschieden wurden, kann es sinnvoll sein, einen Kaffee-Einlauf durchzuführen, da dieser die Leber reinigen und ihre Funktion verbessern kann. Normalerweise wird bei Gichtanfällen das Schmerzmittel *Indometacin* verschrieben, da es hilft, die Schmerzen zu lindern. Für Menschen mit einem empfindlichen Verdauungssystem kann die Einnahme dieses Schmerzmittels jedoch problematisch sein, da es die Magenwand schädigt. Kauen Sie die Tablette und vermengen Sie sie gut mit Speichel, bevor Sie sie herunterschlucken. Während eines Gichtanfalls sollte niemals Aspirin eingenommen werden, denn Aspirin verschlimmert das Problem nur! Ich empfehle keine Langzeitmedikation bei Gicht. Am besten ist es, die der Erkrankung zugrunde liegende Ursache zu behandeln: eine gestörte Darmflora.

Hämorrhoiden

Hämorrhoiden sind die sichtbaren Zeichen von Bluthochdruck im Pfortaderkreislauf. Was ist der Pfortaderkreislauf? Er besteht aus allen Venen, die das Blut aus dem Verdauungssystem sammeln – insbesondere aus dem Dünn- und Dickdarm, also auch dem Rektum. Nachdem das Blut aus diesen Organen gesammelt wurde, wird es durch den Pfortaderkreislauf in die Leber transportiert, wo es gefiltert wird. Bei GAPS-Patienten ist die Leber mit Giftstoffen überlastet und kann das Blut nicht schnell genug verarbeiten. Infolgedessen steigt der Druck im Pfortaderkreislauf, der ziemlich hoch sein kann, obwohl der Blutdruck im gesamten Körper möglicherweise normal ist. Der hohe Blutdruck in den Portalvenen dehnt diese aus und lässt sie in die Wand des Rektums hineinragen. Das sind die Hämorrhoiden – ausgebeulte Venen, die von der Schleimhaut des Enddarms bedeckt sind. Die Schleimhäute über diesen Venen können gedehnt und beschädigt werden, was zu Geschwüren, Blutungen, Verstopfungen und anderen unangenehmen Symptomen führt.

Das beste Mittel, um sofortige Linderung zu erzielen, ist ein Kaffee-Einlauf. Er entlastet die Leber und ermöglicht es ihr, das Pfortaderblut viel schneller zu verarbeiten. Infolgedessen reduziert sich der Blutdruck im Pfortaderkreislauf auf ein normales Maß, und Sie werden feststellen, dass Ihre Hämorrhoiden nach einem erfolgreich durchgeführten Kaffee-Einlauf verschwinden. Nach einigen Tagen können sie sich jedoch wieder füllen, sodass Sie einen weiteren Kaffee-Einlauf machen müssen. Im Kapitel *Darmpflege* erfahren Sie, wie das geht und was zu beachten ist.

Es ist wichtig, dass der Darm mit mehreren Einläufen mit der Basis-Einlauflösung gut gereinigt wird, bevor ein Kaffee-Einlauf durchgeführt wird. Wenn man den Kaffee in einen leeren Darm gibt, entfaltet er seine maximale Wirkung. Ich empfehle, die Klistierdüse mit selbst gemachtem Sauerrahm als Gleitmittel einzuschmieren und ihn nach der Durchführung des Einlaufs auch auf den After aufzutragen, um die Stelle zu beruhigen.

Um Hämorrhoiden langfristig loszuwerden, ist es erforderlich das GAPS-Ernährungsprogramm zu befolgen, damit die Darmflora sich ändert und der Darm geheilt wird. Wenn der Fluss von Giftstoffen vom Darm zur Leber nachlässt, wird die Leber in der Lage sein, das Pfortaderblut schneller zu verarbeiten und der Rückstau, der die Hämorrhoiden verursacht, wird verschwinden.

Heißhunger auf Zucker, Heißhunger auf Schokolade

Heißhunger auf Süßigkeiten und Schokolade ist auf einen instabilen Blutzuckerspiegel zurückzuführen. Um Heißhunger auf Zucker zu überwinden, ist es erforderlich, den Blutzuckerspiegel auf einem stabilen Niveau zu halten. Dazu empfehle ich, eine Butter-Honig-Mischung zuzubereiten. Diese Mischung in ein Glas geben und überallhin mit hinnehmen. Über den ganzen Tag verteilt alle 15 bis 25 Minuten 2 bis 3 Esslöffel dieser Mischung zu sich nehmen. Befolgen Sie diese Empfehlung einen Monat lang oder länger, je nachdem, wie stark Ihr Heißhunger auf Zucker ist. Konzentrieren Sie sich in der Zwischenzeit darauf, die GAPS-Diät einzuhalten, die Ihren Blutzuckerspiegel dauerhaft normalisieren wird. Sobald Ihr Blutzuckerspiegel normal ist, wird Ihr Heißhunger verschwinden, und ab diesem Zeitpunkt brauchen Sie das Glas mit der Butter-Honig-Mischung nicht mehr mit sich herumzutragen.

Die Butter-Honig-Mischung: Um die Butter-Honig-Mischung zuzubereiten, 200-400 Gramm rohe, ungesalzene Bio-Butter bei Zimmertemperatur oder in der Sonne weich werden lassen, nach Belieben rohen Honig hinzugeben (ungefähr 1 bis 4 Esslöffel) und gut vermischen. Ihre Geschmacksknospen werden Ihnen verraten, wie viel Honig Sie der Butter hinzugeben müssen. Die Mischung sollte Ihnen schmecken. Möglicherweise werden Sie am Anfang mehr Honig hinzufügen wollen. Später, wenn Ihr Verlangen nach Zucker nachlässt, wird Ihnen die Mischung besser schmecken, wenn sie weniger Honig enthält. Achten Sie auf Ihre Geschmacksknospen – sie werden Ihnen sagen, wie die Mischung aussehen soll! Wenn Sie aus irgendeinem Grund keine Butter vertragen, verwenden Sie Kokosöl, Sauerrahm, Talg, Schmalz oder ein anderes tierisches Fett.

In den meisten Fällen ist Heißhunger auf Süßigkeiten auf einen Mangel an Fetten im Körper zurückzuführen. Achten Sie darauf, dass jede Mahlzeit, die Sie zu sich nehmen, reich an tierischen Fetten ist. Wenn ein Gericht nicht genug Fett enthält, geben Sie zusätzliches Fett hinzu (Bacon-Fett, Fett vom Schwein, Rind, Lamm, Gänse- oder Entenfett, Butter oder Ghee). Ein hervorragendes Nahrungsmittel für Menschen, die von Heißhungerattacken auf Süßes befallen werden, ist selbst zubereiteter gereifter Schweinespeck, in Italien Lardo und in Russland und der Ukraine Salo genannt. Im Kapitel *Was wir essen sollen und warum, einige Rezepte* erfahren Sie, wie man Lardo bzw. Salo zubereiten kann.

Heuschnupfen

Bitte lesen Sie zuerst das Kapitel *Immunsystem*, um zu verstehen, wie Heuschnupfen entsteht. Wie jede atopische Krankheit wird auch Heuschnupfen verschwinden, sobald Sie Ihren Darm geheilt und Ihre Darmflora verändert haben. Das Immunsystem wird wieder ins Gleichgewicht gebracht und alle atopischen Beschwerden verringern sich nach und nach. Bei Menschen, die nur leicht unter Heuschnupfen leiden, verschwindet die allergische Erkrankung recht schnell, während andere Menschen die GAPS-Einführungsdiät langsam und geduldig durchlaufen müssen, bis sie frei von Heuschnupfen sind.

Kollagenosen (rheumatoide Arthritis, systemischer Lupus erythematodes, systemische Sklerose, Ehlers-Danlos-Syndrom, Alport-Syndrom und viele andere)

Bitte lesen Sie im Kapitel *Immunsystem,* was es mit Kollagenstörungen auf sich hat. Menschen, die unter diesen Beschwerden leiden, müssen sich darauf einstellen, mehr oder weniger bis an ihr Lebensende die GAPS-Volldiät einhalten zu müssen. Wer unter Kollagenstörungen leidet, kann mit der GAPS-Volldiät beginnen, aber es ist sehr hilfreich, irgendwann die GAPS-Einführungsdiät zu befolgen. Je nach Schwere der Symptome und der Erkrankung müssen viele Betroffene mit Kollagenstörungen die GAPS-Einführungsdiät mehrmals durchlaufen. Es ist wichtig, dem Körper reichlich Bausteine zur Verfügung zu stellen, damit er neues Kollagen, also neues gesundes Bindegewebe, bilden kann. Dieses Gewebe ist der Hauptbestandteil der Gelenke, Knochen, Muskeln, Blutgefäße, des peripheren Nervensystems, der Faszien und anderer Organe, die von Ihrer Kollagenstörung betroffen sind. Die Gelenke, die Haut, die Köpfe, die Schwänze, die inneren Organe und die Füße von Tieren sind aus sehr ähnlichen Molekülen aufgebaut wie unsere eigenen – sie sind reich an Kollagen und anderen lebenswichtigen Proteinen. Deshalb ist es für einen Betroffenen, der unter einer Kollagenstörung leidet, sehr wichtig, Speisen zu bevorzugen, die aus diesen Körperteilen von Tieren zubereitet werden. Gelatinöse Fleischbrühe, Suppen, Eintöpfe, Innereien und tierische Fette sind die wirkliche Medizin, die diese Gruppe von Patienten benötigt.

Kopfschmerzen (Migräne, Spannungskopfschmerzen und andere)

Es ist eine interessante Tatsache, dass unser Gehirngewebe keinen Schmerz empfinden kann. Es hat keine Schmerzrezeptoren. Wenn wir Kopfschmerzen haben, ist es nicht das Gehirn, das schmerzt, sondern das gesamte das Gehirn umgebende Gewebe außerhalb und innerhalb des Schädels. Muskeln, Sehnen, Blutgefäße, Knochen und andere Gewebe haben viele Schmerzrezeptoren. Das Gehirn ist von drei schützenden Gewebeschichten umhüllt. Die äußerste Hirnhaut ist fest und ziemlich dick und grenzt innen an die Knochen des Schädels an. Sie wird als Dura mater (lateinisch „harte Mutter“) bezeichnet und kann sehr heftig schmerzen. Wenn wir Kopfschmerzen haben, ist meist die Dura mater beteiligt.

Es gibt viele Arten von Kopfschmerzen, die unterschiedliche Ursachen haben. Infektionen, Tumore, Gefäßfehlbildungen, intrakranielle Blutungen und Traumata können starke Kopfschmerzen verursachen. Nebenhöhlenentzündungen, Medikamente und Allergien können ebenfalls Kopfschmerzen verursachen. Am häufigsten treten jedoch Migräne und sogenannte Spannungskopfschmerzen auf, die sich oft überlagern. Am häufigsten leiden Frauen im gebärfähigen Alter unter diesen beiden Arten von Kopfschmerzen, wobei der Menstruationszyklus eine große Rolle spielt:

Kopfschmerzen treten typischerweise um die Menstruation herum oder während des Eisprungs auf. Bei Männern können sie zu jeder Zeit vorkommen.

Bei *Spannungskopfschmerzen* tut der ganze Kopf weh. Betroffene haben oft das Gefühl, einen engen Ring um den Kopf zu haben, der hinter die Augen und auf die Stirn drückt. Diese Kopfschmerzen sind in der Regel nicht allzu heftig. Sie sind unangenehm, aber die betroffene Person kann noch funktionieren und Schmerzmittel helfen in der Regel. *Migräne* tritt typischerweise auf einer Seite des Kopfes auf (konzentriert im Bereich der Schläfe und des Auges), wobei der Schmerz pulsierend und stark sein kann. Diese Erkrankung kann von Übelkeit, Erbrechen, anderen Magen-Darm-Symptomen sowie Licht- und Geruchsempfindlichkeit begleitet sein. Bei ungefähr einem Drittel der Betroffenen wird kurz vor den Kopfschmerzen eine Aura aus Lichtblitzen und anderen Sehstörungen beobachtet. Migräne kann lähmend sein, tagelang anhalten und Schmerzmittel helfen oft nicht.

Spannungskopfschmerzen und Migräne treten bei GAPS-Patienten sehr häufig auf. Ich habe keinen Zweifel daran, dass Giftstoffe, die aus dem Darm austreten, für das Problem verantwortlich sind. Diese Giftstoffe gelangen zuerst in die Leber. Bei GAPS-Patienten ist die Leber in der Regel überlastet und kann nicht mit allen Giftstoffen fertigwerden. Also gelangen die Giftstoffe in den Blutkreislauf und werden zum Kopf transportiert. Das Blut gelangt durch eine große Arterie, die *Karotisarterie* zum Kopf. Diese Arterie teilt sich im Hals in zwei dicke Äste, die *Arteria carotis interna* und die *Arteria carotis externa*, die innere und die äußere Halsschlagader. Die *Arteria carotis interna* verläuft im Inneren des Schädels und versorgt das Gehirn. Diese Arterie ist lang und macht ein paar Windungen, bevor sie das Gehirn erreicht. Sie spielt bei gewöhnlichen Kopfschmerzen keine Rolle, da das Gehirn nicht über Schmerzrezeptoren verfügt. Wenn die Blut-Hirn-Schranke intakt ist und gut funktioniert, wird das Gehirn vor Giftstoffen geschützt. Kopfschmerzen treten typischerweise im Bereich der *Arteria carotis externa* auf. Diese Arterie ist relativ kurz und gerade (sodass die Giftstoffe einen ziemlich direkten Weg nehmen können). Am Ende teilt sie sich in Äste, die all die Bereiche versorgen, an denen die Migräneschmerzen zu beobachten sind: an den Schläfen, in der Augenhöhle, an der Stirn, im Oberkiefer und an den Zähnen. Ein großer Teil der besonders schmerzempfindlichen Dura mater an der Schädelseite wird von der *Arteria carotis externa* durch einen ihrer Äste gespeist, der ins Innere des Schädels führt: die *mittlere Meningealarterie*.[21]

Es ist immer wieder bewundernswert, wie Mutter Natur unseren Körper konstruiert hat. Sie bescherte uns Kopfschmerzen, um unser Gehirn zu schützen! Kopfschmerzen lassen uns wissen, dass Giftstoffe in den Kopf gelangt sind, die das Gehirn schädigen können. Es ist deshalb wichtig, Kopfschmerzen Aufmerksamkeit zu schenken und sie nicht einfach mit Schmerzmitteln zu unterdrücken. Kopfschmerzen sind ein Warnsignal, dass das Gehirn in Gefahr ist. Deshalb ist es wichtig, einen Gang zurückzuschalten, sich auszuruhen, zu schlafen und Maßnahmen zu ergreifen, um die toxische Belastung im Körper zu reduzieren. Das Gehirn verfügt über ein Schutzsystem in Form einer Blut-Hirn-Schranke. Dieser Schutz kann jedoch durch Giftstoffe, Entzündungen und Autoimmunität geschädigt und durchbrochen werden und ist bei vielen GAPS-Patienten bereits zu einem gewissen Grad beeinträchtigt. Bei diesen Patienten reagiert das Gehirn mit unterschiedlichen Symptomen auf die Giftstoffe (Stimmungsschwankungen, Gedächtnisprobleme, sensorische Probleme und andere psychische und neurologische Symptome). Kopfschmerzen müssen also ernst genommen werden. Wenn man sie ignoriert, können weitaus schwerwiegendere Probleme die Folge sein. Anstatt Kopfschmerzen für lästig zu halten, sollten wir sie als Segen begreifen!

Wie verursachen die Giftstoffe im Blut eine Migräne? Den genauen Mechanismus kennen wir noch nicht, aber aus klinischer Sicht gibt es keinen Zweifel, dass die Ursache der Symptome eine Entzündung des gesamten Bereichs ist. Die Giftstoffe im Blut schädigen die Wände der Arterien und machen sie porös. Dadurch tritt ein ganzer Strom von Substanzen (einschließlich der Giftstoffe) aus dem Blut aus, gelangt in das umliegende Gewebe und löst in den betroffenen Bereichen eine Entzündung aus. Die Entzündung verursacht eine Schwellung des Gewebes, was zu Schmerzen und einem Druckgefühl führt. Wenn das Blut in diesem Bereich durch die Blutgefäße strömt, wird der Schmerz pulsierend (vergleichbar mit einem Fahrzeug, das durch ein mit Wasser überflutetes Feld fährt und dabei Wellen verursacht). Eine Entzündung in der Dura mater führt immer dazu, dass sich die Muskeln und Faszien des Kopfes und des Nackens anspannen und versteifen, um mehr Halt zu bieten, was wir zum Beispiel bei einer Meningitis sehen. Eine Hirnhautentzündung wird durch eine Infektion verursacht, aber Toxizität kann die gleichen Symptome auch ohne eine Infektion hervorrufen. Die angespannten Faszien und Muskeln verursachen alle Symptome eines Spannungskopfschmerzes (starker Druck mit dem „Ring um den Kopf"), den wir eigentlich als toxischen Kopfschmerz bezeichnen sollten.

Wenn wir die Giftstoffe aus dem Blut entfernen, verschwinden die Kopfschmerzen. Um die Ursache der Belastung durch Giftstoffe *langfristig* zu beseitigen, müssen wir den Darm heilen, eine Befolgung des GAPS-Ernährungsprogramms erledigt das sehr effektiv. Insbesondere eine Befolgung der GAPS-Einführungsdiät lässt die Kopfschmerzen bei den meisten Menschen recht schnell verschwinden. Bei Patienten, bei denen die Kopfschmerzen trotz Befolgung der GAPS-Diät weiterhin anhalten, müssen Maßnahmen zur Reinigung und Unterstützung der Leber ergriffen werden. Giftstoffe aus dem Darm belasten die Leber zuerst. Wenn die Leber des Betroffenen überlastet und nicht in der Lage ist, das Blut zu reinigen, werden die Kopfschmerzen weiter anhalten. Mehr über die Leber erfahren Sie im Kapitel *Die Leber und die Lunge*.

Als *sofortiges Mittel* gegen alle Arten von Kopfschmerzen empfehle ich die Durchführung eines gründlichen reinigenden Einlaufs, gefolgt von einem Kaffee-Einlauf. Aufgrund klinischer Beobachtungen bin ich davon überzeugt, dass die überaus meisten Giftstoffe, die gewöhnliche Kopfschmerzen verursachen, aus dem Darm kommen. Durch eine gründliche Darmreinigung wird diese Giftstoffquelle entfernt. Das bedeutet, dass man mehrmals Wasser (oder die Basis-Einlauflösung) in den Darm einleitet, bis keine Feststoffe mehr herauskommen. Bei einigen Betroffenen reicht es aus, den Darm zu entleeren, um die Kopfschmerzen zu stoppen, aber bei vielen ist es notwendig, anschließend noch einen Kaffee-Einlauf durchzuführen. Ausführliche Informationen zu Einläufen finden Sie im Kapitel *Darmpflege*.

Körper- und Mundgeruch

Pathogene Mikroben im Verdauungssystem produzieren Giftstoffe, von denen viele den Körper in Form von Gasen verlassen. Diese Gase werden mikrobielle flüchtige organische Verbindungen genannt und haben einen unangenehmen Geruch.[9] Dazu gehören Alkohole, Aldehyde, Ketone, Amine, aromatische und chlorierte Kohlenwasserstoffe, Terpene und Verbindungen auf Schwefelbasis. Viele mikrobielle flüchtige organische Verbindungen wurden bereits erforscht, und es wurde nachgewiesen, dass sie von einer großen Gruppe von Bakterien und Pilzen produziert werden. Wenn sie über das Verdauungssystem in den Blut- und Lymphkreislauf aufgenommen werden, verteilen sie sich im Körper und verursachen Schäden. Der Körper versucht, sie loszuwerden, und viele dieser Giftstoffe werden mit dem Schweiß und mit dem Atem ausgeschieden, was dazu führt, dass man stark und unangenehm riecht. Das kann ein Anzeichen für die Phase der Absterbereaktion zu Beginn der Befolgung des GAPS-Ernährungsprogramms sein, aber auch im späteren Verlauf der Befolgung des Programms. Die Absterbereaktion ist ein vorübergehender Prozess, aber während dieser Phase können Sie einen unangenehmen Körper- oder/und Atemgeruch haben (egal wie oft Sie sich waschen oder sich die Zähne putzen). Manchmal können Sie sich dessen bewusst sein, manchmal aber auch nicht. Leider bemerken die Menschen, die sich in Ihrer Nähe aufhalten, den Geruch immer, was zu sozialen Problemen führen kann. Deodorants zu verwenden, hilft in der Regel nicht, außerdem enthalten sie giftige Chemikalien, die die ohnehin schon starke Belastung des Körpers noch zusätzlich erhöhen. Das Einzige, was hilft, ist, die Darmflora zu verändern. Die pathogenen Mikroben müssen unter Kontrolle gebracht werden, und die Befolgung der GAPS-Diät wird das für Sie erledigen. Führen Sie so bald wie möglich Kefir in Ihre Kost ein (aus Bio-Rohmilch mit lebenden Kefirkörnern). Nach meiner klinischen Erfahrung hilft Kefir besonders gut, Körpergeruch zu beseitigen. Kefir bringt genau die Mikroben unter Kontrolle, die diese übel riechenden Substanzen produzieren. Den Kefir morgens als Erstes zu trinken (wenn der Magen leer ist) oder ihn zu GAPS-Shakes hinzuzufügen, lässt bei einigen Menschen den Körpergeruch innerhalb weniger Tage verschwinden! Kombucha und andere fermentierte Lebensmittel können ebenfalls hilfreich sein. Das Wichtigste ist jedoch, verarbeitete Lebensmittel zu meiden, weil diese die pathogenen Mikroben im Darm nähren und schließlich in diese „übel riechenden" Substanzen umgewandelt werden.

Verwenden Sie anstelle von herkömmlichen Deodorants frischen Zitronensaft: Dazu eine Zitrone in zwei Hälften schneiden, den Saft in die Hand pressen und täglich die Achselhöhlen damit einreiben. Der Zitronensaft unterdrückt die Vermehrung von Pilzen und anderen Mikroben auf der Haut. Um Atemgeruch zu beseitigen, sollten Sie sich die Zähne mehrmals am Tag mit Olivenöl putzen und einmal täglich mit etwas Natron. *Ölschlürfen* mit Olivenöl oder einem anderen hochwertigen kalt gepressten Öl hilft ebenfalls. Dazu etwas Öl in den Mund nehmen, 15 bis 20 Minuten lang im Mund hin und her bewegen, ausspucken und den Mund ausspülen. Dieses ayurvedische Verfahren ist dafür bekannt, den Mund zu entgiften.[1]

Lebensmittelvergiftung

Eine Lebensmittelvergiftung tritt am häufigsten auf, wenn wir reisen und ungewohnte Speisen zu uns nehmen. Meistens beginnt sie mit Kopfschmerzen, danach folgen Durchfall und Erbrechen. Die Kopfschmerzen sind ein Zeichen der durch die Infektion verursachten Toxizität. Durchfall und Erbrechen sind die Mittel, die der Körper einsetzt, um die Infektion loszuwerden und die mit ihr einhergehenden Giftstoffe auszuscheiden. Man sollte froh darüber sein, unter Erbrechen und Durchfall zu leiden und den Körper bei einer Lebensmittelvergiftung unterstützen, sich selbst zu reinigen. Wie können wir das tun? Manchmal wird Betroffenen zum Beispiel sehr übel, aber sie können sich nicht übergeben, was bedeutet, dass sich Giftstoffe im oberen Verdauungstrakt angesammelt haben. In solchen Fällen ist es ratsam, ein großes Glas kaltes Wasser zu trinken und dann Erbrechen auszulösen, um die Giftstoffe auszuscheiden. Um Erbrechen auszulösen, zwei Finger tief in den Rachen stecken und an der Rückseite des Rachens kitzeln, um so den Brechreflex zu stimulieren. Sobald Sie sich erbrochen haben und der Magen leer ist, sollten Sie versuchen, mehr Wasser zu trinken und auch dieses anschließend zu erbrechen. Normalerweise reichen zwei oder drei Gläser Wasser aus, um den Magen von den Resten der Nahrung, die das Problem verursacht hat, zu befreien. Nachdem der Magen entleert ist, kann eine Tasse heißer, starker Tee sehr guttun (schwarzer oder grüner Tee ohne Zusatz). Den Tee langsam schlürfen. Der Tee wird helfen, den Brechreflex zu stoppen und die gereizte Magenschleimhaut zu beruhigen, wodurch die Übelkeit verschwindet. Der Durchfall kann ein oder zwei Tage andauern. Er ist ein wirksamer Mechanismus des Körpers, sich selbst zu reinigen. Am zweiten oder dritten Tag der Lebensmittelvergiftung können wir dem Körper ein wenig Hilfe leisten, indem wir einen reinigenden Einlauf durchführen. Dafür die Basis-Einlauflösung verwenden (1 l warmes Wasser + 1 Teelöffel Natursalz + 1 Teelöffel Natron), um alle Reste der infizierten Nahrung und der Giftstoffe zu entfernen. Wenn die Kopfschmerzen anhalten, ist es (bei Erwachsenen) sehr hilfreich, nach der Reinigung des Darms mit der Basis-Einlauflösung einen Kaffee-Einlauf durchzuführen. Oft ist es erforderlich, über mehrere Tage hinweg Einläufe zu machen, um eine Lebensmittelvergiftung vollständig auszukurieren.

Lebensmittelvergiftungen sind so alt wie die Menschheit und müssen nicht gefürchtet werden. Normalerweise sind keine Medikamente erforderlich. Eine Lebensmittelvergiftung bietet dem Körper die Möglichkeit, sich zu reinigen und alte Giftstoffe, die sich im Verdauungssystem und anderswo angesammelt haben, auszuscheiden. Es ist wichtig, am ersten Tag nach der Lebensmittelvergiftung außer einer selbst gemachten Fleischbrühe nichts zu sich zu nehmen. Wenn Sie auf Reisen sind, sollten Sie einen Ort finden, an dem Sie eine frisch zubereitete heiße Suppe aus klarer Fleisch- oder Fischbrühe essen können (ohne Stärke oder andere Verdickungsmittel, die der Brühe zugesetzt wurden). Nehmen Sie die Flüssigkeit der Suppe zu sich, aber lassen Sie die festen Bestandteile zurück. Trinken Sie weiterhin heißen starken Tee (schwarz oder grün), ohne dem Tee etwas hinzuzugeben. Am zweiten Tag können Sie gekochte Eier, Fleisch, Fisch, gekochtes Gemüse, fermentierte Milchprodukte und natürlich Fleisch- oder Fischbrühe essen (wie während der ersten beiden Phasen der GAPS-Einführungsdiät). Verzichten Sie einige Tage lang auf rohe pflanzliche Produkte und essen Sie Nüsse und andere Samen erst ein oder zwei Wochen, nachdem Sie vollständig genesen sind.

Magenbeschwerden

Der Magen ist der erste Ort im Verdauungssystem, an dem alles, was man hinunterschluckt, eine Zeit lang bleibt – einige Stunden oder manchmal sogar Tage lang. Falls Sie also etwas Schädliches zu sich nehmen, ist die Magenschleimhaut der erste Bereich im Körper, der den Preis dafür zahlen muss. Wenn die Magenschleimhaut geschädigt wird, kommt es zu einer Entzündung – Gastritis. Es gibt viele Faktoren, die diesen Prozess auslösen können, aber Medikamente sind bei Weitem die häufigste Ursache für eine Gastritis.[69] Schmerzmittel, die gegen Kopfschmerzen, Zahnschmerzen, Gelenkschmerzen oder andere Beschwerden eingenommen werden, sind die häufigsten Übeltäter. Aber auch andere Medikamente, die häufig und über einen längeren Zeitraum eingenommen werden, können diesen Prozess auslösen: Antibiotika, Antidepressiva, cholesterinsenkende Medikamente, Blutdruckmedikamente usw. Es sind nicht nur die aktiven Wirkstoffe im Medikament, die den Magen schädigen können, sondern auch die vielen anderen Inhaltsstoffe (was alles enthalten ist, verrät ein Blick auf die Packungsbeilage). Viele dieser Giftstoffe lagern sich in der Magenschleimhaut ab und können dort jahrelang verbleiben und die chronische Entzündung aufrechterhalten. Unsere heutigen Lebensmittel und unser Trinkwasser enthalten große Mengen an Giftstoffen, die unserem Magen schaden: in der Landwirtschaft verwendete Chemikalien, gentechnisch veränderte Organismen, Aromastoffe, Konservierungsmittel und andere Lebensmittelzusatzstoffe. Auch die moderne Zahnpflege stellt eine beträchtliche Quelle für giftige Chemikalien dar, die in den Magen gelangen und die Magenschleimhaut schädigen können: Quecksilber aus Amalgamfüllungen, Zahnpasta und Mundspülungen (speziell solche, die Fluorid enthalten), Chemikalien in den Füllungen, Kronen und allem, was der Zahnarzt noch im Mund verarbeitet.[70] Rauchen und übermäßiger Alkoholkonsum sind ebenfalls bekannte

Ursachen für eine chronische Gastritis. Chronischer Stress und negative mentale Einstellungen können ebenfalls zur Entstehung von Gastritis beitragen.[69]

Wenn die Magenschleimhaut entzündet und wund ist, drosselt der Körper die Magensäureproduktion, damit die Magenschleimhaut nicht weiter geschädigt wird und sich keine Geschwüre bilden. Dieser Zustand wird Hypochlorhydrie genannt bzw. verminderte Salzsäureausschüttung des Magens.[71] Das stellt wiederum für sich genommen ein Problem dar: Die Magensäure ist die natürliche Barriere für pathogene Mikroben und Parasiten. Wenn der Magen nicht genug Säure produziert, vermehren sich diese pathogenen Mikroorganismen im gesamten Verdauungssystem übermäßig, auch im Magen selbst. Normalerweise ist der Magen aufgrund seiner extrem sauren Umgebung der am wenigsten von Mikroben besiedelte Bereich des Verdauungssystems. Er hat eine eigene Flora, die normalerweise auf der Magenschleimhaut lebt und dafür sorgt, dass diese gesund bleibt und richtig funktioniert (vor allem Hefen, *Laktobacilli* und *Helicobacter pylori*).[72] Doch bei einem Betroffenen, bei dem eine Hypochlorhydrie vorliegt, geraten die ansässigen Mikroben außer Kontrolle, sodass sich im Magen alle möglichen pathogenen und opportunistischen Bakterien und Pilze vermehren. Ein Großteil der Forschung auf diesem Gebiet wurde an Magenkrebspatienten durchgeführt, von denen die meisten eine geringe Magensäureproduktion aufweisen.[73]

Die Mikroben, die einen säurearmen Magen bevölkern, spielen eine sehr wichtige Rolle bei der Entstehung von Magenkrebs, Geschwüren und Gastritis.[72,73] Viele dieser Mikroben ernähren sich gerne von Kohlenhydraten, insbesondere von solchen, die in verarbeiteten Lebensmitteln enthalten sind. In einem Magen mit niedrigem Säuregehalt setzen Mikroben, die sich übermäßig vermehren, die Gärung von Kohlenhydraten aus der Nahrung in Gang und produzieren verschiedene Toxine und Gase (einschließlich Kohlendioxid und Methan). Die sich ansammelnden Gase sorgen dafür, dass Betroffene übermäßig häufig aufstoßen und rülpsen müssen, während die Giftstoffe die Entzündung im Magen noch verschlimmern und den Schweregrad der Gastritis erhöhen. Einige dieser mikrobiellen Toxine verursachen eine teilweise Lähmung des Magenmuskels, Gastroparese genannt, die die Magenaktivität verlangsamt.[74] Menschen mit dieser Erkrankung klagen darüber, dass Speisen über lange Zeiträume in ihrem Magen bleiben und nicht verdaut und nicht weitertransportiert werden. Wenn sich pathogene Mikroben in dem Bereich um den Schließmuskel am oberen Ende des Magens vermehren (dieser runde Muskel trennt normalerweise den Magen von der Speiseröhre und verhindert, dass die Nahrung wieder zurückfließt), lähmen sie diesen Schließmuskel teilweise. Das führt zu Reflux: dem Zurückfließen von Nahrung in die Speiseröhre. Selbst bei geringer Magensäureproduktion befindet sich etwas Säure in der zurückfließenden Nahrung, die die Wände der Speiseröhre verbrennt, was zu den typischen Symptomen der „sauren Verdauungsbeschwerden" oder des Sodbrennens und damit zu einer verbreiteten Erkrankung namens GERD (gastroösophageale Refluxkrankheit) führt. Gegen saure Verdauungsstörungen und Reflux werden in der Regel Antazida verschrieben, die zwar die unmittelbaren Symptome lindern, die Situation aber langfristig verschlimmern, da sie die Magensäureproduktion noch weiter reduzieren.

Um die entzündete Magenschleimhaut vor Schaden zu bewahren, helfen Leber und Bauchspeicheldrüse, indem sie ihre Säfte in den Magen pumpen (ja, im Verdauungstrakt werden Dinge nicht nur nach unten transportiert, sondern können auch nach oben transportiert werden).[76] Die Bauchspeicheldrüse produziert eine alkalische Lösung – ähnlich wie eine Natronlösung –, die bei Kontakt mit der Magensäure Gas bildet, manchmal sehr viel Gas. Deshalb ist eines der häufigsten Symptome der Gastritis heftiges Aufstoßen, das nach dem Essen, zwischen den Mahlzeiten und auf nüchternen Magen auftreten kann.[75] Das Aufstoßen kann insbesondere in der Nacht auftreten und den Betroffenen mehrmals aufwecken, damit dieser das Gas herausrülpsen kann, was seine Nachtruhe stört. Einige Gase sind entflammbar und verursachen möglicherweise beim Ausstoßen eine Hitzewallung: Diese Hitzewallungen können in jedem Alter auftreten (nicht nur bei Frauen in den Wechseljahren, sondern auch bei jungen Erwachsenen und sogar bei Kindern).

Viele Betroffene mit geringer Magensäureproduktion und einer übermäßigen Besiedelung des Magens mit Mikroben leiden unter Aufstoßen und Aufgeblähtheit, weil Hefen, Archaeen und andere Mikroben in ihrem Magen zu viel Gas produzieren. Der Magen befindet sich unterhalb des Herzes (abgetrennt durch das Zwerchfell). Wenn sich der Magen mit Gas füllt, kann er das Herz in eine unnatürliche Position nach oben drücken, was ein Herzproblem verursachen kann: Herzrasen, Herzrhythmusstörungen und Herzklopfen. Dies geschieht normalerweise, wenn der Betroffene Auto fährt oder so sitzt, dass der Bauch nicht viel Platz hat, sich auszudehnen. Indem das Gas durch Aufstoßen freigesetzt wird, können die Herzbeschwerden gestoppt werden. Wenn der Betroffene nicht auf natürliche Weise aufstoßen kann, kann es helfen, einen Brechreflex auszulösen. Dazu kitzelt man mit den Fingern am hinteren Bereich des Rachens, um die Gase freizusetzen. Manchmal ist es besser, das zu tun, als unter Herzproblemen zu leiden.

Ein weiteres häufiges Symptom der chronischen Gastritis ist das *zyklische Erbrechenssyndrom*.[77] Die Magenschleimhaut ist entzündet und wund. Wenn mit der Nahrung oder einem Getränk ein weiterer Reizstoff hinzukommt (ein mit Pestiziden belastetes Stück Obst oder Gemüse, chlorhaltiges oder fluoridhaltiges Wasser, Junkfood voller Chemikalien usw.), löst der Körper den Brechreflex aus, und der Betroffene erbricht wieder und wieder, bis der Magen mehr oder weniger leer ist. Manchmal wird das Erbrechen von Durchfall und Kopfschmerzen begleitet – der Körper entledigt sich auf diese Weise der Giftstoffe. Diese Brechanfälle können alle paar Wochen bis alle paar Monate auftreten. Bei einigen Menschen geschieht das auch häufiger. Die Aktivität von Würmern, Egeln und anderen Bewohnern des Verdauungssystems kann bei dieser Erkrankung eine wichtige Rolle spielen. Das Erbrechen fällt oft mit einem bestimmten Stadium im Entwicklungszyklus dieser Lebewesen zusammen (Eiablage, Schlüpfen der Larven usw.). Ihr Entwicklungszyklus ist an den Mondzyklus gekoppelt, sodass viele Menschen feststellen, dass sie sich bei Vollmond oder kurz davor schlechter fühlen.

Ein Betroffener mit chronischer Gastritis verspürt ein unbestimmtes brennendes Gefühl im Magen, als ob man Hunger hat. Insbesondere im Anfangsstadium denken viele Betroffene, dass sie hungrig sind und essen, so oft sie können. Eine sofortige Linderung dieses „Hungers" verschafft oft der Verzehr von Brot und anderen stärkehaltigen Nahrungsmitteln. Aber auf lange Sicht verschlimmert das die Situation, da diese Nahrungsmittel die pathogenen Mikroben im Magen nähren. Diese pathogenen Mikroben produzieren dann noch mehr Giftstoffe, was zu weiteren Entzündungen führt. Wenn Sie also fast einen ganzen Laib Brot verzehrt haben, haben Sie unweigerlich bald wieder „Hunger".

Ein Betroffener, der an chronischer Gastritis leidet, verträgt viele Lebensmittel nicht. Kaffee, Schokolade, Milch, rohes Obst und Gemüse, Nüsse und Samen, alles, was mit Mehl und Zucker hergestellt wird, sowie Gewürze verstärken die Entzündung im Magen und verschlimmern die Gastritis. Um den Magen zu heilen, müssen viele Lebensmittel so lange gemieden werden, bis der Heilungsprozess abgeschlossen ist. Man kann seine Magensäureproduktion einfach testen, indem man etwas frisch gekochte Rote Bete isst. Wenn der Urin und/oder der Stuhl sich in den folgenden 1 bis 3 Tagen rot färbt, ist es wahrscheinlich, dass der Magen wenig Säure produziert. Der Körper kann den in der Roten Beete enthaltenen roten Farbstoff nicht verdauen, und dieser landet im Urin und im Stuhl.

Meiner Erfahrung nach ist es unerlässlich, die *GAPS-Einführungsdiät* strikt zu befolgen, um die Magenschleimhaut zu heilen und die Gastritis dauerhaft loszuwerden. Fleischbrühen sind ein Muss (Lamm, Rind, Geflügel und Wild). Viele Menschen empfinden aus Innereien, Füßen und Knochen von Hühnern zubereitete Hühnerbrühe als besonders wohltuend. Suppen aus Fleischbrühe mit etwas ballaststoffarmem Gemüse (Möhren, Zwiebeln und Kürbis oder Zucchini) sind nahrhaft und heilsam. Selbst gemachte Molke und Kefir sind für die meisten Betroffenen sehr hilfreich, geben Sie also ein wenig davon in jede Tasse Fleischbrühe, die Sie trinken. Viele Erwachsene empfinden es als sehr förderlich, von Anfang an ein hochwertiges Probiotikum einzunehmen. Außerdem ist es empfehlenswert, zwischen den Mahlzeiten einen beruhigenden Tee (Ingwer, Minze, Ringelblume) zu trinken. Wenn das brennende Gefühl im Magen nachlässt, rate ich, mit der täglichen Einnahme von GAPS-Shakes zu beginnen. Diese helfen, die in der Magenschleimhaut eingelagerten Giftstoffe, die dafür sorgen, dass der Magen nicht heilt, zu entfernen. Außerdem unterstützen sie die Leber, Gallensteine auszuscheiden, und tragen dazu bei, dass diese ihre Aufgaben besser erfüllen kann. Zu diesen Aufgaben gehört unter anderem die Produktion von Galle und die Verdauung von Fetten, womit viele Menschen mit Gastritis Probleme haben. Es ist wichtig, Fette nach und nach und unter Berücksichtigung der Verträglichkeit in die Kost einzuführen. Der Verzehr tierischer Fette ist wichtig für den Heilungsprozess, aber der Betroffene muss auch in der Lage sein, diese verdauen zu können.

Um Ihren Magen heilen zu können, müssen Sie herausfinden, welche Art von Giftstoffen in ihn gelangen. Haben Sie zahnmedizinische Materialien im Mund, die möglicherweise Giftstoffe freisetzen (insbesondere Amalgamfüllungen)? Verwenden Sie konventionelle Zahnpasta oder Mundspülungen, die jede Menge Fluoride und andere Giftstoffe enthalten? Trinken Sie ungefiltertes Leitungswasser (das Chlor, in der Landwirtschaft verwendete Chemikalien, Medikamentenrückstände und andere Giftstoffe enthält)? Nehmen Sie Medikamente ein? Solange diese Giftstoffe weiterhin in Ihren Magen gelangen, kann keine Heilung stattfinden. Sie müssen Maßnahmen ergreifen, um diese Giftstoffe aus Ihrem Leben zu verbannen.

Es kann einige Wochen bis hin zu einigen Jahren dauern, bis eine chronische Gastritis geheilt ist, aber es ist unbedingt notwendig, sie zu behandeln. In der heutigen Zeit leben viele Menschen mit chronischer Gastritis und halten diesen Zustand für „normal". Sie nehmen Antazida und andere Medikamente gegen ihre „Verdauungsstörungen" ein. Langfristig kann dies zur Entwicklung von Magengeschwüren und Magenkrebs sowie zu Problemen in anderen Bereichen des Verdauungssystems führen.

Da der gesamte Verdauungsprozess bereits im Magen beginnt, wird die Nahrung bei einem Betroffenen, der unter chronischer Gastritis leidet, nicht richtig verdaut. Die Folge sind Nahrungsmittelunverträglichkeiten und -allergien. Da ein entzündeter Magen nicht in der Lage ist, den natürlichen Säureschutzwall aufzubauen, kommt es im gesamten Verdauungstrakt zu einer übermäßigen Vermehrung pathogener Mikroben, was wiederum viele GAPS-Symptome nach sich zieht. Wenn diese pathogenen Mikroben sich im Darm übermäßig vermehren, kann bei Betroffenen eine Dünndarmfehlbesiedelung diagnostiziert werden.

Für Menschen, deren Magen wenig Magensäure produziert, ist es hilfreich, zu Beginn der Mahlzeiten Magensäure in Form von Nahrungsergänzungsmitteln einzunehmen: Betain HCl mit Pepsin oder HCl mit Pepsin. Den meisten Betroffenen, vor allem Kindern, empfehle ich, fermentiertes Gemüse (insbesondere fermentierten Kohl) zu essen. Der Verzehr einer kleinen Portion zu jeder Mahlzeit oder zu Beginn der Mahlzeit hilft, die natürliche Magensäureproduktion anzuregen. Auch ein kleiner frischer Krautsalat zu Beginn der Mahlzeit kann förderlich sein. Um dieses Thema besser zu verstehen, lesen Sie bitte das Kapitel *Verdauungsenzyme*.

Metabolisches Syndrom: Fettleibigkeit, Diabetes, Herzkrankheiten, Bluthochdruck, Krebs, Alzheimer und mehr

Das metabolische Syndrom habe ich in meinem Buch *Put your heart in your mouth. What really is heart disease and what we can do to prevent and even reverse it* ausführlich beschrieben.[31] Bitte lesen Sie dieses Buch, um das zugrunde liegende Konzept im Detail zu verstehen. An dieser Stelle kann ich es nur kurz erklären. Wir sprechen dann vom metabolischen Syndrom, wenn der Insulinspiegel eines Betroffenen im Blut ständig hoch ist. Insulin ist ein kraftvolles Hormon. Es wirkt auf jedes Gewebe und jedes Organ im Körper, und wenn der Insulinspiegel anormal hoch ist, läuft im Körper alles schief. Insulin ist ein wichtiges Fettspeicherhormon, sodass Betroffene anfangen zuzunehmen, was bis zur Fettleibigkeit führen kann. Solange Ihr Insulinspiegel hoch ist, wird alles, was Sie zu sich nehmen, in Form von Fett gespeichert. Das metabolische Syndrom ist die Ursache für die Fettleibigkeitsepidemie, mit der wir zu tun haben.[29] Insulin ist zudem ein entzündungsförderndes Hormon. Solange Sie zu viel Insulin im Blut haben, wird Ihr Körper dauerhaft chronisch entzündet sein, und nichts kann diese chronischen Entzündungen stoppen. Wir wissen heute, dass chronische

Entzündungen die Ursache für die Entstehung von Herzkrankheiten, Krebs, Diabetes, Fettleibigkeit, Alzheimer und Autoimmunerkrankungen sind.[30] Ein konstant hoher Insulinspiegel im Blut ist die Hauptursache dieser Gesundheitsprobleme, die in der modernen Welt allesamt zusehends epidemische Ausmaße annehmen. Wenn der Insulinspiegel konstant hoch ist, geraten auch viele andere Stoffwechselparameter im Körper aus dem Gleichgewicht.

Warum und wie kommt es dazu, dass Menschen einen chronisch hohen Insulinspiegel entwickeln? Und warum existierte das metabolische Syndrom bis vor nicht allzu langer Zeit so gut wie gar nicht? Weil sich die Art und Weise, wie wir uns ernähren, verändert hat. Mit der Entstehung der Lebensmittelindustrie gingen die Menschen dazu über, immer größere Mengen an verarbeiteten Kohlenhydraten (Zucker) zu konsumieren. Über diese sogenannten „Lebensmittel" haben wir in anderen Kapiteln dieses Buches bereits gesprochen. Zucker, Mehl, Frühstückscerealien, Snacks, Softdrinks, Maissirup mit hohem Fructosegehalt, Desserts, Süßigkeiten und Soßen zwingen den Körper zur Überproduktion von Insulin. Die Hauptaufgabe von Insulin ist es, Kohlenhydrate zu verarbeiten. Der moderne Mensch beginnt seinen Tag mit Frühstückscerealien oder Porridge, Toast, Brot, Kuchen und Zucker in Kombination mit süßen Fruchtsäften, Kaffee oder Tee. Zum Mittagessen folgt ein Sandwich aus stark verarbeitetem Brot, zum Abendessen Nudeln, Kartoffeln und andere verarbeitete stärkehaltige Kohlenhydrate. Zwischendurch werden Süßigkeiten (Bonbons), Schokoriegel, Kartoffelchips und andere verarbeitete Kohlenhydrate genascht. Eine echte Katastrophe für unseren Körper war das Aufkommen der Softdrink-Industrie! Diese Flaschen mit den bunten Flüssigkeiten enthalten konzentrierte Mengen an Zucker, Maissirup mit hohem Fructosegehalt und anderen verarbeiteten Kohlenhydraten in Kombination mit gesundheitsschädlichen Chemikalien. Als Folge dieser Ernährungsweise, die durch den Verzehr von Unmengen von Zucker geprägt ist, entwickelt sich bei vielen Menschen das metabolische Syndrom. Normalerweise beginnt dieser Prozess im frühen Kindesalter, und tatsächlich erleben wir gerade eine regelrechte Fettleibigkeitsepidemie unter Kindern. Alle übergewichtigen und fettleibigen Menschen leiden unter chronischen Entzündungen im Körper, die den Grundstein für viele chronische Krankheiten legen.[31]

Verarbeitete Kohlenhydrate verursachen einen chronischen Magnesiummangel. Damit sich unsere Blutgefäße zusammenziehen können, benötigen sie Kalzium, und von diesem Mineralstoff haben wir immer reichlich. Aber um sich zu entspannen, benötigen unsere Blutgefäße Magnesium, und daran mangelt es in der heutigen Zeit den meisten modernen Menschen. Also steigt der Blutdruck. Der tägliche Verzehr von verarbeiteten Kohlenhydraten ist die Ursache für die Hypertonie-Epidemie (Bluthochdruck-Epidemie), mit der wir es heute zu tun haben![32] Ärzte verschreiben starke Medikamente, die in die ungeheuer komplexen Mechanismen der Blutdruckregulation im menschlichen Körper eingreifen. Diese Medikamente können den Blutdruck eine Zeit lang senken, aber die eigentliche Ursache des Problems wird nicht angegangen. Der Betroffene nimmt weiterhin verarbeitete Kohlenhydrate zu sich und verursacht einen Magnesiummangel in seinem Körper. Irgendwann wirken die Medikamente nicht mehr, andere Medikamente müssen ausprobiert und zusätzlich eingenommen werden, und diese bringen wiederum viele Nebenwirkungen und eigene Probleme mit sich. Der einzige Weg, Bluthochdruck loszuwerden, ist, keine verarbeiteten Kohlenhydrate mehr zu essen! Abgesehen von Bluthochdruck verursacht Magnesiummangel viele andere Probleme im Körper: Stimmungsschwankungen, Hyperaktivität und Konzentrationsunfähigkeit bei Kindern und Erwachsenen, Gedächtnisprobleme und andere neurologische und psychische Probleme, Störungen des Mineralstoffhaushalts, Kopfschmerzen, Muskelkrämpfe und das Restless-Legs-Syndrom, plötzlichen Tod bei Sportlern, Präeklampsie und Eklampsie in der Schwangerschaft, Allergien, Herzkrankheiten, usw. [31,32]

Unsere Darmflora reagiert sehr schnell auf zugeführte Nahrung. Verarbeitete Kohlenhydrate reduzieren die Anzahl nützlicher Mikroben und fördern die Vermehrung pathogener Mikroben im Darm und in anderen körpereigenen mikrobiellen Gemeinschaften an anderen Stellen unseres Körpers (dem Mikrobiom).[33] Tatsächlich haben Wissenschaftler herausgefunden, dass Menschen, die unter Fettleibigkeit, Herzerkrankungen, Diabetes, Krebs, Bluthochdruck und allen anderen Erscheinungsformen des metabolischen Syndroms leiden, eine abnorme Darmflora aufweisen. Die pathogenen Mikroben schädigen den Körper zusätzlich, da sie Allergien, Autoimmunität, systemische Toxizität, Nährstoffmängel usw. verursachen.

Aus meiner klinischen Erfahrung weiß ich, dass viele Menschen mit metabolischem Syndrom keine schweren Verdauungsprobleme haben. Sie müssen also nicht mit der GAPS-Einführungsdiät beginnen, sondern können einfach die GAPS-Volldiät befolgen. Bei dieser Diät werden alle verarbeiteten Kohlenhydrate aus der Kost gestrichen, wodurch die Ursache des metabolischen Syndroms beseitigt wird. Gleichzeitig normalisiert sich die Darmflora, und der Körper wird wieder richtig ernährt. Die Behandlung des metabolischen Syndroms durch eine Befolgung des GAPS-Ernährungsprogramms ist für Betroffene sehr lohnend, da sich die

Beschwerden sehr schnell verbessern. Der Blutdruck normalisiert sich, die Pfunde purzeln und alle anderen gesundheitlichen Probleme verschwinden nach und nach. Entscheidend ist, dass die GAPS-Volldiät dauerhaft befolgt wird. Man darf nie wieder Zucker und Weizenmehl essen, da der Körper diese Substanzen nicht verträgt. Er ist bereits darauf eingestellt, von diesen „Lebensmitteln" Probleme zu bekommen. Sollten Sie zusätzlich zum metabolischen Syndrom ernsthafte Verdauungsprobleme haben, werden Sie irgendwann die GAPS-Einführungsdiät durchlaufen müssen. Da das metabolische Syndrom mit Magnesiummangel einhergeht, kann es hilfreich sein, zu Beginn der Befolgung des GAPS-Ernährungsprogramms einige Wochen lang ein hochwertiges Magnesiumpräparat einzunehmen (Aminosäurechelat).

Morbus Crohn und Colitis ulcerosa

Das GAPS-Ernährungsprogramm weist eine gute Bilanz auf, wenn es darum geht, Betroffenen bei der Genesung von diesen Krankheiten zu helfen. Machen Sie sich bitte mit der *pflanzenfreien GAPS-Diät* und der *GAPS-Einführungsdiät* vertraut. Für die Genesung ist es wichtig, diese Diäten strikt zu befolgen. Fortschritte können sich schleppend einstellen, und es ist wichtig, darauf vorbereitet zu sein, dass es dauern kann. Die meisten Menschen, die unter diesen Beschwerden leiden, nehmen Medikamente ein, die sie nicht abrupt weglassen können. Sie müssen schrittweise abgesetzt werden, wenn sich die Symptome zu bessern beginnen. Es ist wichtig, dass betroffene Patienten verstehen, dass sie die GAPS-Diät ihr ganzes Leben lang einhalten müssen. Es mag auch mal gute Phasen geben, in denen sie ein bisschen schummeln können, aber die meiste Zeit über müssen sie sich strikt an die Vorgaben halten. Nehmen Sie sich also ausreichend Zeit, die Diät richtig umzusetzen und zu lernen, wie die Speisen richtig zubereitet werden. Es gibt überall auf der Welt viele Menschen, die vollständig von Morbus Crohn und Colitis ulcerosa genesen sind und ein gesundes Leben führen. Einige Erfahrungsberichte finden Sie in dem Buch *GAPS Stories* und online.[13]

Müdigkeit (chronisches Erschöpfungssyndrom, Fibromyalgie, Myalgische Enzephalomyelitis etc.

Viele GAPS-Patienten leiden bis zu einem gewissen Grad an Erschöpfungszuständen. Das bedeutet, dass ihre Mitochondrien nicht gut arbeiten. Mitochondrien sind unsere Kraftwerke. Diese winzigen Organellen in unseren Zellen sind sehr effizient, wenn es darum geht, Energie zu produzieren, aber sie sind anfällig für Giftstoffe, Antibiotika, chronische Entzündungen und Autoimmunangriffe.[16] Bei einem GAPS-Patienten liegt eine starke Belastung des Körpers mit Giftstoffen vor. Unser Körper ist mit einem leistungsfähigen Entgiftungssystem ausgestattet, das darauf ausgelegt ist, mit Giftstoffen fertigzuwerden. Bei GAPS-Patienten ist dieses System überfordert und bricht oft zusammen, sodass sich Giftstoffe im Körper ansammeln und die Mitochondrien schädigen. Das Immunsystem beeinträchtigt die Funktionsfähigkeit der Mitochondrien noch zusätzlich, indem es Entzündungen und Autoimmunitätsreaktionen auslöst (viele GAPS-Patienten werden positiv auf antimitochondriale Antikörper getestet).[17] Diese Personen entwickeln eine schwere Müdigkeit, die das Hauptsymptom des chronischen Erschöpfungssyndroms, der Fibromyalgie und der ME ist. Das Entgiftungssystem benötigt Energie, um zu funktionieren, deshalb sind die Betroffenen in einem Teufelskreis gefangen, weil ihr Körper weder Energie produzieren noch sich richtig entgiften kann.

Da das Entgiftungssystem deaktiviert ist, wird jeder Grad von Absterbereaktionen kaum vertragen. Absterbereaktionen erhöhen die Toxizität im Körper, und es gibt nichts, um mit dieser Toxizität fertig zu werden. Deshalb müssen Betroffene langsam die Menge aufgenommener Probiotika oder fermentierter Lebensmittel erhöhen. Kokosöl enthält antimikrobielle Substanzen und verursacht ebenfalls in einem gewissen Maß Absterbereaktionen. Versuchen Sie, die GAPS-Diät nach Ihren persönlichen Bedürfnissen zu modifizieren. Durchlaufen Sie die einzelnen Phasen der *GAPS-Einführungsdiät* langsamer oder schneller, führen Sie hin und wieder einen Tag oder zwei Tage lang das *GAPS-Flüssigkeitsfasten* durch, um Ihr System zu „entlasten", oder befolgen Sie eine Zeit lang die *pflanzenfreie GAPS-Diät*. Es kann hilfreich sein, zu den Mahlzeiten Verdauungsenzyme in Form von Nahrungsergänzungsmitteln einzunehmen: zu Beginn der Mahlzeit Magensäure-Booster und am Ende Pankreasenzyme. Es ist wirklich wichtig, tierische Fette in die Kost einzuführen. Je mehr Fette mit jeder Mahlzeit aufgenommen werden, desto schneller die Genesung.

Viele Menschen mit chronischem Müdigkeitssyndrom, Fibromyalgie und ME leiden an Borreliose oder MSIDS (einer infektionsbedingten Multisystemerkrankung). Mehr Informationen dazu finden sich in diesem Kapitel unter dem entsprechenden Schlagwort.

Es kann viele Jahre dauern, bis ein Patient, der unter chronischem Müdigkeitssyndrom, Fibromyalgie oder ME leidet, vollständig gesund wird, da sich in seinem Körper eine Vielzahl von Schädigungen angehäuft hat. Nach der Genesung ist es wichtig, dass Betroffene ihr ganzes Leben lang die GAPS-Diät einhalten.

Mundbeschwerden

Unser Verdauungssystem beginnt im Mund, der eine je nach Individuum sehr reiche mikrobielle Flora aufweist. Interessanterweise ähnelt die Zusammensetzung der im Stuhl dieses Menschen anzutreffenden Flora.[34] Menschen mit einer anormalen Flora im Mund haben oft Mundgeschwüre, einen unangenehmen Geschmack im Mund und können unter Mundgeruch leiden. Die Zunge kann uns viel verraten.[35] Vielleicht ist das der Grund, warum viele von uns morgens instinktiv einen Blick auf ihre Zunge werfen? Ein weißer Belag auf der Zunge weist typischerweise auf eine Überbesiedelung mit Candida und anderen Pilzen hin. Ein bräunlicher Belag deutet normalerweise auf Gastritis und eine Stauungsleber hin. Eine geschwollene Zunge ist ein typischer Hinweis auf eine Schilddrüsenunterfunktion. In dem Fall weist die Zunge an den Seiten Einkerbungen auf, die von den Zähnen stammen. Eine rote und wunde Zunge ist ein typisches Symptom für einen Mangel an B-Vitaminen. Häufig haben Betroffene auch Risse in den Mundwinkeln.[35] Die Zahngesundheit hat einen großen Einfluss auf die Gesundheit des Mundes.[36] Die meisten in der Zahnmedizin verwendeten Materialien sind toxisch und verändern das Milieu im Mund, was die Vermehrung pathogener Mikroben fördert. Deshalb ist es wichtig, mit einem ganzheitlich orientierten Zahnarzt zusammenzuarbeiten, um den Mund gesund zu erhalten. Bei Mundgeschwüren oder Mundgeruch empfehle ich, die Zähne ein- bis zweimal am Tag mit Olivenöl und Natron zu putzen. Dazu die Zahnbürste erst in das Öl, dann in das Natron eintauchen, wie gewohnt putzen und gut ausspülen. Um den Mund mit einer für die Gesundheit vorteilhaften Flora zu besiedeln, sollten Sie Ihre Mahlzeiten mit ein wenig selbst gemachtem Kefir, Joghurt oder fermentiertem Gemüse beenden. Kombucha zu trinken hilft ebenfalls. Wenn Sie fermentierte Lebensmittel noch nicht vertragen, können Sie eine Kapsel eines Multi-Stamm-Probiotikums auf der Zunge öffnen und das Pulver in Ihrem Mund zergehen lassen. Durch die Befolgung der GAPS-Diät werden die Grundursachen aller Mundprobleme wie Nährstoffmängel, Autoimmunität, systemische Entzündungen, Allergien usw. beseitigt.

Myelin- und demyelinisierende Krankheiten (Multiple Sklerose, Neuropathien, Leukodystrophien, Myelopathien, Charcot-Marie-Tooth-Erkrankung, Guillain-Barre-Syndrom und andere)

Myelin ist eine fettreiche isolierende Schicht, die die Nervenfasern im Nervensystem umhüllt.[37] Es wird von sehr spezialisierten Zellen, den sogenannten Oligodendrozyten, gebildet. Diese Zellen strecken lange „Arme" aus, die sich viele Male um die bloße Nervenfaser wickeln, sie „umarmen" und viele Schichten der Myelinscheide bilden. Diese „Arme" bestehen im Wesentlichen aus zwei Schichten der Zellwand (Zellmembran) und einem kleinen Teil des Zytoplasmas der Zelle dazwischen. Myelin besteht also im Grunde genommen aus vielen Schichten Zellmembran. Aus was besteht die Zellmembran? Größtenteils aus Fett und Cholesterin, sodass fettlösliche Substanzen leicht in sie eindringen können. Leider sind viele Giftstoffe, die von einer abnormalen Darmflora produziert werden, und Umweltgifte, mit denen wir in der heutigen Zeit zu tun haben (toxische Metalle, Zahnmaterialien, in der Landwirtschaft verwendete Chemikalien und Pharmazeutika), fettlöslich und können sich im Myelin anreichern. Studien unter Einsatz der Fluoreszenzmikroskopie zeigen in den Zellmembranen von Oligodendrozyten Flecken angesammelter toxischer Metalle.[38] Diese verändern die Position und die Form von Proteinen im Myelin und lassen sie für das Immunsystem „fremd" erscheinen. Das Immunsystem versucht, die als fremd erkannten kontaminierten Bestandteile des Myelins durch Entzündungen, Autoimmunreaktionen und möglicherweise andere Methoden zu reinigen. Myelin bietet dem Nervensystem Schutz und Isolierung und liefert ihm Nahrung. Wenn es geschädigt wird, sind die Nervenfasern nicht mehr richtig geschützt. Infolgedessen werden auch die Nervenfasern und Zellen geschädigt, was zu Lähmungen unterschiedlichen Schweregrades, fehlender oder gestörter Sensibilität, beeinträchtigter Muskelfunktion und -koordination, Seh- und Augenbewegungsproblemen, Hör- und Sprachproblemen, Inkontinenz, Müdigkeit und mentaler Degeneration führt.[39]

Unser Nervensystem arbeitet mit elektrischen Impulsen und Elektrizität ist temperaturabhängig. Wenn die Körpertemperatur steigt, verursachen die Nervenfasern mit geschädigter Myelinhülle Kurzschlüsse, und die normale elektrische Leitfähigkeit entlang dieser Nerven wird verlangsamt oder kann sogar ganz ausfallen. Deshalb fühlen sich Patienten, die unter demyelinisierenden Erkrankungen leiden, bei heißem Wetter in der Regel schlechter und können bei kälteren Bedingungen besser funktionieren.[40] Meiner Erfahrung nach weisen Menschen, die unter Autismus, Schizophrenie, anderen schweren psychischen Erkrankungen und vielen Autoimmunerkrankungen leiden, gleichermaßen eine Wärmeempfindlichkeit auf, was darauf hindeutet, dass ihre Myelinscheide angegriffen wird.

Es gibt immer mehr Anhaltspunkte dafür, dass toxische Metalle bei der Entwicklung von demyelinisierenden Erkrankungen (insbesondere Multipler Sklerose) eine wichtige Rolle spielen. Zu diesen toxischen Metallen gehören Quecksilber, Gold, Palladium, Blei, Titan, Nickel, Aluminium und andere.[41] Eine wichtige Quelle für toxische Metalle im Körper sind in der Zahnmedizin verwendete Materialien. Es wurde festgestellt, das MS-Patienten im Durchschnitt häufiger unter Zahnverfall und Karies leiden als die Gesamtbevölkerung und infolgedessen auch mehr behandelte Zähne haben.[42] Aus Amalgamfüllungen und anderen in der Zahnmedizin verwendeten Materialien kann nicht nur Quecksilber in den Körper gelangen, sondern auch viele andere Giftstoffe. Es gibt Berichte darüber, dass eine sorgfältige Entfernung von Amalgam-Zahnfüllungen durch einen ganzheitlich orientierten Zahnarzt in einigen Fällen von MS zu einer Heilung geführt hat.[36,42] Leider werden die meisten Amalgamfüllungen von konventionellen Zahnärzten entfernt, die nicht darin geschult sind, Amalgam sicher herauszulösen, sodass während der Behandlung große Mengen Quecksilber in den Körper des Patienten gelangen. Infolgedessen ist eine konventionelle Amalgamentfernung eine der Hauptursachen für demyelinisierende Erkrankungen.[43] Eine andere wichtige Quelle für toxische Metalle in unserem Körper sind Kosmetika, Haarfärbemittel und Make-up.[44] Möglicherweise erklärt das, warum die Wahrscheinlichkeit, dass Frauen an MS erkranken, zwei- bis dreimal höher ist als die, dass Männer an MS erkranken. Körperpflegeprodukte enthalten auch viele andere giftige Chemikalien, die durch die Haut, die Kopfhaut und die Schleimhäute sehr effektiv absorbiert, im ganzen Körper verteilt und im Fettgewebe gespeichert werden. MS und andere demyelinisierende Erkrankungen treten immer häufiger bei Kindern auf.[45] Viele dieser Kinder werden mit einer hohen toxischen Belastung geboren, die während der Schwangerschaft von der Mutter auf sie übertragen wurde, und in ihrem Körper haben sich Giftstoffe aus Impfstoffen (insbesondere Aluminium) und aus der Umwelt angesammelt. Verarbeitete Lebensmittel sind eine weitere Hauptquelle für schädliche Chemikalien im Körper. Eine dieser giftigen Chemikalien stammt aus zuckerfreien Erfrischungsgetränken, in denen der Zucker durch den künstlichen Süßstoff Aspartam (Acesulfam) ersetzt wurde. Aspartam wird seit mindestens einem Jahrzehnt mit MS und anderen degenerativen Erkrankungen in Verbindung gebracht.[46]

Es wurde festgestellt, dass MS-Patienten eine abnormale Darmflora haben, die eine übermäßige Vermehrung der Bakterien *Acinetobacter* und *Akkermansia* aufweist, was Forscher zu der Schlussfolgerung führt, dass MS vom Darm ausgeht.[47] Bei Patienten mit MS und anderen demyelinisierenden Erkrankungen wurden systemische chronische Infektionen nachgewiesen, unter anderem: Clostridium perfringens Typ B, Epstein-Barr-Virus, Humanes Herpesvirus 6, Humane endogene Retroviren, Lyme-Borrelien-Komplex, Chlamydophila pneumoniae, Hitzeschock-Protein 60 (Prionen) und Wurmlarven.[48] 2016 fanden der amerikanische Pathologe Alan MacDonald und sein Team in der Rückenmarksflüssigkeit von MS-Patienten wandernde Würmer.[49] Da sie „keinen einzigen Fall von MS ohne Würmer im Gehirn gefunden haben", sind sie überzeugt, dass diese Würmer maßgeblich an der Entstehung von Multipler Sklerose beteiligt sind. Überall dort, wo es Verunreinigungen mit von Menschen produzierten Giftstoffen gibt, wird es immer auch Mikroben und Parasiten geben. Mehr über dieses Thema erfahren Sie im Kapitel *Toxine und Parasiten*.

MS und andere demyelinisierende Erkrankungen sind GAPS-Erkrankungen. Bei Patienten, die unter MS und anderen demyelinisierenden Erkrankungen leiden, ist immer die Darmwand geschädigt, was dazu führt, dass unverdaute Nahrungsmittel und Giftstoffe absorbiert werden. Das *Immunsystem* ist aus dem Gleichgewicht, was systemische Entzündungen und Autoimmunreaktionen zur Folge hat (mehr darüber erfahren Sie in dem Kapitel Immunsystem). Das Entgiftungssystem ist zusammengebrochen und kann Giftstoffe nicht verarbeiten, was bedeutet, dass sie sich im Körper ansammeln. Die Basistherapie für diese Patienten sollte darin bestehen, das GAPS-Ernährungsprogramm zu befolgen. Den meisten Patienten empfehle ich, mit der GAPS-Volldiät zu beginnen und zu einem späteren Zeitpunkt in Betracht zu ziehen, die GAPS-Einführungsdiät durchzuführen. Während die Darmwand heilt, reduziert sich der Fluss von Giftstoffen in den Körper signifikant. Das Immunsystem wird wieder ins Gleichgewicht gebracht, das Entgiftungssystem nimmt seine Arbeit wieder auf. Infolgedessen ist der Körper in der Lage, sich selbst zu reinigen und Myelin wiederaufzubauen, sodass der Betroffene zu genesen beginnt.

Myelin enthält besonders viel Cholesterin. Normales menschliches Myelin besteht zu 22 % aus Cholesterin, das neben vielen anderen Funktionen für die Festigkeit der Myelinscheide sorgt, sodass diese ihre Form behalten kann.[50] Cholesterin und gesättigte Fettsäuren bilden nicht nur die Struktur des Myelins, sie spielen auch für jeden Heilungsprozess und für die Narbenbildung im Körper eine entscheidende Rolle.[51] Im Hinblick auf Ernährungsempfehlungen bei demyelinisierenden Erkrankungen sind das die Substanzen, die betroffene Patienten ihrem Körper in unbegrenzten Mengen zuführen sollten, um das geschädigte Myelin wiederaufzubauen. Daher sind Eier, fettreiches Fleisch, frischer Fisch und fermentierte Rohmilchprodukte in Bioqualität die Lebensmittel der Wahl. Am einfachsten aufzunehmen sind *rohe* Fette und Cholesterin aus Lebensmitteln, die nicht gegart wurden. Die in diesen Lebensmitteln enthaltenen Nährstoffe sind reich an Enzymen, leicht verdaulich und werden direkt für den Aufbau von geschädigtem Gewebe verwendet. Eine echte Myelin-Reanimation kann man erreichen, wenn man rohe Fette aus Rohmilchbutter, rohem Eigelb, Sauerrahm und Sahne aus Rohmilch, rohem Kokosöl, rohen tierischen Fetten (rohem Knochenmark und rohem gepökeltem Schweinefett) und rohem oder fermentiertem öligem Fisch zu sich nimmt.

Sobald der Durchfall abgeklungen ist, empfehle ich, GAPS-Shakes in die Kost einzuführen, um die Fettverdauung zu verbessern. Wenn ein Betroffener nicht zu Durchfall neigt, sollten die Shakes von Anfang an eingeführt werden. Wichtig ist auch, von Beginn der Befolgung des Ernährungsprogramms an hochwertigen Lebertran einzunehmen. Beginnen Sie 1 bis 2 Monate lang mit 2 Esslöffeln pro Tag, und reduzieren Sie die Menge dann allmählich auf 1 Teelöffel pro Tag. Lebertran liefert dem Körper die dringend benötigten Vitamine A und D. Sonnenbäder sind sehr wichtig und sollten nach und nach erfolgen, je nach Hitzeverträglichkeit des betroffenen Patienten.

Einige MS-Patienten nehmen während der GAPS-Diät ab, wohingegen andere zunehmen. In letzterem Fall ist der Körper wahrscheinlich noch nicht in der Lage, fettlösliche Giftstoffe auszuscheiden. Deshalb transportiert er sie aus dem Gehirn und dem restlichen Nervengewebe an einen weniger kritischen Ort: das Unterhautfett. Sobald der Körper bereit ist, die Giftstoffe auszuscheiden, fällt es den Betroffenen in der Regel leicht, überschüssige Pfunde abzubauen. Einige Menschen müssen einige Jahre warten, bis dies geschieht, aber in der Zwischenzeit verschwinden die MS-Symptome oder die Symptome einer anderen demyelinisierenden Störung allmählich.

Manche Patienten müssen eine Chelat-Therapie in Betracht ziehen, um toxische Metalle auszuleiten und eine vollständige Genesung zu erreichen. Ich empfehle, die Chelat-Therapie erst in einer späteren Phase der Befolgung des Ernährungsprogramms durchzuführen, wenn der Darm geheilt ist, denn toxische Metalle werden auf natürliche Weise über den Darm aus dem Körper ausgeschieden, und das Verdauungssystem des betroffenen Patienten muss robust genug sein, um das auszuhalten. Mehr zu diesem Thema erfahren Sie im Kapitel *Entgiftung*.

Für diese Patienten ist es wichtig, einen ganzheitlich orientierten Zahnarzt aufzusuchen. Es kann sein, dass die Zahnbehandlungen, die diese Patienten im Laufe Ihres Lebens hatten, die Krankheit überhaupt erst verursacht haben! Alle Amalgamfüllungen und alle behandelten Wurzelkanäle müssen nach und nach vorsichtig beseitigt werden. Nur ein ganzheitlich praktizierender Zahnarzt ist darin geschult, sie zu entfernen, ohne weiteren Schaden anzurichten.[36,42]

Sobald der Patient mithilfe des GAPS-Ernährungsprogramms kräftiger wird, kann es zu einem gewissen Zeitpunkt sinnvoll sein, mit pflanzlichen Mitteln, Kieselgur, Bentonit-Ton und anderen natürlichen Substanzen Würmer und Parasiten zu bekämpfen.

MS und andere demyelinisierende Erkrankungen können beängstigend sein und die vorherrschenden Auffassungen der Schulmedizin helfen nicht unbedingt weiter. Aber wie alle Autoimmunstörungen sind diese Erkrankungen reversibel. Es kann einige Jahre dauern, um vollständig zu genesen, aber die Mühe lohnt sich. Bei allen Autoimmunerkrankungen müssen wir mit der Heilung des Darms beginnen!

Im Folgenden ein Bericht über eine an Multipler Sklerose erkrankte Patientin und deren Genesung:

Als Eda 13 Jahre alt war, ließen sich ihre Eltern scheiden, was für sie ein sehr traumatisches Erlebnis war. Sie fing an, viel zu rauchen und verarbeitete Lebensmittel zu essen. Nach einer Lebensmittelvergiftung wurde sie sehr krank und entwickelte starke Erschöpfungszustände, Depressionen und einen Hang zu Aggressionen. Sie schlief nicht mehr richtig. Sie war oft die ganze Nacht wach und verschlief dann den ganzen Tag. Sie erinnert sich, dass sie ungefähr zur gleichen Zeit von einer Zecke gebissen wurde, was jedoch nie untersucht wurde. Im Alter von 16 Jahren hatte sie am ganzen Körper Schmerzen. Sie war süchtig nach Nikotin, Coca-Cola und Red-Bull-Softdrinks. In ihrer Lunge wurde eine Entzündung festgestellt und sie erhielt Antibiotika.

Bereits mit zwanzig Jahren bekam Eda ihr erstes Kind, es folgten drei weitere. Während der Schwangerschaften schien es ihr besser zu gehen, aber zwischen den Schwangerschaften wurden ihre Symptome schlimmer. Sie entwickelte ein Schwächegefühl in den Beinen, das mit einem Schweregefühl, starker Müdigkeit, Lethargie und Schwindel einherging. Auch die Kraft in ihren Händen schwand und sie ließ immer wieder Dinge fallen. Sie erhielt Schmerzmittel, Antidepressiva, Antibiotika und andere Medikamente, von denen keines half. Nach ihrer dritten Schwangerschaft hatte sie vorübergehende Lähmungen im rechten Arm und in der rechten Gesichtshälfte. Nach der vierten Schwangerschaft verschlimmerten sich all ihre Beschwerden und sie sah nur noch verschwommen. Zu diesem Zeitpunkt wurde bei ihr Multiple Sklerose diagnostiziert. Sie war immer noch süchtig nach Zigaretten und koffeinhaltigen Softdrinks. Ihre Ehe wurde geschieden.

Nachdem sie sich darüber klar geworden war, dass es für ihre Erkrankung keine wirksame schulmedizinische Behandlung gibt, hörte Eda mit dem Rauchen auf und begann, nach natürlichen Behandlungsmethoden bei Multipler Sklerose zu suchen. Dabei stieß sie auf das GAPS-Ernährungsprogramm und beschloss, es auszuprobieren, obwohl sie anfangs skeptisch war. Folgendes schrieb sie über ihre Erfahrungen: „Nachdem ich zwei Wochen lang die GAPS-Einführungsdiät befolgt hatte, hatte ich meine Energie zurück! Kein Hirnnebel mehr. Einen Monat später konnte ich wieder klar denken und alle Schmerzen waren weg. Zum ersten Mal seit 15 Jahren! Meine Beine fühlten sich an wie Federn. Ich hatte mein Leben wieder zurück! Endlich entdeckte ich das kleine Mädchen in mir wieder, das ich schon längst verloren geglaubt hatte. Ich war immer erst früh morgens schlafen gegangen und musste tagsüber schlafen, aber jetzt kann ich tagsüber aufbleiben. Ich habe morgens keine Schmerzen mehr und fühle mich nicht mehr wie erstarrt. Ich hatte viele psychische Probleme. Ich war sehr unsicher und man dachte sogar, ich hätte eine Borderline Persönlichkeitsstörung. Aber jetzt ist alles perfekt! Meine Kinder haben sich während der GAPS-Diät verändert: Sie verhalten sich jetzt einwandfrei. Mein zweiter Sohn hatte Lernprobleme und jetzt ist er in der Schule einer der Besten. Ich gebe ihnen keine verarbeiteten Lebensmittel mehr zu essen und koche jetzt so, wie es die Menschen früher taten, also mit Fleischbrühe, Knochenbrühe und Schmalz. Ich kann wirklich nicht in Worte fassen, was Sie für mich und meine Familie getan haben, Dr. Natasha! Sogar meine Enkelkinder, die noch geboren werden, werden Ihren Namen kennen! Meine Mutter hat gegen ihre rheumatoide Arthritis, ihre Atherosklerose und ihre anderen gesundheitlichen Probleme viele Medikamente genommen. Nachdem sie Ihr Buch gelesen hatte, setzte sie alles ab und stellte ihre Ernährung um. Sie hat sich noch nie so gut gefühlt. Gott segne meine MS bzw. meine sogenannte MS, die mich zu einem starken Menschen gemacht hat. Und jetzt bin ich auf dem Weg, eine ganzheitlich orientierte Ärztin zu werden.'

Neben der Befolgung der GAPS-Diät nahm Eda niedrig dosiertes Naltrexon und Nahrungsergänzungsmittel mit Vitamin D3, Curcumin, Mariendistel und Nigella-Sativa-Öl ein.

Nasennebenhöhlenentzündung, chronisch (Sinusitis)

Chronische Sinusitis wird durch zwei Faktoren verursacht: eine abnorme mikrobielle Flora in den Nebenhöhlen und eine systemische Toxizität, die auf eine ungesunde Ernährung und eine abnorme Darmflora zurückzuführen ist. Die Nebenhöhlen sind von Schleimhäuten ausgekleidet, die Schleim produzieren, um sich zu reinigen und zu schützen. Die Produktion von Schleim ist Bestandteil unserer Immunfunktion und sehr wirksam, wenn es darum geht, mit allen Problemen fertigzuwerden, die wir mit unseren Schleimhäuten bekommen können.[67] Leider reduzieren oder beeinträchtigen viele Medikamente und menschengemachte Giftstoffe die Schleimproduktion im Körper, wodurch die Schleimhäute trocken werden und sich nicht mehr um die Aufrechterhaltung ihrer Gesundheit kümmern können. Eine abnorme mikrobielle Flora in den Nebenhöhlen verursacht chronische Entzündungen und eine laufende Nase.[68] Diese klare Flüssigkeit ist ein Zeichen für eine abnorme Schleimproduktion. Ein schmales Gesicht und enge Nasengänge können zu dem Gesamtproblem beitragen (Detaillierte Informationen dazu finden Sie in dem Kapitel *Knochen und Zähne*). Die Befolgung des GAPS-Ernährungsprogramms wird die systemischen Ursachen für die chronische Sinusitis beheben. In der Zwischenzeit ist es wichtig, diesen Bereich mit nützlichen Mikroben zu besiedeln. Für die Reinigung der Nebenhöhlen sollten Sie sie täglich mit einer warmen Salzlösung spülen (1 Teelöffel naturbelassenes Salz in einer halben Tasse warmem Wasser aufgelöst). Um die Nebenhöhlen mit nützlichen Mikroben zu besiedeln, können Sie ein handelsübliches Probiotikum oder selbst gemachte Molke oder selbst gemachten Kefir, Sauerrahm oder Joghurt verwenden. Am besten verwenden Sie eine Pipette, um die Lösung in Ihre Nase zu bringen. Betroffene finden alle möglichen Positionen, um die Stellen in ihren Nebenhöhlen zu erreichen. Man kann den Kopf nach hinten neigen oder auf dem Rücken liegen, was meistens hilfreich ist. Am Abend ist es wichtig, kurz vor dem Schlafengehen einige probiotische Mikroben auf die Zunge zu geben. Nehmen Sie also etwas Kefir zu sich oder lösen Sie ein handelsübliches probiotisches Pulver in Ihrem Mund auf. Die Mikroben arbeiten über Nacht an Ihrer Mund- und Rachenflora und wandern in den hinteren Teil Ihrer Nase.

Nierenprobleme

Die Hauptursache für eine geschädigte Nierenfunktion sind nicht richtig verdaute Proteine, die von den Nieren gefiltert werden. Wo kommen diese Proteine her? Aus dem Darm! Wenn die Darmwand beschädigt und porös ist, werden mit der Nahrung aufgenommene Proteine nicht richtig aufgespalten, bevor sie absorbiert werden. Wenn der Körper versucht, diese Proteine mit dem Urin auszuscheiden, verstopfen sie die Nieren und verursachen Nephropathie und Nierenversagen. Das Immunsystem reagiert mit Entzündungen und Autoimmunität, um die Nieren zu „entstopfen", was zu weiteren Schäden führen kann. Schulmediziner wissen, dass es das Protein ist, das die Nieren schädigt, also empfehlen sie, den Verzehr proteinreicher Lebensmittel zu reduzieren. Doch das eigentliche Problem – die geschädigte Darmwand – wird damit nicht angegangen. Außerdem müssen wir uns darüber klar werden, dass die schädlichsten und unverdaulichsten Proteine aus Pflanzen stammen! Tierische Proteine sind für uns viel leichter zu verdauen und für unsere menschliche Physiologie viel verträglicher.

Eine Befolgung der GAPS-Einführungsdiät wird die Darmwand heilen. Infolgedessen wird das mit der Nahrung zugeführte Protein richtig verdaut. Wenn es resorbiert wird, schadet es also weder den Nieren noch anderem Gewebe im Körper. Bevorzugen Sie während der ersten Phasen der Einführungsdiät eher gelatinöses Fleisch als Muskelfleisch, da dieses schneller dazu beiträgt, die Darmwand zu heilen. Wenn Sie die Einführungsdiät abgeschlossen haben, sollten Sie die GAPS-Volldiät mindestens einige Jahre lang befolgen. Möglicherweise müssen Sie diese Diät für den größten Teil Ihres Lebens beibehalten, da Ihre Nieren anfällig bleiben. Sie brauchen nicht auf Salz zu verzichten, aber Sie dürfen ausschließlich NATÜRLICHES UNVERARBEITETES

Salz verwenden, wie zum Beispiel Himalaya-Kristallsalz oder keltisches Salz. Das bedeutet, dass Sie niemals verarbeitete Lebensmittel zu sich nehmen dürfen, da diese viel verarbeitetes Salz enthalten, das für jeden Menschen ungesund ist, insbesondere jedoch für Menschen mit empfindlichen Nieren. Die Nieren können sich gut regenerieren und heilen, solange sie nicht mit unverdauten Proteinen und Giftstoffen bombardiert werden.

Nierensteine. Nierensteine treten auf, wenn der Körper nicht in der Lage ist, Mineralstoffe richtig zu verarbeiten. Die wichtigste Ursache dafür ist ein Mangel an mit der Nahrung aufgenommenen tierischen Fetten und an fettlöslichen Vitaminen, insbesondere der Vitamine K2, D und A.[24] Ohne diese Vitamine kann der Körper Kalzium nicht so verwerten, wie er sollte: Statt in den Knochen und Zähnen lagert sich Kalzium im Weichteilgewebe ab. Infolgedessen entwickeln Betroffene Osteoporose, Zahnverfall und Karies, während Kalzium in den Nieren und in der Leber die Bildung von Steinen, die Verkalkung von Blutgefäßen und Gehirnstrukturen und Schäden an anderen Stellen verursacht. Um der Bildung von Steinen vorzubeugen, ist es wichtig, mit den Mahlzeiten reichlich tierische Fette zu sich zu nehmen. Die Hauptquelle für Vitamin K2 ist unsere eigene Darmflora. Die mikrobielle Gemeinschaft im Darm produziert dieses Vitamin.[25] Menschen mit abnormaler Darmflora haben in der Regel einen Mangel an diesem Vitamin. Die besten Nahrungsquellen für K2 sind fermentierte Lebensmittel wie zum Beispiel fettreiche fermentierte Milchprodukte (insbesondere gereifter traditionell zubereiteter Käse) und Nattō (traditionell fermentiertes Soja). Vitamin D ist ein Sonnenlichtvitamin. Es wird in unserer Haut gebildet, wenn wir ein Sonnenbad nehmen, und es ist auch in fettreichem Fisch und anderen tierischen Lebensmitteln (Eier, Fleisch und Milch) enthalten, wenn die Tiere auf einer Weide unter direkter Sonneneinstrahlung gehalten wurden. Vitamin A ist in Innereien und Fett von Tieren zu finden. Viele Menschen auf der Welt ernähren sich fettarm und werden dadurch anfällig für Nierensteine. Viele Menschen haben auch eine gestörte Darmflora, die viele Giftstoffe produziert, die die richtige Verarbeitung von Stickstoff und Harnsäure beeinträchtigen. Am häufigsten bilden sich Steine aus Kalziumoxalat und Kalziumphosphat, aber es gibt auch einige seltener auftretende Steine, die aus Harnsäure, Cystein und anderen Substanzen gebildet werden. Jeder Stein ist von einer Hülle aus Proteinen, Fetten und anderen organischen Materialien umgeben.[24]

Einen Nierenstein loszuwerden ist sehr schmerzhaft. Meistens verspüren Betroffene den Schmerz im Rücken oder an der Seite des Körpers. Ihnen kann übel sein und sie können Fieber und Angstzustände haben. Möglicherweise ist es hilfreich, ein Magnesiumpräparat einzunehmen, eine Bittersalzlösung zu trinken (1 Teelöffel in einer Tasse warmem Wasser aufgelöst) oder ein Bad mit Bittersalz zu nehmen. Diese Mittel wirken krampflösend. Ihr Arzt kann Ihnen auch ein krampflösendes Medikament verschreiben. Reichlich Wasser und Kräutertees trinken hilft, den Stein auszuspülen. Auch frisch gepresste Säfte können in einer akuten Phase sehr förderlich sein. Langfristig ist es wichtig, den Mineralstoffwechsel im Körper zu normalisieren, und dazu bedarf es einer Versorgung mit reichlich fettlöslichen Vitaminen und tierischen Fetten. Es gibt einige seltene Ursachen für Nierensteinleiden, aber die meisten Betroffenen können Nierensteine oder andere Nierenprobleme durch eine Befolgung der GAPS-Diät dauerhaft vermeiden. Der Körper wird richtig ernährt, Mineralstoffe werden richtig verarbeitet und die aufgenommene Nahrung wird richtig verdaut. Die eigentlichen Ursachen der Steinbildung werden so beseitigt und die Nieren funktionieren gut.

Ohrinfektionen

Dieses Thema wurde im ersten GAPS-Buch (*Gut and Psychology Syndrome*) im Kapitel Ohrinfektionen *und Paukenerguss* sehr ausführlich behandelt.[14] Das Mittelohr ist durch eine winzige Röhre, die Eustachische Röhre, mit der Rückseite der Nase verbunden. GAPS-Patienten weisen in der Nase und im Rachen eine abnorme mikrobielle Flora auf, die in der Röhre eine chronische Entzündung verursacht. Das führt dazu, dass die Röhre sich verschließt. Dadurch füllt sich das Mittelohr recht schnell mit Schleim, was das Hören beeinträchtigt. Es kann jederzeit zu einer Infektion kommen, die zu Ohrenschmerzen und Fieber führt. Um das Problem langfristig in den Griff zu bekommen, müssen Betroffene das GAPS-Ernährungsprogramm befolgen. In der Zwischenzeit sollte der Rachen durch den Verzehr von selbst gemachtem Kefir oder die Einnahme eines handelsüblichen Probiotikums mit einer für die Gesundheit vorteilhaften Flora besiedelt werden. Dazu am Ende jeder Mahlzeit ein wenig Kefir zu sich nehmen, damit die in ihm enthaltenen Mikroben zwischen den Mahlzeiten auf die Flora im hinteren Teil des Rachens einwirken können. Vor dem Schlafengehen sollte man erneut Kefir zu sich nehmen oder ein probiotisches Pulver auf die Zunge geben, damit die nützlichen Mikroben während der Nacht an der Heilung der Schleimhäute im Rachenbereich arbeiten können.

PANDAS (Pädiatrische autoimmune neuropsychiatrische Störungen im Zusammenhang mit Streptokokken-Infektionen)

Es ist wahrscheinlich, dass diese Krankheit durch eine zellwanddefiziente Form von Streptokokken verursacht wird, die durch Antibiotika vom Penicillin-Typ entstanden ist.[59] Diese Tarnkappenformen von Bakterien sind sehr schwer zu erkennen und zu behandeln. Sie sind gegen alle gängigen Antibiotika resistent. Der Körper weiß jedoch, wie er mit ihnen umzugehen hat, wenn wir ihm helfen, stark, gesund und leistungsfähig zu werden. Das GAPS-Ernährungsprogramm hat sich bei Patienten mit PANDAS/PANS (Paediatric Autoimmune Neuropsychiatric Syndrome) bewährt. Es handelt sich um eine sehr belastende Erkrankung, aber es ist möglich, schnell und vollständig zu genesen. In dem Buch *GAPS Stories* finden Sie mehrere Erfahrungsberichte über Patienten, die von PANDAS genesen sind.[58] Der folgende Bericht soll veranschaulichen, was es bedeutet, unter dieser Krankheit zu leiden.

Beispiel einer Genesung von PANDAS aus der Klinik von Dr. Shantih Coro, einer zertifizierten GAPS-Praktikerin:

Giacomo war 10 Jahre alt, als er mit seinen Eltern Dr. Coro aufsuchte. Er hatte die Diagnose PANDAS erhalten und hatte Antibiotika und antipsychotische Medikamente eingenommen. Die Anamnese ergab, dass der Junge von Beginn seines Lebens an ein GAPS-Kind gewesen war. Er wurde per Kaiserschnitt geboren, nur einen Monat lang gestillt und mit Säuglingsnahrung ernährt. Er hatte immer wiederkehrende Ohr- und Brustinfektionen, was dazu führte, dass er seit dem Säuglingsalter häufig Antibiotika einnahm.

Im Alter von 1 1/2 Jahren bekam Giacomo Fieberkrämpfe, wurde hyperaktiv, reizbar und sehr wählerisch bei der Auswahl der Lebensmittel, die er zu sich nahm. Er begann, unter Geistesabwesenheit, Überempfindlichkeit gegen Geräusche und Gerüche sowie einer Phobie gegen Insekten zu leiden und mied immer mehr jeden Blickkontakt. Danach entwickelte er Tics, in die seine Augen und seine Zunge involviert waren. Diese Symptome wurden abgetan und die Eltern wurden damit vertröstet, dass sie mit zunehmendem Alter wieder verschwinden würden. Doch im Alter von ungefähr fünf Jahren wachte Giacomo eines Morgens auf, verlangte absurde Dinge und schrie, als ob ihn jemand quälen würde. Er war so laut, dass die Nachbarn die Polizei riefen!

Nachdem sie mehrere enttäuschende Erfahrungen mit Ärzten gemacht hatten, recherchierten die Eltern im Internet, kamen darauf, dass ihr Sohn an PANDAS erkrankt war und suchten einen Arzt auf, der sich auf die Behandlung dieser Krankheit spezialisiert hatte. Die Diagnose wurde bestätigt und Giacomo begann mit einer Antibiotika-Behandlung. Im Hinblick auf den Blickkontakt, die Tics und seine Fähigkeit zu zeichnen, brachten die Antibiotika einige Verbesserungen, aber Giacomo litt nach wie vor unter Ängsten, Aufmerksamkeitsdefiziten, unkontrollierbarer Wut und Aggressivität. Bei ihm wurde eine Zwangsstörung diagnostiziert. Er hatte Schrei- und Weinanfälle und vor allem große Angst. Zusätzlich zu den Antibiotika wurden Giacomo antipsychotische Medikamente verabreicht, die er dauerhaft einnehmen musste. Nach und nach konnte er keine Kleidung mehr am Leib vertragen und lief nackt im Haus herum. Er konnte nicht zur Schule gehen, war ängstlich und apathisch, aß nur wenige, ganz bestimmte Dinge und wollte das Haus nicht verlassen. Aus Verzweiflung beschlossen die Eltern, es mit einer Ernährungstherapie zu versuchen und suchten Dr. Shantih Coro auf.

Die Kost des Jungen bestand überwiegend aus Pizza, Nudeln, Brot und Backwaren. Er nahm wenig Fett und Protein zu sich, aß kein Gemüse und kein Obst, dafür jedoch viele Süßigkeiten. Giacomo litt unter schweren Verdauungsproblemen mit Bauchschmerzen, Blähungen, Verstopfung und abnormalem Stuhl (blass und nach faulen Eiern riechend). Er hatte Einschlafprobleme und litt unter Albträumen.

Dr. Coro schlug die GAPS-Diät vor, die bei den Eltern nicht gut ankam. Als eine traditionelle italienische Familie konnten sie sich ein Leben ohne Nudeln und Brot nicht vorstellen. Sie strichen diese Lebensmittel nicht vom Speiseplan ihres Sohnes, versuchten aber, die Mengen zu reduzieren und sahen einige Verbesserungen, was Giacomos Aufmerksamkeit, seinen Stuhlgang und seinen Schlaf anging. Dann führte Dr. Coro ein ernsthaftes Gespräch mit Giacomo allein, und für die nächsten 30 Tage hielt sich der Junge streng an seine Empfehlungen. Das Ergebnis war, dass er nach diesen 30 Tagen keine Tics mehr hatte und all seine Beschwerden sich signifikant verbes-

sert hatten. Die Eltern waren völlig baff, bei ihrem Sohn eine derartige Veränderung zu beobachten. Sie konnten nicht glauben, dass Lebensmittel so eine Wirkung haben können! Giacomo hielt sich sechs Monate lang an die GAPS-Einführungsdiät, danach befolgte er die GAPS-Volldiät. Bis dahin hatten sich all seine Symptome um 60 % verbessert. Er begann Kleidung zu tragen und ging zur Schule (nachdem er drei Jahre lang zu Hause geblieben war). Er lebte und verhielt sich nun mehr oder weniger normal für sein Alter.

Nachdem er die GAPS-Diät neun Monate lang durchgeführt hatte, begann Giacomo, Parasiten auszuscheiden. Das dauerte drei Monate lang und sorgte dafür, dass einige seiner Symptome wieder auftraten. Die Eltern entnahmen eine Probe von Giacomos Stuhl, in dem sie deutlich sehen konnten, wie sich Parasiten darin bewegten. Diese Probe wurde an ein Labor geschickt, aber es wurde „nichts gefunden". Nachdem die Parasiten vollständig aus dem Körper verschwunden waren, ging es Giacomo noch besser. Sein Völlegefühl, seine Bauchschmerzen, sein übel riechender Stuhl und seine Hyperaktivität waren komplett verschwunden. Seine Tics, seine Ängste und seine Unruhe lösten sich in Luft auf. Und seine Aufmerksamkeit und seine Konzentration hatten sich so sehr verbessert, dass die Eltern Giacomo in eine normale Regelschule gehen ließen.

Nachdem Giacomo die GAPS-Diät 18 Monate lang eingehalten hatte, war er völlig symptomfrei. Die Diagnose PANDAS wurde zurückgenommen und alle Medikamente abgesetzt. Giacomo konnte nach und nach andere Nahrungsmittel in seine Kost einführen. Er erlebte eine gesunde Kindheit, und heute ist Giacomo ein gesunder junger Mann. Er bereitet sich auf seine Prüfungen vor, um in Rom Medizin zu studieren. Sein Traum ist es, Neurologe zu werden und ein multidisziplinäres Zentrum zu eröffnen, um Kindern mit PANDAS zu helfen.

Parasiten und Würmer

Würmer und Parasiten sind nicht zu vermeiden, wir alle haben sie in uns. Im Kapitel *Toxine und Parasiten* erfahren Sie mehr darüber, welche Rolle sie in der Natur spielen. Gemeine Würmer haben einen interessanten Lebenszyklus. Nachdem die Eier im Verdauungssystem geschlüpft sind, bohren sich die Larven durch die Darmwand und bewegen sich durch den ganzen Körper, wobei sie in verschiedenen Organen unterschiedliche Entwicklungsstadien durchlaufen.[60] Wenn eine Larve so weit ist, geschlechtsreif zu werden, bohrt sie sich durch die Rückseite des Rachens oder wandert von der Lunge nach oben in den Rachen, um erneut verschluckt zu werden. Einmal im oberen Verdauungstrakt angekommen, findet die Paarung statt, und neue Eier werden gelegt. Es gibt einige wenige Forschungserkenntnisse, denen zufolge diese Kreaturen während ihrer Reise durch unsere Organe aus dem umliegenden Gewebe große Mengen an Giftstoffen aufnehmen und ansammeln.[61] Sie behalten die Giftstoffe in sich und wenn ihr Lebenszyklus beendet ist, verlassen sie unseren Körper mit dem Stuhl und nehmen die Giftstoffe mit sich. Man kann diese Larven und die erwachsenen Würmer also als kleine Staubsauger betrachten, die das Gewebe und die Organe in unserem Körper absaugen, um sie sauber zu halten. In einem gesunden und starken Körper ist die Anzahl der Parasiten gering und im Gleichgewicht mit dem Rest der mikrobiellen Gemeinschaft. Aber in einem stark mit Giftstoffen belasteten Körper kann ihre Anzahl zu hoch sein. Leider weisen in unserer modernen Welt viele Menschen eine große toxische Belastung in ihrem Körper auf und sind infolgedessen übermäßig stark von Parasiten besiedelt.

Wenn Würmer und Parasiten sich übermäßig vermehren, können sie unangenehme Symptome verursachen:

- Bauchschmerzen im oberen Darmbereich, vor allem nachts. Tagsüber halten sich viele Würmer und Parasiten außerhalb des Verdauungstraktes auf. In der Nacht kriechen sie zurück in den Darm, um sich an den Resten Ihres Abendessens gütlich zu tun.[60] Das kann krampfartige Bauchschmerzen verursachen. Diese Schmerzen können in der Zeit vor dem Vollmond und während des Vollmonds schlimmer sein, weil das die Phase ist, in der sich die Würmer im Verdauungssystem fortpflanzen.
- Durchfall, verstärkte Gasbildung im oberen und unteren Darm, Übelkeit, periodisches Erbrechen und manchmal auch Verstopfung. Auch hier können die Symptome während des Vollmonds schlimmer sein.
- Sie können dafür sorgen, dass die Darmwand porös und durchlässig bleibt, weil ständig zu viele Larven durch sie hindurch wandern. Bei einem Parasitenbefall ist eine geschädigte Darmwand nur schwer zu heilen.[62] Das führt dazu, dass Allergien und Nahrungsmittelunverträglichkeiten auf Dauer fortbestehen.

- Sie produzieren selbst Giftstoffe, die viele unangenehme Symptome verursachen können, von Kopfschmerzen, regelmäßig wiederkehrendem Fieber, Gelenkschmerzen, Hautausschlag, Zähneknirschen und wiederkehrendem Erbrechen bis hin zu psychischen Problemen.[63]
- Niedriges Körpergewicht und Schwierigkeiten, an Gewicht zuzulegen. Übermäßig viele in Ihnen siedelnde Würmer können die gesamte Nahrung in Ihrem Darm verzehren, sodass Sie mangelernährt sind.[63]
- Wenn die Larven reif genug sind, um sich zu paaren, wandern sie von der Lunge die Atemwege hinauf oder bohren sich durch die Rückseite des Rachens, um erneut verschluckt zu werden.[60] Dieser Vorgang kann zu lästigem trockenem Husten und einem wunden Rachen führen. Der HNO-Arzt wird feststellen, dass die Rückseite Ihres Rachens eine „holprige“ Oberfläche mit einigen Entzündungen aufweist.
- Beim Eindringen in verschiedene Organe können Würmer und Parasiten organspezifische Symptome hervorrufen. Sie können an chronischen Entzündungen in diesen Organen und der Bildung von Tumoren, sowohl bösartigen als auch gutartigen, beteiligt sein.[63]

Bei GAPS-Patienten liegt oft eine übermäßige Vermehrung von Würmern und Parasiten vor, und dieses Problem muss angegangen werden, damit Betroffene von ihrer Krankheit genesen können. Aber bevor man Parasiten bekämpft, muss man sich darüber im Klaren sein, dass die damit verbundene Prozedur im Körper für eine Menge Unruhe, zusätzliche Giftstoffe und Entzündungen sorgt. Deshalb ist es wichtig, sich auf die Parasitenausleitung richtig vorzubereiten! Zuerst muss der Darm zu einem beträchtlichen Grad geheilt werden, damit er der Prozedur gewachsen ist! Zweitens muss das Entgiftungssystem wieder funktionstüchtig gemacht werden. Wenn dieses System zu arbeiten beginnt und Giftstoffe auf natürliche Weise ausscheidet, wird der Körper viele Würmer und Parasiten leichter davonziehen lassen (weil er ihre Dienste nicht mehr benötigt). Auch das Immunsystem muss wieder ins Gleichgewicht gebracht und gestärkt werden, damit es mit den durch die Parasiten verursachten Absterbereaktionen und der Freisetzung von Giftstoffen fertigwerden kann. Daher befassen wir uns nicht gleich zu Beginn der Befolgung des GAPS-Ernährungsprogramms mit diesen Untermietern, sondern warten mindestens sechs Monate oder noch besser ein Jahr lang, bevor wir uns ihnen zuwenden. Bei vielen Menschen reicht es aus, den Darm zu heilen und das Mikrobiom wieder ins Gleichgewicht zu bringen, um

Würmer und Parasiten unter Kontrolle zu bringen. Bei anderen Menschen kann nach anfänglichen signifikanten Verbesserungen ihres Gesundheitszustands ein Punkt erreicht werden, an dem sich der Heilungsprozess verlangsamt und sich einige Symptome hartnäckig halten und einfach nicht verschwinden. Das kann der Zeitpunkt sein, Würmer und Parasiten anzugehen, und dieser Zeitpunkt kann ein Jahr oder noch länger nach dem Beginn der Befolgung des GAPS-Ernährungsprogramms gekommen sein.

Es gibt einige wichtige Punkte, die zu beachten sind, um mit Würmern und Parasiten wirkungsvoll fertigzuwerden:

1. Es ist am besten, auf natürliche Methoden zurückzugreifen, statt Medikamente einzunehmen (von einigen Ausnahmen abgesehen). Der Grund dafür ist, dass Würmer und Parasiten mit Haken, Krallen und Saugnäpfen ausgestattet sind, mit denen sie sich an der Darmschleimhaut oder an anderem Gewebe im Körper festsetzen. Ein Medikament ist in der Regel darauf ausgelegt, den Parasiten (ein erwachsenes Tier oder eine Larve in einem bestimmten Stadium) abzutöten. Diese toten Körper können lange Zeit im Gewebe und in den Organen verbleiben, dort verwesen und große Mengen an Giftstoffen freisetzen. Dazu kommt noch, dass die menschengemachten Giftstoffe, die die Würmer und Parasiten aus dem Gewebe „aufgesaugt" haben, wieder in das System zurückgegeben werden. Diese Freisetzung von Giftstoffen kann zu vielen unangenehmen Symptomen führen und dafür sorgen, dass sich die Haupterkrankung verschlimmert. Es gibt einige Medikamente, die bei einem akuten Befall mit bestimmten mikroskopisch kleinen Parasiten nützlich sein können (zum Beispiel *Ivermectin, Metronidazol und Praziquantel*). Aber bei einem chronischen Befall mit Würmern und Parasiten ist es am besten, natürliche pflanzliche Heilmittel zu verwenden. Warum? Weil Kräuter und andere natürliche Methoden nicht darauf abzielen, den Parasiten zu töten, sondern ihm Unbehagen zu bereiten, damit er den Körper freiwillig verlässt und seine Ladung an Giftstoffen mitnimmt. Dazu müssen die Kräuter einige Monate lang eingenommen werden.
2. Bei vielen Kräuterbehandlungen wird empfohlen, die pflanzlichen Heilmittel zwei Monate lang einzunehmen, dann einen Monat Pause zu machen und die Behandlung dann weitere zwei Monate lang zu wiederholen. Warum? Weil kein Mittel der Welt irgendeinen Parasiten in jedem seiner verschiedenen Lebensstadien abtöten kann (egal ob es sich um natürliche Kräuter handelt

oder um herkömmliche Medikamente). Alle Mittel wirken nur auf einige Lebensstadien, sodass immer einige Larven irgendwo im Körper zurückbleiben. Nach Beendigung der Behandlung reifen diese Larven weiter heran. Wenn man die Behandlung einen Monat lang unterbricht, können diese Larven bis zu dem Punkt heranreifen, an dem die Kräuter ihre Wirkung entfalten können. Die gesamte Behandlung mit Kräutern kann also 5 bis 6 Monate dauern. Bei einigen GAPS-Patienten muss diese Behandlung einmal im Jahr durchgeführt werden. Und die Behandlung muss einige Jahre lang regelmäßig wiederholt werden, um die Belastung des Körpers mit Parasiten niedrig zu halten. Bei jeder Behandlung verzeichnen die Betroffenen in der Regel deutliche Verbesserungen ihres Gesundheitszustands, die sich zum Beispiel dadurch zeigen, dass hartnäckige chronische Symptome verschwinden. Während dieser Zeit muss die GAPS-Diät strikt weiter befolgt werden. Eines Tages ist der Körper dann stark genug, um Würmer und Parasiten mit dem restlichen Mikrobiom im Gleichgewicht zu halten, sodass man aufhören kann, die Behandlungen zur Bekämpfung von Parasiten zu wiederholen.

3. Alle Lebensformen auf unserem schönen Planeten reagieren auf den Mondzyklus. Warum? Weil der größte Teil unseres Körpers aus Wasser besteht, und Wasser reagiert auf die Anziehungskraft des Mondes. Die Gezeiten der Meere und Ozeane sind ein Beweis dafür, wie stark dieses Phänomen ist! Würmer und Parasiten werden kurz vor dem Vollmond und während des Vollmonds aktiv. Das ist die Zeit, in der sich die geschlechtsreifen Parasiten und Würmer im Darm versammeln, sich paaren und Eier legen. Das ist also die Zeit, in der man die meisten von ihnen erwischen kann! Beginnen Sie Ihre Kräuterkur bei Vollmond und beenden Sie sie zwei Monate später wiederum bei Vollmond, wobei sie danach noch einige Tage weitermachen sollten. Legen Sie eine einmonatige Pause ein, beginnen Sie dann wieder kurz vor Vollmond und beenden Sie die Kur erneut zwei Monate später nach dem Vollmond. Es gibt für Erwachsene und Kinder einige Einläufe zur Bekämpfung von Parasiten, die im Kapitel *Darmpflege* vorgestellt wurden. Diese Einläufe sollten ebenfalls kurz vor dem Vollmond und während des Vollmonds durchgeführt werden.

Welche Kräuter können verwendet werden, um Würmer und Parasiten aus dem Körper zu vertreiben? Die Liste ist sehr lang. Jedes Land und jede Region der Welt verfügt über eine eigene Auswahl an Kräutern, die die dort lebenden Menschen aufgrund von im Laufe Hunderter von Jahren gemachter Erfahrungen als wirksam befunden haben. Am häufigsten eingesetzt werden schwarze Walnussschalen, Rainfarn, Nelken, Artemisia, Kürbiskerne, Thymian, Neem, Anis, Salbei, Epazote, Basilikum, Goldseal, Berberin, Berberitze, Papayasamen, Fenchelsamen, Knoblauch, Zwiebeln, Oregano, Cayenne- und Chilischoten, Ingwer, Gurkensamen, Mimosa pudica, Tribulus, Grapefruitkerne, Passionsblume, Vidanga und Olivenblätter. Diese Liste ist keinesfalls vollständig. Bitte informieren Sie sich, welche pflanzlichen Heilmittel in der Gegend, in der Sie leben, zur Verfügung stehen und verwenden Sie diese. In jeder Region der Welt gibt es unterschiedliche Parasiten. Die Menschen vor Ort haben aufgrund ihrer Erfahrung wahrscheinlich spezielle lokale Heilmittel gefunden, die am besten gegen diese Parasiten wirken.

Abgesehen von Kräutern verwendeten die Menschen traditionell Lehm (viele verschiedene Sorten), Kieselgur, Asche von Linden (oder anderen Bäumen) und andere natürliche Heilmittel. Einige im Handel erhältliche Mittel zur Bekämpfung von Parasiten enthalten diese Inhaltsstoffe.

Die Durchführung von Einläufen ist bei jeder Behandlung zur Bekämpfung von Parasiten wichtig. Es empfiehlt sich, geschwächte oder tote Parasiten nicht im Darm zu lassen, sondern regelmäßig auszuspülen. Einige Einläufe dienen speziell dem Zweck, gemeine Würmer auszuleiten. Führen Sie zum Beispiel Knoblauch-Einläufe und Eukalyptus- und Zitronen-Einläufe durch, um Tauwürmer zu bekämpfen. Weitere Informationen zu Einläufen finden Sie im Kapitel *Darmpflege*.

Alles in allem gibt es keinen Grund, sich vor Würmern und Parasiten zu fürchten. Sie sind ganz normale Bestandteile der mikrobiellen Gemeinschaft, die unseren Darm und andere Bereiche des Körpers besiedeln. Egal wie intensiv wir sie bekämpfen, sie kommen immer wieder zurück! Man kann sie nicht vollständig ausmerzen, und das wollen wir auch gar nicht, denn sie erfüllen in unserem Körper viele nützliche Aufgaben. Das Einzige, was wir tun müssen, ist, sie mit dem Rest unseres Mikrobioms, mit unserem Immunsystem und mit unserem Entgiftungssystem ins Gleichgewicht zu bringen.

Reizdarmsyndrom

Das Reizdarmsyndrom sollte in „Darmdysbiose“ umbenannt werden. Betroffene haben eine abnormale Darmflora, die alle möglichen Verdauungsbeschwerden verursacht. Durch eine Befolgung des GAPS-Ernährungsprogramms lassen sich diese Beschwerden sehr gut in den Griff bekommen. Es ist wichtig, die Magensäureproduktion zu normalisieren und das gesamte Verdauungssystem zu heilen.

Rückenschmerzen, chronische

Chronische Rückenschmerzen treten häufig bei Menschen mit abnormaler Darmflora auf. Warum ist das so? Jeder Wirbelsäulennerv ist mit einem speziellen Bereich des Körpers verbunden, aus dem er Informationen aufnimmt und an die Nerven weiterleitet.[8] Die Lenden- und Sakralregion der Wirbelsäule sammelt sensorische Informationen aus dem Darm, während die untere Brustkorbregion an der Sammlung von Informationen aus dem Magen beteiligt ist. Wenn es zu Entzündungen, Toxizität, Stuhlverdichtung und anderen Problemen im Darm kommt, werden diese Informationen an den entsprechenden Abschnitt des Rückenmarks weitergeleitet, wo sensorische Signale in motorische Signale umgewandelt werden. Diese motorischen Signale sind wie „Entscheidungen", die das Rückenmark auf der Grundlage der vom Darm erhaltenen Informationen trifft. Diese „Entscheidungen" werden an die Muskeln, die Faszien, die Bänder, die Haut und andere Strukturen im Rücken weitergeleitet, die mit diesem speziellen Teil des Rückenmarks verbunden sind. All diese Strukturen reagieren darauf, sie verspannen sich und verschieben sich leicht, was zu chronischen Rückenschmerzen führt. Wenn dieser Zustand lange anhält, verschieben die angespannten Muskeln, die in die falsche Richtung ziehen, die Bandscheiben in der Wirbelsäule, was zu Bandscheibenschäden führt. In diesem Fall zeigen Röntgenaufnahmen, dass Sie eine kollabierte oder beschädigte Bandscheibe haben. Häufig werden den Betroffenen an diesem Punkt operative Eingriffe angeboten, die aber in der Regel keine dauerhafte Linderung bringen, weil die Darmflora immer noch abnormal und der Darm immer noch ungesund ist. Manuelle Behandlungsmethoden und chiropraktische Korrekturen können vorübergehende Linderung bringen, aber um das Problem an der Wurzel zu packen, muss der Darm geheilt werden. Befolgen Sie die GAPS-Diät. Für Menschen mit chronischen Rückenschmerzen ist es sehr hilfreich, mit der *GAPS-Einführungsdiät* zu beginnen und den Darm alle 1 bis 2 Tage mit der Durchführung von Einläufen zu reinigen. Ein reinigender Einlauf mit der Basis-Einlauflösung, gefolgt von einem Kaffee-Einlauf (mit etwas Molke oder Sauerrahm versetzt), kann bei akuten Rückenschmerzen eine sofortige Linderung bringen und dafür sorgen, dass es Ihnen danach viel besser geht. Auch tägliche Bäder mit Bittersalz sind hilfreich. Das in dem Badewasser enthaltene Magnesium wird von der Haut gut absorbiert und sorgt bei Rückenschmerzen für Linderung. Magnesiumpräparate oder Magnesiumöl können ebenfalls helfen (achten Sie darauf, dass die verwendeten Magnesiumpräparate Aminosäurechelate wie Malat, Bisglycinat oder andere enthalten).

Schimmelpilzempfindlichkeit/-allergie, Multiple Chemikalien-Sensitivität

Menschen mit diesen Problemen leiden unter einer abnormalen Darmflora, einer übermäßigen Vermehrung von Pilzen im Körper und einem geschädigten Entgiftungssystem. Das Immunsystem muss also mit vielen Angriffen gleichzeitig fertigwerden und greift dabei auf chronische Entzündungen, allergische Reaktionen und Autoimmunreaktionen in unterschiedlichen Kombinationen zurück. Die Aktivität des Immunsystems führt bei diesen Betroffenen zu vielen unangenehmen Symptomen, die von mild bis hin zu sehr beeinträchtigend reichen können. Es ist sehr wichtig, die Belastung durch Schimmelpilze und menschengemachte Chemikalien zu reduzieren, worum Betroffene, die unter diesen Symptomen leiden, sich in hohem Maße bemühen. Das reicht jedoch nicht aus! Durch eine Befolgung des GAPS-Ernährungsprogramms lässt sich eine solide Grundlage schaffen, die Ursachen für diese Probleme zu beseitigen. Die Betroffenen müssen Geduld aufbringen, die Diät über viele Jahre hinweg befolgen und mindestens einmal im Jahr die GAPS-Einführungsdiät durchführen. Die GAPS-Volldiät muss für den Rest des Lebens zur dauerhaften Ernährungsweise werden. Es kann hilfreich sein, einen Allergologen hinzuzuziehen, der in Methoden der *Neutralisation* geschult ist. Saunagänge, GAPS-Bäder, Sonnenbäder, Schwimmen in Seen und im Meer, Barfußlaufen und andere Reinigungsmaßnahmen sind sehr wichtig. Sie mögen weiterhin empfindlich reagieren, aber all diese Maßnahmen werden dafür sorgen, dass es Ihnen gut geht, Sie sich gesund fühlen und ein normales, erfülltes Leben leben können.

Schuppenflechte

Schuppenflechte ist eine Ganzkörpererkrankung und weist eine Autoimmunkomponente auf. Sie wird mit anderen Autoimmunerkrankungen sowie mit Diabetes, Herzerkrankungen und anderen Erscheinungsformen des metabolischen Syndroms in Verbindung gebracht.[64] Ungefähr 30 % der Patienten entwickeln neben den Psoriasis-Hautschuppen und -flecken auch eine psoriatische Arthritis. Alle Formen der Autoimmunität haben ihren Ursprung im Darm und dort muss die Behandlung ansetzen. Die Befolgung des GAPS-Ernährungsprogramms hat bei der Behandlung von Menschen, die unter dieser Krankheit leiden, gute Resultate erzielt. Der Genesungsprozess nimmt einige Zeit in Anspruch, weil es eine Weile dauert, den Darm zu heilen und das Immunsystem wieder ins Gleichgewicht zu bringen. Verwenden Sie in der Zwischenzeit Präparate zur äußerlichen Anwendung, die in diesem Kapitel unter dem Schlagwort *Ekzeme* beschrieben sind, um die Haut zu beruhigen und zu heilen. Ein Rezept für die Zubereitung von Talgcreme finden Sie im Kapitel *Was wir essen sollen und warum, einige Rezepte.* Diese äußerlich aufzutragende Creme kann bei Schuppenflechte sehr hilfreich sein. In dem Buch *GAPS Stories* gibt es einen interessanten Erfahrungsbericht über einen Patienten, der von schwerer Psoriasis mit Psoriasis-Arthritis geheilt wurde.[65]

Speiseröhrenbeschwerden

Die Speiseröhre ist ein Schlauch, durch den aufgenommene Nahrung vom Mund hinunter in den Magen gelangt. Die Flora, die die Schleimhaut der Speiseröhre besiedelt, ähnelt der Flora, die im Mund ansässig ist, und normalerweise ist die Speiseröhre durch eine ausgiebige Schleimproduktion gut geschützt. Wenn die Nahrung, die die Speiseröhre passiert, jedoch voller Giftstoffe ist, kann ihre Schleimhaut geschädigt werden, und es können viele Probleme entstehen. Verarbeitete Lebensmittel, Leitungswasser, in der Landwirtschaft verwendete Chemikalien und Arzneimittel enthalten viele Giftstoffe, die die Speiseröhre schädigen können. In der Zahnmedizin verwendete Materialien, insbesondere Amalgamfüllungen, sind eine sehr häufige Ursache für diese Schädigungen.[42,43] Amalgamfüllungen setzen kontinuierlich Quecksilber frei. Es kontaminiert die Schleimhäute der Speiseröhre und führt zu einer chronischen Entzündung: Ösophagitis.[52] In diesem Fall vermehren sich viele Mikroben in der Speiseröhre übermäßig, und ihre Schleimhaut entzündet sich und wird wund. Das kann das Schlucken unangenehm und schwierig machen und Übelkeit, Erbrechen und Sodbrennen verursachen. Wenn die Entzündung der Speiseröhre über viele Jahre anhält, kann Speiseröhrenkrebs entstehen. Einige Menschen entwickeln eine allergische Reaktion, bei der sich die Speiseröhre bei Kontakt mit einem bestimmten Nahrungsmittel verschließt, insbesondere beim Verzehr von Meeresfrüchten (die Quecksilber enthalten können) oder „geräuchertem" Fleisch und Fisch (wenn das Fleisch oder der Fisch nicht nach traditioneller Art geräuchert, sondern mit einer speziellen Chemikalie bestrichen wurde). Wenn das geschieht, bekommt der Betroffene Schmerzen oder Beschwerden hinter dem Brustbein und kann keine Nahrung, kein Wasser und nicht einmal den eigenen Speichel schlucken. Dieser Zustand kann einige Minuten bis hin zu einigen Stunden dauern. Andere verarbeitete Lebensmittel, die künstliche Chemikalien enthalten, können ebenfalls diese Reaktion auslösen. Regelmäßiger Rückfluss von Nahrung aus dem Magen (Reflux) ist in der Lage, die Speiseröhre zu schädigen und Entzündungen und sogar Geschwüre in ihrem unteren Teil hervorzurufen.[52] Dieser Zustand wird als GERD (gastroösophageale Refluxkrankheit) bezeichnet und ist auf eine übermäßige Vermehrung von pathogenen Mikroben im Magen zurückzuführen (weitere Informationen dazu finden Sie in diesem Kapitel unter dem Schlagwort *Magenbeschwerden*).

Die Befolgung des GAPS-Ernährungsprogramms hat bei der Heilung der Speiseröhre wie auch des restlichen Verdauungssystems gute Resultate erzielt. Ich empfehle, jede Mahlzeit mit 1/8 Liter Kefir, einigen Löffeln Sauerrahm oder ein wenig in Wasser aufgelöstem probiotischem Pulver zu beenden, damit die nützlichen Mikroben zwischen den Mahlzeiten an der Heilung der Schleimhäute im Rachen und in der Speiseröhre arbeiten können. Es ist wichtig, einen ganzheitlich orientierten Zahnarzt aufzusuchen, um Amalgamfüllungen und andere zahnmedizinische Materialien zu entfernen, die eine häufige Ursache für Speiseröhrenbeschwerden sind.

Spondylitis ankylosans

Menschen, die an dieser chronischen Erkrankung leiden, entwickeln Entzündungen und strukturelle Veränderungen in den Gelenken, insbesondere in den Gelenken der Wirbelsäule. Das Traurige an dieser Krankheit ist, dass sie recht früh im Leben beginnen kann – bereits zwischen dem 20. und 40. Lebensjahr. Ich glaube, dass Spondylitis ankylosans bzw. Morbus Bechterew eine GAPS-Erkrankung ist. Um sie vollständig zu verstehen, lesen Sie bitte den Abschnitt über *Kollagenstörungen* und den Abschnitt über Autoimmunität in dem Kapitel *Immunsystem*. Menschen, die unter dieser Erkrankung leiden, haben eine anormale Darmflora und eine geschädigte Darmwand, was dazu führt, dass nur teilweise verdaute Nahrung und andere Giftstoffe absorbiert werden. Diese Giftstoffe lösen chronische Entzündungen, Autoimmunitätsreaktionen und sklerotische Veränderungen in den Gelenken aus. Neuere Untersuchungen haben bestätigt, dass diese Patienten eine geschädigte Darmwand haben, die es ermöglicht, dass Toxine und Bakterien absorbiert und im Körper verteilt werden.[5] Es wurde nachgewiesen, dass eine im menschlichen Darm siedelnde Mikrobe namens *Klebsiella pneumonie* sich im Verdauungssystem von Menschen, die unter Spondylitis ankylosans leiden, übermäßig vermehrt und eine aktive

Immunreaktion auslöst.[6,7] Auf der Grundlage dieser Erkenntnisse wurden für die Behandlung dieser Krankheit Antibiotikatherapien vorgeschlagen. Während der Behandlung mit Antibiotika beobachtete man bei einigen Patienten eine Verbesserung der Symptome.[6,7] Doch wenn die Behandlung abgesetzt wird, kehrt Spondylitis ankylosans zurück. Es ist niemals eine gute Idee, Antibiotika über längere Zeiträume einzunehmen. Während man versucht, eine bestimmte Mikrobe zu bekämpfen, wird gleichzeitig eine Vielzahl nützlicher Mikroben im Körper getötet, was unvorhersehbare Schäden am elementarsten Teil der menschlichen Physiologie verursacht: der mikrobiellen Flora.

Es gibt keine schnellen Lösungen zur Behandlung dieser Krankheit. Ich glaube, dass Menschen mit Spondylitis ankylosans mehr oder weniger bis ans Ende ihres Lebens die GAPS-Diät befolgen müssen. Betroffene können zunächst mit der GAPS-Volldiät beginnen. Die GAPS-Volldiät bietet Ihnen eine größere Auswahl an Lebensmitteln und die Möglichkeit, gelegentlich auswärts zu essen, während Sie Ihre Küche umorganisieren, neue Rezepte kennenlernen, feste Lieferanten von Bio-Produkten oder Produkten aus biodynamischer Erzeugung ausfindig machen und sich generell an eine neue Ernährungsweise und an einen neuen Lebensstil gewöhnen können. Nach einigen Monaten, vielleicht auch erst nach einem Jahr, werden Sie so weit sein, die GAPS-Einführungsdiät durchzuführen. Die Befolgung dieser Diät sorgt für eine tiefergehende Heilung in Ihrem Körper. Bringen Sie die Einführungsdiät nicht zu schnell hinter sich, sondern nehmen Sie sich Zeit. Wie lange Betroffene die Einführungsdiät einhalten müssen, ist individuell sehr unterschiedlich. Befassen Sie sich mit der Diät, sehen Sie, wie sie wirkt, und finden Sie Ihr eigenes Tempo. Die Befolgung dieser Diät ermöglicht es Ihnen, gängige Medikamente abzusetzen. Es ist ratsam, die Medikamente allmählich zu verringern, indem Sie die Tagesdosis schrittweise reduzieren. Setzen Sie ein Medikament nach dem anderen ab. Sobald die Schmerzen und die Entzündungen verschwunden sind, empfehle ich, die GAPS-Volldiät während der überwiegenden Zeit für den Rest Ihres Lebens weiter zu befolgen. Wenn Sie eine besonders stressige Zeit durchmachen oder eine Infektion bekommen, können einige Symptome der Spondylitis ankylosans zurückkehren, sodass es erforderlich sein kann, dass Sie die GAPS-Einführungsdiät erneut durchlaufen müssen. Sie werden feststellen, dass die Genesung dieses Mal schneller verläuft und Sie, bevor Sie sich versehen, wieder normal leben können. Von da an befolgen Sie wieder die GAPS-Volldiät.

Stillen durch eine Amme

Egal wie gut Sie versuchen, Ihre Schwangerschaft und Ihre Stillzeit zu planen – es kann sein, dass Sie nicht genug oder gar keine Milch für Ihr Baby produzieren können. Dafür kann es viele verschiedene Gründe geben. Wenn dieser Fall eintritt, wird das Baby in unserer heutigen Zeit mit Säuglingsnahrung gefüttert. Es sind viele verschiedene Marken erhältlich, und jedes Unternehmen preist sein Produkt als das beste an. Doch egal wie viel Mühe und Aufwand in die Entwicklung dieser Produkte gesteckt wurde, keines von ihnen wird jemals an die Qualität der menschlichen Muttermilch herankommen, die direkt von der Mutter zum Baby fließt! Warum? Weil die Milch eines jeden Säugetiers (einschließlich des Menschen) lebt. Genau genommen handelt es sich größtenteils um weiße Blutkörperchen der Mutter. Die Muttermilch enthält lebende und aktive Immunzellen, Immunkomplexe, Hormone, Enzyme, Neurotransmitter, Proteine, Fette, Kohlenhydrate, Vitamine, Mineralstoffe und viele andere Substanzen. All diese in der Muttermilch enthaltenen Moleküle und Substanzen befinden sich in der richtigen für das Baby geeigneten bio-chemischen und bio-physikalischen Zusammensetzung und im richtigen Gleichgewicht zueinander. Darüber hinaus ist Muttermilch ein probiotisches Lebensmittel. Sie enthält probiotische Mikroben, die erforderlich sind, damit das Baby eine normale Darmflora entwickeln kann.[81] Wenn wir Milch verarbeiten, schädigen wir sie: Alle lebenden aktiven Immunzellen in der Milch werden abgetötet, die Struktur von Hormonen, Enzymen, Neurotransmittern und anderen komplexen Molekülen wird verändert und denaturiert und viele Moleküle werden zerstört. Verarbeitete Milch verliert ihre zahlreichen positiven Eigenschaften und kann sogar gesundheitsschädigend werden. Säuglingsnahrung ist eine stark verarbeitete Substanz. Sie kann niemals an die lebendige Milch heranreichen, die direkt von der Mutter an das Baby weitergegeben wird. Es ist also nicht im Interesse Ihres Babys, mit künstlicher Säuglingsmilch gefüttert zu werden! Es gibt inzwischen zahlreiche Hinweise darauf, dass Babys, die mit Säuglingsnahrung gefüttert werden, anfälliger für alle möglichen Krankheiten sind und generell eine schlechtere Konstitution haben als gestillte Babys.[82]

Aber was soll geschehen, wenn die Mutter ihr Kind nicht stillen kann? Führen wir uns doch mal vor Augen, was Frauen in solchen Situationen getan haben, seitdem wir Menschen auf diesem Planeten existieren. Jahrtausendelang stand den Menschen keine künstliche Säuglingsnahrung zur Verfügung! Wenn eine Frau krank war oder noch schlimmer, während der Geburt starb –, was tat dann ihre Familie, um das Baby zu ernähren? Früher lebten die Menschen in engen

Gemeinschaften, in denen viele Frauen zur gleichen Zeit ein Kind bekamen. Wenn eine dieser Frauen ihr Baby nicht stillen konnte, taten das andere Frauen der Gemeinschaft für sie. Diese sogenannten Ammen stillten neben ihrem eigenen Kind auch ein fremdes, und diese Tradition müssen wir wieder zum Leben erwecken!

Ich empfehle allen schwangeren Frauen Folgendes: Nehmen Sie an einem Geburtsvorbereitungskurs teil oder suchen Sie einen anderen Ort auf, an dem Sie schwangere Frauen aus Ihrer Umgebung treffen können. Sprechen Sie mit diesen Frauen und gründen Sie eine *Stillgruppe*. Wenn die Babys zur Welt kommen, können die Frauen, die aus was für Gründen auch immer nicht stillen können, von den stillenden Frauen unterstützt werden. Viele stillende Frauen produzieren eine Menge Milch, genug, um mehr als ein Baby zu ernähren. Möglicherweise sind diese Frauen gerne bereit, ihre Milch zu teilen. Selbst eine einzige Stillmahlzeit pro Tag wirkt Wunder für die Gesundheit eines mit Flaschennahrung gefütterten Babys! Am besten ist es, wenn das Baby direkt an die Brust der Frau angelegt werden kann. Muttermilch abzupumpen, in eine Flasche zu füllen, sie im Kühlschrank aufzubewahren und dann wieder zu erwärmen, schadet der Milch zu einem gewissen Grad, und sie ist dann weniger förderlich für das Baby. Trotzdem ist sie unendlich viel besser als jede künstliche Säuglingsnahrung! Erwärmen Sie die Milch niemals in der Mikrowelle, sondern verwenden Sie herkömmliche Wärmequellen (Mikrowellen zerstören Lebensmittel und machen sie krebserregend).

Viele Frauen werden sich fragen, ob es sicher ist, wenn ihr Baby die Milch einer anderen Mutter bekommt. Gesunde Milch wird von gesunden Frauen produziert! Vergewissern Sie sich, dass die Frau, die Sie als Amme für Ihr Baby ausgewählt haben, gesund ist. Der beste Indikator dafür ist die Gesundheit ihres eigenen Babys. Wenn ihr Baby gesund ist und gut gedeiht, ist die Milch dieser Frau wahrscheinlich auch gesund und wird Ihrem Baby sehr guttun. Über schädliche Mikroben brauchen Sie sich keine Sorgen zu machen: Die lebende Milch eines jeden Tieres ist voll probiotischer Mikroben und aktiver Immunzellen, die alle pathogenen Mikroben, die in sie gelangen, zerstören. Tote Milch in Form von Säuglingsnahrung ist hingegen ein perfekter Nährboden für alle möglichen pathogenen Mikroben, wenn diese erst einmal in die Milch hineingeraten sind.

Für jedes Neugeborene ist es wichtig, dass es in den ersten Tagen seines Lebens Kolostrum bekommt. Kolostrum ist die sehr reichhaltige Milch, die eine Frau in den ersten zwei Wochen nach der Entbindung eines Babys produziert. Wenn Ihr Baby kein Kolostrum bekommen hat, sollten Sie sich bemühen, Frauen zu finden, die gerade entbunden haben und Kolostrum produzieren. Neugeborene Babys nehmen nur sehr wenig Milch aus der Brust zu sich. Es bleibt eine Menge Kolostrum übrig, das mit anderen Babys geteilt werden kann. Wenn Ihr Baby unter Ekzemen, Koliken, Asthma, Allergien oder anderen Krankheiten leidet, kann es ausreichen, ihm so oft wie möglich frisches Kolostrum zu verabreichen, um all diese Beschwerden verschwinden zu lassen.

In unserer modernen Welt gibt es immer mehr Babys, die gesundheitliche Probleme haben. Allergien, Ekzeme, Koliken und Asthma wurden schon genannt. Aber auch andere schwerwiegendere Gesundheitsprobleme treten immer häufiger auf: Diabetes Typ 1, FPIES (Food Protein Induced Enterocolitis Syndrome), Gedeihstörung, Lernbehinderungen und Epilepsie. Viele der betroffenen Babys werden ausschließlich gestillt! Was bedeutet das? Es bedeutet, dass die Mutter nicht gesund ist und ungesunde Milch produziert. Ich habe erlebt, wie einige dieser Babys genesen sind, als die Mutter aufhörte, sie selbst zu stillen, und eine gesunde Amme fand. Für diese Babys ist Kolostrum besonders wichtig. Wenn ein betroffenes Baby alt genug ist, um feste Nahrung zu sich nehmen, ist es wichtig, die GAPS-Diät für Babys zu befolgen (ausführlich beschrieben in meinem ersten GAPS-Buch *Gut and Psychology Syndrome* in dem Kapitel *Ein neues Baby in der GAPS-Familie*). Die Einhaltung dieser Diät ermöglicht es der Mutter, die ungesunde Milch produziert, früher mit dem Stillen aufzuhören. Wenn das Baby zusätzlich zu seiner Kost auch noch von einer Amme gestillt wird, hat es die besten Chancen, gesund zu werden.

Stillen ist eine der Freuden, die mit dem Kinderkriegen verbunden ist! Es ist eine wunderbare Erfahrung, aber wenn Sie aus irgendeinem Grund nicht stillen können, ist das kein Grund zu verzweifeln. Konzentrieren Sie sich darauf, eine gute Amme für Ihr Baby zu finden. So können Sie sicher sein, das Beste für die Gesundheit Ihres Babys getan zu haben! In der westlichen Welt fällt es vielen Frauen leichter, bei der Suche nach einer gesunden Amme im Umfeld von Einwanderern fündig zu werden, insbesondere unter Frauen, die erst kürzlich zugewandert sind. Die westlichen Industrieländer haben ein Umfeld geschaffen, das für die Gesundheit der Menschen schädlich ist. Völker, die einer traditionelleren Lebensweise folgen, erfreuen sich insgesamt einer besseren Gesundheit. Die Frauen sind stärker und haben im Durchschnitt gesündere Schwangerschaften und bringen gesündere Babys zur Welt. Wenn in der Gegend, in der Sie wohnen, so eine traditionsverbundene Einwanderergemeinschaft lebt, können Sie versuchen, dort nach einer Amme Ausschau zu halten. In traditionellen Gesellschaften war die Tätigkeit der Amme ein anerkannter Beruf. Frauen, die diesen Beruf ausübten, achteten auf ihre Ernährung und ihre Gesundheit, um sicherzustellen, dass sie Milch von guter Qualität produzierten. Wir müssen diesen Beruf wieder zum Leben erwecken! Auf diese Weise werden Babys, die von ihren Müttern nicht gestillt werden können, viel besser ernährt, als es mit handelsüblicher Säuglingsmilch je möglich wäre.

Stottern

Meiner Meinung nach liegt dem Problem des Stotterns bei den meisten Betroffenen eine GAPS-Erkrankung zugrunde. Giftstoffe im Gehirn verhindern, normale Sprache zu generieren und zu regulieren. Die erste und wichtigste Maßnahme, die ich empfehle, ist, die GAPS-Diät zu befolgen, weil sie die physiologische Ursache des Stotterns beseitigt. Wenn das geschehen ist, können Logopädie, kraniale Osteopathie und andere Maßnahmen viel erfolgreicher und sinnvoller sein. Viele Betroffene werden allein durch die Befolgung der GAPS-Diät von ihrem Stotterproblem befreit.

Unfruchtbarkeit

Unfruchtbarkeit ist in der industrialisierten Welt schon jetzt ein großes Problem und wird von Jahr zu Jahr schlimmer.[22] Die Gründe für dieses Problem sind alle vom Menschen gemacht: Elektrosmog, die moderne cholesterin- und fettarme Ernährung, Hormonstörungen verursachende Chemikalien in der Umwelt und die Tatsache, dass viele Frauen erst später im Leben Kinder bekommen möchten. Mobiltelefone sind ein schlimmer Übeltäter: Unsere Fortpflanzungsorgane sind besonders anfällig für die starke Mikrowellenstrahlung von Mobiltelefonen, und viele junge Menschen tragen ihre Telefone in der Hosentasche und setzen ihre Keimdrüsen (Eierstöcke bei Frauen und Hoden bei Männern) einer hohen Strahlung aus. Die Spermienzahl sinkt bei jungen Männern im fortpflanzungsfähigen Alter dramatisch. Mobiltelefone sind wahrscheinlich eine wichtige Ursache dieses Problems.[23] Eine ungesunde Darmflora kann eine wichtige Rolle bei hormonellen Störungen spielen. Mehr darüber erfahren Sie im Kapitel *Hormone*. Die Befolgung des GAPS-Ernährungsprogramms hat vielen Paaren geholfen, dass die Frau schwanger wurde und ein gesundes Baby zur Welt gebracht hat.

Vitiligo (Weißfleckenkrankheit)

Das Pigment in unserer Haut wird von Zellen namens Melanozyten gebildet. Diese Zellen haben den gleichen Ursprung wie die Zellen unseres Nervensystems in den Gliazellen und in der Myelinscheide. Sie entstehen während unserer fötalen Entwicklung an der gleichen Stelle (in der Neuralleiste).[78] All diese Zellen sind sehr anfällig für Ansammlungen von toxischen Metallen und anderen Umweltgiften. Diese Giftstoffe heften sich an Proteine in der Zellstruktur und lösen eine Entzündung und einen Autoimmunangriff auf die Zelle aus. Dieser Angriff zerstört die Fähigkeit der Melanozyten, Melanin zu produzieren – das Pigment, das unserer Haut und unseren Haaren Farbe verleiht, und er kann sogar die Zellen selbst zerstören.[79] Betroffenen können verschiedene Diagnosen gestellt werden, aber die häufigste ist Vitiligo. Bei einem Betroffenen mit Vitiligo entwickelt die Haut weiße Flecken mit scharfen Rändern. Vitiligo und andere Depigmentierungsstörungen gehen oft mit anderen Autoimmun- und Entzündungskrankheiten wie Sklerodermie, Diabetes Typ 1, Psoriasis, Alopecia areata, Lupus erythematodes, Hashimoto-Thyreoiditis und rheumatoider Arthritis einher. [79] Menschen mit perniziöser Anämie können auch Vitiligo haben.[80] Perniziöse Anämie tritt bei Menschen mit Vitamin-B12-Mangel auf. Der Zustand der Darmflora spielt bei dieser Krankheit eine wichtige Rolle, weil die Darmflora die Hauptquelle für Vitamin B12 im Körper ist.

Ich habe keinen Zweifel daran, dass alle Autoimmunkrankheiten ihren Ursprung im Darm haben. Durch eine Befolgung des GAPS-Ernährungsprogramms wird Ihr Immunsystem wieder ins Gleichgewicht gebracht. In der Zwischenzeit ist es wichtig, dass Sie Ihre Haut von Giftstoffen befreien. Meiden Sie zunächst alle künstlich hergestellten Substanzen: Seifen, Shampoo, Hautcremes, Make-up und alle anderen Körperpflegeprodukte, Waschmittel, Geschirrspülmittel und alle anderen menschengemachten Chemikalien, die Ihnen einfallen. Ersetzen Sie sie durch natürliche Alternativen (siehe dazu das Kapitel *Entgiftung*). Nehmen Sie Beta-Carotin-Präparate ein (und/oder trinken Sie frisch gepressten Möhrensaft, Wassermelonensaft und Säfte aus grünem Blattgemüse, die reich an Beta-Carotin sind). Beta-Carotin ist ein starkes Antioxidans, das auf die Haut wirkt und hilft, viele Giftstoffe zu entfernen. Regelmäßige Bäder mit Bittersalz, Meersalz, Natron und Algenpulver sowie Tonerde- und Honiganwendungen helfen ebenfalls, Giftstoffe aus der Haut zu entfernen. Regelmäßige traditionelle Saunagänge tragen dazu bei, Giftstoffe mit dem Schweiß auszuscheiden. Auch traditionelle Schlammbehandlungen helfen vielen Menschen, da sie die Haut ebenfalls entgiften. Am besten führen Sie Schlammbäder und -anwendungen in einem anerkannten Naturschlammbad durch.

Die gute Nachricht ist, dass die menschliche Haut einen sehr schnellen Zellumsatz (Zellregenerationsprozess) hat. Hautzellen, einschließlich Melanozyten werden in den tiefen Schichten der Haut gebildet. Da die äußere Schicht der Haut ständig abgestorbene Zellen abstößt, werden die in den unteren Schichten neugebildeten Zellen kontinuierlich nach oben geschoben und werden zu äußeren Schichten, bis auch sie abgestoßen werden.[78] Ein gutes Beispiel dafür, wie schnell sich die Haut erneuert, sehen wir, wenn wir braun werden. Wenn wir sonnenbaden, produzieren Melanozyten in den tiefen Hautschichten ein Pigment namens Melanin. Dieses Pigment wird freigesetzt und von den umliegenden Hautzellen aufgenommen, wodurch die Haut braun wird. Da diese Zellen langsam an die Hautoberfläche wandern und abgestoßen werden, wird auch die Bräune „abgewaschen“, was verdeutlicht, wie schnell sich die Haut erneuert. Wenn der Darm heilt und die Autoimmunreaktionen aufhören, kann die Haut neue gesunde Melanozyten bilden und in der Haut normale Mengen an Pigmenten produzieren. Und die alten geschädigten Hautzellen werden einfach abgestoßen.

Zerebralparese

Bei der Zerebralparese handelt es sich um eine Schädigung des Gehirns, die während der Schwangerschaft, der Geburt und der frühen Kindheit auftreten kann. Ich empfehle, ein betroffenes Kind dauerhaft gemäß den Vorgaben der GAPS-Diät zu ernähren und über einen längeren Zeitraum die zweite Phase der GAPS-Einführungsdiät zu befolgen. Natürlich wird die Erkrankung nicht verschwinden, aber der Gesundheitszustand des Betroffenen bessert sich, und es wird einfacher, sich um ihn zu kümmern. Die Häufigkeit der Anfälle geht in der Regel zurück, der Muskeltonus wird angenehmer, Stimmung und Verhalten stabilisieren sich, und bei vielen Patienten verbessert sich auch die Lernfähigkeit. Ich glaube, dass diese Art der Behandlung einem Kind bzw. einem Erwachsenen mit Zerebralparese die bestmögliche Lebensqualität bietet.

Zöliakie

Zöliakie ist eine Autoimmunerkrankung des Darms und verursacht ähnliche Symptome wie SIBO (Small intestinal bacterial overgrowth – Dünndarmfehlbesiedelung). Für diese Diagnose werden Bluttests und eine Darmbiopsie durchgeführt. Es wird angenommen, dass die Erkrankung durch Gluten ausgelöst wird – ein

Protein, das in Weizen, Gerste, Roggen und anderen Getreidesorten enthalten ist. Allerdings ist nicht allein Gluten der Übeltäter. Auch so gut wie alle anderen in Getreide enthaltenen Proteine (Serpine, Purinine, Amylase/Protease-Inhibitoren, Globuline, Farinine, Lektine usw.) können eine allergische IgG- und IgA-vermittelte Immunantwort auslösen.[11,12] Pflanzliche Proteine, die in allen Samen, einschließlich Bohnen, Linsen und Nüssen sowie in Gemüse und Obst enthalten sind, können Kreuzreaktionen hervorrufen und die gleichen Symptome wie Gluten auslösen.[12] Einfach nur Gluten aus der Kost zu streichen, ist in der Regel Zeitverschwendung. Einige Symptome mögen sich bessern, aber die Krankheit wird immer noch da sein. Die GAPS-Diät setzt an der Ursache des Problems an – der abnormen Darmflora und der geschädigten Darmwand. Es ist wichtig, die GAPS-Einführungsdiät lange genug durchzuführen. Bei schweren Fällen mit hartnäckigem Durchfall müssen Betroffene für eine gewisse Zeit auf die pflanzenfreie GAPS-Diät umsteigen und dann zur Einführungsdiät zurückkehren. Es ist wichtig, nichts zu überstürzen und dem Körper ausreichend Zeit zu geben, um zu heilen. Es ist möglich, von einer Zöliakie zu genesen! Es gibt Menschen, die diese Diagnose erhalten haben und so weit genesen sind, dass sie gelegentlich sogar normale Nudeln und Sauerteigbrot essen können, ohne unter irgendwelchen Beschwerden zu leiden. Doch bevor dieser Punkt erreicht ist, müssen Betroffene mindestens vier bis fünf Jahre lang strikt die GAPS-Diät befolgen.

Zwölffingerdarm, Probleme

Der erste Abschnitt des Darms – der Zwölffingerdarm – ist ungefähr 25 bis 38 cm lang und der Ort, an dem der Nahrung Galle und Bauchspeicheldrüsenenzyme zugesetzt werden, um den Verdauungsprozess fortzusetzen. Der Zwölffingerdarm ist ein Ort, an dem viele Parasiten leben: Würmer und Darmegel. In jedem von uns leben diese Parasiten, und solange sie mit der restlichen Darmflora und unserem Immunsystem im Gleichgewicht sind, gibt es keinen Grund, sich über sie Sorgen zu machen. Leider vermehren sich diese Kreaturen bei einer Person mit abnormaler Darmflora übermäßig. Einige von ihnen leben außerhalb des Darms in der Leber, der Bauchspeicheldrüse, der Milz und der Bauchhöhle, kommen aber mitten in der Nacht in den Zwölffingerdarm, um zu fressen. Das kann den Schlaf der Betroffenen stören und Aufstoßen, Hitzewallungen mit nächtlichen Schweißausbrüchen, Bauchkrämpfe und Albträume verursachen. Es ist unmöglich, die Parasiten vollständig zu entfernen, aber es ist sehr wichtig, ihre Anzahl zu reduzieren. Die gängigen Medikamente, die gegen Parasiten eingesetzt werden, sind oft toxisch, wirken nicht bei jedem, und man kann leicht erneut von Parasiten befallen werden, nachdem man das Medikament abgesetzt hat. Es ist am besten, pflanzliche Heilmittel, Knoblauch, ätherische Öle, Kieselgur und andere natürliche Behandlungsmethoden einzusetzen. Mehr darüber erfahren Sie in diesem Kapitel unter dem Stichwort *Parasiten und Würmer*. Die Maßnahmen müssen über viele Monate angewendet werden. Während dieser Zeit strikt die GAPS-Diät zu befolgen, ermöglicht es dem Darm, sich selbst zu heilen, während die Parasiten ausgeschieden werden. Da die Darmflora ausgeglichener und das Immunsystem in der Darmwand stärker wird, können sich die Parasiten nach Beendigung der Behandlung nicht erneut übermäßig vermehren.

Empfohlene Lektüre

Dies, liebe Leserinnen und Leser, ist eine kurze alphabetisch sortierte Liste von Büchern, die Ihnen helfen werden, Ihr Wissen zu vertiefen. Die Liste ist keineswegs vollständig, aber ein guter Anfang.:

Douglass J. Living soul. 2008. SPS publications.

Enig MG. Know Your Fats: The Complete Primer for Understanding the Nutrition of Fats, Oils, and Cholesterol. Bethesda Press, Silver Spring, MD, 2000.

Fallon S, Enig MG. Das Vermächtnis unserer Nahrung: Das freie Kochbuch, garantiert ohne politisch korrekte Ernährung und Diät-Diktokraten. 2016. Narayana-Verlag.

Gerber R. Vibrational medicine. 2001. Bear & company.

Graveline D. The statin damage crisis. 2014. Infinity Publishing.

Harvey G. The carbon fields. How our countryside can save Britain. 2008. GrassRoots.

Harvey G. The forgiveness of nature. The story of grass. 2001. Published by Jonathan Cape.

Harvey G. We want real food. 2006. Constable. London.

Hawkins DR. Die Ebenen des Bewußtseins: Von der Kraft, die wir ausstrahlen. 2014. VAK Verlags GmbH.

Hay L. Heile deinen Körper: Seelisch-geistige Gründe für körperliche Krankheit. 2017. Lüchow Verlag.

Huggins HA and Levy TE. Uninformed consent. Hidden dangers in dental care. 1999. Hampton Roads Pub Co.

Keith L. The vegetarian myth. Food, justice and sustainability. 2009. Flashpoint Press, California.

Lipton BH. Intelligente Zellen - Wie Erfahrungen unsere Gene steuern. 2016. KOHA Verlag.

McTaggart L. Das Nullpunkt-Feld. Auf der Suche nach der kosmischen Ur-Energie. 2007. Goldmann Verlag.

Price WA. Ernährung und körperliche Degeneration. Die schockierende Feldstudie über den Schaden, den die moderne industrielle Nahrung unserer Gesundheit zufügt. 2020. MobiWell.

Ravnskov U. Mythos Cholesterin: Die zehn größten Irrtümer. 2010. S. Hirzel Verlag.

Salatin J. Pastured poultry profits. 1996. Polyface, Inc.

Salatin J. You Can Farm: The Entrepreneur's Guide to Start & Succeed in a Farming Enterprise. 2006. Polyface, Inc.

Savory A. Holistic Management. A new framework for decision making. 1999. Island Press.

Schmid R. The untold story of milk. The history, politics and science of nature's perfect food: raw milk from pastured cows. 2009. New trends publishing. 2009.

Sheldrake R. Der Wissenschaftswahn: Warum der Materialismus ausgedient hat. 2015. Droemer TB.

Silva J, Stone RB. You the healer. 1989. HJ Kramer Inc.

Tsabary S. The awakened family. 2018. Yellow kite publishing.

Campbell-McBride N. GAPS Stories. Personal Accounts of improvement and recovery through the GAPS Nutritional protocol. 2012. Medinform Publishing.

Campbell-McBride N. GAPS - Gut and Psychology Syndrome. Wie Darm und Psyche sich beeinflussen. Natürliche Heilung von Autismus, AD(H)S, Dyspraxie, Legasthenie, Depression und Schizophrenie. 2019. Unimedica ein Imprint des Narayana Verlags.

Campbell-McBride N. Der Cholesterin-Bluff. Herzerkrankungen heilen und vorbeugen mit der GAPS-Diät. 2017. Unimedica ein Imprint des Narayana Verlags.

Campbell-McBride N. Vegetarianism explained. 2017. Medinform Publishing.

Quellenverzeichnis

Gute Gesundheit beginnt in der Muttererde in unserem Körper

1. Joel Faintuch, Salomao Faintuch. Microbiome and Metabolome in Diagnosis, Therapy, and other Strategic Applications. 2019, Elsevier Inc.
2. Sender R, Fuchs S, Milo R. Revised Estimates for the Number of Human and Bacteria Cells in the Body. PLoS Biol. 2016; 14(8): e1002533.
3. Study Shows Gut Bacteria Can Spread to Other Organs and Trigger Disease [Internet]. [cited 2020 Feb 14]. Available from: https://www.science/alert.com/gut-bacteria-can-spread-to-organs-and-trigger-disease
4. Tytgat HLP, Nobrega FL, Oost J van der, Vos WM de. Bowel Biofilms: Tipping Points between a Healthy and Compromised Gut? Trends in Microbiology. 2019 Jan 1; 27(1): 17–25.
5. Brunetti Jerry. The Farm as Ecosystem: Tapping Nature's Reservoir – Geology, Biology, Diversity. 2014. Acres USA.
6. Sugar Transport in Plants: Phloem [Internet]. Biology 1520. 2016 [cited 2020 Feb 14]. Available from: http://bio1520.biology.gatech. edu/nutrition-transport-and-homeostasis/plant-transport-processes-ii/
7. Michael Phillips. Mycorrhizal Planet. How Symbiotic Fungi Work with Roots to Support Plant Health and Build Soil Fertility. 2017. Chelsea Green Publishing
8. Berruti A, Lumini E, Balestrini R, Bianciotto V. Arbuscular Mycorrhizal Fungi as Natural Biofertilizers: Let's Benefit from Past Successes. Front Microbiol [Internet]. 2016 Jan 19 [cited 2020 Feb 14]; 6. Available from: https://www.ncbi.nlm.nih.gov/pmc/articles/PMC4717633/
9. Chen M, Arato M, Borghi L, Nouri E, Reinhardt D. Beneficial Services of Arbuscular Mycorrhizal Fungi – From Ecology to Application. Front Plant Sci [Internet]. 2018 Sep 4 [cited 2020 Feb 14]; 9. Available from: https://www.ncbi.nlm.nih.gov/pmc/articles/PMC6132195/
10. Hallen-Adams HE, Suhr MJ. Fungi in the healthy human gastrointestinal tract. Virulence. 2016 Oct 13; 8(3): 352–8.
11. Charles A Janeway J, Travers P, Walport M, Shlomchik MJ. The mucosal immune system. Immunobiology: The Immune System in Health and Disease,

5th edition [Internet]. 2001 [cited 2020 Feb 14]; Available from: https://www.ncbi.nlm.nih.gov/books/NBK27169/

12. Huffnagle GB, Noverr MC. The emerging world of the fungal microbiome. Trends in Microbiology. 2013 Jul 1; 21(7): 334–41.
13. Rodríguez IA, Cárdenas-González JF, Juárez VMM, Pérez AR, Zarate M de GM, Castillo NCP. Biosorption of Heavy Metals by Candida albicans. Advances in Bioremediation and Phytoremediation [Internet]. 2017 Dec 20 [cited 2020 Feb 14]; Available from: https://www.intechopen.com/books/advances-in-bioremediation-and-phytoremediation/ biosorption-of-heavy-metals-by-candida-albicans
14. Mutter J. Is dental amalgam safe for humans? The opinion of the scientific committee of the European Commission. J Occup Med Toxicol. 2011 Jan 13; 6: 2.
15. Rybalchenko OV, Bondarenko VM, Orlova OG, Markov AG, Amasheh S. Inhibitory effects of Lactobacillus fermentum on microbial growth and biofilm formation. Arch Microbiol. 2015 Oct 1; 197(8): 1027–32.
16. Matsubara VH, Bandara HMHN, Mayer MPA, Samaranayake LP. Probiotics as Antifungals in Mucosal Candidiasis. Clin Infect Dis. 2016 May 1; 62(9): 1143–53.
17. Yoon MY, Yoon SS. Disruption of the Gut Ecosystem by Antibiotics. Yonsei Med J. 2018 Jan 1; 59(1): 4–12.
18. Chang Q, Wang W, Regev-Yochay G, Lipsitch M, Hanage WP. Antibiotics in agriculture and the risk to human health: how worried should we be? Evol Appl. 2015 Mar; 8(3): 240–7.
19. Landers TF, Cohen B, Wittum TE, Larson EL. A Review of Antibiotic Use in Food Animals: Perspective, Policy, and Potential. Public Health Rep. 2012; 127(1): 4–22.
20. Kurenbach B, Hill AM, Godsoe W, van Hamelsveld S, Heinemann JA. Agrichemicals and antibiotics in combination increase antibiotic resistance evolution. Peer J [Internet]. 2018 Oct 12 [cited 2020 Feb 14];6. Available from: https://www.ncbi.nlm.nih.gov/pmc/articles/ PMC6188010/
21. Cimitile M. Worried about Antibiotics in Your Beef? Vegetables May Be No Better [Internet]. Scientific American. [cited 2020 Feb 14]. Available from: https://www.scientificamerican.com/article/vegetables-contain-antibiotics/

22. Driver JD, Holben WE, Rillig MC (2005) Characterization of glomalin as a hyphal wall component of arbuscular mycorrhizal fungi. Soil Biol Biochem 37: 101–106 Feeney DS, Daniell T, Hallett P
23. Mendes Giannini MJS, Bernardi T, Scorzoni L, Fusco-Almeida AM, Sardi JCO. Candida species: current epidemiology, pathogenicity, biofilm formation, natural antifungal products and new therapeutic options. Journal of Medical Microbiology. 2013 Jan 1; 62(1): 10–24.
24. Stephen AM, Cummings JH. The microbial contribution to human faecal mass. J Med Microbiol. 1980 Feb; 13(1): 45–56.
25. Momozawa Y, Deffontaine V, Louis E, Medrano JF. Characterization of Bacteria in Biopsies of Colon and Stools by High Throughput Sequencing of the V2 Region of Bacterial 16S rRNA Gene in Human. PLoS One [Internet]. 2011 Feb 10 [cited 2020 Feb 14]; 6(2). Available from: https://www.ncbi.nlm.nih.gov/pmc/articles/PMC3037395/
26. Senghor B, Sokhna C, Ruimy R, Lagier J-C. Gut microbiota diversity according to dietary habits and geographical provenance. Human Microbiome Journal. 2018 Apr 1; 7–8: 1–9.
27. Tomova A, Bukovsky I, Rembert E, Yonas W, Alwarith J, Barnard ND, et al. The Effects of Vegetarian and Vegan Diets on Gut Microbiota. Front Nutr [Internet]. 2019 Apr 17 [cited 2020 Feb 14]; 6. Available from: https://www.ncbi.nlm.nih.gov/pmc/articles/PMC6478664/
28. Ling J, O'Donoghue P, Söll D. Genetic code flexibility in microorganisms: novel mechanisms and impact on physiology. Nat Rev Microbiol. 2015 Nov; 13(11): 707–21.
29. Majewski J, Zawadzki P, Pickerill P, Cohan FM, Dowson CG. Barriers to Genetic Exchange between Bacterial Species: Streptococcus pneumoniae Transformation. J Bacteriol. 2000 Feb; 182(4): 1016–23.
30. Hyeonsoo Jeong, Bushra Arif, Gustavo Caetano-Anollés, Kyung Mo Kim, Arshan Nasir. Horizontal gene transfer in human-associated microorganisms inferred by phylogenetic reconstruction and reconciliation. Scientific Reports, 2019; 9 (1).
31. Palmer RJ. Composition and development of oral bacterial communities. Periodontol 2000 [Internet]. 2014 Feb [cited 2020 Feb 14]; 64(1). Available from: https://www.ncbi.nlm.nih.gov/pmc/articles/PMC3876289/
32. Thursby E, Juge N. Introduction to the human gut microbiota. Biochem J. 2017 Jun 1; 474(11): 1823–36.

33. O'May GA, Reynolds N, Macfarlane GT. Effect of pH on an In Vitro Model of Gastric Microbiota in Enteral Nutrition Patients. Appl Environ Microbiol. 2005 Aug; 71(8): 4777–83.
34. Smith JL. The role of gastric acid in preventing foodborne disease and how bacteria overcome acid conditions. J Food Prot. 2003 Jul; 66(7): 1292–303.
35. Anti-inflammatory drug and gut bacteria have a dynamic interplay [Internet]. ScienceDaily. [cited 2020 Feb 14]. Available from: https://www.sciencedaily.com/releases/2016/01/160104132151.htm
36. Zhang Y-J, Li S, Gan R-Y, Zhou T, Xu D-P, Li H-B. Impacts of Gut Bacteria on Human Health and Diseases. Int J Mol Sci. 2015 Apr 2; 16(4): 7493–519.
37. Cheung KS, Leung WK. Long-term use of proton-pump inhibitors and risk of gastric cancer: a review of the current evidence. Therap Adv Gastroenterol [Internet]. 2019 Mar 11 [cited 2020 Feb 14]; 12. Available from: https://www.ncbi.nlm.nih.gov/pmc/articles/PMC6415482/
38. Lender N, Talley NJ, Enck P, Haag S, Zipfel S, Morrison M, et al. Review article: associations between Helicobacter pylori and obesity – an ecological study. Alimentary Pharmacology & Therapeutics. 2014; 40(1): 24–31.
39. Jeffery PL, McGuckin MA, Linden SK. Endocrine impact of Helicobacter pylori: Focus on ghrelin and ghrelin o-acyltransferase. World J Gastroenterol. 2011 Mar 14; 17(10): 1249–60.
40. Hao WL, Lee YK. Microflora of the gastrointestinal tract: a review. Methods Mol Biol. 2004; 268: 491–502.
41. Quigley EMM. Gut Bacteria in Health and Disease. Gastroenterol Hepatol (NY). 2013 Sep; 9(9): 560–9.
42. Jandhyala SM, Talukdar R, Subramanyam C, Vuyyuru H, Sasikala M, Reddy DN. Role of the normal gut microbiota. World J Gastroenterol. 2015 Aug 7; 21(29): 8787–803.
43. Rinninella E, Raoul P, Cintoni M, Franceschi F, Miggiano GAD, Gasbarrini A, et al. What is the Healthy Gut Microbiota Composition? A Changing Ecosystem across Age, Environment, Diet, and Diseases. Microorganisms [Internet]. 2019 Jan 10 [cited 2020 Feb 15]; 7(1). Available from: https://www.ncbi.nlm.nih.gov/pmc/articles/PMC6351938/
44. Hungate, R. E. 19The rumen and its microbes. Academic Press, NY.
45. den Besten G, van Eunen K, Groen AK, Venema K, Reijngoud D-J, Bakker BM. The role of short-chain fatty acids in the interplay between diet, gut microbiota, and host energy metabolism. J Lipid Res. 2013 Sep; 54(9): 2325–40.

46. Vyas U, Ranganathan N. Probiotics, Prebiotics, and Synbiotics: Gut and Beyond. Gastroenterol Res Pract [Internet]. 2012 [cited 2020 Feb 15]; 2012. Available from: https://www.ncbi.nlm.nih.gov/pmc/articles/PMC3459241/
47. Methanobrevibacter Smithii – an overview | ScienceDirect Topics [Internet]. [cited 2020 Feb 15]. Available from: https://www.sciencedirect.com/topics/immunology-and-microbiology/methanobrevibacter-smithii
48. Gaci N, Borrel G, Tottey W, O'Toole PW, Brugère J-F. Archaea and the human gut: New beginning of an old story. World J Gastroenterol. 2014 Nov 21; 20(43): 16062–78.
49. Lurie-Weinberger MN, Gophna U (2015) Archaea in and on the Human Body: Health Implications and Future Directions. PLoS Pathog 11(6): e1004833. https://doi.org/10.1371/journal.ppat.1004833
50. Moye ZD, Woolston J, Sulakvelidze A. Bacteriophage Applications for Food Production and Processing. Viruses [Internet]. 2018 Apr 19 [cited 2020 Feb 15]; 10(4). Available from: https://www.ncbi.nlm.nih.gov/pmc/articles/PMC5923499/
51. Curtin JJ, Donlan RM. Using Bacteriophages To Reduce Formation of Catheter-Associated Biofilms by Staphylococcus epidermidis. Antimicrob Agents Chemother. 2006 Apr; 50(4): 1268–75.
52. Myelnikov D. An Alternative Cure: The Adoption and Survival of Bacteriophage Therapy in the USSR, 1922–1955. J Hist Med Allied Sci. 2018 Oct; 73(4): 385–411.
53. Sutton TDS, Hill C. Gut Bacteriophage: Current Understanding and Challenges. Front Endocrinol [Internet]. 2019 [cited 2020 Feb 15]; 10. Available from: https://www.frontiersin.org/articles/10.3389/fendo.2019.00784/full
54. Whitley RJ. Herpesviruses. In: Baron S, editor. Medical Microbiology [Internet]. 4th ed. Galveston (TX): University of Texas Medical Branch at Galveston; 1996 [cited 2020 Feb 15]. Available from: http://www.ncbi.nlm.nih.gov/books/NBK8157/
55. Shen Y, Nemunaitis J. Herpes simplex virus 1 (HSV-1) for cancer treatment. Cancer Gene Therapy. 2006 Nov; 13(11): 975–92.
56. Antonsson A, Forslund O, Ekberg H, Sterner G, Hansson BG (December 2000). „The ubiquity and impressive genomic diversity of human skin papillomaviruses suggest a commensalic nature of these viruses". Journal of Virology. 74 (24): 11636–41.

57. Belkaid Y, Hand T. Role of the Microbiota in Immunity and inflammation. Cell. 2014 Mar 27; 157(1): 121–41.
58. PennisiNov. 19 E, 2014, Pm 1:00. Viruses help keep the gut healthy [Internet]. Science | AAAS. 2014 [cited 2020 Feb 16]. Available from: https://www.sciencemag.org/news/2014/11/viruses-help-keep-gut-healthy
59. Bhatia LA. Textbook of environmental biology. 2010. International Publishing House.
60. Soil Microorganisms [Internet]. [cited 2020 Feb 16]. Available from: https://www.sare.org/Learning-Center/Books/Building-Soils-for-Better-Crops-3rd-Edition/Text-Version/The-Living-Soil/Soil-Microorganisms
61. Helmby H. Human helminth therapy to treat inflammatory disorders- where do we stand? BMC Immunol [Internet]. 2015 Mar 26 [cited 2020 Feb 16]; 16. Available from: https://www.ncbi.nlm.nih.gov/pmc/articles/PMC4374592/
62. Moreels TG, Pelckmans PA. Gastrointestinal parasites: potential therapy for refractory inflammatory bowel diseases. Inflamm Bowel Dis. 2005 Feb; 11(2): 178–84.
63. Baggaley K. Scientists are trying to treat autoimmune disease with intestinal worms [Internet]. Popular Science. 2017 [cited 2020 Feb 16]. Available from: https://www.popsci.com/can-intestinal-worms-treat-autoimmune-disease/
64. Berrilli F, Di Cave D, Cavallero S, D'Amelio S. Interactions between parasites and microbial communities in the human gut. Front Cell Infect Microbiol [Internet]. 2012 Nov 16 [cited 2020 Feb 16]; 2. Available from: https://www.ncbi.nlm.nih.gov/pmc/articles/PMC3499702/
65. Domingue GJ. Demystifying Pleomorphic Forms in Persistence and Expression of Disease: Are They Bacteria, and Is Peptidoglycan the Solution? Discovery Medicine [Internet]. 2010 Sep 23 [cited 2020 Jan 31]; Available from: http://www.discoverymedicine.com/Gerald-J-Domingue/2010/09/23/demystifying-pleomorphic-forms-in-persistence-and-expression-of-diseaseare-they-bacteria-and-is-peptidoglycan-the-solution/
66. Allan EJ, Hoishen C, Gumpert J. Bacterial L-forms. Adv Appl Microbiol 68: 1-39, 2009.
67. Markova N. L-form Bacteria Cohabitants in Human Blood: Significance for Health and Diseases. Discovery Medicine. 2017 May 28; 23(128): 305–13.
68. Markova N. L-form Bacteria Cohabitants in Human Blood: Significance for Health and Diseases. Discovery Medicine. 2017 May 28; 23(128): 305–13.

69. Macomber PB. Cancer and cell wall deficient bacteria. Med Hypotheses. 1990 May; 32(1): 1–9.
70. Markova N. Dysbiotic microbiota in autistic children and their mothers: persistence of fungal and bacterial wall-deficient L-form variants in blood. Scientific Reports. 2019 Sep 16; 9(1): 13401.
71. Errington J. Cell wall-deficient, L-form bacteria in the 21st century: a personal perspective. Biochem Soc Trans. 2017 Apr 15; 45(2): 287–95.
72. Errington J, Mickiewicz K, Kawai Y, Wu LJ. L-form bacteria, chronic diseases and the origins of life. Philos Trans R Soc Lond B Biol Sci [Internet]. 2016 Nov 5 [cited 2020 Feb 16]; 371(1707). Available from: https://www.ncbi.nlm.nih.gov/pmc/articles/PMC5052740/
73. Orefici G, Cardona F, Cox CJ, Cunningham MW. Pediatric Autoimmune Neuropsychiatric Disorders Associated with Streptococcal Infections (PANDAS). In: Ferretti JJ, Stevens DL, Fischetti VA, editors. Streptococcus pyogenes: Basic Biology to Clinical Manifestations [Internet]. Oklahoma City (OK): University of Oklahoma Health Sciences Center; 2016 [cited 2020 Feb 17]. Available from: http://www.ncbi.nlm.nih.gov/books/NBK333433/
74. Mattman LH. Cell Wall Deficient Forms. Stealth Pathogens. CRC Press Inc., Boca Raton, FL, 2001.
75. McLaughlin RW, Vali H, Lau PC, Palfree RG, De Ciccio A, Sirois M, Ahmad D, Villemur R, Desrosiers M, Chan EC. Are there naturally occurring pleomorphic bacteria in the blood of healthy humans? J Clin Microbiol 40: 4771–4775, 2002.
76. Prozorovski SV, Kaz LN, Kagan GJ. Bacterial L-forms: Mechanisms of Formation, Structure, Role in Pathology. Medicine Publishing, Moscow, Russia, 1981.
77. Pease PE, Tallack JE. A permanent endoparasite of man. The silent zoogleal/symplasm/L-form phase. Microbios 64: 173–80, 1990.
78. Khandel P, Yadaw RK, Soni DK, Kanwar L, Shahi SK. Biogenesis of metal nanoparticles and their pharmacological applications: present status and application prospects. J Nanostruct Chem. 2018 Sep 1, 8(3): 217–54.
79. Meiring P. Researchers have directly proven that bacteria can change shape inside humans to avoid antibiotics [Internet]. Cape Business News. 2019 [cited 2020 Feb 15]. Available from: https://www.cbn.co.za/featured/researchers-have-directly-proven-that-bacteria-can-change-shape-inside-humans-toa-void-antibiotics/

80. Markova N, Michailova L, Jourdanova M, Kussovski V, Valcheva V, Mokrousov I, Radoucheva T. Exhibition of persistent and drug-tolerant L-form habit of Mycobacterium tuberculosis during infection in rats. Cent Eur J Biol 23: 407–416, 2008b.
81. Markova N, Slavchev G, Michailova L, Jourdanova M. Survival of Escherichia coli under lethal heat stress by L-form conversion. Int J Biol Sci 6: 303–315, 2010.
82. Rodríguez EA, Cárdenas-González JF, Martínez Juárez VM, et al. (December 20th 2017). Biosorption of Heavy Metals by Candida albicans, Advances in Bioremediation and Phytoremediation, Naofumi Shiomi, IntechOpen, DOI: 10.5772/intechopen.72454. Available from: https://www.intechopen.com/books/advances-in-bioremediation-and-phytoremediation/biosorption-ofheavy-metals-by-candida-albicans
83. Antoine Bechamp. The Blood And Its Third Anatomical Element. Trans. Montague R Leverson (London: John Ouseley Ltd, 1912; reprinted Pomeroy, Washington: Health Research).
84. RB Pearson. Plagiarist Impostor! The Germ Theory Exploded! (United states: RB Pearson, 1942; reprinted, Pomeroy, Washington: Health Research, 1964).
85. E Enby et al. Hidden Killers: The Revolutionary Medical Discoveries of Professor Guenther Enderlein (California: Sheehan Communications, 1990), 31.
86. Günther Enderlein. Bacterial Cyclogeny: Prolegomena To Study of the Structure, Sexual and Asexual Reproduction and Development of Bacteria. 1999, English translation. (Originally published in 1925 in German).
87. Wilhelm Reich. The Bion Experiment: On the Origin of Life. (New York: Farrar Straus Giroux, 1979).
88. Rosenberg E, Zilber-Rosenberg I. The hologenome concept of evolution after 10 years. Microbiome. 2018 Apr 25; 6(1): 78.
89. Nenah Sylver. The Rife Handbook of Frequency Therapy and Holistic Health. 2018, 5th edition. Desert Gate Productions LLC, Surprise, Arizona. 189–241.
90. Grice EA, Segre JA. The Human Microbiome: Our Second Genome. Annu Rev Genomics Hum Genet. 2012; 13: 151–70.
91. Kramer P, Bressan P. Humans as superorganisms: How microbes, viruses, imprinted genes, and other selfish entities shape our behavior. Perspectives on Psychological Science. 2015. 10 (4): 464–481.

92. The Influence of Cooperative Bacteria on Animal Host Biology, In: Advances in Molecular and Cellular Microbiology. 2005, University College London, editors: MJ McFall Ngai, B Henderson, EG Ruby.
93. Irving M. New study suggests antibiotics can weaken the immune system [Internet]. New Atlas. 2017 [cited 2020 Feb 17]. Available from: https://newatlas.com/antibiotics-counteract-immune-system/52457/
94. Savory A. Holistic Management. A new framework for decision making. 1999. Island Press.

Was die Darmflora für uns tut

1. Macfarlane S, Bahrami B, Macfarlane GT. Mucosal biofilm communities in the human intestinal tract. Adv Appl Microbiol. 2011; 75: 111–43.
2. De Weirdt R, Van de Wiele T. Micromanagement in the gut: microenvironmental factors govern colon mucosal biofilm structure and functionality. Biofilms and Microbiomes. 2015 Dec 16; 1(1): 1–6.
3. Perez-Vilar J, Hill RL (2004). „Mucin Family of Glycoproteins". Encyclopedia of Biological Chemistry (Lennarz & Lane, EDs.). Oxford: Academic Press/Elsevier. 2: 758–764.
4. Garcia-Gutierrez E, Mayer MJ, Cotter PD, Narbad A. Gut microbiota as a source of novel antimicrobials. Gut Microbes. 2018 May 22; 10(1): 1–21.
5. Conlon MA, Bird AR. The Impact of Diet and Lifestyle on Gut Microbiota and Human Health. Nutrients. 2014 Dec 24; 7(1): 17–44.
6. Joutey NT, Bahafid W, Sayel H, ElGhachtouli N. Biodegradation: Involved Microorganisms and Genetically Engineered Microorganisms. Biodegradation – Life of Science [Internet]. 2013 Jun 14 [cited 2020 Feb 19]; Available from: https://www.intechopen.com/books/biodegradation-life-of-science/biodegradation-involved-microorganisms-and-genetically-engineered-microorganisms
7. Isotrope. Detox: Gut Bacteria & Heavy Metal Chelation [Internet]. Isotrope. 2019 [cited 2020 Feb 19]. Available from: https://www.isotrope.com/gutbacteria-heavy-metal-chelation/
8. Cutler AH. Amalgam Illness, Diagnosis and Treatment. 2017. Andy Cutler Publishing.
9. George GN, Singh SP, Hoover J, Pickering IJ. The Chemical Forms of Mercury in Aged and Fresh Dental Amalgam Surfaces. Chem Res Toxicol. 2009 Nov; 22(11): 1761–4.

10. Rice KM, Walker EM, Wu M, Gillette C, Blough ER. Environmental Mercury and Its Toxic Effects. J Prev Med Public Health. 2014 Mar; 47(2): 74–83.
11. Li H, He J, Jia W. The influence of gut microbiota on drug metabolism and toxicity. Expert Opin Drug Metab Toxicol. 2016; 12(1): 31–40.
12. Anthony Atala; Darrell J. Irvine; Marsha Moses; Sunil Shaunak (1 August 2010). „Wound Healing Versus Regeneration: Role of the Tissue Environment in Regenerative Medicine“. MRS Bull. 35 (8): 597–606.
13. Michalopoulos GK, DeFrances MC (April 1997). „Liver regeneration“. Science. 276 (5309): 60–6.
14. Salem I, Ramser A, Isham N, Ghannoum MA. The Gut Microbiome as a Major Regulator of the Gut-Skin Axis. Front Microbiol [Internet]. 2018 Jul 10 [cited 2020 Feb 19]; 9. Available from: https://www.ncbi.nlm.nih.gov/pmc/articles/PMC6048199/
15. Cénit MC, Matzaraki V, Tigchelaar EF, Zhernakova A. Rapidly expanding knowledge on the role of the gut microbiome in health and disease. Biochim Biophys Acta. 2014 Oct; 1842(10): 1981–1992. doi: 10.1016/j.bbadis.2014.05.023. Review.
16. Yoshii K, Hosomi K, Sawane K, Kunisawa J. Metabolism of Dietary and Microbial Vitamin B Family in the Regulation of Host Immunity. Front Nutr [Internet]. 2019 [cited 2020 Feb 19]; 6. Available from: https://www.frontiersin.org/articles/10.3389/fnut.2019.00048/full
17. Bio-K+. The Link between iron absorption and the microbiome | Bio-K+ [Internet]. Bio-K+ Community. [cited 2020 Feb 19]. Available from: https://www.biokplus.com/blog/en_CA/gut-health/iron-deficiency-anemia-how-our-microbiome-impacts-iron-absorption/
18. Human Intestinal microflora in health and disease. Edited by David J Hentges. Academic Press, London. 1983.
19. Masterjohn C. On the trail of the elusive x factor: a sixty-two-year-old mystery finally solved. Wise Traditions. 2007; 8(1).
20. vom Steeg LG, Klein SL. Sex Steroids Mediate Bidirectional Interactions Between Hosts and Microbes. Horm Behav. 2017 Feb; 88: 45–51.
21. Clarke G, Stilling RM, Kennedy PJ, Stanton C, Cryan JF, Dinan TG. Minireview: Gut Microbiota: The Neglected Endocrine Organ. Mol Endocrinol. 2014 Aug; 28(8): 1221–38.
22. Kwa M, Plottel CS, Blaser MJ, Adams S. The Intestinal Microbiome and Estrogen Receptor–Positive Female Breast Cancer. J Natl Cancer Inst [Internet].

2016 Apr 22 [cited 2020 Feb 24]; 108(8). Available from: https://www.ncbi.nlm.nih.gov/pmc/articles/PMC5017946/

23. Baker JM, Al-Nakkash L, Herbst-Kralovetz MM. Estrogen-gut microbiome axis: Physiological and clinical implications. Maturitas. 2017 Sep; 103: 45–53.
24. Strandwitz P. Neurotransmitter modulation by the gut microbiota. Brain Res. 2018 15; 1693(Pt B): 128–33.
25. Naseribafrouei A, Hestad K, Avershina E, Sekelja M, Linlokken A, Wilson R, et al. Correlation between the human fecal microbiota and depression. Neurogastroenterology & Motility. 2014 May 1; 26.
26. Strandwitz P, Kim KH et al. GABA-modulating bacteria of the human gut microbiota. Nat Microbiol. 2019 Mar; 4(3): 396-403. doi: 10.1038/s41564-018-0307-3. Epub 2018 Dec 10.
27. Alcock J, Maley CC, Aktipis CA. Is eating behavior manipulated by the gastrointestinal microbiota? Evolutionary pressures and potential mechanisms. Bioessays. 2014 Oct; 36(10): 940–9.
28. Parkar SG, Kalsbeek A, Cheeseman JF. Potential Role for the Gut Microbiota in Modulating Host Circadian Rhythms and Metabolic Health. Microorganisms [Internet]. 2019 Jan 31 [cited 2020 Feb 24]; 7(2). Available from: https://www.ncbi.nlm.nih.gov/pmc/articles/PMC6406615/
29. Carvalho Cabral P, Olivier M, Cermakian N. The Complex Interplay of Parasites, Their Hosts, and Circadian Clocks. Front Cell Infect Microbiol [Internet]. 2019 [cited 2020 Feb 20]; 9. Available from: https://www.frontiersin.org/articles/10.3389/fcimb.2019.00425/full
30. Yuanyuan Li, Yanli Hao et al. The Role of Microbiome in Insomnia, Circadian Disturbance and Depression. Front Psychiatry. 2018; 9: 669. Published online 2018 Dec 5.
31. Stinson LF, Boyce MC, Payne MS, Keelan JA. The Not-so-Sterile Womb: Evidence That the Human Fetus Is Exposed to Bacteria Prior to Birth. Front Microbiol [Internet]. 2019 Jun 4 [cited 2020 Feb 20]; 10. Available from: https://www.ncbi.nlm.nih.gov/pmc/articles/PMC6558212/
32. Amabebe E, Anumba DOC. The Vaginal Microenvironment: The Physiologic Role of Lactobacilli. Front Med [Internet]. 2018 [cited 2020 Feb 20]; 5. Available from: https://www.frontiersin.org/articles/10.3389/fmed.2018.00181/full
33. Milani C, Duranti S, Bottacini F, Casey E, Turroni F, Mahony J, et al. The First Microbial Colonizers of the Human Gut: Composition, Activities, and Health Implications of the Infant Gut Microbiota. Microbiol Mol Biol Rev [Internet].

2017 Nov 8 [cited 2020 Feb 10]; 81(4). Available from: https://www.ncbi.nlm.nih.gov/pmc/articles/PMC5706746/

34. Neu J, Rushing J. Cesarean versus Vaginal Delivery: Long term infant outcomes and the Hygiene Hypothesis. Clin Perinatol. 2011 Jun; 38(2): 321–31.
35. Environmental Working Group. Body Burden: The Pollution in Newborns [Internet]. EWG. 5AD [cited 2020 Feb 20]. Available from: https://www.ewg.org/research/body-burden-pollution-newborns
36. Walker M. Breastfeeding Management for the Clinician. Jones & Bartlett Publishers; 2013. 636 p.
37. O'Sullivan A, Farver M, Smilowitz JT. The Influence of Early Infant-Feeding Practices on the Intestinal Microbiome and Body Composition in Infants. Nutr Metab Insights. 2015 Dec 16; 8(Suppl 1): 1–9.
38. Maier L, Prute anu M, Kuhn M, Zeller G, Telzerow A, Anderson EE, et al. Extensive impact of non-antibiotic drugs on human gut bacteria. Nature. 2018 Mar 29; 555(7698): 623–8.
39. Ding HT, Taur Y, Walkup JT. Gut Microbiota and Autism: Key Concepts and Findings. J Autism Dev Disord. 2017 Feb 1; 47(2): 480–9.
40. Yue H, Bing J, Zheng Q, Zhang Y, Hu T, Du H, et al. Filamentation in Candida auris, an emerging fungal pathogen of humans: passage through the mammalian body induces a heritable phenotypic switch. Emerg Microbes Infect [Internet]. 2018 Nov 28 [cited 2020 Feb 20]; 7. Available from: https://www.ncbi.nlm.nih.gov/pmc/articles/PMC6258701/
41. Albacker, L., Chaudhary, V., Chang, Y. et al. Invariant natural killer T cells recognize a fungal glycosphingolipid that can induce airway hyperreactivity. Nat Med 19, 1297–1304 (2013). https://doi.org/10.1038/nm.3321
42. Wu J, Yan L-J. Streptozotocin-induced type 1 diabetes in rodents as a model for studying mitochondrial mechanisms of diabetic cell glucotoxicity. Diabetes Metab Syndr Obes. 2015 Apr 2; 8: 181–8.
43. Rashid T, Ebringer A. Autoimmunity in Rheumatic Diseases Is Induced by Microbial Infections via Crossreactivity or Molecular Mimicry [Internet]. Autoimmune Diseases. 2012 [cited 2020 Feb 20]. Available from: https://www.hindawi.com/journals/ad/2012/539282/
44. Scher JU, Sczesnak A, Longman RS, Segata N, Ubeda C, Bielski C, et al. Expansion of intestinal Prevotella copri correlates with enhanced susceptibility to arthritis. eLife [Internet]. 2013 Nov 5 [cited 2020 Feb 20]; 2. Available from: https://www.ncbi.nlm.nih.gov/pmc/articles/PMC3816614/

45. Krakauer T, Pradhan K, Stiles BG. Staphylococcal Superantigens Spark Host-Mediated Danger Signals. Front Immunol [Internet]. 2016 Feb 2 [cited 2020 Feb20]; 7. Available from: https://www.ncbi.nlm.nih.gov/pmc/articles/PMC4735405/

Immunsystem

1. Guyton and Hall (2011). Textbook of Medical Physiology. U. S.: Saunders Elsevier.
2. Sender R, Fuchs S, Milo R. Revised Estimates for the Number of Human and Bacteria Cells in the Body. PLoS Biol. 2016; 14(8): e1002533.
3. Wu H-J, Wu E. The role of gut microbiota in immune homeostasis and autoimmunity. Gut Microbes. 2012 Jan 1; 3(1): 4–14.
4. Belkaid Y, Hand T. Role of the Microbiota in Immunity and inflammation. Cell. 2014 Mar 27; 157(1): 121–41.
5. Yin C, Mohanta S, Maffia P, Habenicht AJ (6 March 2017). „Editorial: Tertiary Lymphoid Organs (TLOs): Powerhouses of Disease Immunity". Frontiers in Immunology. 8: 228.
6. Forchielli ML, Walker WA. The role of gut-associated lymphoid tissues and mucosal defence. Br J Nutr. 2005 Apr; 93 Suppl 1: S41–48.
7. Malabsorption Syndrome: Causes, Symptoms, and Risk Factors [Internet]. Healthline. [cited 2020 Mar 2]. Available from: https://www.healthline.com/health/malabsorption
8. Carla Lintas, Altieri Lura et al. Association of autism with polyomavirus infection in post-mortem brains. J Neurovirol. 2010 Mar; 16(2): 141–9.
9. Quigley EMM. Gut Bacteria in Health and Disease. Gastroenterol Hepatol (N Y). 2013 Sep; 9(9): 560–9.
10. Graham NM, Burrell CJ, Douglas RM, Debelle P, Davies L. Adverse effects of aspirin, acetaminophen, and ibuprofen on immune function, viral shedding, and clinical status in rhinovirus-infected volunteers. J Infect Dis. 1990 Dec; 162(6): 1277–82.
11. Rosenblum MD, Gratz IK, Paw JS, Abbas AK. Treating Human Autoimmunity: Current Practice and Future Prospects. Sci Transl Med. 2012 Mar 14; 4(125): 125sr1.
12. Lerner, A., Aminov, R., and Matthias, T. (2016). Dysbiosis may trigger autoimmune diseases via inappropriate posttranslational modification of host proteins. Front. Microbiol. 7: 84. doi: 10.3389/fmicb.2016.00084

13. Rashid T, Ebringer A. Autoimmunity in Rheumatic Diseases Is Induced by Microbial Infections via Crossreactivity or Molecular Mimicry [Internet]. Autoimmune Diseases. 2012 [cited 2020 Feb 20]. Available from: https://www.hindawi.com/journals/ad/2012/539282/
14. Malandain H. Transglutaminases: a meeting point for wheat allergy, celiac disease, and food safety. Eur Ann Allergy Clin Immunol. 2005 Dec; 37(10): 397–403.
15. Matthias T, Jeremias P, Neidhöfer S, Lerner A. The industrial food additive, microbial transglutaminase, mimics tissue transglutaminase and is immunogenic in celiac disease patients. Autoimmun Rev. 2016 Dec; 15(12): 1111–9.
16. Lerner A, Aminov R, Matthias T. Transglutaminases in Dysbiosis As Potential Environmental Drivers of Autoimmunity. Front Microbiol [Internet]. 2017 Jan 24 [cited 2020 Feb 28]; 8. Available from: https://www.ncbi.nlm.nih.gov/pmc/articles/PMC5258703/
17. Lerner A, Matthias T. Possible association between celiac disease and bacterial transglutaminase in food processing: a hypothesis. Nutr Rev. 2015 Aug; 73(8): 544–52.
18. Vieira SM, Hiltensperger M, Kumar V, Zegarra-Ruiz D, Dehner C, Khan N, et al. Translocation of a gut pathobiont drives autoimmunity in mice and humans. Science. 2018 Mar 9; 359(6380): 1156–61.
19. Mosaic of Autoimmunity. The Novel Factors of Autoimmune Diseases. 1st Edition. Editors: Carlo Perricone, Yehuda Shoenfeld. 2019. Academic Press.
20. Hall, D. A. (ed) (1964) International Review of Connective Tissue Research, Vol. 2, F. Verzár, Aging of the Collagen Fiber, Academic Press, New York, p. 244 top paragraph.
21. Di Lullo, Gloria A.; Sweeney, Shawn M.; Körkkö, Jarmo; Ala-Kokko, Leena & San Antonio, James D. (2002). „Mapping the Ligand-binding Sites and Disease-associated Mutations on the Most Abundant Protein in the Human, Type I Collagen". J. Biol. Chem. 277 (6): 4223–4231.
22. Ben-Amram H, Bashi T, Werbner N, Neuman H, Fridkin M, Blank M, et al. Tuftsin-Phosphorylcholine Maintains Normal Gut Microbiota in Collagen Induced Arthritic Mice. Front Microbiol [Internet]. 2017 Jul 10 [cited 2020 Feb 28]; 8. Available from: https://www.ncbi.nlm.nih.gov/pmc/articles/PMC5502260/

23. Samsel A, Seneff S. Glyphosate pathways to modern diseases VI: Prions, amyloidoses and autoimmune neurological diseases. JBPC. 2017 Mar 30; 17(1): 8–32.
24. Beecham J, Seneff S. The possible link between autism and glyphosate acting as glycine mimetic – a review of evidence from the literature with analysis. J Mol Genet Med 2015; 9: 4.
25. Glyphosate in Collagen. February 1, 2017 By Stephanie Seneff, PhD https://www.westonaprice.org/health-topics/environmental-toxins/ glyphosate-incollagen/
26. Solhjoo M, Bansal P, Goyal A, Chauhan K. Drug-Induced Lupus Erythematosus. In: StatPearls [Internet]. Treasure Island (FL): StatPearls Publishing; 2020 [cited 2020 Mar 3]. Available from: http://www.ncbi.nlm.nih.gov/books/NBK441889/
27. Hart FD. Drug-induced arthritis and arthralgia. Drugs. 1984 Oct; 28(4): 347–54.
28. T Cutler AH. Amalgam Illness, Diagnosis and Treatment. 2017. Andy Cutler Publishing.
29. Wiemels J. Perspectives on the Causes of Childhood Leukaemia. Chem Biol Interact [Internet]. 2012 Apr 5 [cited 2020 Mar 3]; 196(3). Available from: https://www.ncbi.nlm.nih.gov/pmc/articles/PMC3839796/
30. Carpenter DO, Bushkin-Bedient S. Exposure to Chemicals and Radiation During Childhood and Risk for Cancer Later in Life. Journal of Adolescent Health. 2013 May 1; 52(5, Supplement): S21–9.
31. Alessio Fasano. Leaky Gut and Autoimmune Diseases. Clin Rev Allergy Immunol, 2012 Feb; 42(1): 71-8.
32. Khazan O. The Reason Anxious People Often Have Allergies [Internet]. The Atlantic. 2019 [cited 2020 Mar 3]. Available from: https://www.theatlantic.com/health/archive/2019/07/allergies-anxiety/593572/
33. Lee N, Kim W-U. Microbiota in T-cell homeostasis and inflammatory diseases. Exp Mol Med. 2017 May; 49(5): e340.
34. Devereux, Graham; Seaton, A. (December 2004). „Diet as a risk factor for atopy and asthma“. J Allergy Clin Immunol. 115 (6): 1109–1117.
35. da Silva EZ, Jamur MC, Oliver C (2014). „Mast cell function: a new vision of an old cell“. J. Histochem. Cytochem. 62 (10): 698–738.
36. Cookson H, Grattan C. An update on mast cell disorders. Clin Med (Lond). 2016 Dec; 16(6): 580–3.

37. Frontiers | Biogenic Amines: Signals Between Commensal Microbiota and Gut Physiology | Endocrinology [Internet]. [cited 2020 Mar 3]. Available from: https://www.frontiersin.org/articles/10.3389/fendo.2019.00504/full
38. Lombardi VC, De Meirleir KL, Subramanian K, Nourani SM, Dagda RK, Delaney SL, et al. Nutritional modulation of the intestinal microbiota; future opportunities for the prevention and treatment of neuroimmune and neuroinflammatory disease. The Journal of Nutritional Biochemistry. 2018 Nov 1; 61: 1–16.
39. Li L, Ruan L, Ji A, Wen Z, Chen S, Wang L, et al. Biogenic amines analysis and microbial contribution in traditional fermented food of Douchi. Scientific Reports. 2018 Aug 22; 8(1): 1–10.
40. Chilton SN, Burton JP, Reid G. Inclusion of Fermented Foods in Food Guides around the World. Nutrients. 2015 Jan 8; 7(1): 390–404.
41. Priyadarshani WMD, Rakshit SK. Screening selected strains of probiotic lactic acid bacteria for their ability to produce biogenic amines (histamine and tyramine). International Journal of Food Science & Technology. 2011; 46(10): 2062–9.
42. Evans SS, Repasky EA, Fisher DT. Fever and the thermal regulation of immunity: the immune system feels the heat. Nature Reviews Immunology. 2015 Jun; 15(6): 335–49.
43. Hussain J, Cohen M. Clinical Effects of Regular Dry Sauna Bathing: A Systematic Review. Evid Based Complement Alternat Med [Internet]. 2018 Apr 24 [cited 2020 Mar 3]; 2018. Available from: https://www.ncbi.nlm.nih.gov/pmc/articles/PMC5941775/
44. Yu JC, Khodadadi H, Malik A, Davidson B, Salles É da SL, Bhatia J, et al. Innate Immunity of Neonates and Infants. Front Immunol [Internet]. 2018 Jul 30 [cited 2020 Mar 3]; 9. Available from: https://www.ncbi.nlm.nih.gov/pmc/articles/PMC6077196/
45. 45. PennisiNov. 19 E, 2014, Pm 1:00. Viruses help keep the gut healthy [Internet]. Science | AAAS. 2014 [cited 2020 Feb 16]. Available from: https://www.sciencemag.org/news/2014/11/viruses-help-keep-gut-healthy
46. Bradford AB. What Is the Hygiene Hypothesis? [Internet]. livescience.com. 2016 [cited 2020 Mar 3]. Available from: https://www.livescience.com/54078-hygiene-hypothesis.html
47. Katona P, Katona-Apte J. The Interaction between Nutrition and Infection. Clin Infect Dis. 2008 May 15; 46(10): 1582–8.

48. Grammatikos AP, Tsokos GC. Immunodeficiency and autoimmunity: lessons from systemic lupus erythematosus. Trends Mol Med. 2012 Feb; 18(2): 101–8.
49. Tsoupras A, Lordan R, Zabetakis I. Inflammation, not Cholesterol, Is a Cause of Chronic Disease. Nutrients [Internet]. 2018 May 12 [cited 2020 Mar 3]; 10(5). Available from: https://www.ncbi.nlm.nih.gov/pmc/articles/PMC5986484/
50. Bhakdi S, Tranum-Jensen J, Utermann G, Füssle R. Binding and partial inactivation of Staphylococcus aureus alpha-toxin by human plasma low density lipoprotein. J Biol Chem. 1983 May 10; 258(9): 5899–904.
51. Ravnskov U. High cholesterol may protect against infections and atherosclerosis. QJM. 2003 Dec 1; 96(12): 927–34.
52. Elmehdawi R. Hypolipidemia: A Word of Caution. Libyan J Med. 2008 Jun 1; 3(2): 84–90.
53. Andersen CJ. Bioactive Egg Components and Inflammation. Nutrients. 2015 Sep 16; 7(9): 7889–913.
54. Daisy Coyle. Food Fermentation: Benefits, Safety, Food List, and More [Internet]. Healthline. 2019 [cited 2020 Mar 2]. Available from: https://www.healthline.com/nutrition/fermentation
55. Singh RK, Chang H-W, Yan D, Lee KM, Ucmak D, Wong K, et al. Influence of diet on the gut microbiome and implications for human health. J Transl Med [Internet]. 2017 Apr 8 [cited 2020 Mar 3]; Available from: https://www.ncbi.nlm.nih.gov/pmc/articles/PMC5385025/
56. Medawar E, Huhn S, Villringer A, Veronica Witte A. The effects of plant-based diets on the body and the brain: a systematic review. Translational Psychiatry. 2019 Sep 12; 9(1): 1–17.
57. Guggenheim AG, Wright KM, Zwickey HL. Immune Modulation from Five Major Mushrooms: Application to Integrative Oncology. Integr Med (Encinitas). 2014 Feb; 13(1): 32–44.
58. Bloomfield S, Stanwell-Smith R, Crevel R, Pickup J. Too clean, or not too clean: the Hygiene Hypothesis and home hygiene. Clin Exp Allergy. 2006 Apr; 36(4): 402–25.
59. Aminov RI. 2010. A brief history of the antibiotic era: lessons learned and challenges for the future. Front Microbiol 1: 134.

Hormone

1. Mittal R, Debs LH, Patel AP, Nguyen D, Patel K, O'Connor G, et al. Neurotransmitters: The critical modulators regulating gut-brain axis. J Cell Physiol. 2017 Sep; 232(9): 2359–72.
2. Claus SP, Guillou H, Ellero-Simatos S. The gut microbiota: a major player in the toxicity of environmental pollutants? NPJ Biofilms Microbiomes. 2016 May 4; 2: 16003.
3. Endocrine Disruptors [Internet]. National Institute of Environmental Health Sciences. [cited 2020 Mar 9]. Available from: https://www.niehs.nih.gov/health/topics/agents/endocrine/index.cfm
4. Lauretta R, Sansone A, Sansone M, Romanelli F, Appetecchia M. Endocrine Disrupting Chemicals: Effects on Endocrine Glands. Front Endocrinol (Lausanne) [Internet]. 2019 Mar 21 [cited 2020 Mar 9]; 10. Available from: https://www.ncbi.nlm.nih.gov/pmc/articles/PMC6448049/
5. Street ME, Angelini S, Bernasconi S, Burgio E, Cassio A, Catellani C, et al. Current Knowledge on Endocrine Disrupting Chemicals (EDCs) from Animal Biology to Humans, from Pregnancy to Adulthood: Highlights from a National Italian Meeting. Int J Mol Sci [Internet]. 2018 Jun 2 [cited 2020 Mar 9];19(6). Available from: https://www.ncbi.nlm.nih.gov/pmc/articles/PMC6032228/
6. Vilahur N, Fernández MF, Bustamante M, Ramos R, Forns J, Ballester F, et al. In utero exposure to mixtures of xenoestrogens and child neuropsychological development. Environ Res. 2014 Oct; 134: 98–104.
7. Schug TT, Janesick A, Blumberg B, Heindel JJ. Endocrine Disrupting Chemicals and Disease Susceptibility. J Steroid Biochem Mol Biol. 2011 Nov; 127(3–5): 204–15.
8. Patisaul HB. Endocrine disruption by dietary phyto-oestrogens: impact on dimorphic sexual systems and behaviours. Proc Nutr Soc. 2017 May; 76(2): 130–44.
9. Nkhata SG, Ayua E, Kamau EH, Shingiro J. Fermentation and germination improve nutritional value of cereals and legumes through activation of endogenous enzymes. Food Sci Nutr. 2018 Oct 16; 6(8): 2446–58.
10. Rizzo G, Baroni L. Soy, Soy Foods and Their Role in Vegetarian Diets. Nutrients [Internet]. 2018 Jan 5 [cited 2020 Mar 9]; 10(1). Available from: https://www.ncbi.nlm.nih.gov/pmc/articles/PMC5793271/

11. Datis Kharrazian. Good thyroid health depends on good gut health [Internet]. Dr. K. News. 2010 [cited 2020 Mar 9]. Available from: https://drknews.com/good-thyroid-health-depends-on-good-gut-health/
12. Nussey S, Whitehead S. The thyroid gland [Internet]. BIOS Scientific Publishers; 2001 [cited 2020 Mar 9]. Available from: https://www.ncbi.nlm.nih.gov/books/NBK28/
13. Lerner A, Jeremias P, Matthias T. Gut-thyroid axis and celiac disease. 2017 Apr 5; 6(4): R52–8.
14. Kheradpisheh Z, Mirzaei M, Mahvi AH, Mokhtari M, Azizi R, Fallahzadeh H, et al. Impact of Drinking Water Fluoride on Human Thyroid Hormones: A Case-Control Study. Sci Rep [Internet]. 2018 Feb 8 [cited 2020 Mar 9]; 8. Available from: https://www.ncbi.nlm.nih.gov/pmc/articles/PMC5805681/
15. Yang RS, Witt KL, Alden CJ, Cockerham LG. Toxicology of methyl bromide. Rev Environ Contam Toxicol. 1995; 142: 65–85.
16. Boston 677 Huntington Avenue, Ma 02115 +1495 1000. Is Fluoridated Drinking Water Safe? [Internet]. Harvard Public Health Magazine. 2016 [cited 2020 Mar 9]. Available from: https://www.hsph.harvard.edu/magazine/magazine_article/fluoridated-drinking-water/
17. Stadel BV. Dietary iodine and risk of breast, endometrial, and ovarian cancer. Lancet. 1976 Apr 24; 1(7965): 890–1.
18. Patricia Wu. Thyroid Disease and Diabetes. Clinical Diabetes [Internet]. 2000 [cited 2020 Mar 9]; VOL. 18 NO. 1(Winter). Available from: http://journal.diabetes.org/clinicaldiabetes/v18n12000/pg38.htm
19. Klein JR. The immune system as a regulator of thyroid hormone activity. Exp Biol Med (Maywood). 2006 Mar; 231(3): 229–36.
20. Cutler AH. Amalgam Illness, Diagnosis and Treatment. 2017. Andy Cutler Publishing.
21. Farzi A, Fröhlich EE, Holzer P. Gut Microbiota and the Neuroendocrine System. Neurotherapeutics. 2018 Jan; 15(1): 5–22.
22. Terry Wahls. 7 Foods To Eat To Heal Adrenal Fatigue [Internet]. mindbodygreen. 2016 [cited 2020 Mar 9]. Available from: https://www.mindbodygreen.com/0-25960/7-foods-to-eat-to-heal-adrenal-fatigue.html
23. Cham S, Koslik HJ, Golomb BA. Mood, Personality, and Behaviour Changes During Treatment with Statins: A Case Series. Drug Saf Case Rep [Internet]. 2015 Dec 29 [cited 2020 Mar 9]; 3. Available from: https://www.ncbi.nlm.nih.gov/pmc/articles/PMC5005588/

24. Neuman H, Debelius JW, Knight R, Koren O. Microbial endocrinology: the interplay between the microbiota and the endocrine system. FEMS Microbiol Rev. 2015 Jul 1; 39(4): 509–21.
25. Clarke G, Stilling RM, Kennedy PJ, Stanton C, Cryan JF, Dinan TG. Minireview: Gut Microbiota: The Neglected Endocrine Organ. Mol Endocrinol. 2014 Aug; 28(8): 1221–38.
26. Menopausal Hormone Therapy and Cancer [Internet]. National Cancer Institute. 2011 [cited 2020 Mar 9]. Available from: https://www.cancer.gov/about-cancer/causes-prevention/risk/hormones/mht-fact-sheet
27. Chaban B, Jayaprakash T, Wagner E, Bourque D, Lohn Z, Albert A, et al. Characterization of the vaginal microbiota of healthy Canadian women through the menstrual cycle. Microbiome. 2014 Jul 4; 2: 23.
28. Baker JM, Al-Nakkash L, Herbst-Kralovetz MM. Oestrogen-gut microbiome axis: Physiological and clinical implications. Maturitas. 2017 Sep; 103: 45–53.
29. Bourrie BCT, Willing BP, Cotter PD. The Microbiota and Health Promoting Characteristics of the Fermented Beverage Kefir. Front Microbiol [Internet]. 2016 May 4 [cited 2020 Mar 9]; 7. Available from: https://www.ncbi.nlm.nih.gov/pmc/articles/PMC4854945/

Die Leber und die Lunge

1. Canadian Liver Foundation. Your liver is essential to your life. The Canadian Liver Foundation [Internet]. Canadian Liver Foundation. 2017 [cited 2020 Mar 31]. Available from: https://www.liver.ca/your-liver/
2. Chris Kresser. Liver: Nature's Most Potent Superfood [Internet]. Chris Kresser. 2008 [cited 2020 Mar 31]. Available from: https://chriskresser.com/natures-most-potent-superfood/
3. Garrow JS, James WPT, Ralph A. Human nutrition and dietetics. 2000. 10th edition. Churchill Livingstone.
4. Stokes, Caroline S.; Gluud, Lise Lotte; Casper, Markus; Lammert, Frank (2014-07-01). „Ursodeoxycholic Acid and Diets Higher in Fat Prevent Gallbladder Stones During Weight Loss: A Meta-analysis of Randomized Controlled Trials". Clinical Gastroenterology and Hepatology. 12 (7): 1090–1100. e2.
5. Njeze GE. Gallstones. Niger J Surg. 2013; 19(2): 49–55.
6. Abdallah AA, Krige JEJ, Bornman PC. Biliary tract obstruction in chronic pancreatitis. HPB (Oxford). 2007; 9(6): 421–8.

7. DeLoid GM, Sohal IS, Lorente LR, Molina RM, Pyrgiotakis G, Stevanovic A, et al. Reducing Intestinal Digestion and Absorption of Fat Using a Nature-Derived Biopolymer: Interference of Triglyceride Hydrolysis by Nanocellulose. ACS Nano. 2018 Jul 24; 12(7): 6469–79.
8. Johns Hopkins Medicine. Gallbladder Removal Is Common. But Is It Necessary? – 04/03/2017 [Internet]. 2017 [cited 2020 Mar 31]. Available from: https://www.hopkinsmedicine.org/news/media/releases/gallbladder_removal_is_common_but_is_it_necessary
9. Pannu HK, Fishman EK. Complications of Endoscopic Retrograde Cholangiopancreatography: Spectrum of Abnormalities Demonstrated with CT. RadioGraphics. 2001 Nov 1; 21(6): 1441–53.
10. Jagmohan B. Remove Gall Stones Without Surgery [Internet]. Health is About You. 2018 [cited 2020 Mar 31]. Available from: https://www.healthisaboutyou.com/home-remedies/remove-gallstones-without-surgery/
11. Association for the Advancement of Restorative Medicine. Peppermint oil [Internet]. Restorative Medicine. [cited 2020 Mar 31]. Available from: https://restorativemedicine.org/library/monographs/peppermint-oil/
12. Kim ES, Chun HJ, Keum B, Seo YS, Jeen YT, Lee HS, et al. Coffee Enema for Preparation for Small Bowel Video Capsule Endoscopy: A Pilot Study. Clin Nutr Res. 2014; 3(2): 134.
13. Griffiths DJ. Endogenous retroviruses in the human genome sequence. Genome Biol. 2001; 2(6): reviews 1017.1–reviews1017.5.
14. Popkin BM, D'Anci KE, Rosenberg IH. Water, Hydration and Health. Nutr Rev. 2010 Aug; 68(8): 439–58.
15. Hobbs C. Natural Therapy for Your Liver: Herbs and Other Natural Remedies for a Healthy Liver. Penguin; 2002. 148 p.
16. Suzuki T, Chow C-W, Downey GP. Role of innate immune cells and their products in lung immunopathology. The International Journal of Biochemistry & Cell Biology. 2008 Jun 1; 40(6): 1348–61.
17. Malaguarnera G, Cataudella E, Giordano M, Nunnari G, Chisari G, Malaguarnera M. Toxic hepatitis in occupational exposure to solvents. World J Gastroenterol. 2012 Jun 14; 18(22): 2756–66.
18. MARY ENIG, PHD. Saturated Fats and the Lungs [Internet]. The Weston A. Price Foundation. [cited 2020 Mar 11]. Available from: https://www.westonaprice.org/health-topics/know-your-fats/saturated-fats-and-the-lungs/

19. Glasser JR, Mallampalli RK. Surfactant and its role in the pathobiology of pulmonary infection. Microbes Infect. 2012 Jan; 14(1): 17–25.
20. Chakraborty M, Kotecha S. Pulmonary surfactant in new-born infants and children. Breathe. 2013 Dec 1; 9(6): 476–88.
21. He Y, Wen Q, Yao F, Xu D, Huang Y, Wang J. Gut–lung axis: The microbial contributions and clinical implications. Critical Reviews in Microbiology. 2017 Jan 2; 43(1): 81–95.
22. Moffatt MF, Cookson WO. The lung microbiome in health and disease. Clin Med (Lond). 2017 Dec; 17(6): 525–9.
23. Cushion MT. Are Members of the Fungal Genus Pneumocystis (a) Commensals; (b) Opportunists; (c) Pathogens; or (d) All of the Above? PLoS Pathog [Internet]. 2010 Sep 23 [cited 2020 Apr 1]; 6(9). Available from: https://www.ncbi.nlm.nih.gov/pmc/articles/PMC2944789/
24. Frati F, Salvatori C, Incorvaia C, Bellucci A, Di Cara G, Marcucci F, et al. The Role of the Microbiome in Asthma: The Gut–Lung Axis. Int J Mol Sci [Internet]. 2018 Dec 30 [cited 2020 Apr 1];20(1). Available from: https://www.ncbi.nlm.nih.gov/pmc/articles/PMC6337651/
25. Service HEA. Food intolerance [Internet]. 2014 [cited 2020 Apr 1]. Available from: https://heas.health.vic.gov.au/early-childhood-services/allergy-andintolerance/food-intolerance
26. Kudo M, Ishigatsubo Y, Aoki I. Pathology of asthma. Front Microbiol [Internet]. 2013 [cited 2020 Apr 1]; 4. Available from: https://www.frontiersin.org/articles/10.3389/fmicb.2013.00263/full
27. Doeing DC, Solway J. Airway smooth muscle in the pathophysiology and treatment of asthma. J Appl Physiol (1985). 2013 Apr 1; 114(7): 834–43.
28. D Freed, J Mansfield. Asthma: What we do and why we do it. JNutr&EnvirMed, June 2008, 17(2): 97–110.
29. Dharmage SC, Perret JL, Custovic A. Epidemiology of Asthma in Children and Adults. Front Pediatr [Internet]. 2019 Jun 18 [cited 2020 Apr 1]; 7. Available from: https://www.ncbi.nlm.nih.gov/pmc/articles/PMC6591438/

Toxine und Parasiten

1. Roundtable on Environmental Health Sciences R, Practice B on PH and PH, Medicine I of. The Challenge: Chemicals in Today's Society [Internet]. Identifying and Reducing Environmental Health Risks of Chemicals in Our Society:

Workshop Summary. National Academies Press (US); 2014 [cited 2020 Apr 8]. Available from: https://www.ncbi.nlm.nih.gov/books/NBK268889/

2. Environmental Working Group. Body Burden: The Pollution in Newborns [Internet]. EWG. 5AD [cited 2020 Feb 20]. Available from: https://www.ewg.org/research/body-burden-pollution-newborns
3. Chance GW. Environmental contaminants and children's health: Cause for concern, time for action. Paediatr Child Health. 2001 Dec; 6(10): 731–43.
4. Prasad R. Mycoremediation and Environmental Sustainability: Volume 1. pg. 5: Springer; 2018. 243 p.
5. Jillian Levy, CHHC. What Is Candida Die Off? 6 Ways to Manage Symptoms [Internet]. Dr. Axe. 2019 [cited 2020 Apr 9]. Available from: https://draxe.com/health/candida-die-off/
6. Vaccaro DE. Symbiosis Therapy: The Potential of Using Human Protozoa for Molecular Therapy. Molecular Therapy. 2000 Dec 1; 2(6): 535–8.
7. Helmby H. Human helminth therapy to treat inflammatory disorders – where do we stand? BMC Immunol [Internet]. 2015 Mar 26 [cited 2020 Feb 16]; 16. Available from: https://www.ncbi.nlm.nih.gov/pmc/articles/PMC4374592/
8. Rushton S, Spake A, Chariton L. The Unintended Consequences of Using Glyphosate. 2016 Jan; 27.
9. Benbrook CM. Trends in glyphosate herbicide use in the United States and globally. Environ Sci Eur [Internet]. 2016 [cited 2020 Apr 8]; 28(1). Available from: https://www.ncbi.nlm.nih.gov/pmc/articles/PMC5044953/
10. NIH: National Institute of Allergy and Infectious Diseases. Lyme Disease Co-Infection | NIH: National Institute of Allergy and Infectious Diseases [Internet]. 2018 [cited 2020 Apr 9]. Available from: https://www.niaid.nih.gov/diseasesconditions/lyme-disease-co-infection
11. Citera M, Freeman PR, Horowitz RI. Empirical validation of the Horowitz Multiple Systemic Infectious Disease Syndrome Questionnaire for suspected Lyme disease. Int J Gen Med. 2017 Sep 4; 10: 249–73.
12. Cummins J, Tangney M. Bacteria and tumours: causative agents or opportunistic inhabitants? Infect Agent Cancer. 2013 Mar 28; 8: 11.
13. The American Cancer Society medical and editorial content team. Parasites that can lead to cancer | American Cancer Society [Internet]. 2016 [cited 2020 Apr 9]. Available from: https://www.cancer.org/cancer/cancer-causes/infectious-agents/infections-that-can-lead-to-cancer/parasites.html

14. Muehlenbachs A, Bhatnagar J, Agudelo CA, Hidron A, Eberhard ML, Mathison BA, et al. Malignant Transformation of Hymenolepis nana in a Human Host. New England Journal of Medicine. 2015 Nov 5; 373(19): 1845–52.
15. Iranzo J, Puigbò P, Lobkovsky AE, Wolf YI, Koonin EV. Inevitability of Genetic Parasites. Genome Biol Evol. 2016 Aug 8; 8(9): 2856–69.
16. Liberti MV, Locasale JW. The Warburg Effect: How Does it Benefit Cancer Cells? Trends Biochem Sci. 2016 Mar; 41(3): 211–8.
17. Kittle AM, Bukombe JK, Sinclair ARE, Mduma SAR, Fryxell JM. Landscapelevel movement patterns by lions in western Serengeti: comparing the influence of inter-specific competitors, habitat attributes and prey availability. Mov Ecol [Internet]. 2016 Jul 1 [cited 2020 Apr 9]; 4. Available from: https://www.ncbi.nlm.nih.gov/pmc/articles/PMC4929767/

Knochen und Zähne

1. Hal Huggins and Thomas E Levy. Uninformed Consent: The Hidden Dangers In Dental Care. Hampton Roads Publishing; 1 edition (January 1, 1999).
2. Raggatt, L. J. et al. (May 25, 2010). „Cellular and Molecular Mechanisms of Bone Remodelling“. The Journal of Biological Chemistry. 285 (33): 25103–25108.
3. Steven Lin. The Dental Diet: The Surprising Link Between Your Teeth, Real Food And Life-Changing Natural Health. London: Hay House, 2018.
4. Health NRC (US) C on D and. Fat-Soluble Vitamins [Internet]. Diet and Health: Implications for Reducing Chronic Disease Risk. National Academies Press (US); 1989 [cited 2020 Apr 17]. Available from: https://www.ncbi.nlm.nih.gov/books/NBK218749/
5. Kreider RB, Campbell B. Protein for exercise and recovery. Phys Sportsmed. 2009 Jun; 37(2): 13–21.
6. Abou Neel EA, Aljabo A, Strange A, Ibrahim S, Coathup M, Young AM, et al. Demineralization–remineralization dynamics in teeth and bone. Int J Nanomedicine. 2016 Sep 19; 11: 4743–63.
7. Dominik Nischwitz. In aller Munde: Unsere Zähne und ihre Bedeutung für die Gesundheit des gesamten Körpers. 2019. Mosaik. 2019.
8. Masterjohn C. On the trail of the elusive x factor: a sixty-two-year-old mystery finally solved. Wise Traditions. 2007; 8(1).
9. Song I-S, Han K, Ko Y, Park Y-G, Ryu J-J, Park J-B. Associations between the consumption of carbonated beverages and periodontal disease: The 2008–2010

Korea national health and nutrition examination survey. Medicine [Internet]. 2016 Jul [cited 2020 Apr 20]; 95(28). Available from: insights.ovid.com

10. Laine CM, Laine T. Diagnosis of Osteoporosis in Children and Adolescents. Eur Endocrinol. 2013 Aug; 9(2): 141–4.
11. Originally written in August 2012 by: Giana Angelo, Ph.D. Bone Health In Depth [Internet]. Linus Pauling Institute. 2016 [cited 2020 Apr 20]. Available from: https://lpi.oregonstate.edu/mic/health-disease/bone-health
12. Dominik Nischwitz. In aller Munde: Unsere Zähne und ihre Bedeutung für die Gesundheit des gesamten Körpers. 2019. Mosaik.
13. Sahay M, Sahay R. Rickets–vitamin D deficiency and dependency. Indian J Endocrinol Metab. 2012; 16(2): 164–76.
14. Masterjohn C. On the trail of the elusive x factor: a sixty-two-year-old mystery finally solved. Wise Traditions. 2007; 8(1).
15. Price WA. Ernährung und körperliche Degeneration. Die schockierende Feldstudie über den Schaden, den die moderne industrielle Nahrung unserer Gesundheit zufügt. 2020. MobiWell.
16. Price WA, Studies of Relationships Between Nutritional Deficiencies and (a) Facial and Dental Arch Deformities and (b) Loss of Immunity to Dental Caries Among South Sea Islanders and Florida Indians. Dental Cosmos. 1935; 77(11): 1033-45.
17. https://www.westonaprice.org/health-topics/childrens-health/vitamin-a-for-fetal-development/
18. https://www.westonaprice.org/health-topics/childrens-health/sacred-foods-for-exceptionally-healthy-babies-and-parents-too/
19. Pillai SM, Sereda NH, Hoffman ML, Valley EV, Crenshaw TD, Park Y-K, et al. Effects of Poor Maternal Nutrition during Gestation on Bone Development and Mesenchymal Stem Cell Activity in Offspring. PLoS One [Internet]. 2016 Dec 12 [cited 2020 May 5]; 11(12). Available from: https://www.ncbi.nlm.nih.gov/pmc/articles/PMC5152907/
20. D Kersten, G Graham, L Scherwitz. Pottenger's Prophecy. How Food Resets Genes For Wellness Or Illness. Destiny Health Publishing (June 6, 2011).
21. Dr Eric Davis. Symptoms Of Toxicity [Internet]. Eric Davis Dental. [cited 2020 May 5]. Available from: https://www.ericdavisdental.com/biologicaldentistry/symptoms-of-toxicity/
22. Deo PN, Deshmukh R. Oral microbiome: Unveiling the fundamentals. J Oral Maxillofac Pathol. 2019; 23(1): 122–8.

23. Turner MD, Ship JA. Dry Mouth and Its Effects on the Oral Health of Elderly People. The Journal of the American Dental Association. 2007 Sep; 138: S15–20.
24. Dominik Nischwitz. In aller Munde: Unsere Zähne und ihre Bedeutung für die Gesundheit des gesamten Körpers. Mosaik. 2019.
25. Naumova EA, Sandulescu T, Bochnig C, Khatib PA, Lee W-K, Zimmer S, et al. Dynamic changes in saliva after acute mental stress. Scientific Reports. 2014 May 8; 4(1): 1–9.
26. Baek JH, Krasieva T, Tang S, Ahn Y, Kim CS, Vu D, et al. Optical approach to the salivary pellicle. J Biomed Opt. 2009; 14(4): 044001.
27. An TD, Pothiraj C, Gopinath RM, Kayalvizhi B. Effect of oil-pulling on dental caries causing bacteria. Vol. 2. pg 63-66; 2008.
28. Price WA. Ernährung und körperliche Degeneration. Die schockierende Feldstudie über den Schaden, den die moderne industrielle Nahrung unserer Gesundheit zufügt. 2020. MobiWell.
29. Masterjohn C. On the trail of the elusive x factor: a sixty-two-year-old mystery finally solved. Wise Traditions. 2007; 8(1).
30. Sheetal A, Hiremath VK, Patil AG, Sajjansetty S, Kumar SR. Malnutrition and its Oral Outcome – A Review. J Clin Diagn Res. 2013 Jan; 7(1): 178–80.
31. Joshipura KJ, Muñoz-Torres FJ, Morou-Bermudez E, Patel RP. Over-the-counter mouthwash use and risk of pre-diabetes/diabetes. Nitric Oxide. 2017 Dec 1; 71: 14–20.
32. Wong MC, Glenny AM, Tsang BW, Lo EC, Worthington HV, Marinho VC (January 2010). „Topical fluoride as a cause of dental fluorosis in children". The Cochrane Database of Systematic Reviews (1): CD007693.
33. Peckham S, Awofeso N. Water Fluoridation: A Critical Review of the Physiological Effects of Ingested Fluoride as a Public Health Intervention. Scientific World Journal [Internet]. 2014 Feb 26 [cited 2020 May 6];2014. Available from: https://www.ncbi.nlm.nih.gov/pmc/articles/PMC3956646/
34. Woods JO. Dr Hal Alan Huggins, Noted Dental Pioneer, Passes Away. Integr Med (Encinitas). 2015 Feb; 14(1): 14–5.
35. Bates MN, Fawcett J, Garrett N, Cutress T, Kjellstrom T. Health effects of dental amalgam exposure: a retrospective cohort study. Int J Epidemiol. 2004 Aug 1; 33(4): 894–902.
36. Blanche D Grube, DMD, IMD. 2018 Integrative SIBO Conference Highlights. Natural Medicine Journal [Internet]. 2018 Jun [cited 2020 May 6]; Vol. 10(6).

Available from: https://www.naturalmedicinejournal.com/journal/2018-06/2018-integrative-sibo-conference-highlights

37. Sandborgh-Englund G, Einarsson C, Sandström M, Ekstrand J. Gastrointestinal absorption of metallic mercury. Arch Environ Health. 2004 Sep; 59(9): 449–54.
38. Chris Kresser, M. S. How Dental Health Affects Your Whole Body. With Steven Lin | RHR [Internet]. Chris Kresser. 2018 [cited 2020 May 6]. Available from: https://chriskresser.com/how-dental-health-affects-your-whole-body-withsteven-lin/
39. https://www.westonaprice.org/health-topics/dentistry/root-canal-dangers/
40. Hal Huggins and Thomas E Levy. Uninformed Consent: The Hidden Dangers In Dental Care. Hampton Roads Publishing; 1 edition (January 1, 1999).
41. Dominik Nischwitz. In aller Munde: Unsere Zähne und ihre Bedeutung für die Gesundheit des gesamten Körpers. Mosaik. 2019.
42. Dr William P Glaros DDS. Oral-Electro Galvanism: Super-Charged Fillings [Internet]. Biological Dentist, Houston Texas. 2011 [cited 2020 May 6]. Available from: https://www.biologicaldentist.com/770/oral-electrogalvanism-super-charged-fillings/
43. Coventry BJ, Ashdown ML, Quinn MA, Markovic SN, Yatomi-Clarke SL, Robinson AP. CRP identifies homeostatic immune oscillations in cancer patients: a potential treatment targeting tool? J Transl Med. 2009 Nov 30; 7: 102.

Unterleibsprobleme

1. Organic Acids Test Book. The great plains laboratory Inc. Published on Oct 7, 2015.
2. Grover S, Srivastava A, Lee R, Tewari AK, Te AE. Role of inflammation in bladder function and interstitial cystitis. Ther Adv Urol. 2011 Feb; 3(1): 19–33.
3. Skypala IJ, Williams M, Reeves L, Meyer R, Venter C. Sensitivity to food additives, vaso-active amines and salicylates: a review of the evidence. Clin Transl Allergy [Internet]. 2015 Oct 13 [cited 2020 May 11], 5. Available from: https://www.ncbi.nlm.nih.gov/pmc/articles/PMC4604636/
4. Schwiertz, Andreas (2016). Microbiota of the human body: implications in health and disease. Switzerland: Springer. p. 1. ISBN 978-3-319-31248-4.
5. Nienhouse V, Gao X, Dong Q, et al. Interplay between bladder microbiota and urinary antimicrobial peptides: mechanisms for human urinary tract infection

risk and symptom severity. PLoS One. 2014; 9(12): e114185. Published 2014 Dec 8. doi: 10.1371/journal.pone.0114185

6. Porter, C.M., Shrestha, E., Peiffer, L.B. et al. The microbiome in prostate inflammation and prostate cancer. Prostate Cancer Prostatic Dis 21, 345–354 (2018). https://doi.org/10.1038/s41391-018-0041-1
7. Norman W Walker. Colon Health: The Key To A Vibrant Life. 1979. Norwalk Press US.
8. Franasiak, Jason M.; Scott, Richard T. (2015). „Reproductive tract microbiome in assisted reproductive technologies“. Fertility and Sterility. 104 (6): 1364–1371.
9. Amabebe E, Anumba DOC. The Vaginal Microenvironment: The Physiologic Role of Lactobacilli. Front Med [Internet]. 2018 [cited 2020 Feb 20]; 5. Available from: https://www.frontiersin.org/articles/10.3389/fmed.2018.00181/full
10. Fox C, Eichelberger K. Maternal microbiome and pregnancy outcomes. Fertility and Sterility. 2015 Dec 1; 104(6): 1358–63.
11. Stout MJ, Conlon B, Landeau M, Lee I, Bower C, Zhao Q, et al. Identification of intracellular bacteria in the basal plate of the human placenta in term and preterm gestations. American Journal of Obstetrics & Gynecology. 2013 Mar 1; 208(3): 226.e1-226.e7.
12. Baker JM, Chase DM, Herbst-Kralovetz MM. Uterine Microbiota: Residents, Tourists, or Invaders? Front Immunol [Internet]. 2018 Mar 2 [cited 2020 May 11]; 9. Available from: https://www.ncbi.nlm.nih.gov/pmc/articles/PMC5840171/
13. Zheng J, Xiao X, Zhang Q, Mao L, Yu M, Xu J. The Placental Microbiome Varies in Association with Low Birth Weight in Full-Term Neonates. Nutrients. 2015 Aug; 7(8): 6924–37.
14. Mueller NT, Bakacs E, Combellick J, Grigoryan Z, Dominguez-Bello MG. The infant microbiome development: mom matters. Trends Mol Med. 2015 Feb; 21(2): 109–17.
15. Bretveld RW, Thomas CM, Scheepers PT, Zielhuis GA, Roeleveld N. Pesticide exposure: the hormonal function of the female reproductive system disrupted? Reprod Biol Endocrinol. 2006 May 31; 4: 30.
16. Guyton and Hall (2011). Textbook of Medical Physiology. U.S.: Saunders Elsevier.
17. Huggins C. Endocrine Control of Prostatic Cancer. Science. 1943 Jun 18; 97(2529): 541–4.

18. Wang P-H, Chen Y-L, Wei ST-S, Wu K, Lee T-H, Wu T-Y, et al. Retroconversion of oestrogens into androgens by bacteria via a cobalamin-mediated methylation. Proc Natl Acad Sci USA. 2020 21; 117(3): 1395–403.
19. Bosland MC. The Role of Oestrogens in Prostate Carcinogenesis: A Rationale for Chemoprevention. Rev Urol. 2005; 7(Suppl 3): S4–10.
20. Huggins Charles, Hodges Clarence V. Studies on Prostatic Cancer: I. The Effect of Castration, of Oestrogen and of Androgen Injection on Serum Phosphatases in Metastatic Carcinoma of the Prostate*. Journal of Urology. 2002 Jul 1; 168(1): 9–12.
21. De Marzo AM, Platz EA, Sutcliffe S, Xu J, Grönberg H, Drake CG, et al. Inflammation in prostate carcinogenesis. Nat Rev Cancer. 2007 Apr; 7(4): 256–69.
22. Massari F, Mollica V, Di Nunno V, Gatto L, Santoni M, Scarpelli M, et al. The Human Microbiota and Prostate Cancer: Friend or Foe? Cancers (Basel) [Internet]. 2019 Mar 31 [cited 2020 May 11]; 11(4). Available from: https://www.ncbi.nlm.nih.gov/pmc/articles/PMC6521295/
23. Tang J. Microbiome in the urinary system—a review. AIMS Microbiol. 2017 Mar 20; 3(2): 143–54.
24. Organic Acids Test Book. The great plains laboratory Inc. Published on Oct 7, 2015.
25. Nienhouse V, Gao X, Dong Q, et al. Interplay between bladder microbiota and urinary antimicrobial peptides: mechanisms for human urinary tract infection risk and symptom severity. PLoS One. 2014; 9(12): e114185. Published 2014 Dec 8. doi: 10.1371/journal.pone.0114185.

Das Verhalten von Menschen, die unter dem GAP-Syndrom leiden

1. Jeffrey Norris. Do Gut Bacteria Rule Our Minds? [Internet]. Do Gut Bacteria Rule Our Minds? | UC San Francisco. 2014 [cited 2020 Mar 4]. Available from: https://www.ucsf.edu/news/2014/08/116526/do-gut-bacteria-rule-our-minds
2. Galland L. The gut microbiome and the brain. J Med Food. 2014; 17(12): 1261-1272. doi: 10.1089/jmf.2014.7000
3. Schwiertz, Andreas (2016). Microbiota of the human body: implications in health and disease. Switzerland: Springer. p. 1. ISBN 978-3-319-31248-4.
4. Christian LM, Galley JD et al. Gut microbiome composition is associated with temperament during early childhood. Brain, Behaviour, and Immunity, Volume 45, March 2015, Pages 118-127.

5. O'Mahony, S.M., Clarke, G., Borre, Y.E., Dinan, T.G., & Cryan, J.F. (2015). Serotonin, tryptophan metabolism and the brain-gut-microbiome axis. Behavioural brain research, 277, 32-48.
6. de Weerth C. Do bacteria shape our development? Crosstalk between intestinal microbiota and HPA axis. Neurosci Biobehav Rev. 2017; 83: 458-471. doi: 10.1016/j.neubiorev.2017.09.016
7. Cannabis-Induced Psychosis in Teenagers and Young Adults: Risk Factors, Detection, Management [Internet]. Psychiatry Advisor. 2019 [cited 2020 Mar 4]. Available from: https://www.psychiatryadvisor.com/home/topics/addiction/cannabis-use-disorder/cannabis-induced-psychosis-in-teenagersand-young-adults-risk-factors-detection-management/
8. Lu DL, Lin XL. Development of psychotic symptoms following ingestion of small quantities of alcohol. Neuropsychiatr Dis Treat. 2016; 12: 2449-2454. Published 2016 Sep 22. doi: 10.2147/NDT.S112825

Nahrungsmittelsüchte

1. Alcock J, Maley CC, Aktipis CA. Is eating behaviour manipulated by the gastrointestinal microbiota? Evolutionary pressures and potential mechanisms. Bioessays. 2014 Oct; 36(10): 940–9.
2. Flint HJ, Scott KP, Duncan SH, Louis P, Forano E. Microbial degradation of complex carbohydrates in the gut. Gut Microbes. 2012 Jul 1; 3(4): 289–306.
3. Galland L. The Gut Microbiome and the Brain. J Med Food. 2014 Dec 1; 17(12): 1261–72.
4. Painter K, Cordell BJ, Sticco KL. Auto-brewery Syndrome (Gut Fermentation). In: StatPearls [Internet]. Treasure Island (FL): StatPearls Publishing; 2020 [cited 2020 Mar 10]. Available from: http://www.ncbi.nlm.nih.gov/books/NBK513346/
5. Ahmed SH, Guillem K, Vandaele Y. Sugar addiction: pushing the drug-sugar analogy to the limit. Curr Opin Clin Nutr Metab Care. 2013 Jul; 16(4): 434–9.
6. Melissa Kravitz Hoeffner. Food companies intentionally make their products addictive, and it's making us sick [Internet]. Salon. 2019 [cited 2020 Mar 10]. Available from: https://www.salon.com/2019/03/28/food-companies-intentionally-make-their-products-addictive-and-its-making-us-sick_partner/
7. Zhang Y-J, Li S, Gan R-Y, Zhou T, Xu D-P, Li H-B. Impacts of Gut Bacteria on Human Health and Diseases. Int J Mol Sci. 2015 Apr 2; 16(4): 7493–519.

8. Liester MB, Moore-Liester JD. Is Sugar a Gateway Drug? Journal of Drug Abuse [Internet]. 2015 Dec 16 [cited 2020 Mar 10]; 1(1). Available from: https://drugabuse.imedpub.com/abstract/is-sugar-a-gateway-drug-7783.html
9. Rogers GB, Keating DJ, Young RL, Wong M-L, Licinio J, Wesselingh S. From gut dysbiosis to altered brain function and mental illness: mechanisms and pathways. Molecular Psychiatry. 2016 Jun; 21(6): 738–48.

Nahrungsmittel: Was Menschen, die unter dem GAP-Syndrom leiden, essen und was sie meiden sollten

1. Campbell-McBride N. GAPS - Gut and Psychology Syndrome. Wie Darm und Psyche sich beeinflussen. Natürliche Heilung von Autismus, AD(H)S, Dyspraxie, Legasthenie, Depression und Schizophrenie. 2019. Unimedica ein Imprint des Narayana Verlags.
2. Grundmann O. The gut microbiome and pre-systemic metabolism: current state and evolving research. J. Drug Metab. Toxicol, 2010. pdfs.semanticscholar.org
3. Turroni S, Rampelli S et al. Enterocyte-Associated Microbiome of the Hadza Hunter-Gatherers. Front. Microbiol, 06 June 2016. https://doi.org/10.3389/fmicb.2016.00865
4. Garrow JS, James WPT, Ralph A. Human nutrition and dietetics. 2000. 10th edition. Churchill Livingstone.
5. Eaton KK. Sugars in food intolerance and abnormal gut fermentation. J Nutr Med 1992; 3: 295-301.
6. Poley, J. R.; Bhatia, M.; Welsh, J. D. (1978). „Disaccharidase deficiency in infants with cow's milk protein intolerance. Response to treatment". Digestion. 17 (2): 97–107.
7. Millward, C; Ferriter, M; Calver, S; Connell-Jones, G (2008). „Gluten- and casein-free diets for autistic spectrum disorder". Cochrane Database of Systematic Reviews (2): CD003498. doi: 10.1002/14651858
8. Sanz Y. Microbiome and Gluten. Ann Nutr Metab. 2015; 67 Suppl 2: 28-41. doi: 10.1159/000440991
9. William Davis. Wheat Belly (Revised and Expanded Edition): Lose the Wheat, Lose the Weight, and Find Your Path Back to Health. Penguin Random House USA; Revised, Expanded edition (28 Jan. 2020).
10. Hoffman JR et al. Protein – which is best? J Sports Sci Med. 2004 Sep; 3(3). Published online 2004 Sep1.

11. Fallon S, Enig MG. Das Vermächtnis unserer Nahrung: Das freie Kochbuch, garantiert ohne politisch korrekte Ernährung und Diät-Diktokraten. 2016. Narayana-Verlag.
12. Sandstead HH. Fibre, phytates, and mineral nutrition. Nutr Rev 1992; 50: 30–1.
13. Freed DL. Lectins in food: their importance in health and disease. J Nutr Med 1991; 2: 45-64.
14. Freed DL. Do dietary lectins cause disease? Br Med J 1999; 318(71090): 1023–4.
15. Pusztai A, Ewen SW, Grant G. et al. Antinutritive effects of wheat-germ agglutinin and other N-acetylglucosamine-specific lectins. Br J Nutr 1993; 70: 313–21.
16. Cordain L. Cereal grains: humanity's double-edged sword. World Rev Nutr Diet 1999; 84: 19–73.
17. Els JM, Van Damme et al. (1998). Handbook of Plant Lectins: Properties and Biomedical Applications. John Wiley & Sons.
18. Malik, TF; Panuganti, KK (January 2020). „Lactose Intolerance". PMID 30335318.
19. Common Methods of Processing and Preserving Food. Streetdirectory.com. April 7, 2015.
20. Food Processing Lesson Plan. Johns Hopkins Bloomberg School of Public Health. April 7, 2015.
21. Levenstein H.: ‚Paradox of Plenty', p. 106–107. University of California Press, 2003.
22. Most packaged supermarket food is unhealthy – study. http://www.radionz.co.nz/news/national/280056/%27supermarket-food-largely-unhealthy%27.
23. Ultra processed foods prevalent and unhealthy research. http://www.sciencemediacentre.co.nz/2015/07/30/ultra-processed-foods-prevalent-unhealthy-research/.
24. Gracy-Whitman L, Ell S. Artificial colourings and adverse reactions. BMJ 1995; 310: 1204.
25. Rogers S. Tired or toxic? A blueprint for health. 1990. Prestige Publishers.
26. Rowe KS, Rose KJ. Synthetic food colouring and behaviour: A dose response effect in a double-blind, placebo-controlled, repeated-measures study. Journal of Paediatrics 12: 691-698, 1994.

27. Rowe KS. Synthetic food colouring and hyperactivity: a double-blind cross-over study. Aust Paediatr J, 24: 143-47, 1988.
28. Boris M, Mandel F. Food and additives are common causes of the attention deficit hyperactive disorder in children. Annals of Allergy 72: 462-68, 1994.
29. Rea WJ. Chemical Sensitivity. Vols. 1,2,3,4. Lewis, Boca Raton, 1994-1998.
30. Pizzorno JE, Murray MT. Textbook of natural medicine. 4th edition, 2012.
31. Mirkkunen M. (1982). Reactive hypoglycaemia tendency among habitually violent offenders. Neuropsychopharmacol 8: 35-40.
32. Geary A. The food and mood handbook. 2001. Thorsons.
33. Eaton KK. Sugars in food intolerance and abnormal gut fermentation. J Nutr Med 1992; 3: 295-301.
34. Fayemiwo SA et al. Gut fermentation syndrome. African J Cl Exp Microbiol, Vol 15, No 1 (2014).
35. Bivin WS et al. Production of ethanol from infant food formulas by common yeasts. J Appl Bacteriol, Vol 58, 4, pp 355–357, April 1985.
36. Round JL, Mazmanian SK. (2009). „The gut microbiota shapes intestinal immune responses during health and disease“. Nature Reviews: Immunology, 9(5): 313–323.
37. Yudkin J. Pur, weiß, tödlich: Warum der Zucker uns umbringt – und wie wir das verhindern können. 2021. riva.
38. Hurst AF, Knott FA. Intestinal carbohydrate dyspepsia. Quart J Med 1930-31; 24: 171-80.
39. Kaur J (2014). „A comprehensive review on metabolic syndrome“. Cardiology Research and Practice. 2014: 1–21.
40. Campbell-McBride N. Der Cholesterin-Bluff. Herzerkrankungen heilen und vorbeugen mit der GAPS-Diät. 2017. Unimedica ein Imprint des Narayana Verlags.
41. Hurst AF, Knott FA. Intestinal carbohydrate dyspepsia. Quart J Med 1930-31; 24: 171-80.
42. Fallon S, Enig MG. Das Vermächtnis unserer Nahrung: Das freie Kochbuch, garantiert ohne politisch korrekte Ernährung und Diät-Diktokraten. 2016. Narayana-Verlag.
43. Sandstead HH. Fibre, phytates, and mineral nutrition. Nutr Rev 1992; 50: 30-1.
44. Cordain L. Cereal grains: humanity's double-edged sword. World Rev Nutr Diet 1999; 84: 19-73.

45. Enig MG. Know Your Fats: The Complete Primer for Understanding the Nutrition of Fats, oils, and Cholesterol. Bethesda Press, Silver Spring, MD, 2000.
46. Centers for Disease Control and Prevention (1994). „Documentation for Immediately Dangerous To Life or Health Concentrations (IDLHs) – Acrylamide". http://www.cdc.gov/niosh/idlh/79061.html
47. Xu Y et al. (Apr 5, 2014). „Risk assessment, formation, and mitigation of dietary acrylamide: Current status and future prospects". Food and chemical toxicology: an international journal published for the British Industrial Biological Research Association 69C: 1–12.
48. Tareke E, Rydberg P et al. (2002). „Analysis of acrylamide, a carcinogen formed in heated foodstuffs". J. Agric. Food. Chem. 50 (17): 4998–5006.
49. Fallon S, Enig MG. Das Vermächtnis unserer Nahrung: Das freie Kochbuch, garantiert ohne politisch korrekte Ernährung und Diät-Diktokraten. 2016. Narayana-Verlag.
50. COMA Report. Dietary sugars and human disease: conclusions and recommendations. Br Dent J. 1990; 165: 46.
51. http://www.statista.com/statistics/249681/total-consumption-of-sugar-worldwide/
52. Berg JM, Tymoczko JL and Stryer L. Biochemistry, 2006.
53. Tran G, 2015. Sugarcane press mud. Feedipedia, a programme by INRA, CIRAD, AFZ and FAO. http://www.feedipedia.org/node/563 Last updated on May 27, 2015, 18: 02.
54. Dowling RN. (1928). Sugar Beet and Beet Sugar. London: Ernest Benn Limited.
55. Altura BM, Zhang A, Altura BT. Magnesium, hypertensive vascular diseases, atherogenesis, subcellular compartmentation of Ca2+ and Mg2+ and vascular contractility. Miner Electrolyte Metab. 1993; 19: 323–336.
56. Altura BM, Altura BT. Magnesium and cardiovascular biology: an important link between cardiovascular risk factors and atherogenesis. Cell Mol Biol Res. 1995; 41: 347–359.
57. Yudkin J. Pur, weiß, tödlich: Warum der Zucker uns umbringt – und wie wir das verhindern können. 2021. riva.
58. Staff writers (March 2010). „The lowdown on high-fructose corn syrup". Consumer Reports.
59. Engber D. (28 April 2009). „The decline and fall of high-fructose corn syrup". Slate Magazine. Slate.com.

60. Lim U, Subar AF, Mouw T. et al. Consumption of aspartame-containing beverages and incidence of hematopoietic and brain malignancies. Cancer Epidemiology, Biomarkers and Prevention 2006; 15(9): 1654–1659.
61. Roberts HJ. (2004). „Aspartame disease: a possible cause for concomitant Graves' disease and pulmonary hypertension". Texas Heart Institute Journal 31 (1): 105; author reply 105–6. PMC 387446. PMID 15061638.
62. Humphries P, Pretorius E, Naudé H. (2008). „Direct and indirect cellular effects of aspartame on the brain". Eur J Clin Nutrition 62 (4): 451–462. doi: 10.1038/sj.ejcn.1602866. PMID 17684524.
63. Trocho C, Pardo R, Rafecas I. et al. (1998). „Formaldehyde derived from dietary aspartame binds to tissue components in vivo". Life Sciences 63 (5): 337–49.
64. Daniel KT. Soja. Die ganze Wahrheit. 2016. Kopp Verlag e.K.
65. „History of Soy Sauce, Shoyu, and Tamari – Page 1". soyinfocenter.com.
66. Endres Joseph G. (2001). Soy Protein Products. Champaign-Urbana, IL: AOCS Publishing. pp. 43–44.
67. http://www.alkalizeforhealth.net/Lsoy.htm Soy, aluminium and Alzheimer's disease.
68. Shcherbatykh I, Carpenter DO. The Role of Metals in the Etiology of Alzheimer's Disease. Journal of Alzheimer's Disease. 2007; 11(2): 191–205.
69. Henkel J. (May–June 2000). „Soy: Health Claims for Soy Protein, Question About Other Components". FDA Consumer (Food and Drug Administration) 34 (3): 18–20.
70. Messina M, McCaskill-Stevens W, Lampe JW. (September 2006). „Addressing the Soy and Breast Cancer Relationship: Review, Commentary, and Workshop Proceedings". JNCI Journal of the National Cancer Institute (National Cancer Institute) 98 (18): 1275–1284.
71. Doerge DR, Sheehan DM. Goitrogenic and estrogenic activity of soy isoflavones. Environ Health Perspect. 2002 Jun; 110 Suppl 3: 349-53.
72. Song TT, Hendrich S, Murphy PA. (1999). „Estrogenic activity of glycitein, a soy isoflavone". Journal of Agricultural and Food Chemistry 47 (4): 1607–1610.
73. Dendougui Ferial, Schwedt Georg (2004). „In vitro analysis of binding capacities of calcium to phytic acid in different food samples". European Food Research and Technology 219 (4).

74. Committee on Food Protection, Food and Nutrition Board, National Research Council (1973). „Phytates". Toxicants Occurring Naturally in Foods. National Academy of Sciences. pp. 363–371.
75. Miniello VL et al. (2003). „Soy-based formulas and phyto-oestrogens: A safety profile". Acta Paediatrica (Wiley-Blackwell) 91 (441): 93–100.
76. Strom BL et al. (2001). „Exposure to soy-based formula in infancy and endocrinological and reproductive outcomes in young adulthood". JAMA: the Journal of the American Medical Association (American Medical Association) 286(7): 807–814.
77. Garrow JS, James WPT, Ralph A. Human nutrition and dietetics. 2000. 10th edition. Churchill Livingstone.
78. Ensimger AH et al. The Concise Encyclopedia of Food and Nutrition. CRC Press, 1995.
79. Pizzorno JE, Murray MT. Textbook of natural medicine. 4th edition, 2012.
80. Stipanuk MH. (2006). Biochemical, Physiological and Molecular Aspects of Human Nutrition (2nd ed.). Philadelphia: Saunders.
81. Shoenfeld P. Vitamin A-mazing. Wise Traditions, Spring 2020, p. 13–26.
82. Seneff S. Sunlight and Vitamin D: They're Not The Same Thing! Wise Traditions, Spring 2020, p. 27–35.
83. Bailey LB, Caudill MA (2012). „Folate". In Eardman JW Jr, MacDonald IA, Zeisel SH (eds.). Present Knowledge in Nutrition, Tenth Edition. Ames, IA: ILSI Press/Wiley-Blackwell. pp. 321–342.
84. Masterjohn C. On the trail of the elusive x factor: a sixty-two-year-old mystery finally solved. Wise Traditions. 2007; 8(1).
85. Stipanuk MH. (2006). Biochemical, Physiological and Molecular Aspects of Human Nutrition (2nd ed.). Philadelphia: Saunders.
86. Garrow JS, James WPT, Ralph A. Human nutrition and dietetics. 2000. 10th edition. Churchill Livingstone.
87. Fallon S, Enig MG. Das Vermächtnis unserer Nahrung: Das freie Kochbuch, garantiert ohne politisch korrekte Ernährung und Diät-Diktokraten. 2016. Narayana-Verlag.
88. Pizzorno JE, Murray MT. Textbook of natural medicine. 4th edition, 2012.
89. Gray N. „No link between eggs and heart disease or stroke, says BMJ meta-analysis." January 25, 2013. foodnavigator.com/Science/No-link-betweeneggs-and-heart-disease-or-stroke-says-BMJ-meta-analysis
90. nhs.uk/conditions/Lactose-intolerance/Pages/Introduction.aspx

91. Review of the potential health impact of -casomorphins and related peptides. European Food Safety Authority, doi: 10.2903/j.efsa.2009.231r
92. Cade, R.; Privette, R.; Fregly, M.; Rowland, N.; Sun, Z.; Zele, V. Autism and schizophrenia: Intestinal disorders. Nutritional Neuroscience 2000, 3, 57–72.
93. Sandor Ellix Katz. Die Kunst des Fermentierens: Eine tiefgreifende Erforschung grundlegender Konzepte und Prozesse aus aller Welt. 2015. Kopp Verlag e.K.
94. A campaign for real milk. Weston A. Price Foundation. http://www.food.gov.uk/sites/default/files/multimedia/pdfs/publication/raw-milk-westonfoundation-presentation.pdf
95. Schmid R. The untold story of milk. The history, politics and science of nature's perfect food: raw milk from pastured cows. New trends publishing. 2009.
96. Raw Milk: What the Scientific Literature Really Says. A Response to Bill Marler, JD. Prepared by the Weston A. Price Foundation. http://www.realmilk.com/wpcontent/uploads/2012/11/ResponsetoMarler ListofStudies.pdf
97. Dreher ML, Maher CV, Kearney P. The traditional and emerging role of nuts in healthful diets. Nutr Rev 1996; 54: 241–5.
98. Honey: health benefits and uses in medicine. http://www.medicalnewstoday.com/articles/264667.php
99. Honey kills antibiotic-resistant bugs. Published online 19 November 2002 | Nature. doi: 10.1038/news021118-1.
100. Herman AC et al. Effect of honey on nocturnal cough and sleep quality: a double-blind, randomized, placebo-controlled study. Paediatrics Volume 130, Number 3, September 2012.
101. Honey holds some promise for treating burns. Published: 9 October 2008, http://www.hbns.org
102. Haffejee IE, Moosa A. Honey in the treatment of infantile gastroenteritis. Br Med J (Clin Res Ed) 1985; 290: 1866.
103. Oesophagus: heartburn and honey. Clinical review. BMJ 2001; 323: 736.
104. Oduwole O, Meremikwu MM, Oyo-Ita A, Udoh EE. (2014). „Honey for acute cough in children". Cochrane Database Syst Rev (Systematic review) 3 (12): CD007094.
105. Majtan J. (2014). „Honey: an immunomodulator in wound healing". Wound Repair Regen. 22 (2 Mar–Apr): 187–192.
106. Enig M. Know Your Fats: The Complete Primer for Understanding the Nutrition of Fats, Oils and Cholesterol. Silver Spring: Bethseda Press, 2000.

107. About salt: production. The Salt Manufacturers Association. http://web.archive.org/web/20090409144219/http://www.saltsense.co.uk/aboutsalt-prod02.htm
108. „A brief history of salt". Time Magazine. 15 March 1982. Retrieved 11 October 2013.
109. Fallon S, Enig MG. Das Vermächtnis unserer Nahrung: Das freie Kochbuch, garantiert ohne politisch korrekte Ernährung und Diät-Diktokraten. 2016. Narayana-Verlag.
110. Lopez BA. „Hallstatt's White Gold: Salt". Virtual Vienna Net. Retrieved 3 March 2013.
111. Strazzullo et al. (2009). „Salt intake, stroke, and cardiovascular disease: meta-analysis of prospective studies". British Medical Journal 339 (b4567).
112. „References on food salt & health issues". Salt Institute. 2009. Retrieved 5 December 2010.
113. The national organic programme and its discontents. The Natural Farmer. Winter 2018-19; B1-3. Published by NOFA (Northeast Organic Farming Association).
114. https://www.dutchnews.nl/news/2019/08/food-companies-caught-selling-fake-organic-products-escape-prosecution/
115. https://www.grubstreet.com/2017/09/millions-of-pounds-of-fake-organic-food-entering-america.html
116. https://www.marketwatch.com/story/how-to-avoid-wasting-money-on-fakeorganic-food-2017-12-27
117. Fake Italian organic food sold around Europe, https://www.eubusiness.com/news-

Behandlung

1. Dr Sidney V. Haas and Merrill P. Haas. The Management of Celiac Disease, originally published in 1951. Muriwai Books, 2017.
2. Gottschall E. Breaking the vicious cycle. Intestinal health through diet. 1996. The Kirkton Press.
3. https://microbiomepost.com/some-commensal-bacteria-support-gutepithelial-regeneration/
4. Campbell-McBride N. GAPS - Gut and Psychology Syndrome. Wie Darm und Psyche sich beeinflussen. Natürliche Heilung von Autismus, AD(H)S,

Dyspraxie, Legasthenie, Depression und Schizophrenie. 2019. Unimedica ein Imprint des Narayana Verlags.

5. Russian: (Electro-magnetic field and human health). 2002, 177.
6. Russian: (Radiation biophysics: radio-frequencies and microwave electromagnetic radiation.) (Textbook for university physics). 2008. 184.
7. Debunking the myth that microwave ovens are harmless. https://www.westonaprice.org/?s=microwave+oven
8. Garrow JS, James WPT, Ralph A. Human nutrition and dietetics. 2000. 10th edition. Churchill Livingstone.
9. FG Young. Claude Bernard and the Discovery of Glycogen. Br Med J 1957; 1: 1431.
10. Stipanuk MH. (2006). Biochemical, Physiological and Molecular Aspects of Human Nutrition (2nd ed.). Philadelphia: Saunders.
11. Sandor Ellix Katz. Die Kunst des Fermentierens: Eine tiefgreifende Erforschung grundlegender Konzepte und Prozesse aus aller Welt. 2015. Kopp Verlag e.K.
12. Holmes AJ et al. Diet-Microbiome Interactions in Health Are Controlled by Intestinal Nitrogen Source Constraints. Cell Metabolism, Volume 25, Issue 1; 2017, 140-151.
13. Freeman JM, Kossoff EH, Hartman AL. The ketogenic diet: one decade later. Pediatrics. 2007 Mar; 119(3): 535–43.
14. Weber DD, Aminazdeh-Gohari S, Kofler B. Ketogenic diet in cancer therapy. Aging (Albany NY). 2018 Feb 11; 10(2): 164–165.
15. FilipeDeVadde et al. Microbiota-Produced Succinate Improves Glucose Homeostasis via Intestinal Gluconeogenesis. Cell Metabolism. Volume 24, Issue 1, 12 July 2016, Pages 151–157.
16. Dr Nasha Winters and Jess Higgins Kelley. The Metabolic Approach To Cancer. 2017. Chelsea Green Publishing.

Was wir essen sollen und warum, einige Rezepte

1. Mathews, M.B. (1975). Connective Tissue, Macromolecular Structure Evolution. Springer-Verlag, Berlin and New York.
2. Garrow JS, James WPT, Ralph A. Human nutrition and dietetics. 2000. 10th edition. Churchill Livingstone.

3. Sandor Ellix Katz. Die Kunst des Fermentierens: Eine tiefgreifende Erforschung grundlegender Konzepte und Prozesse aus aller Welt. 2015. Kopp Verlag e.K.
4. Sally Fallon Morell. Nourishing Diets. How Paleo, Ancestral And Traditional Peoples Really Ate. 2018. Grand central L&S.
5. Fallon S, Enig MG. Das Vermächtnis unserer Nahrung: Das freie Kochbuch, garantiert ohne politisch korrekte Ernährung und Diät-Diktokraten. 2016. Narayana-Verlag.
6. Kirstain K. Shockey & Christoopher Shockey. Miso, Tempeh. Natto and other tasty ferments. 2019. Storey Publishing.
7. Bevely Rubik. How Does Pork Prepared in Various Ways Affect the Blood. Wise Traditions in Food, Farming and the Healing Arts, the quarterly journal of the Weston A. Price Foundation, Fall 2011. https://www.westonaprice.org/healthtopics/food-features/how-does-pork-prepared-in-various-ways-affect-theblood/

Vegetarismus

1. Campbell-McBride N. Vegetarianism Explained. Making an Informed Decision. 2017. Medinform Publishing.
2. Bhatia LA. Textbook of environmental biology. 2010. International Publishing House.
3. Sejrsen K., Torben Hvelplund, Mette Olaf Nielsen. Ruminant Physiology: Digestion, metabolism and impact of nutrition on gene expression, immunology and stress. 2006. Wageningen Academic Publisher.
4. Hungate RE. The rumen and its microbes. 1966. Academic Press. New York and London.
5. Comparative digestion. Veterinary Science. http://vetsci.co.uk/2010/05/14/comparative-digestion/
6. Garrow JS, James WPT, Ralph A. Human nutrition and dietetics. 2000. 10th edition. Churchill Livingstone.
7. Guyton and Hall (2011). Textbook of Medical Physiology. U.S.: Saunders Elsevier.
8. Price WA, Studies of Relationships Between Nutritional Deficiencies and (a) Facial and Dental Arch Deformities and (b) Loss of Immunity to Dental Caries Among South Sea Islanders and Florida Indians. Dental Cosmos. 1935; 77(11): 1033–45.

9. Sally Fallon Morell. Nourishing Diets. How Paleo, Ancestral And Traditional Peoples Really Ate. 2018. Grand central L&S.
10. 10. Plant Foods for Human Nutrition. International Journal presenting research on nutritional quality of plant foods. ISSN: 0921–9668
11. Hoffman JR et al. Protein – which is best? J Sports Sci Med. 2004 Sep;3(3). Published online 2004 Sep1.
12. Enig MG. Know Your Fats: The Complete Primer for Understanding the Nutrition of Fats, Oils, and Cholesterol. Bethesda Press, Silver Spring, MD, 2000.
13. Pizzorno JE, Murray MT. Textbook of natural medicine. 4th edition, 2012. 14. Erasmus U. Fats that heal, fats that kill. 1993. Alive books.
14. Oregon State University. ‚Eat Your Broccoli: Study Finds Strong Anti-Cancer Properties In Cruciferous Veggies'. Science Daily. 18 May 2007.
15. Ambrosone CB, Tang L. Cruciferous vegetable intake and cancer prevention: role of nutrigenetics. Cancer Prev Res (Phila Pa). 2009 Apr; 2(4): 298–300. 2009.
16. Cheney G. Vitamin U therapy of peptic ulcer. Calif Med. 1952 Oct; 77(4): 248–52.
17. Blomhoff R, Carlsen MH, Andersen LF, Jacobs DR. Health benefits of nuts: potential role of antioxidants. Br J Nutr. 2006 Nov;96 Suppl 2: S52–60. 2006. PMID:17125534.
18. Gerson C und Walker M. Das Große Gerson Buch: Die bewährte Therapie gegen Krebs und andere Krankheiten. 2012. MobiWell.
19. Slavin J. Fiber and prebiotics: mechanisms and health benefits. Nutrients. 2013 Apr; 5(4): 1417–1435.
20. Harcombe Z. The obesity epidemic. 2010. Columbus Publishing.
21. Ephrata Cloister in 1732 promoted celibacy and veganism. https://en.wikipedia.org/wiki/Ephrata_Cloister
22. Enig MG. Know Your Fats: The Complete Primer for Understanding the Nutrition of Fats, Oils, and Cholesterol. Bethesda Press, Silver Spring, MD, 2000.
23. Garrow JS, James WPT, Ralph A. Human nutrition and dietetics. 2000. 10th edition. Churchill Livingstone.
24. https://theconversation.com/the-myth-of-a-vegetarian-india-102768
25. The myth of the Indian vegetarian nation. https://www.bbc.com/news/worldasia-india-43581122
26. Most packaged supermarket food is unhealthy – study. http://www.radionz.co.nz/news/national/280056/%27supermarket-food-largely-unhealthy%27.

27. Geary A. The food and mood handbook. 2001. Thorsons.
28. Ravnskov U. Mythos Cholesterin: Die zehn größten Irrtümer. 2010. S. Hirzel Verlag.
29. Fallon S. Twenty-two reasons not to go vegetarian. Wise traditions in food, farming and healing arts. Spring 2008; vol 9; 1: 37–48.
30. Price WA. Ernährung und körperliche Degeneration. Die schockierende Feldstudie über den Schaden, den die moderne industrielle Nahrung unserer Gesundheit zufügt. 2020. MobiWell.

Des einen Freud ist des anderen Leid

1. Price WA. Ernährung und körperliche Degeneration. Die schockierende Feldstudie über den Schaden, den die moderne industrielle Nahrung unserer Gesundheit zufügt. 2020. MobiWell.
2. Deepak Chopra. Die Körperseele: Grundlagen und praktische Übungen der indischen Medizin. 2006. Knaur MensSana TB.
3. Sally Fallon Morell. Nourishing Diets. How Paleo, Ancestral And Traditional Peoples Really Ate. 2018. Grand central L&S.
4. Roger Williams. Biochemical Individuality. University of Texas Press (1956).
5. Gonzalez NJ. One man alone. An investigation of nutrition, cancer and William Donald Kelley. 2010. New Spring Press.
6. William Wolcott and Trish Fahey. Metabolic typing. Essen, was mein Körper braucht. 2011. VAK Verlags GmbH.
7. Purves W, Sadava D, Orians G and Heller C. 2004. Life: The Science of Biology, 7th edition. Sunderland, MA: Sinauer.
8. Garrow JS, James WPT, Ralph A. Human nutrition and dietetics. 2000. 10th edition. Churchill Livingstone. Alberts et al. Molekularbiologie der Zelle. 2017. Wiley-VCH.
9. Robertson D. Primer on the autonomic nervous system. 3rd edition. 2011. Academic Press.
10. Gonzalez NJ. One man alone. An investigation of nutrition, cancer and William Donald Kelley. 2010. New Spring Press.
11. Vasey C. Das Säure-Basen-Gleichgewicht. 2003. Midena.
12. Pizzorno JE, Murray MT. Textbook of natural medicine. 4th edition, 2012.
13. Nelson DL and Cox MM. Lehninger Principles of Biochemistry, 4th edition, 2004.

14. „A brief history of salt". Time Magazine. 15 March 1982. Retrieved 11 October 2013.
15. Hansen, Julieann. „The Science of Sweat". American College of Sports Medicine. Archived from the original on 2013-09-21. Retrieved 19 September 2013.
16. Sally Fallon Morell. Nourishing Diets. How Paleo, Ancestral And Traditional Peoples Really Ate. 2018. Grand central L&S.
17. https://www.manataka.org/page1476.html Health Alert.
18. http://articles.mercola.com/sites/articles/archive/2013/12/30/worst-foodingredients.aspx 7 worst ingredients in food.
19. https://airfreshenerlawsuit.com/use-of-perfumes/Air fresheners class action. University of Toronto.
20. https://en.wikipedia.org/wiki/Olfactory_fatigue Olfactory fatigue.
21. Gravitz L. Food science: taste bud hackers. Nature 486, S14-S15, 21 June 2012. doi: 10.1038/486S14a
22. BSAEM/BSNM. Effective Nutritional Medicine: the application of nutrition to major health problems. 1995. From the British Society for Allergy Environmental and Nutritional Medicine, PO Box 7 Knighton, LD7 1WT.
23. Pizzorno JE, Murray MT. Textbook of natural medicine. 4th edition, 2012.
24. Sansouce J. Can oil pulling help you detox? http://www.drfranklipman.com/can-oil-pulling-help-you-detox/
25. Huggins HA and Levy TE. Uninformed consent. Hidden dangers in dental care. 1999. Hampton Roads Pub Co.
26. Garrow JS, James WPT, Ralph A. Human nutrition and dietetics. 2000. 10th edition. Churchill Livingstone. Alberts et al. Molekularbiologie der Zelle. 2017. Wiley-VCH.
27. Richardson A. They are what you feed them. How food can improve your child's behaviour, mood and learning. 2006. Harper Thornsons.
28. Rapley G and Murkett T. Baby-led weaning: helping your baby to love good food. 2008. Random House.
29. Clark S. What really works for kids. 2002. Transworld Publishers.

Nahrungsergänzungsmittel für Menschen, die unter dem GAP-Syndrom leiden

1. Probiotika

1. Salminen, Seppo, Sonja Nybom, Jussi Meriluoto, Maria Carmen Collado, Satu Vesterlund, and Hani El-Nezami. „Interaction of Probiotics and Pathogens—Benefits to Human Health?“ Current Opinion in Biotechnology 21, no. 2 (April 2010): 157–67. https://doi.org/10.1016/j.copbio.2010.03.016.
2. Stanton, Catherine, R. Paul Ross, Gerald F. Fitzgerald, and Douwe Van Sinderen. „Fermented Functional Foods Based on Probiotics and Their Biogenic Metabolites.“ Current Opinion in Biotechnology 16, no. 2 (April 2005): 198–203. https://doi.org/10.1016/j.copbio.2005.02.008.
3. Sandor Ellix Katz. Die Kunst des Fermentierens: Eine tiefgreifende Erforschung grundlegender Konzepte und Prozesse aus aller Welt. 2015. Kopp Verlag e.K.
4. Vikhanski, Luba (2016). Immunity: How Elie Metchnikoff Changed the Course of Modern Medicine. Chicago Review Press. p. 278.
5. Liu Y, Tran DQ, Rhoads JM. Probiotics in Disease Prevention and Treatment. J Clin Pharmacol. 2018; 58 Suppl 10(Suppl 10): S164 S179. doi: 10.1002/jcph.1121
6. Reid G. Probiotics: definition, scope and mechanisms of action. Best Pract Res Clin Gastroenterol 2016; 30: 17–25.
7. Chang HY, Chen JH, Chang JH, Lin HC, Lin CY, Peng CC. Multiple strains probiotics appear to be the most effective probiotics in the prevention of necrotizing enterocolitis and mortality: an updated meta-analysis. PLoS ONE. 2017; 12: e0171579.
8. Szajewska H, Skorka A, Ruszczynski M, Gieruszczak-Bialek D. Meta-analysis: Lactobacillus GG for treating acute gastroenteritis in children—updated analysis of randomised controlled trials. Aliment Pharmacol Ther. 2013; 38: 467–476.
9. Tuomola EM, Ouwehand AC, Salminen SJ. The effect of probiotic bacteria on the adhesion of pathogens to human intestinal mucus. FEMS Immunol Med Microbiol. 1999; 26: 137–142. [PubMed] [Google Scholar]
10. Bermudez-Brito M, Plaza-Diaz J, Munoz-Quezada S, Gomez-Llorente C, Gil A. Probiotic mechanisms of action. Ann Nutr Metab. 2012; 61: 160–174.

11. Ukena SN, Singh A, Dringenberg U, et al. Probiotic Escherichia coli Nissle 1917 inhibits leaky gut by enhancing mucosal integrity. PLoS ONE. 2007; 2: e1308.
12. Fiocchi C Probiotics in inflammatory bowel disease: yet another mechanism of action? Gastroenterology. 2006; 131: 2009–2012.
13. Mantegazza C, Molinari P, D'Auria E, Sonnino M, Morelli L, Zuccotti GV. Probiotics and antibiotic-associated diarrhea in children: a review and new evidence on Lactobacillus rhamnosus GG during and after antibiotic treatment. Pharmacol Res. 2017; 128: 63–72.
14. Sandhu BK, Paul SP. Irritable bowel syndrome in children: pathogenesis, diagnosis and evidence-based treatment. World J Gastroenterol. 2014; 20: 6013–6023.
15. Ford AC, Quigley EM, Lacy BE, et al. Efficacy of prebiotics, probiotics, and synbiotics in irritable bowel syndrome and chronic idiopathic constipation: systematic review and meta-analysis. Am J Gastroenterol. 2014; 109: 1547–1561.
16. Schmid R. The untold story of milk. The history, politics and science of nature's perfect food: raw milk from pastured cows. New trends publishing. 2009.
17. Lomax, A. R., and P. C. Calder. „Probiotics, Immune Function, Infection and Inflammation: A Review of the Evidence from Studies Conducted in Humans." Current Pharmaceutical Design 15, no. 13 (2009): 1428–1518.
18. Savino F, Cresi F, Pautasso S, et al. Intestinal microflora in breastfed colicky and non-colicky infants. Acta Paediatr. 2004; 93: 825–829.
19. Xu M, Wang J, Wang N, Sun F, Wang L, Liu XH. The efficacy and safety of the probiotic bacterium Lactobacillus reuteri DSM 17938 for infantile colic: a meta-analysis of randomized controlled trials. PLoS ONE. 2015; 10: e0141445.
20. Osborn DA, Sinn JK. Probiotics in infants for prevention of allergic disease and food hypersensitivity. Cochrane Database Syst Rev. 2007; CD006475.
21. West CE, Jenmalm MC, Kozyrskyj AL, Prescott SL. Probiotics for treatment and primary prevention of allergic diseases and asthma: looking back and moving forward. Expert Rev Clin Immunol. 2016; 12: 625–639.
22. Cuello-Garcia CA, Brozek JL, Fiocchi A, et al. Probiotics for the prevention of allergy: a systematic review and meta-analysis of randomized controlled trials. J Allergy Clin Immunol. 2015; 136: 952–961. [PubMed] [Google Scholar]

23. Dang D, Zhou W, Lun ZJ, Mu X, Wang DX, Wu H. Meta-analysis of probiotics and/or prebiotics for the prevention of eczema. J Int Med Res. 2013; 41: 1426–1436.
24. Zhang GQ, Hu HJ, Liu CY, Zhang Q, Shakya S, Li ZY. Probiotics for prevention of atopy and food hypersensitivity in early childhood: a PRISMA-compliant systematic review and meta-analysis of randomized controlled trials. Medicine (Baltimore). 2016; 95: e2562.
25. Zuccotti G, Meneghin F, Aceti A, et al. Probiotics for prevention of atopic diseases in infants: systematic review and meta-analysis. Allergy. 2015; 70: 1356–1371.
26. Tang ML, Ponsonby AL, Orsini F, et al. Administration of a probiotic with peanut oral immunotherapy: a randomized trial. J Allergy Clin Immunol. 2015; 135: 737–744.
27. Vliagoftis H, Kouranos VD, Betsi GI, Falagas ME. Probiotics for the treatment of allergic rhinitis and asthma: systematic review of randomized controlled trials. Ann Allergy Asthma Immunol. 2008; 101: 570–579.
28. Kang, Dae-Wook, James B. Adams, Ann C. Gregory, Thomas Borody, Lauren Chittick, Alessio Fasano, Alexander Khoruts, et al. „Microbiota Transfer Therapy Alters Gut Ecosystem and Improves Gastrointestinal and Autism Symptoms: An Open-Label Study." Microbiome 5, no. 1 (January 23, 2017): 10.
29. Rudzki, Leszek, and Agata Szulc. „‚Immune Gate' of Psychopathology—The Role of Gut Derived Immune Activation in Major Psychiatric Disorders." Frontiers in Psychiatry 9 (May 29, 2018).
30. Corthesy B, Gaskins HR, Mercenier A. Cross-talk between probiotic bacteria and the host immune system. J Nutr. 2007; 137: 781S–790S.
31. Wang Y, Li X, Ge T, et al. Probiotics for prevention and treatment of respiratory tract infections in children: a systematic review and meta-analysis of randomized controlled trials. Medicine (Baltimore). 2016; 95: e4509.
32. Gleeson M, Bishop NC, Oliveira M, Tauler P. Daily probiotic's (Lactobacillus casei Shirota) reduction of infection incidence in athletes. Int J Sport Nutr Exerc Metab. 2011; 21: 55–64.
33. Spinler JK, Auchtung J, Brown A, et al. Next-generation probiotics targeting Clostridium difficile through precursor-directed antimicrobial biosynthesis. Infect Immun. 2017; 85.
34. Li, Zhiping, Shiqi Yang, Huizhi Lin, Jiawen Huang, Paul A. Watkins, Ann B. Moser, Claudio Desimone, Xiao-yu Song, and Anna Mae Diehl. „Probiotics

and Antibodies to TNF Inhibit Inflammatory Activity and Improve Nonalcoholic Fatty Liver Disease.“ Hepatology (Baltimore, Md.) 37, no. 2 (February 2003): 343–50.

35. Liu Y, Tran DQ, Rhoads JM. Probiotics in Disease Prevention and Treatment. J Clin Pharmacol. 2018; 58 Suppl 10(Suppl 10): S164-S179. doi: 10.1002/jcph.1121
36. Reid G Probiotics: definition, scope and mechanisms of action. Best Pract Res Clin Gastroenterol 2016; 30: 17–25.
37. Wang F, Feng J, Chen P, et al. Probiotics in Helicobacter pylori eradication therapy: Systematic review and network meta-analysis. Clin Res Hepatol Gastroenterol. 2017; 41: 466–475.
38. Hendijani F, Akbari V. Probiotic supplementation for management of cardiovascular risk factors in adults with type II diabetes: A systematic review and meta-analysis. Clin Nutr. 2018; 37(2): 532–541. [PubMed] [Google Scholar]
39. Wu Y, Zhang Q, Ren Y, Ruan Z. Effect of probiotic Lactobacillus on lipid profile: a systematic review and meta-analysis of randomized, controlled trials. PLoS ONE. 2017; 12: e0178868.
40. Liu PC, Yan YK, Ma YJ, et al. Probiotics reduce postoperative infections in patients undergoing colorectal surgery: a systematic review and meta-analysis. Gastroenterol Res Pract. 2017; 2017: 6029075.
41. Lee JY, Chu SH, Jeon JY, et al. Effects of 12 weeks of probiotic supplementation on quality of life in colorectal cancer survivors: a double-blind, randomized, placebo-controlled trial. Dig Liver Dis. 2014; 46(12): 1126-1132. doi: 10. 1016/j.dld.2014.09.004
42. Górska A, Przystupski D, Niemczura MJ, Kulbacka J. Probiotic Bacteria: A Promising Tool in Cancer Prevention and Therapy. Curr Microbiol. 2019; 76(8): 939-949. doi: 10.1007/s00284-019-01679-8
43. Mohammed AT, Khattab M et al. The Therapeutic Effect of Probiotics on Rheumatoid Arthritis: A Systematic Review and Meta-Analysis of Randomized Control Trials. Clin. Rheumatol. 2017 Sep 15.
44. Kobyliak N, Conte C, Cammarota G, et al.Probiotics in prevention and treatment of obesity: a critical view. Nutr Metab (Lond). 2016; 13: 14. Published 2016 Feb 20. doi: 10.1186/s12986-016-0067-0
45. Brink, B. ten; Minekus, M.; van der Vossen, J. M. B. M.; Leer, R. J.; Huis in’t Veld, J. H. J. (August 1994). „Antimicrobial activity of lactobacilli: preliminary characterization and optimization of production of acidocin B, a novel

bacteriocin produced by Lactobacillus acidophilus M46". Journal of Applied Microbiology. 77 (2): 140–148.

46. Inglin RC, Stevens MJ, Meile L, Lacroix C, Meile L (July 2015). „High-throughput screening assays for antibacterial and antifungal activities of Lactobacillus species". Journal of Microbiological Methods. 114 (July 2015): 26–9.
47. Fettweis JM, Brooks JP, Serrano MG, Sheth NU, Girerd PH, Edwards DJ, Strauss JF, Jefferson KK, Buck GA (October 2014). „Differences in vaginal microbiome in African American women versus women of European ancestry". Microbiology. 160 (Pt 10): 2272–2282.
48. Soto A, Martín V, Jiménez E, Mader I, Rodríguez JM, Fernández L. Lactobacilli and bifidobacteria in human breast milk: influence of antibiotherapy and other host and clinical factors. J Pediatr Gastroenterol Nutr. 2014; 59(1): 78-88.
49. Schell MA, Karmirantzou M, Snel B, Vilanova D, Berger B, Pessi G, Zwahlen MC, Desiere F, Bork P, Delley M, Pridmore RD, Arigoni F (October 2002). „The genome sequence of Bifidobacterium longum reflects its adaptation to the human gastrointestinal tract". Proceedings of the National Academy of Sciences of the United States of America. 99 (22): 14422–7.
50. Turroni, Francesca, Julian R. Marchesi, Elena Foroni, Miguel Gueimonde, Fergus Shanahan, Abelardo Margolles, Douwe van Sinderen, and Marco Ventura. „Microbiomic Analysis of the Bifidobacterial Population in the Human Distal Gut." The ISME Journal 3, no. 6 (June 2009): 745–51. https://doi.org/10.1038/ismej.2009.19.
51. Turroni Francesca, Clelia Peano, Daniel A. Pass, Elena Foroni, Marco Severgnini, Marcus J. Claesson, Colm Kerr, et al. „Diversity of Bifidobacteria within the Infant Gut Microbiota." PloS One 7, no. 5 (2012): e36957. https://doi.org/10.1371/journal.pone.0036957.
52. Turroni Francesca, Douwe van Sinderen, and Marco Ventura. „Genomics and Ecological Overview of the Genus Bifidobacterium." International Journal of Food Microbiology 149, no. 1 (September 1, 2011): 37–44. https://doi.org/10.1016/j.ijfoodmicro.2010.12.010.
53. Vogt RL, Dippold L (2005). „Escherichia coli O157:H7 outbreak associated with consumption of ground beef, June–July 2002". Public Health Reports. 120 (2): 174–8.
54. Tenaillon O, Skurnik D, Picard B, Denamur E (March 2010). „The population genetics of commensal Escherichia coli". Nature Reviews. Microbiology. 8 (3): 207–17.

55. Lodinová-Zádníková R, Cukrowska B, Tlaskalova-Hogenova H (July 2003). „Oral administration of probiotic Escherichia coli after birth reduces frequency of allergies and repeated infections later in life (after 10 and 20 years)". International Archives of Allergy and Immunology. 131 (3): 209–11.
56. Grozdanov L, Raasch C, Schulze J, Sonnenborn U, Gottschalk G, Hacker J, Dobrindt U (August 2004). „Analysis of the genome structure of the nonpathogenic probiotic Escherichia coli strain Nissle 1917". Journal of Bacteriology. 186 (16): 5432–41.
57. https://www.mutaflor.com/index.html
58. „The Genus Enterococcus as Probiotic." Brazilian Archives of Biology and Technology 56.3 (2013): 457–466. Web. 10 Jan. 2017.
59. Hong, H. A. et al. (2009) Bacillus subtilis isolated from the human gastronintestinal tract. Research in Microbiology. 160 (2): 134-143.
60. Eckburg PB, Bik EM, Bernstein CN et al. (2005). „Diversity of the human intestinal microbial flora". Science 308 (5728): 1635–8.
61. Shylakhovenko VA (June 2003). „Anticancer and Immunostimulatory effects of Nucleoprotein Fraction of ‚Bacillus subtilis'". Experimental Oncology. 25: 119–23.
62. http://retronprobiotics.com/strain/bacillus-subtilis-natto/
63. Szajewska, H; Kołodziej, M (October 2015). „Systematic review with meta-analysis: Saccharomyces boulardii in the prevention of antibiotic-associated diarrhoea". Alimentary Pharmacology & Therapeutics. 42 (7): 793–801.
64. Tung, Jennifer M; Dolovich, Lisa R; Lee, Christine H (December 2009). „Prevention of Clostridium difficile infection with Saccharomyces boulardii: A systematic review". Canadian Journal of Gastroenterology. 23 (12): 817–21.
65. Huffnagle GB, Noverr MC. The emerging world of the fungal microbiome. Trends Microbiol. 2013; 21(7): 334 341. doi: 10.1016/j.tim.2013.04.002
66. AlmadaCarine CN et al. Review. Paraprobiotics: Evidences on their ability to modify biological responses, inactivation methods and perspectives on their application in foods. Trends in Food Science & Technology, Volume 58, December 2016, Pages 96–114.

2. Fette: die guten und die schlechten

1. Garrow JS, James WPT, Ralph A. Human nutrition and dietetics. 2000. 10th edition. Churchill Livingstone. Alberts et al. Molekularbiologie der Zelle. 2017. Wiley-VCH.

2. Enig M. Know Your Fats: The Complete Primer for Understanding the Nutrition of Fats, Oils and Cholesterol. Silver Spring: Bethseda Press, 2000.
3. Gupta MK. (2007). Practical guide for vegetable oil processing. AOCS Press, Urbana, Illinois.
4. Dam H, Sondergaard E. The encephalomalacia producing effect of arachidonic and linoleic acids. Zeitschrift für Ernährungswissenschaft 2, 217–222, 1962.
5. Pinckney ER. The potential toxicity of excessive polyunsaturates. Do not let the patient harm himself. American Heart Journal 85, 723–726, 1973.
6. West CE, Redgrave TG. Reservations on the use of polyunsaturated fats in human nutrition. Search 5, 90–96, 1974.
7. McHugh MI et al. Immunosuppression with polyunsaturated fatty acids in renal transplantation. Transplantation 24, 263–267, 1977.
8. Alexander JC, Valli VE, Chanin BE. Biological observations from feeding heated corn oil and heated peanut oil to rats. Journal of Toxicology and Environmental Health 21, 295–309, 1087.
9. Ravnskov U. Mythos Cholesterin: Die zehn größten Irrtümer. 2010. S. Hirzel Verlag.
10. Enig M. Know Your Fats: The Complete Primer for Understanding the Nutrition of Fats, Oils and Cholesterol. Silver Spring: Bethseda Press, 2000.
11. Pizzorno JE, Murray MT. Textbook of natural medicine. 4th edition, 2012.
12. Horrobin D. The madness of Adam and Eve. Bantam Press. ISBN 0 593 04649 8, 2001.
13. Garrow JS, James WPT, Ralph A. Human nutrition and dietetics. 2000. 10th edition. Churchill Livingstone. Alberts et al. Molekularbiologie der Zelle. 2017. Wiley-VCH.
14. Campbell-McBride N. Der Cholesterin-Bluff. Herzerkrankungen heilen und vorbeugen mit der GAPS-Diät. 2017. Unimedica ein Imprint des Narayana Verlags.
15. Mann GV. Coronary heart disease: „Doing the wrong things." Nutrition Today July/August, p. 12–14, 1985.
16. Alberts et al. Molekularbiologie der Zelle. 2017. Wiley-VCH.
17. Nelson DL and Cox MM. Lehninger Principles of Biochemistry, 4th edition, 2004.
18. Seeley RR, Stephens TD, Tate P. Anatomy and physiology, 2nd edition. Mosby Year Book, 1992.

19. Enig M. Know Your Fats: The Complete Primer for Understanding the Nutrition of Fats, Oils and Cholesterol. Silver Spring: Bethseda Press, 2000.
20. Strauss E. Developmental Biology: one-eyed animals implicate cholesterol in development. Science 280; 1528–1529; 1998.
21. Dietschy JM, Turley SD. Cholesterol metabolism in the brain. Curr Opin Lipidol. 2001, 12: 105–112.
22. Moore KL, Persaud TV. (2011). The developing human—clinical oriented embryology. 9th edition. USA: Saunders, an imprint of Elsevier Inc.
23. Purves W, Sadava D, Orians G and Heller C. 2004. Life: The Science of Biology, 7th edition. Sunderland, MA: Sinauer.
24. Huttenlocher PR, Dabholkar AS. (1997). „Regional differences in synaptogenesis in human cerebral cortex“. The Journal of Comparative Neurology 387 (2).
25. Graveline D. Lipitor – thief of memory, statin drugs and the misguided war on cholesterol. 2006. Infinity Publishing, Haverford, Pennsylvania.
26. Ravnskov U. Mythos Cholesterin: Die zehn größten Irrtümer. 2010. S. Hirzel Verlag.
27. Enig M. Know Your Fats: The Complete Primer for Understanding the Nutrition of Fats, Oils and Cholesterol. Silver Spring: Bethseda Press, 2000.
28. Graveline D. The statin damage crisis. 2014. Infinity Publishing.
29. UCSF Medical Centre data: /ucsfhealth.org/education/cholesterol_content_of_foods
30. USDA food composition nutrient database online.
31. Fallon S, Enig MG. Das Vermächtnis unserer Nahrung: Das freie Kochbuch, garantiert ohne politisch korrekte Ernährung und Diät-Diktokraten. 2016. Narayana-Verlag.
32. Campbell-McBride N. GAPS - Gut and Psychology Syndrome. Wie Darm und Psyche sich beeinflussen. Natürliche Heilung von Autismus, AD(H)S, Dyspraxie, Legasthenie, Depression und Schizophrenie. 2019. Unimedica ein Imprint des Narayana Verlags.
33. Horrobin DF. Lowering cholesterol concentrations and mortality. British Medical Journal 301, 554, 1990.
34. Albert DJ et al. Aggression in humans: what is its biological foundation? Neurosci Biobehav Rev. 1993; 17: 405–425.
35. Golomb BA. Cholesterol and violence: is there a connection? Annals of Internal Medicine 128, 478–487, 1998.

36. Bahrke MS et al. Psychological and behavioural effects of endogenous testosterone levels and anabolic-androgenic steroids among males. Review. Sports Med. 1990; 10: 303–337.
37. Bhasin S et al. Sexual dysfunction in men and women with endocrine disorders. Lancet. 2007 Feb 17; 369(9561): 597–611. Review.
38. Jacobs D et al. Report of the conference on low blood cholesterol: Mortality associations. Circulation 86, 1046–1060, 1992.
39. Rosch PJ. Views on Cholesterol. Health and Stress. The Newsletter of The American Institute of Stress, volumes 1995: 1, 1998: 1, 1999: 8, 2001: 2,4,7.
40. Ravnskov U. High cholesterol may protect against infections and atherosclerosis. Q J Med 2003; 96: 927–34.
41. Harris HW et al. The lipemia of sepsis: triglyceride-rich lipoproteins as agents of innate immunity. Journal of Endotoxin Research 6, 421–430, 2001.
42. Iribarren C et al. Serum total cholesterol and risk of hospitalisation and death from respiratory disease. Int J Epidemiol 26, 1191–1202, 1997.
43. Iribarren C et al. Cohort study of serum total cholesterol and in-hospital incidence of infectious diseases. Epidemiology and Infection 121, 335–347, 1998.
44. Bhakdi S et al. Binding and partial inactivation of Staphylococcus aureus Atoxin by human plasma low density lipoprotein. Journal of Biological Chemistry 258, 5899–5904, 1983.
45. Claxton AJ et al. Association between serum total cholesterol and HIV infection in a high-risk cohort of young men. Journal of acquired immune deficiency syndromes and human retrovirology 17, 51–57, 1998.
46. Muldoon MF et al. Immune system differences in men with hypo- or hypercholesterolemia. Clinical Immunology and Immunopathology 84, 145–149, 1997.
47. Neaton JD, Wentworth DN. Low serum cholesterol and risk of death from AIDS. AIDS 11, 929–930, 1997.
48. Porter R (2006). The Cambridge History of Medicine. Cambridge University Press.
49. Enig MG. Know Your Fats: The Complete Primer for Understanding the Nutrition of Fats, Oils, and Cholesterol. Bethesda Press, Silver Spring, MD, 2000.
50. Garrow JS, James WPT, Ralph A. Human nutrition and dietetics. 2000. 10th edition. Churchill Livingstone. Alberts et al. Molekularbiologie der Zelle. 2017. Wiley-VCH.

51. https://www.healthline.com/nutrition/17-health-benefits-of-omega-3#section5
52. Horrobin D. The madness of Adam and Eve. Bantam Press. ISBN 0 593 04649 8, 2001.
53. Nelson GJ et al. (1997). „The effect of dietary arachidonic acid on plasma lipoprotein distributions, apoproteins, blood lipid levels, and tissue fatty acid composition in humans". Lipids 32 (4): 427–33.
54. Kelley DS et al. (1998). „Arachidonic acid supplementation enhances synthesis of eicosanoids without suppressing immune functions in young healthy men". Lipids 33 (2): 125–30.
55. Udo Erasmus. Fats that heal, fats that kill. 1993. Alive books.
56. https://www.healthline.com/nutrition/11-proven-benefits-of-olive-oil#section3
57. Lieberman, S.; Enig, M.G.; Preuss, H.G. (2006). „A Review of Monolaurin and Lauric Acid: Natural Virucidal and Bactericidal Agents". Alternative and Complementary Therapies. 12 (6): 310–314.

3. Lebertran

1. Price WA. Ernährung und körperliche Degeneration. Die schockierende Feldstudie über den Schaden, den die moderne industrielle Nahrung unserer Gesundheit zufügt. 2020. MobiWell.
2. Garrow JS, James WPT, Ralph A. Human nutrition and dietetics. 2000. 10th edition. Churchill Livingstone.
3. Gupta P, K Singhal, AK Jangra, V Nautiyal and A Pandey. (2012) „Shark liver oil: A review". Archived 2013-01-23 at the Wayback Machine Asian Journal of Pharmaceutical Education and Research, 1 (2): 1–15.
4. Enig M. Know Your Fats: The Complete Primer for Understanding the Nutrition of Fats, Oils and Cholesterol. Silver Spring: Bethseda Press, 2000.
5. Anthony H, Birtwistle S, Eaton K, Maberly J. Environmental Medicine in Clinical Practice. BSAENM Publications 1997.
6. Tanumihardjo SA. Vitamin A: biomarkers of nutrition for development. Am J Clin Nutr 2011; 94: 658S–65S.
7. Sommer A. Vitamin A deficiency and clinical disease: An historical overview. J Nutr 2008; 138: 1835–9.

8. World Health Organization. Global Prevalence of Vitamin A Deficiency in Populations at Risk 1995–2005: WHO Global Database on Vitamin A Deficiency. Geneva: World Health Organization; 2009.
9. van den Broek N, Dou L, Othman M, Neilson JP, Gates S, Gulmezoglu AM. Vitamin A supplementation during pregnancy for maternal and newborn outcomes. Cochrane Database Syst Rev 2010: CD008666.
10. Mora JR, Iwata M, von Andrian UH (September 2008). „Vitamin effects on the immune system: vitamins A and D take centre stage". Nature Reviews. Immunology. 8 (9): 685–98.
11. Garrow JS, James WPT, Ralph A. Human nutrition and dietetics. 2000. 10th edition. Churchill Livingstone.
12. Richardson, D. P. (28 February 2007). „Food Fortification". Proceedings of the Nutrition Society. 49 (1): 39–50.
13. Khoury MJ and others. Vitamin A and birth defects [letter]. Lancet 1996; 347: 322.
14. Sally Fallon Morell. Nourishing Diets. How Paleo, Ancestral And Traditional Peoples Really Ate. 2018. Grand central L&S.
15. Price WA. Ernährung und körperliche Degeneration. Die schockierende Feldstudie über den Schaden, den die moderne industrielle Nahrung unserer Gesundheit zufügt. 2020. MobiWell.
16. Enig M. Know Your Fats: The Complete Primer for Understanding the Nutrition of Fats, Oils and Cholesterol. Silver Spring: Bethseda Press, 2000.
17. Holick MF, Chen TC (April 2008). „Vitamin D deficiency: a worldwide problem with health consequences". The American Journal of Clinical Nutrition. 87 (4): 1080S–6S.
18. Seneff S. Sunlight and vitamin D: they're not the same thing. Wise Traditions In Food, Farming And Healing Arts, spring 2020.
19. An estimate of premature cancer mortality in the U. S. due to inadequate doses of solar ultraviolet-B radiation. Cancer. 2002 Mar 15; 94(6): 1867–75.
20. Beneficial effects of sun exposure on cancer mortality. Prev Med. 1993 Jan; 22(1): 132–40. Review.
21. Does sunlight prevent cancer? A systematic review. Eur J Cancer. 2006 Sep; 42(14): 2222–32. Epub 2006 Aug 10. Review.
22. Does sunlight have a beneficial influence on certain cancers? Prog Biophys Mol Biol. 2006 Sep; 92(1): 132–9. Epub 2006 Feb 28. Review.

23. Ecologic studies of solar UVB radiation and cancer mortality rates. Recent Results. Cancer Res. 2003; 164: 371–7. Review.
24. Geographic patterns of prostate cancer mortality. Evidence for a protective effect of ultraviolet radiation. Cancer. 1992 Dec 15; 70(12): 2861–9.
25. Multiple sclerosis and prostate cancer: what do their similar geographies suggest? Neuroepidemiology. 1992; 11(4–6): 244–54.
26. Sunlight and vitamin D for bone health and prevention of autoimmune diseases, cancers, and cardiovascular disease. Am J Clin Nutr.2004 Dec; 80(6 Suppl): 1678S–88S. Review.
27. UV radiation and cancer prevention: what is the evidence? Anticancer Res. 2006 Jul–Aug; 26(4A): 2723–7. Review.
28. Plourde E. Sunscreens—Biohazard: Treat as Hazardous Waste. Irvine, CA: New Voice Publications; 2011.
29. Epstein SS. Das untragbare Risiko. Wie man Krebs durch Kosmetika und Pflegeprodukte vermeidet: die Neways Story. 2004. G. Beotes.
30. Vitamin D: its role in cancer prevention and treatment. Prog Biophys Mol Biol. 2006 Sep; 92(1): 49–59. Epub 2006 Mar 10. Review.
31. Vitamin D physiology. Prog Biophys Mol Biol. 2006 Sep; 92(1): 4–8. Epub 2006 Feb 28. Review.
32. Vitamin D and cancer. Anticancer Res. 2006 Jul–Aug; 26(4A): 2515–24. Review.
33. Heaney RP. The vitamin D requirement in health and disease. Journal of Steroid Biochemistry & Molecular Biology, 97 (2005), 13–19.
34. Garrow JS, James WPT, Ralph A. Human nutrition and dietetics. 2000. 10th edition. Churchill Livingstone.
35. https://www.westonaprice.org/health-topics/abcs-of-nutrition/vitamin-dsupplementation-panacea-potential-problem/
36. Infante M, Ricordi C, et al. Influence of Vitamin D on Islet Autoimmunity and Beta-Cell Function in Type 1 Diabetes. Nutrients. 2019 Sep 11; 11(9): 2185. doi: 10.3390/nu11092185.
37. Saponaro F, Marcocci C et al. Vitamin D status and cardiovascular outcome. J Endocrinol Invest. 2019 Nov; 42(11): 1285–1290. doi: 10.1007/s40618-019-01057-y. Epub 2019 Jun 6. PMID: 31172459.
38. Sogomonian R, Alkhawam H, et al. Serum vitamin D levels correlate to coronary artery disease severity: a retrospective chart analysis. Expert Rev Cardiovasc Ther. 2016 Aug; 14(8): 977–82.

39. Cuomo A, et al. Prevalence and Correlates of Vitamin D Deficiency in a Sample of 290 Inpatients With Mental Illness. Front Psychiatry. 2019. PMID: 31001150
40. Illescas-Montes R, Melguizo-Rodríguez L, Ruiz C, Costela-Ruiz VJ. Vitamin D and autoimmune diseases. Life Sci. 2019 Sep 15; 233: 116744. doi: 10.1016/j.lfs.2019.116744. Epub 2019 Aug 8. PMID: 31401314
41. Vrani L, Mikolaševi I, Mili S. Vitamin D Deficiency: Consequence or Cause of Obesity? Medicina (Kaunas). 2019 Aug 28; 55(9): 541. doi: 10.3390/medicina 55090541. PMID: 31466220
42. Vaishya R, Vijay V, Lama P, Agarwal A. Does vitamin D deficiency influence the incidence and progression of knee osteoarthritis? – A literature review. J Clin Orthop Trauma. 2019 Jan–Feb; 10(1): 9-15. doi: 10.1016/j.jcot.2018.05.012. Epub 2018 May 20.
43. Bouillon R, Marcocci C, et al. Skeletal and Extraskeletal Actions of Vitamin D: Current Evidence and Outstanding Questions. J. Endocr Rev. 2019 Aug 1; 40(4): 1109–1151.
44. Charoenngam N, Shirvani A, Holick MF. Vitamin D for skeletal and non-skeletal health: What we should know. J Clin Orthop Trauma. 2019 Nov–Dec; 10(6): 1082–1093.
45. Marino R, Misra M. Extra-Skeletal Effects of Vitamin D. Nutrients. 2019 Jun 27; 11(7): 1460. doi: 10.3390/nu11071460. PMID: 31252594
46. Garland, Cedric F., Frank C. Garland, Edward D. Gorham, Martin Lipkin, Harold Newmark, Sharif B. Mohr, and Michael F. Holick. „The Role of Vitamin D in Cancer Prevention." American Journal of Public Health 96, no. 2 (February 2006): 252–61.
47. Machado MRM, de Sousa Almeida-Filho B, et al. Low pretreatment serum concentration of vitamin D at breast cancer diagnosis in postmenopausal women. Menopause. 2019 Mar; 26(3): 293–299. doi: 10.1097/GME.000000 0000001203. PMID: 30234730
48. Garland, C. F., and F. C. Garland. „Do Sunlight and Vitamin D Reduce the Likelihood of Colon Cancer?" International Journal of Epidemiology 9, no. 3 (September 1980): 227–31.
49. Cai C. Treating Vitamin D Deficiency and Insufficiency in Chronic Neck and Back Pain and Muscle Spasm: A Case Series. Perm J. 2019; 23: 18–241. doi: 10.7812/TPP/18.241.

50. Teymoori-Rad M, Shokri F, Salimi V, Marashi SM. The interplay between vitamin D and viral infections. Rev Med Virol. 2019 Mar; 29(2): e2032.
51. Vélayoudom-Céphise FL, Wémeau JL. Primary hyperparathyroidism and vitamin D deficiency. Ann Endocrinol (Paris). 2015 May; 76(2): 153–62.
52. https://naturalsociety.com/why-synthetic-vitamins-should-be-avoided/
53. Garrow JS, James WPT, Ralph A. Human nutrition and dietetics. 2000. 10th edition. Churchill Livingstone.
54. Miller RK et al. Periconceptional Vitamin A use: how much is teratogenic? Reprod Toxic. 1998; 12(1): 75–88.
55. Cod liver oil manufacturing. https://www.westonaprice.org/health-topics/cod-liver-oil/cod-liver-oil-manufacturing/

4. Verdauungsenzyme

1. Howden CW, Hunt RH. Spontaneous hypochlorhydria in man: possible causes and consequences. Dig Dis. 1986; 4(1): 26-32. doi: 10.1159/000171134
2. Yago MR, Frymoyer AR, Smelick GS, et al. Gastric reacidification with betaine HCl in healthy volunteers with rabeprazole-induced hypochlorhydria. Mol Pharm. 2013; 10(11): 4032-4037.
3. Liu Z, Udenigwe CC. Role of food-derived opioid peptides in the central nervous and gastrointestinal systems. J Food Biochem. 2019; 43(1): e12629. doi: 10.1111/jfbc.12629
4. Rayford PL, Miller TA, Thompson JC. Secretin, cholecystokinin and newer gastrointestinal hormones (first of two parts). N Engl J Med. 1976; 294(20): 1093-1101. doi: 10.1056/NEJM197605132942006
5. Ovesen L, Bendtsen F, Tage-Jensen U, Pedersen NT, Gram BR, Rune SJ. Intraluminal pH in the stomach, duodenum, and proximal jejunum in normal subjects and patients with exocrine pancreatic insufficiency. Gastroenterology. 1986; 90(4): 958-962. doi: 10.1016/0016-5085(86)90873-5
6. Campbell-McBride N. GAPS - Gut and Psychology Syndrome. Wie Darm und Psyche sich beeinflussen. Natürliche Heilung von Autismus, AD(H)S, Dyspraxie, Legasthenie, Depression und Schizophrenie. 2019. Unimedica ein Imprint des Narayana Verlags.
7. Khan MN, Raza SS, Hussain AK, Nadeem MD, Ullah F. Pancreatic Duct Stones. J Ayub Med Coll Abbottabad. 2017; 29(1): 154-156.
8. FRAZER JW Jr, ANLYAN WG, ISLEY JK. Studies in pancreatic exocrine insuffiency. Surg Forum. 1958; 9: 525-530.

9. Johnson CD, Besselink MG, Carter R. Acute pancreatitis. BMJ. 2014; 349: g4859. Published 2014 Aug 12. doi: 10.1136/bmj.g4859
10. Noto JM, Peek RM Jr. The gastric microbiome, its interaction with Helicobacter pylori, and its potential role in the progression to stomach cancer. PLoS Pathog. 2017; 13(10): e1006573. Published 2017 Oct 5. doi: 10.1371/journal.ppat.1006573
11. Wroblewski LE, Peek RM Jr, Coburn LA. The Role of the Microbiome in Gastrointestinal Cancer. Gastroenterol Clin North Am. 2016; 45(3): 543-556. doi: 10.1016/j.gtc.2016.04.010
12. Buddam A, Dacha S. Gastric Stasis. In: StatPearls. Treasure Island (FL): StatPearls Publishing; 2020.

5. Vitamine und Mineralstoffpräparate

1. Dietary supplements: what the industry does not want you to know. https://www.westonaprice.org/health-topics/health-issues/dietary-supplements-what-the-industry-does-not-want-you-to-know/
2. Bronner F. Calcium absorption—a paradigm for mineral absorption. J Nutr. 1998; 128(5): 917-920. doi: 10.1093/jn/128.5.917
3. Ferraro PM, Curhan GC, Gambaro G, Taylor EN. Total, Dietary, and Supplemental Vitamin C Intake and Risk of Incident Kidney Stones. Am J Kidney Dis. 2016; 67(3): 400-407. doi: 10.1053/j.ajkd.2015.09.005
4. Jäger R, Purpura M, Farmer S, Cash HA, Keller D. Probiotic Bacillus coagulans GBI-30, 6086 Improves Protein Absorption and Utilization. Probiotics Antimicrob Proteins. 2018; 10(4): 611-615. doi: 10.1007/s12602-017-9354-y
5. LeBlanc JG, Milani C, de Giori GS, Sesma F, van Sinderen D, Ventura M. Bacteria as vitamin suppliers to their host: a gut microbiota perspective. Curr Opin Biotechnol. 2013; 24(2):160-168. doi: 10.1016/j.copbio.2012.08.005
6. Li L, Qi G, Wang B, Yue D, Wang Y, Sato T. Fulvic acid anchored layered double hydroxides: A multifunctional composite adsorbent for the removal of anionic dye and toxic metal. J Hazard Mater. 2018; 343: 19-28. doi: 10.1016/j.jhazmat.2017.09.006

Entgiftung für Menschen, die unter GAPS leiden

1. Epstein SS. Das untragbare Risiko. Wie man Krebs durch Kosmetika und Pflegeprodukte vermeidet: die Neways Story. 2004. G. Beotes.

2. Anthony H, Birtwistle S, Eaton K, Maberly J. Environmental Medicine in Clinical Practice. BSAENM Publications 1997.
3. Physicians' Health Initiative for Radiation and Environment (PHIRE) 5th Nov 2018, London, UK. Press Conference on Health Effects of Non-Ionising Radiation (NIR) and the implementation of 5G.
4. British Society for Ecological Medicine (BSEM) 5G International Medical Conference, 27th Sept 2019 London, UK. 5G The Fact, Risks and Remedies.
5. Liska DJ. The detoxification enzyme systems. Altern Med Rev. 1998; 3(3): 187-198.
6. Grant DM. Detoxification pathways in the liver. J Inherit Metab Dis. 1991; 14(4): 421-430. doi: 10.1007/BF01797915
7. Pogue JM, Tam VH. Toxicity in Patients. Adv Exp Med Biol. 2019; 1145: 289-304. doi: 10.1007/978-3-030-16373-0_17
8. Joffin N, Noirez P, Antignac JP, et al. Release and toxicity of adipose tissuestored TCDD: Direct evidence from a xenografted fat model. Environ Int. 2018; 121(Pt 2): 1113-1120. doi: 10.1016/j.envint.2018.10.027
9. Stang S, Wang H, Gardner KH, Mo W. Influences of water quality and climate on the water-energy nexus: A spatial comparison of two water systems. J Environ Manage. 2018; 218: 613-621. doi: 10.1016/j.jenvman.2018.04.095
10. Bauer T, Gath J, Hunkeler A, Ernst M, Böckmann A, Meier BH. Hexagonal ice in pure water and biological NMR samples. J Biomol NMR. 2017; 67(1): 15-22. doi: 10.1007/s10858-016-0080-7
11. https://www.networx.com/article/8-unexpected-uses-for-mustard 12. Patel S. Fragrance compounds: The wolves in sheep's clothings. Med Hypotheses. 2017; 102: 106-111. doi: 10.1016/j.mehy.2017.03.025
12. Epstein SS. Das untragbare Risiko. Wie man Krebs durch Kosmetika und Pflegeprodukte vermeidet: die Neways Story. 2004. G. Beotes.
13. Anthony H, Birtwistle S, Eaton K, Maberly J. Environmental Medicine in Clinical Practice. BSAENM Publications 1997.
14. Marwah H, Garg T, Goyal AK, Rath G. Permeation enhancer strategies in transdermal drug delivery. Drug Deliv. 2016; 23(2): 564-578. doi: 10.3109/10717544.2014.935532
15. Darbre PD. Aluminium and the human breast. Morphologie. 2016; 100(329): 65-74. doi: 10.1016/j.morpho.2016.02.001
16. Darbre PD. Underarm antiperspirants/deodorants and breast cancer. Breast Cancer Res. 2009; 11 Suppl 3(Suppl 3): S5. doi: 10.1186/bcr2424

17. Aengenheister L, Dugershaw BB, Manser P, et al. Investigating the accumulation and translocation of titanium dioxide nanoparticles with different surface modifications in static and dynamic human placental transfer models. Eur J Pharm Biopharm. 2019; 142: 488-497. doi: 10.1016/j.ejpb.2019.07.018
18. Panico A, Serio F, Bagordo F, et al. Skin safety and health prevention: an overview of chemicals in cosmetic products. J Prev Med Hyg. 2019; 60(1): E50 E57. Published 2019 Mar 29. doi: 10.15167/2421-4248/ jpmh2019.60.1. 1080
19. Epstein SS. Das untragbare Risiko. Wie man Krebs durch Kosmetika und Pflegeprodukte vermeidet: die Neways Story. 2004. G. Beotes.
20. Crinnion W. Components of practical clinical detox programs—sauna as a therapeutic tool. Altern Ther Health Med. 2007; 13(2): S154-S156.
21. https://www.westonaprice.org/podcast/64-vaccine-industry-rights/
22. https://www.westonaprice.org/podcast/17-vaccines-whats-fuss-part-2/
23. https://www.westonaprice.org/health-topics/vaccinations/why-we-need-toreexamine-the-riskbenefit-tradeoffs-of-vaccines/
24. https://www.westonaprice.org/are-vaccines-safe-by-mary-tocco/
25. https://www.westonaprice.org/nurses-against-mandatory-vaccines/
26. Hulsey E, Bland T. Immune overload: Parental attitudes toward combination and single antigen vaccines. Vaccine. 2015; 33(22): 2546-2550. doi: 10.1016/j.vaccine.2015.04.020
27. Valeriani F, Margarucci LM, Romano Spica V. Recreational Use of Spa Thermal Waters: Criticisms and Perspectives for Innovative Treatments. Int J Environ Res Public Health. 2018; 15(12): 2675. Published 2018 Nov 28.
28. Font-Ribera L, Marco E, Grimalt JO, et al. Exposure to disinfection by-products in swimming pools and biomarkers of genotoxicity and respiratory damage - The PISCINA2 Study. Environ Int. 2019; 131: 104988. doi: 10.1016/j.envint.2019. 104988
29. Chevalier G, Sinatra ST, Oschman JL, Sokal K, Sokal P. Earthing: health implications of reconnecting the human body to the Earth's surface electrons. J Environ Public Health. 2012; 2012: 291541. doi: 10.1155/2012/291541
30. Davidson, Robert M., and Stephanie Seneff. „The Initial Common Pathway of Inflammation, Disease, and Sudden Death." Entropy. 14.12 (2012): 1399–1442.
31. Seneff S. Sunlight and vitamin D: they're not the same thing. Wise Traditions In Food, Farming And Healing Arts, spring 2020.
32. An estimate of premature cancer mortality in the U.S. due to inadequate doses of solar ultraviolet-B radiation. Cancer. 2002 Mar 15; 94(6): 1867–75.

33. Beneficial effects of sun exposure on cancer mortality. Prev Med. 1993 Jan; 22(1): 132–40. Review.
34. Does sunlight prevent cancer? A systematic review. Eur J Cancer. 2006 Sep; 42(14): 2222–32. Epub 2006 Aug 10. Review.
35. Does sunlight have a beneficial influence on certain cancers? Prog Biophys Mol Biol. 2006 Sep; 92(1): 132–9. Epub 2006 Feb 28. Review.
36. Ecologic studies of solar UVB radiation and cancer mortality rates. Recent Results. Cancer Res. 2003; 164: 371–7. Review.
37. Geographic patterns of prostate cancer mortality. Evidence for a protective effect of ultraviolet radiation. Cancer. 1992 Dec 15; 70(12): 2861–9.
38. Multiple sclerosis and prostate cancer: what do their similar geographies suggest? Neuroepidemiology.1992; 11(4–6): 244–54.
39. Sunlight and vitamin D for bone health and prevention of autoimmune diseases, cancers, and cardiovascular disease. Am J Clin Nutr. 2004 Dec; 80(6 Suppl): 1678S–88S. Review.
40. UV radiation and cancer prevention: what is the evidence? Anticancer Res. 2006 Jul–Aug; 26(4A): 2723–7. Review.
41. Plourde E. Sunscreens—Biohazard: Treat as Hazardous Waste. Irvine, CA: New Voice Publications; 2011.
42. Epstein SS. Das untragbare Risiko. Wie man Krebs durch Kosmetika und Pflegeprodukte vermeidet: die Neways Story. 2004. G. Beotes.
43. Martin CA, Gowda U, Renzaho AM. The prevalence of vitamin D deficiency among dark-skinned populations according to their stage of migration and region of birth: A meta-analysis. Nutrition. 2016; 32(1): 21-32. doi: 10.1016/j.nut.2015.07.007
44. Ibbotson S. Drug and chemical induced photosensitivity from a clinical perspective. Photochem Photobiol Sci. 2018; 17(12):1885-1903. doi: 10.1039/c8pp00011e
45. Mathews-Roth MM. Beta-carotene therapy for erythropoietic protoporphyria and other photosensitivity diseases. Biochimie. 1986, 68(6): 875-884. doi: 10.1016/s0300-9084(86)80104-3
46. Ahmadi K, Hazrati M, Ahmadizadeh M, Noohi S. Effect of Radiance-Dimmer Devices Simulating Natural Sunlight Rhythm on the Plasma Melatonin Levels and Anxiety and Depression Scores of the Submarine Personnel. Iran J Psychiatry. 2019; 14(2): 147-153.

47. Cipolla-Neto J, Amaral FGD. Melatonin as a Hormone: New Physiological and Clinical Insights. Endocr Rev. 2018; 39(6): 990-1028. doi: 10.1210/er.2018-00084
48. Owczarek G, Gralewicz G, Wolska A, Skuza N, Jurowski P. Potencjalny wpływ barwy filtrów w okularach chroni cych przed ol nieniem słonecznym na wydzielanie melatoniny [Potential impact of colors of filters used in sunglasses on the melatonin suppression process]. Med Pr. 2017; 68(5): 629-637. doi: 10.13075/mp.5893.00550
49. van der Rhee HJ, de Vries E, Coebergh JW. Regular sun exposure benefits health. Med Hypotheses. 2016; 97: 34-37. doi: 10.1016/j.mehy.2016.10.011
50. Gerson C & Bishop B. Die Gerson-Therapie: Chronische Erkrankungen biologisch heilen. 2016. AKSE.
51. Ter Horst KW, Serlie MJ. Fructose Consumption, Lipogenesis, and Non-Alcoholic Fatty Liver Disease. Nutrients. 2017; 9(9): 981. Published 2017 Sep 6. doi: 10.3390/nu9090981
52. Porter RS, Bode RF. A Review of the Antiviral Properties of Black Elder (Sambucus nigra L.) Products. Phytother Res. 2017; 31(4): 533-554. doi: 10.1002/ptr.5782
53. Elderberry. In: Drugs and Lactation Database (LactMed). Bethesda (MD): National Library of Medicine (US); 2006.
54. Rahman Z, Singh VP. The relative impact of toxic heavy metals (THMs) (arsenic (As), cadmium (Cd), chromium (Cr)(VI), mercury (Hg), and lead (Pb)) on the total environment: an overview. Environ Monit Assess. 2019; 191(7): 419. Published 2019 Jun 8.
55. Bjørklund G, Dadar M, Mutter J, Aaseth J. The toxicology of mercury: Current research and emerging trends. Environ Res. 2017; 159: 545-554. doi: 10.1016/j.envres.2017.08.051
56. Zakaria A, Ho YB. Heavy metals contamination in lipsticks and their associated health risks to lipstick consumers. Regul Toxicol Pharmacol. 2015; 73(1): 191-195. doi: 10.1016/j.yrtph.2015.07.005
57. Borowska S, Brzóska MM. Metals in cosmetics: implications for human health. J Appl Toxicol. 2015; 35(6): 551-572. doi: 10.1002/jat.3129
58. Rehman K, Fatima F, Waheed I, Akash MSH. Prevalence of exposure of heavy metals and their impact on health consequences. J Cell Biochem. 2018; 119(1): 157-184. doi: 10.1002/jcb.26234

59. Amadi CN, Offor SJ, Frazzoli C, Orisakwe OE. Natural antidotes and management of metal toxicity. Environ Sci Pollut Res Int. 2019; 26(18): 18032-18052. doi: 10.1007/s11356-019-05104-2
60. Andrew Hall Cutler. Amalgam illness. Diagnosis and treatment. 2017. noamalgam.com
61. Kim JJ, Kim YS, Kumar V. Heavy metal toxicity: An update of chelating therapeutic strategies. J Trace Elem Med Biol. 2019; 54: 226-231. doi: 10.1016/j.jtemb.2019.05.003
62. Mehta A, Flora SJ. Possible role of metal redistribution, hepatotoxicity and oxidative stress in chelating agents induced hepatic and renal metallothionein in rats. Food Chem Toxicol. 2001; 39(10): 1029-1038. doi: 10.1016/s0278-6915(01)00046-1
63. Rebecca Rust Lee and Andrew Hall Cutler. The mercury detoxification manual. 2019. Andy Cutler Publishing.
64. Blaucok-Busch E, Amin OR, Dessoki HH, Rabah T. Efficacy of DMSA Therapy in a Sample of Arab Children with Autistic Spectrum Disorder. Maedica (Buchar). 2012; 7(3): 214-221.
65. Clarke D, Buchanan R, Gupta N, Haley B. Amelioration of Acute Mercury Toxicity by a Novel, Non-Toxic Lipid Soluble Chelator N,N'bis-(2-mercaptoethyl) isophthalamide: Effect on Animal Survival, Health, Mercury Excretion and Organ Accumulation. Toxicol Environ Chem. 2012; 94(3): 616-640. doi: 10.1080/02772248.2012.657199
66. Alcántara C, Jadán-Piedra C, Vélez D, Devesa V, Zúñiga M, Monedero V. Characterization of the binding capacity of mercurial species in Lactobacillus strains. J Sci Food Agric. 2017; 97(15): 5107-5113. doi: 10.1002/jsfa.8388
67. https://www.bioray.com/ndf-plus-organic.html
68. Tinkov AA, Gritsenko VA, Skalnaya MG, Cherkasov SV, Aaseth J, Skalny AV. Gut as a target for cadmium toxicity. Environ Pollut. 2018; 235: 429-434. doi: 10.1016/j.envpol.2017.12.114
69. Hal A Huggins. Solving the MS mystery: help, hope and recovery. 2002. Dragon Slayer Publication.
70. Andrew Hall Cutler. Hair test interpretation: finding hidden toxicities. 2004. noamalgam.com
71. Valentine-Thon E, Schiwara HW. Validity of MELISA for metal sensitivity testing. Neuro Endocrinol Lett. 2003; 24(1–2): 57-64.

72. Puri BK, Segal DR, Monro JA. Diagnostic use of the lymphocyte transformation test-memory lymphocyte immunostimulation assay in confirming active Lyme borreliosis in clinically and serologically ambiguous cases. Int J Clin Exp Med. 2014; 7(12): 5890–5892.
73. Epstein SS. Das untragbare Risiko. Wie man Krebs durch Kosmetika und Pflegeprodukte vermeidet: die Neways Story. 2004. G. Beotes.
74. Clarkson TW, Magos L. The toxicology of mercury and its chemical compounds. Crit Rev Toxicol. 2006; 36(8): 609-662. doi: 10.1080/10408440 600845619
75. Kumarathilaka P, Seneweera S, Ok YS, Meharg A, Bundschuh J. Arsenic in cooked rice foods: Assessing health risks and mitigation options. Environ Int. 2019; 127: 584-591. doi: 10.1016/j.envint.2019.04.004
76. Mima M, Greenwald D, Ohlander S. Environmental Toxins and Male Fertility. Curr Urol Rep. 2018; 19(7): 50. Published 2018 May 17. doi: 10.1007/ s11934-018-0804-1
77. Andrew Hall Cutler. Amalgam illness. Diagnosis and treatment. 2017. noamalgam.com

Darmpflege

1. Iwamuro M, Kawai Y, Takata K, Miyabe Y, Okada H, Yamamoto K. Reactive lymphoid hyperplasia with a lipomatous component associated with fecal compaction in an appendiceal orifice. Intern Med. 2014; 53(10): 1049-1053.
2. Zhao W, Ke M. Report of an unusual case with severe fecal impaction responding to medication therapy. J Neurogastroenterol Motil. 2010; 16(2): 199-202. doi: 10.5056/jnm.2010.16.2.199
3. Cheetham MJ, Malouf AJ, Kamm MA. Fecal incontinence. Gastroenterol Clin North Am. 2001; 30(1): 115-130. doi: 10.1016/s0889–8553(05)70170-9
4. Prichard DO, Bharucha AE. Recent advances in understanding and managing chronic constipation. F1000Res. 2018; 7: F1000 Faculty Rev-1640. Published 2018 Oct 15. doi: 10.12688/f1000research.15900.1
5. Magner, Lois (1992). A History of Medicine. Boca Raton, Florida: CRC Press. p. 31. ISBN 978-0-8247-8673-1.
6. Gerson C und Walker M. Das Große Gerson Buch: Die bewährte Therapie gegen Krebs und andere Krankheiten. 2012. MobiWell.
7. Gerson C & Bishop B. Die Gerson-Therapie: Chronische Erkrankungen biologisch heilen. 2016. AKSE.

8. Lim S. Metabolic acidosis. Acta Med Indones. 2007; 39(3): 145–150.

Heilung

1. Anthony H, Birtwistle S, Eaton K, Maberly J. Environmental Medicine in Clinical Practice. BSAENM Publications 1997.
2. Selye Hans. Stress - Bewältigung und Lebensgewinn. 1974. Piper Verlag.
3. Garkavi LH, Kvakina EB, Kuzmenko TS. Anti-Stress Reactions And Activation Therapy. 1998.
4. Straub RH, Cutolo M. Psychoneuroimmunology-developments in stress research. Wien Med Wochenschr. 2018; 168(3–4): 76-84. doi: 10.1007/s10354-017-0574-2
5. Lee DY, Kim E, Choi MH. Technical and clinical aspects of cortisol as a biochemical marker of chronic stress. BMB Rep. 2015; 48(4): 209-216. doi: 10.5483/bmbrep.2015.48.4.275
6. Zhai L, Zhang H, Zhang D. Sleep Duration and Depression Among Adults: A Meta-analysis of Prospective Studies. Depress Anxiety. 2015; 32(9): 664-670. doi: 10.1002/da.22386
7. Tetel MJ, de Vries GJ, Melcangi RC, Panzica G, O'Mahony SM. Steroids, stress and the gut microbiome-brain axis. J Neuroendocrinol. 2018; 30(2): 10.1111/jne.12548. doi: 10.1111/jne.12548
8. Panossian A. Understanding adaptogenic activity: specificity of the pharmacological action of adaptogens and other phytochemicals. Ann N Y Acad Sci. 2017; 1401(1): 49-64. doi: 10.1111/nyas.13399
9. Tanaka A, Saeki J, Hayama SI, Kass PH. Effect of Pets on Human Behaviour and Stress in Disaster. Front Vet Sci. 2019; 6: 113. Published 2019 Apr 18. doi: 10.3389/fvets.2019.00113
10. Winter J, Jurek B. The interplay between oxytocin and the CRF system: regulation of the stress response. Cell Tissue Res. 2019; 375(1): 85-91. doi: 10.1007/s00441-018-2866-2

Der Geist ist stärker als der Körper

1. Deter HC, Orth-Gomér K, Wasilewski B, Verissimo R. The European Network on Psychosomatic Medicine (ENPM) – history and future directions. Biopsychosoc Med. 2017; 11: 3. Published 2017 Jan 26. doi: 10.1186/s13030-016-0086-0

2. Nisavic M, Shuster JL, Gitlin D, Worley L, Stern TA. Readings on psychosomatic medicine: survey of resources for trainees. Psychosomatics. 2015; 56(4): 319-328. doi: 10.1016/j.psym.2014.12.006
3. Ulnik JC. Corrientes actuales del pensamiento psicosomático [Current trends in psychosomatic medicine]. Vertex. 2019; XXX(145): 182-184.
4. Hay Louise. Gesundheit für Körper und Seele. 9. Aufl. 2013. Allegria Taschenbuch.
5. Carnegie Dale. Sorge dich nicht - lebe! 9. Aufl. 2011. FISCHER Taschenbuch.
6. Tanaka A, Saeki J, Hayama SI, Kass PH. Effect of Pets on Human Behaviour and Stress in Disaster. Front Vet Sci. 2019; 6: 113. Published 2019 Apr 18. doi: 10.3389/fvets.2019.00113
7. Lipton BH. Intelligente Zellen - Wie Erfahrungen unsere Gene steuern. 2016. KOHA Verlag.
8. https://health.usnews.com/health-news/patient-advice/articles/2016-09-27/the-danger-in-taking-prescribed-medications
9. Sailler L. Les diagnostiques difficiles en iatrogénie [Diagnosis of iatrogenic diseases]. Rev Med Interne. 2009; 30 Suppl 4: S295-S298. doi: 10.1016/j.revmed. 2009.09.014
10. Taro Gold. Open Your Mind, Open Your Life: A Book of Eastern Wisdom. 2004. 2nd edition. Andrews McMeel Universal.

Ein paar letzte Anmerkungen

1. Dugdale, J. S. (1996). Entropy and its Physical Meaning (2nd ed.). Taylor and Francis (UK); CRC (US)
2. P. Davis. The demon in the machine. How hidden webs of information are solving the mystery of life. 2019. Penguin books.
3. https://www.unccd.int/Lists/SiteDocumentLibrary/Publications/V2_201309-UNCCD-BRO_WEB_final.pdf
4. Harvey G. The carbon fields. How our countryside can save Britain. 2008. GrassRoots.
5. Roberts P. The end of food. 2008. Houghton Mifflin Company.
6. India is overproducing and wasting grain now, which is damaging soil and will result in lower future food production. April 2014. Coverage of Disruptive Science and Technology. http://www.nextbigfuture.com/2013/04/india-isoverproducing-and-wasting.html

7. Savory A. Holistic Management. A new framework for decision making. 1999. Island Press.
8. https://savory.global/
9. https://www.expertsure.com/2009/11/14/turning-desert-into-a-garden/
10. https://www.ted.com/talks/allan_savory_how_to_fight_desertification_and_reverse_climate_change
11. https://metro.co.uk/2018/08/08/man-turned-desert-forest-planting-treeevery-day-40-years-7814241/
12. https://www.chinadaily.com.cn/kindle/2017-09/06/content_31635441.htm
13. Jean Giorno. The man who planted trees. 2005. Chelsea Green Publishing.
14. Sheldrake R. Der Wissenschaftswahn: Warum der Materialismus ausgedient hat. 2015. Droemer TB.

A–Z: GAPS-Erkrankungen in alphabetischer Reihenfolge

1. Andrew Hall Cutler. Hair test interpretation: finding hidden toxicities. 2004. noamalgam.com
2. Trüeb RM, Dias MFRG. Alopecia Areata: a Comprehensive Review of Pathogenesis and Management. Clin Rev Allergy Immunol. 2018; 54(1): 68-87. doi: 10.1007/s12016-017-8620-9
3. Andrew Hall Cutler. Amalgam illness. Diagnosis and treatment. 2017. noamalgam.com
4. Rossi A, Fortuna MC, Caro G, et al. Chemotherapy-induced alopecia management: Clinical experience and practical advice. J Cosmet Dermatol. 2017; 16(4): 537-541. doi: 10.1111/jocd.12308
5. Francesco Ciccia, Giuliana Guggino, Aroldo Rizzo, Riccardo Alessandro, Michele Maria Luchetti, Simon Milling, Laura Saieva, Heleen Cypers, Tommaso Stampone, Paola Di Benedetto, Armando Gabrielli, Alessio Fasano, Dirk Elewaut, Giovanni Triolo. Dysbiosis and zonulin upregulation alter gut epithelial and vascular barriers in patients with ankylosing spondylitis. Annals of the Rheumatic Diseases, Jan 2017, annrhcumdis-2016-210000; DOI: 10.1136/annrheumdis-2016-210000
6. Outi Maki-Ikola et al. Enhanced jejunal production of antibodies to Klebsiella and other Enterobacteria in patients with ankylosing spondylitis and rheumatoid arthritis. http://dx.doi.org/10.1136/ard.56.7.421
7. Taha Rashid, Clyde Wilson, and Alan Ebringer. The Link between Ankylosing Spondylitis, Crohn's Disease, Klebsiella, and Starch Consumption. Clinical

and Developmental Immunology, Volume 2013 (2013), Article ID 872632, 9 pages. http://dx.doi.org/10.1155/2013/872632

8. Thage O. The myotomes L2—S2 in man. Acta Neurol Scand Suppl. 1965; 13 Pt 1: 241-243. doi: 10.1111/j.1600-0404.1965.tb01878.x
9. Korpi A, Järnberg J, Pasanen AL. Microbial volatile organic compounds. Crit Rev Toxicol. 2009; 39(2): 139-193. doi: 10.1080/10408440802291497
10. Bodeker GC. Ayurvedic medicine. CMAJ. 1991; 145(1): 9-12.
11. Lebwohl B, Sanders DS, Green PHR. Coeliac disease. Lancet. 2018; 391(10115): 70-81. doi: 10.1016/S0140-6736(17)31796-8
12. Huebener S et al. Specific non-gluten proteins of wheat are novel target antigens in celiac disease humoural response. J proteome Res 2014, epub Oct 20.
13. Campbell-McBride N. GAPS Stories. Personal Accounts of improvement and recovery through the GAPS Nutritional protocol. 2012. Medinform Publishing.
14. Campbell-McBride N. GAPS - Gut and Psychology Syndrome. Wie Darm und Psyche sich beeinflussen. Natürliche Heilung von Autismus, AD(H)S, Dyspraxie, Legasthenie, Depression und Schizophrenie. 2019. Unimedica ein Imprint des Narayana Verlags.
15. Su, R Dailey, et al. Determining Effects of Superfine Sheep wool in Infantile Eczema (DESSINE): a randomized paediatric cross over study J. C. 2017. https://www.mcri.edu.au/sites/default/files/media/sudessinewoolonlinebjdarticle.pdf
16. Nunnari J, Suomalainen A. Mitochondria: in sickness and in health. Cell. 2012; 148(6): 1145-1159. doi: 10.1016/j.cell.2012.02.035
17. Finsterer J, Zarrouk-Mahjoub S. Anti-mitochondrial M2 Antibodies and Myopathy. Intern Med. 2018; 57(8): 1187. doi: 10.2169/internalmedicine. 9878–17
18. Caubet JC, Cianferoni A, Groetch M, Nowak-Wegrzyn A. Food protein-induced enterocolitis syndrome. Clin Exp Allergy. 2019; 49(9): 1178-1190. doi: 10.1111/cea.13415
19. Du YJ, Nowak-W grzyn A, Vadas P. FPIES in adults. Ann Allergy Asthma Immunol. 2018; 121(6): 736-738. doi: 10.1016/j.anai.2018.08.003
20. Shao T, Shao L, Li H, Xie Z, He Z, Wen C. Combined Signature of the Fecal Microbiome and Metabolome in Patients with Gout. Front Microbiol. 2017; 8: 268. Published 2017 Feb 21. doi: 10.3389/fmicb.2017.00268
21. Tatu L, Moulin T, Vuillier F, Bogousslavsky J. Arterial territories of the human brain. Front Neurol Neurosci. 2012; 30: 99-110. doi: 10.1159/000333602

22. Vander Borght M, Wyns C. Fertility and infertility: Definition and epidemiology. Clin Biochem. 2018; 62: 2-10. doi: 10.1016/j.clinbiochem.2018.03.012
23. Lotti F, Maggi M. Sexual dysfunction and male infertility. Nat Rev Urol. 2018; 15(5): 287-307. doi: 10.1038/nrurol.2018.20
24. Letavernier E, Daudon M. Vitamin D, Hypercalciuria and Kidney Stones. Nutrients. 2018; 10(3): 366. Published 2018 Mar 17. doi: 10.3390/nu10030366
25. Masterjohn C. On the trail of the elusive x factor: a sixty-two-year-old mystery finally solved. Wise Traditions. 2007; 8(1).
26. Ross Russell AL, Dryden MS, Pinto AA, Lovett JK. Lyme disease: diagnosis and management. Pract Neurol. 2018; 18(6): 455-464. doi: 10.1136/practneurol-2018-001998
27. Horowitz RI, Freeman PR. Precision Medicine: The Role of the MSIDS Model in Defining, Diagnosing, and Treating Chronic Lyme Disease/Post Treatment Lyme Disease Syndrome and Other Chronic Illness: Part 2. Healthcare (Basel). 2018; 6(4): 129. Published 2018 Nov 5. doi: 10.3390/healthcare6040129
28. http://cowden-protocol.com/
29. Engin A. The Definition and Prevalence of Obesity and Metabolic Syndrome. Adv Exp Med Biol. 2017; 960: 1-17. doi: 10.1007/978-3-319-48382-5_1
30. Grandl G, Wolfrum C. Hemostasis, endothelial stress, inflammation, and the metabolic syndrome. Semin Immunopathol. 2018; 40(2): 215-224. doi: 10.1007/s00281-017-0666-5
31. Campbell-McBride N. Der Cholesterin-Bluff. Herzerkrankungen heilen und vorbeugen mit der GAPS-Diät. 2017. Unimedica ein Imprint des Narayana Verlags.
32. Volpe SL. Magnesium in disease prevention and overall health. Adv Nutr. 2013; 4(3): 378S-83S. Published 2013 May 1. doi: 10.3945/an.112.003483
33. Mazidi M, Rezaie P, Kengne AP, Mobarhan MG, Ferns GA. Gut microbiome and metabolic syndrome. Diabetes Metab Syndr. 2016; 10(2 Suppl 1): S150-S157. doi: 10.1016/j.dsx.2016.01.024
34. Verma D, Garg PK, Dubey AK. Insights into the human oral microbiome. Arch Microbiol. 2018; 200(4): 525-540. doi: 10.1007/s00203-018-1505-3
35. Sun S, Wei H, Zhu R, et al. Biology of the Tongue Coating and Its Value in Disease Diagnosis. Complement Med Res. 2018; 25(3): 191-197. doi: 10.1159/000479024
36. Nischwitz Dominik. In aller Munde: Unsere Zähne und ihre Bedeutung für die Gesundheit des gesamten Körpers. 2019. Mosaik.

37. Monje M. Myelin Plasticity and Nervous System Function. Annu Rev Neurosci. 2018; 41: 61-76. doi: 10.1146/annurev-neuro-080317-061853
38. Duhamel G, Prevost VH, Cayre M, et al. Validating the sensitivity of inhomogeneous magnetization transfer (ihMT) MRI to myelin with fluorescence microscopy. Neuroimage. 2019; 199: 289-303. doi: 10.1016/j.neuroimage.2019.05.061
39. Wang SS, Zhang Z, Zhu TB, Chu SF, He WB, Chen NH. Myelin injury in the central nervous system and Alzheimer's disease. Brain Res Bull. 2018; 140: 162-168. doi: 10.1016/j.brainresbull.2018.05.003
40. Allen DR, Huang MU, Morris NB, et al. Impaired Thermoregulatory Function during Dynamic Exercise in Multiple Sclerosis. Med Sci Sports Exerc. 2019; 51(3): 395-404. doi: 10.1249/MSS.0000000000001821
41. Hachim MY, Elemam NM, Maghazachi AA. The Beneficial and Debilitating Effects of Environmental and Microbial Toxins, Drugs, Organic Solvents and Heavy Metals on the Onset and Progression of Multiple Sclerosis. Toxins (Basel). 2019; 11(3): 147. Published 2019 Mar 5. doi: 10.3390/toxins11030147 Form
42. Hal A Huggins. Solving the MS mystery: help, hope and recovery. 2002. Dragon Slayer Publication.
43. Andrew Hall Cutler. Amalgam illness. Diagnosis and treatment. 2017. noamalgam.com
44. Epstein SS. Das untragbare Risiko. Wie man Krebs durch Kosmetika und Pflegeprodukte vermeidet: die Neways Story. 2004. G. Beotes.
45. Alroughani R, Boyko A. Pediatric multiple sclerosis: a review. BMC Neurol. 2018; 18(1): 27. Published 2018 Mar 9. doi: 10.1186/s12883-018-1026-3
46. Whitehouse CR, Boullata J, McCauley LA. The potential toxicity of artificial sweeteners. AAOHN J. 2008; 56(6): 251-261. doi: 10.3928/08910162-20080601-02
47. Ochoa-Repáraz J, Kirby TO, Kasper LH. The Gut Microbiome and Multiple Sclerosis. Cold Spring Harb Perspect Med. 2018; 8(6): a029017. Published 2018 Jun 1. doi: 10.1101/cshperspect.a029017
48. Stratton CW, Wheldon DB. (2006) Multiple sclerosis: an infectious syndrome involving Chlamydophila pneumoniae. TRENDS in Microbiology Vol.14 No.11.
49. Alan MacDonald. Migrating worm in the brain can cause MS. https://vimeo.com/166688480 lecture, college of American pathologists.

50. Enig MG. Know Your Fats: The Complete Primer for Understanding the Nutrition of Fats, Oils, and Cholesterol. Bethesda Press, Silver Spring, MD, 2000.
51. Ravnskov U. Mythos Cholesterin: Die zehn größten Irrtümer. 2010. S. Hirzel Verlag.
52. Corning B, Copland AP, Frye JW. The Esophageal Microbiome in Health and Disease. Curr Gastroenterol Rep. 2018; 20(8): 39. Published 2018 Aug 1. doi: 10.1007/s11894-018-0642-9
53. Zhou Q, Melton DA. Pancreas regeneration [published correction appears in Nature. 2018 Aug; 560(7720): E34]. Nature. 2018; 557(7705): 351-358. doi: 10.1038/s41586-018-0088-0
54. Khan MN, Raza SS, Hussain AK, Nadeem MD, Ullah F. Pancreatic Duct Stones. J Ayub Med Coll Abbottabad. 2017; 29(1): 154-156.
55. Johnson CD, Besselink MG, Carter R. Acute pancreatitis. BMJ. 2014; 349: g4859. Published 2014 Aug 12. doi: 10.1136/bmj.g4859
56. Ertz-Archambault N, Keim P, Von Hoff D. Microbiome and pancreatic cancer: A comprehensive topic review of literature. World J Gastroenterol. 2017; 23(10): 1899-1908. doi: 10.3748/wjg.v23.i10.1899
57. Masterjohn C. On the trail of the elusive x factor: a sixty-two-year-old mystery finally solved. Wise Traditions. 2007; 8(1).
58. Campbell-McBride N. GAPS Stories. Personal Accounts of improvement and recovery through the GAPS Nutritional protocol. 2012. Medinform Publishing.
59. Quagliariello A, Del Chierico F, Russo A, et al. Gut Microbiota Profiling and Gut-Brain Crosstalk in Children Affected by Pediatric Acute-Onset Neuropsychiatric Syndrome and Pediatric Autoimmune Neuropsychiatric Disorders Associated With Streptococcal Infections. Front Microbiol. 2018; 9: 675. Published 2018 Apr 6. doi: 10.3389/fmicb.2018.00675
60. Marti H. The Discovery of Helminth Life Cycles. Adv Parasitol. 2019; 103: 1-10. doi: 10.1016/bs.apar.2019.02.001
61. Sures, B., Siddall, R. and Taraschewski, H. Certain parasites, particularly intestinal acanthocephalans and cestodes of fish, can accumulate heavy metals at concentrations that are orders of magnitude higher than those in the host tissues or the environment. Parasit Today, 1999 Jan; 15(1): 16–21.
62. Garzón M, Pereira-da-Silva L, Seixas J, et al. Association of enteric parasitic infections with intestinal inflammation and permeability in asymptomatic

infants of São Tomé Island. Pathog Glob Health. 2017; 111(3): 116-127. doi: 10.1080/20477724.2017.1299831

63. Yasuda K, Nakanishi K. Host responses to intestinal nematodes. Int Immunol. 2018; 30(3): 93-102. doi: 10.1093/intimm/dxy002
64. Rendon A, Schäkel K. Psoriasis Pathogenesis and Treatment. Int J Mol Sci. 2019; 20(6): 1475. Published 2019 Mar 23. doi: 10.3390/ijms20061475
65. Campbell-McBride N. GAPS Stories. Personal Accounts of improvement and recovery through the GAPS Nutritional protocol. 2012. Medinform Publishing.
66. Quigley EMM. The Spectrum of Small Intestinal Bacterial Overgrowth (SIBO). Curr Gastroenterol Rep. 2019; 21(1): 3. Published 2019 Jan 15. doi: 10.1007/s11894-019-0671-z
67. Wüthrich B, Schmid A, Walther B, Sieber R. Milk consumption does not lead to mucus production or occurrence of asthma. J Am Coll Nutr. 2005; 24(6 Suppl): 547S-55S. doi: 10.1080/07315724.2005.10719503
68. Rawls M, Ellis AK. The microbiome of the nose. Ann Allergy Asthma Immunol. 2019; 122(1): 17-24. doi: 10.1016/j.anai.2018.05.009
69. Cheli R, Ciancamerla G. Die durch Medikamente verursachte Gastritis [Druginduced gastritis]. Gastroenterol Fortbildungskurse Prax. 1973; 4: 59-65.
70. Nischwitz Dominik. In aller Munde: Unsere Zähne und ihre Bedeutung für die Gesundheit des gesamten Körpers. Mosaik. 2019.
71. Howden CW, Hunt RH. Spontaneous hypochlorhydria in man: possible causes and consequences. Dig Dis. 1986; 4(1): 26-32. doi: 10.1159/000171134
72. Noto JM, Peek RM Jr. The gastric microbiome, its interaction with Helicobacter pylori, and its potential role in the progression to stomach cancer. PLoS Pathog. 2017; 13(10): e1006573. Published 2017 Oct 5. doi: 10.1371/journal.ppat.1006573
73. Castaño-Rodríguez N, Goh KL, Fock KM, Mitchell HM, Kaakoush NO. Dysbiosis of the microbiome in gastric carcinogenesis. Sci Rep. 2017; 7(1): 15957. Published 2017 Nov 21. doi: 10.1038/s41598-017-16289-2
74. Camilleri M, Chedid V, Ford AC, et al. Gastroparesis. Nat Rev Dis Primers. 2018; 4(1): 41. Published 2018 Nov 1. doi: 10.1038/s41572-018-0038-z
75. Wilkinson JM, Cozine EW, Loftus CG. Gas, Bloating, and Belching: Approach to Evaluation and Management. Am Fam Physician. 2019; 99(5): 301-309.

76. Ritchie WP Jr. Alkaline reflux gastritis. Late results on a controlled trial of diagnosis and treatment. Ann Surg. 1986; 203(5): 537-544. doi: 10.1097/00000658-198605000-00014
77. Bhandari S, Jha P, Thakur A, Kar A, Gerdes H, Venkatesan T. Cyclic vomiting syndrome: epidemiology, diagnosis, and treatment. Clin Auton Res. 2018; 28(2): 203-209. doi: 10.1007/s10286-018-0506-2
78. Mort RL, Jackson IJ, Patton EE. The melanocyte lineage in development and disease [published correction appears in Development. 2015 Apr 1; 142(7): 1387]. Development. 2015; 142(4): 620-632. doi: 10.1242/dev.106567
79. Ezzedine K, Eleftheriadou V, Whitton M, van Geel N. Vitiligo. Lancet. 2015; 386(9988): 74-84. doi: 10.1016/S0140-6736(14)60763-7
80. Grunnet I, Howitz J, Reymann F, Schwartz M. Vitiligo and pernicious anemia. Arch Dermatol. 1970; 101(1): 82-85.
81. Andreas NJ, Kampmann B, Mehring Le-Doare K. Human breast milk: A review on its composition and bioactivity. Early Hum Dev. 2015; 91(11): 629-635. doi: 10.1016/j.earlhumdev.2015.08.013
82. Quigley M, Embleton ND, McGuire W. Formula versus donor breast milk for feeding preterm or low birth weight infants. Cochrane Database Syst Rev. 2018; 6(6): CD002971. Published 2018 Jun 20. doi: 10.1002/14651858.CD002971.pub4

Stichwortverzeichnis

A

B

C

D

E

I

J

K

L

M

N

Bezugsquellen

Die meisten der im Buch erwähnten Produkte wie Algen, Öle oder Gewürze sind in gängigen Naturkostläden erhältlich.

Sie können die meisten Produkte auch direkt über unseren Online-Shop *www.unimedica.de* in der Kategorie *Naturkost* erhalten. Dort finden Sie zudem viele der im Buch erwähnten Lebensmittel in Bio-Qualität. Es gibt hier auch eine besondere Auswahl an probiotischen Präparaten und Fischölen (Codliveroil), die sonst nicht ohne weiteres erhältlich sind, sowie besonders hochwertige Superfoods wie Maca, Chlorella oder auch Chiasamen.

Stimmen aus der Fachwelt

Dr. Natasha Campbell-McBride hat ein sehr wichtiges Buch geschrieben!

Sie hat nicht nur dargelegt, welch entscheidende Rolle das Mikrobiom bei allen chronischen Krankheiten spielt, sondern uns auch einen praktischen Heilplan zur Behebung des Problems an die Hand gegeben. Ihre Ansichten über Autoimmunerkrankungen sind sehr fundiert und basieren auf klinischen Erfahrungen.

Dieses Buch sollte von jedem Betroffenen gelesen werden, der unter einer chronischen degenerativen Erkrankung leidet, und von jedem Mediziner, der mit Patienten zu tun hat, die unter diesen Erkrankungen leiden.

Ich empfehle dieses Buch wärmstens!

Prof. Dr. Yehuda Shoenfeld,
Zabludowicz Center for Autoimmune Diseases
Chaim Sheba Medical Center, Israel

Dr. Natasha hat es erneut geschafft! *Gut and Physiology Syndrome* wirft einen tiefgründigen Blick auf die Ursachen, die der aktuellen Gesundheitskrise zugrunde liegen – Umwelt- und Ernährungsgifte –, und liefert einen umfassenden Plan für Entgiftung und gute Ernährung als Grundlage für solide Gesundheit und einen klaren Geist, was per Geburtsrecht jedem Erwachsenen und jedem Kind zusteht. Besonders schätzenswert sind ihre Ratschläge zur Wiederbelebung unserer natürlichen Instinkte, die uns erkennen lassen, was wir unter Berücksichtigung unseres eigenen speziellen Stoffwechsels am besten essen sollten. *Gut and Physiology Syndrome* liefert einen wichtigen Beitrag zu unserem gemeinsamen Streben nach Gesundheit.

Sally Fallon Morell, Vorsitzende der
The Weston A. Price Foundation

Ich hatte kürzlich die Gelegenheit, das neue Buch von Natasha Campbell-McBride *Gut and Physiology Syndrome* zu rezensieren. Natasha ist seit vielen Jahren eine geschätzte Kollegin und Freundin von mir. Tatsächlich gibt es in der medizinischen Fachwelt nur wenige andere Menschen, die mein medizinisches Denken und meine medizinische Praxis so positiv beeinflusst haben wie Natasha. Natasha ist eine kreative Denkerin und tiefschürfende Sucherin nach der Wahrheit, wo auch immer diese zu finden sein mag. Mit den von ihr vorgelegten GAPS-Konzepten und -Büchern hat sie die Welt der Medizin revolutioniert. Sie hat uns in verständlichen und praktisch nachvollziehbaren Worten dargelegt, dass Mikroben nicht unsere Feinde sind und das Lernen mit unserem inneren Mikrobiom zusammenzuarbeiten, nicht nur einer der Schlüssel für unsere eigene Gesundheit ist, sondern auch für die Gesundheit und das Überleben unseres Planeten.

Das Schöne an Natashas Werk ist, dass sie dieses neue Verständnis unserer so wichtigen Beziehung zur Welt der Mikroben im Gegensatz zu vielen anderen in einen praktikablen, effektiven Aktionsplan umsetzt. Natashas GAPS-Diät ist seit mehr als einem halben Jahrzehnt ein Eckpfeiler meiner medizinischen Arbeit.

Mit ihrem neuen Buch erweitert Natasha ihren Blick auf die Rolle, die das Mikrobiom für unsere Gesundheit spielt, auf unsere gesamte Physiologie. Sie betritt ein weiteres Mal Neuland und bringt uns behutsam ein ehrlicheres, realistischeres und ökologischeres Verständnis für das Leben näher. Ihr Buch leistet einen großen Beitrag zur Verbesserung der medizinischen Gesamtsituation, in der wir uns derzeitig befinden – einer Situation, in der die Medizin, wie sie gegenwärtig praktiziert wird, überwiegend eine weitere Ursache gesundheitlicher Leiden und Erkrankungen ist, und die es gilt, durch eine Situation zu ersetzen, in der wir anfangen können, die ungeheuren Leiden, die wir überall um uns herum erleben, zu heilen. Bitte kaufen Sie dieses Buch, denken Sie über das, was in diesem Buch gesagt wird, nach, und setzen Sie die darin ausgeführten Ideen in die Tat um. Unsere Welt hängt davon ab!

Dr. Thomas Cowan, Arzt und Buchautor

Dieses Buch ist ein Juwel! Eine Fülle an Informationen über die entscheidende Rolle, die das Darmmikrobiom für die Aufrechterhaltung der Gesundheit aller Organe unseres Körpers spielt. Ein zentrales Thema, das in diesem Buch behandelt wird, ist der Umstand, dass infektiöse Krankheiten sich nur entwickeln, wenn unsere Körpergewebe aufgrund ernährungsbedingter Mängel und toxischer chemischer Belastungen ungesund sind und eine Infektion ein Bestandteil eines Reparaturmechanismus ist, um die Gesundheit wiederherzustellen. Pilze setzen zum Beispiel Nanopartikel frei, die toxische Metalle absorbieren und dadurch deren Ausscheidung aus dem Körper ermöglichen können. Dieses Buch wird Ihre Sichtweise über Gesundheit und Krankheiten verändern und Ihnen zeigen, wie Sie Ihren Körper auf natürliche Weise heilen können.

Dr. Stephanie Sennef, MIT - Massachusetts Institut of Technology

Dieses Buch ist eine Meisterleistung! Eine Offenbarung. Angesichts dessen, dass mehr als die Hälfte der US-Amerikaner unter chronischen Krankheiten leidet und wir es mit einer neuen Generation zu tun haben, in der die Kinder kränker sind und früher sterben als die Angehörigen der Generation ihrer Eltern, stehen wir - wenn das so weitergeht - vor dem Niedergang unserer Zivilisation. Dr. Campbell-McBride führt uns vor Augen, dass dieser Niedergang überwiegend selbst verschuldet ist.

Dr. Campbell-McBride leistet mehr, als uns nur die Ursachen von Krankheiten vor Augen zu führen. Sie zeigt uns praktikable Möglichkeiten auf, die Degenerierung unserer Gesundheit rückgängig zu machen (und Krankheiten vorzubeugen), und bietet uns Hoffnung auf echte Heilung. Dieses Buch sollte an jeder medizinischen Fakultät Pflichtlektüre sein.

Etablierte Prozeduren lassen sich nur langsam anpassen und verändern. Deshalb ist jeder, der in einem Heilberuf arbeitet, jedes Elternteil mit einem chronisch kranken Kind, jeder Erwachsene (der ein Leiden rückgängig machen will, das angeblich unheilbar ist), jeder gesundheitsbewusste Verbraucher (dem etwas daran liegt, sein Wohlbefinden und das seiner Familie zu erhalten und zu optimieren) aufgerufen, dieses Buch zu lesen. Es geht um Menschenleben, die auf dem Spiel stehen.

Tedd Koren, Entwickler der Behandlungsmethodik „Koren Specific Technique" und Autor der Bücher Cancer is Natural, so is the Cure und Childhood Vaccination: Questions All Parents Should Ask.

Dr. Natascha hat es erneut geschafft! Dieses Buch ist voll an rationalen Informationen und weisen Erkenntnissen. Die Art und Weise, mit der sie die Physiologie des menschlichen Körpers erklärt, ist brillant und leicht zu verstehen. Ihr Buch *GAPS – Gut and Psychology Syndrome: Wie Darm und Psyche sich beeinflussen* war eine Offenbarung für alle, die mit Autismus und psychischen Erkrankungen zu tun haben. *Gut and Physiology Syndrome* gibt all den Menschen, die an chronischen Krankheiten und unerklärlichen Symptomen leiden, wieder Hoffnung. Ich kann ihr nicht genug danken!

Beatrice Levinson, Naturheilkundlerin und zertifizierte GAPS-Beraterin

Impressum

Dr. med. Natasha Campbell-McBride, MMedSci (Neurologie), MMedSci (Ernährung)

GAPS - Gut and Physiology Syndrome
Unsere Gesundheit beginnt im Darm!

Natürliche Behandlung von Autoimmunerkrankungen, Allergien, Arthritis, Verdauungsproblemen, Müdigkeit, Hormonstörungen und neurologischen Erkrankungen

1. deutsche Auflage 2022
2. deutsche Auflage 2023
3. deutsche Auflage 2025
ISBN 978-3-96257-291-4

1. englische Ausgabe 2020
Gut and Physiology Syndrome

Übersetzung aus dem Englischen:
Velten und Bärbel Arnold
Layout und Satz: Eva Artinger

Herausgeber:
Unimedica im Narayana Verlag GmbH,
Blumenplatz 2, 79400 Kandern
Tel.: +49 7626 974970-0
E-Mail: info@unimedica.de
www.unimedica.de

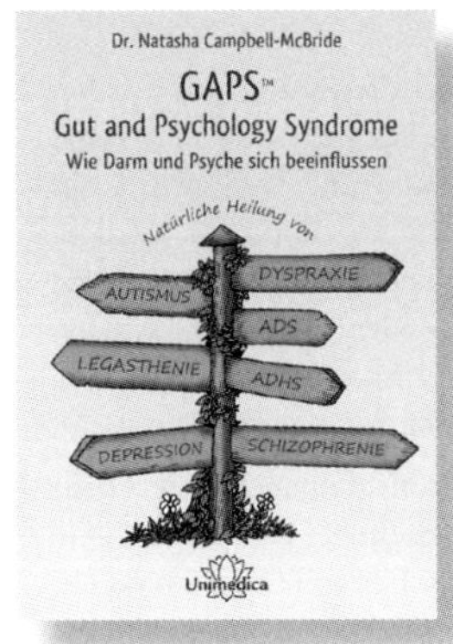

Natasha Campbell-McBride

GAPS - Gut and Psycholohy Syndrome

512 Seiten, geb., € 26,-

Die GAPS-Diät ist das legendäre Ernährungsprogramm für verschiedenste Formen von Autismus, ADHS, Lernstörungen, Depression und Schizophrenie.

Die Ärztin Dr. Natasha Campbell-McBride entdeckte in jahrelanger Forschungsarbeit den direkten Zusammenhang zwischen psychischen Störungen, unserer Ernährung und dem Verdauungssystem. Viele der Betroffenen haben Essstörungen, ernähren sich einseitig und leiden unter einer kranken Darmflora.

Dr. Campbell-McBride entwickelte ein revolutionäres Therapieprogramm, das auf spezifischen naturbelassenen Nahrungsmitteln und ausgewählten Nahrungsergänzungsmitteln basiert, mit welchem sie erstaunliche Heilungserfolge - selbst bei schweren Autismusformen - erzielen konnte.

Ihr Buch ist ein praktischer Ratgeber für Eltern und Betroffene, der Schritt für Schritt die Grundlagen und Durchführung der GAPS-Diät erläutert.

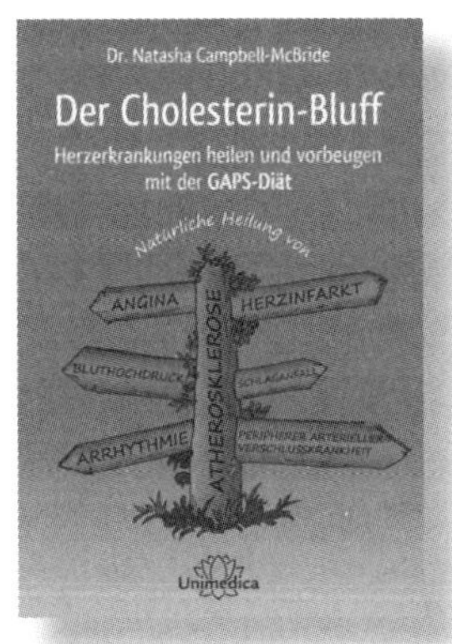

Natasha Campbell-McBride

Der Cholesterin-Bluff

265 Seiten, geb., € 24,-

Dr. Natasha Campbell-McBride, Ernährungswissenschaftlerin, Neurologin und Autorin des Bestsellers GAPS - GUT AND PSYCHOLOGY SYNDROME, legt mit ihrem neuen Buch ein weiteres Grundlagenwerk vor.

In DER CHOLESTERIN-BLUFF geht die Autorin auf die koronare Herzkrankheit ein, die durch Arteriosklerose verursacht wird, einer Erkrankung der Gefäßwände, die zu einer Verengung und anschließenden Verstopfung der Arterien und Herzkranzgefäße führt.

Die konventionelle Medizin konnte bisher weder die genauen Entstehungsgründe noch wirksame Wege für ein Verhindern oder Heilen dieser Krankheiten aufzeigen. Natasha Campbell-McBride entkräftet den Mythos von „bösem" Cholesterin als alleinigem Schuldigen für Herzkrankheiten und erklärt, welche wichtige Rolle Cholesterin gerade auch im Körper älterer Menschen spielt.

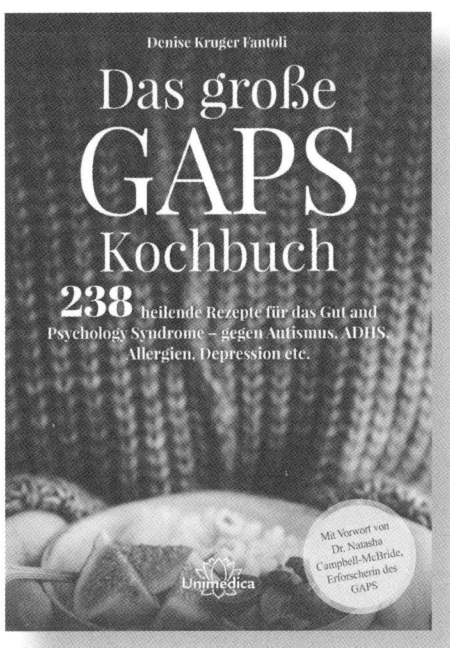

Denise Kruger Fantoli

Das große GAPS-Kochbuch

238 heilende Rezepte für das Gut and Psychology Syndrome gegen Autismus, ADHS, Allergien, Depressionen etc.

313 Seiten, geb., € 34,80

Mit der GAPS-Diät chronische Krankheiten heilen – wie dies möglich ist zeigt uns Denise Krüger Fantoli in ihrem großen GAPS Kochbuch. Anhand von 238 Rezepten lässt sich das legendäre Ernährungsprogramm einfach und nachhaltig im Alltag umsetzen.

Das Kochbuch baut auf der revolutionären Forschung von Dr. Natasha Campbell-McBride zum Gut and Psychology Syndrome (GAPS) auf. Bereits seit 20 Jahren erforscht die Neurologin und Ernährungswissenschaftlerin den Zusammenhang von psychischen Störungen, unserer Ernährung und dem Verdauungssystem. Kruger Fantoli lebte gemeinsam mit ihrer Familie drei Jahre lang nach der therapeutischen GAPS-Diät und stellte dabei beeindruckende gesundheitliche Fortschritte bei allen Familienmitgliedern fest. Daher macht sie die GAPS-Diät ausdrücklich auch Kindern schmackhaft.

„Ich lege dieses Buch jedem ans Herz, der auf der Suche nach Heilung einer chronischen physischen oder psychischen Erkrankung ist. Danke, Denise, für dieses Buch!"
- Dr. Natasha Campbell-McBride. Ärztin, Neurologin, Ernährungswissenschaftlerin und GAPS-Pionierin